临床实用癫痫病学

主　编　肖　波

副主编　周　东　王玉平　朱遂强　汪　昕

审　校　洪　震　王学峰　廖卫平

秘　书　龙莉莉

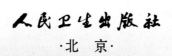

人民卫生出版社

·北　京·

图书在版编目（CIP）数据

临床实用癫痫病学 / 肖波主编. —北京：人民卫生出版社，2022.11

ISBN 978-7-117-32601-8

Ⅰ．①临… Ⅱ．①肖… Ⅲ．①癫痫－诊疗 Ⅳ．①R742.1

中国版本图书馆 CIP 数据核字（2021）第 268707 号

| 人卫智网 | www.ipmph.com | 医学教育、学术、考试、健康，购书智慧智能综合服务平台 |
| 人卫官网 | www.pmph.com | 人卫官方资讯发布平台 |

临床实用癫痫病学
Linchuang Shiyong Dianxianbingxue

主　　编：肖　波

出版发行：人民卫生出版社（中继线 010-59780011）

地　　址：北京市朝阳区潘家园南里 19 号

邮　　编：100021

E - mail：pmph @ pmph.com

购书热线：010-59787592　010-59787584　010-65264830

印　　刷：北京华联印刷有限公司

经　　销：新华书店

开　　本：889×1194　1/16　　印张：28

字　　数：848 千字

版　　次：2022 年 11 月第 1 版

印　　次：2022 年 11 月第 1 次印刷

标准书号：ISBN 978-7-117-32601-8

定　　价：199.00 元

打击盗版举报电话：**010-59787491**　E-mail：**WQ @ pmph.com**

质量问题联系电话：010-59787234　E-mail：zhiliang @ pmph.com

编 者（按姓氏汉语拼音排序）

陈　佳　首都医科大学宣武医院

陈阳美　重庆医科大学附属第二医院

邓学军　华中科技大学同济医学院附属协和医院

邓艳春　空军军医大学西京医院

丁　晶　复旦大学附属中山医院

丁美萍　浙江大学医学院附属第二医院

冯　莉　中南大学湘雅医院

韩　雄　河南省人民医院

黄华品　福建医科大学附属协和医院

黄媛馨　贵州医科大学附属医院

江　文　空军军医大学西京医院

江利敏　河南中医药大学第一附属医院

姜玉武　北京大学第一医院

郎森阳　中国人民解放军总医院

李　玲　山东大学齐鲁医院（青岛）

连亚军　郑州大学第一附属医院

梁树立　首都医科大学附属北京儿童医院

林卫红　吉林大学第一医院

刘方云　中南大学湘雅医院

刘玉玺　山西医科大学癫痫研究所

龙莉莉　中南大学湘雅医院

孟红梅　吉林大学第一医院

慕　洁　四川大学华西医院

彭　镜　中南大学湘雅医院

任　惠　昆明医科大学第一附属医院

任连坤　首都医科大学宣武医院

尚　伟　山东大学第二医院

宋　治　中南大学湘雅三医院

宋毅军　天津医科大学总医院

孙　伟　首都医科大学宣武医院

孙红斌　四川省医学科学院·四川省人民医院

汪　昕　复旦大学附属中山医院

王　康　浙江大学医学院附属第一医院

王　群　首都医科大学附属北京天坛医院

王　爽　浙江大学医学院附属第二医院

王　莹　大连医科大学附属第一医院

王　玉　安徽医科大学第一附属医院

王芙蓉　华中科技大学同济医学院附属同济医院

王剑虹　复旦大学附属华山医院

王湘庆　中国人民解放军总医院

王小姗　南京医科大学附属脑科医院

王晓飞　首都医科大学附属北京儿童医院

王玉平　首都医科大学宣武医院

吴　原　广西医科大学第一附属医院

吴洵昳　复旦大学附属华山医院

伍国锋　贵州医科大学附属医院

肖　波　中南大学湘雅医院

徐祖才　遵义医科大学附属医院

杨治权　中南大学湘雅医院

姚丽芬　哈尔滨医科大学附属第一医院

张　凯　首都医科大学附属北京天坛医院

张建国　首都医科大学附属北京天坛医院

张丽芳　长治医学院附属长治市人民医院

赵传胜　中国医科大学附属第一医院

赵永波　上海交通大学附属第一人民医院

周　东　四川大学华西医院

朱国行　复旦大学附属华山医院

朱遂强　华中科技大学同济医学院附属同济医院

朱雨岚　哈尔滨医科大学附属第二医院

前　言

癫痫是最常见而严重的神经系统疾病，被世界卫生组织（WHO）列为全球重点防治的五大神经精神疾病之一。近年来，随着对癫痫发病机制的深入研究和临床诊治经验的不断积累，人们对癫痫的认识逐步提高，特别在癫痫的诊断、治疗方面有了长足的进步。2017 年国际抗癫痫联盟更新了癫痫的定义和分类指南，标志着癫痫领域的研究进入了新的阶段。几大关键技术的突破性进展，推动了癫痫学科的跨越式发展：其中，神经影像学技术的发展促进了癫痫特异性成像序列和分析方法的广泛应用，如通过正电子发射计算机体层显像仪（PET/CT）、结构磁共振、静息态及任务态功能磁共振、脑电图 - 功能磁共振（EEG-fMRI）及脑磁图等新方法了解脑区功能，使无创性预测致痫灶成为可能；神经心理学技术的发展使人们对致痫灶等脑区认知功能的认识更加深刻，有利于改善癫痫患者手术预后，比如各种语言及记忆任务态功能 MRI 可用于预测和最小化术后言语记忆功能损害，采用弥散张量成像（DTI）视放射纤维束成像可减少视野缺损风险；立体定位脑电图（SEEG）等有创术前评估技术仍在快速发展更新，以便在未来可以精准指导手术切除。癫痫领域的发展，关键在于对癫痫网络结构与功能的深入探究。从神经网络、细胞网络、分子网络层面多尺度、多维度全面、系统地阐明癫痫的发病机制，发现预测癫痫发作的生物学标志物，明确抗癫痫药物的药理学机制以开发新型抗癫痫药物，精准指导手术治疗，将大大提高癫痫的治愈率。

我国癫痫防控事业蓬勃发展，源于众多癫痫研究工作者与一线医务人员的心血与精神，在癫痫学科领域不断汇聚、凝集、升华。近年来我国在癫痫的临床与基础研究领域均取得了显著进步，从事癫痫诊治的医务人员队伍不断壮大。为了规范临床医生对癫痫的诊疗行为、使国内各级癫痫工作者在癫痫的诊断、分类与处理等方面逐步与国际接轨，我们组织了多名专家，笔耕不辍，凝聚众多学者的才华与智慧，撰写了这本有关癫痫诊治的系统性专著，希望对在临床第一线工作的广大医务人员有所帮助。

本书编者都是癫痫领域的权威知名专家，不仅学高为师、著作立身，更是身正为范。他们结合自己的专长，将行医执教过程中积累的宝贵经验深入浅出地融入本书中，聚焦癫痫学科发展的质量内涵，注重学科的创新与深度交融，与国际紧密接轨，多维度阐述癫痫的更新概念、病因及发病机制、癫痫及癫痫共患病的诊治以及特殊癫痫人群的治疗，抽丝剥茧层层深入，以供读者在临床和科研工作时参考。

癫痫学科发展日新月异，更新内容较多，热切希望各级医疗机构和广大医务人员在本书使用过程中多提宝贵意见和建议，以便本书能够与时俱进，日臻完善。

医学无远弗届，愿读者由此拾级而上，会当学海翱翔！

肖　波

2022 年 9 月

目　录

第一章

癫痫的概述、流行病学及定义

第一节 概　　述

癫痫（epilepsy）是一种常见病、多发病。"癫痫"一词来源于希腊语"Epilepsia"，意指有不同特征和不同程度的反复发作现象。迄今为止，人类历史上最早关于癫痫的文字记载可追溯到公元前4000多年的《汉谟拉比法典》，公元前4500—1500年的《古印度梵文草药书》、古巴比伦的医学教科书石刻碑文中也有对癫痫症状学进行的详细描述，公元前1067—1047年的石板书详细描述了许多癫痫不同发作类型的表现，而现代医学中有关癫痫发作的最早文字记录可见于公元前500年的希波克拉底的描述，他提出了癫痫是由脑部功能紊乱所导致。

目前认为，癫痫（epilepsy）是多种原因导致的脑部神经元高度同步化异常放电所致的临床综合征，临床表现具有发作性、短暂性、重复性和刻板性的特点。异常放电神经元的位置不同及异常放电波及的范围差异，导致患者的发作形式不一，可表现为感觉、运动、意识、精神、行为、自主神经功能障碍或兼有之。临床上每次发作或每种发作的过程称为癫痫发作（epileptic seizure），一个患者可有一种或数种形式的癫痫发作。在癫痫发作中，一组具有相似症状和体征特性所组成的特定癫痫现象统称为癫痫综合征。

一、癫痫的病因学

传统意义上认为，病因明确者称为继发性癫痫，无明确病因者称为特发性癫痫。临床表现为继发性癫痫，但尚不能明确病因者称为隐源性癫痫，常由基因突变和某些先天因素所致，有明显遗传倾向，需用分子生物学方法才能发现病因。

继发性癫痫的病因明确，主要包括：①皮质发育障碍；②肿瘤；③颅脑外伤；④中枢神经系统感染；⑤脑血管疾病；⑥寄生虫感染；⑦遗传代谢性疾病；⑧神经变性疾病；⑨继发性脑病：缺氧缺血性脑病、尿毒症性脑病、中毒等；⑩其他：系统性红斑性狼疮、糖尿病、某些药物及免疫接种剂引起。

国际抗癫痫联盟（International League Against Epilepsy，ILAE）于2017年更新了癫痫的病因学分类，将癫痫的病因分为：①结构性；②遗传性；③免疫性；④感染性；⑤代谢性；⑥原因不明者。这一新的病因学分类明确指出：不同于之前沿用的特发性、症状性及隐源性的病因分类，自患者第一次癫痫发作起就应考虑病因的问题，而且同一癫痫患者可能查出不止一类的病因，不同病因组的重要性因人而异；同时还应特别关注可治性病因。

二、癫痫的病理学

癫痫的病理学改变呈多样化，这与错综复杂的癫痫病因学有关。通常将癫痫病理改变分为两类：引起癫痫发作的病理改变（即癫痫发作的病因）和癫痫发作引起的病理改变（即癫痫发作的后果），这对明确癫痫致病机制、寻求外科手术治疗具有重要意义。

在癫痫病理学中，海马硬化、苔藓纤维出芽、齿状回异常新生神经元增生最为重要：①海马硬化既可以是癫痫反复发作的结果，又可能是导致癫痫反复发作的病因，其与癫痫治疗成败密切相关。海马硬化肉眼观察表现为海马萎缩、坚硬；组织学表现多呈现不对称性，往往发现一侧有明显的海马硬化表现，而另一侧海马仅有轻度的神经元脱失；镜下典型表现是神经元脱失和胶质细胞增生，且神经元的脱失在癫痫易损区更为明显，如CA1区、CA3区和门区。②苔藓纤维出芽是癫痫患者另一重要的病理表现。颗粒细胞的轴突称为苔藓纤维，正常情况下只投射至门区及CA3区，反复癫痫发作触发苔藓纤维芽生，进入齿状回的内分子层（主要是颗粒细胞的树突）和CA1区，形成局部异常神经环路导致癫痫发作。③癫痫患者还可发现齿状回结构的异常。最常见的是颗粒细胞弥散增宽，表现为齿状回颗粒细胞宽度明显宽于正常对照，颗粒层和分子层界限模糊，这可能是癫痫发作导致颗粒细胞的正常迁移被打断，或是癫痫诱发神经发生的结果。

三、癫痫的发病机制

1. 离子通道学说 神经元高度同步化异常放电是癫痫产生的病变基础，而异常放电的原因是由离子异常跨膜运动所致，后者的发生则与离子通道结构和功能异常有关，调控离子通道的神经递质或调质功能障碍是引起离子通道功能异常的重要原因，痫性放电的起始神经元异常放电是癫痫发病的电生理基础。在正常情况下，神经元自发产生有节律性的电活动，但频率较低。致痫灶神经元的膜电位与正常神经元不同，在每次动作电位之后出现阵发性去极化漂移（paroxysmal depolarization shift，PDS），同时产生高幅高频的棘波放电。神经元异常放电可能由于各种病因导致离子通道蛋白和神经递质或调质异常，出现离子通道结构和功能改变引起离子异常跨膜运动所致。

2. 异常网络学说 是癫痫发病的神经网络基础。癫痫是一种慢性脑部疾病，国际抗癫痫联盟认为，存在于癫痫患者脑部的发作易感性、使其在内外各种环境改变与体内生理、生化、代谢等因素变化时引起大脑神经元异常同步化放电最终诱导癫痫发作产生，是癫痫疾病最为突出的病理生理学基础。癫痫发作导致的异常高频放电、反复通过突触联系和传导后的易化作用诱发周边及远处的神经元同步放电，从而引起异常电位的连续传播。癫痫异常网络学说认为，疾病会引起神经元坏死，坏死后病灶内残存的神经元、新生及增生的胶质细胞将形成新的异常网络，当这种网络有利于癫痫形成并传播时就会导致发生，而每一次癫痫发作，都有可能引起新的神经元坏死，坏死区域残存神经元、新生神经胶质细胞又会形成新的网络，加剧癫痫的发生，成为新的癫痫发作病因，形成导致癫痫反复发作的恶性循环。

第二节 癫痫的流行病学

一、癫痫的发病率、患病率和死亡率

（一）癫痫的发病率和患病率

流行病学调查显示，全球有5 000多万癫痫患者，年发病率约为（50～70）/10万，年患病率约为5/1 000。世界卫生组织（WHO）报道，癫痫在不发达国家、发展中国家、经济转轨国家、发达国家的患病率分别为11.2‰、7.2‰、6.1‰和5.0‰。通常认为，癫痫在世界欠发达地区更为常见，有82%的癫痫患者生活在经济欠发达地区；发达国家发病率低于发展中国家，富裕地区发病率低于贫穷地区。据各年龄层次的癫痫患病率情况统计，全球有1 000万儿童、2 800万～2 900万成人和近300万老人为活动性癫痫患者。当前无论是在发达国家还是在欠发达国家，由于人口老龄化问题的加剧，老年癫痫患者的比例也将逐步增加。此外不应忽视的是，近年来癫痫持续状态的发病率也逐渐增高，在发达国家中占急诊总数的3.5‰，在发展中国家则高达11%。而且随着老龄化社会的到来和心肺复苏技术的发展，癫痫持续状态的发病率可能更高。

（二）癫痫的死亡率

无论在较发达国家还是欠发达国家，癫痫患者的死亡率都较正常人高。其中，欠发达国家的癫痫人群死亡率较正常人群增加 2～3 倍，高于其他地区癫痫患者的死亡率。在癫痫患者的死亡原因中，死于肺炎者较多（20%～30%），直接由于发作致死者约占 6%～19%，死于意外事故者约占 10%～20%；同时不容忽视的是，部分癫痫患者死于原因不明的突然死亡，即癫痫猝死（sudden unexpected death in epilepsy，SUDEP），约占 10%，年轻癫痫患者中 SUDEP 的发生率较正常人群高 40 倍。此外，自杀也是癫痫患者超额死亡的原因之一，癫痫患者人群的自杀率是一般正常人群的 2～10 倍。

癫痫死亡还与其病因有关，症状性癫痫的死亡率高于特发性癫痫。此外，癫痫持续状态的死亡率较高，癫痫持续状态如不能在发病后 1～2 小时内及时终止，患者可因高热、循环衰竭或神经元兴奋毒性损伤导致永久性脑损害，甚至危及生命，其中又以伴有缺氧或缺血性中枢神经系统疾患的老年癫痫持续状态患者的死亡率最高。

二、癫痫的预后

（一）癫痫或癫痫综合征患者的预后

1. 预后良好　这一类的患者在经过一段时间的癫痫发作后，即使没有经过抗癫痫发作药物（antiseizure medications，ASMs）治疗，也可以获得症状的长期缓解。经过正规的抗癫痫发作药物治疗，一般第一次或第二次单药治疗后，即可控制癫痫发作，而且经过一段时间的症状缓解期后，这一类的患者均可成功停用药物治疗。这一类的癫痫或癫痫综合征包括：良性新生儿癫痫发作、良性 Rolando 癫痫和儿童失神癫痫。

2. 预后一般　这一类的患者通过持续应用抗癫痫药物可以控制癫痫发作。其中，某些患者可能需要应用 2 种或 3 种药物联合治疗才能有效控制发作。这类患者癫痫发生的原因可能并未消除，而且停用药物后容易出现症状复发。这一类的癫痫或癫痫综合征包括：少年肌阵挛癫痫和大部分与局灶部位有关的癫痫。

3. 预后较差　这一类的患者虽然经过正规抗癫痫药物治疗，仍持续存在癫痫发作。这些患者中，癫痫发作的频率和程度可有所不同，一部分患者的频繁发作将发展为药物难治性癫痫，药物治疗最多仅能改善癫痫发作的频率和严重程度。这一类的癫痫或癫痫综合征包括：某些症状性或隐源性和部位有关的癫痫，如与海马硬化有关的颞叶癫痫、进行性肌阵挛性癫痫、脑内结构异常所致的癫痫、婴儿痉挛等。

（二）癫痫持续状态患者的预后

癫痫持续状态发生的病因学包括：①急性中枢神经系统损害导致的症状性癫痫持续状态，如发生在脑外伤、急性脑血管意外、中枢神经系统感染、脑肿瘤、颅脑手术、中毒、代谢紊乱、抗癫痫药物突然停用等多种原因后产生的癫痫持续状态。②中枢神经系统疾病的远期效应导致发生癫痫持续状态，癫痫持续状态的发生与出现神经系统损害之间的时间间隔一般超过 1 周，如存在中枢神经系统损害的基础疾病（脑外伤、脑血管意外、中枢神经系统感染、围生期危险因素、酒精戒断、脑炎或缺氧性脑病等），之后出现癫痫持续状态。③进展性中枢神经系统疾病，如脑肿瘤、自身免疫性疾病、多发性硬化、代谢性疾病、神经系统变性病等伴发的癫痫持续状态。④特发性或隐源性癫痫持续状态，即在缺乏明显诱因下发生的癫痫持续状态，指患者在缺乏上述急性、慢性以及进展性中枢神经系统疾病基础和其他相关诱发因素的情况下发生癫痫持续状态。

发生癫痫持续状态的患者，根据其可能诱发病因的不同，具有高风险死亡率、中风险死亡率及低风险死亡率三种不同的预后。中枢神经系统感染、缺氧缺血性脑病、代谢紊乱等病因诱发的癫痫持续状态往往预后较差，具有高风险死亡率；而肿瘤、脑血管意外、硬膜下血肿等继发癫痫持续状态的预后居中；其他如酒精戒断、药物滥用、突然撤停抗癫痫药，以及其他部分由中枢神经系统疾病远期效应所引发的癫痫持续状态则预后较好，属于低风险死亡率相关的癫痫持续状态诱因。

第三节 癫痫的定义

一、癫痫与癫痫发作的定义

（一）癫痫的传统定义

癫痫（epilepsy）是一组由已知或未知病因所引起，脑部神经元高度同步化，且常具有自限性的异常放电所导致，以反复发作性、短暂性、通常为刻板性的中枢神经系统功能失常为特征的综合征。由于异常放电神经元的位置不同，放电扩布的范围不等，患者的发作可表现为感觉、运动、意识、精神、行为、自主神经功能障碍，或兼有之。单次发作称为痫样发作，反复多次发作所引起的慢性神经系统病症则称为癫痫。在癫痫中，具有特殊病因，由特定症状和体征组成的特定癫痫现象称为癫痫综合征。

传统定义从实用性出发认为：至少出现 2 次（间隔 24 小时）非诱发性癫痫发作时，可以诊断为癫痫。

（二）癫痫定义的更新

2005 年国际抗癫痫联盟更新了癫痫的定义，认为"癫痫是一种脑部疾病，其特点是脑部持续存在易导致癫痫反复发作的易感性，以及由于这种发作引起的神经生物、认知、心理和社会后果，癫痫的诊断要求至少有一次癫痫发作"。脑部持续存在能导致癫痫反复发作的易感性、至少一次癫痫发作及发作引起的神经生物、认知、心理及社会功能障碍是癫痫的三大要素。

脑部没有持续存在的癫痫反复发作易感性的患者即使出现反复的癫痫发作，也不能诊断为癫痫，这表明国际抗癫痫联盟将此条件作为癫痫存在的核心症状。

持续存在的癫痫反复发作的易感性包括：①已被证实会引起癫痫反复发作的因素，如脑电图上有明显的痫样放电，有癫痫发作的家族史等；②脑部有确切而不能根除的癫痫病因，而这种病因又可引起癫痫的反复发作。

至少一次癫痫发作成为诊断癫痫的核心条件，国际抗癫痫联盟放弃了两次以上发作才能诊断癫痫的传统观点，新观点指导临床医生在明确判断患者脑部存在癫痫反复发作易感性的基础上出现一次癫痫发作就可以开展癫痫的治疗，有利于癫痫患者的早期康复。癫痫定义的更改必然改变临床医生需两次以上癫痫发作才能开始治疗的传统观点。面对首次发作的癫痫患者，如有充分理由认为患者脑部存在癫痫反复发作的易感性，则立即开始治疗是明智的选择。如不能证实首次发作患者的脑部存在癫痫发作的易感性，应等待下次癫痫发作以证实患者脑部有某种发作易感性，再合理地选择抗癫痫药物进行治疗。这样既符合癫痫的传统观念，又符合国际抗癫痫联盟癫痫新定义中"一次以上的反复发作或反复发作的可能性"的观点。

（三）癫痫的最新定义

无论是癫痫的传统定义，还是更新后的癫痫定义，都存在下述问题：① 1 次发作后不能诊断为癫痫；②反射性癫痫是由诱发发作，不诊断为癫痫。

为了解决癫痫诊断中遇到的主要问题，国际抗癫痫联盟于 2014 年对癫痫做出最新定义并认为，癫痫是一种脑部疾病，符合以下任一情况即可诊断为癫痫：①至少 2 次间隔大于 24 小时的非诱发性（或反射性）发作；②一次非诱发性（或反射性）发作，而且未来 10 年内再次发作风险与两次非诱发性发作后再发风险相当（至少 60%）；③诊断为某种癫痫综合征。

对最新定义需要说明的是：①在 24 小时内的成簇非诱发发作应视为一次诱发发作。②一次非诱发性发作后，再次发作风险较高的常见情况包括既往有严重脑炎病史、影像学显示明显病灶、脑电图有明确癫痫样放电的患者；或 2 个月前有脑卒中，现有 1 次癫痫大发作的患者。③如不能准确判断再发风险达 60% 以上，可参照第一条诊断标准、待第二次非诱发（或反射性）发作后再诊断。

（四）癫痫发作的定义

Seizure 一词来自希腊语，国内译成癫痫发作或痫性发作。医学中将其广泛应用于代表突发性的严重事件，如心脏病发作、心理或生理事件的发作等，但这些发作并不都是癫痫，而仅在某些方面与癫痫相似。为了强调癫痫发作的性质，国际抗癫痫联盟主张将癫痫患者的发作称为癫痫发作（epileptic seizure），以便与非癫痫发作区别。脑部神经元高度同步化的异常活动、发作的短暂性及特殊的临床现象是癫痫发作的三要素。脑部神经元异常放电是癫痫发作的核心，但并不是脑部神经元异常放电引起的发作都是癫痫发作，脑部神经元的异常放电还可引起发作性神经痛等。国际抗癫痫联盟认为只有大脑、丘脑皮质相互作用系统及脑干上部神经元的异常放电才会引起癫痫发作，而且这种异常放电的特征为高度同步化。癫痫发作的短暂性表明癫痫的发作和终止模式要符合癫痫的特征。尽管发作后状态会影响对癫痫发作终止的判断，但癫痫发作还是有清楚的开始和结束，并能通过患者的行为学异常或脑电图表现来证实。

二、癫痫综合征的定义

传统定义认为，在癫痫中由特殊的病因、特殊发病机制组成的特定癫痫现象称为癫痫综合征。癫痫综合征以一组联合出现的症状和体征为特征，具体包括发作类型、病因、解剖结构、触发因素、发病年龄、严重性、症状出现的时间次序、发作的昼夜分布以及预后等。但一种癫痫综合征并不需要相同的病因和预后。

国际抗癫痫联盟最新定义认为，癫痫综合征是一组特定临床表现和脑电图改变组成的癫痫疾患，着重强调脑电图和临床表现结合的综合征。基于癫痫发作类型、脑电图、影像特征等信息，有时可诊断相应的癫痫综合征。其中特别提出2种癫痫综合征：①特发性全面性癫痫，属于全面性癫痫，其中特发性指未发现明确病因，考虑与基因相关。特指四类癫痫综合征：儿童失神癫痫、青少年失神癫痫、青少年肌阵挛性癫痫、单独的全面性强直阵挛癫痫。②自限性局灶性癫痫，多在儿童期起病，最常见的是伴有中央颞区棘波的儿童良性癫痫，其他包括自限性儿童枕叶癫痫、自限性额叶癫痫、自限性颞叶癫痫、自限性顶叶癫痫等。

三、癫痫持续状态的定义

（一）癫痫持续状态的传统定义

1964年，国际抗癫痫联盟（International League Against Epilepsy，ILAE）把癫痫持续状态定义为"持续时间很长或发作很频繁的癫痫发作，以致形成一种固定而持续的状态"，1981年ILAE又将这个定义更改为"癫痫发作持续时间过长或发作很频繁，以至于每次发作后神经功能都没有恢复到正常生理功能的基线"。从上述癫痫持续状态定义的演变中可以看出癫痫发作持续时间是诊断癫痫持续状态最为重要的指标之一。但几乎所有的癫痫持续状态定义都没有明确给出诊断癫痫持续状态的时间界限及发作次数，只是在文献和研究报告中提出一个时间范围，而这些时间范围也不是统一的。1993年美国癫痫基金会的癫痫指南中正式提出癫痫持续状态是"在30分钟内反复的癫痫发作"，而以后在临床上应用最为广泛的定义是"癫痫在短时间内频繁发作，在两次全身性发作间意识不恢复或单次发作时间超过30分钟"。

（二）癫痫持续状态定义的更新

在多年临床实践中，临床医师发现这种观念存在下列问题：①两次发作期间意识不恢复、单次发作持续30分钟以上不难判断，但短时间内频繁发作则由于缺乏具体的操作标准，临床医师常常凭主观理解去选择性应用，从而产生不同的后果，失去了定义最重要的科学性和指导作用；②癫痫发作的类型很多，不同的发作类型有不同持续时间，如全身强直-阵挛性发作持续时间常为数分钟，而失神发作常为数秒，而如果一律要求超过30分钟才能诊断为癫痫持续状态，必然延误部分患者的临床治疗，甚至威胁患者的生命，从而给临床实践带来困难。

2001年国际抗癫痫联盟更新了癫痫持续状态的定义："超过大多数这种发作类型的患者的发作持续时间后，发作仍然没有停止的临床征象，或反复的癫痫发作，在发作间期中枢神经系统的功能没有恢复到正常基线""癫痫持续状态发生后,用足量的 2～3 种一线抗癫痫持续状态的药物(地西泮、苯巴比妥、苯妥英钠、氯硝西泮等)治疗后发作仍然没有停止,持续 1 小时以上称为难治性癫痫持续状态"。国际抗癫痫联盟提出更新的癫痫持续状态定义除保留了发作间期功能没有恢复到基线的内容外,将"超过大多数这种发作类型患者的发作持续时间"作为诊断癫痫持续状态的标准,这将十分有助于弥补传统定义的不足。

更新的癫痫持续状态定义中存在的问题:①新癫痫持续状态定义的实施将导致诊断的扩大化,超过大多数患者发作持续时间而传统观点并不认为其是癫痫持续状态的癫痫发作,将被新定义纳入癫痫持续状态的范畴,从而接受不必要的治疗;②不同病因引起的癫痫及发生在不同年龄的癫痫发作,每次持续的时间并不一样,用药前或用药中癫痫发作持续的时间也不尽相同,用同一个标准去处理不同的癫痫类型不符合临床实践;③单次失神发作持续的时间非常短,往往为数秒,用平均持续时间难以衡量。

(三)癫痫持续状态的最新定义

国际抗癫痫联盟于 2015 年对癫痫持续状态的最新定义认为,癫痫持续状态常由无法终止癫痫或发作起始机制,导致异常延长的癫痫发作持续时间[在持续超过了 T_1 时间点(即导致持续发作的时间)后]所致;癫痫持续状态常导致长程结局[在持续超过 T_2 时间点(即导致神经元不可逆损伤的时间)后]包括神经元死亡、损伤和神经网络重塑,具体与癫痫发作的类型和发作持续时间有关(表 1-1)。

表 1-1　癫痫持续状态最新定义的临床实践

癫痫发作的类型	当超过 T_1 时点后,癫痫发作时间的延长容易发展为癫痫持续状态	当超过 T_2 时点后,癫痫发作容易产生长程结局(神经元死亡、损伤和神经网络重塑)
强直阵挛癫痫持续状态	5min	30min
局灶性癫痫持续状态伴意识障碍	10min	大于 60min
失神发作癫痫持续状态	10～15min	尚不明确

T_1 时点提示急诊处理的时限、T_2 时点提示发生长程结局的时间

这一最新定义尽力避免了将癫痫持续状态的诊断扩大化,也最大限度地区分了不同发作类型癫痫持续状态的时间标准,它的实施将有助于癫痫持续状态的临床诊治实践。

(肖　波　吴洵昳)

参 考 文 献

1. 吴江,贾建平. 神经病学(8 年制). 3 版. 北京:人民卫生出版社,2015.

2. Falco-Walter JJ, Scheffer IE, Fisher RS. The new definition and classification of seizures and epilepsy. Epilepsy Res,2017,139:73-79.

3. Fisher RS, Acevedo C, Arzimanoglou A, et al. ILAE official report:a practical clinical definition of epilepsy. Epilepsia,2014,55(4):475-482.

4. Trinka E, Cock H, Hesdorffer D, et al. A definition and classification of status epilepticus--Report of the ILAE Task Force on Classification of Status Epilepticus. Epilepsia,2015,56(10):1515-1523.

第二章

癫痫的分类

第一节　癫痫发作的分类

一、癫痫发作分类的背景

癫痫发作的分类最早可追溯到希波克拉底时代,早期 Gower 将癫痫发作分为大发作、小发作和癔病样发作,1931 年 Jackson 第一次将癫痫发作分为全面性和部分性,指出分类应该浅显易懂、以实用性为目的。虽然前人在分类方面提出了许多观点,但直到 1969 年 ILAE 提出以临床表现和脑电图特征对癫痫发作进行分类之后,分类才真正得到较广泛的应用,在此基础上修订产生了 1981 年癫痫发作分类。统一的发作分类极大地促进了癫痫诊断治疗水平的发展。然而随着临床理论的更新、进一步实践反馈及大量新研究成果的产生,分类也要与时俱进,进行相应改变,满足新的需求。2010 年,ILAE 分类与术语委员会癫痫发作分类工作组提出更新分类的提议,经过近年不断地讨论与反馈,ILAE 推出了 2017 版实用性癫痫发作分类。但目前临床上广泛使用的仍是 1981 年的癫痫发作分类。

二、癫痫发作分类的内容

(一)癫痫发作分类的框架

1981 年癫痫发作分类参照 2 个标准来进行:①发作起源于一侧或双侧脑部;②发作时有无意识丧失。其依据是脑电图检查结果和临床表现。脑电图和发作的最初症状学提示发作起于一侧称为部分性发作,起于双侧,伴有意识丧失称为全面性发作(表 2-1)。

表 2-1　国际抗癫痫联盟(ILAE, 1981)癫痫发作分类基本框架

1. 部分性发作
   (1) 单纯性:无意识障碍,可分为运动、感觉(体感或特殊感觉)、自主神经、精神症状性发作
   (2) 复杂性:有意识障碍,可为起始的症状,也可由单纯部分性发作发展而来,并可伴有自动症等
   (3) 部分性发作继发全面:由部分性发作起始发展为全面性发作

2. 全面性发作:包括强直 - 阵挛、强直、阵挛、肌阵挛发作(抽搐性);失神(典型失神与非典型失神)、失张力发作(非抽搐性)

3. 不能分类的癫痫发作

(二)癫痫发作临床表现

癫痫发作是指一次发作过程,若表现重复、刻板性出现,即为癫痫。癫痫发作有两个主要特征:首先为共性,所有发作的共同特征,即发作性、短暂性(发作性指突然发生,可以发生于任何时间;短暂性指患者发作持续的时间短,除癫痫持续状态外一般发作在 2 分钟内终止,一过性神经功能障碍在发作后很快恢复,发作间歇期正常);其次为个性,即不同发作类型所具有的不同临床表现。

1. 全面性发作　即最初的临床和脑电图改变提示双侧半球受累的发作。临床表现可为抽搐性的或非抽搐性的，多有意识障碍，且可为最初的临床表现；但某些发作（如肌阵挛发作）持续时间很短，可能没有意识障碍；其运动症状常为双侧的，但不一定是全身的，也可能缺如。发作期脑电图的改变从双侧各导起始，反映神经元放电在双侧半球内的广泛扩散。各类全面性发作的临床表现特征性较强，脑电图差异较大，特异性也较强。如失神发作，不论其临床表现有何差异，发作中基本的脑电图改变均为阵发 3Hz 棘慢波放发。有些发作类型如失张力发作，尽管发作期脑电图可为多种形式，但相对也具有一定特异性。

（1）强直 - 阵挛性发作：核心症状为意识丧失和双侧肢体对称的抽搐。发作过程如下。

发作前期：绝大多数患者在强直 - 阵挛发作前有一连串短促的双侧广泛性肌阵挛，持续数秒，常伴有一声大叫，跌倒，意识丧失。

强直期：全身骨骼肌呈强直收缩，初为短暂的屈肌收缩，躯体呈前屈位，颈部僵硬半屈，双眼上翻，口半张，喉肌痉挛，呼吸暂停、发绀。然后为持续 1～12 秒的伸肌收缩时间，颈背伸展呈角弓反张，口大张后又猛闭，胸腹肌突然收缩，迫使空气通过狭窄的声门而发出声响。此后出现 4～8 次 /s 的震颤，肌张力减低而进入阵挛期。

阵挛期：表现为全身反复、连续、短促的猛烈屈曲性痉挛，每次阵挛后都有一短暂间歇，阵挛幅度渐增大，频率逐渐减慢，在一次剧烈阵挛后停止发作。阵挛期持续约 30 秒。

发作期伴明显的自主神经功能改变，表现有心率加快、血压上升、瞳孔散大和光反射消失、膀胱内压增高，此时因膀胱括约肌痉挛而无尿失禁。此外可有汗毛竖立，腺体分泌增多，如出汗、流涎及气管分泌物增多等。发作后初期在阵挛停止后先有 5～8 秒的肌肉弛缓期，可出现尿失禁。然后为发作后肌强直期，与前面强直期不同的是此时肌强直以面部尤其是咀嚼肌为主，导致牙关紧闭、舌咬伤，可持续数秒至数分钟。此后患者肌张力降低，自主神经功能和意识均逐渐恢复，神志转清或昏睡，各种反射逐渐恢复。发作后常感疲乏、头痛，部分患者因病灶邻近功能区而引起一过性偏瘫［托德瘫痪（Todd paralysis）］、失语，或腱反射降低和巴氏征阳性等，常持续数小时或长达数天。在完全清醒前患者可进入意识模糊状态或出现自动症。这些又被称为发作后延迟表现。

真正的强直 - 阵挛过程约 1 分钟（强直期 10～15 秒、阵挛期 45～50 秒），发作后呼吸深快期约 1～5 分钟，恢复期 2～10 分钟，故发作整个过程一般可持续数分钟或更长。典型的发作期脑电图改变开始为 10 次 /s（或稍快）的棘波样节律，然后频率不断降低，波幅不断增高（募增节律），至阵挛期为规则的慢波所间隔，发作后出现明显的脑电抑制，且发作的时间越长，抑制越明显。

（2）强直性发作：类似全面性强直阵挛发作（GTCS）中强直期表现，全身骨骼肌强直性收缩，肌张力高，发作持续数秒至数十秒不等。典型的发作期脑电图改变为暴发性的多棘波。主要见于 Lennox-Gastaut 综合征。

（3）阵挛性发作：类似于 GTCS 中阵挛期表现，全身骨骼肌重复阵发抽动而没有强直特征。几乎均发生在低龄儿童，主要是新生儿和婴儿。脑电图的变化也多样，缺乏特异性。

（4）肌阵挛性发作：是一种突发、短暂、闪电样的肌肉收缩。发作可对称累及双侧大范围的肌群而表现为全身的闪电样抖动；也可仅累及面部、躯干或某肢体，甚至个别肌肉或肌群而表现为肢体抖动或肌肉跳动。可单独出现或连续成串出现，可见于任何年龄。其发作期典型的脑电改变为多棘慢波。

（5）失神发作：有典型失神和非典型失神之分，其脑电图改变（包括背景活动及发作期改变）、临床表现、预后均有较大差异。典型失神发作：突发、短暂的意识丧失为表现，存在特征性的规则、全面的 3Hz 棘慢复合波（图 2-1）。非典型失神发作：意识障碍的发生及停止较典型失神者缓慢，为逐渐变化的；肌张力改变较明显。脑电图（EEG）示较慢（2.0～2.5Hz）而不规则的棘慢复合波或尖慢复合波，背景活动异常。多见于有弥漫性脑损害的儿童，预后较差。

（6）失张力性发作：部分或全身肌肉张力突然降低，造成垂颈（点头）、张口、肢体下垂（持物坠落）或躯干失张力而跌倒，持续数秒至数分钟，时间短者意识障碍不明显，长者则伴意识障碍。发作后立即清醒和站起。EEG 示多棘慢复合波或低电位活动。

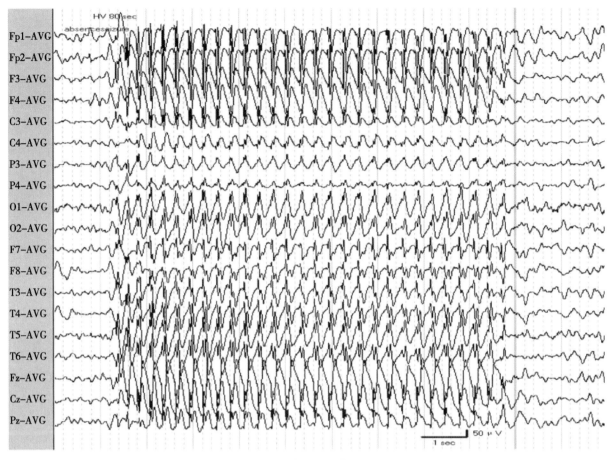

图 2-1　典型的失神发作

2. 部分性发作

（1）单纯部分性发作：可分为 4 型。①部分性运动性发作：多表现为起源于局部的抽动，如一侧口角、大拇指、眼睑或足趾，也可涉及一侧面部或一个肢体远端，有时表现为言语中断。病灶多位于中央沟以前的部位。部分运动性发作后如遗留暂时性（数分至数日）局部肢体瘫痪或无力，称托德瘫痪（Todd paralysis）。②部分性感觉性发作：一般感觉性发作为感觉皮质的局部异常放电所致，如针刺、麻感、触电感等，可限制在局部，也可迅速扩展至半身以至全身，一般限于半侧躯体，也可称之为感觉性 Jackson 发作；特殊感觉性发作常表现为视、听、嗅、味幻觉。③自主神经性发作表现为上腹不适、出汗、面部及全身皮肤发红、呕吐、烦渴、欲排尿感等，很少单独出现，要注意与非癫痫性自主神经症状鉴别，病灶多在杏仁核、岛回或扣带回，容易扩散而出现意识障碍，成为复杂部分性发作的一部分。④精神性发作可表现为各种类型记忆障碍（如似曾相识、旧事如新、快速回顾往事等），情感异常（如无名恐惧、愤怒、抑郁等），错觉（视物变形、变大、变小、声音变强或变弱）等。

（2）复杂部分性发作：即出现不同程度意识障碍的部分性发作。由于放电起源的不同，其扩散的途径和速度不一，临床表现有较大差异。复杂部分性发作可先有单纯部分性发作，后出现意识障碍，其单纯部分性发作的时间可长可短，被视为先兆。深部结构，如内侧颞叶、边缘系统等起源的发作，其单纯自主神经性或精神性发作过程，即先兆可能很短，很快就出现意识障碍；也可从一开始就有意识障碍；甚至单纯表现为意识障碍。

从临床过程分析，常见的复杂部分性发作主要分类 3 类。①仅有意识障碍：一般表现为意识模糊，而完全的意识丧失则较少见。发作中也许有精神性或精神感觉性成分的存在，但由于意识障碍而使其掩盖，临床表现类似"失神"，故有人称之为"假失神"，其起源以颞叶为多。成人的"失神"大多是复杂部分性发作，但在小儿应与失神发作相鉴别。②意识障碍和自动症：经典的复杂部分性发作表现为有先兆，多为精神症状或特殊的感觉症状，然后出现意识丧失、动作停止、呆视及自动症。自动症是指一些看似有目的而实际上无目的的活动，如反复舔唇、伸舌、咂嘴、清喉、咀嚼、吞咽（口消化道自动症）；反复搓手、擦脸、系扣解扣或穿脱衣服、翻口袋、摸索等无目的动作（手自动症）；或无目的行走、奔跑、乘车、骑车（走动性自动症）；反复自言自语、背诵、唱歌等（言语性自动症）；或性自动症等。表现为意识障碍和运动症状：复杂部分性发作可以表现为一开始即出现意识障碍和各种运动症状，特别在睡眠中发生时，可能与放电扩散较快有关。运动症状可为局部或不对称的强直性运动、阵挛运动、变异性肌张力动作、各种特殊姿势（如击剑样动作）等，也可以是不同运动症状的组合或先后出现，与放电的起源部位和扩散过程中累及的区域有关。③部分性发作继发全面性发作：指单纯或复杂部分性发作均可继发泛化为全面性强直 - 阵挛性发作。

3. 不能分类的发作　包括因资料不全而不能分类的各种发作，以及迄今所描写的类型不能包括的类型。如某些新生儿发作：节律性眼动、咀嚼及游泳样运动等。

4. 2001 年新增的癫痫发作类型　癫痫的临床表现和分类复杂，与脑的功能定位密切相关，是神经科学领域中的研究重点，2001 年 ILAE 根据近年的研究成果，推荐和确定了一些新的发作类型，其中一些为以前某些类型的细分，但也有一些为新确认的：

（1）痴笑性发作：在临床上并不少见，其表现取决于相关的病理变化。下丘脑错构瘤而致的痴笑性发作常不伴意识障碍和欣快，起病较早（小于 5 岁），早期常不伴其他形式的发作，发作频率较高，每天数次，甚至数十次。而颞叶、额叶等处起源的痴笑性发作常伴欣快和意识障碍，较常出现其他形式的发作，起病年龄较晚。痴笑也可偶见于其他部分性或全面性癫痫发作中，如部分性运动性发作、肌阵挛性发作、轴性强直性发作等。

（2）眼睑肌阵挛伴发或不伴发失神性发作：主要表现为眼睑的快速（4～6Hz）肌阵挛性跳动，持续数秒，可继而出现一定程度的意识障碍。眼睑肌阵挛的同时可伴有眼球、头部的跳动。其重要的特征是发作常由闭眼动作或间歇性闪光刺激诱发，但黑暗中的闭眼不会诱发。脑电图表现为全面性的棘慢波、多棘波或多棘慢波。该发作形式可单独出现，或作为主要的发作形式出现于 Jeavons 综合征（伴失神的眼睑肌阵挛综合征）中，也可见于其他的特发性或症状性癫痫综合征中。

5. 反射性发作　旧分类中反射性发作不诊断为癫痫。这是一类由环境或者内在的诱发因素导致的癫痫发作，发作性质和表现同自限性发作，可以是部分性发作，也可以为全面性发作。常见的诱发因素包括视觉刺激（闪光）、听觉刺激（声响）、高级认知活动如计算、下棋、玩牌、做决定等，阅读，进食，热水，惊吓等。此类发作预后较好。在新分类中，两次反射性发作即可诊断癫痫。

三、癫痫发作分类的进展

2017 年国际抗癫痫联盟提出了新版癫痫发作分类（图 2-2），分为局灶性起源、全面性起源、未知起源和未能分类。新版分类使用"知觉"作为"意识"的评估替代要素。在局灶性起源类别下，判定患者发作过程中的知觉水平和运动 / 非运动表现为两个独立的分类变量，在分别评估、汇总后，即可产生描述特定发作表现的术语。

对应之前的"部分继发全面强直阵挛发作"，新版采用"局灶进展到双侧强直阵挛发作"，旨在体现发作之间的传播模式，且"双侧"突出后续发作虽累及双侧但并不一定累及大脑的全部网络。在全面性起源类别下，因基本均伴有知觉障碍，故只采用发作表现作为分类变量。旧分类其实也有相似的思想，即部分性发作类型下，简单部分性发作定义为意识保留的情况，而复杂部分性发作为伴有意识障碍，全面性发作一般默认为意识丧失。2017 版分类的框架及其与 1981 版分类的术语对应关系见下。

如上述，局灶性和部分性能够基本相互对应，全面性的类别未改变。因此新版分类最突出的变化之一为增加未知起源类别。其意义是，当提示发作起源的临床信息不明确时，比如病史缺失部分信息，仍能进行一定分类。不能分类作为一个独立的类别，表示经过现有的评估不能被放在任何一个类别内的其他情况。

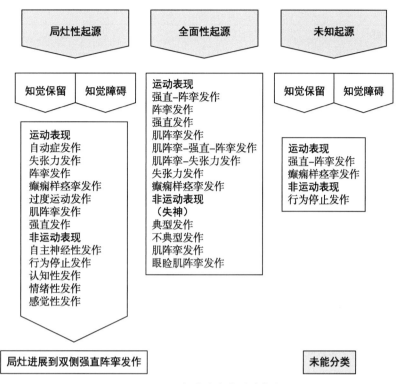

图 2-2 2017 年癫痫发作分类框架

另外，由于"部分""简单"和"复杂"常令患者产生误解，现将三者均废弃不用。"先兆"本质为局灶知觉保留发作，但它常被误解为在发作之前，而并未被当作一种发作，尤其在考虑停药时，患者常误以为自己只有先兆，而无发作。基于以上原因，不再使用"先兆"。"抽搐"是对发作运动表现的不恰当描述，描述为"抽搐"的表现可能指强直、阵挛或者强直 - 阵挛发作，在有些语言中，"抽搐"甚至和"癫痫发作"相对应，鉴于"抽搐"对应的情况并不准确，因此也不再使用。

第二节 癫痫和癫痫综合征分类

一、癫痫和癫痫综合征分类的背景

自从 1909 年 ILAE 成立以来，国际专家组一直致力于提出较完善的癫痫和癫痫综合征分类，尤其是在 19 世纪 60 年代 Gastaut 提出新的分类思想后。与癫痫发作分类类似，癫痫和癫痫综合征的分类有数个里程碑。1985 年 ILAE 首次提出癫痫和癫痫综合征分类，并在 4 年后（1989 年）提出了修订版的癫痫和癫痫综合征分类（表 2-2）。1989 年的分类具有重要的国际影响力，且对癫痫的治疗和研究产生了深刻影响。随着新的研究成果引入及更加全面的治疗观念的推进，除上节提到的癫痫发作分类的更

表 2-2 1989 年 ILAE 癫痫及癫痫综合征分类框架

1. 部位相关性（局灶性、局限性、部分性）癫痫及综合征

1.1 特发性（起病与年龄有关）

良性儿童癫痫伴中央颞区棘波；儿童癫痫伴枕叶暴发；原发性阅读性癫痫

1.2 症状性

儿童慢性进行性部分性癫痫持续状态（Kojewnikow 综合征）；以特殊形式诱发发作为特征的综合征；颞叶癫痫；额叶癫痫；顶叶癫痫；枕叶癫痫

1.3 隐源性

2. 全面性癫痫及综合征

　2.1 特发性（按起病年次序）

　　良性家族性新生儿惊厥；良性新生儿惊厥；良性婴儿肌阵挛癫痫；儿童失神癫痫；青少年失神癫痫；青少年肌阵挛癫痫；觉醒时大发作的癫痫；其他全面性特发性癫痫；以特殊状态诱发发作的癫痫

　2.2 症状性

　　非特异性病因引起；早期肌阵挛性脑病；婴儿早期伴有暴发抑制脑电图的癫痫性脑病；其他症状性全面性癫痫；特殊综合征；合并于其他疾病的癫痫发作，包括有发作及以发作为主要症状的疾病

　2.3 隐源性和（或）症状性

　　West 综合征（婴儿痉挛）；Lennox-Gastaut 综合征；肌阵挛站立不能性癫痫；肌阵挛失神癫痫

3. 不能确定为局灶性还是全面性的癫痫及综合征

　3.1 兼有全面性和局灶性发作的癫痫

　　新生儿发作；婴儿严重肌阵挛性癫痫；慢波睡眠中持续性棘慢波癫痫；获得性癫痫性失语症（Landau-Kleffner 综合征）；其他不能确定的癫痫

　3.2 没有明确的全面性或局灶性特征的癫痫

4. 特殊综合征

　4.1 热性惊厥

　4.2 孤立稀少的发作或孤立的癫痫状态

　4.3 仅由于急性代谢性或中毒性事件的发作，如酒精、药物、子痫、非酮性高血糖等因素而引起的发作

新，同样产生了 2017 版国际抗癫痫联盟癫痫和癫痫综合征分类。本节仍着重介绍 1989 年 ILAE 的癫痫及癫痫综合征分类，并在此基础上，适当介绍 2017 版癫痫和癫痫综合征分类。

二、癫痫和癫痫综合征分类的内容

（一）癫痫和癫痫综合征的分类框架

癫痫综合征是将一组资料，包括病因、可能的发病机制、病变部位、好发年龄、临床表现、脑电图特征、治疗、预后转归等放在一起进行的描述。

ILAE 在 1989 年将癫痫和癫痫综合征分成 4 类：部位相关性（局灶性、局限性、部分性）癫痫及综合征、全面性癫痫及综合征、不能确定为局灶性还是全面性的癫痫及综合征、特殊综合征。

按病因学，又可将癫痫及癫痫综合征分为 3 种类型：①特发性癫痫及综合征：除了可能的遗传易感性之外，没有其他潜在的病因，除了癫痫发作之外，没有结构性脑部病变和其他神经系统症状或体征，通常有年龄依赖性，例如儿童失神癫痫、青少年肌阵挛癫痫；②症状性癫痫及综合征：癫痫发作是由一个或多个可辨认的结构性脑部病变引起，例如海马硬化引起的内侧颞叶癫痫、局灶性皮质发育不良引起的额叶癫痫；③隐源性癫痫及综合征：推测病因也是症状性的，但以目前的检查手段无法明确病因。也与年龄相关，但通常没有定义明确的脑电 - 临床特征。

（二）常见的癫痫和癫痫综合征

癫痫和癫痫综合征类型相对较多，下面将简介一些常见的癫痫综合征：

1. 颞叶癫痫　颞叶癫痫常以简单部分性发作、复杂部分性发作和部分继发全面性发作或以上的不同组合为表现。患者常发病于儿童或成年早期，常有高热惊厥史或家族史，并可出现记忆力障碍。EEG 上常见单侧或双侧颞区棘波。

较强的提示诊断表现可有：①简单部分性发作以自主神经性和 / 或精神性、嗅觉或听觉类型的感觉（包含幻觉），最常见的表现之一为胃气上升感。②复杂部分性发作常以动作突然停止继发口咽自动症为表现，发作时间多大于 1 分钟。发作后的意识模糊状态通常持续时间较长，并且患者常遗忘发作过程，逐渐恢复基线状态。根据发作起源位置可分为杏仁核 - 海马（内侧颞叶癫痫）和外侧颞叶癫痫。

2. 额叶癫痫　额叶癫痫常以简单部分性、复杂部分性、部分继发全面性发作为主或者是以上发作

形式的任意组合。常常一日数次发作，并且最常见于睡眠中。额叶性的部分发作有时可被误认为是心因性发作。癫痫持续状态是额叶癫痫的一个常见并发症。

提示诊断的特征常有：①通常发作时间短；②来源于额叶的复杂部分性发作常常很少或无发作后的意识模糊；③常快速继发全面发作（继发全面发作较颞叶癫痫更常见）；④以运动表现为主，常为强直性或姿势性的；⑤发作时常见复杂的姿态性自动症；⑥当放电为双侧来源时，频繁发作性倒地。

额叶癫痫可包含来自不同区域的癫痫发作，不同区域的表现因脑区功能差异而相异；可有来自辅助运动区、扣带回、前额极区、眶额叶、背外侧部、运动皮质等的发作。

3. 顶叶癫痫　顶叶癫痫常以简单部分性、部分继发全面性发作为主，但是也可因为电活动的扩散到顶叶之外出现复杂部分性发作。来自顶叶癫痫的发作以不同的感觉性表现为主，如出现麻刺样或者电击样感觉，并且可以 Jackson 样模式逐渐累及肢体的不同部分。患者可能会有想要活动部分身体、或感觉部分身体被活动的感觉，也可以出现肌张力的减弱或消失，在脑表面面积越大的身体区域越易被累及（如手，上肢和面部）。除上述感觉外，还可出现爬行感、僵硬感或者冷觉；也可出现腹腔内的沉降感、恶心等，尤其是在下部或者外侧枕叶被累及时。另外还可出现多样的以变形为主的视幻觉。在罕见情况下，顶叶癫痫可表现为疼痛感，如烧灼感。

4. 枕叶癫痫　枕叶癫痫也常以简单部分性和部分继发全面性发作为主要特点。临床表现常以视觉表现为特点，但并不是每一例都有。常见枕叶累及的视觉表现有：闪现性的缺失性症状如盲点、偏盲、黑朦；闪现性的阳性症状如闪光或光幻觉。这样的感觉可出现在放电皮质的对侧视野，亦可传导至整个视皮质。也可出现物体的变形感，如大小的改变、物体距离的改变等。

5. 儿童良性癫痫伴中央颞区棘波　儿童良性癫痫伴中央颞区棘波以短暂、简单、部分性的半侧面部的运动发作为特征，常继发全面强直阵挛发作，并且发作与睡眠有关。该综合征常发生于 3～13 岁的儿童（9～10 岁达峰），并且在 15～16 岁恢复。EEG 上以睡眠诱发的、高电压且较钝的中央颞区棘波为表现，常后面跟随慢波，可出现不同侧之间的扩散和移动。

6. 特发性全面性癫痫（年龄相关性）　特发性全面性癫痫综合征的所有发作表现均为全面性发作，脑电上显示双侧各导同步且对称的放电。总体来说，间期的脑电也显示出正常背景活动和全面性的棘波、多棘波、≥3Hz 的棘慢波、多棘慢波表现。这种放电可在慢波睡眠期增多。患者常在发作间期表现正常，神经影像学表现正常。

7. 儿童失神癫痫　儿童失神癫痫常见于学龄儿童（峰值年龄为 6～7 岁），以非常频繁的失神表现为特征（每天数次到多次）。EEG 上显示为双侧、同步对称的 3Hz 棘慢波，且背景活动正常。通常在青春期时逐渐开始有全面强直阵挛发作。

8. 青少年肌阵挛癫痫　青少年肌阵挛癫痫常出现于青春期，以单侧或双侧、反复性出现的无节律、不规则性、上肢为主的肌阵挛表现为特征。肌阵挛可能导致患者出现摔倒，但并不会观察到患者有意识状态的中断。除了肌阵挛发作外，患者常有全面强直阵挛发作，或者在较不常见的情况下出现失神发作。发作常出现于醒来不久，且常与睡眠剥夺有关。间期和发作期的 EEG 以快速、全面性的、通常不规则的棘慢波和多棘慢波为表现，且脑电的棘波和肌阵挛并无紧密关系。患者还同时有光诱发发作的特征，对抗癫痫药的反应较好。

9. West 综合征（婴儿痉挛）　通常情况下，West 综合征以三联征为表现：婴儿痉挛、精神运动发育停止和高度节律失调，也可为其中两个要素。痉挛常表现为屈肌性、伸肌性、闪电样或点头样，但是最常见的是以上混合出现。发病高峰年龄为 4～7 月龄，并且总是在 1 岁之前。该综合征的预后非常差。

10. Lennox-Gastaut 综合征　Lennox-Gastaut 综合征常见于 1～8 岁的儿童，以学龄儿童为主。该综合征最常见的表现为全面强直性、失张力和失神发作，但也可出现肌阵挛性、全面强直阵挛或部分性发作。发作频率通常很高，并且持续状态常见。EEG 以不正常的背景活动伴 <3Hz 的棘慢波及多灶性异常为主。在睡眠时，可出现暴发性快节律（约 10Hz）。总体来说，患儿常伴有发育迟滞，发作难以控制，使用抗癫痫药物的效果不佳。

三、癫痫和癫痫综合征分类的进展

ILAE 在 1989 年癫痫和癫痫综合征的分类基础上，于 2017 年提出新版的癫痫和癫痫综合征分类。如图 2-3 所示，新分类主要优化了癫痫发作分类到癫痫分类的过渡流程，提出了癫痫发作分类到癫痫分类再到癫痫综合征的诊断模式，使癫痫发作分类到癫痫分类的过程具有延续性。同时，新分类强调了从结构、遗传、感染、代谢和免疫等方面寻找病因，以及关注患者合并的共病，如焦虑、抑郁等，并且将"良性"更替为自限性和药物反应性，并且提出在合适时应用"发育和癫痫性脑病"的术语。

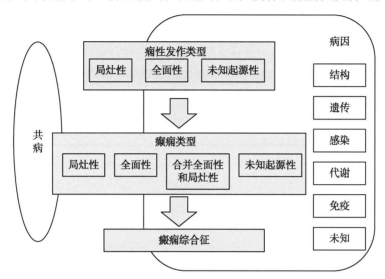

图 2-3　2017 版癫痫和癫痫综合征分类诊断思路图

越来越多的研究表明，共病对患者生活有不良的影响，而"良性"这个词并不恰当。如儿童良性癫痫伴中央颞区棘波的患儿可有短期或长期的认知损害，儿童失神癫痫也可有一些心理社会性的影响。因此，自限性能够更好地反映这种随着年龄可能逐渐缓解的情况，药物反应性能够体现药物治疗效果较好，相比"良性"含义更加清楚、具体。发育和癫痫性脑病是指除了已有病理学因素（如皮质发育畸形），癫痫性活动本身导致了严重的认知和行为损害。该术语不仅被应用于婴儿和儿童发病的癫痫，也可应用于一些单基因异常导致的癫痫、甚至一些成人起病的癫痫。

第三节　癫痫持续状态的分类

一、癫痫持续状态分类的背景

理论上任何一种发作类型都可能出现持续状态，但有些类型临床上较常见，而有些可能罕见。全面强直 - 阵挛发作或出现意识障碍的持续状态是常见的神经科急症，若不及时治疗可因高热、循环衰竭或神经元兴奋毒性损伤等导致永久性脑损害，致残率和死亡率很高。

癫痫持续状态可发生在癫痫患者中，最常见的原因是不适当的停用抗癫痫药，或由服药不当、感染、脑卒中、代谢性疾病、喝酒、过度疲劳等诱发；也可能发生在急性脑病或其他有关的疾病中，如脑血管病、脑炎、外伤、肿瘤、药物中毒等；个别患者原因不明，无癫痫或其他疾病基础，也可能再发。

二、癫痫持续状态的分类

（一）既往临床表现和分类

1. 全面性发作持续状态

（1）全面强直 - 阵挛性发作持续状态：临床上最常见，也是最危险的一种癫痫持续状态。表现为强

直 - 阵挛性发作的反复发生,意识障碍(昏迷)及伴随的自主神经、生命体征及有关代谢改变,如高热、代谢性酸中毒、低血糖、休克、电解质紊乱(如低血钾、低血钙等)、肌红蛋白尿等,继而发生脑、心、肝、肺等多脏器功能衰竭。脑部器质性病变(如脑炎、脑血管病等)而引起的癫痫持续状态多为继发性的强直 - 阵挛性发作持续状态,即发作多先为部分性,然后继发泛化为强直 - 阵挛性发作。

(2)强直性发作持续状态:多见于 Lennox-Gastaut 综合征的患儿。以不同程度的意识障碍为主(但昏迷较少),间有强直性发作或其他类型的发作,如非典型失神、失张力发作等,EEG 出现持续性较慢的棘慢复合波或尖慢复合波发放。

(3)阵挛性发作持续状态:阵挛性发作持续时间较长时可出现意识模糊、甚至昏迷。

(4)肌阵挛发作持续状态:特发性(良性)肌阵挛发作的患者一般少有持续状态。较常见于严重器质性脑病的晚期,如亚急性硬化性全脑炎、家族性进行性肌阵挛癫痫等。肌阵挛多为局灶或多灶,EEG 则表现为泛化性放电。

(5)失神发作持续状态:主要表现为意识水平的降低,程度较轻,甚至只表现为反应性下降、学习成绩变差,临床上要注意识别。EEG 多有持续性棘慢复合波发放,但频率偏慢(<3Hz),多由治疗不当、停药等原因诱发。

2. 部分性发作持续状态

(1)Kojevnikov 部分性持续性癫痫:表现为持续的单纯运动性部分性癫痫发作。病情的演变取决于病变的性质,部分隐源性患者治愈后可能不再发生;有些病变为非进行性器质性病变,后期可伴同侧肌阵挛,但 EEG 背景正常;Rasmussen 脑炎患者早期出现肌阵挛及其他形式的发作,并有进行性弥漫性神经系统损害表现。

(2)持续性先兆:指感觉性的先兆,可为较简单的感觉,也可为较复杂的经历性的感觉。临床上较少见。

(3)边缘叶性癫痫持续状态:常表现为意识障碍(模糊)和精神症状,故又称精神运动性持续状态,常见于颞叶癫痫,要注意与其他原因而致的精神异常鉴别。

(4)偏侧抽搐状态伴偏侧轻瘫:多发生于低龄儿童,表现为一侧的抽搐,并伴有发作后的一过性或永久性的同侧肢体瘫痪。

(二)2015 年更新的癫痫持续状态分类

在癫痫持续状态分类中,分类层面的 5 种需要最早是在 1970 年被提出的。这 5 种需要包含:①临床发作类型;②发作期和间期的脑电图临床表现;③存在的结构、解剖学因素;④病因学;⑤年龄。后续在 1981 年的修订中,层面被缩减至仅有发作类型和发作及间期 EEG 表现。由于以癫痫发作类型进行临床表现描述并不适合大多数癫痫持续状态的表现,所以必须进行一定调整。2015 年的癫痫持续状态分类以四个层面为核心:①症状学(临床表现);②病因学;③脑电图表现;④年龄。

理想来说,每个患者都应依照上述四个层面进行分类,然而并不总是可能。在患者首次呈现时,我们可获得大概的年龄和症状学。病因学一般来说并不明显,且需要时间去分析;EEG 一开始也常常不可获得。但是,EEG 在后续治疗的选择、预后中非常重要,因此应尽可能早为患者实行脑电监测;临床上有些表现也仅能依靠 EEG 进行诊断。在另一些情况中,症状学和脑电模式可在持续状态的过程中不断发生改变,因此重复性的神经检查和 EEG 也许导致不同的分类。

1. 层面一 这个层面指持续状态的临床表现,也是本分类的核心(表 2-3)。两个主要的标准为:①具有或不具有明显的运动症状;②意识障碍的程度(定量或定性)。根据该层面的评估,患者的表现可被分为惊厥性癫痫持续状态和非惊厥性癫痫持续状态。"惊厥性"指过度、异常的肌肉收缩,通常双侧,也许是持续性的,也可能是间歇性的。

2. 层面二 病因学,在这个层面,使用"已知"和"症状性"两个术语。已知的情况包括结构性、感染性、中毒性或者基因性。而以时间关系区分,可分为急性(如脑卒中、中毒、疟疾、脑炎等)、远隔性(如创伤后、脑炎后、脑卒中后等)和进展性(如脑肿瘤、痴呆等)。需要注意的是,在癫痫持续状态中,

表2-3 根据症状学对癫痫持续状态进行分类

层面一 癫痫持续状态（SE）的分类	
A. 具有明显运动症状的惊厥性 SE	**B. 不伴明显运动症状〔非惊厥性癫痫持续状态（NCSE）〕**
A.1. 惊厥性 SE	B.1. 伴昏迷的 NCSE（又称微小发作）
（1）全面性 SE	B.2. 不伴昏迷的 NCSE
（2）局灶起源进展到双侧的惊厥性 SE	B.2.1 全面性
（3）无法判定局灶性或全面性	（1）全面性典型失神 SE
A.2. 肌阵挛 SE（以癫痫性肌阵挛表现为主）	（2）非典型失神 SE
（1）伴昏迷	（3）肌阵挛失神 SE
（2）不伴昏迷	B.2.2 局灶性
A.3. 局灶运动	（1）不伴意识障碍
（1）反复局灶运动性发作（Jacksonian）	（2）失语 SE
（2）局灶性癫痫持续状态	（3）伴意识障碍
（3）旋转发作 SE	B.2.3 无法判定局灶性或全面性
（4）眼肌阵挛 SE	自主神经发作 SE
（5）发作性瘫痪	
A.4. 强直 SE	
A.5. 过度运动 SE	

不使用"特发性"作为病因的术语。因为在特发性癫痫综合征中，一些代谢性、中毒性或内源性（如睡眠剥夺）等因素会导致持续状态的发生。如一个青少年肌阵挛癫痫的患者（该综合征是特发性癫痫）发生持续状态的原因为不适当的抗癫痫药治疗方案、突然的停药或药物中毒。"未知"或者"隐源性"指导致癫痫持续状态的原因未知。

3. 层面三 脑电图表现。任何类型癫痫持续状态的发作期脑电图模式都不是特定的。癫痫样放电被认为是标志，但随着持续时间的增加，脑电图改变和节律性的非癫痫模式放电可能占优势。类似的 EEG 模式，例如三相波，可存在于各种病理状况之下，导致文献描述中出现一定的矛盾。尽管在惊厥性持续状态中脑电图可能受过度运动肌电伪迹的影响，但它对于惊厥性癫痫持续状态和非惊厥性癫痫持续状态的诊断是必不可少的，在非惊厥性持续状态的临床症状（如果存在的话）不显著且非特异性发作情况下可显示异常发放痫波节律。电生理技术的进步可以在紧急情况下为我们提供癫痫电波发放证据，并在不久的将来更好地描绘脑电图模式的高度动态变化。

目前，尚没有针对 SE 的基于证据的 EEG 标准。以大型描述性研究和共识小组的结论为主，我们提出以下术语来描述癫痫持续状态中的 EEG 模式：

（1）地点：广泛性（包括双侧同步模式）、单侧化、双侧独立、多灶性。

（2）模式名称：周期性放电、节律性 delta 活动或棘慢波 / 尖慢波叠加亚型。

（3）形态学：尖锐程度、相位数（例如，三相）、绝对和相对振幅、极性。

（4）时间相关性特征：出现率、频率、持续时间、每天模式持续时间和指数、发作类型（突发或者渐进）和动态性（演变、波动或静态）。

（5）调节：刺激诱导与自发。干预（药物）对脑电图的影响。

4. 层面四：年龄

（1）新生儿（0～30天）。

（2）婴儿期（1个月～2岁）。

（3）童年（>2～12岁）。

（4）青春期和成年期（>12～59岁）。

（5）老人（≥60岁）。

　　新生儿癫痫持续状态可能表现非常不显著并且难以识别。某些形式的 SE 被视为电临床综合征的一个组成部分；其他可能发生在某个确定的电临床综合征的框架之内，或者存在触发因素或诱发原因，例如睡眠剥夺、药物中毒或不当治疗方案。临床上可见进展性肌阵挛癫痫中使用苯妥英，以及在青少年肌阵挛癫痫或失神癫痫中使用卡马西平导致的癫痫持续状态。

　　总体来说，2015 年更新的癫痫持续状态定义及临床分类结合了最新的研究进展，并且重视临床应用性，应进一步进行推广和使用。

　　综合本章，我们对癫痫发作分类、癫痫和癫痫综合征分类以及神经系统的急症——癫痫持续状态的分类分别做了介绍。分类的进展体现了国际上临床工作者们和研究者们对疾病或临床现象机制的进一步揭示或根据临床情况的实用性调整，因此新分类在继承旧分类的基础上有一定进步。未来还需要更多科学性的研究为整个分类系统带去变革。

（周　东　慕　洁）

参 考 文 献

1.　吴逊. 癫痫和发作性疾病 // 神经病学. 第 13 卷. 北京：人民军医出版社，2001.

2.　No authors listed Commission on classification and terminology of the ILAE. Proposal for revised clinical and electroence-phalographic classification of epileptic seizures. Epilepsia，1981，22（4）：489-501.

3.　Commission on classification and terminology of the ILAE. Proposal for revised classification of epilepsy and epileptic syndromes. Epilepsia，1989，30：389-399.

4.　Engel J，Jr. ILAE Commission Report. A proposed diagnostic scheme for people with epileptic seizures and with epilepsy：Report of the ILAE task force on classification and terminology. Epilepsia，2001，42（6）：796-803.

5.　Proposal for revised clinical and electroencephalographic classification of epileptic seizures. From the Commission on Classification and Terminology of the International League Against Epilepsy. Epilepsia，1981，22：489-501.

6.　Fisher RS，Cross JH，French JA，et al. Operational classification of seizure types by the International League Against Epilepsy：Position Paper of the ILAE Commission for Classification and Terminology. Epilepsia，2017，58：522-530.

7.　Scheffer IE，Berkovic S，Capovilla G et al. ILAE classification of the epilepsies：Position paper of the ILAE Commission for Classification and Terminology. Epilepsia，2017，58（4）：512-521.

8.　Trinka E，Cook H，Hesdorffer D，et al. A definition and classification of status epilepticus – Report of the ILAE Task Force on Classification of Status Epilepticus. Epilepsia，2015，56（10）：1515-1523.

第三章

癫痫的病因学

第一节　特发性癫痫的病因

特发性癫痫（idiopathic epilepsy）又称原发性癫痫，是指除遗传学因素外，不具有其他明确或潜在的病因的一类癫痫。该病多发生在儿童和青春期，发作类型表现为失神发作、肌阵挛发作和全身强直阵挛发作等，部分患者有显著的家族遗传倾向。常见的特发性癫痫综合征包括良性家族性新生儿惊厥、儿童失神癫痫、青少年失神癫痫、青少年肌阵挛癫痫、仅有全面强直 - 阵挛发作的癫痫、常染色体显性遗传夜间额叶癫痫等。

对家族和双胞胎的大量研究表明，遗传因素在特发性癫痫中起重要作用。近年来随着分子遗传学的发展，越来越多的癫痫致病基因被确定，目前有超过 300 个基因被认为与癫痫有关。一部分癫痫为单基因相关，病变基因为家族遗传或新生突变。另一部分癫痫的遗传规律复杂，其发病是多个基因联合 / 不联合环境因素导致。需要强调的是，遗传性病因并不等于父母遗传，许多癫痫患者的遗传性病因是新生突变，这意味着患者并非遗传其父母所获得的基因突变，但该患者的癫痫致病基因可能会遗传给其后代（后代是否患癫痫，取决于致病基因的外显性）。分子遗传学研究发现，大部分遗传性癫痫的分子机制为离子通道或相关分子的结构或功能改变。部分目前已发现的癫痫致病或易感基因见表 3-1，更多的确定基因和可疑基因可见于癫痫基因遗传协会数据库（epiGAD）及 CURE 基金会的癫痫遗传学倡议组织（Epilepsy Genetics Initiative），网站实时更新最新的癫痫基因学研究结果。

表 3-1　癫痫的致病 / 易感基因

基因	基因产物	癫痫综合征
电压依赖离子通道		
KCNQ2	钾离子通道（Kv7.2）	BFNS，BFIS，早发性癫痫脑病
KCNQ3	钾离子通道（Kv7.3）	BFNS，BFIS
SCN1A	钠离子通道 α1 亚基	Dravet 综合征与 GEFS +
SCN2A	钠离子通道 α2 亚基	BFNIS，BFIS，早发性癫痫脑病
SCN8A	钠离子通道 α8 亚基	早发性癫痫脑病
SCN1B	钠离子通道 β1 亚基	GEFS +
CACNA1A	P/Q 型钙通道	癫痫、游走与发作性共济失调
CACAN1H	T- 型钙通道（CaV 3.2）	IGE（含 CAE）
CACNB4	钙离子通道 β4 亚基（CaV2.1）	IGE 与发作性共济失调
KCNA1	钾离子通道（Kv1.1）	部分性癫痫与发作性共济失调
KCNJ11	钾离子通道（Kir6.2）	癫痫与新生儿糖尿病
KCNMA1	钾离子通道（Kca1.1）	癫痫与阵发性运动障碍

续表

基因	基因产物	癫痫综合征
KCNT1	钾离子通道（KCa4.1）	EIMFS 及 ADNFLE
HCN1	超极化激活通道	IGE
HCN2	超极化激活通道	FS
配体门控离子通道		
CHRNA4	烟碱型乙酰胆碱受体（α4）	ADNFLE
CHRNB2	烟碱型乙酰胆碱受体（β2）	ADNFLE
CHRNA2	烟碱型乙酰胆碱受体（α2）	ADNFLE
GABRA1	A 型 γ- 氨基丁酸受体（α1）	IGE
GABRB3	A 型 γ- 氨基丁酸受体（β3）	CAE
GABRD	A 型 γ- 氨基丁酸受体（δ）	IGE/GEFS＋
GABRG2	A 型 γ- 氨基丁酸受体（γ2）	FS/ GEFS＋
溶质载体家族成员		
SLC1A3	EAAT1	癫痫、游走与发作性共济失调
SLC2A1	GLUT-1（葡萄糖转运蛋白 1）	早发 CAE、IGE 与运动障碍
离子转运子		
NIPA2	镁离子转运子	CAE
其他蛋白		
LGI1	LGI1 蛋白	ADPEAF
EFHC1	EFHC1 蛋白	JME
PRRT2	富脯氨酸跨膜蛋白	BFIS

BFNS：良性家族性新生儿发作（benign familial neonatal seizures）；BFNIS：良性家族性新生儿 - 婴儿发作（benign familial neonatal-infantile seizures）；BFIS：良性家族性婴儿发作（benign familial infantile seizures）；GEFS＋：全面性癫痫伴热性惊厥附加症（general epilepsy with febrile seizure plus）；ADPEAF：合并听觉症状的常染色体显性遗传部分性癫痫（autosomal dominant partial epilepsy with auditory features）；IGE：特发性全面性癫痫（idiopathic generalized epilepsy）；ADNFLE：常染色体显性遗传性夜间额叶癫痫（autosomal dominant nocturnal frontal lobe epilepsy）；JME：青少年肌阵挛癫痫（juvenile myoclonic epilepsy）；CAE：儿童失神癫痫（childhood absence epilepsy）；EIMFS：婴儿癫痫伴游走性局灶性发作（epilepsy of infancy with migrating focal seizures）；*LGI1*：富含亮氨酸的胶质瘤失活 1 基因

根据遗传基因型与癫痫疾病表型的关系，特发性癫痫的遗传机制可分为以下三类：①遗传因素导致了常染色体显性遗传性癫痫，患者有相应疾病的家族史；②遗传因素引起了某一个特定癫痫综合征；③单个基因突变或基因组片段拷贝数变异，引发分子机制的变化，进而导致了严重程度不一的癫痫。现就相关进展做一综述。

一、常染色体显性遗传性癫痫的相关基因

良性家族性新生儿发作（benign familial neonatal seizures，BFNS）为罕见的常染色体显性遗传癫痫综合征，以出生数天内出现频繁短暂的发作为特征。患者往往有惊厥家族史，大多数生后 2～3 天发病，发作表现为阵挛或出现窒息样发作，发作时间短暂，持续 1～2 分钟。该综合征被发现与钾通道基因 *KCNQ2* 和 *KCNQ3* 基因突变相关。基因编码 KV7.2 和 KV7.3 钾离子通道，是构成 M 电流的分子基础，具有慢激活的电压依赖外向钾离子电流特征。KCNQ 通道在神经阈下电位（−60mV）即可被激活，主要在中枢神经系统的神经细胞中表达，其激活可以减少或降低未成熟大脑的神经元兴奋性的发放和传递。良性家族性新生儿发作中，KCNQ 通道的功能小部分缺失减少了钾离子跨膜运动，进而损害了神经元细胞膜的复极化过程，从而引起大脑的兴奋性增高，最终产生发作。既往研究认为，*KCNQ2* 或 *KCNQ3* 突变与成年后癫痫发作停止和预后良好相关。然而，研究者发现越来越多的癫痫性脑病也与

该基因突变相关。功能研究显示，引起良性家族性新生儿惊厥的 *KCNQ2* 突变会造成单倍剂量不足，而癫痫性脑病中的 *KCNQ2* 突变则通常会通过负向调节导致通道电流更显著的下降。因此，上述钾离子通道基因突变不能在所有情况下作为预后良好的生物标志物。

良性家族性新生儿 - 婴儿发作（benign familial neonatal-infantile seizures，BFNIS）起病年龄在生后 2 天～3.5 个月，是一种常染色体显性遗传癫痫，以新生儿或婴儿期起病的局灶性发作或局灶性发作继发全面性发作为特征，多在 2 岁前缓解，预后良好。文献报道，编码电压门控钠通道（NaV1.2）的 *SCN2A* 基因点突变为 BFNIS 的主要致病基因，功能研究显示其增加了神经元兴奋性。BFNIS 患者有良好的预后，能早期停药。然而，有极少数患者表现为更严重的癫痫和一些癫痫性脑病。*SCN2A* 的错义突变通常提示预后良好，而无义突变则预示着不良预后。

良性家族性婴儿发作（benign familial infantile seizures，BFIS）起病年龄晚于上述两个综合征，是一类常染色体显性遗传的特发性癫痫综合征。其临床特点为婴儿期首发的无热惊厥，发作形式多样，以部分性发作多见，2～5 岁可自然消失，精神运动发育正常，可伴有发作性运动诱发性运动障碍。近期研究者发现，富含脯氨酸的跨膜蛋白 2（*PRRT2*）基因的错义突变可见于发作性运动诱发性运动障碍和 BFIS。兼有两者临床表现者称为婴儿惊厥伴舞蹈手足徐动症（infantile convulsions with paroxysmal choreoathetosis，ICCA）。该基因突变影响神经元的囊泡突触代谢功能。BFIS 常常预后良好，未发现 *PRRT2* 突变与癫痫性脑病相关。因此临床上如确定患者具有 *PRRT2* 突变，则往往预示预后良好，精神运动发育正常，且未来停药后无癫痫发作。

二、特定癫痫综合征的相关基因

特发性癫痫中最常见的是特发性全面性癫痫（idiopathic generalized epilepsie，IGE），其主要发作形式为典型失神发作、肌阵挛发作、全面强直阵挛发作单独或组合出现，脑电图表现为广泛性、双侧同步性、对称性的放电。其中常见的癫痫综合征有儿童失神癫痫（childhood absence epilepsy，CAE）、青少年失神癫痫（juvenile absence epilepsy，JAE）、青少年肌阵挛癫痫（juvenile myoclonic epilepsy，JME）、仅有全面强直 - 阵挛发作的癫痫（epilepsy with generalized tonic-clonic seizures alone）等。

目前研究认为，特发性全面性癫痫是一类多基因共同导致的疾病，遗传方式多样，包括易感基因突变（单基因、多基因、线粒体基因）和基因组片段拷贝数变异（染色体畸变、DNA 序列重复扩展）。IGE 患者可能拥有共同的特定易感基因，但具有表型异质性、遗传异质性、外显率波动的特点。大部分 IGE 的易感基因突变与离子通道病变相关，其他则与溶质转运子、蛋白突变等相关。

CAE 是 IGE 的主要类型之一，特征是每天数次至数十次的失神发作。CAE 的易感基因在 IGE 中最多，也最具代表性，迄今为止约有 15 个基因为 CAE 的易感基因。其主要易感基因是编码离子通道的基因，其中一大类是编码钙离子通道的基因。国内外研究显示，CAE 患者中存在不同的钙离子通道相关基因的突变，如 *CACNA1H* 基因编码 T 型钙通道（CaV3.2），该基因发生突变时，CaV3.2 通道的激活和失活时间均延长，导致更多的钙离子内流，细胞兴奋性增强，从而引发 CAE 的产生。再如，编码 P/Q 型钙通道（CaV2.1）α1 亚基的 *CACNA1A* 基因突变时，其钙通道特性出现改变，使 CaV2.1 通道的电流幅度降低以及慢失活过程延长，导致具有神经元放电抑制作用的 CaV2.1 通道功能减弱，从而导致神经元兴奋性增强诱发痫性放电。

另一类与 CAE 密切相关的离子通道基因为编码 γ- 氨基丁酸 A 型（GABAA）受体的基因。如 *GABRA1* 基因，编码 GABAA 受体 α1 亚基，其突变导致 GABAA 受体功能丧失，从而使得 GABA 能突触抑制受损，引发痫性放电。除 GABRA1 外，GABAA 受体相关基因 *GABRA6* 也与 CAE 相关。其突变使得 GABAA 受体合成和受体通道的门控特性受到破坏，引起 GABAA 受体的电流密度减小、通道开放时间以及暴发持续时间缩短，从而减弱 GABA 能抑制作用，增加癫痫易感性。此外，*GABRB3* 基因（编码 GABAA 受体 β3 亚基）突变可以减弱 GABA 诱导电流，降低 GABA 能抑制作用，最终引发 CAE 的发病。

除了钙通道相关基因和 GABAA 受体相关基因外，CAE 还与氯离子通道相关基因 *CLCN2* 相关。

CLCN2 编码电压依赖性氯离子通道 CLC-2，该通道对维持 GABA 抑制性反应所需的细胞内低氯环境起重要作用。*CLCN2* 基因突变可通过引起细胞内氯离子蓄积，或改变氯离子通道的电压门控特性，减弱 GABA 抑制作用。

前述均为引发 CAE 的易感基因突变，而另一类引发 CAE 的遗传因素为基因组片段拷贝数变异（copy number variation，CNV）。CNV 广泛存在于正常人群中，但某些 CNV 中包含已知的易感基因被研究证实与神经系统疾病的表型存在相关性。近年来研究发现，15q13.3、15q11.2 及 16p13.11 区域的 CNV 与特发性癫痫密切相关。表 3-2 汇总了目前已发现的 CAE 易感基因。

表 3-2 儿童失神癫痫（CAE）的易感基因

基因	染色体定位	基因表达产物
CACNA1A	19p13	P/Q 型钙离子通道 α1 亚基
CACNA1H	16p13.3	T 型钙离子通道 α1H 亚基
CACNB4	2q22-23	钙离子通道 β4 亚基
CACNG3	16p12-p13.1	钙离子通道 γ3 亚基
GABRA1	5q34	GABAA 受体 α1 亚基
GABRA6	5q34	GABAA 受体 α6 亚基
GABRB3	15q11.2-q12	GABAA 受体 β3 亚基
GABRG2	5q31-q35	GABAA 受体 γ2 亚基
CLCN2	3q27-q28	氯离子通道 2
NIPA2	15q11.2	镁离子转运体
KCNJ3	2q24.1	钾离子内向整流通道
OPRM	6q24-q25	阿片受体
JRK/JH8	8q24.3	Jerk 小鼠的人同源基因
DAT	5p5.3	多巴胺受体
LGI4	11q13.11	LGI4 蛋白

JAE 发生在青春期前后，失神发作频率低于 CAE，常伴有全面强直阵挛发作。约 10% 的 JAE 患者与编码葡萄糖转运体的基因 *SLC2A1* 突变有关，但具体位点和发病机制还需进一步研究。

JME 发病主要在儿童和青春期，主要症状为不伴意识障碍的肌阵挛发作，发作特点为短暂的、双侧对称的、同步的、无节律的肌肉收缩，常为光敏性。发病男女无差别。本病遗传方式多样，少数是单基因遗传，大多数是多基因遗传，有很强的遗传异质性。JME 有些易感基因可能与其他 IGE 的亚型重叠。到目前为止，与 JME 遗传相关的基因有：*GABRA1*、*CLCN2*、*EFHC1*、*CACNB4*、*BRD2*、*CX36*、GABAA 受体 δ 亚基（*R220H*）、*M200fsX231*、*KCNQ3*、*7q32*、*16p13*、*EJM1*（OMIM254770）、*EJM2*（OMIM604827）、*CAG19*、*GABBR1*、*G1465A* 等基因。上述基因中目前被公认的导致 JME 的 3 个基因是：*GABRA1*（位于 5q34-q35）、*CLCN2*（位于 8q、3p、3q、1p）、*EFHC1*（位于 6p12-p11）。*EFHC1* 是目前与 JME 发病最相关的基因，墨西哥、日本分别有 9% 和 3% 的 JME 患者携带此基因的突变。*EFHC1* 基因并不编码离子通道，但 EFHC1 蛋白有与 Ca^{2+}、微管蛋白作用的结构域，可以影响 CaV2.3（R 型电压门控钙通道）和 TRPM2（钙离子通透性阳离子通道）的电流调控脑发育过程中神经元的凋亡过程。突变型通道钙内流减少，使细胞凋亡减少，皮质神经元密度增加，可能导致兴奋性增加和异常环路的产生。还有研究认为，*EFHC1* 突变可能通过改变脑脊液组分影响神经元的分化、迁移，从而导致癫痫。

仅有全面强直 - 阵挛发作的癫痫主要表现为伴意识障碍的全面性强直阵挛，常伴有某种程度的学习障碍和社会功能下降。最近一项研究表明，常染色体 3q26 上 *CLCN2* 基因内含子 18 的 146 位上的 1 个多态性位点 146T→C 可能是 IGE-GTCS 患者的一个相关性位点。其机制可能通过影响一些细胞核内的蛋白质结合，从而改变 CLC-2 通道氯离子电流的强弱。

综上可见，IGE 是一类多基因共同致病的疾病，虽然单一易感基因突变或 CNV 不能完全解释其所有临床表型，但每一个易感基因突变或 CNV 很可能在 IGE 发生中起着重要作用，通过叠加效应和与环境因素相互作用，最终产生疾病表型。

三、表型多样的癫痫相关基因

大部分癫痫相关的基因具有表型异质性，一些基因可能在不同患者中表现的严重程度相差明显，难以在临床中用来明确判断患者预后。在所有已知的癫痫相关基因中，SCN1A 基因是人类癫痫最常见的突变基因，到目前为止，已有 900 多种不同的突变被报道。

电压门控钠离子通道，是引起动作电位的基本单位，在神经元及其他可兴奋性细胞中担负着重要功能。电压门控钠离子通道由一个 α 亚基和一至多个 β 亚基组成，α 亚基是其主要成分。根据 α 亚基不同，可分为 Nav1.1 至 Nav1.9。SCN1A 基因全称电压门控钠离子通道 a1 亚单位（Nav1.1）基因，其编码的 Nav1.1 主要分布在中枢神经系统。SCN1A 基因所致疾病谱从热性惊厥（febrile seizures，FS），表型较轻的全面性癫痫伴热性惊厥附加症（general epilepsy with febrile seizure plus，GEFS＋）、部分性癫痫伴热性惊厥附加症（partial epilepsy with febrile seizures plus，PEFS＋），到严重的 Dravet 综合征（Dravet syndrome）、Lennox-Gastaut 综合征，在非癫痫性疾病如家族性偏瘫型偏头痛、孤独症中亦有发现。这种癫痫表型的多样性、复杂性与 SCN1A 基因突变的位置、类型及功能学改变有关，甚至同一位点的突变，氨基酸残基替换的不同亦可导致电压门控钠离子通道电生理学改变的不同，从而导致不同的癫痫表型。

FS 是发生于儿童时期的一种癫痫样发作，通常与热性疾病（排除中枢神经系统感染）有关，既往无新生儿癫痫或自发性癫痫病史，也不符合有诱发因素的急性症状性癫痫的诊断标准。多数 FS 患儿预后良好，但是有 FS 家族史的 FS 患者将来发展为癫痫的风险较一般人群增加 5～7 倍。既往研究发现 SCN1A 基因的错义突变导致电压门控钠离子通道的最大钠电流明显减少，从而诱发癫痫发作。

GEFS＋是一种家族性遗传癫痫综合征，该病具有显著的表型异质性，热性惊厥、热性惊厥附加症、热性惊厥伴其他发作形式（如伴失神发作、肌阵挛发作、失张力发作等）多种临床表现构成了其表型谱。PEFS＋是在 GEF＋基础上引申的一种亚型，相对于一般的 GEFS＋，具有散发性、部分性发作为主、MRI 或 EEG 可见局灶异常、部分 ASMs（拉莫三嗪、卡马西平、苯妥英钠）可能加重病情的特点。

Dravet 综合征是一种严重的癫痫综合征，起病时间为出生后 6 个月左右，表现为与发热相关的全面强直阵挛发作，随后出现不同癫痫发作类型（肌阵挛、局灶性、不典型失神发作等）。SCN1A 基因突变存在于超过 80% 的 Dravet 综合征患者中，包括错义突变、插入突变、缺失突变、移码突变、染色体重组。

SCN1A 基因编码的 Nav1.1 作为钠通道的主要功能单位，包括四个组成决定离子通道选择性和导电性的结构域，每个结构域上的 S5、S6 及 S5～S6 loop 组成的孔区为决定钠离子通道功能的重要结构。SCN1A 基因不同位点、不同类型的突变对钠通道功能的影响不同，可引起钠通道功能丧失或增加、兴奋性增加或降低，甚至引起特殊的电生理改变如增加 - 丧失型功能障碍或丧失 - 增加型功能障碍，从而导致不同的临床表型。大量研究证实，Dravet 综合征以 SCN1A 基因的错义突变和蛋白截断突变为主，且大多位于电压感受区（S4）和孔区（S5～S6），使其表达电压门控钠离子通道的能力下降或缺失，对钠通道蛋白影响更大。而症状相对较轻的 GEFS＋、PEFS＋以孔区外的错义突变为主，钠通道跨膜蛋白的部分氨基酸被替换，对钠通道产生轻微的影响。功能学研究发现，Dravet 综合征、PEFS＋的突变体都表现为钠通道功能丧失，而 GEFS＋只表现出轻度的功能障碍，钠通道的功能并未完全丧失。

综上，特发性癫痫现已普遍认为是由基因异常所致，大部分特发性癫痫表现出遗传倾向。随着基因检测技术的不断发展，基因检测在临床中越来越多地被应用于这类患者。临床上不可能为每例特发性癫痫患者大范围地筛选可能的致病基因，因此需要根据患者的临床特点选择候选基因区域。表 3-3 总结了已发现的特发性癫痫综合征相关的致病 / 易感基因，供临床查找致病基因参考。

表 3-3　特发性癫痫综合征相关的致病 / 易感基因

癫痫综合征	基因	遗传方式	基因产物	疾病特点
1 岁内起病的癫痫综合征				
良性家族性新生儿发作	KCNQ2 KCNQ3	常染色体显性遗传	M 型电压门控钾通道	多在生后 2～3 天起病，预后良好
良性家族性新生儿 - 婴儿发作	SCN2A	常染色体显性遗传	钠离子通道亚基	生后 2 天至 6 个月起病，发育正常
大田原综合征	STXBP1 ARX	多变		生后 6 个月内起病，强直痉挛，EEG 表现暴发抑制
X 连锁的婴儿痉挛	ARX	X 连锁		见于男孩
婴儿早期痉挛脑病	CDKL5 (aCGH, TSC1/2 等)	X 连锁		见于女孩（男性可能致命）过度运动 - 强直 - 痉挛
以热性惊厥为突出表现的癫痫综合征				
全身性癫痫伴热性惊厥附加症	SCN1A SCN1B GABRG2	常染色体显性遗传或寡基因遗传	钠离子通道和 GABAA 受体亚基	早发的热性惊厥和 / 或无热性发作类型
Dravet 综合征	SCN1A	常染色体显性遗传	钠离子通道亚基	2 岁以内起病 早发的热性惊厥，继之多种无热性发作类型 精神运动迟滞明显
伴热性惊厥的儿童失神癫痫	GABRG2	常染色体显性遗传	GABA 受体亚基	
仅限于女性的癫痫和智力障碍	PCDH19	X 连锁（只在杂合子女性中表现）	原钙黏蛋白	早发的惊厥，孤独症，发育迟滞 只影响杂合子女性
特发性全面性癫痫综合征				
早发型失神癫痫	SLC2A1	常染色体显性遗传	GLUT-1（葡萄糖转运蛋白 1）	酮症饮食治疗
青少年肌阵挛癫痫	GABRA1 EFHC1	常染色体显性遗传	GABAA 受体亚基 EFHC1 蛋白	
局灶性癫痫综合征				
常染色体显性遗传夜间额叶癫痫	CHRNA4 CHRNA2 CHRNB2	常染色体显性遗传	烟碱乙酰胆碱受体亚基	夜间成簇的短暂性运动性发作
伴听觉特征的常染色体显性遗传部分性癫痫 也称常染色体显性遗传性外侧颞叶癫痫	LGI1	常染色体显性遗传	LGI1 蛋白	单纯部分性发作伴听幻觉为主

（陈　佳　王玉平）

第二节 症状性癫痫的病因

一、与遗传相关的症状性癫痫综合征

（一）婴儿痉挛症

婴儿痉挛症（West 综合征）是一种典型的年龄依赖性癫痫综合征，出生后一年内发病，男孩多见。波及头、颈、躯干或全身的频繁肌阵挛发作、精神运动发育迟滞和脑电图高幅失律为其特征性三联征。临床上多数为明确的器质性疾病导致的症状性 West 综合征，且病因广泛：

1. 脑发育畸形 如 Aicardi 综合征、多小脑回、无脑回、半侧巨脑、脑裂畸形、灰质异位及局灶皮质发育不良等。

2. 染色体异常 15q、11p 等染色体畸变可引起婴儿痉挛，Down 综合征患儿可发生癫痫性痉挛。

3. 神经皮肤综合征 主要是常染色体显性遗传的结节性硬化和神经纤维瘤病，以及性连锁显性遗传的色素失禁症等。其中以结节性硬化与婴儿痉挛发病最为密切，占 7% 以上。

4. 围产期脑损伤 包括围产期缺血缺氧性脑病、宫内感染、低血糖、子宫出血等导致的胎儿发育不良，成为其发病原因。

5. 生后脑损伤 包括缺血、感染、创伤等原因。

6. 先天性代谢异常 较为少见，如苯丙酮尿症、枫糖尿病、线粒体脑肌病等。

（二）进行性肌阵挛癫痫

进行性肌阵挛癫痫（神经元蜡样脂褐质沉积病）是一种常染色体显性或隐性遗传的神经变性病，以进行性认知、运动及视觉功能减退，难以控制的强直 - 阵挛性和肌阵挛癫痫，伴细胞内自身荧光脂色素和蜡样色素聚集为特点，根据发病年龄、超微结构和储存物质的成分分为 4 种类型：早发婴儿型、晚发婴儿型、青少年型及成人型。

1. 早发婴儿型蜡样脂褐质沉积病 生后 3～18 个月发病，首发症状为激惹，精神运动发育迟滞等，随后很快出现肌阵挛等类型的癫痫发作及视盘萎缩导致的失明。皮肤超微结构检查可见嗜锇颗粒沉积，为本病确诊的"金标准"。目前已检测出致病基因位于 1p34.2 并编码棕榈酰硫酯酶蛋白，最常见的突变是 Arg122Trp。

2. 晚发婴儿型蜡样脂褐质沉积病 1～4 岁开始发病，早期即出现肌阵挛癫痫、共济失调及认知功能障碍。电子显微镜下在皮肤、周围神经或直肠黏膜活检中见到弯曲颗粒状包涵体可确诊。典型晚发婴儿型蜡样脂褐质沉积病的基因位于 11p15.4，此基因编码一种抑肽素（pepstatin）- 非敏感性溶酶体肽酶。

3. 青少年型蜡样脂褐沉积病 发病年龄为 4～14 岁，临床表现为视网膜变性所致的进行性失明及进展性痴呆，癫痫及锥体外系症状出现较晚，焦虑、激惹等神经心理症状突出。外周血中发现空泡状淋巴细胞，皮肤活检或淋巴细胞的超微结构中发现特征性的"指纹图谱"有助于诊断。据报道，青少年型蜡样脂褐质沉积病与 16 号染色体 16S298 位点的缺失有关，本病基因编码含 438 个氨基酸残基的新型蛋白质。

4. 成人型蜡样脂褐沉积病 此种发病年龄在 11～50 岁，癫痫发作常为难治性肌阵挛及强直阵挛发作，在脑组织活检标本中可见到典型改变——"指纹"沉积物和嗜锇颗粒状物质。本病遗传方式并不明确，散发病例常见。

（三）神经皮肤综合征

1. 脑面血管瘤病（Sturge-Weber 综合征） 以面部血管痣、对侧局限性癫痫、偏瘫、同侧颅内钙化、眼球突出或青光眼以及脑部血管畸形、智力低下为特征。90% 的患者有癫痫发作，多表现为血管痣，对侧肢体单纯运动性发作，偶见复杂部分性发作，少见全面性强直阵挛发作。发病机制可能为先天性外、

中胚层发育障碍所致。

2. 神经纤维瘤病（neurofibromatosis，NF） 是由于基因缺陷导致神经嵴细胞发育异常而引起多系统损害的常染色体显性遗传病。根据临床表现和基因定位，可将其分为神经性纤维瘤病Ⅰ型（NFⅠ型）和Ⅱ型（NFⅡ型）。NFⅠ型外显率高，基因位于染色体 17q11.2，其基因组跨度 350kb，编码 2818 个氨基酸，组成 327kD 的神经纤维素蛋白，分布在神经元，具有控制神经细胞分化的功能，是肿瘤抑制基因，突变时其肿瘤抑制功能丧失而发病。约 30% 的患者出现部分性或全面性癫痫发作。NFⅡ型又称中枢神经纤维瘤或双侧听神经瘤病，基因位于染色体 22q，NFⅡ基因的产物为 merlin，由 587 个氨基酸组成，merlin 参与多种细胞活动，具有调节细胞生长的功能，因此 NFⅡ基因突变会使得细胞分化、生长失控而引起施万细胞瘤和脑膜瘤，引起癫痫发作。

（四）单基因神经疾病

Angelman 综合征又称快乐木偶综合征，是一种严重的神经发育障碍疾病，伴有不同的遗传学病因，与来源于母系的染色体 15q11-q13 缺失有关。最常见的表现为严重的发育迟滞，运动或平衡障碍（共济失调步态、肢体震颤），语言障碍，特殊的行为（频繁大笑或微笑、表情愉悦、拍手、多动及注意力缺陷等），3 岁前出现癫痫发作，癫痫发作严重程度随年龄增长而下降但可持续到成人期，2 岁前出现特征性的异常脑电图，可早于临床症状出现并常与临床癫痫发作无相关性。

癫痫为 Angelman 综合征的最重要症状之一，约 90% 的患者患有癫痫。不典型失神、肌阵挛发作、全身强直 - 阵挛发作、单侧阵挛发作等为其主要发作形式，据报道，半数以上患者可出现为非惊厥癫痫持续状态。

（五）染色体病

1. 唐氏综合征 新生儿的唐氏综合征表型发生率为 1/650，这种表型通常是由 21 号染色体的三体型和 21q22.3 的三重复导致的。唐氏综合征患儿癫痫发生率高达 12%，超过 20% 的病例脑电图异常。典型情况下，癫痫发生在生后第一年（围生期或先天性并发症所致），或发生在出生后 30 年内（可能是出现了阿尔茨海默病样神经病变所致）。该病导致的 West 综合征很常见，同时唐氏综合征也能导致热敏感性发作和 Lennox-Gastaut 综合征。成人期癫痫常为频繁的、轻微、短暂性的局灶性发作。

2. 脆性 X 染色体综合征 脆性 X 染色体综合征是由于 FMR1 基因（位于 Xq27.3）上的 CGG 重复数量增加而导致的一种疾病，伴有甲基化异常，是一种与 X 染色体有关的疾病，临床常表现为智力缺陷，发育迟缓，言语及行为异常，多动及孤独症。1/4 病例出现癫痫，半数出现脑电图异常。癫痫发作常发生在 15 岁前，但通常在 20 岁左右缓解。

（六）脑结构发育异常相关综合征

皮质发育异常中极少数由基因异常导致。与新生儿早期细胞程序性死亡过程基因缺陷、同源框基因 EMX2 胚系突变、LIS1 或 XLIS 基因（分别位于 17p13.3 和 Xq22.3-q24 上）等突变有关。常见有半侧巨脑异常、脑裂畸形、无脑回 - 脑回肥厚 - 带型灰质疾病谱。癫痫是首要临床特征，常表现为多种类型癫痫发作、West 综合征、Lennox-Gastaut 综合征等，且癫痫持续状态常见，多为耐药性癫痫。常伴学习障碍和其他神经功能异常。

二、获得性病因

（一）围产期损伤

围产期损伤是症状性癫痫的常见原因，特别是在亚洲、非洲等医疗条件较差的地区。流行病学调查发现，2%～65% 的癫痫与围产期损伤有关，产前、产中、产后的各种损伤均是癫痫的危险因素，例如妊娠期胎儿缺氧、难产、出生后低血糖等。

（二）脑发育障碍

脑皮质的发生起源于邻近侧脑室生发基质中的成神经细胞，成神经细胞增殖迁移分化，最终形成脑皮质，皮质的种系发生分三个阶段，最早出现的是原皮质，继之出现的是旧皮质，最后为新皮质。人脑中海马及齿状回相当于原皮质，梨状皮质相当于旧皮质，其余皮质为新皮质，新皮质占全部皮质的96%，从表面到深层分为六层：分子层、外颗粒层、外锥体细胞层、内颗粒层、内锥体细胞层、多形细胞层。正常成神经细胞的迁移具有严格的时限，在胚胎期7~16周，它们沿着特定的放射状胶质纤维分批分期地向软膜表面迁移，从而使皮质中的神经细胞呈层状排列，越早产生和迁移的细胞位置越深，反之越靠近表层皮质。遗传及环境因素影响皮质发生过程即形成各种脑发育障碍，如成神经细胞的异常增生、迁移缺陷及分化障碍；程序化细胞凋亡受阻；异常突触发生及皮质重构等。

脑发育障碍导致的各种脑部畸形，包括巨脑畸形、胼胝体发育不良、小脑畸形、脑穿通畸形等，以及神经元病理性迁移导致的神经元异位症，包括局灶性皮质发育不良、灰质异位症等，癫痫是其核心且突出的临床表现。主要是由于发育异常的神经元以兴奋性突触连接为主，抑制性中间神经元作用缺陷，导致异常神经网络及环路，常表现为耐药性癫痫，并合并各种认知障碍、神经心理障碍。临床上较为常见的脑发育障碍是局灶性皮质发育不良（focal cortical dysplasia，FCD），FCD癫痫发生率极高，是儿童难治性癫痫最常见的病理类型，占75%。儿童FCD患者中60%在5岁前出现癫痫发作，90%在16岁前出现癫痫发作，平均癫痫起病年龄为6.3岁，且起病年龄越小癫痫严重程度及耐药率越高，癫痫发病年龄每小一岁，耐药性癫痫的风险增加22%。成人癫痫10%由FCD引起，难治性癫痫患者中比例更高，约20%。FCD可发生于大脑任何部位，以额叶及颞叶最为多见，FCD的部位与癫痫发作风险有密切关系，特别是前颞叶病灶。此外，癫痫家族史、合并精神发育迟滞也是癫痫发病的危险因素。

（三）热性惊厥

临床上热性惊厥主要发生于脑皮质发育尚不完善的儿童人群，6%~38%的癫痫患者有热性惊厥病史，排除其他风险因素如脑外伤后，热性惊厥与癫痫关联的比值比仍高达11。发生热性惊厥的儿童7岁前癫痫的发病率约为2%~4%，随访时间延长时可增加至6%。热性惊厥后癫痫发作危险因素包括发育迟滞或神经系统疾病及复杂热性惊厥（特别是局灶性发作、长时间及反复发作者），复杂热性惊厥后癫痫的风险是单纯热性惊厥的2~3倍，且发作类型多为局灶性发作。值得注意的是，单次发作时间长（>15分钟）的热性惊厥患者在随访过程中易出现海马硬化，发病率约1/75 000，表现为耐药性颞叶癫痫，MRI表现为单侧或双侧海马肿胀后的海马硬化，对手术效果好。但两者的确切关系较为复杂，首先很多颞叶中央硬化（mesial temporal sclerosis，MTS）患者无热性惊厥病史，如Dravet综合征患儿1岁以内常有局灶性热性惊厥发作但多数并不发展为MTS；且热性惊厥后MTS患者术后发现双重病理包括海马硬化及局灶的皮质发育不良，提示其海马硬化的真正病因可能并非热性惊厥；目前诸多证据表明*SCN1A*基因多态性与热性惊厥后MTS及颞叶癫痫密切相关而与其他热性惊厥后癫痫类型无关，提示基因易感性是热性惊厥与癫痫关联不可忽视的因素。

（四）营养不良

发展中国家的流行病学研究发现，营养不良与癫痫相关，且癫痫发作导致更严重的营养不良，形成恶性循环。

（五）中枢神经系统感染

症状性癫痫既是中枢神经系统感染急性期的常见症状，更易作为后遗症出现在感染控制后的恢复期。急性感染导致癫痫的主要机制是脑水肿、充血、毒性产物等，恢复期形成的胶质增生及瘢痕是癫痫发作的重要机制。中枢神经系统感染急性期约三分之一患者出现癫痫发作症状，而恢复期无诱因癫痫发作的比例降至7%~8%，但医疗资源匮乏的国家和地区则显著高于该比例。一项人群统计研究发现，急性脑炎或脑膜炎后第一年无诱因癫痫发作比例为2%，20年后则增加至7%，通常认为急性期过后5年内是无诱因迟发性癫痫的高峰期，另一项对急性脑炎患者的前瞻性随访研究发现21%发展为迟发性癫痫，10%为耐药性癫痫。来自四川大学华西医院的研究发现，12%的18岁以下转诊患者病因为中枢神经系统感染，18~60岁患者该比例高达25%。其中病毒性脑炎占38%，结核性感染占25%。此外，脑内寄生虫感染也是癫痫发作的主要原因，寄生虫多随血液循环进入脑内，入脑后多位于血运丰富的皮质及皮质下形成刺激性病灶而导致癫痫，如我国北方常见的脑囊虫病及南方长江中下游常见的脑血吸虫病。

其导致癫痫的机制较复杂，包括虫体毒性代谢产物刺激、局部占位效应、炎症反应、局部出血及水肿等。此外，罕见感染如亚急性硬化性全脑炎、人类免疫缺陷病毒（HIV）、神经梅毒等均与癫痫发作有关。

中枢神经系统感染后癫痫的主要危险因素有急性期癫痫持续状态、感染病原体（如单纯疱疹病毒感染后癫痫发生率更高）及感染导致脑实质病变。其他危险因素包括发病年龄、脑损害严重程度及遗传基因易感性。中枢神经系统感染后迟发性癫痫多为耐药性癫痫，一项墨西哥转诊儿童癫痫中心的研究发现22%的儿童难治性癫痫由神经系统感染所致，且这些耐药性癫痫主要为局灶性发作，急性期癫痫持续状态是耐药的唯一独立危险因素，其他耐药的预测因素包括局灶性发作，病情严重需重症监护室治疗，使用3种以上抗癫痫药物，EEG痫样放电，磁共振T_2/FLAIR序列中颞叶内侧高信号及颅内强化病灶。

（六）创伤性脑损伤

创伤性脑损伤（traumatic brain injury，TBI）也称颅脑外伤，约占症状性癫痫病因的20%。颅脑外伤后癫痫（post-traumatic epilepsy，PTE）的发生率文献报道不同，在4%～53%，PTE的发生率与很多危险因素有关，包括：① TBI的严重程度，轻度TBI癫痫发作风险增高1.5倍，中度风险增高2.9倍，重度风险增高17.2倍；②年龄小于15岁；③合并颅内出血；④慢性酒精摄入；⑤癫痫家族史特别是PTE家族史；⑥合并其他疾病，包括高血压、糖尿病、慢性呼吸系统疾病、肝脏疾病、脑血管疾病及慢性肾功能不全等；⑦凹陷性颅骨骨折；⑧贯通性脑损伤。PTE按与脑外伤的时间关系分为以下三类，①即刻性癫痫发作：外伤后24小时内出现癫痫发作；②早发性癫痫发作：外伤后7天内出现癫痫发作；③迟发性癫痫发作：外伤8天后出现癫痫发作。PTE与脑外伤的预后密切相关，PTE导致颅内压增高，脑内代谢障碍，二次脑损伤等从而使TBI结局恶化，有研究表明PTE与TBI后格拉斯哥评分结局差、行为障碍发生率高相关，且使TBI患者死亡风险增高1.85倍。然而，近年来PTE易感性的遗传学因素研究越来越受到重视，包括白介素1β（$IL1\beta$）基因，谷氨酸脱氢酶1（GAD1）基因，腺苷A1受体基因等。

（七）脑肿瘤

脑肿瘤导致的癫痫发作约占新发癫痫的5%，局灶性癫痫的10%，脑肿瘤相关性癫痫（tumor-related epilepsy，TRE）的发病率取决于多种因素，诸如肿瘤病理类型，级别，部位，发病年龄等。目前研究表明，低级别脑肿瘤癫痫发病率更高，这很大程度上与低级别肿瘤患者生存期更长有关，低级别胶质瘤例如星形胶质瘤或少突胶质瘤癫痫发病率高达40%～80%，而高级别胶质瘤如间变型星形细胞瘤或多形性胶质母细胞瘤的发病率为30%～50%。与皮质下区域相比，位于皮质的脑肿瘤更易导致癫痫发作，发病率为56%比15%，额叶、颞叶、岛叶、中央顶叶是最常见的与症状性癫痫相关的皮质脑区，且优势半球的功能脑区肿瘤导致癫痫的发病率显著高于非优势半球及非功能脑区。脑肿瘤的致痫因素包括肿瘤占位及压迫，肿瘤自身病理，病灶周围水肿、血管受压、局部缺血，肿瘤合并出血导致的占位效应及铁沉积导致的皮质刺激。肿瘤周围组织较肿瘤本身兴奋性更高，在癫痫发作中发挥重要作用，其机制包括突触及神经连接功能障碍，自由基形成，谷氨酸介导的兴奋性毒性，与细胞内信号传导、药物转运耐药、肿瘤生长等相关的基因及蛋白表达等。

（八）脑血管疾病

脑血管疾病是老年癫痫患者的最常见病因，占10%～15%，60岁以上者占45%。癫痫可能是卒中的早发性或迟发性并发症，卒中后癫痫的发病率依研究报道不同而存在较大差异，根据首次癫痫发作与卒中的时间关系，分为早发性癫痫和迟发性癫痫，两者的时间界限目前尚无定论，国际抗癫痫联盟以1周为界限，但很多临床研究以2周为界，早发性癫痫88%以上发生于卒中后24小时内，93%以上发生于48小时内，90%以上迟发性癫痫发生于卒中后1年内特别是第6～12个月。荟萃分析发现出血性卒中、出血转化、美国国立卫生研究院卒中量表（NIHSS）评分高于15分、饮酒是早发性癫痫的危险因素，而迟发性癫痫的危险因素则包括皮质病灶、出血性卒中及NIHSS评分高于15分。卒中后癫痫的发病机制十分复杂，是由神经兴奋性毒性反应到突触可塑性改变及重构的序贯性机制，现认为早发性癫痫与卒中后急性脑水肿及颅内压增高，刺激局部脑血管痉挛导致缺血缺氧，细胞代谢障碍从而引起的神经递质失衡有关；迟发性癫痫则多与脑组织坏死软化病灶周围胶质增生，突触重构，细胞膜稳定性下降，兴奋性增高有关。临床上无论出血性或缺血性卒中均可引起癫痫发作：

1. 脑出血　脑出血是癫痫发生率最高的卒中类型，是缺血性卒中的两倍，其发生率与出血部位及出血量有明确关系，蛛网膜下腔出血、硬膜下血肿、脑叶出血特别是累及额叶、顶叶及颞叶时癫痫发生率高，前瞻性研究发现，脑出血后 1 年和 5 年的癫痫发生率分别为 12% 和 8%。

2. 脑梗死　缺血性卒中的癫痫发生率相对低于脑出血，但心源性脑栓塞、大脑中动脉急性闭塞导致的大面积脑梗死、出血转化是卒中后癫痫的独立危险因素。

3. 静脉窦血栓形成　由于静脉阻塞回流障碍导致的颅内压增高，皮质静脉性梗死及出血是癫痫发作的重要机制，特别是上矢状窦血栓形成常导致额顶叶皮质大片水肿及出血灶，早发性癫痫发生率高达 30% 以上。

（九）神经系统变性疾病

神经系统变性疾病同样是老年性癫痫的重要病因，特别是阿尔茨海默病（Alzheimer disease，AD）。老年人首次无诱因癫痫发作的病因 11% 与 AD 相关，且 AD 患者较非 AD 者癫痫发作风险高 6 倍以上，近期包括中国在内的多项研究确定 AD 患者癫痫发病率为（4.8～11.9）/1 000（人·年），显著高于正常人群的 0.8/1 000（人·年）。AD 并发癫痫的机制最早来源于转基因动物模型研究，认为 Aβ 是 AD 癫痫机制的触发点，可选择性抑制神经环路中与癫痫病理相关的易感神经元，使局部神经网络发生兴奋与抑制的不平衡而导致发作，例如抑制皮质到丘脑网状核的神经环路输入导致非运动性发作。此外，tau 蛋白调控癫痫发作易感性，与神经网络兴奋性密切相关，过多的 tau 蛋白还可刺激突触前膜谷氨酸的释放。更引人注意的是神经活动增强后其 Aβ 及 tau 的分泌也显著增加，因此反复癫痫发作将在 AD 中建立 Aβ 及 tau 病理传播放大的恶性循环。临床研究也发现与无癫痫发作 AD 患者相比，合并癫痫发作的 AD 患者认知损害程度更重，症状进展更快，病理活检神经元丢失更严重。因此癫痫发作对认知功能损害及 AD 疾病进展的促进作用不容忽视。此外，其他类型痴呆、帕金森病、皮质基底节变性等神经系统变性疾病患者的癫痫发生率均显著高于正常人群。

（十）中枢神经系统自身免疫性疾病

在中枢神经系统自身免疫性疾病中，免疫介导的神经损伤的核心病理是胶质增生，淋巴细胞反应性炎症。很早就发现 Rassmussen 脑炎患者脑组织存在明显的自身免疫性反应性炎症，免疫性炎症与癫痫密切相关的证据还包括：具有抗炎作用的糖皮质激素可有效治疗儿童难治性癫痫，自身免疫性疾病如系统性红斑狼疮等癫痫发作风险显著增高，慢性癫痫患者自身免疫性抗体如抗核抗体、抗磷脂抗体等检出率增高，癫痫及热性惊厥患者中免疫相关基因突变发生率高等，引发了对自身免疫性神经炎症与癫痫关联性的关注，并提出了"自身免疫性癫痫"的概念。持续存在的免疫性炎症导致神经网络异常是慢性癫痫发作的主要机制。

多种中枢神经系统免疫相关性疾病均与癫痫密切相关，分别阐述如下：

1. 自身免疫性脑炎　近年来自身免疫性脑炎备受关注，发现其具有极高的癫痫发作率，主要与各种针对神经细胞膜及髓鞘的蛋白抗体有关，特别是针对 γ- 氨基丁酸受体（GABAAR，GABABR）及抗富亮氨酸胶质瘤失活 1 蛋白（LGI 1）的抗体，但其他抗体如抗 N- 甲基 -D- 天冬氨酸受体脑炎（NMDA）、抗 α- 氨基 -3- 羟基 -5- 甲基 -4- 异恶唑丙酸（AMPA）、抗接触蛋白相关蛋白 2（CASPR2）、抗二肽基肽酶样蛋白（DPPX）、mGluR5、Gly 受体、抗谷氨酸脱羧酶抗体 65（GAD65）及 Neurexin3α 等抗体的自身免疫性脑炎均可出现癫痫发作，即使非首发症状，多数患者在急性期或早期即出现癫痫发作，且伴随认知功能障碍、精神行为改变、意识障碍、运动障碍及自主神经功能障碍等。各型自身免疫性脑炎与癫痫的特征性关联举例如下：

（1）抗 NMDA 受体脑炎：癫痫发作作为首发症状更易出现于男性及 12 岁以下儿童患者，脑电图特征性表现为 delta 刷。常发展为海马萎缩，预示疾病严重且遗留长期认知功能障碍，但很少出现海马硬化。

（2）抗 GABAA 受体脑炎：儿童患者更易出现全面性发作而成人则以局灶性癫痫多见，约 80% 的患者出现广泛性多灶性皮质及皮质下 MRI T_2/FLAIR 异常信号。

（3）抗 LGI1 脑炎：典型发作特征为面 - 臂肌张力障碍发作（faciobrachial dystonic seizure，FBDS），表现为短暂（1～2 秒）单侧或双侧运动性发作，影响肢体和面部，与抗 LGI 1 脑炎最初病损发生于运动皮质及基底节区有关，可发作十分频繁，超过 100 次 /d，平均发作频率为 40 次 /d。癫痫发作类型可随病程而变化，早期为 FBDS 及局灶性发作，而晚期则以伴有意识障碍的局灶或全面性发作为主。癫痫发作频率高时极易发展为海马硬化，且海马萎缩预示记忆障碍程度重及对免疫治疗反应差。

2. 急性播散性脑脊髓炎（acute disseminated encephalomyelitis，ADEM） 11%～43% 的 ADEM 患者出现癫痫发作，抗 GAD65 抗体可见于 6%～7% 的儿童癫痫及 2%～3% 的成人癫痫患者。

3. Rasmussen 脑炎 常见于儿童患者，多表现为频繁的单侧运动性发作，继而出现难治性部分性癫痫持续状态，偏瘫、认知功能下降及进行性偏侧大脑半球萎缩，发病年龄越低症状越重。

（十一）中毒

对中枢神经系统具有特殊侵蚀性的毒物中毒是症状性癫痫的常见病因，例如铅、汞、一氧化碳、乙醇、四亚甲基二砜四胺（毒鼠强的主要成分）等，其机制主要为干扰中枢神经系统代谢及神经损伤相关，如铅可抑制细胞内含巯基的酶而引起脑内小动脉痉挛，损伤血管内皮细胞，还可导致神经细胞能量代谢障碍及卟啉代谢紊乱，从而出现一系列病理改变，促发癫痫。目前癫痫动物模型的制作主要是利用戊四氮、氯化锂 - 匹鲁卡品等神经毒性物质的致痫作用。

（十二）急性症状性癫痫发作的内科相关病因

急性症状性癫痫发作常为其他内科疾病状态所致，纠正后可缓解，因此并不诊断为癫痫，临床上对其关注少，识别率低，早期准确诊断并纠正相关病因对控制发作及预防不可逆性脑损伤至关重要。

1. 电解质紊乱 正常的电解质浓度及水盐平衡是维持细胞正常活动的根本，电解质紊乱临床极为常见，癫痫发作可能是其唯一症状。神经系统正常有序的功能维持依赖于由神经元及胶质细胞膜上的各种离子泵调控的电兴奋性活动，电解质紊乱直接影响神经兴奋性及同步化活动，最终导致痫样放电及临床癫痫发作。癫痫发作类型以全面性强直阵挛发作为主，也可见局灶性发作。癫痫发作最常见于低钠血症，有研究发现 6 个月内婴儿癫痫发作 70% 与低钠血症相关。值得注意的是部分抗癫痫药物如卡马西平、奥卡西平及乙琥胺可引起无症状性低钠血症，应用于高危人群如老年人及肾损害者时应常规监测血钠水平。此外低钙血症患者中 20%～25% 出现癫痫发作，而镁离子更具有重要的膜稳定功能，与 NMDA 受体相互作用而导致神经元去极化及动作电位发放而引发癫痫。

2. 糖尿病及低血糖 神经兴奋性与脑内的能量代谢密切相关，葡萄糖是中枢神经系统能量代谢的主要来源，糖尿病导致其代谢紊乱及低血糖均易诱发癫痫发作，主要与兴奋性 / 抑制性神经网络失衡有关，特别是老年患者，有糖尿病较无糖尿病者癫痫发作风险增加 4 倍。血糖控制不佳者癫痫发作风险明显增高，糖化血红蛋白 >9% 者其癫痫发生率显著高于糖化血红蛋白 <9% 者（44.8% 比 8.3%），且糖尿病并发症越多，其合并癫痫的发生率越高。糖尿病诱发癫痫的发病机制尚未完全明确，目前认为主要与脑血管损害导致的缺血缺氧有关，高血糖可通过以下机制引起脑血管损害：①增加可溶性血管细胞黏附分子 -1，纤溶酶原激活抑制物 -1，组织因子等的产生；②增加血小板聚集率；③糖尿病的致痫机制还与免疫功能异常及神经细胞代谢障碍等有关。除高血糖外，低血糖直接导致神经细胞代谢来源丧失，神经兴奋性增高及癫痫发作，严重低血糖甚至可导致永久性脑损伤、意识障碍及癫痫。

第三节 癫痫持续状态的病因

癫痫持续状态（status epilepticus，SE）是神经科急诊的常见就诊原因，其发病高峰存在两极现象，即 1 岁以内及 60 岁以上，老年患者 SE 风险是普通人群的 2 倍以上。SE 导致神经细胞代谢紊乱及死亡，最终并发感染、呼吸循环衰竭甚至死亡，发达国家死亡率约 20%，而发展中国家则高达 36%。存活者常伴随严重神经功能缺损后遗症及耐药性癫痫。明确病因后迅速控制发作是预防耐药性癫痫及降低死亡率的根本。SE 病因可分为五大类：特发性／隐源性、远隔症状性、热性惊厥 SE、急性症状性及进展性脑病病理。隐源性／特发性 SE 指全面性或局灶性特发性 SE 及未知病因的 SE；远隔症状性指由于以往的缺血缺氧性脑病、颅内出血、脑瘫、颅脑外伤、颅脑手术或脑发育异常所导致的 SE；热性惊厥 SE 指发作超过 30 分钟的热性惊厥；急性症状性指由于急性脑部疾病或损伤，包括中枢神经系统感染、脑血管疾病、急性系统性疾病、药物滥用或急性代谢紊乱等导致的 SE；进展性脑病病理包括进展性病程的各种脑部疾病如神经变性性疾病、代谢障碍、神经遗传性疾病、肿瘤相关性等导致的 SE。一项随访长达 16 年的多中心儿童 SE 研究发现，首次发作的 SE 最常见病因为特发性／隐源性，约占 27.3%，其次为热性惊厥 SE（23.3%），之后依次为进展性脑病（18.2%）、急性症状性（16.7%）及远隔症状性（14.2%）。复发性 SE 最常见病因则为进展性脑部病理（46.8%）其次为远隔症状性（33.8%），之后依次为急性症状性（16.4%）、特发性／隐源性（2.4%）及热性惊厥 SE（0.5%），而超级难治性 SE 的最常见病因为进展性脑部病理（60.5%）。本部分按 SE 的常见分类重点阐述症状性 SE 的病因。

一、惊厥性癫痫持续状态

惊厥性癫痫持续状态（convulsive status epilepticus，CSE）是最为常见的 SE 类型，约占 70%～80%，其病因包括以下几类：

1. 未规律治疗的癫痫　SE 患者中一半以上有既往癫痫病史，用药不规律或错误是 CSE 的最常见原因，突然自行停药或换药极易诱发癫痫持续状态，是最常见的 CSE 病因，约占 31%。特别见于苯二氮䓬类、苯巴比妥类及作用于离子通道的药物，这很大程度上与抗癫痫药物作用于递质受体或离子通道有关，突然撤药血药浓度下降，药物靶点反跳性反应而致发作无法控制。不恰当地选择药物也是导致 CSE 的常见原因，部分药物可导致癫痫发作症状恶化从而引发 CSE，我国的一项研究中发现，不恰当 ASMs 治疗及自行停药是 SE 的重要原因，甚至在随访期仍有很多患者未遵医嘱规律服药，提示应加强对患者及家属 CSE 病因及预后的健康教育。

2. 中枢神经系统感染　急性中枢神经系统感染是 CSE 的常见病因，占 36% 左右，其中疱疹病毒特别是单纯疱疹病毒 1 型是最常见的病原体，占所有感染的一半以上。其他感染病原体包括 EB 病毒、带状疱疹病毒、巨细胞病毒、西尼罗河病毒、肺炎支原体、梅毒螺旋体、弓形虫等均可导致 CSE。

3. 自身免疫性脑炎　一项成人研究发现，约 40% 的新发 CSE 为自身免疫性脑炎所致，是第一位的病因，其中最常见的是抗 NMDA 受体脑炎（一半以上与卵巢恶性畸胎瘤有关），其次是抗电压门控钾通道复合体抗体脑炎（三分之一以上与副肿瘤综合征有关）。其他还包括抗 AMPA 受体脑炎、抗 GABAB 受体脑炎、狼疮脑病、抗 GAD65 脑炎等。

4. 副肿瘤性脑炎　副肿瘤性脑炎占 CSE 病因的 30%，抗 Hu、抗 CRMP5/CV-2，抗 Ma2/Ta、抗 Yo 等抗体是常见的副肿瘤脑炎诊断标志物。

5. 全身代谢紊乱　糖代谢紊乱如高血糖及低血糖是 CSE 的常见病因，因此 ILAE 针对 SE 的病因筛查推荐血糖测定作为急诊筛查项目。电解质紊乱包括低钠血症及低氯血症，是新生儿及老年患者 CSE 的常见病因，此外感染中毒性脑病、缺血缺氧性脑病及线粒体脑肌病等也可引起 CSE。

6. 脑血管病　脑出血是 CSE 最常见的脑血管疾病类型，发病率约 0.37%，大样本病例登记研究发现脑出血后 CSE 的危险因素包括：高龄、女性、共病（糖尿病、高血压、阻塞性肺病、甲状腺功能减退、肝功能不良、肾衰竭）、合并水及电解质紊乱、凝血功能障碍、败血症及脑病综合征等并发症。且 CSE 显著增加脑出血死亡率。脑梗死尽管引起 SE 者较少，但仍是老年人 CSE 需考虑的病因，尤其是心源性大面积梗死者 CSE 风险较高，研究表明梗死灶位于颞顶叶、额顶叶、枕叶是 CSE 的危险因素。有病例报道双侧旁正中丘脑梗死以 CSE 为早期临床表现。矢状窦血栓形成特别是上矢状窦血栓是 CSE 的常见病因，常为强直阵挛发作。

7. 中毒　各种毒物破坏脑内抑制性 GABA 递质受体可直接导致 CSE，此外癫痫动物模型就是利用锂-匹鲁卡品、海人酸等具有上述作用的毒物制作。四亚甲基二砜四胺易导致癫痫持续状态。此外，中毒后CSE的发作还取决于中毒剂量。

8. 戒断综合征 长期大量酗酒后突然酒精戒断是引起CSE的常见戒断综合征。

二、非惊厥性癫痫持续状态

非惊厥性癫痫持续状态（nonconvulsive status epilepticus，NCSE）与CSE的病因相似，除特发性及隐源性外，症状性病因最常见的仍为中枢神经系统感染，其次尚包括自身免疫性脑炎、急性脑血管病、ASMs撤药及突然换药、进行性脑病、脑外伤及脑肿瘤等。尽管NCSE发作轻微，但随着脑电监测技术的提高，其诊断率越来越高，特别是在ICU及急诊室，甚至有研究发现63%SE为NCSE，且ICU中高达8%～48%的意识障碍患者存在NCSE，如不能早期识别及治疗可能危及生命。特别需注意的是，NCSE常可为CSE的临床延续或脑部损伤后的隐匿病因，此处从病因学角度阐述NCSE的特殊病因关联：

1. CSE惊厥性发作终止后延续为NCSE 长时间EEG监测研究发现，33%的CSE患者惊厥性发作控制后演变为NCSE，最常见病因为急性症状性病因，包括中枢神经系统感染（56.5%）及自身免疫性脑炎（10.9%），表现为微弱的眼睑、下巴、脸颊、肢体或躯干的小幅抽搐或抽搐停止但仍存在意识朦胧、认知障碍或语言功能障碍。CSE惊厥性发作终止后延续为NCSE的死亡率高达34.8%，显著高于未延续为NCSE的患者（18.9%），提示尽管惊厥性发作终止，后续的NCSE发作仍是预后不佳及死亡的危险因素。CSE应用高剂量静脉麻醉药的最初2小时内脑电图（EEG）检查提示发作未被控制是其延续为NCSE的危险因素。

2. 幕上颅脑手术后的NCSE 幕上颅脑手术特别是肿瘤切除术后由于手术操作性损伤、颅内压波动、感染等因素导致NCSE时有报道，且NCSE的临床表现隐蔽，常需持续EEG监测才能发现，特别是部分患者颅脑手术后出现烦躁不安，临床镇静剂的应用很大程度上掩盖了NCSE的诊断，合并NSCE的患者术后死亡率增高2倍以上，因此对术后意识恢复差及使用镇静药物的患者建议常规行EEG持续监测。

NCSE是近年来才受到关注的类型，目前其病因学研究开展较少，仍需针对特殊情况如昏迷患者的NCSE、妊娠期NCSE、老年NCSE开展更多的临床研究，积累更多的临床证据以指导诊疗。

（朱遂强）

参 考 文 献

1. Jafarpour S，Hodgeman RM，Capeletto CDM，et al. New-Onset Status Epilepticus in Pediatric Patients：Causes，Characteristics，and Outcomes. Pediatric neurology，2018，80：61-69.

2. Jeffrey MP. Brain tumor-related epilepsy：a current review of the etiologic basis and diagnostic and treatment approaches. Curr Neurol Neurosci Rep，2017，17（9）：70-83.

3. Marianna S，Josep D. Seizures and risk of epilepsy in autoimmune and other inflammatory encephalitis. Curr Opin Neurol，2017，30（3）：345-353.

4. Sun L，Han C，Lin W. The clinical characteristics and prognostic analysis of status epilepticus in northeast China. Eur Neurol，2017，78（5-6）：234-239.

5. Nehta A，Zusman BE，Shutter LA，et al. The prevalence and impact of status epilepticus secondary to intracerebral hemorrhage：results from the US nationwide inpatient sample. Neurocrit care，2018，28（3）：353-361.

6. Mehta，Amol，Zusman，et al. Seizures after intracerebral hemorrhage：incidence，risk factors，and impact on mortality and morbidity. World neurosurg，2018，112：e385-92.

7. Yuan F，Yang F，Li W，et al. Nonconvulsive status epilepticus after convulsive status epilepticus：clinical features，outcomes and prognostic factors. Epilepsy research，2018，142：53-57.

第四章

癫痫的发病机制

第一节 概　　述

癫痫是一种慢性脑部疾病，以反复发作为共同特征，病因未明。目前研究表明，中枢性神经系统的兴奋性和抑制性失衡在癫痫的发病中起重要作用。破坏平衡性的因素包括突触传递改变、离子通道异常、苔藓纤维出芽、神经胶质细胞异常、免疫炎症及 microRNA 表达异常等。

一、突触传递改变

中枢神经系统的突触分为化学突触和电突触。神经元之间主要依赖化学突触传递进行信息交流。当动作电位传导至突触前膜，钙离子的活动使突触囊泡释放入突触间隙，作用于突触后膜，完成神经细胞间信息的传递。正常的突触传递功能主要依赖介导突触小泡形成和释放的突触前调控因子、突触后受体和神经传递调控因子这三个因素的协同配合，其中任何一个因素失调所引起的突触传递异常均可能引起癫痫。

突触囊泡蛋白 2A（synaptic vesicle protein 2A，SV2A）是突触囊泡胞吐的调节因子，通过调节突触结合蛋白的表达和转运，影响突触囊泡成分中 Ca^{2+} 稳态和突触前膜 Ca^{2+} 与 ATP 的浓度。动物研究显示，在海马电点燃致癫痫大鼠模型中，海马苔藓纤维中的 SV2A 在癫痫发作的潜伏期和慢性期表达均显著下降（28%）。在伴有海马硬化的难治性癫痫患者中，SV2A 在海马区表达下降（32%）。SV2A 的功能障碍可能导致重复动作电位产生过程中 Ca^{2+} 积累，致使神经元兴奋性增高。

突触蛋白（synapsin）是一种磷酸化蛋白质，通过与突触小泡相互作用，调控神经元发育、神经传递和可塑性。突触蛋白有Ⅰ、Ⅱ、Ⅲ三种不同的类型。海马区兴奋性突触中的突触蛋白Ⅰ和Ⅱ的含量高于抑制性突触。突触蛋白通过磷酸化调节使突触小泡在储备池和释放池之间转运。正常状态下，突触蛋白通过与突触小泡结合使其稳定存在于储备池。突触蛋白缺失时，储备池受到破坏，突触小泡异常释放，导致兴奋性和抑制性突触传递失衡和癫痫发作。上述假说已在突触蛋白基因敲除小鼠实验中得到验证。人类的突触蛋白Ⅰ位于基因位点 6p21.3 中，据报道该基因与遗传性全面性癫痫有关，人类突触蛋白Ⅰ基因的错义突变是导致癫痫出现不同表型或突变类型的原因之一。

二、离子通道异常

离子通道是一种具有孔道的膜蛋白，对进出细胞膜的离子流进行控制，在动作电位的形成中发挥重要作用。离子通道的功能对维持神经元的兴奋性非常重要，可能在癫痫发生中发挥关键作用。与癫痫发病密切的主要有钠、钾、钙、氯、氢等离子通道。钠离子通道基因 *SCN1A*（NaV1.1）是癫痫的重要致病基因之一，迄今已报道了 1 257 个与癫痫发病相关的 *SCN1A* 基因变异，在有热性惊厥病史的患者中更多见。钾离子通道如 *KCNQ2* 和 *KCNQ3* 的突变可导致钾离子减少或消失，神经元复极化延迟，导致神经元兴奋性增强和癫痫发作。钙离子具有调节细胞膜兴奋性和神经递质释放的作用。在小鼠实验中发现，钙离子通道的突变可引起失神发作和皮质棘波放电。氯离子通道的异常与许多特发性和症状性癫痫相关，如儿童失神发作和青少年肌阵挛癫痫存在编码 GABAA 受体 α 或 γ 等亚单位的基因突变，使配体门控氯离子通道功能发生改变，导致 GABA 抑制功能缺陷、兴奋性和抑制性功能不平衡而引起癫痫发作。多数临床上常用的抗癫痫药物均有离子通道阻滞作用，如卡马西平、苯妥英钠、丙戊酸钠和拉莫三嗪等具有钠离子通道阻滞作用，丙戊酸钠、加巴喷丁、托吡酯和唑尼沙胺等可阻滞钙离子通道。有些研究表明，氢离子通道的病变也与癫痫发作相关，加巴喷丁和拉莫三嗪等抗癫痫药物还被证实具有阻滞氢离子通道的作用。

三、苔藓纤维出芽

海马齿状回颗粒细胞发出苔藓纤维，与门区抑制性中间神经元、苔藓细胞和 CA3 区锥体细胞建立突触联系。在癫痫患者的海马组织中发现，异常出芽的苔藓纤维可形成侧支投射至内分子层，与该层的颗粒细胞树突建立突触联系。苔藓纤维出芽在颞叶内侧癫痫患者中尤为常见，与海马门区神经元的缺失相关。苔藓纤维出芽与癫痫发生之间的关系与机制仍不太明确。在苔藓纤维出芽作用下，颗粒细胞会接受大量其他颗粒细胞发出的异常突触输入联系。研究显示，这些异常突触联系导致颗粒细胞的自发性兴奋性突触后电位电流（EPSC）频率明显增多，可能促进了兴奋性突触环路的增加。

四、神经胶质细胞异常

在中枢神经系统中，神经胶质细胞约占所有神经细胞总体积的一半，参与能量和神经递质代谢过程，并起支持与绝缘的作用。星形胶质细胞可摄取突触间隙的谷氨酸，参与谷氨酸 - 谷氨酰胺循环，对维持谷氨酸代谢的稳态起重要作用。动物实验发现海人酸诱导颞叶癫痫模型小鼠海马中存在谷氨酸转运体 -1（GLT1）和水通道蛋白 -4（AQP4）表达改变，提示星形胶质细胞中谷氨酸代谢异常可能参与了癫痫的发生。小胶质细胞在中枢神经系统中发挥免疫功能，起到神经保护与神经损伤双重作用。已在海人酸诱导颞叶癫痫小鼠模型中观察到了小胶质细胞活化，但具体作用和机制尚不清楚。

五、免疫炎症

目前大量动物实验以及临床证据表明，免疫炎症反应在癫痫的发生发展以及癫痫易感性中均发挥一定作用。中枢神经系统的免疫活动依赖白细胞迁移、血脑屏障的完整性和转化生长因子（TGF-β）信号通路。IL-1β、TNF-α 和 Toll 样受体 4（Toll-4）均参与癫痫的发生发展。COX-2 酶是前列腺素的代谢产物。当大脑受到迅速且强烈的刺激后可产生大量 COX-2 酶，参与大脑的炎性反应。选择性敲除额叶 *COX-2* 基因可降低癫痫持续状态后的炎症反应，同时为神经元提供保护作用。选择性 COX-2 抑制剂被认为是治疗脑外伤、脑缺血或癫痫持续状态等脑损伤后癫痫发生的一种新方法。

六、microRNA 表达异常

基因表达异常与癫痫发病机制密切相关。microRNA（miRNA）作为一类短链非编码 RNA，在维持 mRNA 稳定性和蛋白翻译过程中发挥重要调控作用，可能是癫痫发病的关键调控因子和治疗靶点。将颞叶癫痫及海马硬化患者的海马组织标本与正常对照组的基因表达谱对比后发现，炎症反应相关的 miR-146a 是首个被发现在海马中表达增高的 miRNA。在动物实验中发现，癫痫持续状态后抑制 miR-134 表达可抑制自发性癫痫发作，而基因敲除 miR-128 则可促进癫痫的发生及致病小鼠死亡。miRNA 的表达异常可能是癫痫易感性的重要发病基础，深入研究 miRNA 在癫痫病理生理中的作用可能为阐明癫痫发病的分子机制提供新的方向。

第二节 癫痫的病理学

《新英格兰医学杂志》近期发表了一项神经病理学研究，该研究包含 7 大类疾病共 36 种组织病理学诊断，最常见的三种癫痫病理诊断为：①海马硬化（hippocampal sclerosis，HS），占 36.4%（其中 88.7% 为成人）；②肿瘤，占 23.6%（主要为节细胞胶质瘤）；③皮质发育畸形（malformation of cortical development，MCD），占 19.8%，以局灶性皮质发育不良（focal cortical dysplasia，FCD）最常见（其中 52.7% 为儿童）。此外，一部分癫痫病例未见特异性改变，被称为"病理阴性"。

一、海马硬化

HS 的病理学定义是神经元丢失和胶质增生，主要累及 CA1 和 CA4/3 区，而下托神经元保留，在 CA1 区神经元丢失和下托神经元保留之间出现明显分界，CA2 区锥体细胞和颗粒细胞相对完好。此外，癫痫尤其是 TLE 患者常伴有颗粒细胞弥散化和轴索重构。HS 大体病理改变表现为海马体积缩小。

HS 的病理学诊断是根据 HE 染色发现锥体细胞丢失和胶质增生，主要累及 CA1、CA4 和 CA3 区。通过组织学定性检查，有时甚至是大体观察所发现的这一特征性的神经元丢失，被称为经典的海马硬化（classic hippocampal sclerosis，CHS）。如果锥体细胞丢失的范围扩展到 CA2 区，则称为严重或全海马硬化。不同病例的神经元丢失的严重程度不同。少数不典型病例中神经元丢失仅限于 CA1（CA1 HS）或 CA4 区（终板 HS 或 EF HS）。既往已报道了多种半定量和定量评分方法，用来对细胞丢失进行分型。国际抗癫痫联盟（ILAE）2013 年发布的 HS 半定量分型方案根据海马不同区域神经元丢失的严重程度，将 HS 分为三个亚型：1 型（CHS）、2 型（CA1 HS）、3 型（EF HS）。单纯的胶质增生不伴神经元丢失，不计入 HS。

胶质纤维酸性蛋白（GFAP）染色显示，海马硬化的亚区有明显的胶质增生。残余的门区细胞可能出现增大、胞浆内可见结晶紫（CV）染色阳性的粗大物质、银染色阳性的嗜银物质、微管微丝和树突复杂性增加。在受损的锥体细胞层，可见淀粉样小体、广泛胶质增生、微血管增生。在手术标本中，凋亡细胞或嗜酸性神经元很少见，偶可见噬神经细胞或小胶质细胞的局部浸润。

小部分 TLE 病例 HS 可以与第二种病理同时存在，即双重病理，第二种病理包括肿瘤、海绵状血管瘤或 FCD Ⅱ型等，但不包括 FCD Ⅲa、颞叶 MCD、内侧颞叶结构广泛硬化和 MRI 上前颞叶白质微小病变。双重病理大约占到癫痫手术病例的 3%～5%，在脑电图常有广泛痫样放电。这种情况下的 HS 通常不如单纯的 HS 严重，由此推测 HS 可能继发于第二种病理。

近年来，对 TLE 的海马外病变越来越重视，并通过定量影像学手段对其开展广泛研究。涉及的结构如与海马邻近的杏仁核、内嗅皮质和丘脑。对海马外病变进行研究的原因有：①电生理证据表明这些海马外结构可引起痫样放电；②单纯切除海马预后不佳或可通过海马外病变来解释；③这些海马外病变的严重程度和进展可能是癫痫相关共病的病理基础。海马外病变典型的细胞学和病理学特点是神经元丢失和胶质增生。上述病变是否与 HS 一样由初始损伤所致，或继发于 HS，还是独立于 HS，仍有待进一步研究。

二、肿瘤

癫痫患者脑肿瘤的发病率约为 4%，脑肿瘤患者癫痫的发生率超过 30%，与肿瘤的类型有关。长期慢性癫痫相关肿瘤（LEAT）患者常有 2 年以上耐药性癫痫。这些肿瘤通常位于皮质，生长缓慢，级别低，年轻患者多见，细胞可呈胶质或神经元分化。最常见的类型是节细胞胶质瘤（WHO Ⅰ级），其次是胚胎发育不良神经上皮肿瘤（DNET），有时两者可同时存在。两者均好发于颞叶，分别有 82.5% 的节细胞胶质瘤和 68.1% 的 DNET 位于颞叶。其他好发于 18 岁以前的癫痫相关肿瘤有血管中心性胶质瘤、神经节细胞瘤、同型性星形细胞瘤、毛细胞型星形细胞瘤、神经细胞瘤、多形性黄色星形细胞瘤以及低度恶性神经上皮肿瘤。这些肿瘤手术切除的预后大多良好，据统计术后 1 年有 68.4% 的肿瘤患者（79.9% 的儿童和 63.5% 的成人）无癫痫发作。

癫痫的发生可能与肿瘤的部位（额叶、颞叶或岛叶皮质）有关，也可能与肿瘤的大小、生长速度有关。有些 LEAT 的神经元成分是潜在的致痫原因，可能与这些神经元兴奋性增高有关。此外，肿瘤周围皮质改变也可能是致痫原因，包括含铁血黄素沉积、缺氧、酸中毒，以及邻近神经元的电生理特性、缝隙连接蛋白、酶学、离子通道的改变等。肿瘤周围皮质的异常（FCD Ⅲb 型）也可能与致痫性有关。这些肿瘤生长缓慢、生存时间长，还可能引发邻近皮质甚至海马出现继发性的细胞和脑网络重构。

三、局灶性皮质发育不良

局灶性皮质发育不良（focal cortical dysplasia, FCD）是一种局灶性的皮质发育畸形，表现为局部的异常细胞结构，保留脑回形态，与临床上的癫痫发作有关。在成人癫痫手术患者中，FCD 是仅次于 HS 和肿瘤的最常见的病理表现之一，占所有手术病例的 13%～20%；在儿科癫痫手术患者中，FCD 则是最常见的病理表现，占所有手术病例的 40%～50%。FCD 各种亚型的构成比在不同研究报道中有所不同。

（一）FCD Ⅱ型

在病理诊断为 MCD 的病例中，FCD Ⅱ是最常见的亚型（占 45.3%），好发于额叶（51.6%）。手术切除组织标本的大体表现为局部皮质组织增厚，与白质分界不清。FCD Ⅱ型皮质病灶的受累范围个体差异很大，可以局限于一个脑沟，或沿着皮质带延伸。FCD 病灶可以不连续，在异常皮质之间可以夹杂正常的皮质组织。

1971 年，Bruton 描述了传统的 HE、尼氏 / 固蓝和银染色所示 FCD 的大体特征，至今仍被作为主要的诊断标准：正常皮质六层结构消失，第一层可能增宽，深部皮质与白质的分界可能不清，缺乏正常的放射状、柱状的皮质神经元排列。通过神经元核抗原（NeuN）染色能够清楚地显示上述皮质结构异常。此外，白质苍白和髓鞘稀疏也很常见，在部分病例局限于灰白质交界处的白质可延伸至脑室周围。胶质增生程度不一致，部分病例小胶质细胞增生明显。

根据 FCD 病灶内异常的皮质细胞类型来区分不同亚型。异形神经元胞体增大，并且形态和方向异常，在外观上大多与锥体细胞相似，但出现弯曲、增厚的异常树突，棘突密度较少，尼氏染色显示尼氏体聚集成簇，核膜偏心增厚。异形神经元可以出现在各层（通常不包括第Ⅰ层），并可延伸至相邻白质。皮质神经元密度可能改变，正常神经元可夹杂在异形神经元中。异形神经元的方向可从轻度扭转到沿软脑膜方向完全倒转。有些病例中表浅的异形神经元保留锥体细胞样形态（肥厚的锥体细胞），深部的异形神经元则呈球形并出现双极化。发育不良的病灶逐渐移行为正常皮质，但在主要病灶以外可见散在的单个异形或肥厚神经元分布。

气球样细胞是 FCD ⅡB 型的特征，较 FCD ⅡA 型多见。气球样细胞胞体大而圆，直径 20～90μm，核一般呈偏心性，HE 染色显示胞浆一般呈淡粉色玻璃状。细胞常呈多核巨细胞样形态，并且核呈分叶状。有时可见介于气球样细胞和正常神经元中间外观的神经元。典型的气球样细胞缺乏轴突和树突，多聚集于皮质深部，接近灰白质交界处，常成簇聚集在髓鞘缺失处。气球样细胞也可以是病灶内的主要细胞，贯穿整个皮质，尤其是第Ⅰ层。

通过免疫组化染色能够进一步证实异常细胞。FCD 神经元的神经丝（neurofilament, NF）基因表达增加。通过 NF（尤其是非磷酸化 NF）染色，能够显示异形和肥厚神经元，显示神经元形态、排列和分层的异常，与传统的银染色相似。NF 染色还能显示过度和杂乱的轴突和粗糙的树突网络。此外，发育调控骨架蛋白也在 FCD Ⅱ异常细胞内高表达，包括巢蛋白（nestin）、波形蛋白（vimentin）以及微管相关蛋白 1b（MAP1b）。GFAP 在不同气球样细胞的表达不同。GFAP 的异构体 GFAP 球在中间丝的聚集和细胞动力中起作用，通常局限性表达在脑室旁的星形胶质细胞内，较传统 GFAP 高表达。研究干细胞和皮质分层特异标志物表达，有助于了解 FCD Ⅱ型异常细胞的分化成熟和谱系来源。异常细胞可见神经元和胶质细胞标志物的共表达，证实异常的神经上皮分化。有证据表明，气球样细胞免疫表型类似放射状胶质细胞，而异形神经元则与中间祖细胞相似。

（二）FCD Ⅰ型

FCD Ⅰ型主要特点是皮质分层结构异常，不伴有异形神经元或气球样细胞。根据 2011 年 ILAE 标准，FCD Ⅰ型可以分为三种亚型：①ⅠA 型，异常的放射状或广泛微柱状结构，可见小的神经元垂直排列；②ⅠB型，新皮质6层构成障碍，皮质的总厚度可能受到影响或某些层可能消失（例如第Ⅱ层或第Ⅳ层）；③ⅠC型，同时存在ⅠA、ⅠB两种异常表现。FCDⅠ型可能伴有灰白质分界不清。偶可见不成熟神经元或肥厚神经元。不成熟神经元呈圆形或卵圆形（直径10～12μm），细胞质位于细胞边缘，有初级树突，NF染色阴性。肥厚神经元类似第Ⅴ层的大锥体细胞，但却位于浅表皮质。有报道FCDⅠ型病灶邻近的白质组织内可见单个、异位的白质神经元。

在诊断FCDⅠ型时有一些问题需要注意。FCDⅠA型的微柱状结构有时可能是正常皮质（如枕叶和颞叶皮质）结构的变异。FCDⅠB型需要与缺少颗粒细胞的正常皮质鉴别。不成熟神经元单纯通过HE染色难以诊断。肥厚神经元可能被误认为是异形神经元。由初始损伤导致的层状硬化不应归入FCDⅠ型。目前仍缺乏特异性的免疫学标志物将FCDⅠA型与正常皮质区分开来。

（三）FCDⅢ型

FCDⅢ型的临床预后主要与其相关的病灶有关，其发病可能与获得性的适应不良性皮质重构有关，而不是发育异常，因此可能与FCDⅠ型不同。FCDⅢ型是否有独立的致痫性尚不清楚。FCDⅢ型可以分为三种亚型：

1. FCDⅢA型 海马硬化邻近的颞叶皮质层状结构异常，主要病理学表现类似FCDⅠ型，包括孤立的肥厚神经元，在皮质下白质中出现豆状的小异位神经元，并出现颞叶硬化。有研究纳入272例HS患者，发现11%有颞叶硬化，病理表现为第Ⅱ/Ⅲ层神经元数量减少及浅表皮质胶质增生；常伴有第Ⅱ层神经元排列紊乱。神经元聚集可以通过NF免疫组化染色显示，并可能伴有异常的皮质髓鞘纤维组成的水平条带。FCDⅢA型的病理改变目前尚无法通过MRI来显示，认为其并不影响癫痫患者的手术预后。

2. FCDⅢB型 皮质结构异常，毗邻低级别的癫痫相关肿瘤，包括胶质及胶质神经元肿瘤，尤其是DNET和节细胞胶质瘤。主要病理学表现有，皮质层状结构异常（类似FCDⅠ型），第Ⅰ层细胞过多，灰白质内小簇不成熟细胞卫星样聚集。传统观点认为，这些存在已久的异常皮质是低级别肿瘤发生的来源。而另一种观点则相反，认为肿瘤从发育不良的皮质产生的概率很小。文献报道的FCDⅢB型发生率差异较大，在DNET中发生率为0～83%。这可能与缺乏统一的诊断标准来区分肿瘤本身和MCD有关。采用NeuN结合CD34染色较传统的HE和尼氏染色更为准确，可以提高FCDⅢ型诊断准确率。NeuN染色能够清楚地显示皮质的6层结构异常，CD34染色能够显示肿瘤成分，避免过高估计MCD。

3. FCDⅢC和ⅢD型 FCDⅢC型指皮质层状结构异常，毗邻血管畸形，包括海绵状血管瘤。FCDⅢD型指皮质发育不良（层状结构或细胞组成异常，包括肥大神经元），毗邻出生后早期获得性损害如缺血、外伤、炎症（例如Rasmussen脑炎）。

（汪　昕）

第三节　癫痫的电生理机制

一、静息电位和动作电位的形成

神经元静息时处于胞内 −90～−60mv 的极化状态，称为静息电位，通常为外正内负。神经元通过静息电位的调节和影响其他神经元的膜电位来传递信息。

神经元兴奋时，膜电位急剧变化，膜内负电位变为 +20～+40mv 的去极化状态，形成短暂可扩布的动作电位，随后膜电位快速恢复到原来的极化状态而复极化，在复极化前还有一个后电位（兴奋突触后电位或抑制性突触后电位），紧接着动作电位下降之后出现残余的除极，表现为微弱的负后电位及由膜超极化形成的正后电位。动作电位所包含的信息通过膜电位的变化沿着神经元的轴突到达与另一个神经元联系的突触，再通过化学递质的释放或直接电连接传递给下一个神经元，完成人体的生理活动。

二、发作间期癫痫样放电的形成

癫痫产生的电生理机制尚未研究清楚，但目前研究结果认为不同的癫痫发作类型有不同的机制。神经元的兴奋性增强及过度同步化放电是癫痫发作的基本条件。神经元异常放电可能由于各种病因导致离子通道蛋白和神经递质或调质异常，出现离子通道结构和功能改变，引起离子异常跨膜运动所致。当这种异常的放电经局部反复兴奋环路的增益作用转化成高度同步化的动作电位暴发时，即可形成脑电图能够记录到的发作间期癫痫样放电。

传统意义的发作间期癫痫样放电多表现为比较典型的棘波、尖波、棘慢复合波、尖慢复合波等。20 世纪 60 年代研究者在急性在体癫痫模型上证明皮质致痫区记录到的发作间期棘波是由膜电位阵发性去极化漂移（paroxysmal depolarization shift，PDS）引起的持续动作电位和随后强烈的超极化组成。PDS 一般持续 80～200 分钟。研究者随后在体外海马脑片上应用作用于 GABAA 受体的药物也证明了这个结果：他们发现发作间期棘波起始于抑制性突触后电位（inhibitory postsynaptic potential，IPSP）减弱后，突触兴奋性增强；依靠反复兴奋和再生的钙离子电流引起的大量主细胞的同步放电。这些棘波不仅依赖于促离子型谷氨酸受体（AMPA 和 NMDA）的激活，还通过非突触连接（如细胞间的缝隙连接和假突触连接）维持。

4- 氨基吡啶（4-AP）可在体外海马 CA3 细胞结构上诱发出"快"和"慢"两种棘波类型：前一种与膜电位的突触后致密区（PSD）触发的快速暴发的动作电位有关，可以被 AMPA 受体拮抗剂消除；后一种与长时间去极化有关，即使在阻断了促离子型谷氨酸受体的情况下，这种长时间的去极化也可以触发轴突末端产生不同波幅的棘波，这种现象与 4-AP 引起的局部细胞外 K^+ 浓度快速升高有关。只有应用 GABAA 受体拮抗剂和 μ- 阿片类受体激动剂（阻断中间神经元突触前 GABA 释放）时这种"慢"棘波才会消除，这种不依赖于谷氨酸的棘波已在多种脑片中被记录到。

在颞叶癫痫患者中也可以记录到不同种类的棘波，它们具有不同的形态和时频特征，产生的机制可能也不同。在局灶性难治性癫痫中，可以在癫痫起始区内和外记录到不同的发作间期放电，提示了癫痫患者的发作间期放电相较于动物模型的复杂性。

通常在脑电图上，还可以记录到发作间期尖（或棘）慢波的出现。在皮质出现痫样放电时，在致痫区中心及周围可记录到一个大而长的超极化电位（hyperpolarization，HP），这种 HP 是产生脑电图上棘慢波中慢波的原因，产生机制是 GABAA、GABAB 受体作用有关的突触抑制。另外在阵发性去极化漂移中出现的大量钙依赖型电流也可限制兴奋持续的时间，有助于 HP 的形成。正是由于紧接着去极化后出现的 HP 电位的存在使癫痫样放电被限制在局部而不出现临床发作。

发作间期棘波与癫痫相关，但它与癫痫致痫过程的关系仍存在争议。在匹鲁卡品诱发的颞叶癫痫模型中，潜伏期和慢性癫痫期产生的棘波具有不同的形态、持续时间和频率，由此证明了发作间期放电在癫痫发展、发生过程的不同阶段中可能起到不同的作用。目前存在两种假设：一种假设认为神经元的兴奋促进了发作间期棘波的产生，当棘波在空间和时间上达到一定密度时可导致癫痫发作的产生。在海人酸和匹鲁卡品诱发的大鼠颞叶癫痫模型上发现，在癫痫发作前期，伴随慢波的棘波数量逐渐减少，而无慢波的棘波数量逐渐增加，提示了发作间期棘波在癫痫发作潜伏期的动态演变可能是癫痫致痫性的代表性标记物。而在难治性癫痫患者的脑电图研究中发现，当癫痫发作概率增加时，伴随慢波（0.5～2Hz）的棘波出现得更早，慢波与棘波之间的耦合也增加。另一种完全相反的观点认为发作间期棘波可能在阻断癫痫发作过程中起到一定作用，因为在某些患者的癫痫发作前期，棘波不仅不会发生变化甚至还可能减少。

三、发作间期高频振荡的形成

近年来，高频振荡（high frequency oscillations，HFOs）被认为是癫痫致痫区的潜在生物标记物之一：在癫痫发作的多个时段，如发作间期、发作前期和发作期，与正常脑组织相比，在癫痫起始区（seizure onset zone，SOZ）或致痫区均可记录到增多的病理性 HFOs。一系列的回顾性临床研究已经证明，手术切除大部分产生 HFOs 组织的难治性癫痫患者获得了更好的手术疗效。近期一项应用术中 HFOs 指导手术切除的报道进一步印证了 HFOs 与致痫区高度相关性。通常根据频率的不同将 HFOs 分为涟波（ripples，80～200Hz 或 80～250Hz）及快速涟波（fast ripples，200～500Hz 或 250～600Hz）。多项研究表明，病理性 HFOs 反映了异常的致痫神经网络的活动，并且认为相较于发作间期棘波能够更好地定位癫痫致痫区，并且与病理改变无关。在生理状态下，HFOs 也与多种脑功能活动有关。生理性的 ripples 主要存在于海马的 CA1 区（齿状回除外）及内嗅皮质，在这些地方涟波构成了尖波 - 涟波复合体的一部分，但在其他部位也有发生，比如初级视觉皮质、初级运动皮质。颞叶内侧的 HFOs 参与了记忆形成和以往经历的激活，而在颞叶外的大脑新皮质，低波幅的生理性 HFOs 与信息处理功能相关。

目前研究认为，ripples 的产生机制是兴奋性神经元上同步出现的抑制性突触后电位，其中伴随着同步激活的中间神经元网络。相反地，fast ripples 的产生机制是致痫组织发生结构、分子或功能的改变（如细胞丢失、突触噪声活动的增加或者获得性的通道病）引起主细胞群出现不同时相的放电活动，独立于抑制性神经传递。但更加确定的结论尚需要更多的实验数据支持，因为这些结果是在生理状态下或者是在离体脑片上应用致痫剂进行研究得到的。也有人尝试探索生理性与病理性 HFOs 的不同产生机制，生理性 HFOs 侧重神经元细胞膜上产生的固有振荡和突触环路在维持网络振荡上的作用；而病理性 HFOs 侧重单个神经元的动力变化，如神经元群不同时相的放电、强烈的兴奋性 AMPA 突触电流和反复出现的伴随着快速 IPSPs 的抑制性连接，以及细胞间的缝隙连接和假突触连接等。在目前癫痫模型在体研究中，中间神经元和主细胞在 HFOs 产生中发挥作用的主次关系仍不清楚。

四、发作间期痫样放电向癫痫发作的转化

发作间期癫痫样活动向癫痫发作的转化中发生了一系列的变化，使稀少的、非同步的、局灶的痫样放电转变为高密度的、同步的、广泛扩布的神经元活动。其中最重要的是阵发性去极化漂移后过度去极化消失，被局部或远隔脑区的去极化替代，使病灶周围的抑制减弱。当神经元异常放电的电流足以冲破脑的抑制功能，或脑内对其抑制功能减弱时，就会沿"电阻"最小径路扩布，引起临床上的癫痫发作。

癫痫发作与脑内兴奋功能增强和抑制功能绝对或相对减弱有关。在痫样放电形成过程中，高度去极化后的 HP 如不能完全抑制病灶周围及远处神经元的兴奋性活动，这种痫样放电可能通过正常轴突通路和生理机制向邻近脑区传播，将放电传向下一个神经元，并进入其投射区，经兴奋性连接环路再返回放电区，反复多次重复循环，对此通路形成增强和易化，形成集中的高频放电。

随着兴奋作用的增强，抑制作用可能进一步减弱。原因是 GABA 能神经元对高频活动敏感，所以兴奋作用的增强减少了抑制性突触的效能。抑制作用的减低也与细胞外离子浓度有关：细胞外钾离子浓度增高，可以通过减少氯离子的电化学驱动影响抑制功能，导致在癫痫起始时抑制作用的减低。另外，早期抑制作用的增强导致椎体神经元活动去同步化可能也促进了癫痫的产生：在基于哺乳动物海马脑片连接和两种抑制性反馈回路（当中间神经元对椎体神经元树突的抑制减弱时，CA3 产生局灶性的癫痫样放电；当对椎体神经元的轴突体抑制减弱时，无痫样放电产生）的计算机模型上发现，中间神经元抑制增强时，椎体神经元间的正常耦合、相位的相干性下降，直到癫痫样活动时网络的一致性才开始增加，证明了椎体神经元同步性的下降可以激活癫痫样活动。

针对癫痫发作的起源范围目前有两种观点，一种是局灶性神经元的病理性的兴奋性增加，逐渐募集与其相联的环路导致癫痫的发生。另一种认为，存在分布式网络的大脑状态，多个脑区域共同出现异常活动，从而发展为癫痫。研究者发现在颞叶癫痫发作前 2～4 分钟，大鼠的背侧海马下托、CA1 和齿状回的兴奋性活动增加，其中下托和 CA1 活动的增加与发作前 theta 活动的增加有关，提示了发作前分布式脑网络的存在。另外，癫痫发作前不同区域神经元单位兴奋性的不同提示了不同的网络机制形成了不同的发作前模式。随着癫痫发作次数的增加，癫痫起始区的范围可能发生变化：在癫痫发作前的数分钟内，发作间期棘波的形态和同步性发生改变，这些改变在癫痫后的慢波睡眠期又再次出现，可

能使癫痫起始区边缘组织的连接更强，从而扩大了癫痫起始区的范围。

Perucca 报道了七种癫痫发作脑电图起始模式，其中有两种癫痫起始模式与 HFOs 有关。一种是背景活动波幅的降低，同时出现快节律的活动（20～100Hz），称为低幅快节律（low-voltage fast，LVF），这种快活动通常叠加在慢波上，可以在边缘叶和新皮质癫痫中的起源和扩散中记录到。在产生 LVF 模式过程中，中间神经元起了重要作用，并且 LVF 模式通常与增加的 ripples 有关。另一种与 HFOs 有关的癫痫起始模式是高度同步化（hypersynchronization，HYP），通常由频率小于 2Hz 的高波幅的发作性放电组成，可单独在边缘系统和颞叶内侧硬化中记录到。在 HYP 模式中，在应用了 4-AP 的鼻周皮质脑片上，可以记录到主细胞产生的动作电位，以及放电后超极化逐渐波幅减低，这个现象同时伴随了放电后超极化的反转电位的正向漂移以及 K^+ 浓度短暂增高。其他的癫痫起源模式被认为起源于其他皮质的扩布活动或者远隔区域。

五、痫性放电的传播

在部分性癫痫起始后，脑电图通常从低幅快活动或高度同步化的模式转为强直性放电。这种改变与细胞外 K^+ 的浓度变化和中间神经元网络的增强有关。异常高频放电反复通过突触联系和强直后的易化作用诱发周边及远处的神经元同步放电，从而引起异常放电的连续传播。在痫样放电的传播过程中，有些脑区产生痫样放电的阈值低，使得放电易于扩布，有些脑区则对痫样放电起源区传播来的放电输入有增益作用，可使弱小的痫样放电增强或增大，还有一些脑区对痫样放电的扩步有阀门作用。

痫性放电的传播也包括突触机制和非突触机制：①突触对痫样放电的传播机制：当一串动作电位传入神经突触终末时，每个动作电位引起神经递质的释放量并不总是恒定的。痫样放电是高频暴发的动作电位串，可通过引起递质释放增加造成突触易化和增强，形成增大和延长的兴奋性突触后电流。另外，抑制性突触对突触前兴奋的频率也非常敏感，在相对高的频率时衰减。因此，致痫灶中神经元的异常兴奋对周围突触的重复激活，可引起功能性突触连接的改变，兴奋性突触的增强和抑制性突触的衰减，形成了高波幅长时间的兴奋性突触后电流，并打破周围的抑制，从而引起邻近神经元的同步异常活动。②非突触因素对痫样放电传播和同步作用的机制：非突触因素主要包括细胞外离子浓度的变化等。发作间期棘波和癫痫发作期间细胞外 K^+ 浓度升高和 Ca^{2+} 浓度降低，使神经元阈值降低，起到增强同步过程的作用。

局部环路和特殊细胞对痫样放电扩布的作用不同。在单个新皮质神经元上，荷包牡丹碱诱导的局灶性癫痫发作首先在树突尖部，然后扩布到树突体。而神经元之间的传播是按顺序进行的，但模式不单一，只要皮质存在突触联系，过度去极化漂移就能扩布，因此突触联系比细胞外钾离子、钙离子的改变更为关键。

痫样放电的传播存在共同的通路。痫样放电首先进入边缘系统的梨状皮质和内嗅皮质，不管癫痫发作位于大脑的何处，痫样放电必须进入到边缘系统中才能得到进一步的扩布和增强。内嗅皮质接受痫样放电后经过一系列的兴奋性突触联系将明显增强了的痫性冲动输入齿状回的颗粒细胞。齿状回颗粒细胞通过苔藓样纤维通道将痫性冲动传入海马 CA1 区，CA1 区通过 Schaffer 侧支通道接受了来自CA2、CA3 区细胞的痫性传入。到达海马的痫样放电经海马环路多次循环、反复强化后，经边缘系统下传至脑干做最后的整合，脑干成为各类癫痫会聚的中心。中脑网状结构将痫样放电逐步向下传到可能位于脑干网络结构核和脊髓灰质中间带的非特异性核团多突触下行通道内，下行网状结构则触发全面性癫痫发作。

在局灶性和全面性癫痫中，基底节也参与了癫痫样放电的发放。在青霉素诱发的猴子前额叶癫痫和运动性癫痫模型上发现：在前额叶癫痫中，壳核和尾状核的放电频率增加，而在运动性癫痫中仅有壳核的活动增加，提示了在不同的癫痫类型中，明确相关的网络和重要节点具有重要意义。另外，黑质在基底节输出中起着重要的枢纽作用，它接受基底节及前脑其他部位和中脑区的输入，并输出到丘脑、上丘脑、纹状体和网状结构，从而易化癫痫的传播。需要注意的是，黑质仅是发作传播通道的一部分，损伤后不影响癫痫的传播，但能明显抑制维持癫痫传播的整个通路的反应性。

乳头体系统对全面性癫痫的扩布起着重要的作用，它包括乳头体、乳头丘脑束、丘脑腹前核。破坏乳头丘脑束可以抑制癫痫，电刺激乳头体和乳头丘脑束增加癫痫阈值。通过乳头丘脑束对乳头体进行深部核团电刺激，或者刺激丘脑前核（特别是与乳头丘脑束密切相关的部分）可以有效控制难治性癫痫患者的癫痫发作。但乳头体系统在癫痫发生中的确切作用仍不清楚。

六、痫性放电的终止

癫痫放电终止的原因仍不清楚，传统认为癫痫发作中能量大量消耗、补充不足及一些体内抑制功能的参与是癫痫放电终止的主要原因。离子、电泵、神经递质都参与了痫样放电的终止过程，而不同的发作类型也有不同终止机制。

脑内各层结构的主动抑制作用：即癫痫发作时，癫痫灶内产生巨大的突触后电位，后者激活负反馈机制，使细胞膜长时间处于过度去极化状态，从而抑制异常放电扩散，同时减少癫痫灶的传入冲动，促使发作放电的终止。另外，在癫痫起始区皮质编码棘波的抑制性中间神经元功能出现上调并且控制突触后神经元，从而终止癫痫。抑制性神经元和突触输出的上调共同作用缩短癫痫发作持续时间、减弱癫痫的强度、终止癫痫发作扩散。

在发作后期出现的长时的放电后抑制通过防止网络的再激活来终止癫痫发作。癫痫发作末期放电之间的间隔时间增加与放电活动的逐渐增强有关，提示增强的兴奋性和抑制同时存在。对豚鼠离体脑片齿状回进行阈上电刺激诱发癫痫样放电后发现，在 CA1 痫样放电末期出现持续大约 2 秒的放电后抑制，这种抑制会并随着时间逐渐延长。在猫的在体海马结构、豚鼠离体脑片的嗅觉皮质、局灶性癫痫的大脑皮质中都曾记录到发作间期棘波后的放电后抑制。放电后的抑制状态可能是由于癫痫发作末期恢复的突触抑制性电位、活动依赖的离子浓度（K^+、Cl^-、Ca^{2+}）和 pH 的改变或抑制性神经调质（如腺苷）的改变产生。多个癫痫动物模型证明了癫痫样放电的后超极化电位（afterhyperpolarisation，AHP）和癫痫发作的终止有关，而 AHP 与钙离子依赖的抑制性钾离子电流有关。

所有脑区的癫痫发作同步地终止是复杂部分性癫痫发作（颞叶内侧或者新皮质起源）最常见的脑电图模式。这可能反映了致痫区刻板的网络行为或者动力变化。在癫痫发作结束时的范围要比癫痫发作开始时的范围大，这可能与癫痫发作过程中皮质下结构的参与有关。

也有研究者应用计算机模型研究癫痫发作终止的机制。Kramer 等应用计算模型发现癫痫发作可以通过一种普遍的动力机制自行终止。癫痫发作通过不连续的关键转变（变慢、关联性增加、频闪）或分支自发终止发作。通过降低发作状态的适应性或者提高发作后状态的适应性可以促进关键转变的形成。

在癫痫发作后，大部分惊厥性发作会出现脑电图背景活动变慢或者完全抑制，称为发作后全面 EEG 抑制（postictal generalized EEG suppression，PGES），这是一种特殊的电活动状态，此时，脑功能连接和神经元兴奋性降低。PGES 可能与癫痫发作后皮质抑制、缺氧、低血压和心搏骤停等因素有关。Bauer 等发现，发作间期时间的长短可以反映发作后脑电抑制持续时间。PGES 是否为癫痫猝死的危险因素目前仍存在争议。

（王　群）

第四节　癫痫的遗传学机制及遗传性变异检测

一、癫痫的遗传学研究简介

遗传性病因是癫痫的常见病因之一。目前发现，环境损伤如创伤、缺氧和血管病变也可能改变离子通道的功能，并导致转录改变，从而引起后天性离子通道病。研究表明，癫痫患者的一级亲属（兄弟姐妹）全面性癫痫的再发风险相对于普通人群增加 5～10 倍，癫痫同卵双胞胎发病概率的一致率为 0.37，显著高于双卵双胎。最近的一项研究显示，所有癫痫的遗传率为 32%，局灶性癫痫的遗传率为 23%，非局灶性癫痫的遗传率为 36%。

遗传性癫痫可以由染色体结构异常、单基因缺陷、多基因缺陷以及线粒体基因突变等各种遗传变异所导致。新一代测序技术及基因组技术的最新进展使得通过外显子组测序或全基因组测序、染色体芯片（chromosome microarray analysis，CMA）等新技术检测癫痫的致病性遗传变异越来越快捷和准确，也鉴定出与单基因遗传性癫痫有关的大量基因变异及染色体拷贝数变异（copy number variation，CNV）。

癫痫的遗传因素致病模式有两种假说："常见疾病常见变异（common disease common variation，CDCV）"与"常见疾病罕见变异（common disease rare variation，CDRV）"。人类基因组中常见遗传变异类型有单核苷酸多态性（single nucleotide polymorphism，SNP）和拷贝数变异。全基因组关联研究（genome-wide association study，GWAS）是基于常见疾病常见变异的假说，目的是发现最小等位基因频率（MAF）>5% 的常见病变异，对发现稀有变异不敏感。对于一些复杂性疾病，如糖尿病、Crohn 病以及多发性硬化，常见遗传变异仅能解释这类疾病 10%～20% 的遗传因素，然而应用 GWAS 进行的癫痫患者队列研究，仅发现少量基因（*CAMSAP1L1*、*MYH11*、*CNTN4* 等）上的 SNP 位点达到基因组显著水平，除此之外并未发现有意义的常见遗传变异，一定程度上说明癫痫的遗传模式 CDCV 可能并不占主要，而遗传性癫痫主要由 CDRV 所致。近来，越来越多的研究结果表明，许多复杂疾病是由稀有变异造成的。同样，在遗传性癫痫相关联的基因组 CNV 研究中也发现，根据临床表型的不同，癫痫患者中致病性 CNV 最多可达 28%。对 517 例癫痫患者和 2 493 例对照者进行的全基因组分析表明，8.9% 的患者携带一种或多种罕见的 CNV，这些 CNV 不存在于对照组中，包括 15q11.2，15q13.3，16q13.11，7q11.22 的复发性远端缺失，6p12.1 的微重复，7q32.3 的微缺失，15q11.2-q13.3 的母源性等位基因区域拷贝数重复 CNV，16p11.2、16p13、2q24.2-q24.3 的拷贝数重复 CNV 等；另有研究显示，白种人中约有 0.49%～1.3% 的特发性癫痫患者可检出 15q13.3、15q11.2 或 16p13.11 区域中 CNV 存在。这些致病性 CNV 的发现也促使癫痫相关基因的研究更多地转向研究常见疾病的稀有变异上，即支持 CDRV 机制：癫痫是由大量的罕见基因变异造成的，每一个基因变异的个体发生率和突变检出率都很低。

遗传性癫痫的临床表现既可以是良性的疾病过程，例如遗传性新生婴儿惊厥、特发性全面性癫痫；也可以是进展性病程，例如发育性及癫痫性脑病（developmental and epileptic encephalopathy，DEE）以及遗传代谢病相关癫痫；还可以是相对稳定但伴有智力认知功能障碍的癫痫，例如染色体病相关癫痫。

在癫痫相关的 CNV 中，15q11.2，15q13.3 或 16q13.11 等微缺失区域，也是既往发现与智力障碍、自闭症等神经发育障碍疾病和精神分裂症相关的基因组热点区域；同时，很多基因突变导致的遗传性癫痫同时伴有上述神经发育障碍及精神行为障碍，这些均提示癫痫与神经发育障碍具有某些共同的遗传学致病基础。

二、遗传性癫痫的临床表型

遗传性癫痫可以表现为各种癫痫发作以及热性惊厥发作，也可以表现为各种癫痫综合征。相对来说，越是早发严重的癫痫，以及合并脑发育障碍的癫痫，越可能是遗传性癫痫，例如早发癫痫脑病、发育性及癫痫性脑病、West 综合征、Lennox-Gastaut 综合征、进行性肌阵挛癫痫（表 4-1）等，这些严重癫痫往往是单基因遗传或者染色体变异相关的癫痫；另外，特发性全面性癫痫及特发性局灶性癫痫也是遗传性的（表 4-2，表 4-3），这些相对预后良好的癫痫，多数是多基因遗传（复杂遗传）疾病或者是染色体拷贝数变异所致。

有些染色体病相关癫痫早期容易误诊为特发性局灶性癫痫，例如环形染色体 20 综合征，这种患者临床上可以表现为额叶癫痫。但是随着病程发展，通常会出现临床 EEG 的三联征，包括难治性额叶发作：夜间过度运动发作，夜间轻微发作（扭转、翻身或者摩擦动作），动作停止或者迟钝伴有反应慢、凝视，伴/不伴口周自动症等；反复非惊厥持续状态：3 次以上，警觉度下降，面目表情呆板或者惊恐表情，主动运动及语言变慢，反应迟钝；特征性 EEG：额颞区为主的频繁长时间 theta 波节律，而且不受睁眼影响。可以有短暂额叶尖波、棘波，一侧或者双侧。此临床 EEG 的三联征对环形染色体 20 的阴性预测率为 100%；阳性预测率 35.3%，特异性 63.3%。

还有些遗传性癫痫，临床表现为特发性全面性癫痫，例如在早发性儿童失神癫痫（< 4 岁起病）中 12% 是葡萄糖转运子 1 缺陷症。

表 4-1　代表性进行性肌阵挛癫痫

综合征	致病性基因或者染色体异常区域
神经元蜡样质脂褐质沉积症（neuronal ceroid lipofuscinosis, NCL）	*CTSD*, *PPT1*, *TPP1*, *KCTD7*, *CLN3*, *CLN5*, *CLN6*, *CLN8*, *MFSD8*, *ATP13A2*, *GRN*, *CTSF*, *DNAJC5*
Unverricht-Lundborg 病（肌阵挛癫痫 1）（Unverricht-Lundborg disease, progressive myoclonic epilepsy 1）	*EFHC1*, *GABRA1*, *CACNB4*
Lafora 病（肌阵挛癫痫 2A）（Lafora disease, progressive myoclonic epilepsy 2A）	*NHLRC1*, *EPM2A*
线粒体脑疾病伴破碎样红纤维（mitochondrial encephalomyopathy with ragged-red fibers, MERRF）	线粒体 DNA 8344 位点突变，核 DNA *MTTK* 基因

表 4-2　代表性特发性全面性癫痫综合征

综合征	致病性基因或者染色体异常区域
葡萄糖转运子 1 缺陷症	*SLC2A1*
少年型肌阵挛癫痫	*EFHC1*, *GABRA1*, *CACNB4* 15q14, 6p21, 5q12-q14, 2q33-q36
少年失神癫痫	*EFHC1*, *CLCN2*
儿童失神癫痫	*GABRG2*, *GABRA1*, *GABRB3*, *CACNA1H*
特发性全面性癫痫	15q11.2, 15q13.3 及 16p13.11

表 4-3　代表性特发性局灶性癫痫

局灶性癫痫	致病性基因
癫痫合并言语障碍，伴/不伴智力障碍	*GRIN2A*
常染色体显性遗传病夜间额叶癫痫	*CHRNA4*, *CHRNA2*, *CHRNB2*, *KCNT1*
家族性局灶癫痫伴可变癫痫灶（familial focal epilepsy with variable foci, FFEVF）	*DEPDC5*, *NPR2L*, *NPRL3*
家族性颞叶癫痫	*LGH*, *CPA6*, *RELN*, *GAL*
儿童失神癫痫	*GABRG2*, *GABRA1*, *GABRB3*, *CACNA1H*
特发性全面性癫痫	15q11.2, 15q13.3 及 16p13.11
额叶癫痫伴反复非惊厥持续状态	环形染色体 20

三、先天代谢障碍相关癫痫

提示可能是遗传代谢病导致癫痫的线索包括 6 项。①发作类型及综合征：肌阵挛发作、一些早发癫痫脑病（婴儿痉挛症、大田原综合征以及婴儿早期肌阵挛脑病）等，多数治疗困难；②癫痫起病时间：新生儿期或婴儿期，尤其是生后数日后出现发作；③癫痫伴随其他神经系统症状或者伴全身多系统受累：智力运动发育落后/倒退；肝脾大，心肌病，皮肤病变，特殊气味等；④实验室检查：大细胞贫血，尤其是与表面上的疾病不相符合的代谢性紊乱或发作性代谢紊乱；⑤EEG：脑病样改变，如暴发抑制、多灶性棘慢波、背景慢；⑥家族史：有同胞不明原因死亡，或者近亲结婚史。相当部分遗传代谢性疾病相关的癫痫有针对性的治疗方法，有些甚至可获得非常好的治疗效果，如果在足够早的时期接受及时、特异性治疗，可以达到癫痫完全控制，智力接近正常甚至完全正常。

表4-4、表4-5是常见遗传代谢病相关的遗传代谢性癫痫举例。

表4-4　代表性可治疗的代谢性癫痫

疾病	主要的筛查实验	相关基因	治疗
GLUT-1缺乏症	脑脊液糖降低（＜40mg/dl或2.2mM）	*SLC2A1*	生酮饮食
维生素B$_6$缺乏症	在持续EEG监测下给予维生素B$_6$静脉注射，1～5个剂量，检测脑脊液、血液和尿液中哌可酸、α-氨基己二酸半醛浓度	*ALDH7A1*	维生素B$_6$ 10～15mg/(kg·d)
亚叶酸反应性癫痫	HPLC检测到2种质谱成分	*ALDH7A1*	甲酰四氢叶酸（2.5～5mg/d）+维生素B$_6$[30mg/(kg·d)]/5-磷酸吡哆醛[50～100mg/(kg·d)]
生物素代谢异常	尿液有机酸检测；酶活性检测	*BTD, HLCS, MCS*	生物素（5～20mg/d）
肌酸缺乏症	尿中的肌酸/肌酐比；血和尿中的胍基乙酸（GAA）含量	*GAMT* *GAMT* *SLC6A8*	单水肌酸[300～400mg/(kg·d)]+精氨酸/甘氨酸补充，根据基因型和表现型的不同调整
苯丙酮尿症	血苯丙氨酸测定 血氨基酸分析	*PAH*	低苯丙氨酸饮食，四氢生物蝶呤补充治疗
四氢生物蝶呤	血苯丙氨酸测定 尿蝶呤谱分析	*PTS, GCH1, PCBD1, QDPR*	补充四氢生物蝶呤，低苯丙氨酸饮食，补充左旋多巴及5-HTP；二氢生物蝶呤还原酶缺陷者同时补充亚叶酸
先天性维生素B$_{12}$代谢缺陷症（甲基丙二酸尿症合并同型半胱氨酸血症）	尿气象质谱代谢筛查	*MMACHC*	长期补充甲钴胺，同时适当补充叶酸、左旋肉碱、甜菜碱

表4-5　代表性线粒体病相关癫痫

综合征	致病性基因或者染色体异常区域
神经元蜡样质脂褐质沉积症（neuronal ceroid lipofuscinosis，NCL）	*CTSD, PPT1, TPP1, KCTD7, CLN3, CLN5, CLN6, CLN8, MFSD8, ATP13A2, GRN, CTSF, DNAJC5*
Unverricht-Lundborg病（肌阵挛癫痫1）（Unverricht-Lundborg disease，progressive myoclonic epilepsy 1）	*EFHC1, GABRA1, CACNB4*
Lafora病（肌阵挛癫痫2A）（Lafora disease，progressive myoclonic epilepsy 2A）	*NHLRC1, EPM2A*
线粒体脑疾病伴破碎样红纤维（mitochondrial encephalomyopathy with ragged-red fibers，MERRF）	线粒体DNA 8344位点突变，核DNA *MTTK*基因

四、遗传性皮质发育障碍性癫痫

癫痫是大脑皮质发育畸形（malformation of cortical development，MCD）的典型特征之一（表4-6）。MCD可以分为3组：MCDⅠ组是由于神经元及胶质细胞增殖、分化和凋亡异常导致的畸形，包括FCDⅡ

型、半侧巨脑畸形（HME）、小头畸形等；MCD II 组是由于神经元异常迁移导致的畸形，包括无脑回畸形、皮质异位等；MCD III 组是神经元移行后异常发育导致的畸形，包括 FCD I 型、FCD III 型、多微小脑回畸形。局灶皮质发育不良（focal cortical dysplasia，FCD）是 MCD 的特殊亚型，由于大脑发育过程中局部神经元移行、增殖及分化发生障碍，导致皮质分层异常并可伴有异常细胞增殖，根据临床病理可分为三型，FCD I 型 - 皮质分层异常，FCD II 型 - 皮质分层破坏并伴有特有细胞学异常，FCD III 型 - 皮质分层异常与某个责任病变相关。这些皮质发育畸形疾病都具有明显的遗传异质性，既可以是符合孟德尔遗传的生殖细胞突变所导致，也可以是体细胞突变（somatic mutation）所致。

表 4-6　代表性皮质发育畸形疾病相关癫痫

综合征	致病性基因或者染色体异常区域
移行障碍包括光滑脑、双皮质、皮质下带移行障碍、鹅卵石 MCD、巨脑回、多微小脑回等	染色体 17p13.3 缺失累及 LIS1 及 YWHAE 基因；PAFAH1B1、DCX、TUBA1A、RELN、VLDLR、ARX、LAMB1、POMT1、POMT2、FKTN、FKRP、GPR56、ACTG1、EML1
局灶皮质发育不良	PIK3CA、AKT3、DEPDC5、TSC1/TSC2
脑裂畸形谱系疾病	EMX2、COL4A1、SIX3、SHH、Col4A1
前脑无裂畸形谱系病	HPE2、HPE3、HPE4、HPE5、HPE7、HPE9、HPE11、SHH、ZIC2、SIX3、TGIF、PTCH1、GLI2、TDGF1，13 三体、13q 染色体缺失等染色体畸变；
脑血管畸形	KRIT1、C7ORF22、PDCD10、ACTA2、GUCY1A3

五、遗传性癫痫的检测策略

遗传性癫痫可以分成三种情况进行相应的遗传检测。

1. 临床诊断明确的特征性很强的癫痫综合征，且单一基因突变可以解释绝大多数患者（＞70%～80%）　可以用一代 Sanger 测序法直接进行致病基因检测及多重连接依赖探针扩增（MLPA）测定该特定基因的 CNV。例如 Dravet 综合征，80% 以上是 SCN1A 基因的突变或者 CNV，就可以一代 Sanger 测序法直接测序 SCN1A 基因及 MLPA 法检测其 CNV。如果上述均阴性，再进行二代测序 - 癫痫靶向基因包 / 全外显子组 / 全基因组和 / 或染色体芯片（CMA）。

2. 临床诊断无明显特异性特征的遗传性癫痫，有多个已知的致病基因　如婴儿痉挛症、Lennox-Gastaut 综合征、发育性及癫痫性脑病等，建议首选二代测序遗传检测，包括癫痫靶向基因包、全外显子组或全基因组，如果阴性，建议行染色体芯片（CMA）检测，尤其是在癫痫发生之前即存在重度神经发育性疾病（智力障碍、发育迟缓、孤独症谱系疾病等）以及多发小畸形等情况下，可首先进行染色体芯片检测。但是需要注意的是，有些染色体病相关癫痫，例如环形染色体 20，只能通过染色体核型分析进行诊断，而染色体芯片不能诊断这种染色体变异。

3. 临床有些特殊遗传性癫痫可以有多种遗传学致病机制或者是非孟德尔遗传方式　例如 Angelman 综合征（AS）是由母源染色体 15q11-13 区域中编码泛素蛋白连接酶 UBE3A 基因缺失（染色体微缺失、父源性单亲二倍体）或者表达下降或不表达（基因突变、甲基化）所致，诊断此疾病需要分别针对 15q11-13 区域染色体微缺失、父源单亲二倍体、UBE3A 基因突变、甲基化异常四方面的特异性检测，如果仅用全外显子组测序，则只能检测 UBE3A 基因突变，容易造成漏诊。脆性 X 综合征是男性智力障碍的主要原因之一，20% 的患者有癫痫，怀疑此症需要特殊方法检测 FMR1 基因 CGG 重复数是否存在异常增多。线粒体 DNA 异常相关癫痫，即使用全外显子组也无法检测，必须进行线粒体 DNA 的全长测序来检测突变。

（姜玉武）

第五节　参与癫痫发生的离子通道、神经递质与调质

癫痫是一组因脑神经元异常过度放电引起的以反复癫痫发作为特征的慢性脑病。纵观历史,约有1%～2%的世界人口罹患癫痫。癫痫可由于脑创伤、接触某种毒素或药物、基因突变等因素导致。虽然以往已围绕癫痫的致病机制进行了大量的相关研究,但其确切的病理生理机制仍未揭晓。

遗传因素在癫痫的发病机制中起着重要作用。一系列特异基因的缺陷被证明与各种形式的癫痫相关。国际抗癫痫联盟目前提出用"基因相关"代替传统"特发性"癫痫的概念。大量的技术进步促进了我们对癫痫的理解,利用二代测序及全基因组测序技术诊断癫痫的研究已经发现大量编码离子通道和神经递质受体的基因与癫痫发作相关。本章旨在系统回顾与癫痫相关离子通道基因及其突变、神经递质与调质在癫痫发生中的作用。

一、参与癫痫发生的离子通道

离子通道在神经系统兴奋性的产生和调节中是至关重要的,最近研究表明有977个基因与癫痫相关,其中以编码离子通道的基因为主(表4-7)。离子通道是成孔膜蛋白。它们的功能包括产生动作电位和维持稳态,通过门控跨膜离子流、控制细胞内离子流以及调节细胞体积来实现。由于这些功能对于神经元的兴奋性至关重要,因此离子通道可能在癫痫发生中起到关键作用。第一个被认定为癫痫致病基因的是 *CHRNA4*,它编码配体门控离子通道 nAChR(烟碱样乙酰胆碱受体)的 α4 亚基,1995 年被发现与常染色体显性遗传性夜间额叶癫痫(ADNFLE)相关。自此以后,许多离子通道基因被报道与癫痫关联。但基因突变与各种癫痫的关联强度并不一致,因此功能研究被应用于确定基因突变引起的损伤导致癫痫的机制。以下我们将系统介绍癫痫相关离子通道基因及突变,突变体的功能变化以及相应的表型和遗传性。

表 4-7　与癫痫相关的离子通道

门控分类	主要功能	基因(蛋白)
钠离子通道	负责动作电位的产生和传播	*SCN1A*(NaV1.1)
		SCN1B(NaVb1)
		SCN2A(NaV1.2)
		SCN3A(NaV1.3)
		SCN8A(NaV1.6)
		SCN9A(NaV1.7)
钾离子通道	管理外向钾离子电流和动作电位,调控神经递质的释放	*KCNA2*(KV1.2)
		KCNB1(KV2.1)
		KCNC1(KV3.1)
		KCND2(KV4.2)
		KCND3(KV4.3)
		KCNH2(KV11.1)
		KCNH5(KV10.2)
		KCNQ2(KV7.2)
		KCNQ3(KV7.3)
		KCNV2(KV8.2)
(Ca$_2$$_+$ 活化)	调节神经元的放电特性及电路兴奋性	*KCNMA1*(KCa1.1)
(Na$_+$ 活化)	调节延迟发放的外向钾钠离子电流及其发放率	*KCNT1*(KCa4.1)

门控分类	主要功能	基因(蛋白)
钙离子通道	膜电位去极化反应,提供升高的钙离子电流以加快诸多反应过程	*CACNA1A*(CaV2.1) *CACNA1H*(CaV3.2) *CACNA2D2*#(CaVa2d-2) *CACNB4*(CaVb4)
氯离子通道	维持静息膜电位和调节细胞体积	*CLCN2*(CLC-2) *CLCN4*(CLC-4)
GABA 受体通道	调控大多数中枢神经系统中的抑制性功能	*GABRA1*(GABAAa1) *GABRA6*(GABAAa6) *GABRB1*(GABAAb1) *GABRB2*(GABAAb2) *GABRB3*(GABAAb3) *GABRD*(GABAAd) *GABRG2*(GABAAc2)
谷氨酸受体通道	中枢神经系统兴奋性神经突触的传递、可塑性和兴奋性毒性	*GRIN1*(GluN1) *GRIN2A*(GluN2A) *GRIN2B*(GluN2B) *GRIN2D*(GluN2D)
N 型乙酰胆碱受体通道	钠离子和钾离子的渗透,调节神经递质的释放	*CHRNA2*(nAChRa2) *CHRNA4*(nAChRa4) *CHRNA7*(nAChRa7) *CHRNB2*(nAChRb2)
超极化激活的环核苷酸门控阳离子通道(HCN)	钠离子和钾离子的渗透	*HCN1*(HCN1) *HCN2*(HCN2)

SCN9A 可能是导致 Dravet 综合征的双基因之一,另一基因为 *SCN1A*;*CACNA2D2* 可能与 *CELSR3* 共同导致癫痫

1. 钠离子通道基因 颅内的电压门控 Na$^+$ 通道是由一个巨大的成孔 α 亚基和两个小的 β 亚基构成。它们对于神经元的兴奋性有至关重要的作用,包括动作电位的形成和传导。α 亚基自身可传导电流,并且是通过组织特定的方式表达的。*SCN1A*(编码 NaV1.1),*SCN2A*(编码 NaV1.2)、*SCN3A*(编码 NaV1.3)、*SCN8A*(编码 NaV1.6)以及 SCN9A(编码 NaV1.7)和癫痫有关。β 亚基可调节电压门控钠通道多个方面的行为,并对神经元兴奋性的控制有至关重要的作用。*SCN1B*(编码 NaVb1)是一个癫痫基因。虽然不同电压门控钠通道在分子学和生物学特性上存在许多共同点,但它们同癫痫之间的基因表型关系、致病性的功能表型及潜在的致病机制等诸多方面都有所不同(表 4-8)。

表 4-8 与癫痫相关的钠离子通道

基因	表型	遗传性	突变	对功能的影响
SCN1A	SME	甲基化(主要),遗传	42.3% 的病例有错义突变 57.7% 的病例有破坏性突变	在孔道区域的错义突变(54.1% 导致)LOF 或 pLOF,在其他区域的错义突变可导致 pLOF、G-LOF 和 LOF
	PE 或 FS+	甲基化,遗传	74.5% 的病例有错义突变 25.5% 的病例有破坏性突变	在孔道区域的错义突变(42.1% 导致)LOF 或 pLOF,在其他区域的错义突变可导致 pLOF、G-LOF 和 LOF
	GE 或 FS+	遗传(主要),甲基化	87.0% 的病例有错义突变 13.0% 的病例有破坏性突变	较轻的功能性改变,比如增加兴奋性,减少兴奋性、pLOF 或纯 GOF,但没有 LOF 和 G-LOF

基因	表型	遗传性	突变	对功能的影响
SCN1B	EFS+	AD	R85C，R85H，C121W	pLOF
			R125L，K208I	没有得到相关资料
			c.208-2A>C	破坏性功能改变
	IE	不明	T28I	没有得到相关资料
	PS	不明	D25N	没有得到相关资料
	SME	AR	R125C（纯合子）	LOF
			I106F（纯合子）	没有得到相关资料
SCN2A	BFNS	AD	R1319Q，L1330F	pLOF
			L1563V，M252V	GOF
			>12 个错义突变	没有得到相关资料
			1 个总插入和 2 个删除	破坏性功能改变
		甲基化	V261M	GOF
	FS 和 GEFS+	AD	R188W	pLOF
	EE	甲基化	A263V	GOF
			R102X	破坏性功能改变，LOF
			>25 个错义突变	没有得到相关资料
			2 个总插入	破坏性功能改变
SCN3A	CPS	父系遗传	K354Q	GOF
		不明	E1111K	GOF
			R357Q，D766N	没有改变
	PEFS+	不明	M1323V	GOF
	GEFS+	甲基化	N302S	pLOF
SCN8A	EE	甲基化	T767I，N984K，N1768D，R1617Q，R1872W，R1872L，R1872Q	GOF
			R223G	pLOF，不耐热的突变
			G1451S	在 37℃有 LOF
			>30 个错义突变	没有得到相关资料
			2 个删除	没有得到相关资料
SCN9A	SME	母系遗传	I228M#	GOF
			I684M#，L1123F#，E519K，E1160Q	没有得到相关资料
		父系遗传	K655R#，I739V#，C699Y	没有得到相关资料
		不明	I1267V#，K655R	没有得到相关资料
	FE 和 FS+	AD	N641Y	GOF（在大鼠模型中）
		父系遗传	I739V	没有得到相关资料
		不明	I62V，P149Q，K655R，S490N	没有得到相关资料

AD：常染色体显性；AR：常染色体隐性；BFNS：家族性新生儿惊厥；CPS：复杂部分性发作；EE：癫痫脑病；FS：高热惊厥；GE：全身性癫痫；GEFS+：全面性癫痫伴热性惊厥附加症；GOF：功能获得；IE：特发性癫痫；LOF：功能缺失；pLOF：部分功能缺失；PE：部分性癫痫；PEFS+：伴有高热惊厥的部分性癫痫；PS：部分性发作；SME：严重肌阵挛癫痫不完全的渗透；传递不会影响同 *SCN4A* 突变相结合

SCN1A 在中枢神经系统（CNS）有很高的表达，NaV1.1 主要存在于神经元的胞体和树突。*SCN1A* 在癫痫中是一个最重要的使动基因。迄今为止，报道了超过 1 257 种癫痫与该基因的变异相关，主要是一些既往有高热惊厥的癫痫患者。婴儿严重肌阵挛性癫痫是最严重的表现型，并且经常和小孔部位的破坏性或错义突变有关，这些会导致 NaV1.1 的功能丧失。相比之下，伴有热性惊厥的轻度全面性癫痫或热性惊厥经常在小孔周边部位有最高频率的错义突变，造成轻度的功能改变。伴有热性惊厥的部分性癫痫在临床严重性和突变损害性两方面处于中间表型。这些数据提示 NaV1.1 的功能丧失是伴有热性惊厥的癫痫的主要基础，临床严重程度与功能损伤程度正相关。在 *SCN1A* 敲除的小鼠中做的实验证明，Na⁺ 电流强度在抑制性中间神经元有减弱，但在兴奋性锥体神经元中并没有减弱，NaV1.1 的功能丧失减弱颅内抑制性功能同时伴有兴奋过度而导致癫痫发生。抑制性中间神经元在脑内不同部位的分布具有异质性，因而严重肌阵挛癫痫和伴有热性惊厥的部分性癫痫存在共同的部分性癫痫发作。

SCN1B 编码的 NaVb1 能够影响动作电位进程中电压门控钠（NaV）通道的很多主要构象改变。*SCN1B* 的突变最初是在有癫痫和热性惊厥的家族中发现的。对于突变体（R85C、R85H、C121W 和 R125C）功能的研究提示 β1 的功能丧失导致钠离子通道功能损伤。严重的肌阵挛癫痫中发现了 2 种纯合子错义突变提示突变数量依赖的表型。*SCN1B* 突变的临床表现型和 *SCN1A* 有相似之处，提示 *SCN1B* 突变亦可导致 NaV1.1 功能损伤。

大脑中 *SCN2A* 表达模式和 *SCN1A* 相似，但 NaV1.2 特异性分布于轴突和末梢。*SCN2A* 突变最初是在良性家族性新生儿癫痫的家族中发现。功能研究显示，两种突变体既可通过功能缺失又可通过功能获得致痫。*SCN2A* 在新生儿和成人阶段以不同的接合形式转录。新生儿期的接合同工型不如成人中的兴奋性高，但新生儿中突变体能够改变通道至更易兴奋状态，达到与成人通道相似的兴奋水平。这种特点可解释 *SCN2A* 突变在新生儿中的致病性。

SCN3A 基因在啮齿动物的胚胎期及早产期脑组织中存在高水平表达，随发育逐步表达减少。因而在成年人类脑组织中 *SCN3A* 基因呈低水平表达。NaV1.3 蛋白分布在树突。*SCN3A* 基因同癫痫之间的关系还需要进一步阐明。

SCN8A 基因在小脑颗粒细胞及海马的锥体细胞及颗粒细胞中存在高水平表达。最近几年的研究发现，*SCN8A* 基因同癫痫脑病相关。超过 40 个 *SCN8A* 基因的新生突变已在一些不同的癫痫脑病病例中得到证实。除去两个突变是破坏性突变，其他均是错义突变。大多数的突变，包括 T767I、N984K、N1768D、R1617Q、R1872W、R1872L 及 R1872Q，已被证实是功能获得性突变，而 G1451S 及 R223G 是对热敏感的功能缺失性突变或部分功能缺失性突变。明确的基因型 - 基因表型或功能表型 - 基因型之间的关系尚未被发现。考虑到 *SCN8A* 基因缺失的杂合小鼠存在癫痫发作抵抗，功能缺失性突变则不太可能是致病原因。要找出 *SCN8A* 基因突变在癫痫脑病的作用及其潜在的机制还需进一步的研究。

SCN9A 基因主要在周围神经系统表达，在中枢神经系统表达低。连锁分析表明 *SCN9A* 基因可能是癫痫的修饰或易感基因，与热性惊厥及严重肌阵挛癫痫相关。

2. 钾离子通道基因 K⁺ 通道控制静息膜电位并能够通过产生外向的 K⁺ 电流使动作电位快速复极化，从而限制神经元的兴奋性。K⁺ 通道由四个成孔的 α 亚基和调节性 b 亚基组成。电压门控 K⁺（KV）通道是在中枢神经系统中表达最多的离子通道，包括 Ca²⁺ 激活的和 Na⁺ 激活的 K⁺ 通道，都与癫痫有关（表 4-9）。

表 4-9 癫痫相关钾离子通道基因的突变及其功能影响

基因	表型	遗传	突变	功能改变
KCNA2	EE	新发	I263T, P405L	显性负效应 LOF
			R297Q, L298F	GOF
			L290R	不可用
KCNB1	EE	新发	R306C, S347R, T374I, V378A, G379R, G401R	LOF
			R312H, G381R, F416L	不可用

续表

基因	表型	遗传	突变	功能改变
KCNC1	PME	新发	R320H	显性负效 LOF
KCND2	EE 和自闭症	新发	V404M	GOF
	TLE	父系	N587fsX1	破坏性 pLOF
KCND3	GE	新发	R293_F295dup	pLOF
KCNH2	癫痫合并 LQT2	AD	A429P	LOF
			Y493F	pLOF
			c. 234-241del	破坏性的 LOF
		新发	R863X	破坏性的
		未知	I82T	LOF
KCNH5	EE	新发	R327H	GOF
KCNQ2	BFNS	AD	S247W, G271V, W344R, R353G	LOF
			E119G, S122L, A196V, L197P, R207W, R207Q, M208V, R214W, N258S, Y284C, A294G, A306T, R333Q, L351F, T359K, R553Q	pLOF
			L619R	GOF
			L351V, Y362C	无改变
			>15 个错义突变	不可用
			S247X, S399X, K537X, c.761_770del10insA	破坏性的 LOF
			Q323X, R448X, V589X, P410fsX12, 867ins5bp	破坏性 pLOF
			R581X, W269X, 2 个小的插入, 8 个小的删除, 14 个剪接	破坏性的
		新发	D212G, R213W	pLOF
			R333W	不可用
			F304del	破坏性的 LOF
			1 个小的删除, 1 个剪接位点	破坏性的
	EE	新发	A265P, T274M, G290D, A294V	LOF
			S122L, A196V, I205V, M532W, R560W	pLOF
			R144Q, R201C, R201H	GOF
			>35 个错义突变	不可用
			W157X, 2 个小的插入缺失, 1 个小的插入, 2 个剪接	破坏性的
		父系	R213Q	pLOF
KCNQ3	BFNS	AD	I317T, W309R	LOF
			E299K, D305G, G310V, N821S	pLOF
			N468S	无改变
			R330C, R330H, G340V, R780C	不可用
		新发	R364H	不可用
	BECTS	AD	A381V, P574S	无改变
	IE	未知	P574T	不可用
	EE	AD	R330L	pLOF
		新发	R230C	GOF
KCNV2	PS	母系	R7K	GOF
	EE	母系	M285R	GOF

续表

基因	表型	遗传	突变	功能改变
KCNMA1	GS and PD	AD	D434G	GOF
KCNT1	ADNFLE	AD	G288S, R398Q, Y796H, R928C	GOF
		新发	M896I	GOF
	EE	新发	G288S, R398Q, R428Q, R474H, M516V, K629N, I760M, Y796H, P924L, A934T	GOF
			H257D, R262Q, Q270E, V271F, P409S, R428Q, R429C, R429H, R474C, A477T, K629E, M896K, R933G, R950Q	不可用
		父系	A966T（纯合子）	GOF

AD：常染色体显性；ADNFLE：常染色体显性遗传性夜间额叶癫痫；AR：常染色体隐性；BECTS：儿童时期的良性癫痫伴中心颞区棘波；BFNS：良性家族性新生儿癫痫发作；EE：癫痫脑病；GE：全面性发作；GS：全面性发作；IE：特发性癫痫；LQT2：2 型长 QT 综合征；PD：阵发性运动障碍；PME：进行性肌阵挛性癫痫；PS：部分性发作；TLE：颞叶癫痫

KCNA2 编码 KV1.2，表达在轴突和突触末端；它可以实现动作电位后有效的复极化。在 *KCNA2* 上已有五个错义突变被确定与癫痫脑病患者相关。对突变 I263T 和 P405L 的功能研究显示功能缺失，使神经膜过度兴奋或由于复极受损而重复兴奋。*KCNA2* 敲除的小鼠表现癫痫易感性增加和过早死亡。另外两个突变（R297Q 和 L298F）显示功能获得能永久开放生理膜电位和通过膜超极化使得电位静息。

KCNB1 编码 KV2.1，主要产生海马和皮质的锥体神经元中延迟整流 K⁺ 电流。这种电流对膜复极化和抑制高频激活至关重要。在癫痫脑病患者中，已经报道有九个 *KCNB1* 突变，并且大部分突变位于孔区。六个突变显示功能缺失，其中四个（S347R、T374I、V378A 和 G379R）造成 K⁺ 的选择性丢失。考虑到抑制高频激发的功能，KV2.1 中的功能缺失使神经网络过度活化并使癫痫风险增加。

KCNC1 编码 KV3.1，属于 KV3 亚家族，与其他 KV 通道相比，显示出更正向的电压依赖性激活和更快的激活和去激活率。*KCNC1* 中的一种新生突变（R320H）已在一例进行性肌阵挛性癫痫的患者中确认表达，为功能缺失突变。KV3.1 优先在快速抑制 GABA 能中间神经元中表达，并使其能够高频激发。KV3.1 功能缺失可能会损害快速刺激的 GABA 能中间神经元的激发，并随后导致大脑过度兴奋。

KV4.2（由 *KCND2* 编码）和 KV4.3（由 *KCND3* 编码）都是 KV4 亚家族的成员，其调节低频率发放的速率并控制动作电位向树突中的反向传播。*KCND2* 内的新生突变（V404M）已在自闭症和癫痫共患病的双胞胎中发现，为功能获得和闭合性失活的严重损害。在患有颞叶癫痫（不完全外显，父亲未受影响）的患者中发现了父系遗传截短的 *KCND2* 突变（N587fsX1），在全面性癫痫患者中报道了新生重复的 *KCND3* 突变（R293_F295dup）。

KCNH2（也称为 *hERG*）编码 KV11.1，在人脑和心脏中广泛表达。在大脑里，KV11.1 调节神经元放电和调节 GABA 能和多巴胺能神经元的兴奋性。*KCNH2* 突变体与伴有 2 型长 QT 综合征（LQT2）和可变癫痫发作相关。

KCNH5 编码 KV10.2，它选择性表达于多个区域的大脑皮质 IV 中的中间神经元，特别是在许多兴奋性中间神经元中，与癫痫脑病的发作有关。

KCNQ2 编码 KV7.2，*KCNQ3* 编码 KV7.3。KV7 通道介导低阈值、缓慢激活的非灭活毒蕈碱电流。同质 KV7.2 或异质 KV7.2/KV7.3 复合物的开放抑制动作电位的启动，从而抑制神经元兴奋性，与良性家族性新生儿癫痫（BFNS）、癫痫性脑病相关。*KCNQ2* 存在功能缺失突变，而 R144Q、R201H 和 R201C 则为稳定通道的活化状态的功能获得突变。突变体 A196V 和 S122L 在良性 BFNS 和难治性癫痫脑病中确定。表达功能缺失突变型的 KV7.2 通道小鼠表现出自发性癫痫发作，行为过度活跃，海马神经元兴奋性和细胞死亡增加。毒蕈碱电流幅度下降 25% 足以导致电超兴奋性，进而导致新生儿/婴儿癫痫。*KCNQ3* 突变发现于 BFNS 及癫痫脑病患者。

KCNV2 编码 KV8.2，当以同型四聚体表达时，KV8.2 是电生理学沉默的。然而，当与 KV2 亚基组

装时，KV8.2 显著降低异四聚体通道的膜表达并抑制 KV2 电流。KV8.2 和 KV2.1 亚基在 CNS 表达模式中显示出明显的区域重叠。在部分癫痫发作和癫痫脑病患者中分别发现了两种 *KCNV2* 突变，R7K和 M285R 突变。他们显示功能获得从而产生增强的 KV8.2 介导的 KV2.1 电流抑制，随后减少 KV2.1电流并导致癫痫。在癫痫脑病患者中鉴定的 M285R 突变体也引起 KV2.1 激活动力学缺陷，与更严重的表型对应。

KCNMA1 编码强电导 Ca^{2+} 激活的 KCa1.1 通道的 α 亚基。KCa1.1 主要表达于神经元的轴突和突触前末梢，并促进高频率放电。在全面癫痫和阵发性运动障碍的大家庭中检测到 *KCNMA1* 功能获得性突变。增强的 Ca^{2+} 激活 K 电流（BK 电流）可增加小鼠的高频放电和自发性非惊厥性发作。因此，KCa1.1的突变有可能增加大电导钙离子激活钾通道（BK）电流并使 Na^+ 更快地重新启动（复活）通道，导致过度兴奋。

KCNT1 编码 Na^+ 激活通道 KCa4.1（也称为 Slack、KCNT1 或 Slo2.2）的 α 亚基，其在脑的许多区域中高度表达，并且在额叶皮质的神经元中发现。同型四聚 KCa4.1 通道的确切功能尚不清楚。KCNT1突变与常染色体显性夜间额叶癫痫及癫痫脑病患者（特别是迁移性局灶性癫痫发作的婴儿癫痫）相关，可能为功能获得性突变。

3. 钙离子通道基因 电压门控钙离子通道（CaV）去极化之后介导内向的钙电流，引起动作电位产生和膜电位振荡，因此能够广泛地影响神经元兴奋性。每个电压门控钙离子通道由一个主要的 a1亚基组成，它形成离子选择性孔道，并定义通道类型，并调节 b、a2d 和可能存在的 c 亚基。*CACNA1A*、*CACNA1H*、*CACNA2D2* 和 *CACNB4* 与癫痫脑病相关。

CACNA1A 编码 Ca2.1 的 a1 亚基，形成一个 p/q 型电压门控的钙离子通道。在一个 IGE 型队列中已经发现了 CACNA1A 的突变。最近的一项研究表明，在癫痫脑病患者中也存在该基因的突变。

CACNA1H 编码 CaV3.2 的 a1 亚基，是 CaV3 通道家族成员。CaV3 通道在丘脑神经元中高度表达，介导低电压激活 t 型（瞬态）钙电流，并在昼夜节律中发挥作用。在儿童失神癫痫（CAE）的患者中发现了 22 种 CACNA1H 的突变，大多数都引起了通道动力学的改变。基于功能研究和计算机模拟，有11 个突变被证实或预测为功能增加，另外有 6 个被证实或预测不会改变通道功能。在"斯特拉斯堡基因性失神发作癫痫大鼠"模型中证实了 CACNA1H 中发现的一种功能增加突变（R1584P），t 型电流随年龄增长而增加，与目前所知的癫痫发展特点一致。另外，在其他类型的特发性全面性癫痫（IGE）患者中发现了 CACNA1H 的突变，而通道功能的变化类似于 CAE 相关突变。这些结果表明，在人体内的CACNA1H 功能增加可能通过降低反弹爆炸放电的阈值来增加神经元放电，从而导致超兴奋性。功能丢失偶尔在 IGE 和 CAE 相关的突变中发现，但是临床和实验数据不足以证明这些突变体的致病性。

CACNA2D2 编码 a2d-2 亚基，在小脑和海马体中它与高电压 p/q 型钙离子通道（Ca2.1）的 a1 亚基组合在一起。2d-2 能增加整个细胞的钙电流振幅和加速失活。在癫痫脑病的患者中，发现了 *CACNA2D2*上的两个纯合子突变（L1040P 和 N432fsX）。对 L1040P 的功能分析发现其部分功能丢失。Entla 小鼠携带非功能性 a2d-2 亚基表现为失神发作。在人类中缺乏 a2d-2 功能将会减缓 CaV2.1 失活，从而使该通道的活性增加，进而导致癫痫发病。

CACNB4 编码 b4 亚基，该亚基是 CaV2.1 的辅助子单元。b4 亚基可提高 a1 亚基的转运和表达，使通道激活更偏向于超极化电位，增加通道开启概率。在一个患有青少年肌阵挛性癫痫的家庭中发现了一种截断突变（R482X），并且在两个带有 IGE 的家族中发现了一种错义突变（C104F）。功能研究表明C104F 会产生与破坏性突变 R482X 类似的效果，并增加钙电流，可能与不能将通道激活状态改变为超极化状态有关。*CACNB4* 敲除的小鼠表现为非惊厥癫痫的昏睡表型、共济失调、运动障碍。目前已发现 b4 亚基的亚型可在细胞核中累积，但认为其影响癫痫的表型而非癫痫发病。b4 突变体对癫痫发生的作用尚不清楚。

目前，临床和实验室证据均证明钙通道与癫痫相关。然而钙通道对癫痫表型的特定影响仍需进一步研究。

4. 氯离子通道基因 氯离子通道的功能：维持静息膜电位和调节细胞体积。编码氯离子通道的基因主要有：*CLCN2*（*CLC-2*），*CLCN4*（*CLC-4*）（表 4-10）。

表 4-10 癫痫相关的 Cl⁻ 通道基因突变及其功能影响

基因	表型	遗传方式	突变位点	功能改变
CLCN2	青少年肌阵挛癫痫	父系遗传	R235Q	部分功能缺失
	强直阵挛发作	父系遗传	R644C#	无改变
		不清楚	R577Q	部分功能缺失
	特发性全面性癫痫	不清楚	S719L	未获得
	特发性癫痫	父系遗传	G715E	部分功能缺失
		不清楚	G44R，R73H，F82L，S758N，A760V W570X	未获得
			W570X	毁坏性的
CLCN4	癫痫脑病	从头合成	L221P，V275M，S534L，G544R	功能缺失
			A555V，R718W	部分功能缺失
			D15N	无改变
		遗传性的	V212G，G731R	功能缺失
			G78S，L221V，V536M	部分功能缺失
			D15fsX18，I626fsX135，intron9+5G>A，1 个基因内的复制缺失	毁坏性的

氯离子通道（CLC）在人体内广泛分布并执行多种多样的功能。人类的氯离子通道家族由 9 种蛋白质构成，它们被分为两个功能亚组：Cl⁻ 通道（CLC 通道）和氯离子 / 氢离子（Cl⁻/H⁺）交换体（CLC 交换体）。CLC 通道位于兴奋性细胞和上皮细胞的细胞膜中参与调节膜的兴奋性以及运输电解质、水和营养成分；Cl⁻/H⁺ 交换体主要表达在细胞内，主要发挥"管家蛋白"的作用。氯离子通道基因 *CLCN2* 和 *CLCN4* 被报道与癫痫的发病相关。

CLCN2 基因编码氯离子通道 -2（CLC-2）蛋白。CLC-2 是一种向内整流通道，在细胞膜超极化时非常缓慢地开放。不仅细胞膜电位改变可以导致 CLC-2 开放，细胞肿胀时也可诱导其激活。目前，11 种 *CLCN2* 基因突变被报道与自发性癫痫的发病相关。在这些突变中，对四种突变进行功能研究，三种突变被发现有部分功能缺失。有研究报道，*CLCN2* 基因敲除可以导致脑白质营养不良，表现为中央轴突的髓鞘慢性空泡形成。但 CLC-2 通道在人类神经元中的具体功能目前仍然不明。

CLCN4 基因编码氯离子通道 -4（CLC-4），这是一个在人体内广泛表达、呈明显的电压依赖性的 2Cl⁻/H⁺ 的交换体。CLC-4 的功能包括核内体的酸化和转运。*CLCN4* 突变已被确定与癫痫脑病和 X 染色体连锁智力残疾有关。功能分析主要显示功能缺失或部分功能缺失。在培养的啮齿动物神经元中 *CLCN4* 基因缺失导致树突和轴突分枝减少。

5. γ- 氨基丁酸 A 型受体（GABAA 受体）基因 GABAA 受体是一组配体门控 Cl⁻ 通道。在人脑中，大部分 GABAA 受体是由两个 a、两个 b 和一个 c 或 d 亚基组成的异源五聚体，其中 a1b2c2 形式的受体最常见。在生理条件下存在少量异源二聚体（由 a 和 b 亚基形成）和同源五聚体（由 5 个 b3 亚基形成）。通过介导 Cl⁻ 内流，GABAA 受体引起大脑中突触的阶段性抑制传递或突触周围的强直性抑制性传递，导致超极化。

GABRA1 编码的 α1 亚基能够引起 GABA 的诱发电位。最初，*GABRA1* 的突变是在一个患有青少年肌阵挛癫痫（JME）的大家族中确定的，后来其表型谱扩展到其他的特发性全面性癫痫（IGE）包括儿童失神癫痫（CAE）和全面性癫痫伴热性惊厥附加症（GEFS +），以及癫痫性脑病（EE）中。功能研究表明，所有检测到的突变体均显示其功能或部分功能丢失，导致其不能被内质网转运并在内质网内滞留。

杂合的 *GABRA1* 敲除小鼠表现出棘波放电和失神癫痫发作。*GABRA6* 编码 a6 亚基，在 CAE 患者中也发现了 *GABRA6* 突变引起的部分功能丢失，并且 a6 亚基的破坏与 d 亚基功能障碍相关。

GABRB1、*GABRB2* 和 *GABRB3* 分别编码 b1、b2 和 b3 亚基。b 亚基主要在人脑中表达，且具有时间特异性。b1 的表达在出生后是最丰富的，然后逐渐下降并且在成熟神经元中保持较低水平。相反，b2 的表达随着发育而动态变化，在儿童期和青春期表达最高；b3 也在发育早期表达最多但之后趋于稳定。在癫痫脑病患者中发现了 *GABRB1* 和 *GABRB2* 的两个新发突变。它们的功能分析显示其导致蛋白的功能或部分功能丢失。在 CAE 和 EE 患者中已经发现 *GABRB3* 突变，并导致了电流密度的降低或部分降低。除了电流减少之外，*GABRB3* 中 CAE 相关的突变也导致高糖基化，这可能进一步干扰通道功能。*GABRG2* 编码的 c2 亚基对受体交联、聚集、突触维持和当前的动力学性质至关重要。一项研究称，在一系列癫痫表型中已经发现了 *GABRG2* 的 26 个突变。功能研究表明这些突变均为功能或部分功能丢失，通常伴随着细胞膜表面 c2 亚基的丢失或减少。杂合 *GABRG2* 敲除 DBA/2J 小鼠中 c2 的丢失同样导致失神发作，而杂合 *GABRG2* Q390X 敲入 C57/BL/6J 小鼠则表现出自发的全身强直 - 阵挛癫痫发作和癫痫猝死这些更为严重的疾病表型。

GABRD 编码 d 亚基。含 d 的 GABAA 受体对细胞外 GABA 浓度更为敏感，能够介导强直性抑制。在 GEFS + 和 JME 患者中发现了它的三种突变。功能分析显示两个突变（E177A 和 R220H）为部分功能丢失，而另一个突变（R220C）并没有引起变化。

在人类癫痫中发现的 GABAA 受体基因突变证实了 GABAA 受体功能与癫痫发生之间的重要关系。GABAA 受体基因突变引起的功能或部分功能丢失似乎是引起癫痫的常见机制。GABAA 基因敲除的动物研究也验证了 GABAA 功能的丧失能够导致相关的癫痫活动。有理由推测，GABAA 受体功能受损会降低其抑制作用并导致神经元兴奋和抑制失衡。然而，GABAA 受体基因突变确切的致病机制仍有待研究。

6. N- 甲基 -D- 天冬氨酸受体（NMDAR）基因　NMDAR 是能够被兴奋性神经递质谷氨酸激活的阳离子通道。在中枢神经系统中，NMDAR 参与突触的兴奋性传递、突触的可塑性，并能引起兴奋性毒性。NMDAR 通常是一个双异质四聚体或三异质四聚体通道，由两个专性 GluN1 亚基和两个辅助 GluN2（A-D）或 GluN3（A，B）亚基组成。NMDAR 亚基的突变与癫痫和其他神经发育疾病表型相关。

GRIN1 编码常见的 GluN1 亚基，它能够在 NMDAR 激活过程中结合甘氨酸。在发育迟缓和严重智力残疾的患者中发现了 *GRIN1* 突变，总共有 13 种突变与癫痫有关。对其中 7 个突变进行功能性分析发现，五个常见突变（Q556X，S560dup，Y647S，G815R 和 G827R）引起功能或部分功能丢失，而另外两个（R645S 和 R844C）没有引起任何功能改变。纯合子突变（Q556X）携带者呈现更严重的临床表型（致命 EE），而纯合的靶向敲除小鼠中 Q556X 则发现异常的谷氨酸受体介导的电流和围产期死亡。这些发现表明 GluN1 亚基在神经发育中起着重要作用。因此，GluN1 亚基的功能障碍可能导致异常的神经发育以及癫痫发生。

GRIN2A、*GRIN2B* 和 *GRIN2D* 分别编码 GluN2A、GluN2B 和 GluN2D 亚基，均与癫痫相关。GluN2 亚基上有与 *L-* 谷氨酸结合的位点，能够激活 NMDAR，但在整个中枢神经系统中有不同的空间和时间表达模式。*GRIN2A* 主要表达于婴幼儿和成人阶段的海马和大脑皮质。相反，*GRIN2B* 在胚胎期和成年后的整个大脑中都有表达。*GRIN2D* 主要表达在胚胎期的边缘系统和皮质边缘区域的中间神经元中，并在出生后减少。

GRIN2A 突变主要在局灶性癫痫（FE）和言语障碍患者中发现，典型的表现为伴有 Rolandic 棘波的患者。最近，在 EE 和其他严重的非分型癫痫的患者中发现了错义突变。从已发表的资料看，基因型与癫痫严重程度之间并无明显关系。FE 患者中发现的四个 *GRIN2A* 的错义突变（A243V，R518H，T531M 和 F652V）和在 EE 患者中发现的两个（N615K 和 L812M）错义突变引起功能获得。这些功能获得的突变体表现出低浓度激动剂下的激活增多和通道开放与闭合状态的持续时间延长，导致过度的兴奋驱动和癫痫的发生。然而，包括 FE 和 EE 在内的癫痫患者中也发现了破坏性 *GRIN2A* 突变。破坏性突变如

何影响 NMDAR 的功能并导致癫痫仍有待研究。考虑到 GluN2A 不是普遍存在的亚基，GluN2A 亚基功能下降时，其他功能不同的亚基如其他 GluN2 或 GluN3 代替其功能，并引起 NMDAR 的功能改变。

在癫痫患者中发现了 9 个 GRIN2B 突变，包括特发性局灶性癫痫、颞叶癫痫和癫痫性脑病（EE）。对四种错义突变（E47Q，R540H，N615I 和 V618Q）的功能分析显示它们都引起功能获得。GRIN2B 突变体与 GRIN2A 有一系列相似的基因型和表型，表明它们具有类似的致病机制。

一种新发突变 GRIN2D（V667I）在两名无关的 EE 患者中被发现。功能分析显示其引起蛋白质功能获得并使电流增加。用 V667I 突变体转染体外培养的神经元引起树突肿胀和神经元死亡，可能是由 NMDAR 过度活化引起兴奋性中毒导致。

7. 烟碱样乙酰胆碱受体（nAChR）基因 nAChR 是由乙酰胆碱激活的五聚体阳离子通道家族，能产生突触后兴奋及神经递质释放。已经在人类中鉴定出 16 种编码神经元烟碱受体的基因，其中四种神经元烟碱受体基因即 CHRNA2 基因、CHRNA4 基因、CHRNA7 基因和 CHRNB2 基因与癫痫有关。

CHRNA4 基因是第一个发现与癫痫相关的基因，它编码神经元烟碱受体的 α4 亚基。α4 亚基是高亲和力且缓慢脱敏的异五聚体 α4β2* 的一个部分，而 α4β2* 则为人脑中两种最常见的神经元烟碱受体之一。迄今为止，6 种 CHRNA4 基因突变存在于夜间额叶癫痫患者中，其中有 5 种在家族病例中找到，1 种则出现于散发病例。此突变在功能研究中显示为一种功能获得型突变。另几种致病性不明确的变异在常染色体显性遗传性夜间额叶癫痫（ADNFLE）及其他癫痫表型的病例中被报道。

CHRNA2 基因编码的 α2 亚基，可以与 β2、β4 亚基共同组成一个异构的神经元烟碱受体。有两个不同的 ADNFLE 家族分别报道 CHRNA2 基因的两种突变位点（即 I279N 和 I297F）。功能研究显示，I279N 位点发生的为功能获得型突变，I297F 位点则为部分功能缺失型突变。最近，另一个突变位点 R376W 在家族性良性婴儿癫痫发作家族中被证实。

CHRNB2 基因编码参与形成异戊聚体 α4β2* 和 α2β2β4 的 β2 亚基。但 β2 亚基的明确功能尚不清楚。小鼠 β2 亚基的遗传缺失导致前边缘皮质区及边缘下皮质区锥体神经元的树突棘密度降低。在 ADNFLE 患者中证实了 5 种突变，而特发性全身性癫痫（IGE）患者队列研究又发现另外两种突变；其中 ADNFLE 患者中三种相关突变形式（V287L、V287M 和 L301V）为功能获得型突变。

CHRNA7 基因编码组成低亲和性和快速脱敏同源五聚体的 a7 亚基。该同源五聚体［即（α7）5］也作为一种神经元烟碱受体广泛存在于人体丘脑和同形皮质处。四种染色体缺失改变及一种染色体三倍体改变（都存在 CHRNA7 基因片段改变）已在特发性全身性癫痫（IGE）患者中被证实。由于 CHRNA7 基因缺失和重复不仅在存在症状的先证者中存在，也在无症状父母及健康对照中存在，因此它们的致病性尚不确定。

异构型神经元烟碱受体参与额叶皮质的兴奋性信号和抑制性信号传递的调节，其兴奋性信号和抑制性信号存在的微妙平衡对于正常神经元活动至关重要。例如，神经元烟碱受体功能获得性突变（即在小鼠引入 Chrna4-S252F 和 Chrna4-L264ins）会使 GABA 能细胞产生异常强烈的 GABA 释放并造成锥体细胞同步化。另外，神经元烟碱受体的功能缺失性突变（使用二氢 -β- 刺桐啶阻断小鼠中的异构型神经元烟碱受体）则会降低了锥体细胞对于相同 GABA 能细胞的反馈抑制，从而造成皮质过度兴奋。由于功能相互作用的复杂性，每个神经元烟碱受体基因或突变体可能对癫痫发生作用效应也各具差异。因此，神经元烟碱受体对于癫痫发生的确切机制值得进一步探讨。

8. 超极化激活的环核苷酸门控阳离子通道（HCN）基因 超极化激活的环核苷酸门控（HCN）通道是一组通过电压超极化和细胞内 cAMP 双重激活的阳离子通道，产生 Na^+-K^+ 混合内向电流。在神经元中，超极化激活的环核苷酸门控通道主要由超极化激活，同时对细胞的兴奋性和可塑性发展存在促进作用。超极化激活的环核苷酸门控 1 型基因（HCN1）和 2 型基因（HCN2）被认为与癫痫发病有关。

HCN1 编码的超极化激活的环核苷酸门控 1 型通道主要在新皮质和海马的树突上表达。在 EE 患者发现 6 个 HCN1 基因的错义突变。两个位点（S272P 和 R297T）表现为功能缺失性突变，而另外 3 个（S100F、H279Y 和 D401H）则表现为功能获得性突变。尚未在功能型及表型间发现明确的联系。HCN1

基因敲除小鼠表现出对致惊厥剂的兴奋性和敏感性增加，表明 *HCN1* 基因所导致功能缺失性突变与癫痫发生可能存在一定联系。

HCN2 基因编码的 HCN2 通道，其在大脑中表达相对均衡，仅在丘脑中相对丰富。在高热惊厥（FS）和特发性全面性癫痫（IGE）患者中找到三种 *HCN2* 基因错义突变，不同突变对其功能改变存在不同的效应。与高热惊厥相关的突变（S126L）表现为功能获得性突变，即在更高温度下具有更快的动力学，预示着体温升高会使神经元过度兴奋。而与特发性全身性癫痫相关的突变（E515K）则表现为功能缺失性突变，即动作电位触发阈值降低，与之相应的即大鼠原代皮质神经元的兴奋性增高和放电频率变快。迄今为止，*HCN2* 突变体的病因尚不清楚。

二、参与癫痫发生的神经递质

癫痫的发病机制非常复杂，兴奋性和抑制性神经递质的不平衡是导致后通路痫性发作的原因之一。神经递质水平的变化在癫痫发病中起到了非常重要的作用，目前已知的神经递质主要有单胺类和氨基酸类，每一类中又分为多个亚型，研究较多且比较系统的有 7- 氨基丁酸（7-GABA）、谷氨酸（Glu）、5- 羟色胺（5-HT）、神经肽、一氧化氮（NO）等。从对神经元作用上看，神经递质大体上可以分为兴奋性和抑制性两类。

本节将从神经递质的合成、运输、突触释放、降解以及受体结合及酶的代谢等各级水平阐述神经递质与癫痫发生的关系。

1. 抑制性神经递质

（1）7- 氨基丁酸（7-GABA）：7-GABA 是脑内含量较高的重要抑制性神经递质，分布于丘脑、基底神经核、海马、小脑等部位，大脑中约有 40 种突触是 GABA 能突触。GABA 及其受体在癫痫中的作用已被广泛研究，目前越来越侧重于 GABA 受体及 GABA 转运体与癫痫之间的相互关系的研究。GABA 受体（GABA-R）与海马的后放电关系密切，尤其是对海马 CA1 区齿状回细胞能产生后放电，从而产生抑制作用。GABA 受体激活还具有降低海马苔藓纤维活性的作用。但是，在癫痫发作中 GABA 能抑制是一个非常复杂的概念。GABA 能抑制性神经元的调控作用主要包括以下 3 个方面：①突触后 GABA 受体激活使细胞膜超极化或通过分流机制抑制兴奋性传入所诱导的细胞膜去极化；② GABA 受体介导的突触反应可直接阻断动作电位的产生；③抑制性中间神经元可同步化颗粒细胞和锥体细胞的活动。

1）GABA 受体：GABA 受体的分子结构已在离子通道讲述。GABA 受体是神经细胞内最常见的抑制性神经递质，是一种配体门控的氯离子通道。GABA 受体激活后打开氯离子通道增加神经元细胞膜 Cl^- 通透性，导致 Cl^- 通道开放，大量 Cl^- 快速内流引起突触后膜超极化，阻抑调控神经元过度放电及突触后易化，产生抑制性突触后电位，发挥突触后抑制作用。癫痫患者 GABA 受体介导的突触抑制作用降低，使发芽的苔藓纤维在齿状回颗粒细胞（DGC）间形成新的兴奋性联系；GABA 受体拮抗剂荷包牡丹碱能促进癫痫发作。GABA 受体胞饮作用的改变导致 GABA 受体表达与功能下降，GABA 受体表达与功能的变化在反复自发性痫样放电的产生与维持中起重要作用。国内外多项研究均提示癫痫发作大鼠脑内 GABA 受体功能较正常下降，其原因为 GABA 受体丧失了与 GABA 等结合的位点。

GABAe 受体在中枢神经系统中可介导慢性突触抑制作用，其亚单位 GABAB-Rla 比 GABAB-Rlb 功能更广泛，缺乏 GABAB-Rla 的大鼠在 GABA 激动剂作用下未能表现相应的电生理生化和行为反应，缺乏 GABAB-Rlb 大鼠的海马脑片却可检测到相应电生理 GABA 反应。GABAB 受体 mRNA 表达下降使 GABA 活性降低，促进癫痫的产生及扩展，而不是发作诱导神经元缺失所致。GABAB 受体突触前后膜上的 GABA 受体发挥的作用是不完全相同的，当突触前膜上的 GABAB 受体被突触后膜上的 GABAe 受体类神经递质或其他类似激活剂激活后，会通过 G 蛋白介导促进抑制 Ca^{2+} 内流，从而抑制其他的兴奋性神经递质的释放，起到抑制癫痫发作的作用；而突触后膜上的 GABAe 受体被激活后却会通过 G 蛋白介导促进 K^+ 内流，产生延迟性突触后电位，从而起到突触后抑制作用。

2）GABA 转运体：大鼠脑内 GABA 转运体（GAT）可分为 4 类，即 GAT1、GAT2、GAT3、GAT4，其

中 GAT1 位于 GABA 能神经元轴突和树突，为主要 GABA 转运体，可明显影响 GABA 能突触传递。GAT 在脑内分布广泛，其可将底物转运与顺电化学梯度流动的 Na^+、Cl^- 离子相偶联，使 GABA 跨膜转运至细胞内，GAT 可摄取 GABA 进入抑制性神经末梢，从而使细胞外抑制性递质浓度下降，促进痫性活动。GAT1 抑制剂替加宾（tiagabine）对癫痫小鼠海马区域兴奋性抑制作用的研究表明，该药可使癫痫发作水平降低。

（2）神经肽（neuropeptide）：肽类物质是一类在人类及动物活动中广泛存在的信使。在中枢及周围神经系统内积极地发挥着突触传递的重要作用。目前研究较多与癫痫发作有关的神经肽有以下几类。

1）8 肽胆囊收缩素（CCK-8）：属于脑肠肽的一种，其受体为 CCK-B 型受体。CCK-8 既有神经递质的作用，又具有神经调质的作用。CCK-8 在癫痫发作中属于抑制性神经递质。其抗癫痫的机制可能是 CCK-8 能促进神经元释放抑制性神经递质 GABA，并且能拮抗 NMDA 的作用。

2）阿片肽：到目前为止，已发现了 18 种内源性阿片样活性的肽，它们均以甲硫或亮脑啡肽（LEnk）的序列为 N- 末端起始序列。癫痫患者在脑脊液中以亮脑啡肽变化最明显。脑啡肽在阿片肽类中含量最高，分布亦最广，对中枢神经系统具有多种重要的病理生理功能。阿片肽可能通过以下几个方面在癫痫的发生发展中起作用：①阿片肽和兴奋性氨基酸（EAA）及其受体的相互调节作用。实验表明 EAA 能影响内阿片肽的生物合成和代谢，在纹状体和杏仁核内给予红藻氨酸（KA）可以引起惊厥发作，同时改变甲硫氨酸脑啡肽（met-ENK）的代谢和强啡肽水平。②抑制性氨基酸和内阿片肽的相互作用。当位于杏仁核上的 δ 或 μ 受体被相应的激动剂激活后，很容易产生"点燃效应"，主要原因可能就是由于 δ 或 μ 受体的激活抑制了 GABA 的释放，从而降低 GABA 中间神经元的抑制作用，可以推测内阿片肽（脑啡肽为主）在癫痫发作中的作用可能与其通过 δ 或 μ 受体抑制 GABA 释放从而减弱 GABA 的抑制作用有关。

3）神经肽 Y（neuropeptide Y，NPY）：NPY 作为一种神经递质与去甲肾上腺素、肾上腺素、GABA、生长抑素等经典神经递质共存。NPY 是通过与不同的受体结合而发挥其不同的生物学效应的。海马内 NPY 缺乏是导致癫痫发作的因素之一，而发作后 NPY mRNA 的表达是机体抑制性发作的一种代偿机制。大量证据证明 NPY 具有抗癫痫作用的同时，相反观点认为 NPY 的增加通过促进苔藓纤维出芽和突触重建，促进癫痫易感性的形成。NPY 可通过原有的 Y- 受体再兴奋颗粒细胞以促进海马苔藓纤维的出芽及突触重建，周而复始，最终形成恶性循环成为难治性癫痫。

（3）5- 羟色胺（serotonin，5-HT）：5-HT 是中枢及外周神经系统的重要神经递质。5-HT 参与人类的感觉、运动和行为等许多生理过程，通过保持皮质 - 海马的突触联系而参与神经元的重塑。在成年大鼠中 5-HT 的缺乏可引起海马齿状回神经发生的速度下降。5-HT 通过不同的受体亚型发挥着不同的生理效应。与癫痫密切相关的是 5-HT2C 受体，它是到目前为止所发现的唯一由 RNA 修饰调节的 G 蛋白偶联受体。5-HT2C 受体基因被破坏的小鼠出现癫痫症状，伴有偶发和自动的急性发作而导致死亡，较正常小鼠有较低的癫痫阈值。对大鼠用 mCPP（5-HT2C 受体激动剂）可以抑制肌阵挛，表明 5-HT2C 受体可提高癫痫急性发作的阈值；激动 5-HT2C 受体还可起到抗惊厥作用。由于 5-HT2C 受体在黑质和 vTA 内的含 GABA 的神经元上表达，因此，5-HT2C 的激活可以刺激该神经元而间接地起到抗癫痫作用，克隆的 5-HT2C 受体可作为抗癫痫药物新的作用靶点。

2. 兴奋性神经递质

（1）谷氨酸（Glu）：谷氨酸是中枢神经系统的一种兴奋性神经递质，广泛分布于神经系统的大脑皮质、小脑、基底神经核等部位，其含量远远超过 GABA，是 GABA 合成的前身物质。脑内 Glu 大部分为中间代谢产物，仅有小部分为中枢性递质。

1）谷氨酸受体（GluR）：谷氨酸在体内存在相应的受体，按能独立激活受体物质的不同将 GluR 分为：N- 甲基 -D- 天冬氨酸受体（N-methyl-D-aspartate receptor，NMDAR）、红藻氨酸（kainate，KA）受体、使君子氨酸（quisqualate，QA）受体、氨基 -3- 羟基 -5 甲基 -4 异噁唑丙酸（AMPA）受体及 L-2- 氨基 -4 磷酰丁酸（L-AP4）受体，后四种合称为非 NMADR 受体。有研究发现所有的神经元都有 GluR 的

mRNA 表达，但以海马、大脑皮质及小脑的含量最富。GluR 在中枢神经系统功能中起着重要的作用，参与了神经元的兴奋性突触传递、调节多种形式的神经元和行为举止的可塑性以及脑发育过程中多种形式的学习和记忆等。目前认为 Glu 是一个重要的致病原因，既可导致癫痫发作，又可能在癫痫的继发性脑损害中起重要作用。在原发性癫痫患者或基因突变癫痫小鼠的研究中不仅发现血清 Glu 水平增加，而且还发现有脑组织中 NMDAR 数目的增加。使用 NMDAR 拮抗剂可阻断多种实验性癫痫的产生及发展，这些都提示 NMDAR 在癫痫活动中起着重要的作用。其促进癫痫发作的机制可能有：①通过与神经元上的谷氨酸受体结合，介导 G 蛋白耦联的离子通道，或者与兴奋性氨基酸受体（NMDA 型）结合，导致大量的 Ca^{2+} 和 Na^+ 内流，而 K^+ 和 Mg^{2+} 则外流，产生去极化，引起癫痫发作；②与代谢型 Glu 受体（mGluR）结合延长同步化放电。

2）谷氨酸转运体（GluT）：GluT 又称为"兴奋性氨基酸转运体（EAAT）"，目前已克隆五个亚型，分别是：GLAST（EAAT1）、GLT-1（EAAT2）、EAAC1（EAAT3）、EAAT4 和 EAAT5。GluT 的作用是逆浓度差从细胞外将谷氨酸摄入神经元和胶质细胞，使细胞外谷氨酸浓度保持在较低水平，以维持突触兴奋作用，也称为"钠和钾偶联谷氨酸转运体"。GluT 功能的持续减低可导致突触释放的 Glu 半衰期延长，从而造成兴奋性突触后电位明显延长，并使细胞外液 Glu 逐渐向 GluT 缺乏区大量积聚，引起神经元放电频率过高和无限制地向邻近神经元扩散；另外，还造成 GABA 合成前体减少，造成 Glu 和 GABA 之间的代谢紊乱，其后可通过修饰突触后兴奋性和抑制性受体亚型，影响蛋白激酶和信号传导等途径，导致海马结构与功能可塑性的重建，最终出现癫痫敏感性增加并持久存在。

（2）一氧化氮（NO）：NO 是一种高脂溶性，自由基性质的气体。广泛分布于中枢神经系统，尤其是在大脑皮质、海马、基底神经核等部位，它通过环磷酸鸟苷（cGMP）和非 cGMP 途径发挥生物活性作用。在中枢及周围神经系统被确认为是一种逆向细胞信使及神经递质，参与多种形式的突触传递及病理过程。既可做为信使传递信息，又可对神经元起毒性作用。癫痫发作后的早期，由于谷氨酸大量释放，与 NMDAR 结合，使大量 Ca^{2+} 进入细胞内使胞内钙超载，Ca^{2+} 与钙调蛋白结合，激活 I 型一氧化氮合酶（NOS），从而引起 NO 合成增加，Ca^{2+} 的升高还可使氧自由基增多，过量的氧自由基与 NO 反应，产生过氧化硝酸根离子（ONOO），并进一步分解成羟自由基和 NO_2。这些活跃的化合物可引起细胞生物膜的分解，脂质破坏和 DNA 损害。癫痫发作后脑内海马等部位 NOS 异常增高，而这种增高引起 NO 水平上调又可加重癫痫发作。这种恶性循环导致脑内特定部位内源性 NO 及其前体消耗殆尽，并由此引起发作后短期认知功能障碍；当 NO 大量产生，细胞内钙超载时，还介导着谷氨酸的神经毒性作用导致细胞死亡，说明 NO 对神经元有毒性作用。然而，在 Glu 诱导的神经毒性中，NO 也具有保护作用。因此其在癫痫发生的作用还未明确。

神经递质的变化在癫痫的发生发展过程中起了重要作用。神经递质的研究是癫痫研究中一个比较活跃的领域，近年来有关神经递质新的转运体及受体的发现，为在细胞水平深入研究神经递质的摄取、转运、定位、循环等奠定了重要基础，也使人们认识了神经递质在癫痫发作中的重要性，为癫痫在传统药物治疗的研究基础上开拓了更广阔的领域。

三、参与癫痫发生的突触相关蛋白

鉴于越来越多的证据，癫痫目前也被认为是突触病。前述离子通道、神经递质及本节涉及的突触相关蛋白均与癫痫发作密切相关，它们在癫痫致病中的作用既相互重叠又可能存在独立的致病机制。

1. 癫痫相关突触前蛋白　精确的突触传递需要突触前神经递质释放机制和相应的突触后受体之间的协调。神经递质释放机制是由调节突触小泡形成、融合和回收的各种功能蛋白组成。重要的是，涉及上述过程的许多蛋白质的突变会导致癫痫。

（1）SV2A 和突触囊蛋白作用于突触小泡形成。

（2）tSNARE 蛋白（Syntaxin1B 和 SNAP25b），SNARE 相关蛋白（STXBP1/MUNC18-1）和电压依赖性 P/Q 型钙通道亚基 a-1A（CACNA1A）作用于突触小泡融合。

（3）Dynamin1 作用于突触小泡再循环。尽管 v-SNARE（VAMP/Synaptobrevin）、Synaptotagmin 和 SVs 上的关键钙离子传感器的遗传证据在癫痫仍然缺失，这可能是由于它们的亚型的分子冗余。事实上，破伤风毒素是一种对所有人都有选择性的蛋白酶 VAMP 同种型，抑制 SVs 的胞吐作用，导致局灶性发作。鉴于这些基因功能的丧失引起癫痫，抑制性神经元 GABA 释放减少或抑制性和兴奋性突触传递之间的不平衡可能是其致病机制，针对 SV2 和 a2d-1 电压依赖性钙通道的亚基作为潜在靶点的抗癫痫靶向药物，分别为左乙拉西坦和加巴喷丁，相对地，其他突触前蛋白可能成为新的药物目标。

2. 癫痫相关突触后蛋白 除了突触前离子通道如 KCNA1 和 CACNA1A 调节神经递质释放，突触后配体门控离子通道的基因通常是造成人单基因癫痫的原因（通道病概念）。例如包括调节神经元兴奋性的神经元烟碱型乙酰胆碱受体（CHRNA4 和 CHRNB2）和 GABAA 受体（GABRA1、GABRB3 和 GABRG2）。最近的全外显子组测序研究确定了 NMDA 受体突变：癫痫性脑病中的 *GRIN1* 和 *GRIN2B* 突变和癫痫 - 失语谱系障碍中的家族 *GRIN2A* 突变。有趣的是，一个 *GRIN2A* 错义突变增加了 NMDA 受体在开放状态（功能获得）的平均时间，而 3 个 *GRIN2A* 突变是单倍不足的（功能丧失），支持了 NMDA 受体功能失调造成兴奋和抑制之间的不平衡，从而导致神经环路过度兴奋的观点。除离子通道外，最近的人类或小鼠遗传学研究还发现了另外的与癫痫相关的突触后蛋白，如突触 Ras-GTPase 激活蛋白（*SYNGAP1*）、K$^+$-Cl$^-$ 协同转运蛋白 KCC2（*SLC12A5*）和可塑性相关基因 -1（*PRG*-1）。突触后 PRG-1 通过脂质磷酸盐如 LPA 调节兴奋性突触传导，且 PRG-1 的缺失导致癫痫发作，提示生物活性脂质介质在突触传递和癫痫发生中的重要作用。一直以来，它引起了人们的注意，即内源性大麻素介导的突触传递的逆行调节抑制了神经环路过度兴奋以保护大脑免受海人酸诱导的癫痫发作。这些观察结果已经将癫痫病从离子通道病扩展到突触病。

近期有关获得性自身免疫介导的脑炎的研究结果为癫痫相关的突触蛋白带来了更多的认识。呈现癫痫发作或癫痫持续状态的自身免疫性脑炎与针对突触细胞表面蛋白的自身抗体相关联，包括 NMDA、AMPA、GABAA、GABAB、甘氨酸受体、DPPX、抗接触蛋白相关蛋白 2（CASPR2）和 LGI1。特别是在患有精神症状、遗忘症和癫痫发作特征的脑炎患者中，最常见到针对 NMDA 受体的自身抗体。值得注意的是，癫痫发作患者产生的抗 NMDA 和抗 AMPA 受体抗体通过相应受体的内化来减少兴奋性突触传递。这提高了抑制性中间神经元中 NMDA 受体或 AMPA 受体功能降低可能导致神经网络解除抑制的可能性。支持这种可能性的报道是在没有癫痫的小鼠中，抑制性丘脑网状核神经元的突触 AMPA 受体功能降低，其中 AMPA 受体的辅助亚基 CACNG2（TARP g-2/Stargazin）发生突变。

传统的抗癫痫药物主要针对钠离子通道，突触前钙通道和 GABA 系统。Perampanel 是最近开发的、唯一批准的用于癫痫的 AMPA 受体拮抗剂。Perampanel 虽然有效，但有共济失调和头晕的不良反应，并具有狭窄的治疗剂量窗。由于 AMPA 受体介导中枢神经系统中大部分快速突触传递，所以这些不良反应是合理的。最近关于区域特异性靶向 AMPA 受体的研究已经克服了这个问题。TARP γ-8 特别表达于前脑（尤其是海马），并基本上作为辅助亚基调节 AMPA 受体的运输、门控和药理学。高通量筛选发现含有 γ-8 的 AMPA 受体拮抗剂（JNJ-55511118 和 LY3130481），其对 γ-8 的 AMPA 受体具有优良的选择性，但对另一种 TARP，γ-2 不具有选择性，并且在啮齿动物中表现出抗癫痫作用。有趣的是，选择性仅由 γ-8 特有的两个氨基酸残基确定。鉴于 γ-8 通过 AMPA 受体（兴奋性毒性）介导海马体 kainite 诱导的神经毒性，这种化合物可用于其他伴有脑缺血的兴奋毒性过程。辅助亚基的药理靶向显示独特表达模式，应该适用于其他功能蛋白。另一种选择是，所有预测的人跨膜蛋白的高通量过表达筛选确定 NACHO 为 α7 烟碱乙酰胆碱受体组装的一种特殊的和必需的伴侣蛋白。类似的方法可能有助于鉴定癫痫相关突触蛋白的新的辅助或伴侣分子。

3. 癫痫相关突触分泌蛋白 突触分泌蛋白，如作为细胞外突触组织者的 C1q 家族蛋白和 SRPX2 蛋白最近引起了人们的注意。C1q 补体是发育过程中突触消失所必需的，而 C1q 在小鼠体内的缺失会导致视网膜和新皮质神经元过度兴奋性突触修剪失败，导致非典型失神发作。相反，SRPX2 在伴有大脑侧发作和言语障碍的患者中发生突变，存在突触发生活动，这表明兴奋性突触的密度受到严格的调控，失调可能会导致癫痫。LGI1 是另一种癫痫相关分泌蛋白，LGI1 突变导致常染色体显性遗传性侧颞叶癫痫。分泌的 LGI1 与 ADAM22 跨膜蛋白结合，ADAM22 由突触后 PSD-95 支架所锚定。小鼠中 LGI2 或 ADAM22 的缺失会减少 AMPA 受体介导的突触传递，并且造成早死性癫痫。有趣的是，在 LGI1 缺失时，PSD-95 不能调节 AMPA 受体介导的突触传递。我们发现大部分有错义突变的 LGI1 蛋白在内质网被错误折叠和降级（即：构象疾病），化学校正法能够修复 LGI1 折叠，改善 LGI1 突变小鼠模型增加的发作敏感性。这种化学校正法治疗也可能适用于其他伴有错义突变的遗传性癫痫。此外，在边缘性脑炎的患者中观察到 LGI1 的自身抗体，这种抗体是癫痫和健忘症的特征，它抑制 LGI1-ADAM22 相互作用，减少突触的 AMPA 受体数目。因此，LGI1-ADAM22 相互作用通过 PSD-95 来调节 AMPA 受体介导的突触传递。如果这种相互作用被先天性 LGI1 突变或获得性 LGI1 抗体所减少，那么癫痫和记忆损害就会在我们的脑中发生。有趣的是，LGI1 也与 ADAM23 结合，ADAM23 与 ADAM22 密切相关，小鼠中 ADAM23 的缺失会造成相似的致死性癫痫。考虑到 ADAM22 通过 LGI1 与 ADAM23 相互作用，可以推测 LGI1、ADAM22 和 ADAM23 构成的三元复合物，与 PSD-95 一起，包含在跨突触纳米柱的组分中。*LGI1* 敲除或 *ADAM22* 敲除的小鼠中 AMPA 受体功能下降导致过度兴奋性癫痫的机制与抑制性中间神经元的 AMPA 受体功能下降引起去抑制从而导致神经网络过度兴奋的机制类似。

4. 癫痫相关的跨突触黏附分子　调节跨突触通信在突触发育、突触传递和突触可塑性中起着关键性的作用。神经元跨突触通信需要不同的突触分泌信使（例如 NO、脑源神经营养因子和内源性大麻素）和跨突触黏附分子。最近的研究已经证实了大量的突触黏附分子：突触前 neurexin、Ⅱa 型受体蛋白酪氨酸磷酸酶（RPTP、PTPδ、PTPσ 和 LAR）和 Netrin-G；突触后 neuroligin、IL1RAPL1、TrkC、Slitrks、NGL、LRRTM、肌萎缩糖蛋白和 SALM。这些突触黏附分子具有独特又相互重叠的结合特异性，其特异性受它们的亚型和选择性剪接的进一步调节。虽然这些跨突触黏附分子，特别是 neuroligin，由于其过度表达时的突触发生活性，以及与神经精神障碍（如孤独症）的联系而受到特别关注，然而由于它们的功能冗余，其与癫痫的联系仍然有限。人类癫痫突变的少数例子包括 *NRXN1* 的复合杂合子缺失，*IL1RAPL1* 相关的微缺失和 *CNTNAP2*（CASPR2）的突变。

CASPR2 是 neurexin 超家族成员，参与神经胶质细胞相互作用、有髓轴突钾通道的聚集和树突棘中 AMPA 受体的转运。CASPR2 KO 小鼠表现为癫痫发作和孤独症相关缺陷。携带抗 CASPR2 抗体的患者常表现为癫痫发作。其突触前结合伴侣的确认值得期待。肌萎缩糖蛋白选择性地聚集在抑制性 GABA 能突触并结合 neurexin。重要的是，α- 肌萎缩糖蛋白糖基化减少导致的肌营养不良常伴有认知障碍和癫痫。癫痫症状可能反映了 GABA 能突触的稳态突触可塑性中的肌萎缩糖蛋白的功能障碍。最近的超分辨率成像揭示了先前被忽视的亚突触纳米畴。在突触前侧，支架蛋白 RIM 富集于 80nm 宽的纳米畴，有助于 SV 释放的钙通道的募集，而在突触后侧，支架蛋白 PSD-95 积聚在 100～200nm 宽的纳米畴中，为 AMPA 受体提供接口。有趣的是，精确观测和数学建模提出了跨突触纳米柱概念，突触前 RIM 和突触后 PSD-95 纳米畴协力完成精确的突触传递。跨突触细胞黏附分子和 / 或分泌 C1q 家族介导的夹层复合物（neurexin-C1qL2/3- 红藻氨酸受体和 neurexin-Cbln1-GluD2）很可能组成了纳米柱结构。研究跨突触纳米柱是否在某些突触障碍如癫痫中受到影响是值得关注的。

本章节旨在介绍离子通道、神经递质与调质及突触相关蛋白在癫痫致病中的机制。然而，截至目前癫痫的具体发病机制仍旧是困扰癫痫领域研究者的问题。随着研究技术的不断进展及对上述蛋白及分子研究的不断深入，癫痫致病机制的谜底将被层层揭示。

（王芙蓉）

第六节　参与癫痫发生的神经环路

癫痫形成的关键在于异常神经环路的形成。神经环路是指不同性质与功能的神经元间通过复杂的神经纤维构成的具有特定结构与功能的神经纤维连接。神经环路是构成中枢神经系统最基本的单位，在中枢神经系统中分布十分广泛。构成神经环路的主要元件包括神经元、轴突、树突、树突棘以及胶质细胞等，其中最主要的是神经元之间所形成的突触联系。神经元之间通过突触联系形成神经环路，从而为复杂信息的快速传递与有效加工提供重要的结构与功能基础。癫痫作为一种慢性的异常神经网络疾病，其发病机制与神经环路的形成具有十分密切的关系。异常神经环路的形成会促进癫痫的发生、发展，为癫痫发作的反复产生与快速传播提供结构与功能基础；反过来，反复的癫痫发作也会进一步促进异常神经环路的形成。因此，通过对癫痫发生、发展过程中神经环路的研究将有利于我们进一步了解与掌握癫痫的发病机制。随着近年来科学技术的进步，例如光遗传学、化学遗传学、功能磁共振技术、PET/CT技术、神经电生理技术、计算机模拟神经网络技术等，我们对于异常神经环路在癫痫形成所扮演的角色也有了更加深入与清晰的认识。本节将简述癫痫形成中的神经环路。

一、海马-内嗅皮质神经环路

海马区与内嗅皮质（entorhinal cortex，EC）之间存在着密切的突触连接，各亚区之间通过复杂的突触连接将各个功能区连接起来，组成了一个相对完整且复杂的神经环路。颞叶癫痫（temporal lobe epilepsy，TLE）是一种常见的癫痫类型。无论是在TLE患者还是在TLE癫痫动物模型中，都有比较典型的病理改变，即海马硬化，包括苔藓纤维出芽（mossy fiber sprouting，MFS）、神经元的丢失、胶质增生以及胶质瘢痕的形成、齿状回（dentate gyrus，DG）颗粒细胞的移位等，同时伴有海马以外区域的病理改变，尤其是EC的神经元丢失、胶质增生等。以上特征性的病理改变为TLE有关的异常神经环路的研究提供了良好的解剖学与组织学基础。因此，TLE异常神经环路的研究也是癫痫研究领域最热门的话题之一。相对于其他癫痫类型中的异常神经环路研究，TLE相关的神经环路也是被研究得最多、最清楚的。在TLE相关的神经环路研究中，海马区异常神经纤维联系处于TLE神经环路研究的核心地位，所以海马的病变往往与TLE的发生、发展关系密切。因此，有关TLE异常神经环路的阐述也主要是围绕海马区异常神经纤维联系来展开的（图4-1）。

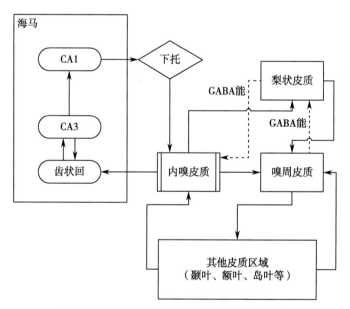

图4-1　有关TLE的海马-内嗅皮质神经环路

（一）DG-CA3区的神经环路

在TLE中，海马齿状回（DG）区颗粒细胞的异常增殖与分化、苔藓纤维出芽是比较典型的病理改变。位于DG区的颗粒细胞属于兴奋性神经元，尤其是处于增殖期的颗粒细胞，具有很强的兴奋性；成熟期的颗粒细胞对自身电活动的调节功能也趋于完善，其兴奋性也会逐步降低。正常情况下，成熟颗粒细胞的轴突一方面，投射至门区的中间神经元与苔藓细胞，与中间神经元、苔藓细胞形成突触联系；

反过来，中间神经元与苔藓细胞也发出轴突与树突，通过突触联系来调控颗粒细胞的兴奋性，维持 DG 区神经元电活动的稳定。另一方面，颗粒细胞会发出少量的轴突投射至海马 CA3 区的锥体神经元并形成轴 - 轴、轴 - 树突触，调节 CA3 区锥体神经元的兴奋性。但是，TLE 中 DG 区的颗粒细胞会出现异常增殖与移位，一方面，由于颗粒细胞对自身电活动的调节能力下降，颗粒细胞的兴奋性会明显增高，并且颗粒细胞会通过异常增生的树突与轴突，使彼此之间形成异常的突触连接，有利于颗粒细胞之间电活动的传递与同步化放电；另一方面，由于颗粒细胞的异常移位（扩散至门区或 DG 区以外的部位），从而导致与中间神经元、苔藓细胞形成的突触联系出现异常，失去了来自抑制性 GABA 能神经元的正常调控；此外，门区的中间神经元与苔藓细胞会出现大量丢失的情况，对颗粒细胞的调节能力明显下降。因此，TLE 的 DG 区会出现异常兴奋的电活动。同时，TLE 中的颗粒细胞还会发出大量的苔藓纤维与 CA3 区的锥体神经元形成突触联系，通过释放大量神经递质与转运兴奋性的谷氨酸能受体来改变突触的可塑性，加快信号的传递，引起突触的易化，促进神经电活动的传导与扩散，将 DG 区异常兴奋的电活动传递至海马 CA3 区的锥体神经元；此时的 CA3 区锥体神经元也会发出大量的神经纤维与苔藓纤维形成突触联系，一方面，接收来自 DG 区的兴奋性电活动的输入，另一方面正反馈于 DG 区，进一步提高 DG 区颗粒细胞的兴奋性，加快 DG 区兴奋性神经电活动的传出，最终导致 DG-CA3 兴奋性神经环路的形成。

（二）CA3-CA1 区的神经环路

CA3 区锥体神经元之间可以通过轴突、树突形成突触连接，即使在正常生理情况下中，这样的突触连接也是存在的，只是在生理情况下，CA3 区锥体神经元的突触连接数目是很低的。在癫痫动物模型中，CA3 区锥体神经元之间会形成密集的、反复的 CA3-CA3 兴奋性突触连接。反复、密集的 CA3-CA3 兴奋性突触连接所致的 CA3 区微环路使局部易出现癫痫样放电的暴发。值得注意的是，CA3 区的锥体神经元，尤其是毗邻 CA1 区的锥体神经元，发出的轴突、树突所参与的神经环路较多，控制着海马区放电的节奏，因此，这个区域被称为海马的"pacemaker"。同时，CA3 区锥体神经元会发出密集的 Schaffer 侧支与 CA1 区的锥体神经元形成异常的兴奋性突触连接。在 TLE 中，CA3 区锥体神经元兴奋性明显增高，锥体神经元间有异常增多、密集突触连接，且抑制性 GABA 能神经元减少。因此，CA3 区锥体神经元表现出过度兴奋与高度同步化的放电状态。CA3 区锥体神经元异常兴奋的电活动通过密集的 Schaffer 侧支被传递至 CA1 区，从而促进了 CA1 区锥体神经元的过度兴奋。正常情况下，CA1 区锥体神经元之间并不会形成直接的突触联系。但在癫痫动物模型中，可以观察到 CA1 区锥体神经元之间形成的异常突触连接，这为 CA1 区锥体神经元之间兴奋性电活动的快速传递提供了结构与功能基础。

（三）CA1- 下托的神经环路

CA1 区存在大量的锥体神经元，CA1 区锥体神经元的比例是海马各区中最高的。因此，CA1 区是海马区出现异常放电的常见部位之一。TLE 中，CA1 区锥体神经元会发出大量的轴突将海马区的异常电活动传递至海马外，进而扩散至其他脑区。因此，部分 TLE 患者往往会出现局灶性继发全面性癫痫发作。那么海马区局部的异常电活动是如何扩散至全脑的呢？部分研究认为 TLE 海马区可能存在一个关键性抑制节点的缺失，而这个节点具有调控海马区电活动快速传播与扩散的作用。海马区的传出神经纤维主要是通过海马的下托投射至海马以外的区域，因此，海马下托被称为海马神经电活动传出与扩散的关键点。分布于下托的主要神经元是抑制性 GABA 能神经元，对来自 CA1 区的兴奋性突触传递有着非常强大的抑制作用，对 CA1 区锥体神经元具有负反馈的作用。生理情况下，当 CA1 区锥体神经元所发出的轴突经过此区的时候，下托的中间神经元也会发出轴突或树突与 CA1 区锥体神经元的轴突形成突触联系，中间神经元可以通过释放大量的抑制性神经递质来抑制兴奋性的突触传递。在 TLE 中继发性全面性癫痫发作的患者，其海马下托的体积明显缩小，提示下托结构与功能的障碍。通过 TLE 动物模型发现，海马下托存在结构异常的情况，由于中间神经元的大量缺失，下托对来自 CA1 区的兴奋性突触传递活动的调节能力明显下降。因此，CA1- 下托神经环路在 TLE 的形成，尤其是对于全面性癫痫发作有着非常重要的作用。

（四）内嗅皮质

虽然 TLE 的典型病理改变集中在海马，但是其他的颞叶内侧结构，包括 EC、梨状皮质（piriform cortex，PIC）与嗅周皮质（perirhinal cortex，PRC）也存在一些特征性的病理改变。EC 是连接海马与其他皮质区域的主要结构。一方面，EC 接收来自于海马的投射纤维，然后将相关信息处理并加工后投射至 PIC 与 PRC，最后由 PRC 将信息投射至其他脑区。另一方面，海马的传入纤维也是来自 EC，EC 通过将来自于其他脑区的信息加工与处理后通过神经纤维投射至海马 DG 区。因此，海马与 EC 间形成了一个神经环路。部分研究提示 TLE 患者的 EC 体积缩小，EC 体积的大小与全面性癫痫发作的频率具有密切的联系；部分研究还提示 TLE 患者的癫痫样放电可以起源于 EC 区，再逐步扩散至海马，提示 EC 区 - 海马神经环路与 TLE 的形成密切相关。体积缩小后 EC 区表现为神经元丢失、胶质增生、突触结构功能改变等，最终导致海马 -EC 神经环路出现结构改变与功能增强，表现为过度快速的信息传播与环路信息的过度放大，有助于海马区癫痫样放电的产生与神经元放电的同步化，从而导致癫痫形成。

在 EC-PIC 环路中，PIC 将会接收来自 EC 区锥体神经元所发出的投射纤维，同时，PIC 的 GABA 能神经元也会发出轴突投射到 EC 区来调控神经元的兴奋性。PIC 对 EC 神经元兴奋性的调节属于负反馈调节：当 EC 神经元过度兴奋，导致其向 PIC 的兴奋性传出增加，PIC 感受到 EC 区神经元过度兴奋以后，该区的 GABA 能神经元发出的轴突到 EC 区，进而抑制 EC 区神经元的过度兴奋。在 TLE 中，EC-PIC 神经环路出现异常：① PIC 体积明显缩小，GABA 能神经元丢失严重，PIC 对 EC 的负反馈抑制作用明显降低；② EC 的锥体神经元过度兴奋，EC 向 PIC 的兴奋性传出增加。异常 EC-PIC 神经环路导致了神经元异常放电的传播与同步化。来自于 PIC 与 EC 的传出纤维最终均投射至 PRC，因此，PRC 在从颞叶局部到全脑异常放电的过程中扮演着"守门员"的作用。然而，在 TLE 中，PRC 体积缩小，其内部的神经元构成、轴突、树突、突触连接等均发生了变化，导致其对神经元异常放电与传播的调节能力明显降低。EC-PIC-PRC 神经环路对于海马与颞叶的神经元放电有着严密的监控作用。正常情况下，该环路在海马与颞叶神经元放电的传播与扩散过程中设立了层层"关卡"；然而，在 TLE 中，EC、PIC 与 PRC 均出现了结构与功能的变化，导致其监控与调节能力的缺失，最终促进癫痫形成。

此外，EC 同样接收来自于杏仁核的传入纤维，杏仁核的神经元发出轴突可以投射至 EC 区Ⅲ层的锥体神经元，从而引起 EC 区锥体神经元的过度兴奋，最后由 EC 区将相关信息投射至海马的 DG 区，进而对海马区神经元的兴奋性产生影响。在 TLE 中，杏仁核的体积也会缩小，由于其内在结构与功能的改变，杏仁核的神经元表现为异常增高的兴奋性，通过杏仁核 -EC- 海马环路来将兴奋性的电活动传递至海马区，使海马区神经元的兴奋性明显增高。在癫痫动物模型，电刺激杏仁核或微量海人酸注射于杏仁核均可以促进 TLE 的发生和发展。部分患者的小脑病变与 TLE 的发生、发展关系密切。小脑的小清蛋白阳性神经元（一种 GABA 能神经元）所发出的轴突可以投射至 EC 区，进而对海马区神经元的兴奋性进行调节，通过刺激小脑的小清蛋白神经元可以抑制 TLE 动物模型的癫痫发作；小脑皮质的浦肯野细胞是小脑皮质重要的传出细胞，刺激小脑皮质的浦肯野细胞也可以达到抑制 TLE 癫痫发作的作用。但是，在 TLE 中，小脑与 EC- 海马之间是否存在一条异常的神经环路尚不清楚。

二、皮质 - 丘脑 - 皮质神经环路

皮质 - 丘脑环路由皮质子系统和丘脑子系统组成。皮质子系统包括兴奋性（excitatory，EX）神经元群和抑制性（inhibitory，IN）神经元群。丘脑子系统包括丘脑 - 皮质（thalamocortical，TC）中继神经元群和丘脑网状核（thalamic reticular，TR）神经元群。丘脑 TC 中继神经元群发出轴突与皮质的神经元形成突触连接，主要形成丘脑 - 皮质连接；皮质的神经元也发出轴突与丘脑 TC 中继神经元群、TR 神经元群形成突触联系，形成皮质 - 丘脑连接。丘脑与皮质之间形成了一个双向的突触联系，构成了一个较为宏观意义上的神经环路。在丘脑的内部，存在微观意义上的神经环路：丘脑中参与形成丘脑 - 皮质连接的神经元主要是位于 TC 中继核的兴奋性谷氨酸能神经元；位于 TR 神经元群的 GABA 能神经元并不直接参与形成丘脑 - 皮质连接，但是它们发出轴突支配位于 TC 中继核内的兴奋性神经元，并调节兴奋性

神经元的兴奋性,控制丘脑 - 皮质的兴奋性输出;TC 中继核神经元也会发出轴突与 TR 核 GABA 能神经元形成突触联系,将调节信息反馈给 TR 核 GABA 能神经元;皮质 - 丘脑连接也会在丘脑网状神经元群中穿行,皮质神经元所发出的轴突会与 TR 核中的 GABA 能神经元的轴突或树突形成突触联系,因此来自于皮质的兴奋性输入也会受到 TR 的调节,TR 对于丘脑 - 皮质环路起到了非常重要的调节作用(图 4-2)。

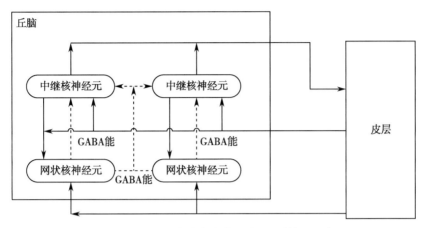

图 4-2　有关失神性癫痫的丘脑 - 皮质神经环路

丘脑 - 皮质系统主要与失神性癫痫(absence epilepsy,AE)关系密切。AE 主要出现在儿童和青少年,其脑电图的典型特征为双侧高度同步的 2～4Hz 的棘慢复合波放电(spike and wave discharge,SWD),伴有意识的丧失。作为全面性癫痫的一种重要类型,几乎整个皮质区域都参与了 AE 的病理性脑电波的形成,但是局限于大脑皮质环路中的异常放电往往与惊厥性癫痫发作有关,而丘脑 - 皮质神经环路所致的皮质异常放电,则往往表现为失神性癫痫发作。既往的临床和动物实验研究均发现,与失神性癫痫发作相关的 SWD 起源于皮质下结构,主要是丘脑。① TR-TC 中继核团:AE 中,TR 核的 GABA 能神经元出现数目减少与功能障碍,导致 TC 中继核的兴奋性神经元向皮质的输入增加,从而导致 AE 的发生、发展。正常情况下,TC 中继核的神经元群一旦出现暴发样放电的时候,TR 核的 GABA 能神经元可以通过突触连接抑制 TC 核内神经元的过度兴奋,使 TC 中继核内的神经元兴奋性降低,动作电位的发放频率降低。但是在 AE 中,由于离子通道、突触可塑性、谷氨酸受体与 GABA 受体的改变以及 GABA 能神经元的凋亡等,TR 核内的 GABA 能神经元的抑制功能明显降低,位于 TC 中继核的神经元出现异常增高的兴奋性,表现为 TC 中继核兴奋性神经元节律性的放电衰减减少,进而转换为超同步振荡,导致皮质节律性的癫痫放电。② TR-TR:在丘脑网状核的内部,GABA 能神经元也会发出轴突或树突使彼此之间形成突触联系,通过这种突触联系可以使 TR 内部的 GABA 能神经元达到相互抑制、相互协调的效果,从而避免 TR 核 GABA 能神经元对 TC 中继核兴奋性神经元的调节出现超同步化;在 AE 中,由于 TR 核内 GABA 能神经元的突触联系异常或者 GABA 能神经元功能异常,这种 TR-TR 神经元之间的相互抑制功能将会丧失,进而引起 TR 核内 GABA 能神经元对 TC 中继核兴奋性神经元超同步化调节的出现,促进 TC 中继核团神经元的超同步化放电,并通过丘脑 - 皮质系统将同步节律性放电传递至皮质,导致失神发作。在丘脑 - 皮质环路中,丘脑 TC 中继神经元将兴奋性突触功能投射到皮质 EX 神经元和 IN 神经元群中,分别通过激活 EX 及 IN 神经元群来调节皮质的电活动。其中,从丘脑 TC 中继神经元到皮质 IN 神经元群的投射称为丘脑 - 皮质的前馈抑制,其激活皮质的 IN 神经元群,然后进一步抑制皮质 EX 神经元群的异常放电。所以,前馈抑制代表了 TC-IN-EX 的通路。同样,丘脑 TC 中继神经元到皮质 EX 神经元群的投射称为丘脑 - 皮质的前馈兴奋。丘脑 - 皮质的前馈抑制与前馈兴奋相互作用,使皮质神经元的兴奋性处于平衡。当这种抑制 - 兴奋调节失衡的时候,也可能会导致失神癫痫的发生和发展。相对于丘脑内部的连接,丘脑 - 皮质连接径路较长,径路中间所受到的调节机制更加复杂，目前有关这方面的研究相对较少。

虽然皮质 SWD 起源于皮质下结构，特别是来自于丘脑的超同步化振荡，但是部分研究也发现，在 AE 中，皮质的躯体感觉皮质区域（Ⅴ层与Ⅵ层）的锥体神经元超同步化放电早于丘脑同步化振荡与皮质 SWD 出现，提示皮质神经元的异常兴奋可能会通过皮质 - 丘脑环路驱使丘脑内部神经网络的异常。在皮质 - 丘脑连接中，起源于躯体感觉皮质Ⅴ层锥体神经元的轴突较厚且有较大的神经末端，主要支配 TC 中继核团神经元，对 TC 中继核团有较强的兴奋作用；起源于躯体感觉皮质Ⅵ层锥体神经元的轴突有更多较小的末端，这些轴突末端分散，且主要支配 TR 神经元群。因此，当皮质神经元出现超同步化放电时，通过以上皮质 - 丘脑连接，一方面，引起 TR 核团内 GABA 能神经元的功能障碍，使 GABA 能神经元间相互抑制作用减弱以及对 TC 中继核团神经元兴奋性的调节能力减弱，最后促进 TC 中继核团神经元出现超同步化放电；另一方面，皮质神经元出现的超同步化放电可以通过皮质 -TC 中继核团连接直接引起 TC 中继核神经元的兴奋性升高，促进丘脑振荡与皮质 SWD 的出现，促进 AE 的发生、发展。在 AE 产生阶段中，皮质神经元对丘脑的驱动作用理论主要是通过上述两个方面来实现的。

三、额叶 - 扣带回神经环路

额叶 - 扣带回主要与额叶癫痫（frontal lobe epilepsy，FLE）和扣带回癫痫（cingulate epilepsy，CE）有关。FLE 的形成与内侧额叶（mesial frontal lobe，MFL）与外侧额叶（lateral frontal lobe，LFL）之间的复杂的交互作用密切相关，其中前扣带回和岛叶在内外侧额叶之间复杂的相互作用中发挥了枢纽作用。不同于 TLE 中的局部神经元丢失、胶质增生、神经元迁移障碍等，FLE 主要的病理改变以神经元之间异常的突触连接为主。FLE 的异常脑网络中往往存在多个致痫灶，并且这些致痫灶和全脑的功能性连接是明显增强的，这种增强的功能连接模式将会显著地促进脑部神经元的高度同步化异常放电，并且可以使神经元的高度同步化异常放电得到快速的传播与扩散。当 MFL 的癫痫样放电通过前扣带回皮质扩散至岛叶皮质或其他与情绪、应激相关的区域时，患者会出现强烈的情绪模式（兴奋、激动、恐惧或攻击行为），伴随觉醒反应（睁眼、凝视等），紧接着是多动、噘嘴，多有恐惧或威胁感。当癫痫样放电从前扣带回皮质向认知相关脑区发展时，患者的情感反应没有那么强烈，常常会出现闭眼，发作期的噘嘴行为则转变为更“认知化”的表情，以不满、失望、不同意或怀疑为主要特点。因此，癫痫样放电传递至不同的功能区，会出现不同的症状学表现。发作期噘嘴的行为有助于 FLE 患者致痫灶的定位。CE 是一种起源于扣带回的少见癫痫形式。扣带回作为边缘系统的组成部分之一，具有复杂的功能特征和解剖联系。临床上，CE 主要表现为运动症状或意识障碍。CE 的扩散涉及扣带回以外的广泛的神经网络，该癫痫网络包括初级运动皮质区、前运动皮质区、前额叶皮质等。但是目前，额叶 - 扣带回神经环路在癫痫中的研究远没有海马 -EC 神经环路、丘脑 - 皮质环路在癫痫中的研究清楚。

四、总结

本节主要从海马 - 内嗅皮质、皮质 - 丘脑 - 皮质、额叶 - 扣带回三个方面探讨了癫痫发生中的神经环路。相对应的癫痫类型主要是 TLE、AE、FLE，但是这样的归类不是绝对的，癫痫本身就是一个慢性的神经网络疾病，各种癫痫发病机制是复杂的，尤其是伴有全面性癫痫发作的癫痫，它的环路都不是孤立的，不同类型癫痫的异常神经环路存在交叉。因此，我们需要用全面的观点去看待癫痫发生中的神经环路，找到一个共存的交叉点，来扼制神经元异常放电的高度同步化与癫痫样放电在大脑中快速传递与扩散。但是，各个类型的癫痫所涉及的脑区不同，起源不同，因此它们的神经环路往往有各自的特点，其中以 TLE 的神经环路最具特色，海马 -EC 间的经典神经环路也成为了 TLE 的标志。由于目前的癫痫动物模型主要是 TLE 动物模型，因此，大多数有关癫痫神经环路的基础研究都与 TLE 有关。虽然有关 TLE 神经环路的临床研究与基础研究均较多，但是 TLE 异常神经环路与它的发病机制仍未被阐述清楚，TLE 仍属于难治性癫痫。因此，有关 TLE 的神经环路在未来仍然值得去探讨与研究。本节还谈到了 AE 相关的神经环路，主要集中在皮质 - 丘脑 - 皮质神经环路。有关 AE 神经环路的研究主要集中在丘脑。随着 AE 研究的不断创新与深入，我们对于丘脑 - 皮质环路在 AE 形成中的作用有了更深的认识，这为未来 AE 发病机制的研究提供了坚实的基础。目前，有关丘脑在 AE 中的研究主要集中在 TR 核团与 TC 中继核团，其他丘脑核团在 AE 中的具体作用仍不清楚；TR 核团与 TC 中继核团在 AE 中的作用是否受到丘脑其他核团甚至丘脑外区域的影响仍值得进一步研究。相对于 TLE 与 AE，有关 FLE、CE 的神经环路研究较少。由于癫痫动物模型的限制，有关 FLE、CE 的神经环路研究更多是根据临床患者的脑电特征、影像学资料与临床症状来进行推测，其他类型的癫痫亦是如此。癫痫综合征往往涉及大脑的多个脑区，还伴随很多癫痫以外的临床症状。因此，癫痫综合征的神经环路更加复杂与难以系统地阐明。目前，部分研究提示神经递质受体信号通路（GABA 受体与谷氨酸受体等）、调质信号通路（神经甾体等）、离子通道蛋白、微管相关蛋白的变化以及 Cajal-Retzius 细胞与胶质细胞的功能变化都会对癫痫异常神经环路的形成、结构以及功能产生重要影响，这些研究为未来 TLE 异常神经环路的研究找到了新的切入点。

从研究现状来看，有关癫痫异常神经环路的研究值得我们进一步挖掘与深入。癫痫的形成主要经历三个阶段：①一个导致癫痫发生的事件；②一段癫痫形成的过程；③反复的癫痫发作。癫痫异常神经环路的形成主要是集中在癫痫形成的过程中，但是异常环路的形成并不仅限于这段时期，致痫事件与癫痫发作对异常神经环路的形成也有重要的促进作用。因此，癫痫形成与异常神经环路的形成具有相互促进、相互发展的关系。大部分结构性与病理性的变化主要集中在癫痫发生阶段，但是由于很多与癫痫发生的改变是短暂的，所以我们很难去判断哪些改变是与癫痫形成相关的，哪些是主要的，以及异常神经环路的形成与癫痫形成之间的关系。以上问题也是未来研究亟待回答的问题。

（陈阳美）

第七节　癫痫的免疫学机制

1969 年 Walker 首先提出，免疫机制可能参与癫痫发病的机制。随着免疫学的迅速发展，大量证据表明，癫痫的发生可能与自身免疫机制相关。有学者将一系列自身抗体或免疫细胞介导的癫痫，称为自身免疫性癫痫（autoimmune epilepsy，AE）或免疫介导性癫痫。2002 年 2 月，在日内瓦召开的国际自身免疫病会议上，首次提出了"autoimmune epilepsy"的概念；同年，*Nature Immunology* 杂志上正式发表了 AE 的相关内容，并指出此概念的提出是癫痫病学史上具有革命性的历史事件。

一、癫痫和细胞免疫

目前大量的研究已证实，癫痫患者存在免疫功能低下，这主要包括细胞免疫与体液免疫。癫痫免疫功能异常涉及脑内小胶质细胞、星形胶质细胞、血管内皮细胞和神经元等细胞成分，它们不仅是脑内细胞因子的主要来源，也是免疫反应的靶细胞。神经胶质细胞功能异常可以诱发惊厥和促进癫痫发生，星形胶质细胞和小胶质细胞慢性活化、胶质瘢痕化、各种胶质细胞瘤等都可成为脑内癫痫灶，从而增强神经元兴奋性和加重免疫炎症反应。癫痫免疫紊乱还涉及 T 细胞，T 细胞亚群按 CD 分子不同可分为 CD_4^+T 细胞和 CD_8^+T 细胞，按功能不同可分为辅助性 T 细胞（Th 细胞）、细胞毒性 T 细胞（Tc 细胞）和抑制性 T 细胞（Ts 细胞）。针对 T 淋巴细胞亚群方面，目前认为，与正常对照比较，癫痫患者周围血中 CD_4^+T 细胞明显减少，CD_8^+T 细胞数明显增高，CD_4^+/CD_8^+ 比值降低，Th 细胞 /Ts 细胞比例降低，自然杀伤细胞活性改变等。Rasmussen 脑炎（RE）引起局灶性癫痫，有资料表明 RE 中 Th 细胞可以通过释放颗粒酶 B 导致神经元和星形胶质细胞凋亡，并且 Th 细胞介导的星形胶质细胞的凋亡可以作为 RE 的特征性表现。这说明 Th 细胞是 RE 发病中的一个特征，进而推测其与癫痫发作可能存在一定联系。2015 年 Louveau 等发现，大脑隐藏着淋巴管系统与主要血管伴行连接至静脉窦，提示大脑与外周免疫系统相连，可通过脑膜淋巴管从脑脊液中运载免疫细胞和液体成分。以上研究证明，癫痫患者存在着细胞免疫异常。

二、癫痫和细胞因子

细胞因子（cytokine，CK）泛指由机体免疫或非免疫细胞产生的，与炎症和免疫应答密切相关的小分子多肽。脑内的 CK 主要有白细胞介素（interlukin，IL）、干扰素（interferon，IFN）、肿瘤坏死因子 -α（tumornecrosisfactor-alpha，TNF-α）等。实验与临床研究均证实诸多细胞因子参与了癫痫的发病过程。

（一）白细胞介素

研究认为与癫痫发作有关的白细胞介素主要有 IL-1、IL-2、IL-6 等，可以由脑内的神经元、神经胶质细胞、血管内皮细胞和巨噬细胞等合成和分泌。多个研究发现在癫痫发作后的颞叶、海马、大脑皮质等部位检测出 IL 水平明显高于对照组。

1. 白细胞介素 -1　IL-1 家族包括 IL-1α、IL-1β 及 IL-1Ra（interleukin receptor antagonist，IL-1 受体拮抗剂，亦称 IL1γ），值得注意，IL-1Ra 可与 IL-1R 结合而拮抗 IL-1 的作用。目前研究主要集中于 IL-1β。绝大多数研究显示 IL-1β 可明显加剧癫痫发作。IL-1β 过度表达可能与高热惊厥、颞叶癫痫和海马硬化形成有关。

2. 白细胞介素 -2　IL-2 对神经细胞以及调节神经递质的形成和释放都有重要作用，通过与 IL-2 受体（IL-2R）结合而发挥作用。临床 West 综合征患者血浆 IL-2 水平升高，症状性癫痫较隐源性癫痫患者更高，使用 IL-2 抗体及其受体的抗体，可明显或完全拮抗化学致痫剂和声音所致癫痫发作，提示 IL-2 和 IL-2R 可能参与癫痫的病理过程。

3. 白细胞介素 -6　IL-6 主要由星形胶质细胞分泌，多数观点认为 IL-6 在脑损伤过程中作为神经保护因子而发挥作用。癫痫发作早期，海人酸致痫鼠脑内 IL-6 mRNA 表达增加，癫痫患者脑脊液及血浆 IL-6 水平升高。IL-6 基因缺失小鼠用各类致痫剂（戊四氮、海人酸、4- 氨基吡啶）后，惊厥出现率及死亡率较野生型小鼠高，海马神经元凋亡增加，反应性星形胶质细胞和小胶质细胞增生减少。相反，也有个别报道 IL-6 可促进癫痫发作。

IL 在癫痫的发生机制中可能发挥的作用有：①促进大脑皮质神经元兴奋性氨基酸 N- 甲基 -D- 天冬氨酸（N-methy-D-aspartic acid，NMDA）受体的 mRNA 表达，从而提高了神经元的兴奋性，易于诱发癫痫发作；②促进大脑皮质、海马、颞叶等处神经元的立早基因（C-fos，C-jun）表达，而后者又可以作为信使在神经传导中发挥作用，增加神经元的兴奋性；③通过改变 IL-1 受体拮抗剂 α（IL-1Rα）与 IL-1β 含量的比值来促进或抑制癫痫发作；④在癫痫发作时，IL 可以通过改变神经网络的活性而间接地影响癫痫电活动的传导；⑤另外，国外有一些学者认为某些 IL 有一定的抗癫痫作用，可以通过增加 γ- 氨基丁酸的抑制作用抑制癫痫发作。对于各种 IL 在癫痫发作中作用的差异，也有许多不同的意见，所以对于 IL 在癫痫发作中的机制目前还未完全明了，尚需进一步研究。

（二）干扰素

动物试验发现，高剂量 IFN 可诱导动物癫痫样发作，可能通过减少抑制性突触后电位发放而致癫痫发作。接受 IFN 治疗的患者有癫痫发作的报道，停止使用 IFN 后，癫痫发作有所缓解。这些患者的基础疾病包括病毒性肝炎、多发性骨髓瘤、毛细胞白血病等，发作类型涉及局灶性发作、全面性发作、癫痫持续状态、光敏感性面肌阵挛等。相反，也有使用 IFN 治疗成功缓解了巨细胞病毒感染和 Rasmussen 脑炎伴发的难治性癫痫的报道。因此 IFN 对癫痫究竟起什么作用，可能与其基础疾病有关。

（三）肿瘤坏死因子 -α

TNF-α 是主要由活化的单核 / 巨噬细胞产生的一种细胞因子，具有广泛的生物学效应，在生理和病理条件下均发挥重要的调节作用。癫痫发作早期，实验动物和高热惊厥、West 综合征患者均有 TNF-α 表达增加，但 TNF-α 在癫痫发病中究竟起什么作用仍有争议。小鼠海马内注射鼠重组 TNF-α 及过度表达 TNF-α 转基因小鼠研究提示 TNF-α 可抑制癫痫发作。相反，部分观点认为 TNF-α 可促进癫痫发生。在杏仁核点燃模型大鼠腹腔给予 TNF-α 后痫性放电及行为发作时程延长。以上研究结果不一致，可能与 TNF-α 浓度和作用时间不同有关，与其促进凋亡，诱导神经营养因子释放等有关。

三、癫痫和自身抗体

（一）非神经系统抗原特异性抗体

1. 抗核抗体（antinuclear antibody，ANA）　ANA 是一种广泛存在的自身抗体，主要是 IgG，也有 IgM 和 IgA，甚至 IgD 和 IgE。ANA 在系统性红斑狼疮（SLE）患者的滴度较高，但也出现在其他许多自身免疫病中。Verrot 等非选择性地研究了 163 例癫痫，其中 25% 的患者体内有 ANA 的存在，19% 的患者血清内 Ig 型抗心磷脂抗体（ACA）明显增高，二者均与癫痫类型、抗癫痫药物种类、患者的年龄、性别无关。ANA 致病的机制尚未明了，有待于进一步研究。

2. 抗磷脂抗体（antiphospholipid antibody，APA）　APA 是一组能与多种含有磷脂结构的抗原物质发生反应的抗体，包括狼疮抗凝物（LA），抗磷脂酸抗体和抗磷脂酰丝氨酸抗体等。将 APA 和其临床并发症（动静脉栓塞、反复性流产及血小板减少症等）称为抗磷脂综合征（APS）。Eriksson 报道大约 19%～26% 的成人和 13% 的儿童癫痫病患者可以检测到抗磷脂抗体。他们在 50 例有癫痫儿童中发现 44% 有 APA，而正常儿童仅 10% 有 APA，并且抗体的出现与抗癫痫药物的使用无相关性。普通癫痫患者的脑 MRI 一般正常，但伴有 APS 的患者其脑 MRI 常有脑梗死表现。APA 引发癫痫可能的机制包括：抗体的直接作用引起发作；血管内免疫复合物沉积于脑组织致损伤；APA 引起微小的血管损伤致脑微梗死等。

3. 抗心磷脂抗体（anticardiolipin antibodies，ACA）　ACA 是一种以血小板和内皮细胞膜上带负电荷的心磷脂作为靶抗原的自身抗体，是 APA 的成分之一。ACA 常见于 SLE 及其他自身免疫性疾病，当 ACA（特别是在高滴度情况下）、肌纤凝样蛋白和抗磷脂综合征共同存在时，SLE 患者伴发癫痫是特别常见的。在一家癫痫中心所有类型的癫痫患者中，ACA 和 ANA 阳性的发现率增加了 6 倍和 2.5 倍，SLE 患者伴有 ACA 的癫痫发作频率是无 ACA 的 7 倍。

ACA 致神经系统病变和致病的可能机制：① ACA 对胶质细胞的抑制引起的血 - 脑脊液屏障破坏，使抗体或抗原抗体复合物通过血脑屏障，使神经元破坏、异常放电，导致癫痫发作；②它可造成血栓致脑组织微梗死；③ ACA 与神经细胞的磷脂发生交叉反应，从而引起脑组织损伤；④抑制 γ- 氨基丁酸（GABA）受体复合物。

（二）神经系统抗原特异性抗体

研究表明，AE 的发生可能与固有免疫和适应性免疫相关。固有免疫通过活化免疫细胞和炎性介质，引起快速的非特异性反应；而适应性免疫则通过激活抗原特异性 B/T 淋巴细胞和自身抗体。目前尚不清楚此类抗体触发的确切机制。研究发现一些 AE 病例与免疫应答目标的潜在肿瘤或者前驱病毒（疱疹病毒为主）感染有关，刺激机体免疫应答，产生相应抗体。自身抗体可根据分布范围分成 2 类。一类是抗神经元表面抗原抗体，通常与 B 细胞应答相关，多为病毒感染后免疫获得，如疱疹病毒性脑炎后获得性抗体，以抗 N- 甲基 -D- 天冬氨酸受体（N-methyl-D-aspartate receptor-antibodies，NMDAR）抗体、抗电压门控钾离子通道（voltage-gated potassium channel，VGKC）抗体为代表，其中抗 VGKC 抗体包括抗富亮氨酸胶质瘤失活蛋白 1（leucine-rich glioma-inactivated protein 1，LGI1）抗体与抗（contactin-associated protein-like 2，CASPR2）受体两种形式。此类自身抗体影响兴奋性或抑制性神经递质合成及其作用，具有相对明确的致癫痫性，与潜在的肿瘤相关性较低，此类抗体同时具有 AE 及其病因的诊断价值。另一类是抗神经元细胞内抗原抗体，是由 T 细胞免疫反应所致，与肿瘤相关，提示预后不良，以抗神经元核抗体 1 型（anti-human neuronal nuclear antibody，ANNA1）即抗 Hu 抗体、抗谷氨酸脱羧酶 65（glutamic acid decarboxylase 65，GAD65）抗体等为代表，见于经典的副肿瘤性边缘系统脑炎，这些抗体仅具有诊断价值，具体致病病因目前仍不清楚。

1. 神经元表面抗原抗体

（1）抗 NMDAR 抗体：兴奋性神经递质谷氨酸与谷氨酸受体结合在癫痫的发病中起重要作用，NMDA 受体是重要的兴奋性氨基酸受体，在中枢神经系统突触传递和突触可塑性调节中起着关键作用，广泛分布于中枢神经系统。抗 NMDA 受体抗体可使突触 NMDA 受体经过蛋白酶体依赖性途径减少，降低突触可塑性。此外，患者海马区淋巴细胞聚集及炎症反应可能也是导致抗 NMDA 受体脑炎的癫痫发作的机制。

抗 NMDA 受体抗体阳性癫痫以女性居多，癫痫发作频繁，病程中易出现运突触动障碍，多表现为眼、口周以及手的不自主运动，自主神经功能紊乱等，合并中枢性低通气、呼吸衰竭，症状较重，需要气管插管、呼吸机辅助呼吸，病程较长。10%～45% 的患者可合并卵巢畸胎瘤，血清雌激素水平显著升高，脑脊液抗体滴度往往高于血清抗体滴度。

（2）抗 VGKC 抗体：VGKC 是一组跨细胞膜蛋白，包含一个 α 亚基和一个辅助性 β 亚基，二者共同在调节静息电位和膜的复极化中起着重要作用，广泛分布于整个神经系统，是体内可兴奋组织兴奋性调节的基础。钾离子通道破坏可引起神经元功能异常甚至细胞凋亡或坏死，从而导致癫痫的发生。抗电压门控钾离子通道抗体的靶抗原是 LGI1（80%～90%）和 CASPR2（10%～20%）。

面肱肌张力障碍性发作是抗 LGI1 抗体阳性癫痫所特有的癫痫发作形式，表现为短暂的、阵挛样的固定模式的发作，往往累及一侧上肢及同侧面部，每天可发作数十次。因此抗 LGI1 抗体很可能与 AE 发生相关。一般认为是非肿瘤相关性 AE。抗 CASPR2 受体阳性 AE：除癫痫外，主要表现为 Morvan 综合征（表现为抽搐、疼痛、多汗、体重下降、周期性幻觉及严重睡眠缺失）和神经性肌强直，被称为抗 CASPR2 抗体阳性临床三联征。目前临床对这种发作性肌强直与癫痫有时还难以鉴别，此类患者可合并肿瘤，主要为胸腺瘤。

（3）抗 γ- 氨基丁酸（γ-aminobutyric acid，GABA）受体抗体：抗 GABA 受体包括 GABAa 和 GABAb 两种形式，此类抗体阳性的 AE 主要表现为边缘叶癫痫，癫痫发作频繁。其中，GABAa 抗体阳性患者以难治性癫痫、难治性癫痫持续状态为主，该抗体选择性抑制 γ- 氨基丁酸 a 型受体的开放，引起突触位点处 GABAa 减少，进而致癫痫发作。GABAb 抗体阳性脑炎患者的自身抗体导致抑制性递质减少，从而引起癫痫发作，并且抗原、抗体结合后会导致受体进一步减少从而引起癫痫持续状态。抗 GABA 受体阳性癫痫还可出现意识模糊、斜视性眼肌痉挛、舞蹈症、共济失调等，约 50% 可合并肿瘤，常见为肺癌和神经内分泌肿瘤。

（4）抗谷氨酸受体（GluR）抗体：兴奋性神经递质谷氨酸（Glu）与谷氨酸受体（GluR）结合在癫痫的发病中起重要作用。AMPA 受体是一种离子型谷氨酸受体，在大脑中广泛存在，尤其在海马区域表达更多，其是由 4 个亚基（GIuR1-4）构成的四聚体。GluR 免疫系统中的特异或非特异性刺激物在外周可诱发产生抗谷氨酸受体 3（glutamate receptor 3，GluR3）抗体，而该抗体一旦通过破损的血脑屏障进入大脑后，可损伤神经元和胶质细胞，促进癫痫发作。这些抗体通过多种途径发挥作用：①兴奋毒性机制：通过过度激活谷氨酸受体而导致神经元的凋亡；②通过补体依赖途径杀死神经元和星形胶质细胞。

抗谷氨酸受体抗体阳性 AE，主要表现为边缘叶癫痫，精神症状显著尤其伴有攻击行为（甚至可以此唯一临床表现），约 70% 的患者可以合并肿瘤，常见肿瘤包括胸腺瘤、肺癌和乳腺癌；MRI 常显示双侧颞叶病变，但部分以孤立性精神障碍为表现的患者 MRI 及脑脊液均可为阴性。

2. 神经细胞内抗原抗体

（1）抗 GAD 抗体：GAD 是人体正常的蛋白酶，催化谷氨酸转变为 -γ 氨基丁酸（GABA），而 GABA 为 CNS 最主要的抑制性神经递质。GAD 抗体可以抑制或减缓 GABA 合成过程，从而使得中枢内谷氨酸增多、GABA 减少，导致癫痫恶化，研究表明抗谷氨酸脱羧酶抗体（GAD-A）与难治性癫痫密切相关。

约 25% 的抗 GAD65 抗体阳性 AE 患者伴发肿瘤，多为胸腺瘤或小细胞肺癌，累及神经系统较为广泛，可以出现脑脊髓炎、僵人综合征、偏侧舞蹈病、脑干脑炎、小脑性共济失调等。此外，抗 GAD65 抗体阳性 AE 可合并 1 型糖尿病，糖尿病性癫痫同样与此抗体相关。二者常规脑脊液检查一般正常，MRI 常有对称性颞叶内侧损伤。

（2）抗副肿瘤蛋白 PNMA2（anti-recombinant paraneoplastic antigen MA2 antibody，PNMa2）抗体、抗坍塌反应调节蛋白 5（anti-collapsin response mediator protein 5 antibody，CV2/CRMP5）抗体：PNMA2，

副肿瘤抗体 Ma 家族成员之一,主要表达于正常成人的脑组织,在睾丸干细胞中表达较为丰富,研究发现 PNMA2 不仅在多种肿瘤发生时表达增加,而且在癫痫、抑郁、认知功能障碍等多种神经系统疾病中也可以检测到。

CRMP5 广泛表达于神经系统,调节神经元的丝状伪足和生长锥的形态,参与嗅觉和海马的神经元新生和存活,参与调节小脑浦肯野细胞的树突发育和突触可塑性,该家族的表达高峰主要处于神经系统发育阶段,成年后 CNS 内基本不再表达,所以当某些肿瘤再次分泌 CRMP-5 时,中枢和周围神经系统的相应区域会受到攻击。

抗 Ma2、抗 CV2/CRMP5 抗体阳性 AE 患者的临床症状类似,突出表现为边缘系统癫痫症状,可孤立出现,或者合并脑干脑炎、视神经炎、视网膜炎、肌病、进行性小脑变性和下丘脑功能障碍等。脑电图存在多灶性发作间期放电,影像学上常有海马萎缩,提示神经元损伤严重。患者病程进展快,对免疫调节治疗反应较差,预后不良。约 95% 以上的抗 Ma2 抗体阳性 AE 患者伴有潜在恶性肿瘤,以睾丸精原细胞瘤为主,血清雄激素水平显著升高;约 90% 以上抗 CV2/CRMP5 抗体阳性 AE 患者伴有潜在恶性肿瘤,以小细胞肺癌或胸腺瘤为主;二者对免疫调节治疗反应均较差。

(3)抗 Hu 抗体(ANNA1)、抗浦肯野细胞抗体 / 抗 Yo(human purkinje cell auto-antibody,PCA-1/Yo)抗体:抗 Hu 抗体是一种多克隆 IgG 抗体,其靶抗原是神经元细胞核中一种蛋白,该蛋白属于 RNA 结合蛋白,在 mRNA 编码蛋白质中起重要作用。该蛋白在小脑浦肯野细胞和后根神经节的感觉神经元中表达水平较高,致使这部位更易受到抗 Hu 抗体作用。某些肿瘤细胞,特别是小细胞肺癌也有该蛋白表达,因此可以诱导机体产生具有自身抗体性质的抗 Hu 抗体,并介导自身免疫性的神经系统损害。

Yo 抗原有 2 种:主要抗原小脑变性相关蛋白(cerebellar degeneration-related protein,CDR)和次要抗原 CDR_{34}。主要分布于小脑浦肯野细胞和脑干的某些神经元的胞质中,在周围神经系统中没有表达。抗 Yo 抗体为多克隆 IgG 抗体,存在于血清和脑脊液。

抗 Hu(ANNA1)、抗 Yo(PCA-1)抗体阳性 AE 有着类似的临床表现,均以边缘系统癫痫为主,但很少孤立出现,通常合并广泛神经系统损害,如小脑变性、周围神经病、神经根炎、神经肌病、自主神经功能紊乱等,同样 95% 以上合并肿瘤,但以小细胞肺癌为主。

第八节　癫痫的动物模型

癫痫动物模型是指经过诱导后出现癫痫发作并有一定致病倾向的一种特殊的动物群体,在癫痫的病理生理研究和抗癫痫药物的研究中发挥着重要的作用。一个较理想的癫痫模型应具有和人类癫痫相似的发生、发展过程。至少应具备以下特征:①具有诸如神经细胞丢失、胶质细胞增生、轴突丝状芽生和突触重建等与人类癫痫相似的病理学基础;②在初始刺激与自发性癫痫发作之间有较为固定的潜伏期(数天至数周);③模型在一定时间内保持大脑神经元兴奋性持续增高。

癫痫模型分为体外模型和体内模型,前者包括神经元模型和海马脑片模型,主要用于抗癫痫药物的筛选,还能有效的探讨抗癫痫药物的量效关系;后者根据诱发癫痫的时程、遗传背景及药物抵抗性等分为急性癫痫模型、慢性癫痫模型、遗传性癫痫模型和癫痫抵抗性模型。目前没有任何一种动物模型能完全模拟人类癫痫。另外,癫痫的临床发作形式多种多样,需要使用多种模型进行研究。

一、体外模型

体外模型具有简单、快捷、有效的特点,不存在血脑屏障,易于改变药物浓度,脑片机械稳定性好,不受体内调节系统的影响等,是研究癫痫机制的最有用的模型。主要是用谷氨酸、海人酸处理的神经元模型和用含有低 Mg^{2+}、低 Ca^{2+}、高 K^+ 的人工脑脊液处理的脑片模型。

(一)神经元模型

神经元是研究癫痫离体模型的基本材料。人们常用小鼠的小脑颗粒细胞、大脑皮质细胞和海马神经元作为研究的基础。比较成熟的癫痫模型有谷氨酸兴奋性模型、海人酸模型等。

谷氨酸兴奋性模型能够引发癫痫样放电，可能与兴奋 NMDA 受体，引起 Ca^{2+} 的内流密切相关。这给研究癫痫的发病机制提供了很好的模型，同时人们也可以通过这模型进行抗癫痫药物的筛选。而海人酸损伤模型的操作步骤与谷氨酸模型类似。有文献报道海人酸可能兴奋 AMPA 受体和 KA 受体，引起细胞外的 Ca^{2+} 内流；或者激动钙蛋白酶和胱门蛋白酶，导致神经元的凋亡和坏死，同时诱发癫痫样放电的发生。

（二）海马脑片模型

人们也常用海马脑片作为癫痫离体模型的基础。常用动物有豚鼠、大鼠等。比较成熟的癫痫模型有谷氨酸兴奋性模型、海人酸模型等。国外文献报道，用低镁的人工脑脊液灌注内嗅区和海马切片，显示三种癫痫样放电：①海马出现重复短时相放电；②内嗅区痫样发作放电；③内嗅区迟发性重复放电。海马重复短时相放电可被高剂量的丙戊酸钠和乙琥胺所抑制，内嗅区痫样放电可被临床有效的抗癫痫药阻断。本模型易于建立药物量效关系，常用于抗癫痫药物筛选和研究。其弱点是不易得到药效学和药动学反应的总体资料，如吸收、代谢、排泄等。

二、体内模型

（一）癫痫模型的动物选择

癫痫发作可以通过急性损伤或遗传影响等方式出现在几乎所有具有中枢神经系统的动物上，所以癫痫模型动物范围非常广泛。虽然在 1980 年前研究者曾应用狗、非灵长类动物尤其是猫作为研究对象，然而，大鼠、小鼠等啮齿类动物仍是迄今为止最常见的动物模型。因为灵长类动物与人类有非常相似的基因组，通过灵长类动物的癫痫流行病学和神经解剖学数据可以了解人类癫痫的遗传学特征。狗癫痫模型有很强的应变 - 依赖和表面效度，可用于模仿人类遗传性癫痫的临床表现。无脊椎动物也可以用于癫痫模型，用于研究不同反应下的基本神经机制。非洲爪蟾蝌蚪是神经发育研究的经典模型，该动物最近常被用来研究戊四氮（Pentylenetetrazol，PTZ）诱导的癫痫发作。海龟对大脑缺氧耐受性好，可用于大脑体外研究，以及一些神经元异常兴奋和细胞死亡等的研究。

（二）体内模型分类

1. 急性癫痫模型 急性癫痫模型又称为癫痫发作模型，常为单次处理即可诱发癫痫的一次急性发作模型，包括急性简单部分性发作模型、最大电休克发作（maximal electroshock seizure，MES）模型和戊四氮癫痫模型（pentylenetetrazol model，PTZ model）。

（1）急性简单部分性发作模型：这类模型是一组急性皮质损伤所致的惊厥放电，动物只出现单次惊厥，不发展为慢性惊厥。

原理：局部运用 γ- 氨基丁酸（GABA）受体拮抗剂来打破脑内抑制与兴奋间的平衡而形成一个致痫灶。

方法：脑局部应用青霉素、荷包牡丹碱、印防己毒素、士的宁与胆碱能药等均能产生急性简单部分性发作，其中应用最广泛的是青霉素模型，即以含 1.7～3.4mmol/L 青霉素棉棒涂于大鼠或猫的脑皮质，数分钟即可记录到病灶区的发作性、反复性、倾向同步化的棘波放电。

优点：制作简单、快速、病灶部位明确，便于痫性活动与抑制机制的研究。

缺点：模型发作持续时间仅数分钟到数小时，较难用于癫痫病理的研究；模型的致痫效果强，刺激部位很多神经元都参与了痫性活动的形成，超出了人类癫痫灶神经元的参与程度；模型的病灶部位明确，不同于人类癫痫的癫痫灶；模型可能受到麻醉剂的干扰。

（2）最大电休克发作（maximal electroshock seizure，MES）模型

原理：在动物两耳或眼球部位放置电极，以强电流通过电极对脑部进行短时间刺激，使动物产生双后肢强直性惊厥。

方法：用电休克仪或药理生理实验多用仪，导线引出交流电，将输出线上连接鳄鱼夹，以生理盐水

湿润后，分别夹于小鼠或大鼠双耳，或用稍凹圆盘状角膜电极接触双角膜（角膜用丁卡因麻醉），随即通电，即可使小鼠或大鼠发生典型的前肢屈曲，后肢伸直的强直性惊厥。惊厥过程可分为潜伏期、强直期、阵挛期及惊厥后抑制期。

优点：MES 是使用最多、研究最透彻的全面性发作模型之一。模型制备方法简单，且有比较高的筛选抗癫痫化合物的效率，常常用于模拟人类的强直阵挛癫痫发作，并能用于抗强直 - 阵挛癫痫发作的药物筛选。

缺点：MES 模型对作用于离子型通道的药物特别青睐，导致可能会预选某些药物而忽略了其他有抗癫痫作用的药物（如氨基己酸、噻加宾等），而且 MES 癫痫模型不适合抗部分癫痫发作的药物的筛选。

（3）戊四氮癫痫模型（pentylenetetrazol model，PTZ model）

PTZ 是四唑衍生物，全身给药时，在小鼠、大鼠、猫及灵长类动物具有恒定的惊厥作用。不同剂量的 PTZ 可以导致发作程度明显不同特异的癫痫发作。低剂量的 PTZ 可导致和凝视对应的纺锤样 EEG，高剂量皮下或腹腔注射在大鼠内能稳定、快速地引发强直 - 阵挛惊厥。

原理：戊四氮主要作用于脑干及前脑，使兴奋性突触的易化过程增强而引起惊厥发作。

方法：18g～25g 小鼠，实验前自由饮食，实验时禁食，由尾静脉迅速注入 0.5% 戊四氮生理盐水（38mg/kg），可使 97% 的小鼠产生强直发作。

优点：行为上 PTZ 模型可以导致癫痫发作的所有四种行为：凝视、肌震颤、阵挛、强直 - 阵挛癫痫发作。PTZ 注射之后可以观察到完整的 EEG 逐步改变过程，病理学改变与人类颞叶癫痫相似，主要为海马神经细胞丢失、胶质细胞增生、神经元再生、苔藓纤维丝状芽生等，目前 PTZ 模型已广泛用于筛选抗癫痫药物及癫痫发生机制研究中。

缺点：不能模仿人类癫痫发生发展的整个过程，更不能模拟难治性癫痫、药物抵抗性癫痫的病理生理改变过程。

2. 慢性癫痫模型　慢性癫痫模型能够反映癫痫发作的发生、发展及其反复发作的脑部病理生理的改变，为更深入研究癫痫的发生和发展提供了基础。慢性癫痫模型根据给予刺激的强度和引起的病情严重程度的不同，又可以分为点燃模型、持续性癫痫模型、自发性癫痫模型和遗传性癫痫模型。

（1）点燃模型（kindling model）

原理：通过慢性重复的电或化学刺激引发渐进性增强的癫痫发作敏感性，刺激的阈值逐渐减弱，最终自发性癫痫和永久性癫痫初步建立。

方法：化学点燃模型是通过系统或者脑室内反复注射亚惊厥剂量的兴奋性毒性物质（如海人酸、普鲁卡因、利多卡因、戊四氮等）导致癫痫的发生和发展，是复杂部分发作的常用模型。全身的匹鲁卡品或海人酸注射同样可以诱发癫痫持续状态急性发作，并且，随着时间的推移可以诱发出自发性复发癫痫。电刺激点燃模型是通过在脑内某特定区域反复亚抽搐剂量电刺激而最终导致强烈的部分或全身性癫痫发作。边缘系统（如杏仁核、海马等区）是最常用的电刺激部位。

优点：慢性癫痫模型 - 点燃模型、持续性癫痫模型及自发性癫痫模型除了已被应用于慢性癫痫发生、发展的病理生理改变的研究，及用于抗癫痫药物的筛选之外，它还有一个重要的意义：这些模型还能被用于研究如何预防癫痫发作。

缺点：点燃模型及慢性自发性癫痫模型与外伤、脑卒中等引发的癫痫发作的病理生理改变并不一致。所以探讨外伤、脑卒中引发的癫痫，可能要相应外伤、脑卒中动物癫痫模型。

（2）持续性癫痫及自发性癫痫模型：匹鲁卡品为胆碱能肌肉激动剂，给药可引起癫痫发作。匹鲁卡品 / 锂 - 匹鲁卡品模型是目前应用最多的癫痫持续状态模型及自发发作模型。

方法：氯化锂（提高机体对匹鲁卡品的敏感性）125mg/kg，腹腔注射。18h～24h 后，匹鲁卡品 30mg/kg，腹腔注射。给匹鲁卡品前 30min，腹腔注射东莨菪碱 1mg/kg，以减轻外周症状。

其发生发展过程可分为急性期、静止期、慢性期。急性期：表现为癫痫持续状态。静止期：发作完全停止，恢复正常进食与活动，体重回升，部分易激惹，有攻击行为。EEG 正常。慢性期：出现反复自发性的癫痫发作。

匹鲁卡品 / 锂 - 匹鲁卡品模型发生发展过程与人类颞叶癫痫高度相似,具有相同的病理学基础,对大部分抗癫痫药物耐药,是研究颞叶癫痫的理想工具。

3. 遗传性癫痫模型 遗传因素在原发性癫痫的发病机制中发挥了重要作用,而癫痫的遗传学动物模型是研究原发性癫痫发病机制特别是失神发作的基础。经典的癫痫遗传学动物模型包括:大鼠模型(WAG/Rij、遗传性失神性癫痫、tm/tm、NER、GEPR 等)、小鼠模型(EL、C57BL/6、DBA/2J、Frings 等)和果蝇属等动物模型。

(1)WAG/Rij 大鼠模型:用 Wistar 大鼠近代繁殖 130 代以上培育出 WAG/Rij 大鼠。WAG/Rij 大鼠在临床征象、脑电图表现以及遗传特性等方面与人类失神癫痫很相像,所以 WAG/Rij 大鼠是研究人类失神癫痫可靠的动物模型之一。已经发现大鼠失神发作可能的机制:网状核的活动程度、神经元细胞膜特性和离子通道的状态、蛋白和酶的活性以及基因和染色体的突变等。

WAG/Rij 大鼠能被应用于抗癫痫药物疗效的评估,以及新型抗癫痫药物毒不良反应的研究。同时因为它高效、自然、多产,能应用于遗传、神经化学及生理等方面的研究。

(2)遗传性失神性癫痫大鼠(genetic absence epilepsy rats,GAERs)模型:GAERs 模型由一种 Wistar 大鼠种系杂交而得,经 3 次交配以后,100% 的成年大鼠有自发性惊厥,行为学上表现为反复的全身非抽搐癫痫发作,并伴随双眼凝视,其脑电图表现为典型的对称同步棘波释放(spike wave discharge,SWD)。其失神发作的行为学和脑电图改变与人类青春期癫痫失神发作十分相似,故 GAERs 大鼠常用于研究青春期失神性癫痫。且有文献证明 GABA 受体及谷氨酸能神经元的损伤在 GAERs 失神发作中起着十分重要的作用。

(3)钙离子通道亚单位基因突变小鼠模型:钙离子通道亚单位基因突变小鼠模型,包括四种癫痫小鼠,即 *tottering*、*lethargic*、*stargazer* 及 *ducky* 突变小鼠,每种突变小鼠均包含有钙离子通道亚单位基因的 α、β、γ、α2δ 的四个成员之一的突变。癫痫的自发基因突变模型是第一个遗传性小鼠癫痫模型,可用于推测尚未克隆的新的人类癫痫候选基因及分析遗传性癫痫的分子病理,钙离子通道基因突变模型也为研究癫痫发生机制提供了重要的依据。

(4)慢波鼠模型:慢波鼠模型是一种自突变基因慢波癫痫小鼠模型。这种小鼠包含有一种突变,引起胞膜离子交换蛋白 Na^+-H^+ 交换泵(Na^+-H^+ exchanger,NHE)1 功能缺失,NHE1 是跨膜 Na-H 交换的 5 个基因之一,这种 pH 调节基因能在保持 pH 值恒定的前提下加速神经元从酸性载体上恢复,因此可能与过度换气诱发癫痫发作有关,这种突变小鼠产生一种 3Hz 棘波失神表现,与儿童失神极为相似,也可表现为强直 - 阵挛发作听源性癫痫模型,为研究人类遗传性儿童失神癫痫综合征提供了遗传学模型。

(5)果蝇属动物模型:果蝇属动物可用来研究抑制癫痫易感性的因素,一组果蝇属动物突变引起了科学家们的兴趣,BS 突变的果蝇较野生型的果蝇更易出现癫痫发作。BS 表型族(phenotypic class)至少包括 8 个基因,如 *bss*、*eas*、*sda* 等。通过与其他已知的果蝇属突变结合产生双突变。BS 突变在确定抑制癫痫易感性的遗传因素方面尤为有用。果蝇属动物为了解人类癫痫易感性提供了有效模型,因为除了它在遗传学及分子学方面的优势,还发现果蝇属的癫痫发作与人类癫痫发作有很多相似之处,然而果蝇属作为癫痫模型的最大优势在于可不通过基因型、而仅通过时间即可准确检测癫痫易感性的能力。遗传突变能在极其广泛的范围内调节癫痫易感性,在不影响单个神经元阈值的前提下,这种癫痫易感性的遗传调节表现得较明显。癫痫易感性在一次癫痫发作后马上降低,经过一段时间后逐渐增加。癫痫发作在一定高强度刺激后受到抑制的现象,说明癫痫易感性可被调节。

4. 癫痫抵抗性模型 随着癫痫研究的不断发展,已使得大部分癫痫患者的癫痫症状得到控制,但仍有 1/3 的癫痫患者的癫痫症状难以控制甚至表现为对药物的抵抗性,研究难治性癫痫和药物抵抗性已成为癫痫研究的新热点。

(1)Wistar 大鼠丘脑点燃模型:Rundfeldt 发现,应用 Wistar 大鼠丘脑点燃模型筛选抗癫痫药物时,有一部分 Wistar 大鼠对苯妥英是没有反应的。这些对苯妥英抵抗的 Wistar 大鼠除对苯妥英抵抗之外,还对丙戊酸、氨基己酸等临床有效的抗癫痫药物也有抵抗性。这些苯妥英抵抗的点燃模型作为研究药物抵抗性癫痫模型开始受到人们的关注，现已被运用于难治性癫痫或抵抗性癫痫的药物筛选中。

（2）海人酸模型：海人酸（kainic acid，KA）结构类似谷氨酸，能产生很强的神经兴奋作用。与突触后膜的海人酸受体结合，产生兴奋性突触后电位，引起癫痫发作。KA 模型是常用的癫痫持续状态模型及自发发作模型。常用的给药方式有系统给药和局部给药，局部给药可用于研究脑电中的癫痫样活动以及癫痫发作对周围健康组织的影响，而系统给药可用于研究不同脑区对药物的选择性差异。

（3）其他癫痫抵抗性模型：为了更好地研究难治性癫痫和抵抗性癫痫，人们开始选择其他的癫痫抵抗性模型，如拉莫三嗪抵抗性小鼠模型、6Hz 部分精神运动癫痫发作模型、颞叶持续性癫痫模型等。

（尚　伟）

参 考 文 献

1. Wei F，Yan L M，Su T，et al. Ion Channel Genes and Epilepsy：Functional Alteration，Pathogenic Potential，and Mechanism of Epilepsy. Neurosci Bull，2017，33（4）：455-477.

2. Huo Y，Wu X，Ding J，et al. Vascular Remodeling，Oxidative Stress，and Disrupted PPARγ Expression in Rats of Long-Term Hyperhomocysteinemia with Metabolic Disturbance. PPAR research，2018，2018.

3. Lundstrom BN，Meisel C，Van Gompel J，et al. Comparing spiking and slow wave activity from invasive electroencephalography in patients with and without seizures. Clin Neurophysiol，2018，129（5）：909-919.

4. Ren GP，Yan JQ，Yu ZX，et al. Automated Detector of High Frequency Oscillations in Epilepsy Based on Maximum Distributed Peak Points. Int J Neural Syst，2018，28（1）：1750029.

5. Vuong J，Devergnas A. The role of the basal ganglia in the control of seizure. J Neural Transm（Vienna），2018，125（3）：531-545.

6. Balak N，Balkuv E，Karadag A，et al. Mammillothalamic and Mammillotegmental Tracts as New Targets for Dementia and Epilepsy Treatment. World Neurosurg，2018，110：133-144.

7. Nolan D，Fink J. Genetics of epilepsy//Handbook of clinical neurology. Elsevier，2018，148：467-491.

8. Myers KA，Johnstone DL，Dyment DA. Epilepsy genetics：current knowledge，applications，and future directions. Clinical genetics，2019，95（1）：95-111.

9. Sieu LA，Eugene E，Bonnot A，et al. Disrupted Co-activation of Interneurons and Hippocampal Network after Focal Kainate Lesion. Frontiers in neural circuits，2017，11：87.

10. Makinson CD，Tanaka BS，Sorokin JM，et al. Regulation of Thalamic and Cortical Network Synchrony by Scn8a. Neuron，2017，93（5）：1165-1179.

11. Wang Y，Xu C，Xu Z，et al. Depolarized GABAergic Signaling in Subicular Microcircuits Mediates Generalized Seizure in Temporal Lobe Epilepsy. Neuron，2017，95（1）：92-105.

12. Souirti Z，Landré E，Mellerio C，et al. Neural network underlying ictal pouting（"chapeau de gendarme"）in frontal lobe epilepsy. Epilepsy & behavior，2014，37：249-257.

13. Louveau A，Harris TH，Kipnis J. Revisiting the Mechanisms of CNS Immune Privilege. Trends Immunol，2015，36（10）：569-577.

14. 余年，狄晴. 自身免疫性癫痫研究进展. 中华神经科杂志，2017，50（2）：152-156.

15. 柴晓洋，王洁，庞倩，等. 自身免疫性脑炎相关性癫痫的研究进展. 中华神经医学杂志，2019，18（2）：207-210.

16. 朱飞，郎森阳，王群. 啮齿类癫痫动物模型研究进展. 慢性病学杂志，2015，16（6）：661-668.

17. 王军，李承宗，龙浩，等. 颞叶癫痫动物模型研究进展. Chin J Nerv Ment Dis，2019，45（1）：60-64.

第五章

癫痫的脑电图学

第一节 检 测 方 法

一、脑电图的电生理基础

基于单个神经细胞、大脑皮质结构和群体神经细胞组织结构的电活动是大脑功能的基础。大量研究证实，大脑细胞外电场主要产生于神经元突触的跨膜电流，而神经元的动作电位、神经胶质细胞的慢电位、神经元内在的膜振荡等的贡献则较小；通过皮质 - 皮质环路、皮质 - 皮质下环路等机制，大量神经细胞活动产生的细胞外电场在时间与空间上进行加权叠加，从而产生了混杂在一起的不同频率的脑电信号，具有节律性特征的脑电信号被称为脑节律（brain rhythm）。自 1929 年 Hans Berger 观察到人类枕区 α 节律（8～13Hz）活动以来，又陆续发现了 δ 节律（0.3～3.5Hz）、θ 节律（4～7Hz）、β 节律（14～30Hz）脑电活动。随着颅内信号记录和数字化脑电设备的进步，现在认识到脑电节律活动呈现宽频带特征，即还存在低于 δ 频段的慢活动，以及更高频率的 γ 活动（30/40～70/80Hz）、涟波（ripple，80～250Hz）和快涟波（fast ripple，250～500Hz）。在时间上演变的节律性脑电活动可理解为一种电振荡，它是大脑皮质电活动的本质特征，与生理及病理状态相关，并具有一定的空间特征。

二、脑电图仪和脑电信号记录技术

经过 70 多年的发展，数字化脑电图仪已普遍取代了传统的模拟信号脑电图仪。数字化脑电图仪是以计算机和大规模集成电路为基础，将微伏级的大脑生物电讯号进行放大及模数转换后，以数字形式进行记录、存储、分析和显示的复杂仪器装置，其信号采集、输入、调节和输出的每一个环节都会对脑电记录结果产生影响，而其中最核心的是放大器的质量和性能。

（一）放大器（amplifier）与校准（calibration）

EEG 的前置放大器为差分放大器，即抑制同相共模信号、放大异相差模信号，通过多级、连续电压放大，将微伏级信号放大到数百万倍，从而显示两个记录点之间的电位差；其共模抑制比一般应≥5 000∶1（≥50～70dB）。所有放大器的地线应并联后单点接地，其导线的一端通过电极连接患者的前额正中或颅顶附近或身体表面的任何部位，另一端接入 EEG 头盒的接地端口。

数字化 EEG 是将脑电信号逐点进行数字化采样，然后通过数模转换器形成模拟化的 EEG 图形。颅外电极记录时采样率一般设定为 500Hz，最高可显示 120Hz 左右的快波；颅内电极记录时采样率则需要 1 000～2 000Hz。现在，一般数字化 EEG 放大器的波幅分辨率已发展到 12～16 比特（bit），可显示 4 000μV 的超高波幅脑电活动；具有宽带滤波能力，可记录从去极化漂移的低频脑波至 1 200Hz 的高频脑波；其输入阻抗在 5kΩ 以上，具有较好的输入 / 输出阻抗比；噪声水平＜2μV，而具有较好的信 / 噪比。

每次开启 EEG 仪器后均应进行标准校准或称仪器校准（mechanical calibration），以检验每个放大器的放大性能和灵敏度，即通过方波校准和正弦波校准以检查 EEG 仪本身的情况；然后进行生物校准

（biological calibration），对电极触点到 EEG 仪之间的状况进行测试，即：当所有导联的连接方式均相同时，所有导联的曲线在波形、波幅、位相上均完全一致；若任何一导联表现出与其他导联不同时，表明此导联电极至 EEG 仪之间的路径中存在故障，必须加以修复，然后再检测。

（二）带通滤波（pass filters）

理论上说，脑电记录的带通越宽越好，对高频和低频脑电信号的保真性越好；但带通越宽，受外界各种信号干扰的机会就越多。设置滤波器（filters）的目的是减少干扰，并尽可能保持要观察信号的真实性，包括：①高频滤波（high-frequency filter，HFF or low pass filters），以减少高频信号的干扰；HFF 最高不超过采样率的 1/4，通常设有 100、70、35、15Hz；国际脑电图及神经电生理学会规定，头皮 EEG 记录的高频滤波设定在 70Hz；②低频滤波（low-frequency filters，LFF or high pass filters），以减弱患者呼吸运动、出汗或呼吸引起的基线漂移；LFF 一般设有 0.1、0.5、1.0、1.5、5.0、50.0Hz 等档次；国际脑电图及神经电生理学会规定，头皮 EEG 记录的低频滤波设定在 0.3Hz 或 0.5Hz；③陷波滤波（notch filter），也称交流滤波（AC filters），指有选择性地衰减某一频率的信号；为滤除 50Hz 或 60Hz 交流电的干扰，可开启 50Hz 或 60Hz 陷波滤波。

（三）电压敏感度（sensitivity）

数字化 EEG 的波幅调节参数称为灵敏度（sensitivity），是指输入信号电压（μV）与输出偏转的垂直距离（mm）的比值，用 μV/mm 表示。数字化 EEG 在增益固定的情况下，可以通过增加灵敏度来升高过低的波幅信号，也可通过减少灵敏度来降低过高的波幅信号。成人背景活动较低，多选择 7μV/mm 或 10μV/mm；儿童波幅较高，可选用 10μV/mm 或 15μV/mm；脑死亡鉴定时灵敏度应调至 2μV/mm，以观察有无脑电信号。

（四）时间分辨率（temporal resolution）

数字化 EEG 的时间分辨率通过改变每屏（或每页）显示的时间长度来调节。常规为每屏 10 秒（10s/p）；如需观察一段时间的放电趋势时，可降低时间分辨率为 20s/p、30s/p 或 60s/p；如需观察较短时间内的高频快波或不同导联的位相关系时，可提高时间分辨率为 5s/p、2s/p 或 0.5s/p。

（五）电极（electrode）

EEG 电极用于采集脑电信号，由导电性能良好的金属材料制成，头皮通常为银-氯化银电极，也可采用不锈钢、金或铂金制成的无极性电极；颅内电极常用不锈钢或铂铱合金材料制成。根据电极形状可分为柱状、盘状、针状电极等；根据电极的安放部位可分为耳电极、蝶骨电极、颅内电极等。

（六）电极的安放规则

记录电极又称为活动电极，是用于采集脑电信号的电极。头皮 EEG 电极用于采集双侧大脑半球表面的电活动，应遵循左右对称、间距相等的原则。电极的安放规则有以下两个系统。

1. 国际 10-20 系统 国际脑电图学会建议，头皮 EEG 记录常规使用 10%～20% 系统确定电极的安放位置，简称国际 10-20 系统（图 5-1），其包含 19 个记录电极及 2 个参考电极。用尺准确测量是正确安放头皮电极、获得可靠脑电信号的基础，必须严格执行；具体测量方法请参考相关专著。

从 10-20 系统的电极位置缩写中可以看出，各电极的命名代码并不连续，国际脑电图学会在设计时为扩充电极预留了位置代码，如需横向增加电极，在 Cz 和 C3 之间有 C1，C3 和 T3 之间有

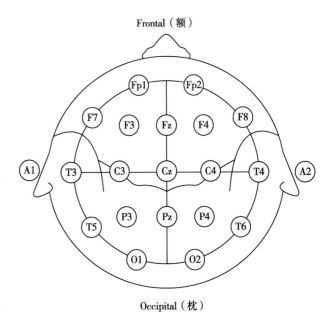

图 5-1 国际 10-20 系统的电极位置

C5，以此类推；纵向增加电极的电极代码为前后两个电极代码组合而成，如 F3 和 C3 之间增加的电极为 FC3，C3 和 P3 之间增加的电极为 CP3，以此类推。

2. 10-10 系统　癫痫术前精确定位时常需要 32 导、64 导、128 导甚至 256 导脑电图仪，为此，应使用美国脑电图协会（1991 年）的 10-10 系统安放电极。该系统在 10-20 系统范围之外左右各增加一列低位电极，以记录颞叶及额、顶叶下部的电位，而共有 75 个电极位置（图 5-2）；该系统还对国际 10-20 系统的命名做了个别修改，用 T7/T8 取代 T3/T4，P7/P8 取代 T5/T6，使电极字母缩写及代码更有规律可循，更便于记忆，也更能反映电极 - 解剖的对应关系。128 导和 256 导 EEG 则是在 10-10 系统基础上进一步增加电极数目，通常是用不同型号的特制电极帽，而不需要人工安放电极。

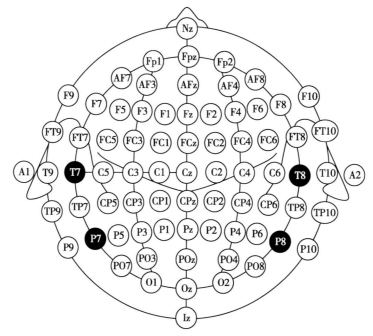

图 5-2　10-10 系统的电极安放位置
黑色位点的名称与国际 10-20 系统不同

3. 特殊位置电极的安放　源自大脑半球内侧面、底面及深部的脑电活动常难以从头皮电极记录到，为此，可使用一些特殊部位的无创性表面电极或微创的插入性电极，如蝶骨电极、鼻咽电极、筛骨电极、鼓膜电极、小脑电极等，以发现头皮电极难以记录到的电活动。随着脑电记录精确度的增加和记录部位的增多，除蝶骨电极外其余特殊电极应用极少。

蝶骨电极使用尖端裸露的绝缘针状电极（如针灸毫针），穿刺点位于颧弓中点下缘乙状切迹处、耳屏前方 1.5cm，穿刺方向略向后上方，深度约 4～5cm，接近卵圆孔周围。因蝶骨电极位置接近颞叶内侧面或底面，可增加发现海马或颞叶内侧放电的概率。目前，有许多机构使用盘状电极安放在蝶骨电极穿刺点记录脑电活动，但检出率可能低于蝶骨针电极。

（七）导联组合（montage selection）

EEG 导联组合是判断 EEG 波形、极性和定位的基本依据，分为参考导联法和双极导联法。

1. 参考电极法（Referential montage）　又称单极导联（monopolar montage）。所有记录电极均连接放大器的负端（G1），作为理论"零电位"的参考电极连接正端（G2），这时记录电极与参考电极之间的电位差反映记录电极电位的绝对值，但实际上在身体表面不存在绝对零电位，仅能选择耳垂、鼻尖或乳突等受脑电及其他生物电影响较小的部位作为参考电极的位置。常用的有：①耳垂，常用的参考电极，左、右耳垂分别标记为 A1、A2。优点是安装方便，较少受躯体运动的干扰；缺点是经常因为耳电极活化而导致颞区脑电活动的电压偏低，以及容易受到头部运动或侧卧睡眠影响。②平均参考导联（average referential montage，AVR），将头皮每个记录电极分别串联一个 1～2MΩ 的电阻，然后再并联在一起，使头皮各点的电位被显著减弱并被平均，电位接近于零，以此作为参考电极，可使参考电极不受位置的影响，且不存在与各部位记录电极距离不相等的问题，从而使各记录电极的电压具有可比性，并克服了因参考电极活化造成的双侧半球不对称。

2. 双极记录（bipolar montage） 将头皮上的两个记录电极（两者距离应 >3cm）分别连接于放大器 G1 端和 G2 端，引出的波形是两个记录电极之间的电位差；其优点是对于分析在极性上有明显改变的图形特别有用，且不易受到其他生物电的影响，并可排除参考电极活性化所引起的伪迹；其缺点是不适合于记录准确的波形或电位变动的绝对值。常用的双极导联方法包含纵联（香蕉联）、横联、环联、三角导联等组合方式。

在整个 EEG 的描记中，参考导联是分析 EEG 的基础，在参考导联显示某一局灶部位有异常波时，可以在双极导联上得到印证；双极导联必须和参考导联合并使用，具体分析才能得出正确的结论。

（八）显示（display）与打印（print）

应该注意的是计算机存储量和处理速度的高速发展足以支持通过增加采样率和波幅分辨率来提高 EEG 图形的分辨率，但显示器和打印机的垂直分辨率常常不相匹配而对波幅造成影响；显示器的水平分辨率不足导致高频脑电频率活动难以显示，必要时可通过增加"走纸速度"或减少每屏显示秒数将波形展开，进而达到增加频率分辨率的效果；600dpi（dots per inch，每英寸点数）的激光打印机最大水平分辨率为 23.6 点 /mm，相当于采样率 708Hz（最大频率响应为 177Hz），高于标准的 ADC 采样率和 1 600×1 200 像素的显示器，能够比较精确地反映出棘波等短暂事件。

三、脑电图记录方法

（一）头皮记录方法

1. 常规脑电图记录

（1）适应证：①中枢神经系统疾病，特别是发作性疾病；②癫痫手术治疗的术前定位；③围生期异常的新生儿监测；④脑外伤及大脑手术后监测；⑤脑炎、颅脑损伤及全身疾病的脑病表现；⑥危重患者监测；⑦睡眠障碍；⑧脑死亡的辅助检查。禁忌证：颅脑外伤及颅脑手术后头皮破裂伤或手术切口未愈合时。

（2）脑电记录时患者状态与记录时间：记录受试者清醒状态下 ≥20 分钟的脑电图形，必要时可增加至 1、4、24 小时或数天，应包括睁闭眼、闪光刺激和过度换气等诱发试验。记录过程中如果出现发作性事件或给予影响脑电波形的特殊药物（如苯二氮䓬类等），应给予实时标记。

2. 视频脑电图监测（video-EEG，VEEG） VEEG 是在长程 EEG 监测基础上增加 1～2 个摄像镜头以及肌电、心电电极等，以同步观察、记录患者的临床情况，对于分析癫痫起源、癫痫发作分型（如肌阵挛发作、失张力发作或肌阵挛 - 失张力发作）及伪迹识别具有重要意义。VEEG 技术人员应经过专门培训；VEEG 最好位于病房内，有人值守，并备有必要的抢救器材和药物。

（二）侵袭性颅内 EEG（invasive intracranial EEG，IEEG）监测与记录方法

尽管头皮电极可记录到头皮的脑电变化，但由于头皮电极采集的脑电信号受到皮肤、颅骨等组织的影响，头皮脑电图难以记录到部位较深、范围局限、电压较低或者频率较高的局部电活动，因而有时无法准确反映发作起始区位置，于是，皮质脑电图和立体定向脑电图等侵袭性颅内 EEG 监测与记录方法应运而生。

1. 皮质脑电图（electrocorticograph，ECoG） 患者在全麻、开颅后，根据计划的手术切除范围，在硬膜下通过栅状、条状电极，有时辅助使用深部电极（直径 1.2mm，触点 2mm，间距 10mm），记录皮质脑电（对于没有术前 IEEG 者，记录时间 >30 分钟；对于有 IEEG 监测结果的患者，记录时间 <20 分钟）以进一步精确定位和确定切除范围。该技术对癫痫外科的发展功不可没，但目前应用明显减少。

2. 立体定位脑电图（stereoelectroencephalography，SEEG） 首先基于对发作症状学、头皮 EEG、神经影像学等一系列无创性检查的综合分析，在解剖 - 功能和发作期电 - 临床时空演变基础上，对发作起源和扩散的癫痫网络做出假设，拟定 SEEG 电极置入方案；然后，在不开颅的情况下，应用立体定向

技术经颅骨钻孔置入 SEEG 电极（每个触点直径 0.8mm，长度 2mm，间距 1.5mm，每个电极由 8～16 个触点），监测、记录、分析癫痫网络的放电与扩布规律，以进一步精确定位和确定切除范围。SEEG 日益受到认可，并逐渐成为癫痫外科的主流监测技术。但是，这两种 IEEG 各有优缺点，常常需要结合使用，其电极安放方式、安放数量、放置时间等也都取决于癫痫中心的经验，须努力减少并发症、减少对患者的伤害，争取最大的获益。

四、脑电图的诱发试验

在进行常规脑电图检查时，医生可以通过一些科学手段诱发大脑的异常放电，即诱发试验（activation procedures），以便提高诊断的阳性率，包括：①睁 - 闭眼试验；②过度换气试验；③间断闪光刺激；④睡眠诱发；⑤药物等其他诱发方法，目前已经很少使用。

（一）睁 - 闭眼试验（open-close eyes test）

在清醒状态脑电图描记出现 α 节律较好且波幅较高时，令受试者睁眼并持续 10 秒后闭眼 10 秒（闭眼后的最初 3 秒称为合眼状态），间隔 10 秒后重复，连续 2～3 次，检查时室内光线不易过亮，否则易导致脑电图的改变不明显。正常人睁眼 0.09～0.17 秒后即出现 α 节律的抑制，代之以低波幅的 β 活动。在睁眼 1 秒以上才出现 α 节律抑制，称为延缓反应；视力障碍或枕叶病变及极少数正常人可出现抑制不完全或完全不抑制，须结合临床判断；睁闭眼后出现棘波、棘慢复合波，有助于诊断癫痫特别是光敏性癫痫；而倒错反应则提示发作性睡病可能。合眼、失对焦或瞬目诱发对某些患者有价值。

（二）过度换气试验（hyperventilation）

检查时患者坐位或站立位，闭眼情况下以 20～25 次 /min 的速度做 3 分钟（小儿 2 分钟即可）有规则的深呼吸，过度换气后应继续记录至少 3 分钟、甚至更长时间的闭目状态 EEG，直至恢复到过度换气前的基线水平为止。过度换气的正常表现为：α 波幅增高，节律性增强；出现双侧性高波幅慢波，初为 θ 波，有时可逐渐演变为 δ 波，多在颞顶部明显而枕部不明显，可轻度不对称；临床上可出现呼吸性碱中毒症状。早期 δ 反应为过度换气开始 30 秒内出现明显的高波幅慢波节律，可有阵发趋势并左右不对称；过度换气停止后慢波持续超过 90 秒，则称为 δ 反应延长；一侧性或一侧优势的再次 δ 反应则多见于烟雾病；δ 反应两侧不对称或出现局限性慢波时应寻找潜在的病因；而出现暴发性异常波，特别是棘波、尖波等可肯定为异常；过度换气最容易诱发失神发作，并出现典型的 3Hz 棘慢节律波。

（三）间断闪光刺激（intermittent photic stimulation，IPS）

测试房间应较暗但足以观察到患者的情况，并应在过度换气结束后≥3 分钟后开始，受试者最好在清醒、坐位时进行间断性闪光刺激，其程序和方法按照 2002 年欧洲神经电生理协会要求执行。圆形闪光灯置于受试者鼻根前 30cm 处，依次在睁眼、闭眼和合眼三种状态下进行，首先使用递增序列 1、2、4、6、8、10、12、14、16、18、20Hz，然后进行递减序列 60、50、40、30、25Hz，每个频率持续 10 秒，间隔≥7 秒，以确定光敏感的下界和上界。正常反应为：α 阻滞、节律同步化和光肌源性反应；异常反应为：过度节律同步化、明显不对称的节律同步化、光阵发性反应和光惊厥反应。遇到光敏性癫痫发作应停止间断闪光刺激。

（四）睡眠诱发（sleeping activation）

睡眠对很多癫痫样放电和癫痫发作有激活作用，因此，为增加脑电图的阳性率，常采用 3 种方法进行睡眠诱发。①自然睡眠：不改变患者的睡眠习惯而采用夜间记录方法，检查时应尽可能记录从清醒到入睡过程的 EEG，尽量记录到非快速眼动期睡眠 - Ⅱ（NREM-Ⅱ），最好能记录完整的自然睡眠；②剥夺睡眠（sleep deprivation）：要求成年患者先行禁睡 24～30 小时（儿童禁睡 4～8 小时），到次日来做脑电图之前设法保持不睡。当禁睡期脑电图未见痫性放电时，可嘱患者自然睡眠；③药物睡眠：嘱患者口服 10% 水合氯醛或速效巴比妥类药物以诱导睡眠。

（五）其他诱发试验

减停抗癫痫药物诱发癫痫主要用于难治性癫痫术前定位诊断；图形、阅读等特殊诱发试验则用于某些有特殊诱因的反射性癫痫。

第二节 脑电节律、波形和伪迹

生理性脑电活动由不同频率的节律性脑波构成。丘脑是产生节律性脑电活动的启动点，如α节律、睡眠纺锤和3Hz棘慢复合波节律。当意识水平降低或深睡眠时，由于传入刺激减少，丘脑则产生节律更慢的低频振荡，即深睡期的δ节律。脑电节律包含以下要素：频率、出现的脑区、具有何种反应性。

脑电活动需要经过放大器放大百万倍才能在头皮上记录到，因此，被称为伪迹（artifact）的各种来源的非脑电信号混在脑电信号中，是不可避免的。正确识别伪迹是解读脑电图的基本功。伪迹的识别需要一定的经验，常常需要结合患者现场情况来判断。

本节主要介绍清醒期和睡眠期的主要生理波/节律，以及常见伪迹特点。对于出现频率较低的良性变异型脑电波形不作介绍。

一、清醒期脑电节律和波形

1. α节律（alpha rhythm） 是清醒期标志性的脑电图波形。在清醒状态下出现在后头部的8～13Hz节律，多数波形圆钝或呈正弦形，一般枕区波幅最高，右侧多高于左侧，闭眼和精神放松状态下容易出现。α节律的突出特点是外源性或内源性刺激可使其波幅显著降低，甚至消失，被称为α阻滞。最常用的是睁闭眼试验，当闭目后即刻至1.5秒内出现α节律，睁眼后即刻至1.5秒内α节律瓦解（图5-3）。

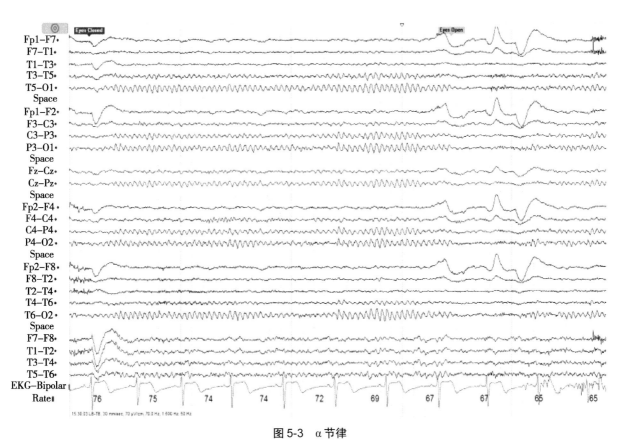

图5-3 α节律

患者男，21岁，清醒闭目状态下半秒出现后头部11Hz α节律，睁眼后即刻α节律阻滞

2. β节律 是频率超过13Hz的快波活动，是成人清醒期脑电活动的主要成分。额区最常见，频率20～30Hz，通常不形成纺锤样节律，在成人中波幅多不超过30μV。巴比妥类、苯二氮䓬类等镇静催眠药引起的全面性快波属于β活动，而不是β节律（图5-4）。

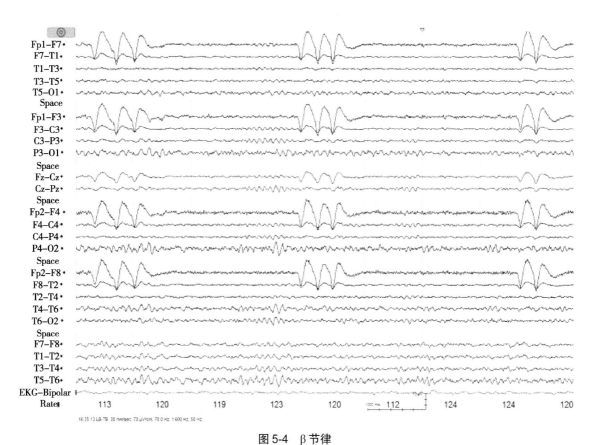

图 5-4　β 节律

患者女，30 岁，睁眼时额区出现低波幅 25Hz 左右的 β 节律

3. μ 节律　出现在 Rolandic 区，根据其波形特点又被称为梳状节律。在清醒状态下，出现于一侧或双侧的中央区（C3 或 C4），频率在 α 频段内，多为 9～11Hz，波形负向尖锐而正向圆钝，常以短串形式出现。μ 节律可被躯体运动所阻滞，无论是主动运动、被动运动、反射运动甚至是运动的意念均可抑制 μ 节律（图 5-5）。

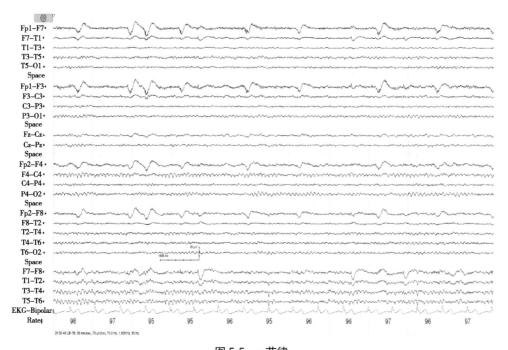

图 5-5　μ 节律

患者男，25 岁，右侧中央区出现 μ 节律

4. Lamda 波 儿童和年轻成人常见，是清醒期出现在枕区的双侧同步的双相或三相尖波，正向成分较为突出，呈锯齿样，多连续出现，波幅一般不超过 50μV。Lamda 波在注视移动的物体或扫视时容易出现，被认为可能属于视觉诱发电位波形（图5-6）。

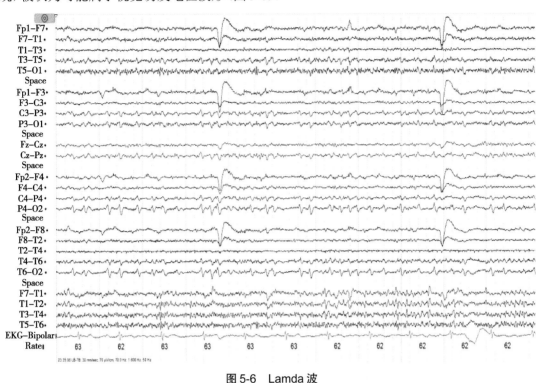

图 5-6　Lamda 波

患者男，16岁，正在阅读，见双侧枕区的 Lamda 波连续出现，波及顶颞区

5. 额中线 θ 节律 主要位于额中线区的中高波幅 5～7Hz 节律波，多见于儿童和青少年，其出现受思维和情绪影响，思考时可出现（图5-7）。

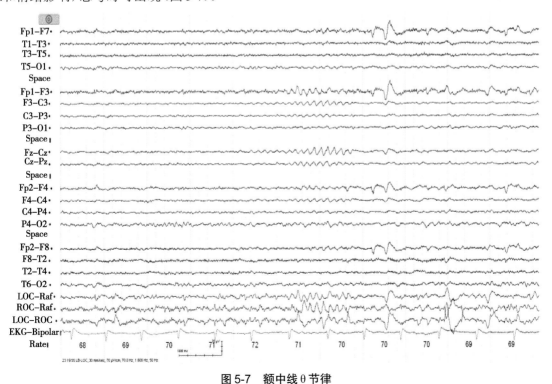

图 5-7　额中线 θ 节律

患者女，12岁，清醒状态下在额中线导联 7Hz 中等波幅 θ 节律

二、睡眠期脑电节律和波形

1. 思睡期超同步化慢波活动（hypnagogic hypersynchrony）　在儿童早期出现，思睡期全面性超同步化 3～5Hz 高波幅慢波（图 5-8）。

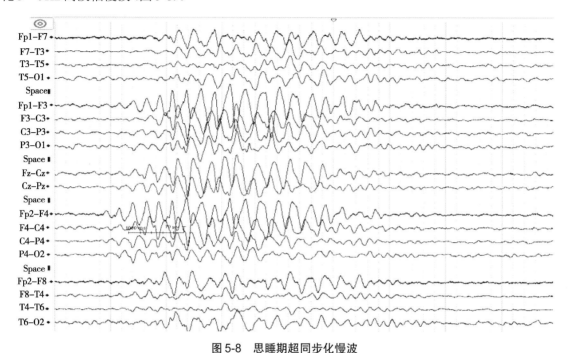

图 5-8　思睡期超同步化慢波

男性，5 岁，思睡期高波幅超同步化 3～4Hz 慢波节律，开始中央顶区明显，后扩散至全脑

2. 顶尖波（vertex wave）　是 NREM 睡眠 II 期的标志，多数波形较钝，少数可较尖。最大波幅出现在 Cz，C3/C4。可单个出现，也可呈现为半节律性。多数情况下双侧同步对称，但也可双侧不同步（图 5-9）。

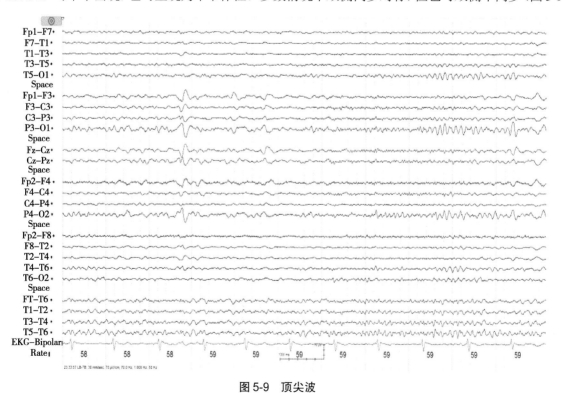

图 5-9　顶尖波

成年男性，单个顶尖波，最大负向位于中央区

3. 睡眠纺锤 是进入 NERM 睡眠Ⅱ期的标志，为 12～14Hz 的梭形节律，每串 0.5～2.0 秒，最大波幅在颅顶区，波及旁中线区。双侧可对称或不对称出现，但正常人不会恒定出现在一侧（图 5-10）。

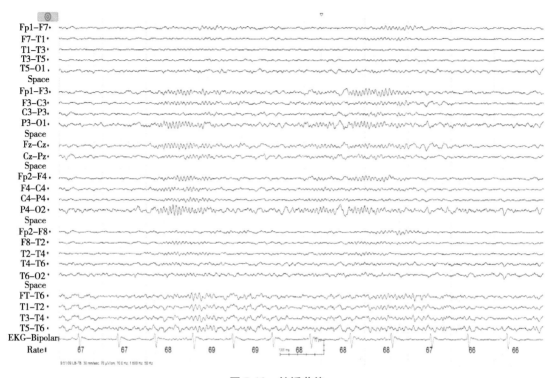

图 5-10 纺锤节律

成年男性，13Hz 的纺锤节律，双侧额中央顶区明显

4. 睡眠期枕区一过性正向尖波（positive occipital sharp transients of sleep，POSTS） 可出现 NREM 睡眠各期，Ⅱ期和Ⅲ期更常见。其形态、相位和出现部位均与 Lamda 波相似（图 5-11）。

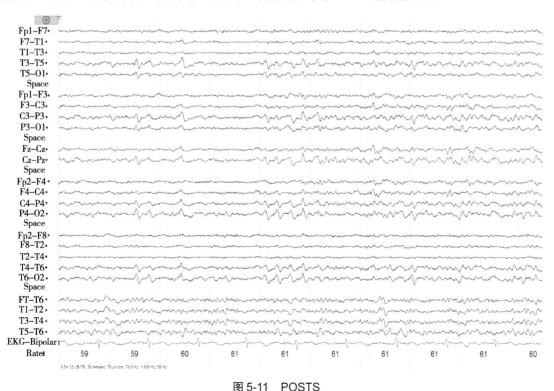

图 5-11 POSTS

男性，18 岁，NREM 睡眠Ⅱ期出现双侧 POSTS

三、伪迹

伪迹包括生理性伪迹和非生理性伪迹，前者主要包括心电伪迹、肌电伪迹、眼球运动和舌动伪迹、血管搏动伪迹等，后者则指由电磁干扰、电极、仪器和人体运动带来的伪迹。

1. 心电伪迹　心电信号较脑电信号高出一个数量级，显示的是心电的 R 波，脖子粗短者容易记录到。和心脏的向量有关，心电伪迹在左脑电极往往是正向，右脑电极是负向（图 5-12）。

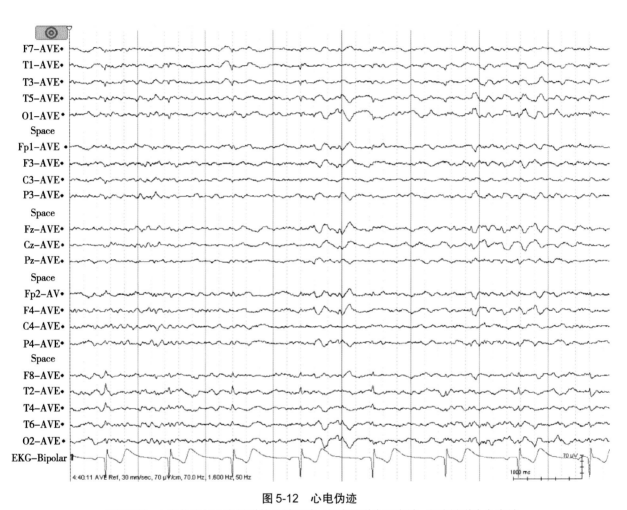

图 5-12　心电伪迹
成年男性，心电伪迹与心电导联的 R 波同步，左脑导联为正向波，右脑导联为负向波

2. 肌电伪迹　肌电活动频率高达 30～100Hz，因此头皮脑电图记录的高频活动多数为肌电伪迹，极高频是显示为毛刺状的粗线。眼外肌伪迹是个例外，可以表现为单个的尖锐波，注意与真正棘波鉴别（图 5-13）。

3. 眼动伪迹和舌动伪迹　与视网膜相比，角膜带有 100mV 的正向电位，因此眼球运动会带来伪迹，眼球朝某一方向运动，其朝向的电极出现向下偏转的正向波，其相对部位电极则为负向波。垂直性眼球运动主要累及 Fp1 和 Fp2，水平眼球运动主要影响 F7 和 F8。舌尖为负向电位，舌根则相对正向电位，因此舌部运动可产生慢波伪迹（图 5-14～图 5-16）。

4. 电极故障伪迹　电极接触不良时，可出现电极爆破现象，表现为单个电极的突然大幅度基线偏转，根据其缺乏电场的特点容易识别（图 5-17）。

5. 电磁干扰伪迹　最常见的是 50Hz 交流电干扰，可开启陷波衰减部分干扰。此外，现代通信设备和医疗设备也是电磁干扰的常见来源（图 5-18、图 5-19）。

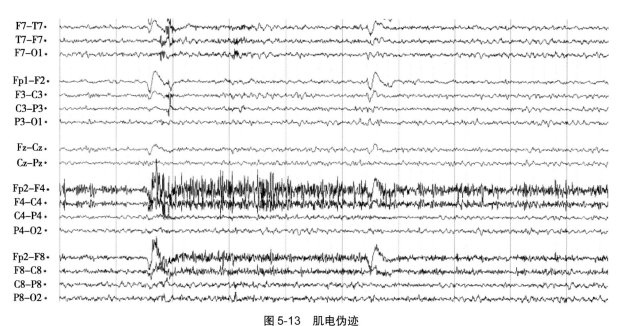

图 5-13　肌电伪迹
右侧前额为著的高频不规则的肌电伪迹

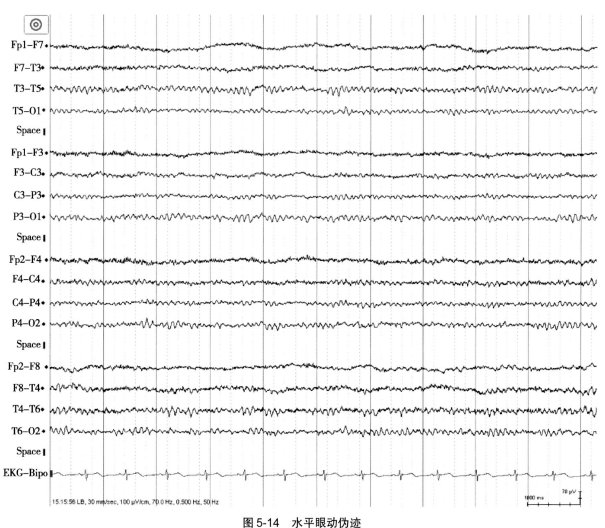

图 5-14　水平眼动伪迹
思睡期的水平眼球运动伪迹，F7 和 F8 的相位相反

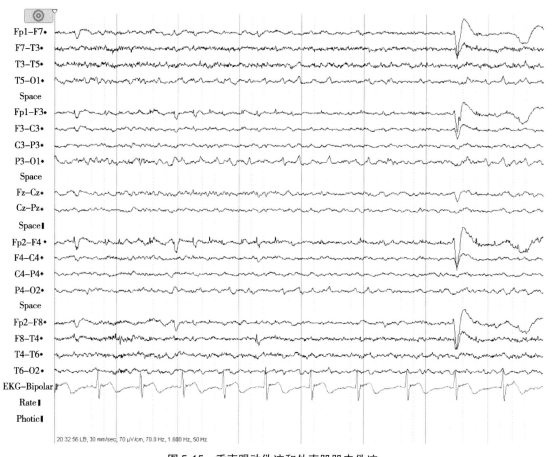

图 5-15　垂直眼动伪迹和外直肌肌电伪迹

瞬目产生的垂直性眼动伪迹，同时可见到外直肌肌电伪迹和 Lamda 波

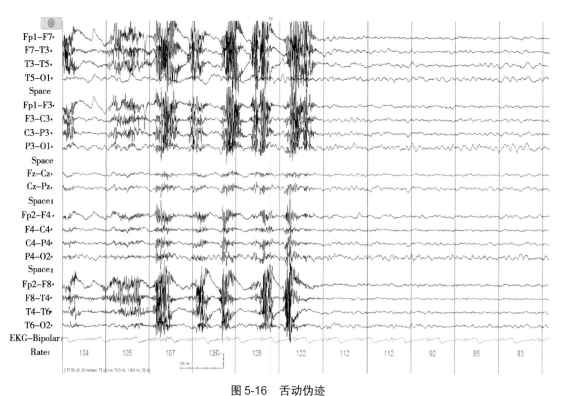

图 5-16　舌动伪迹

舌肌运动带来的慢波伪迹，同时混杂着高频的肌电伪迹

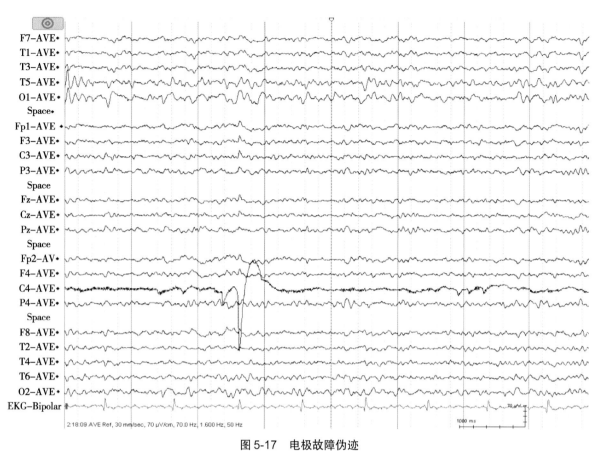

图 5-17 电极故障伪迹

C4 电极故障，产生单个电极的基线大幅度偏转

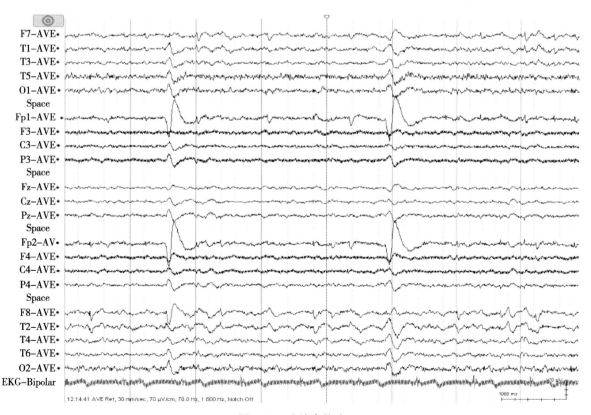

图 5-18 交流电伪迹

50Hz 交流电伪迹累及多数电极

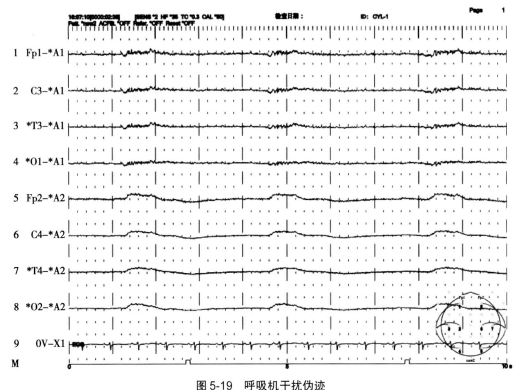

图 5-19 呼吸机干扰伪迹

脑死亡评估患者，显示呼吸机工作带来的伪迹

第三节 长程脑电监测

长程脑电监测（long-term electroencephalography monitoring，LTM）是相对常规脑电图（routine electroencephalography）而言的脑电诊断手段，常规脑电图只记录数十分钟，一般用于门诊患者的初步筛查，而 LTM 记录至少 24 小时，甚至长达几星期，在癫痫病情评估、发作性事件鉴别和神经重症监护中起到重要作用。LTM 可使用视频脑电图（video-electroencephalography，VEEG）和可移动式脑电图（ambulatory electroencephalography，AEEG）两种设备，后者在国内也被称为动态脑电图。VEEG 可同时记录高度同步的脑电信号、视频和音频信号，随着脑电放大器和计算机性能提升以及摄像头分辨率的提高，视频脑电监测（video-electroencephalography monitoring，VEM）已经成为精确诊断各种发作性事件的最强有力的武器，也是进行难治性癫痫术前评估的关键环节。在国内外的癫痫中心，VEEG 已经基本取代 AEEG。由于 VEM 的专业性较强，监测过程中有可能发生受伤甚至死亡，国外有专业学术机构已经发布了 VEM 的操作指南，因此，本节将重点涵盖 VEM 的临床适用范围、视频脑电监测单元设计要求、人员配备和责任界限以及患者安全相关内容。有创脑电监测不在本节阐述，相关内容请参考第十一章。

一、VEM 的临床应用范围

VEM 能够精确同步记录患者的脑电和行为学的改变，事后可回放重复分析。由于有专门人员负责，可及时调整视频设备，排除伪迹来源和电极故障，保证了记录的高质量。VEM 的缺点是限制患者的活动范围，有人难以耐受，这在儿科患者中尤为突出。手术前评估患者要求在较短时间内记录到多次发作，对患者的心理影响较大。此外，VEM 耗费人力、物力比较大。因此，VEM 主要用于以下临床场景：

（一）难治性癫痫的术前评估

捕捉患者的惯常发作，分析发作期症状学特征和发作期脑电图演变是难治性癫痫术前评估的主要目的。通过分析与视频精确锁时的同步脑电资料,癫痫发作分类和定位的准确性大为提高。通常认为需要至少记录到 3～5 次惯常发作,如果患者存在多种发作形式,则需要记录到更多发作。术前评估的 VEM 分为头皮脑电图监测和颅内电极脑电图监测。

(二)发作性事件的鉴别诊断

临床上很多发作性事件,如心因性发作、晕厥发作、睡眠行为障碍、发作性运动障碍、发作性共济失调、偏头痛发作等。患者及目击者的描述常常不完整或不准确,仅凭他们提供的信息,有时难以与癫痫发作区分。国内外诸多研究表明,VEM 可显著提高发作性事件的鉴别诊断水平。

(三)癫痫的辅助诊断

常规脑电图通常只记录 20～30 分钟的清醒期,发作间期癫痫样放电阳性率不到 50%,而长程脑电图由于包含了睡眠期记录,则可将癫痫样放电的检出率提高到约 85%。此外,长程脑电图常可发现更多部位的独立性癫痫样放电,有助于更全面地定位癫痫的易激动区。

(四)神经重症监护

长程脑电图是目前唯一的用于床旁监测脑功能的检查手段,特别在昏迷和癫痫持续状态患者中有着不可替代的作用。各种生理性和非生理性伪迹在重症监护室(ICU)患者中颇为常见,若有同步视频的帮助,将有助于伪迹的识别和排除,因此 VEM 在新生儿重症监护室(NICU)病房的使用日益增加。受 ICU 环境和患者病情所限,一般使用 8 导脑电图。

二、VEM 单元的布局和硬件配置

(一)布局

由于患者有发作的风险,VEM 最好放在病房,备有抢救设备和药品。设计专门的监测室,理想的房间布局如图 5-20,一个房间设置 1～3 张监测床,脑电及视频设备通过局域网络连接到工作站。房间要求离护士站较近,以便于发作时能够及时处理。卫生间的门应朝外开,以防止患者上厕所发作,堵住房门而影响救治。为避免患者发作时的意外伤害,监测床头的挡板和围栏需额外用缓冲垫进行包裹。

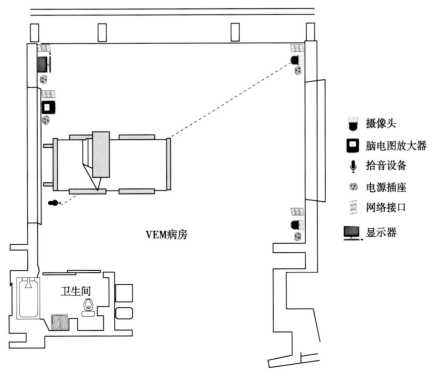

图 5-20 VEM 病房的设计布局参考图

（二）硬件要求

1. EEG 放大器 放大器一般放在床头，也可外连接线盒背在患者身上。分差放大器至少有 40 个频道，放大器盒有 20～30 分钟备用电源；共模抑制比在 100dB 以上。

输入阻抗：传统临床脑电图放大器的输入阻抗一般为 100～200MΩ，而新的放大器技术已经可以达到甚至超过 1 000MΩ。放大器输入阻抗越高，对于采集电极的阻抗要求越低，1 000MΩ 的输入阻抗可以满足颅内微电极的信号采集。

采样率：采样率是采集目标频率脑电波的重要指标，目前国际抗癫痫联盟（ILAE）推荐的头皮脑电图采样率为 500Hz 或更高，颅内脑电采样率推荐至少 2 000Hz。现在先进的脑电放大器采样率已经可以超过 10kHz，甚至达到 16kHz。高采样率可以保证采集波形的真实度，可以采集到更高频率的脑电成分，甚至可以采集单细胞放电。

波幅分辨率：波幅分辨率与模数转换速率和放大器电压输入范围相关，目前较为常见的放大器一般采用 16 比特（bit），新的放大器技术已经可以达到 24bit。假设放大器的输入范围是 20mV，16bit 模数转换下的波幅分辨率最低为 $20mV/2^{16}=305nV$；24bit 模数转换下的波幅分辨率最低为 $20mV/2^{24}=1.19nV$，可以采集更加精细的脑电波幅变化。

2. 视频和音频设备 视频、音频与 EEG 信号同步。摄像头最好固定在天花板上，以实现最大范围的覆盖。视频基本要求包括摄像头广角，既能够白天彩色摄像，又能在夜间低光照条件下自动转换为红外线下黑白成像。可方便地远程调整摄像头的角度和拍摄范围。拾音设备能记录各种背景声音，具有高保真性能。

传统的脑电同步视频技术一般采用标清模拟摄像头，视频分辨率一般为 640×480 像素，需要视频采集卡对视频进行数字压缩，视频信号通过同轴电缆进行传输；标清视频存储后再局部放大会导致清晰度下降明显。为了保证观察患者全身动作时，同时又可以观察到面部细微动作，此时需要双视频设备，一个拍摄面部，另一个拍摄全身。最新的脑电图产品已经支持数字高清视频同步技术，视频分辨率可达 1 280×720 像素，甚至 1 920×1 080 像素。高清视频存储后，即使放大也可以较为清晰地显示面部细微表情变化，甚至眼球运动，为发作症状学分析建立良好基础，此时单个摄像头即可满足临床需求。

作为视频的显示终端，显示器的选择对显示质量也很重要，显示器一般至少需要 20 英寸大小（分辨率 1 600×1 200 像素），大于 30 英寸则不利于医生审阅脑电图。

三、VEM 的人员构成和职责

VEM 的工作人员主要有癫痫专科医生、脑电图技师、护士和工程技术人员。

癫痫专科医生是 VEM 的核心成员，整个 VEM 单元的运作应在癫痫专科医生的指导下进行。最后的诊断由临床医生结合患者的病史、电 - 临床特征和其他辅助检查结果做出。

VEM 的脑电图技师是直接操作仪器的人员。与常规脑电图技师不同，VEM 技师需经过专门培训，在掌握良好的普通脑电图技能和知识基础之上，VEM 技师还需掌握较全面的癫痫临床知识，知道如何采集癫痫病史，如何观察和描述患者的发作前、发作期和发作后表现，特别是发作早期的行为改变，这对于确定发作起始尤为重要。技师要将记录的视频脑电文件进行初步电 - 临床 - 解剖分析，截取有意义的片段供临床医生参考使用。脑电图技师还需对 VEM 的硬件有所了解，以便能与工程师顺畅沟通。优秀的脑电图技师是一个成功 VEM 单元的关键。

VEM 的护士负责患者的入院教育，发现患者的心理变化并及时予以心理安慰。此外，由于国内有些 VEM 做不到技师 24 小时在岗，因此，VEM 护士也需要能够识别各种癫痫发作，防止发作时受伤等。

VEM 涉及的软硬件较多，除脑电相关设备软件，还有视频、音频、局域网、存储设备及外设，这要求能够随时联系到工程师，也有赖于工程师与脑电图技师的磨合度。

四、VEM 的工作内容

（一）病史采集

着重了解患者的发作种类，惯常发作的症状学，发作频率和诱因，用药情况。患者是否需要静脉通路或心电监护等。

（二）知情同意

VEM 监测过程比较枯燥，相对限制自由和缺乏隐私。如患者没有充分的精神心理准备，很难配合和耐受。更为重要的是，患者在监测过程中存在可能的医疗风险。因此，充分告知和签署知情同意非常有必要。

告知的内容一般包括：监测目的和目标，预估的监测时长，监测中可能会遇到的问题和注意事项（图 5-21）。

长程视频脑电监测告知书

亲爱的患者及家属：

为了获得满意的视频脑电图记录，为您疾病的诊断治疗提供最可靠的检查信息，请您在检查前仔细阅读以下注意事项：

①此次记录大约（　）天，根据具体情况可能会缩短或延长。

②请控制您的活动范围，不要过度牵拉导线以免脱落影响记录，并尽量不要离开摄像头监控范围。家属不要站在监测床尾处，以免遮挡住监控。

③一名家属全程陪护，为最大程度保证患者安全，在监测床上请随时拉上护栏。

④监测过程比较枯燥，请尽量调节心情，可进行一些恰当的娱乐活动，如阅读、听音乐等。尽量减少一些不必要的干扰，如长时间使用手机、吃零食、嚼口香糖、大幅度摇晃等。

⑤在监测床上请尽量保持平躺或靠坐，不要半卧位将头靠在床头栏杆上。由于头部包扎得较紧，可能会有不适感，一般会逐渐适应；如有极度不适，请告知医生给予适当调整，不要拉扯绷带、电极线、将手放在后枕部。

⑥请不要使用床边的电源插座，若使用将对记录干扰极大。

⑦监测过程中，请按照医生交代的方法继续服药，切忌自行减停药物。如有发作，家属请先掀开被子，充分暴露以便观察，然后打亮灯光，站在床的一侧保护患者，并按一下标记开关，同时按墙壁上呼叫器通知护士。

医护人员已告知视频脑电监测过程中注意事项，我已完全理解谈话内容。

患者签名：_____ 被授权人签名：_____ 日期/时间：_____

图 5-21　长程脑电监测告知书模板

（三）安放电极和固定

VEM 使用氯化银盘状电极，按照国际 10-20 系统进行电极安放。头皮 VEM 放置 19～32 个电极。头皮处理使用丙酮脱脂以降低电阻。如监测时长≤24 小时，可使用电极帽，但其与头皮固定效果欠佳，且价格昂贵。大于 24 小时的监测，建议使用火棉胶进行电极固定，因补充导电糊简单方便，亦可有效保证长期低阻抗。值得注意的是，火棉胶易挥发，属于易燃物，储存和使用中应遵循国家有关规定执行。

根据患者具体情况，增加眼动图、肌电图及其他生理记录。

（四）记录

应记录清醒、入睡、完整睡眠周期和觉醒的脑电图。同时也包括睁闭眼、过度换气试验和间歇性闪光刺激。对于任何发作或可疑事件要随时标记，以备事后分析。

记录过程中，可使用特殊方法诱发发作，比如减停 ASMs。适当剥夺睡眠也常常被使用，一般嘱咐患者比平常晚睡 1~2 小时，早起床 1~2 小时。对于反射性癫痫患者，可根据其特殊诱因酌情使用。

（五）围发作期的处理和观察

患者发作时要尽快到患者床旁，掀开被子，在保证安全的前提下，充分暴露。

在非 GTCS 发作时，如果时间长度允许，均应在发作期和发作后对患者进行简单测验，以更全面了解患者的症状学。在发作期，检测其意识水平、定向力、简单运动和命名等；发作后则主要检测对发作的记忆以及发作期症状回到基线的时长。图 5-22 是浙江大学附属第一医院 VEM 单元使用的发作期和发作后的评估方法。复杂部分性发作时要注意牵扯导线，阻止无目的地把手放进电源插座等危险行为。如果是 GTCS 发作，注意防止窒息、外伤和舌咬伤，发作结束后可予以吸氧。

有些患者在发作后出现易激惹、行为激越，甚至躁狂表现。此时医护人员保持镇定，尽量以保护安全和安抚为主，不要激怒患者，必要时使用药物镇静。

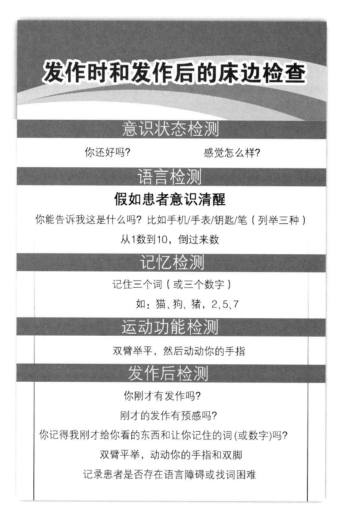

图 5-22 发作时和发作后的床边检查方法

（六）回放分析

首先确认有无临床发作，发作是否为惯常发作，必要时可邀请患者家属或患者本人一起观看，确定是否为惯常发作。

可先分析症状学，需结合发作时医务人员床旁观察的结果，关注发作起始的症状，注意观察全过程中的细微改变和症状演变。然后再结合发作期脑电图一起分析。对于出现类似发作期脑电图图形而没有明显临床表现者，要反复观看录像，确认是否存在细微发作或属于临床下发作。

需要指出的是，相比停药后状态，减停药物之前的发作间期脑电图和症状学分析更为重要，因为减药后如出现丛集性发作或癫痫持续状态，往往不是惯常发作，此时无论是根据发作间期还是发作期的改变，都更容易出现错误定位。

（七）减停 ASMs

难治性癫痫手术评估患者由于需要记录到多次惯常发作，ASMs 减量是一个常用的手段。由于诱发癫痫发作本身会带来意外伤害，甚至 SUDEP，因此做出减停药物决定前要充分评估。对于曾经有过惊厥性癫痫持续状态或既往发作造成严重损害者，尽量不要减停药物。

患者和家属要充分认识药物减量的必要性和潜在风险，可能出现的情况包括：①轻微发作的患者可能出现大发作；②癫痫持续状态；③不典型发作或非惯常发作；④发作时或发作后受伤；⑤发作后出现精神症状；⑥尽管概率很低，但仍有死亡风险。并签署《围视频脑电图监测期调整抗癫痫药物知情同意书》（图 5-23）。医护人员对减停药物的患者要进行密切观察，填写每天抗癫痫药物服用登记表，并做好相应的癫痫持续状态的药物准备和抢救措施。

姓名：	性别：	年龄：	病历号：

患者_____于____年____月_____日收住****医院视频脑电监测单元，目前诊断_____。

通过视频脑电图监测获得癫痫发作期的临床和脑电资料是癫痫术前定位诊断的重要手段。对于发作不频繁的病人，需在医生的指导下，在围视频脑电图监测期有计划地减停正在服用的抗癫痫药物，以便在有限的记录时间内获得足够的发作期资料。

减停或调整抗癫痫药物过程中可能出现以下问题：

1. 惯常的癫痫发作呈丛集性，程度加重；

2. 出现癫痫持续状态；

3. 出现不典型或非惯常发作；

4. 发作可能会带来伤害，甚至死亡（概率很低）；

5. 如完全停用抗癫痫药物后，连续记录一周仍未出现癫痫发作，终止监测，此次监测失败。

患者委托人意见：

1. 医护人员已经告知患者监护人在围视频脑电图监测期将对抗癫痫药物进行有计划的减停或调整，及由此可能出现的风险。

2. 我同意依据患者的癫痫发作情况，在围视频脑电监测期，在医生指导下进行药物的减停或调整。保证不会私下减停药物。

3. 我知道并理解术前评估视频脑电图监测并不会百分之百成功。

我已完全知晓并理解谈话内容，同意_____，不同意_____围视频脑电图监测期减停或调整抗癫痫药物。

患者签名_____，签名日期____年___月___日

授权人签名_____，与患者关系_____签名日期____年___月___日

图 5-23 《围视频脑电监测期调整抗癫痫药物知情同意书》参考模板

每个单位 ASMs 减停方案不尽相同，我们中心遵循几项基本原则：①首先获得 2～3 天的基线资料后再减少药物剂量；②最好不要同时减少几种药物剂量；③先减半衰期短的药物；④不要减停容易产生戒断症状的药物，如巴比妥、苯二氮䓬类；⑤药物剂量对半减少，如达到初始剂量的四分之一，则可停用；⑥当获得目标惯常发作次数，或出现丛集性发作或癫痫持续状态，立即恢复至减量前剂量；⑦恢复至减药前剂量至少 2 天，才予以办理出院。

监测过程中如出现癫痫持续状态，其处理请参考第十章第五节。

（王　康）

第四节　癫痫的脑电图特征

癫痫患者脑电活动的改变，既往所用的痫性放电（epileptic discharge）、发作性放电（seizure discharge）、暴发性放电（paroxysmal discharge）等名称，从某种意义上讲都缺乏严谨性。现在多采用癫痫样放电（epileptiform discharge）这个名称。癫痫样放电指在脑电图描记中，以暴发形式出现，与诊断明确的癫痫患者波形相似的电活动，如棘波、尖波、棘慢复合波等。有癫痫样放电的人，并不都患有癫痫，因此这个名称仅仅是脑电图学上的用语，不能作为临床上的诊断。

癫痫样放电具有阵发性特点，即能够清楚地从背景活动中区分出来。大多数癫痫样放电具有负相或负正双相棘波或尖波的特征，但棘波和尖波的时限只是人为的划分，并没有本质上的区别。多数棘波或尖波之后跟随一个慢波，构成棘慢复合波或尖慢复合波。发作间期癫痫样放电的波形大都比较典型，主要包括棘波、尖波、棘慢复合波、尖慢复合波和多棘慢复合波等，少数表现为阵发性慢波或快波。癫痫样放电常常形成一定的场电位，以波幅最高的部位为中心，并影响到周围不同的范围。

一、癫痫样放电的特征

癫痫样放电中包含了很多和癫痫诊断分型有关的信息。应在了解各型癫痫临床发作和脑电图特点的基础上全面分析，包括发放的时间和空间分布、波形特点、与生物周期、环境和状态的关系等。这些对寻找诱因、诊断发作类型及癫痫综合征、寻找癫痫发作起源等都很有价值。

1. 频率特征　广泛性棘慢复合波暴发的频率常与某些癫痫发作类型及综合征相关。清醒期双侧广泛同步的 3Hz 棘慢复合波节律暴发一般提示为典型失神发作，见于儿童失神癫痫和少年失神癫痫。1.5～2.5Hz 的慢棘慢复合波多见于不典型失神。而 3.5～5.0Hz 的快棘慢复合波是青少年肌阵挛癫痫的一个典型特征。广泛性 10～20Hz 的棘波节律或快节律暴发常与全身性强直发作有关，是 Lennox-Gastaut 综合征最具特征性的表现之一。所以在脑电图报告中，应强调对广泛性癫痫样放电频率的描述，为临床诊断提供信息。但局灶性棘慢复合波的频率与发作类型关系不大。

2. 空间分布　癫痫样放电的空间分布对鉴别全身性或部分性发作很有帮助。原发双侧同步化放电起源于丘脑核团，通过丘脑皮质投射系统引起双侧半球广泛同步化发放，常提示临床为全身性癫痫，如 Lennox-Gastaut 综合征、失神性癫痫、青少年肌阵挛癫痫等。发作期脑电图表现为双侧广泛同步的棘慢复合波，以额部波幅最高。局灶性放电可累及一个或相邻的几个记录电极，形成不同范围的电场分布。对同时累及几个相邻电极的同步棘波，通常以波幅最高的部位为电场的中心。多灶性放电指两个或两个以上各组独立的棘波出现在一侧或两侧半球的不同部位。局灶性或多灶性放电可通过丘脑皮质环路或胼胝体扩散形成双侧同步化发放。

3. 时间分布　很多癫痫综合征与清醒 - 睡眠周期有关。因此在长程脑电图监测中分析癫痫样放电或临床发作的时间分布对诊断有很大帮助。应注意其分布规律及其与临床的关系。伴中央颞区棘波儿童良性癫痫（BECT）常表现为入睡期发作和浅睡期放电频繁，有些儿童良性枕叶癫痫也有此特点。青少年肌阵挛癫痫、觉醒期强直阵挛发作及婴儿痉挛发作的放电和发作高峰主要集中在睡醒第一个 60 分钟内。额叶癫痫则有夜间睡眠期频发的趋势。

4. 波形特征 对波形的识别是脑电图分析的基本要素之一。癫痫样放电的波形具有高度的个体化差异，也具有突出背景、重复刻板出现的特征。在有局部病变时，癫痫样放电的波形可能明显畸变。因此对任何明显有别于背景活动且刻板重复出现或节律性发放的脑电活动，在排除伪迹后，均应考虑为异常发作可能。

5. 出现状态及可能的诱发因素 有些癫痫类型表现出对状态的高度敏感性，或由特殊的因素诱发，如过度换气、闪光刺激、惊吓刺激等。在进行长程脑电图监测前应对患者发作时所处环境状态及可能的诱因有基本了解，并在监测过程中设计适当可行的诱发试验，不仅提高阳性率，而且有助于诊断和治疗。

二、发作期及发作间期脑电图特征

癫痫的一个很重要特点，是它的发作性。因此在临床上患者必然存在发作期及发作间期两种状态。在癫痫发作期和癫痫发作的间歇期与癫痫有关的电活动，分别称之为发作活动（ictal activities）或发作放电（ictal discharge，ID）及发作间期活动（interictal activities）或发作间期放电（interictal discharges，IED）。既往对发作期的脑电图改变了解甚少，自 20 世纪 70 年代以后，由于脑电技术的进步，使加强监测成为可能，为我们了解癫痫患者发作期的脑电图改变提供了更多的可能性。

发作间期的癫痫样放电对于各种癫痫发作类型大多缺乏特异性，因而对诊断发作类型的价值有限。发作期 EEG 在不同的发作类型具有不同的特征，可结合临床确定发作类型，但即使在同一种发作类型不同患者之间的临床和 EEG 表现仍可有很大的变异。癫痫发作间期与发作期脑电图改变有很多不同之处。

1. 发作间期放电特点 IED 是由不同部位和不同范围的局部神经元或广泛神经网络异常同步化电活动所产生的短暂自限性电事件，偶可长时间持续发放，如睡眠期癫痫性电持续状态（electrical status epilepticus of sleep，ESES），但没有发作期放电的时空演变特征，且同期不出现任何客观和主观的异常表现。出现 IED 提示皮质兴奋性异常增高。一般将广泛性、局灶性或多灶性棘波、棘慢复合波、多棘慢复合波、尖波、尖慢复合波、周期性一侧性癫痫样放电（PLED）等波形视为癫痫样放电，其中棘波和尖波的时限只是一个人为的划分，并没有本质上的区别。在少数情况下，IED 也可能表现为阵发性慢波或低幅高频的快波。IED 可以非常局限，虽仅累及一个头皮电极但也可形成一定的场电位，以波幅最高的部位为中心，并影响到相邻不同的范围。

对 IED 的分析不仅仅是对波形（wave shape）的识别，更要重视 EEG 模式（EEG pattern）或发放模式特征。在 IED 的波形和发放模式中，包含了很多和癫痫诊断分型有关的信息。应在了解各型癫痫临床发作和 EEG 特点的基础上全面分析，包括放电的时间和空间分布、与生物周期、环境和状态的关系等。这些对寻找发作诱因、确定发作类型和综合征诊断都很重要，有时甚至比发作期图形更有价值，比如儿童良性癫痫伴中央颞区棘波（BECT），发作间期睡眠为主的 Rolandic 区双相棘波或棘慢复合波。

（1）发作间期放电通常持续时间短（一般不超 10 秒），也可能仅以单个、散在的方式出现。

（2）波形比较整齐。

（3）不伴有临床行为的改变。

（4）基本节律的异常改变：脑电图常见基本节律的改变，可为：①基本节律慢波化，这种基本节律慢波化通常呈弥漫性，也可呈弥漫性一侧或某一区偏重。这种慢波化虽然不能作为诊断癫痫的有力指标，但对估计病因、决策治疗、预测预后和研究惊厥性脑损伤等有一定帮助。② α 波慢化或泛化，这是脑功能障碍的一种表现。癫痫由于反复发作，造成脑缺血缺氧，出现脑功能障碍。③高波幅 β 波，β 波一般波幅不超过 30μV，如遇有刺激性病灶时波幅明显增高，有时可达 100μV 以上。

（5）癫痫样放电：是癫痫发作间歇期脑电图最常见的图形之一，通常有以下几种形式：①弥漫性或广泛性棘波、尖波，是指这种癫痫放电波在脑电图全部导联中呈广泛性出现，常同时伴有基本节律慢波化，是癫痫脑电图比较严重的现象，常提示有比较严重的脑功能损伤。②散发性棘波、尖波，与弥漫性出现者波形基本相同，但在数量上和范围上有所区别。常见于一个区域或广泛性出现一侧偏胜。数量较少，常在正常脑电图背景上出现，也可伴有基本节律慢波化。多见于复杂部分性发作和自主神经性发作间歇期的脑电图形式。③暴发性棘慢活动，仅次于上述 3Hz 棘慢节律，但其形式多种多样，波形不十分规则，一般频率为 2～4Hz，波幅为 80～1 000μV，在脑电图上多为 200μV 左右，持续时间长短不一。有时其间混杂有较多高波幅慢波。可双侧对称出现，也可在左右两大脑半球对称部位有波形、波幅、位相、频率等方面的差异，极少数为一侧性出现。④暴发性高波幅慢节律，其成分多为 θ 波或 δ 波，在脑电图描记中突然出现、突然消失。波形不十分规整，波率跨越较大，多在 1～6Hz。⑤间歇性节律性暴发性慢节律，这种放电形式为两侧同步、波形整齐、频率基本相同的慢波节律暴发。背景脑电图多显示正常，提示额叶底部的病灶所致。⑥混合型癫痫放电指在一份脑电图中各种癫痫放电波成分同时存在，最常见的有以下几种：高峰节律紊乱，即为持续性高波幅不规则失同步的慢波、棘波、棘慢波、多棘慢波在电图中或一次暴发中同时出现。有时表现混杂的无规律的间杂混合，有时表现某一区域出现棘慢复合波，另一区域出现尖慢复合波，或半球前部出现棘慢复合波，而后部出现尖慢复合波。这种脑电图形在癫痫发作间歇期中常可见到。

2. 发作期脑电图放电特征

（1）频率突然变化：在癫痫临床发作开始，脑电图可能以突然的频率改变为特征，出现一种与发作前完全不同的新的节律，此种节律可在 α 范围内，也可为慢或快的节律。此种节律愈来愈明显，并很快在整个描记中居支配地位，其波形可能具有棘样特征，但也可不具棘样特征。异常节律的频率逐渐减慢，波幅逐渐增加，此时节律性波的波形逐渐趋于棘样特征。

（2）波幅突然衰减：在癫痫发作开始时，脑电活动突然去同步化，表现为局灶性或弥散性的低平活动，但非常低电压的快活动，波幅可能逐增，而频率逐减，随后以节律性发作活动占优势。与在频率突然变化所见到的节律活动相似。

（3）波幅突然增高：癫痫失神发作的 3Hz 棘慢复合波是典型变化。

（4）各种发作类型最典型的发作期 EEG 特征详见表 5-1。

3. 发作间期和发作期放电的关系　尽管发作期及间期脑电图有很多不同之处，但临床发作或临床下发作与发作间期暴发脑电图活动之间的鉴别，常常是困难或不可能的。我们必须知道发作期与发作间期暴发活动之间所存在的这种关系。在多数情况下，同一个体的间期放电与发作期放电不尽相同或完全不同。对 IED 主要分析其波形和空间分布，而发作期放电的波形和空间分布常不稳定，分析时更强调其动态演变模式而不是单个波形。

（1）波形的异同：发作期放电通常为比较典型的棘波、尖波、棘慢复合波尖慢复合波等波形，不论是散发或连续出现，都比较容易命名和描述。发作期放电可以是间期 IED 波形的连续和 / 或扩散，比如广泛性 3Hz 棘慢复合波如果散发出现或持续不足 2～3 秒，不会引起失神发作，属于 IED，如持续超过 5 秒，即可观察到意识障碍，就属于发作期放电。但发作期放电更多表现为完全不同于发作期放电的波形和节律连续发放，伴有频率和分布范围的演变，最常见的是从低波幅快节律开始，波幅逐渐增高，频率逐渐减慢并伴有慢波插入（如 GTCS），或伴有空间范围的扩散（如局灶性发作伴泛化），整个过程很难用一种波形或节律来描述。但在某些情况下，间期和发作期癫痫样异常的图形很相似，是否引起发作与放电持续时间和 / 或强度有关，同时也与阅图者对发作症状学判断的敏感性有关，轻微而短暂的发作性运动症状和认知损害目测观察很难确认。如清醒期广泛性棘慢复合波节律阵发的持续时间短于 3～5 秒，临床很难确定是否有失神发作。在肌阵挛发作的患者，间期和发作期广泛性多棘慢复合波阵发可能无明显区别，有些非常轻微的发作在没有同步肌电图（EMG）记录时于临床很难发现。

（2）发作间期与发作期放电部位的一致性：多数局灶性发作的间期局灶性放电与发作期放电的起始部位大体一致，特别是侧别大多数是一致的。但也有少数表现为间期和发作期放电部位不一致。由于头皮 EEG 记录的种种局限性，常难以精确定位。癫痫外科治疗时颅内电极，特别是立体定向脑电图（stereo-electroencephalography，SEEG）有助于认识局部癫痫网络，但由于采样空间有限，仍然有其局限

表 5-1 各种发作类型最典型的发作期 EEG 特征

发作类型			发作期 EEG
全面性发作	全身强直阵挛发作		10～20Hz 低波幅快节律（强直期）波幅渐高，频率减慢，并有反复慢波插入（阵挛期）→发作后广泛性电抑制
	肌阵挛发作		广泛性 1.5～3Hz 棘慢复合波或多棘慢复合波发放
	典型失神发作		双侧对称同步 3Hz 棘慢复合波节律暴发，过度换气试验（HV）可诱发
	不典型失神发作		全导 1.5～2.5Hz 不规则棘慢复合波、慢波发放
	强直发作		全导 10～20Hz 棘波节律暴发，或广泛性低波幅去同步化快波
	失张力发作		广泛性低波幅去同步化，或全导棘慢复合波、慢波发放
	肌阵挛发作		全导多棘慢复合波暴发 0.5～1s
	眼睑肌阵挛		全导 4～6Hz 棘慢复合波节律暴发，闪光刺激及 HV 可诱发
	肌阵挛失神发作		双侧对称同步 3Hz 棘慢复合波节律暴发
	痉挛发作		全导高波幅慢波、棘慢复合波 0.5～1s，可复合低波幅节律性快波→广泛性去同步化或低波幅快节律 3～5s
局部性发作	局部感觉性发作		局部节律性棘波、尖波或慢波，取决于发作起源部位，有时头皮 EEG 无明显异常发现
	局部运动性发作	局部阵挛性发作	一侧额、中央、顶区为主的节律性棘波、尖波或慢波
		不对称强直发作	一侧额区为主的尖波、尖慢复合波节律，或广泛性低波幅去同步化快波；亦可表现为一侧枕区为主的持续尖波、棘慢复合波发放
		典型自动症	多数为弥漫性不规则慢波，或颞区 4～7Hz 尖波节律或 θ 节律
		过度运动性自动症	多数 EEG 被大量运动伪迹掩盖，有时可见额区棘尖波发放
		负性肌阵挛	对侧中央区高波幅棘慢复合波
		痴笑发作	额区或额颞区阵发性发放，有时头皮 EEG 无明显发放
		偏侧阵挛发作	对侧半球为主的节律性尖波、尖慢复合波或不规则慢波活动
		继发全身性发作	局灶性发放扩散至双侧半球，可不对称或不同步

性。推测导致间期和发作期放电部位不一致的原因主要有：①具有一个以上的潜在致痫区，例如结节性硬化，可能有多个致痫性结节，分别表现为间期放电和发作期放电；又如脑炎后癫痫，不论 IED 在哪一侧更突出，实际上双侧半球均可能存在潜在损伤区和致痫区。②间期多灶性放电多见于婴幼儿或儿童癫痫，反映了发育中脑的弥漫性兴奋性增高，但并非都是引起发作的致痫区。③近中线结构（如扣带回前部以及眶额回）放电快速向对侧传导形成双侧 IED，或深部致痫区受立体角或偶极子方向的影响使棘波投射到头皮的位置产生偏差。④发作期放电起始电位较低，头皮电极记录不到，但快速传导至远隔部位或对侧半球，如从后头部快速向前头部传导，并在传导扩散区募集到更高的电位，导致看似与间期 IED 不一致甚至远离 IED 部位。⑤当一侧半球有大范围的损毁性结构（如脑软化、脑萎缩等）时，由患侧半球起源的 IED 电压常较低，头皮 EEG 难以记录到，而传导至对侧半球可引起较明显的 IED，可能导致对 IED 产生侧别的误判。⑥在非常少见的情况下，发作起始区确实出现在 IED 的远隔部位，不能证明两者有直接关系，但脑内真正的致痫性网络是如何活动的，两者之间是否有相关性，以现有手段还无法完全破解。

三、局部背景异常与癫痫样放电的关系

在局灶性发作和症状性癫痫患者，可见 EEG 背景局灶性或广泛性慢波活动。但这些发现也常见于其他中枢神经系统病变，特别是局部结构性脑损伤，因此单一因素对癫痫诊断的特异性和阳性预测值比较低。以局灶性多形性 δ 活动（focal polymorphic delta activity, FPDA）为例，成年人的结构性脑损伤 2/3 存在持续 FPDA，但仅 20% 出现癫痫发作；而在没有结构性脑损伤的患者，持续 FPDA 者 50% 伴

有癫痫发作。儿童 FPDA 半数没有结构性脑损伤,其中仅 23% 有癫痫发作。颞区间断节律性 δ 活动(temporal intermittent rhythmic delta activities,TIRDA)是一种特殊形式的局灶性慢波,对颞叶癫痫具有较高的特异性和阳性预测价值。一般的多形性 δ 活动频率和波形多变,而 TIRDA 波形刻板且呈节律性或半节律性发放,常伴有颞区发作间期放电。当存在局部或一侧性背景活动异常(局灶性慢波或局部低电压)时,IED 常出现在背景异常所在部位或其周边。与局灶 IED 部位一致的背景异常可由以下情况引起:①局部的脑结构性病变;②没有结构性脑损伤的局部脑功能障碍;③频繁局灶性放电引起的局部功能障碍,常见于放电比较频繁时或局灶性癫痫发作后;④某些起源于深部脑结构的 IED,在向头皮表面传导的过程中棘波成分被衰减,头皮 EEG 仅记录到其中的慢波成分,这一现象已通过同步皮质 EEG 证实。在某些情况下,局灶性或一侧性 IED 及发作期放电与背景异常的部位不一致,放电可出现在背景异常或脑结构性病变的远隔部位甚至对侧半球。造成这种现象的原因应结合临床具体分析,有以下几种可能:①引起局部背景异常的病理性改变不是产生 IED 的责任病灶;②局部或一侧性病理改变导致皮质基本丧失电活动,没有产生 IED 的结构和功能基础,放电来自相对正常的脑叶或半球。例如一侧半球的大部分软化坏死时,EEG 显示该侧半球普遍低电压,放电可能来自对侧相对正常的半球。部分患者在接受解剖性半球切除或半球离断术后,"健侧"半球仍存在癫痫样放电,也证实其不是从患侧半球传导而来的;③局部结构或功能性脑损伤通过某些已知或未知的中间环节影响远隔部位产生 IED 及发作期放电。

四、局灶性发作的脑电图特征

局灶性发作的发作期 EEG 常见从局灶开始的放电。从 EEG 的角度来说,发作的开始可表现为以下几种情况:①局灶性(foal)指发作开始的放电仅影响到 1 个头皮电极或 1~2 个颅内电极。EEG 常表现为某一导联从背景活动突然或逐渐变为低波幅的持续快波活动,波幅逐渐增高,频率逐渐减慢,范围逐步扩大。②脑区性(regional)涉及一定范围脑区,颅内电极可显示起源于脑叶的一部分,可在空间扩散数厘米。头皮 EEG 显示涉及相邻 2~3 个导联的节律性放电。③一侧性(unilateral)发作期放电累及一侧半球,难以进一步定位。EEG 表现为一侧半球的广泛节律性放电或电压突然降低。④非一侧性(non-unilateral)发作期放电起源于两侧半球的某一局部区域,头皮电极双侧波幅大致相等,或颅内电极双侧半球同时开始。

在局灶性发作中,有多种形式的发作起始模式:①发作间期放电突然消失,由另一种完全不同的节律性活动所取代。②突然的广泛性、一侧性或脑区性的电抑制也是常见的发作起始模式,其机制可能是癫痫发作时抑制性机制的启动,一侧性或脑区性的电抑制有一定的定侧或定位价值。③发作期的节律性活动可以是 δ(0.3~3.5Hz)、θ(4~7Hz)、α(8~13Hz)、β(14~40Hz)和 γ(>40Hz)频段,并且有频率、波幅和范围的演变,多数表现为频率逐渐减慢,波幅逐渐增高,范围逐渐扩大,直至发作终止。而以形态相同、反复的发作间期放电为发作期模式的情况在局灶性癫痫中比较罕见,主要见于全面性发作,如失神发作、肌阵挛发作等。④在发作起始阶段,如果在电抑制的背景下出现局灶性低波幅快活动(low-voltage fast activity,LVF),则意味着该记录电极邻近致痫区,具有较高的定位价值,目前认为这种模式需要广泛的新皮质激活,或与潜在的癫痫病理类型(如发育性病理)有关,极少见于海马起源的发作。但由于记录条件(如滤波范围)和颅骨等介质对高频活动的特殊衰减作用,此种模式常常无法在头皮 EEG 记录到,颅内电极常可记录到此种发作期模式,而且与良好的手术预后相关。⑤在头皮 EEG 记录中,有一部分发作特别是起源于大脑底部、纵裂或脑沟深部的发作,发作没有明显的发作期 EEG 变化,尤其在局灶性感觉发作中更为常见,这也反映了头皮 EEG 对于非常局限起源的发作的局限性。⑥在头皮 EEG 中,临床症状往往早于发作期 EEG 的变化,而且发作期放电仅仅局限于 1~2 个电极的情况也比较少见,其反映的常常是放电广泛传导的结果,所以需要仔细分析症状学和 EEG 起始的关系,谨慎解释头皮 EEG 记录的定位意义。⑦一般来讲,发作期 EEG 模式与发作起源部位之间缺乏必然的联系,即一种模式可见于不同部位起源、不同类型的发作,而同一起始部位同一种发作类型也可以有不同的发作期模式。在同一患者,两者之间的关系是比较恒定的。⑧头皮 EEG 记录中,局灶性发作可表现为局灶性起始、一侧半球起始和双侧半球广泛起始的异常放电模式。局灶性的发作期模式主要见于内侧颞叶癫痫、额叶背外侧癫痫和顶叶癫痫;一侧性的发作期模式主要见于新皮质颞叶癫痫;而广泛性的发作模式主要见于内侧额叶癫痫和枕叶癫痫。总体上,头皮 EEG 的发作期记录对于颞叶癫痫的定位意义较颞叶外癫痫更大。

局灶性发作的发作期 EEG 模式与全面性发作有很大的不同。当脑内局部发作期放电被启动后,随着时间的进展,放电会循不同的传导通路迅速或逐渐扩散,放电的波形、波幅、频率和范围呈现动态变化过程,并伴随临床发作症状的演变,有时临床发作循解剖结构向邻近区域扩散如 Jackson 扩散(Jacksonian march);也可经特殊的网络结构扩散到其他脑区甚至远隔的部位,如额叶发作扩散到颞叶内侧,枕叶发作扩散到额叶,发作期 EEG 有时能反映出这种扩散过程。但在很多情况下,头皮 EEG 难以准确判断发作的起始部位,甚至可能提供发作起源的错误定位。对于有外科适应证的患者,应结合发作症状学和影像学等资料综合判断,必要时应进行颅内 EEG 监测。

五、全面性发作的脑电图特征

以往对全面性发作(generalized seizures)的定义是最初临床改变表明在发作开始时即有双侧半球受累,发作的运动性症状是双侧性的,发作期 EEG 最初有双侧半球广泛性放电。2010 年 ILAE 对该定义做出修正,提出"全面性发作起源于脑内的某个点,并迅速扩散到双侧分布的网络,包括皮质和皮质下结构,但不一定包括整个皮质"。ILAE 癫痫发作分类与 EEG 表现见表 5-2、表 5-3。

表 5-2 ILAE 关于部分性(局灶性、局部性)发作的分类

临床发作类型	发作期 EEG 类型	发作间期 EEG 表现
A. 单纯部分性发作(意识无损害)	始发于对侧相应皮质区的局灶性放电(不总是能被头皮电极记录到)	对侧局灶性放电
1. 伴运动症状:		
a. 局灶运动不扩散		
b. 局灶运动扩散(Jackson 癫痫)		
c. 偏转性		
d. 姿势性		
e. 语音性(发音的或语言剥夺)		
2. 伴躯体感觉或特殊感觉症状(简单幻觉,如针刺感、闪光、蜂鸣音):		
a. 躯体感觉		
b. 视觉		
c. 听觉		
d. 嗅觉		
e. 味觉		
f. 眩晕		
3. 自主神经症状或体征(包括上腹部不适、苍白、出汗、潮红、竖毛和瞳孔放大)		
4. 伴精神症状(脑高级皮质功能紊乱)。这些症状不少伴意识损害,更常见于复杂部分性发作:		
a. 语言障碍;		
b. 记忆障碍(如似曾相识感)		
c. 认知障碍(如梦样状态,时间感知扭曲)		
d. 情感障碍(如恐惧、愤怒)		
e. 错觉(如视觉变大症)		
f. 结构化幻觉(如音乐、场景)		

续表

临床发作类型	发作期 EEG 类型	发作间期 EEG 表现
B. 复杂部分性发作(伴意识损害;有时可以单纯性部分性发作开始) 　1. 单纯部分性起始,随后又意识损害: 　　a. 具有单纯部分性特征(A1 至 A4),然后出现意识障碍 　　b. 具有自动症 　2. 起始时伴意识损害: 　　a. 仅有意识损害 　　b. 伴自动症	单侧或频繁双侧放电,扩散或局限于颞叶或额颞叶区域	单侧或双侧,一般非同步化局灶性;通常在颞区或额区
C. 部分性发作演变为继发性全面性发作(可以是全面强直 - 阵挛、强直或阵挛发作)(上述异常放电也可以继发和快速全面化) 　1. 单纯部分性发作(A)演变为全面发作 　2. 复杂部分性发作(B)演变为全面发作 　3. 单纯部分性发作演变为复杂部分性再演变为全面性发作		

表 5-3　ILAE 关于全面性发作分类(惊厥性和非惊厥性)

临床发作类型	发作期脑电图表现	发作间期脑电图表现
A1. 失神发作 　a. 仅有意识损害 　b. 有轻微阵挛成分 　c. 有失张力成分 　d. 有强直成分 　e. 有自动症 　f. 有自主神经症状 　(b~f 可以单独或组合出现)	通常是规则、对称的 3Hz,但也可以是 2～4Hz 棘慢复合波和多棘慢复合波	背景活动通常正常,尽管存在阵发性活动(如棘波或棘慢复合波),这种活动通常是规则和对称的
A2. 不典型失神发作 　a. 发声变化比 A1 明显 　b. 起始和 / 或终止并不突然	脑电图具有异质性,可以包括不规则棘慢复合波、快活动或其他阵发性活动,尽管异常是双侧的但常不规则不对称	背景通常有阵发性异常活动(如棘波或棘慢复合波),常不规则或不对称
B. 肌阵挛发作(单发或多发)	多棘慢波或有时棘慢波或尖慢波	与发作期相同
C. 阵挛发作	快活动(≥10Hz)或慢波或偶尔为棘慢波模式	棘波或多棘慢波放电
D. 强直发作	低电压快活动或 9～10Hz 快节律,在强直发作期频率逐渐下降,波幅逐渐升高。在阵挛期出现慢波节律	多棘慢波或棘慢波,有时是尖慢波放电
E. 强直 - 阵挛发作	节律≥10Hz,在强直发作期频率逐渐降低,波幅逐渐升高。在阵挛期出现慢波节律	多棘慢波,棘慢波有时是尖慢波放电
F. 失张力发作(站立不能)	多棘慢波或电抑制或低电压快活动	多棘慢波

第五节　癫痫样发放的临床诊断意义

　　脑电图记录反映神经元的电位变化,因此任何疾病只要累及神经元功能的程度相等,就会产生同样的脑电图异常;反之,一种脑电图异常可以有多种病因,故脑电图不能做病因诊断。至于异常脑电图的临床意义,一般而言,正常范围,边缘状态和轻度不正常脑电图临床意义不大,参照临床资料做出诊断时必须谨慎。中度不正常以上的脑电异常提示有明确的临床意义。当脑电图有阵发性高波幅电位活动时，不论其临床发作表现形式如何，都要考虑有癫痫的可能性。其中某些形式的电活动（癫痫波形）对癫痫具有特殊的诊断意义。

脑电图检查对癫痫的诊断有很大的价值，脑电图已成为癫痫的诊断和分型必不可少的检查方法，还广泛应用于指导选用抗癫痫药、评估预后、手术前定位，并用于阐明癫痫的病理生理。发作时记录的脑电图诊断意义最大，但大多在发作间歇期对患者进行脑电图检测。一次发作间歇期记录，历时 20～40 分钟，其发现癫痫样电活动的概率约 50%，故不能据此作为确诊有无癫痫的手段。发作间歇期放电（interictal discharge，IED）与患者发作时的放电（ictal discharge，ID）有很多不同之处，两者相比较，前者持续时间短暂（一般不超过 2～3 秒），甚至为单个散在出现，波形整齐，不伴有临床发作而且波形可与发作时放电完全不同，出现范围也不如后者广泛。而发作时放电持续时间通常在数十秒以上甚至数分钟，包括节律性重复性成分，波形不如发作间歇期放电整齐，出现范围广泛，常合并临床发作。

脑电图可用以鉴别发作类型和明确致痫灶部位，常规脑电图常要多次重复记录，并结合睡眠剥夺诱发和睡眠记录，可使阳性率增加至 85% 左右，其余 15% 的患者需应用长程监测（long-term monitoring，LTM）的方法来获取更多的信息，个别复杂部分性发作的患者甚至需要做脑深部电极记录方能确诊。除去某些特殊类型如儿童失神发作和婴儿痉挛症外，由于头皮电极所记录到的癫痫样电活动可能不来自皮质，而为远处病灶的传播所致，常规记录有其性能上的局限性，应用视频监护结合脑电图记录为较理想的方法，视频脑电图（video-EEG，VEEG）监测对癫痫的诊断有非常重要的意义，大多可以获得有助于诊断的信息，同时又有助于鉴别非癫痫性发作及假性发作。对于反复常规 EEG 结果阴性的患者，通过数小时、数天或数周的 VEEG 监测，可以对少见的发作期及发作间期的异常 EEG 进行分析，并通过增加电极数（包含 32 导、64 导甚至更多监测电极）来进行更为准确的癫痫灶定位。发作时的视频记录还可以获得癫痫发作时的症状学信息，并将其与当时的 EEG 进行对照研究。

当脑电图有阵发性高波幅电位活动时，不论其临床发作表现形式如何，都要考虑有癫痫的可能性。其中某些形式的电活动（癫痫波形）对癫痫具有特殊的诊断意义（图 5-24）。

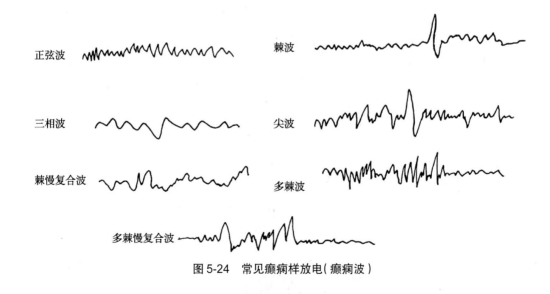

图 5-24　常见癫痫样放电（癫痫波）

一、棘波

棘波是癫痫性放电最特征性的表现之一（图 5-24）。棘波的出现表明脑部有刺激性病灶。在慢波背景上出现的棘波，常提示来自于癫痫灶或其附近区域。在正常背景上出现的棘波，一般波幅较低，周期较长，多由远处的病灶传播而来。如在脑电图描记中出现棘波数量上逐渐增多现象或形成棘波节律，预示临床发作即将发生。各种类型的癫痫均可出现棘波。

二、尖波

其意义与棘波相同，是神经元同步放电的结果，也是常见的癫痫性放电的特征波形之一。典型的尖波由急速上升支和较缓慢下降支组成，呈锯齿状形状（图 5-24）。其周期在 80～200ms，波幅较高，常在 100～200μV，甚至高达 300μV 以上。它可能由较大的癫痫灶中多数神经元棘波放电的不完全同步；或由远处棘波灶传播而来使棘波的时间（周期）延长所致，为棘波在时间上的延长。可见于各种类型癫痫发作间歇期脑电图。

三、棘慢综合波

是由棘波和 200～500ms 的慢波所组成（图 5-24、图 5-25）。均为负相波，正相波出现者极少见。波幅一般较高，在 150～300μV 之间，甚至高达 500μV 以上。通常是两侧同步性阵发，以额区最明显，也可为散发性或局灶性出现。这种异常电位可能起源于皮质深部的中线组织，或始于视丘，而影响的皮质只限于背内侧核的投射部分。在综合波中慢波是主要成分，比较规则而有节律，棘波出现其间，或在慢波的上升支或下降支上，波幅高低不一，一般不超过慢波的高度。典型 3Hz 棘慢节律，为失神发作的特殊放电波形。有时可以看到一些并不是先有棘波后有慢波的典型棘慢综合波，恰好相反，而是慢棘波形式出现，即慢波在前，随后出现一个棘波，或棘波附合在慢波的下降支上。这种波形被认为与棘慢综合波有相同的意义。可能是棘慢综合波的一种变异形式。节律性的棘慢波综合的频率多为 2.5～3.5Hz，这种节律性综合波，若局限性出现者多为部分性癫痫；若两侧同步性出现则多为全身性癫痫。

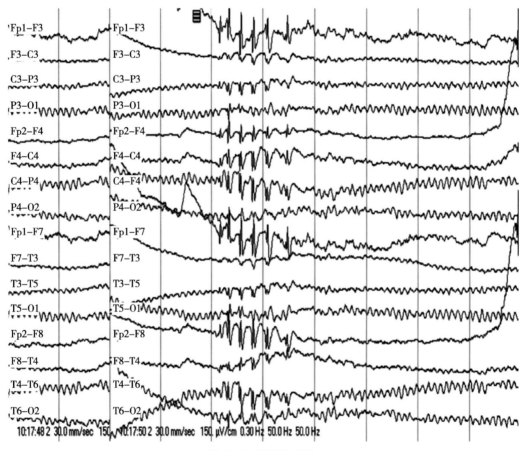

图 5-25　棘慢综合波

四、尖慢综合波

尖慢综合波是由尖波和 200～500ms 的慢波所组成（图 5-26）。一般为 1.5～2.5Hz 的尖慢综合波，也常见有 4～6Hz 尖慢综合波。出现形式多种多样，多呈不规则同步暴发，也可见弥漫性或连续性出现。局灶性尖慢综合波，多见于部分性癫痫，弥漫性尖慢节律见于全身性癫痫。表示脑组织深部存在较广泛的癫痫病灶。

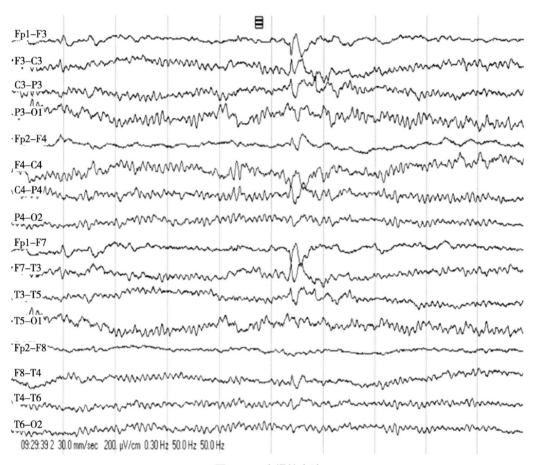

图 5-26　尖慢综合波

五、多棘慢综合波

是由几个棘波和一个慢波所组成，常为成串连续出现或不规则出现（图 5-24）。棘波波幅高低不一，但一般不超过慢波的波幅高度。常预示有痉挛发作，是肌阵挛性癫痫最具特征的波形之一。

六、多棘波群

为 2～6 个棘波成簇的单独（不与慢波构成综合波）出现，有时则附随着一个或多个慢波（多棘波慢波综合）（图 5-24），主要见于肌阵挛性癫痫。当棘波连续出现时、数量不断增多、频率加快（其频率每秒可达 20～30 次）或由一个脑区逐渐扩散于整个大脑时，则预示患者将出现癫痫发作或发作开始时的脑电图表现，多为临床发作的表现。

七、高峰节律紊乱也称高度失律

为多数高波幅棘波或尖波与多数慢波呈杂乱而不规则地结合出现。首先由 Gibbs（1951）所描述，1974 年被国际脑电图组织列入脑电图术语词汇中。高度失律的特征是高波幅的棘波、尖波、多棘波或多棘慢综合波及慢波在时间上、部位上杂乱地毫无规律地出现的一种独特波形，其波幅可高达 1 000μV。福山幸夫（1987）描述常见者有 4 种类型：①典型高度失律，即棘波、尖波、慢波在时间上部位上无规律地结合出现；②不典型高度失律，为棘波成分少，多少有些接近基本节律；③周期性高度失律，为每隔数秒出现一次两侧不规则杂乱的棘慢波短程或长程暴发；④非对称性高度失律，为整个脑电图可有上述三种类型的改变，但两侧不对称且有局灶性变化。主要见于婴儿痉挛，具有明显的年龄特征，大多数（70%）在 1 岁以内出现，4 岁以后几乎不再出现。高度失律预示着患者存在着严重的脑损伤。

八、发作性节律波

也叫阵发性或暴发性节律，即在原有脑电图背景上出现阵发性高波幅节律。在背景脑电图上出现阵发性、高波幅的慢节律（θ 节律或 δ 节律）、α 节律或快节律（α 节律），多呈高波幅发放，与背景脑电图有明显区别，表现为突然出现、突然消失。多源于中央脑系统病灶发出，被认为是癫痫脑电图特征性表现之一。

以上脑电图的异常波形，对癫痫的诊断是极有价值的。但是，和任何检查一样，脑电图检查也有其局限性，头皮常规脑电记录上只能反映大脑表面的情况，深部电极也只能显示有限区域的病理。再者，脑电记录只是反映了记录时短暂的情况，而癫痫性放电又是阵发性，有时会造成遗漏。由于多种因素的影响，对所有癫痫患者来说，脑电图出现癫痫波形的阳性率约为 80%。所以，对临床表现为癫痫发作的患者，脑电检查正常不能排除癫痫。脑电图出现癫痫波形，而临床没有癫痫发作者也不能诊断为癫痫，只能说明其存在危险因素。

（朱国行）

参 考 文 献

1. 刘晓燕. 临床脑电图学. 2 版. 北京：人民卫生出版社，2017.

2. Sinha SR，Sullivan L，Sabau D，et al. American Clinical Neurophysiology Society Guideline 1：Minimum Technical Requirements for Performing Clinical Electroencephalography. J Clin Neurophysiol，2016，33（4）：303-307.

3. Acharya JN，Hani AJ，Thirumala PD，et al. American Clinical Neurophysiology Society Guideline 3：A Proposal for Standard Montages to Be Used in Clinical EEG. J Clin Neurophysiol，2016，33（4）：312-316.

4. Scott CA，Fish TR，Allen PJ. Design of an intensive epilepsy monitoring unit. Epilepsia，2000，41 Suppl 5：S3-S8.

5. Fisch BJ. Epilepsy and intensive care monitoring：principles and practice. Demos Medical Publishing，2009.

6. 洪震，江澄川. 现代癫痫学. 上海：复旦大学出版社，2007.

7. 刘晓燕，吴逊. 临床脑电图学. 2 版. 北京：人民卫生出版社，2017.

8. Panayiotopoulos CP. The new ILAE report on terminology and concepts for the organization of epilepsies：critical review and contribution. Epilepsia，2012，53（3）：399-404.

9. 洪震，江澄川. 现代癫痫学. 上海：复旦大学出版社，2007.

10. Noachtar S，Remi J. The role of EEG in epilepsy：a critical review. Epilepsy Behav，2009，15（1）：22-23.

11. Seneviratne U，Cook M，D'Souza W. The elctroencephalogram of idiopathic generalized epilepsy. Epilepsia，2012，53（2）：234-248.

第六章

癫痫的临床及电生理特征

第一节　癫痫发作的临床及电生理特征

一、局灶性起源的发作

局灶性起源的发作（focal onset seizures）是指发作起源于一侧大脑半球的网络，可以非常局限，也可相对广泛，亦可起源于皮质下结构。局灶性起源的发作以往又叫部分性发作（partial seizures）或局灶性发作（focal seizures），2017 年 ILAE 最新癫痫发作分类（图 2-2）将部分性发作的概念剔除，把癫痫发作分为全面性起源的发作、局灶性起源的发作及起源不明的发作三大类，局灶性起源的发作又分为运动性和非运动性发作，患者可伴或不伴一定程度的知觉障碍，各种局灶性发作均可进展为全面性发作，主要为全面强直 - 阵挛发作。局灶性运动性发作包括局灶性强直、局灶性肌阵挛、局灶性阵挛、局灶性失张力、局灶性痉挛、自动症发作和过度运动。非运动性发作包括行为停止（终止）、感觉性、自主神经性、情绪性和认知性发作。由于多种发作类型在发作起始后可能会逐渐演变为其他发作类型，甚至会出现几种发作类型同时存在的可能性，因此，最新的发作分类着重强调了发作起源的重要性，这对确定真正的致痫区至关重要。在过去的几十年里，多数的观点认为全面性发作要多于局灶性发作，但近年来随着脑电图学、影像学、病理学及其他辅助检查方法的运用与发展，使得癫痫灶的定位更加准确，也发现了更多的局灶性发作类型。目前，普遍认为局灶性起源的发作要多于全面性起源的发作。由于癫痫发作的多样性与复杂性，不同类型局灶性发作的临床及电生理特征会有所差别，甚至有些发作很难用概括性的文字进行描述，因此，我们在分析癫痫发作类型时要具体问题具体分析，下面简单介绍各种局灶性发作的临床及电生理特征。

1. 局灶性强直发作（focal tonic seizures）　局灶性强直发作是由一组或多组肌群持续性收缩导致肢体和 / 或颈部肌肉及眼肌强直性收缩而表现出的异常姿势，一次发作可持续数秒到数分钟。根据发作时累及的肌群不同，局灶性强直发作主要包括不对称的姿势性强直（累及一侧躯干及四肢肌群）、偏转性强直（累及一侧颈部和眼肌），以及部分视觉观察为双侧对称的强直发作（累及双侧，但一侧先于另一侧起始）。局灶性强直发作可起源于额叶（最常见为额叶内侧辅助运动区）、顶叶、枕叶、颞叶等不同脑区。不对称的姿势性强直发作患者常表现为肢体不对称的屈曲或伸展，并可维持数秒至数分钟，有时表现为特殊的"击剑样"姿势（fencer posture），即：对侧上肢上举伸直，同侧上肢屈曲外展，有时伴有头眼向一侧偏转，如同注视上举的手臂，双下肢为不对称性屈曲或伸展（图 6-1）。偏转性强直发作是指一侧颈部和眼肌的强直性收缩导致头和眼向一侧强迫性偏转，同时伴随该侧肢体的阵挛动作，常很快进展为双侧强直 - 阵挛发作。由于眼球的偏转与多个眼球运动中枢有关，因此，不能单纯通过眼的偏转来对致痫灶进行定位，需要结合患者多方面的表现及其他辅助检查结果方能做出准确判断。

发作期 EEG 表现多样，发作开始之前或同时常出现全导广泛性电压降低，随后出现局限于某一电极或某一脑区或一侧半球的低波幅快波或棘波活动，波幅渐高，频率渐慢，并迅速扩散，逐渐演变为节律性棘波或棘慢波发放，常波及几个相邻脑区或一侧半球，若继发全面性发作则可波及双侧半球广泛区域，EEG 中常夹杂大量肌电及运动伪迹，同步肌电图（EMG）可见肌强直放电样表现。通过对发作期EMG 结果分析证实，在视觉观察为双侧起始的强直发作患者中约 90% 以单侧肢体强直起始，当双侧强直电位时间差值大于 250ms 时，提示为局灶性起始的可能性大，故 EMG 可以作为诊断强直发作的客观、敏感的间接征象，并有助于局灶和全面性强直发作的鉴别。

2. 局灶性肌阵挛发作（focal myoclonic seizures） 局灶性肌阵挛发作是指一侧肢体或面部快速的非节律性抽动，有时可为两侧，但常为不对称性出现。发作快速而短暂，一次肌阵挛发作时间常在

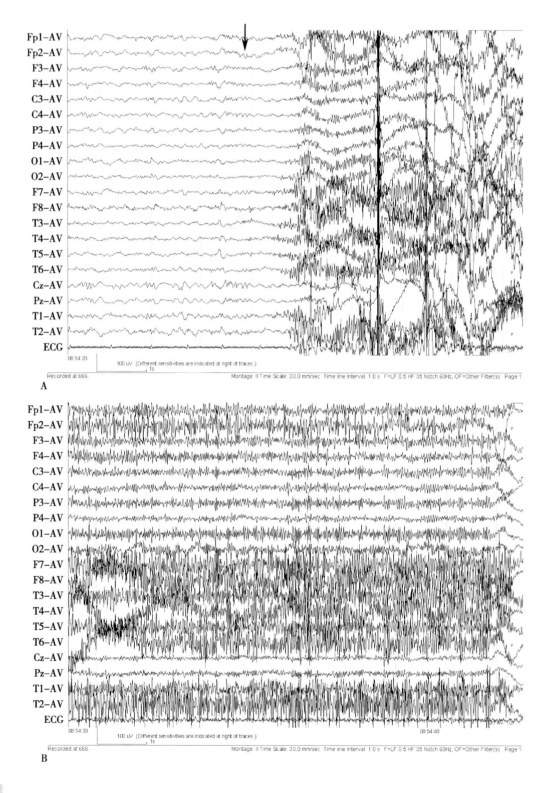

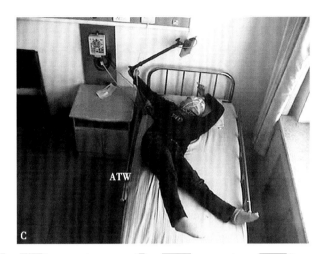

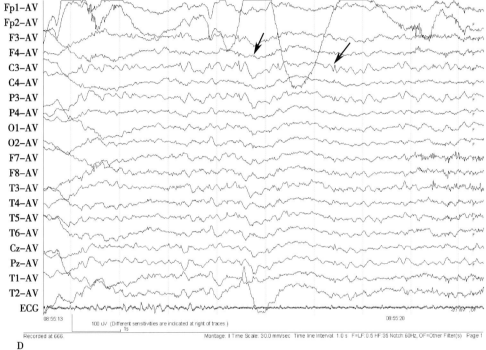

图 6-1　姿势性强直发作所致"击剑样"姿势

患者男,27 岁,考虑为额叶癫痫。发作期 EEG。A. 未见明显痫样放电,箭头所示处为发作起始,其后可见广泛性电压降低约 1s,患者在睡眠中突然翻身,由左侧卧位转为右侧;B. EEG 被大量强直发作导致的肌电伪迹所掩盖;C. 患者表现为右上肢上举,左上肢屈曲,头眼向右侧偏转并注视上举的右上肢(fencer posture);D. 发作后期 EEG 见左侧额、中央、顶区低 - 中波幅尖波、尖慢波散发(箭头)

30～100ms,与局灶性阵挛相比其发作无明显规律且为非持续性。局灶性肌阵挛发作多见于 Rolandic 区癫痫,病灶累及运动皮质,此类患者有时可同时出现正性和负性肌阵挛。另外,游走性肌阵挛亦属于局灶性肌阵挛发作,此种发作起源于皮质或皮质下结构,表现为以四肢远端为主的不对称不同步的肌肉抽动,可累及面部及眼睑肌群,肉眼观察似蠕动或扭动,有时动作非常轻微不易被发觉,需要触摸患者肢体方可感觉到肌肉的抽动,常见于婴幼儿严重的癫痫性脑病及某些进行性肌阵挛性癫痫。

发作期 EEG 多为一侧 Rolandic 区散发或连续发放的棘波、棘慢波或与慢波混合,有时可波及相邻脑区及对侧 Rolandic 区,一般较少伴有演变及扩散(图 6-2)。癫痫样放电与肢体及面部的肌阵挛抽动多数有锁时关系,少数对应关系不明显,如:游走性肌阵挛发作,肌肉的抽动与癫痫样放电可对应或不对应,这可能与其中一部分肌阵挛发作为皮质下起源有关,同步的 EMG 监测可以有助于判断肌肉抽动与癫痫样放电的相关性(图 6-3)。

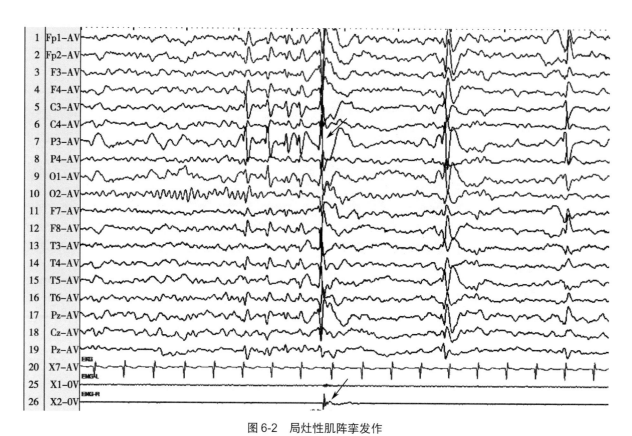

图 6-2 局灶性肌阵挛发作

患者男，6 岁，临床诊断为 BECT。EEG 示左侧 Rolandic 区尖波、尖慢波散发或连续发放。同期患儿右侧上肢快速抖动一下，EMG 可见肌电暴发约 30ms（箭头），与 EEG 放电有锁时关系

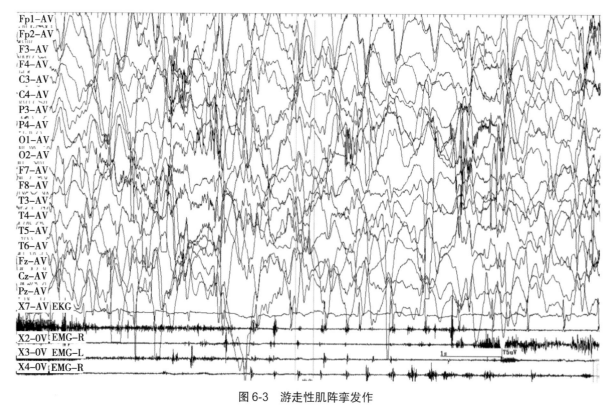

图 6-3 游走性肌阵挛发作

患者女，3 岁 4 个月，智力运动发育落后，四肢远端及口角间断性不自主抽动 3 个月，加重 1 周来诊。发作期 EEG 示患儿清醒期各导联大量多灶及广泛性高 - 极高波幅棘波、棘慢波与慢波混合，持续性发放。同期 EMG 示四肢远端肌电同步或不同步暴发约 30～100ms，有时与 EEG 有锁时关系

3. 局灶性阵挛发作（focal clonic seizures）　局灶性阵挛发作表现为一侧手部或面部等部位节律性阵挛性收缩，远端显著，有时可累及双侧。与全面性阵挛发作相比较，局灶性阵挛发作累及的肢体或肌群更局限，若发作呈持续性且连续发作超过 1 小时则考虑为持续性部分性癫痫（epilepsia partialis continua，EPC）。若患者表现为一侧上、下肢同时出现阵挛性发作并波及同侧头眼等部位时则称为半侧阵挛发作，该种发作主要见于 Dravet 综合征、半侧惊厥 - 半侧瘫综合征及局灶性皮质发育不良或其他病因导致的局部性脑损伤。

发作期 EEG 多为中央、顶区和 / 或中颞区起始的低波幅快波或尖波节律，波幅渐高，频率渐慢，逐渐演变为棘慢波节律，异常放电可局限在运动皮质，亦可扩散至相对广泛区域（图 6-4）。发作间期在一侧或双侧 Rolandic 区可见散发棘波、棘慢波或局灶性慢波。若为持续性部分性癫痫则 EEG 间期在一侧或双侧额、中央、顶区或中颞区可见低波幅尖波散发，可波及中央中线区和 / 或顶中线区，发作期放电增多，常呈周期样发放，一般不伴明显扩散（图 6-5）。

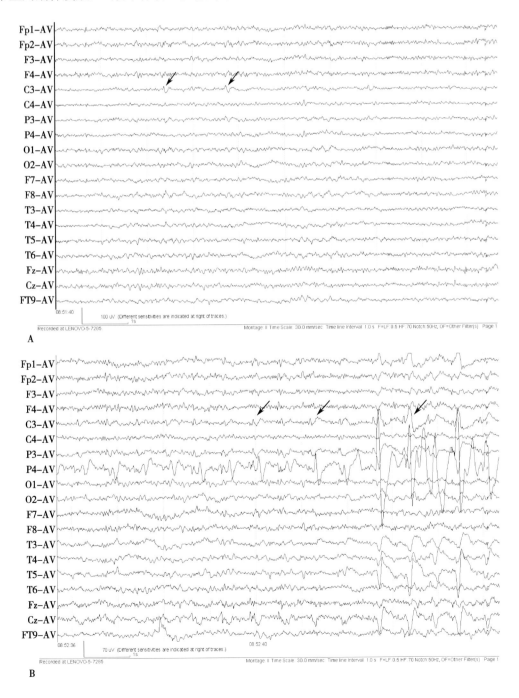

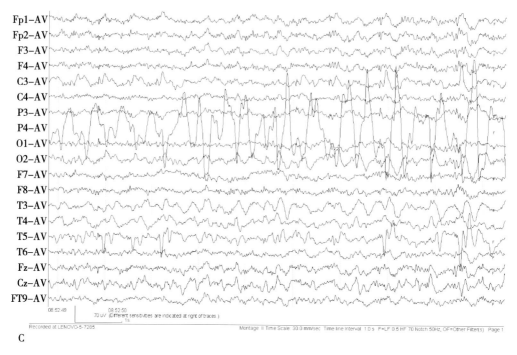

图6-4 局灶性阵挛发作

患者男，53岁，发作性右上肢不自主的节律性抽动6个月余。A. 发作期EEG示左侧中央、顶区尖波散发（箭头）。B、C. 左侧中央、顶区散发尖波逐渐演变为节律性尖波发放（箭头），间隔约0.8s。同期患者右侧上肢节律性抖动，持续10余秒。EEG右侧顶区为节律性运动伪迹，非癫痫样放电

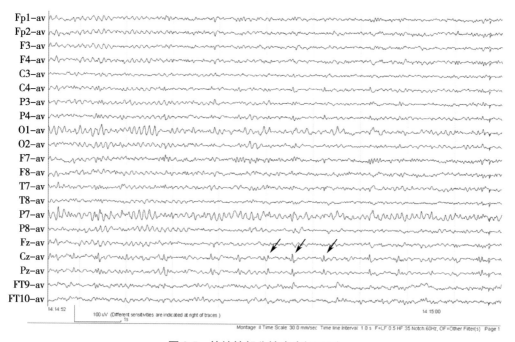

图6-5 持续性部分性癫痫（EPC）

患者男，56岁，右下肢持续性不自主抖动3个月余，有时可为双下肢。EEG示中线区（Cz、Pz）低波幅尖波间隔约0.5～1s周期样发放（箭头），可波及右侧中央、顶区。同期患者右下肢远端轻微持续节律性抖动

4. 局灶性失张力发作（focal atonic seizures） 局灶性失张力发作指单个肢体的肌张力突然丧失，包括持续时间非常短暂的负性肌阵挛发作和持续时间较长的局灶性失张力发作两种。负性肌阵挛发作最常见于儿童Rolandic区癫痫，临床表现可非常轻微，患者常表现为手中物体掉落，手部或上肢快速抖动一下或几下，仔细观察患者发作期的表现可发现其肢体动作主要为先下落后上抬，严重时可出现快

速点头或跌倒发作,若无发作期视频脑电图及同步肌电图证实,有时较难与正性的肌阵挛发作相鉴别。对怀疑有负性肌阵挛发作的患者需在视频脑电监测时行直立伸臂试验检查。负性肌阵挛的发病机制及累及脑区目前尚不十分清楚,有文献报道中央后回的局灶性皮质发育不良患者可出现负性肌阵挛发作,考虑可能为突发的异常的感觉传入抑制了中央前回运动神经元的电活动,从而导致了该运动神经元所支配的肌肉出现短暂电抑制。持续时间较长的局灶性失张力发作是指受累肌肉的肌张力突然丧失或减低,常表现为受累肢体的轻度瘫痪及活动障碍,有时可伴有感觉性异常,该发作需要与其他病因导致的肢体活动障碍相鉴别,如短暂性脑缺血发作、运动不能发作及癔病等,其发病机制目前尚未十分明确,考虑可能与原始负性运动区及辅助负性运动区(PNMA/SNMA)的激活有关。

发作期 EEG 为出现负性肌阵挛肢体的对侧 Rolandic 区尖慢波散发或连续发放,有时可累及双侧 Rolandic 区,出现双侧肢体的失张力表现。能够引起负性肌阵挛发作的尖慢波一般较为宽大,如果高位 Rolandic 区出现较为宽大的尖慢波发放要考虑到是否有负性肌阵挛发作,同步 EMG 可见异常放电对侧肢体的肌电静息 100~200ms,其与 EEG 的尖波或尖慢波有锁时关系(图 6-6),因此,同步 EMG 监测是诊断负性肌阵挛的必要条件,一般情况下低位中央区的尖慢波则较少出现负性肌阵挛发作。持续时间较长的局灶性失张力,发作期 EEG 为起始于一侧中央、顶区的棘波节律,逐渐演变为节律性棘波或棘慢波发放,发作间期可见一侧中央、顶区棘波、棘慢波散发,偶有报道发作间期可见中颞区癫痫样放电,并推测颞区的癫痫样放电可通过异常脑网络扩散到中央、顶区而导致失张力的出现,但此种说法有待进一步考证。

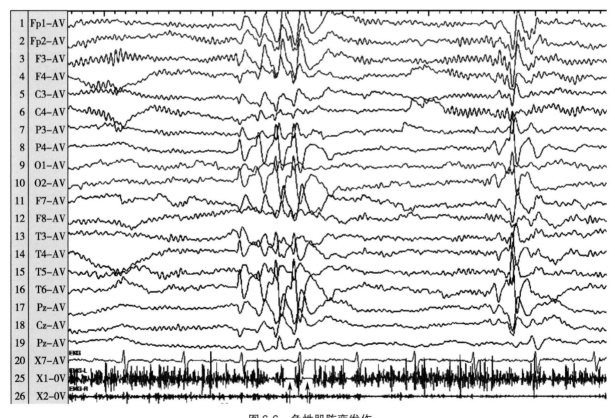

图 6-6　负性肌阵挛发作

患者女,9 岁,BECT 变异型。直立伸臂实验时患儿左侧上肢多次下垂一下或两下,同期 EEG 为右侧 Rolandic 区宽大的尖慢波散发或连续发放,EMG 见左上肢肌电(X1)静息约 100ms,与 EEG 有锁时关系(箭头)

5. 局灶性痉挛发作(focal epileptic spasms)　以往认为痉挛发作均为全面性发作,但 ILAE 最新癫痫发作分类提出了局灶性痉挛发作的概念,随着影像学、病理学等辅助检查技术的发展,许多痉挛发作的患者被发现有局灶性的脑结构异常,如局灶的皮质发育不良或脑损伤,从而证实了某些痉挛发作是局灶性起源的。局灶性痉挛发作主要见于婴幼儿,常累及某个或一侧肢体,也可累及面部的不同肌群,表现为肢体不同程度的缓慢内收或外展动作,有时仅为手部或手指的轻微动作,以及轻微的撇嘴、下颌抖动、挤眼、眼球偏斜或旋转等,常重复而刻板地出现,在临床表现不典型时需要与婴幼儿的一些不自主的非痫性动作相鉴别,如:脑积水患儿的"落日眼征"等。脑电图医师需认真观察患者的临床表现并结合视频 EEG 和 EMG 及磁共振结果等辅助检查手段做出准确判断。

发作期 EEG 与典型痉挛发作图形相似,但局灶性快波及电压降低较多位相的慢波图形更常见。癫痫样放电常局限在某一个脑区或一侧半球或双侧半球的部分脑区,但在某一侧更突出,如:EEG 见后头部反复出现的低波幅快波伴广泛性电压降低,同期患者表现为眼球向右偏斜一下(图 6-7)。当通过临床表现及 EEG 结果很难区分为局灶性还是全面性痉挛发作,则需要借助其他影像学方法进行综合分析,如果影像学发现局灶性脑结构异常则可认为是局灶性痉挛发作。

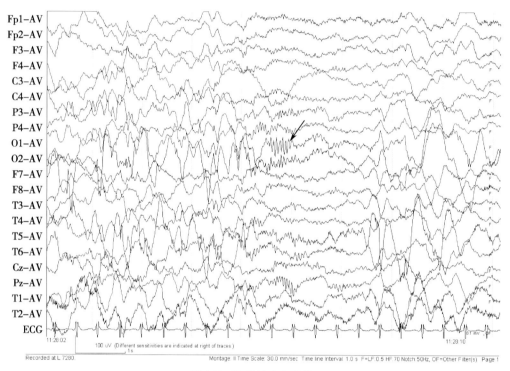

图 6-7 局灶性痉挛发作

患者女,7 个月,四肢不自主抖动 1 个月余就诊,有时伴点头,常成串出现。EEG 背景为高度失律图形,发作期 EEG 显示为广泛性电压降低复合后头部为主低波幅快波节律性发放 2~3s(箭头),同期患儿无明显肢体动作,仅见双眼向右偏斜一下

6. 自动症发作(automatism seizures) 自动症发作是指癫痫发作中或发作后在意识障碍状态下出现的一种重复的,无目的但具有一定协调性的活动。自动症可以是发作前正在进行的活动的不适当继续,也可以是新动作的产生。主要见于颞叶癫痫,亦可见于额叶、岛叶、眶额回等部位的癫痫以及失神发作及全面强直 - 阵挛发作后,可单独或与其他发作类型混合存在。最常见的颞叶自动症主要表现为咂嘴、舔舌、吞咽、摸索、转圈、脱衣等无目的重复性动作,此时患者可对外界环境保留一定的反应性。颞叶自动症日间发作多见,少数可在夜间发作。以往将额叶癫痫引起的过度运动发作归类为自动症发作,但最新的分类则将两者分开,把过度运动发作作为一种独立的发作类型列出,不再称其为过度运动自动症(见本节"过度运动发作")。

EEG 发作间期可见前中颞区、蝶骨电极或额区散发癫痫样放电,发作期可表现为一侧或双侧颞区起始的低波幅快波或尖波节律并逐渐演变,波及双侧颞区或全导。若为额叶起源的发作则可在发作起始时见到额区少量散在或节律性低波幅快波或尖波，发作后前头部导联可见局灶性慢波或尖慢波，可为判断额叶起始的发作提供一定的证据。

7. 过度运动发作（hyperkinetic seizures）　过度运动发作以往被认为是自动症的一种，称为过度运动自动症（hyperkinetic automatisms），最新 ILAE 癫痫发作分类中将过度运动作为一种独立的发作类型列出，称为"过度运动发作"。过度运动是一种与环境不相宜的以近端肢体为主的复杂而激越的运动形式，临床表现多样，主要包括投掷样、整理样、蹬踏样、扭胯样（颠髋样）及挥动或拍打样动作等，恐惧和发声症状较常见，有些患者可有明显的先兆症状，或者有涉及对侧肢体的非特异性症状。过度运动典型症状来自于额叶，尤其是内侧额叶和眶额区，亦可见于颞叶、岛叶及顶叶癫痫。Rhiems 将过度运动发作分为两型：Ⅰ型表现为反复坐起、躺下及身体的翻滚等轴向运动；Ⅱ型症状包括以躯干为轴的激越的翻滚运动，卧位时经常伴有肢体的投掷和踢打动作。有研究认为过度运动症状一般发生在癫痫发作开始后的 10 秒以内，同侧头部或肢体旋转具有定侧价值，但是，不对称的肢体运动并不能定侧。

发作期 EEG 开始可为广泛性的电压降低，随后在额区记录到低波幅快波节律，发作过程中 EEG 常被大量运动及肌电伪迹所掩盖而无法分辨，发作后有时可在额区记录到局灶性慢波或尖慢波发放，有时整个发作期 EEG 仅见大量运动伪迹，而无任何癫痫样放电。额叶癫痫引起的过度运动发作有时十分难辨认，要结合患者的临床表现及其他影像学结果共同判断，以免漏诊及误诊。

ILAE 最新的癫痫发作分类将局灶性非运动性发作分为感觉性发作、行为停止发作、自主神经性发作、情绪性发作、认知性发作 5 大类，最常见的为感觉性发作和行为停止发作，各种发作类型可单独出现，亦可与其他发作类型同时存在。

1. 行为停止发作（behavior arrest seizures）　行为停止发作指患者正在进行的活动突然终止，表现为动作的停止和反应减低。行为停止现象在癫痫发作中较为常见，可为多种发作类型最先出现的临床表现之一，患者表现为突然静止不动继而出现其他类型的发作，但此时患者的发作不能诊断为行为停止发作，只有患者的整个发作过程以行为停止为主要表现时才可以定义其发作类型为行为停止发作。通常所说的行为停止发作包括呆滞发作（dull seizures）和运动不能发作（akinetic seizures）。其中，呆滞发作均伴有不同程度的意识障碍，而运动不能发作则常无明显意识减低表现。呆滞发作主要为某些起源于额叶及颞叶的局灶性发作，临床表现与失神发作极为相似，表现为动作停止、凝视呆滞或茫然四顾，对外界反应减低，但脑电图提示不能归类为典型或不典型失神发作，以往将额叶癫痫导致的呆滞发作称为"额叶失神"，有时与典型的失神发作较难区分。临床医生和脑电图医师需要结合患者的临床表现及发作期和发作间期脑电图特点进行分析判断。颞叶癫痫引起的呆滞发作在成人比较常见，有时可为颞叶癫痫的唯一症状，患者自诉为一过性大脑空白，可持续数十秒至数分钟，以往被称为"颞叶失神"，患者表现为突然出现意识状态的改变，双眼凝视呆滞或茫然四顾，反应减低或对外界完全无反应，可伴有颞叶相关的自动症表现。不伴有意识障碍的行为停止发作以往也称为运动不能发作，指患者在意识清醒的状态下突然出现某一肢体或全身不能自主运动（bilateral akinetic seizures，BAS），持续数分钟或更长时间，患者意识清楚，有动的意念却无法支配自己的身体，可伴有感觉异常，体格检查时发现肌张力多正常，有时可减低或增高，影像学研究发现该症状可能产生于额叶前内侧面，与负性运动区（NMA）的激活有关。运动不能发作与长时间的失张力发作有时临床表现相似，但两者的病因及发病机制有所不同，所以需要注意对两者的鉴别。

额叶癫痫引起的呆滞发作的发作期 EEG 为一侧额叶起源的棘波、尖波或快波节律，逐渐演变为双侧额区为主的棘波、棘慢波发放，放电一般局限在前头部，偶可波及双侧半球广泛区域（图 6-8）。有时额叶癫痫引起的呆滞发作与典型失神发作十分相似，需要结合多方面的检查结果进行区分。发作间期 EEG 可完全正常或在额区见散在尖波、尖慢波或慢波发放。颞叶癫痫引起的局灶性发作，特别是颞叶内侧癫痫更容易出现呆滞发作。发作期为一侧前中颞区起始的低波幅 θ 频段脑波节律性发放，并迅速向相邻脑区扩散，最终可局限在一侧半球，但常常波及双侧半球，发作持续时间不等，最长可达数分钟，发作后有时遗留颞区尖波散发或慢波连续发放数秒。发作间期可见一侧前中颞区及蝶骨电极散发的棘波、棘慢波或慢波散发或连续发放。若为运动不能发作则发作间期 EEG 常表现为对侧额、中央、顶区为主的棘波、棘慢波或慢波散发或连续发放,发作期常由局部起始并逐渐扩散到同侧及对侧相邻导联。

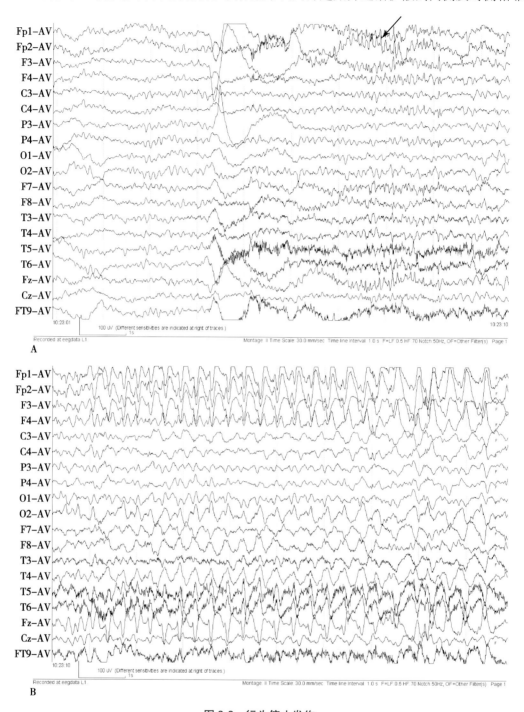

图 6-8 行为停止发作

患者男,22 岁,发作性愣神 2 个月余就诊,考虑为额叶癫痫。发作间期 EEG 为右侧额区散发低波幅尖波。发作期 EEG 显示,A. 发作起始为右侧额区为主的低波幅棘波节律连续发放 7~8s(箭头);B. 逐渐演变为双侧额区为主的棘慢波连续发放 10 余秒,同期患者表现为正在进行的动作突然停止,眼神茫然四顾,反应减低

2. 局灶感觉性发作(focal sensory seizures) 感觉性发作是指一种非外界因素所诱发的知觉体验。感觉性发作多为患者的主观感觉而缺乏客观的体征,多数为难以形容的,从未经历过的感觉体验。人体的感觉系统包括躯体感觉系统和内脏感觉系统两部分,躯体感觉系统又包括一般感觉和特殊感觉两大类。一般躯体感觉包括浅感觉(痛觉、温度觉及触觉)、深感觉(位置觉、运动觉和振动觉)和复合感

觉。特殊感觉包括视觉、听觉、味觉和嗅觉。相关的发作将在自主神经性发作部分进行介绍。此处重点介绍躯体感觉性发作的相关内容。下面分别介绍各种感觉性发作的临床表现及脑电图特征。

（1）一般感觉性发作：一般感觉性发作的症状十分复杂，最常见的感觉性症状包括疼痛感、麻木感、电击感、冷热感及不受控制感等，异常的感觉症状可持续存在于躯体某一局部或由某个肢体的局部逐渐扩散累及同侧及对侧肢体，发作多为短暂性，偶可为持续性。

发作期多为一侧中央、顶区起始的低波幅棘波或快波节律并逐渐演变，可波及同侧半球及对侧中央、顶区及中线区，异常放电亦可持续存在于中央、顶区无明显演变及扩散（图6-9），EEG放电有时还可呈周期样发放，若放电位置比较深或相对局限，那么在头皮EEG可能监测不到任何异常改变。发作间期可见一侧中央、顶区棘波、尖波或慢波散发，有时可完全正常。

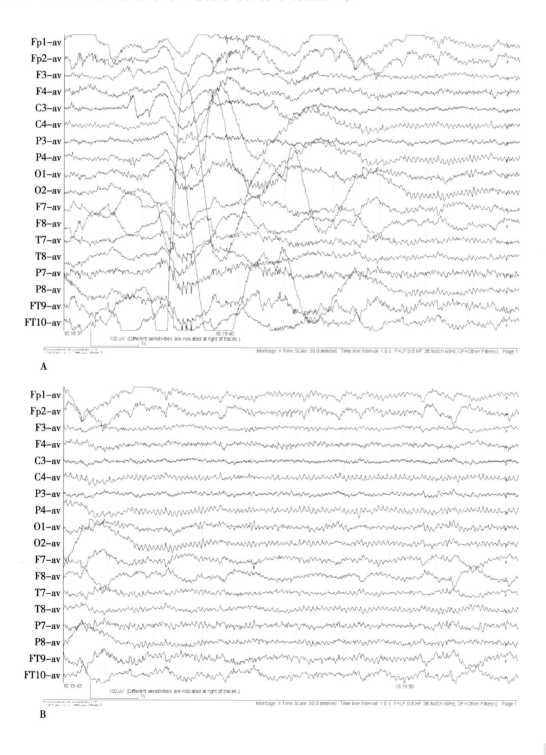

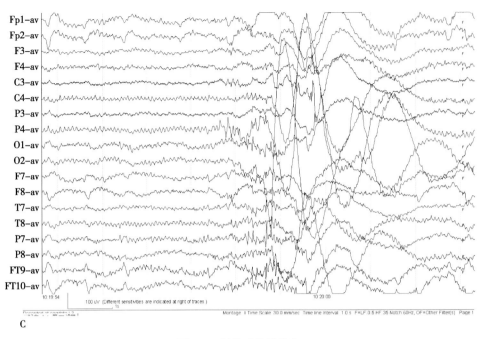

C

图 6-9　局灶感觉性发作

患者男，54 岁，发作性左侧下肢麻木 3 个月余就诊。发作期 EEG 显示，A：右侧中央、顶区 10～11Hz 低波幅快波节律连续发放；B～C：逐渐波及同侧半球其他导联，不伴明显频率和波幅演变。同期患者表现为左侧下肢麻木，逐渐扩散至左侧半身

（2）特殊感觉性发作

1）视觉发作：包括发作性或一过性的闪光、亮点、黑影、异常的图形和场景、视物模糊及视物变形等。出现视觉症状时病灶多位于枕区，发作期 EEG 表现为一侧或双侧枕区首先出现电压降低，然后从一侧或双侧枕区起始的低波幅棘波或快波节律，波幅渐高，频率渐慢，并向相邻脑区扩散，有时波及同侧及对侧半球，可继发双侧强直 - 阵挛发作（图 6-10）。发作间期多见一侧或双侧枕区散发的棘波或尖波，闪光刺激诱发试验可诱发枕区放电增多，甚至可诱发癫痫发作，因此，当遇到怀疑为枕叶癫痫的患者要给予闪光刺激检查。

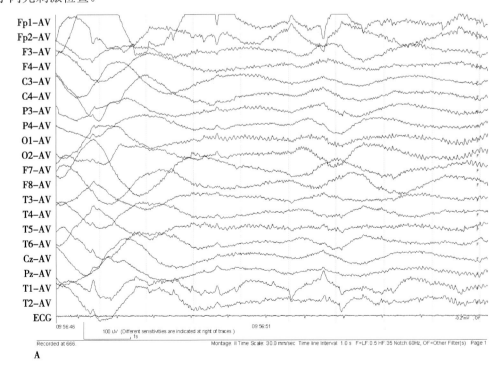

A

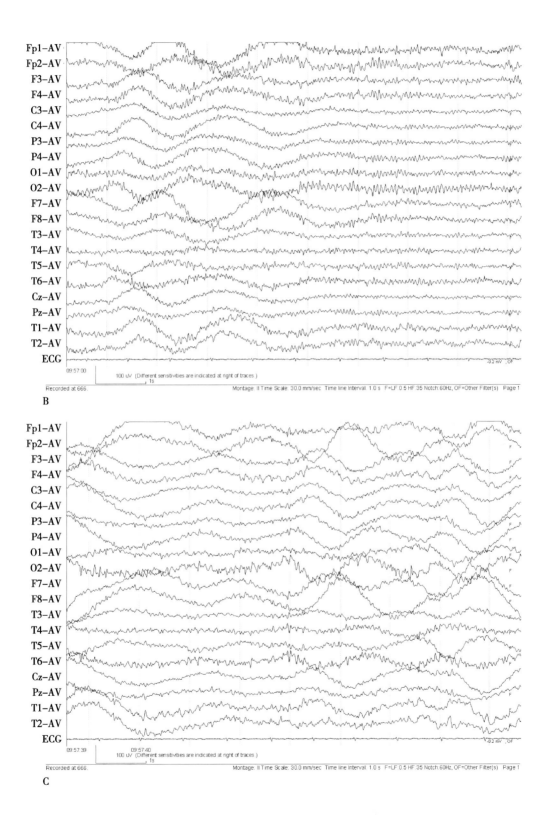

B

C

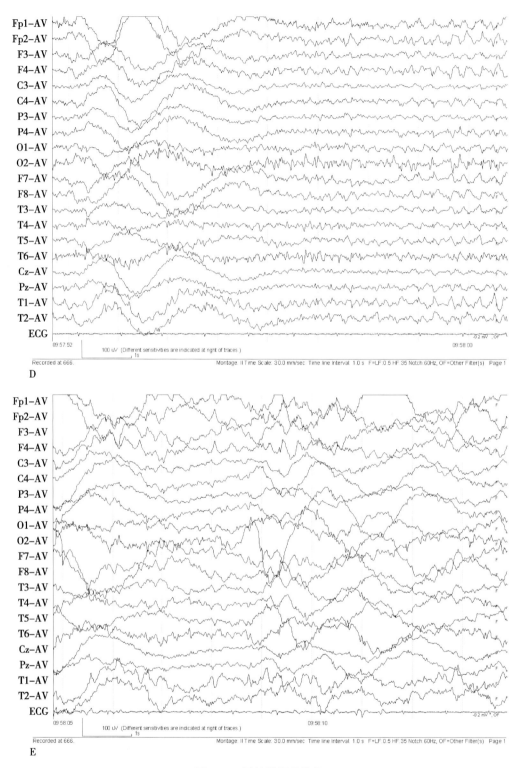

图 6-10　局灶性视觉发作

患者男，56 岁，发作性眼前黑影数日就诊。发作期 EEG 显示，A：为左侧枕区起始的低波幅快波节律；B~C：波幅渐高，频率渐慢，波及右侧枕区并逐渐波及广泛；D~E：逐渐演变为右侧前头部为主的 θ 慢波发放。同期患者自觉左侧视野有一黑影持续存在，患者头部不自主转向左侧

2）听觉发作：较少见，发作以听觉症状为主要临床表现，患者常表述为外界已有声音的失真，如声音变大变小或变远变近，或听到一些本不存在的声音，如嗡鸣声、怪异的噪声、乐音等。听觉症状常常为双侧同时出现，一侧出现者较少见。发作期 EEG 为一侧颞区起始的低波幅快波或棘波节律，逐渐演变并扩散，可波及广泛。发作间期多为颞区棘波、尖波散发。

3）嗅觉与味觉发作：可以同时出现，多为难以形容的奇怪的味觉及嗅觉体验。该种感觉性发作常为先兆症状，随后可进展为双侧强直-阵挛发作。此两种发作多见于颞叶及岛叶癫痫，具体定位需要通过颅内电极进行监测。发作期 EEG 可见一侧颞区起始的低波幅 θ 节律并逐渐演变，可波及广泛。如果病灶较深，在先兆期头皮脑电图可能看不到明显变化。

3. 自主神经性发作（focal autonomic seizures） 自主神经系统由交感神经和副交感神经系统两部分组成。自主神经性发作较少单独出现，可见于多种癫痫发作类型中，局灶性发作更常见，在以往的癫痫发作分类中没有自主神经性发作，ILAE 的最新癫痫发作分类将其归类为非运动性局灶性起始的发作。自主神经性发作主要见于颞叶癫痫、岛叶癫痫及部分枕叶癫痫患者，主要临床表现包括心率和血压的改变、呼吸节律及频率的变化、皮肤颜色的改变、瞳孔的变化、腺体的分泌增加、排尿症状、冷热感、竖毛反应、性唤起及胃肠道症状等。其中，最常见的为心率的改变，患者可出现心动过速、心动过缓，甚至心脏停搏。因此，仔细观察患者发作期的表现以及心率等生命体征的变化也有利于对发作类型的判断。当患者出现癫痫发作伴有心率改变，特别是出现心脏停搏时要注意与心律失常导致的心源性晕厥鉴别，有时两者临床表现十分相似而容易误诊。此外，胃肠道症状也是一种较为常见的发作期症状，患者表现为脐周及上腹部不适，有时伴恶心、呕吐及胃气上升感，多见于成人的颞叶内侧癫痫及早发性儿童枕叶癫痫。如果患者为新生儿或小婴儿则可表现为凝视、反应减低或烦躁乱动，有时还可伴面色发绀及皮肤颜色改变等。

发作期图形与内侧额叶及颞叶起始的局灶性发作相似，常见前中颞区或额区起始的低波幅快波或尖波节律，有时可为 θ 节律，波幅渐高，频率渐慢，逐渐演变并扩散，可波及同侧或双侧半球或局限在某些脑区呈持续性放电，同步心电图监测可发现患者心率变化情况，较常见的为心率加快（图 6-11），有时为心率减慢甚至停搏。

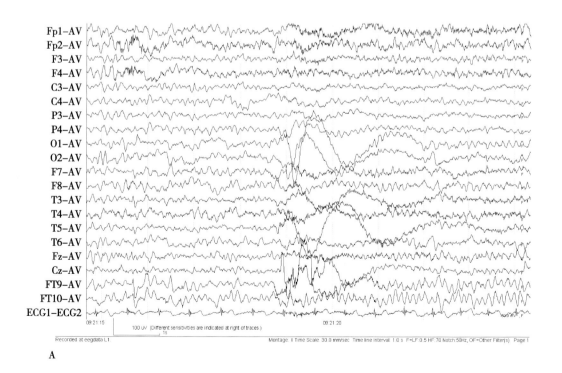

A

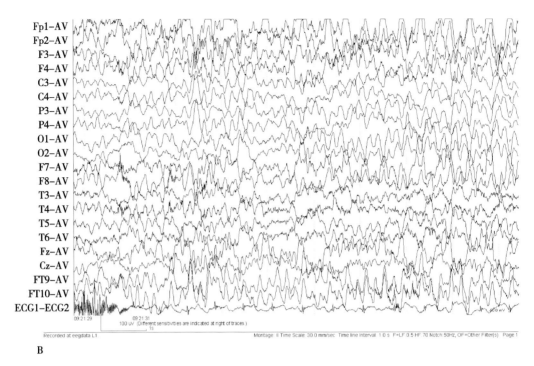

图 6-11 自主神经性发作

患者男,15 岁,发作性心慌、恐惧伴呼吸节律加快 2 个月余就诊。发作期 EEG 显示,A. 为右侧蝶骨及前颞区起始的低 - 中波幅尖形 θ 节律;B. 波幅渐高,频率减慢,波及广泛,逐渐演变为前头部为主弥漫性 θ 慢波发放

4. 情绪性发作(focal emotional seizures) 情绪性发作主要包括害怕、恐惧、焦虑、激动、生气、妄想、愉悦、欣快、狂喜、大笑(痴笑发作)或大哭(哭泣自动症)等。其中恐惧症状多来自于海马、杏仁核、额叶内侧等结构,而欣快和愉悦症状多来源于颞叶。情绪性发作多为主观体验,必须由患者回忆或由看护人提供。情绪性发作从婴幼儿到成人均可见到,成人可较好地描述发作时的体验,但在低龄儿童,特别是婴幼儿则无法描述发作时的主观感受,往往表现为哭闹、恐惧、乱动、激越等。痴笑发作为典型的情绪性发作,多见于儿童时期,2001 年 ILAE 正式命名,并将其归类在局灶性发作中,主要表现为反复性、发作性、刻板性且与场景等无关的不自主发笑,发作常突发突止,持续数秒到数分钟不等,发作频繁,清醒和睡眠状态下均可出现,可伴有其他多种发作类型,部分患者可发现有下丘脑错构瘤。

发作期脑电图与额叶或颞叶起始的局灶性发作类似,如:痴笑发作的发作期脑电图多为首先出现广泛性电压降低,然后为额叶或颞叶起始的尖波或棘波节律,逐渐演变并扩散(图 6-12)。发作间期可见额、颞区尖波、尖慢波或慢波散发或连续发放,有时亦可见到广泛性癫痫样放电。部分患者在发作期及发作间期均无明显痫样放电,特别是有下丘脑错构瘤的患者,这可能与两者产生发笑的机制不同有关。

5. 认知性发作(focal cognitive seizures) 认知性发作指患者在发作时出现语言、思维、记忆等与高级皮质功能相关的症状和体征,并且只有在认知障碍的表现比其他发作症状更明显时才可将其定义为认知性发作,认知性发作更确切的表述应该为"局灶性认知障碍性发作",但由于认知性发作基本不会导致认知功能的增强,所以,不需要特别指出为"认知障碍性发作"而直接定义为认知性发作即可。需要注意的是,认知性发作需要与其他类型癫痫发作时出现的意识障碍相鉴别,单纯的意识障碍不认为是认知性发作的一种。常见的认知障碍表现主要包括似曾相识感、陌生感、幻觉、错觉和强迫思维等。出现认知性发作时往往发作持续时间较长,甚至出现非惊厥性癫痫发作持续状态,特别是对一些年纪较大的老年人,其异常表现往往被家属忽略而导致诊断及治疗的延误。当怀疑为认知性发作的患者要及时给予脑电图检查,有助于发现一些潜在的脑功能损伤的情况。

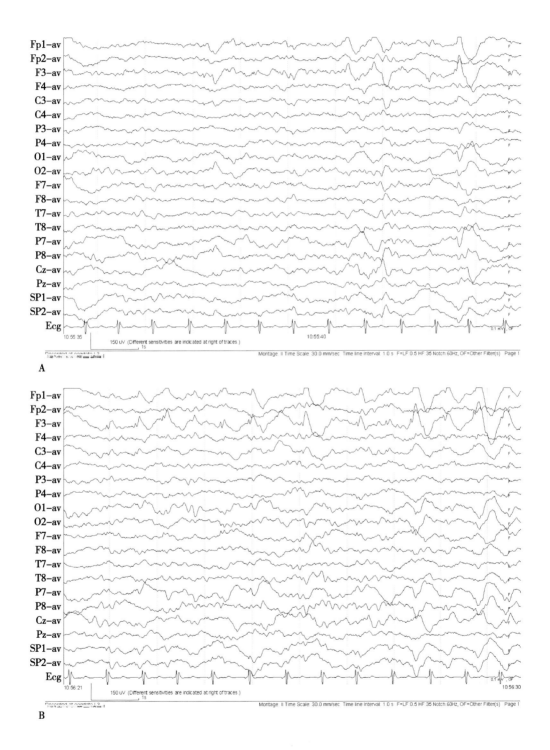

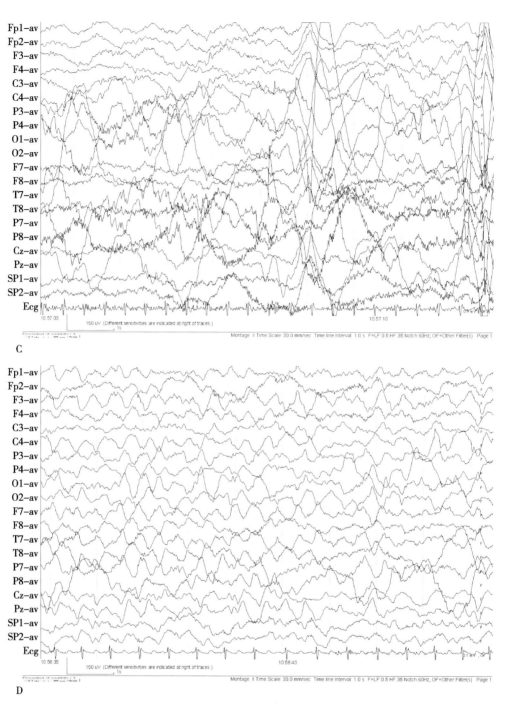

图6-12　痴笑发作

患者女，15岁，发作性大笑半月余就诊，考虑为痴笑发作，头MRI未见异常。发作间期EEG示左侧前头部尖波、尖慢波、尖形慢波散发。发作期EEG显示，A. 左侧额区尖形慢波放发；B. 逐渐演变为节律性尖慢波连续放发；C. 患者突然大笑导致EEG被大量运动伪迹所覆盖；D. 各导联弥漫性δ慢波放发，伴演变，波幅渐高，频率渐慢，持续约120s后恢复至背景节律

　　发作期EEG与颞叶或额叶起始的局灶性发作类似，发作期异常放电可起源于一侧额区或颞区，逐渐扩散到一侧半球或双侧半球广泛区域。EEG放电的持续时间及分布与患者认知损伤的程度成正比，若异常放电仅累及到一侧半球则认知损伤相对较轻，若放电累及双侧半球广泛区域则患者认知损伤更明显，甚至对外界完全无反应。

　　总之，局灶性发作的临床症状及脑电图表现十分复杂，且头皮EEG对发作起源定位有一定的局限性，所以在局灶性发作判断发作起源时，应仔细观察发作期患者的表现并反复询问患者发作前及发作

最初的体验与感受，以发现一些非临床观察所能见到的症状，特别是在进行术前评估时，应更加仔细认真，尽量准确地对发作起源进行定位。

（姚丽芬）

二、全面性发作

全面性发作（generalized seizures）指临床表现及脑电图、影像学等检查提示放电起源于大脑两侧半球，通常伴有意识障碍。本文根据 2017 年国际抗癫痫联盟（ILAE）最新癫痫发作分类描述，将全面性发作分为运动性和非运动性（失神），并在 1981 年的 ILAE 发作分类基础上，新增肌阵挛 - 强直 - 阵挛发作、肌阵挛 - 失张力发作、癫痫性痉挛、肌阵挛失神、眼睑肌阵挛失神发作。

（一）运动性癫痫发作（motor seizures）

1. 强直 - 阵挛发作（tonic-clonic seizures）　是一种表现最明显的发作形式，故既往也称为大发作（grand mal）。以意识丧失、双侧对称强直（10～30 秒）后紧跟有阵挛动作（30～50 秒）并通常伴有自主神经受累表现为主要临床特征。约 15% 的患者有先兆，自主神经变化包括呼吸暂停、分泌物增多、血压上升、心率加快、膀胱和直肠内压增高等，表现为面唇发绀、口吐白沫，瞳孔散大、立毛肌收缩，两便失禁及全身出汗等。

（1）强直期：表现为全身骨骼肌持续性收缩，上睑提肌收缩出现眼睑上牵，眼外肌收缩出现眼球上翻或凝视；咀嚼肌收缩出现口强张，随后猛烈闭合，可咬伤舌头；咽喉肌收缩使声门变小，随后的呼吸肌强直性收缩使气流强行通过狭窄的声门致患者尖叫一声，咽喉肌收缩阻止唾液内流，面颊肌收缩将唾液挤出口腔出现口吐白沫；颈部和躯干的肌肉的强直性收缩使颈和躯干先屈曲，后反张；上肢由上举后旋转为内收前旋，下肢先屈曲后猛烈伸直，持续 10～20 秒后进入阵挛期。

（2）阵挛期：患者从强直转为阵挛，每次阵挛后都有一短暂间歇，阵挛频率逐渐变慢，间歇期延长，在一次剧烈阵挛后，发作停止，进入恢复期。

以上两期均可伴有呼吸暂时中止、血压升高、瞳孔扩大、唾液和其他分泌物增多。

（3）恢复期：此期尚有短暂阵挛，可引起牙关紧闭和大小便失禁。呼吸首先恢复，随后瞳孔、血压、心率逐渐恢复至正常。肌张力降低，意识逐渐恢复。从发作到意识恢复约 5～15 分钟。醒后患者常感头痛、全身酸痛、嗜睡，部分患者有意识模糊，此时强行约束患者可能发生伤人或自伤。

脑电图特点为发作前可出现散在棘波、慢波或不典型棘慢波；在强直期为突然的电压低减，之后为 20～30Hz 棘波节律，其波幅逐渐增高，频率逐渐减慢；在阵挛期棘波频率减慢，插入慢波，继而棘波或多棘波与慢波交替出现，当最末一次抽搐后棘波、多棘波与慢波交替的脑电图形消失；进入昏睡期则可见双侧弥漫的不规则慢波，患者清醒时再逐渐恢复到原来波形。

强直 - 阵挛发作的脑电图表现见图 6-13。

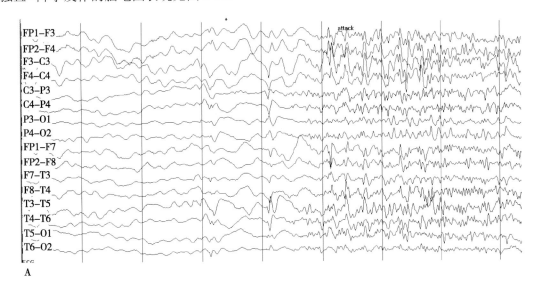

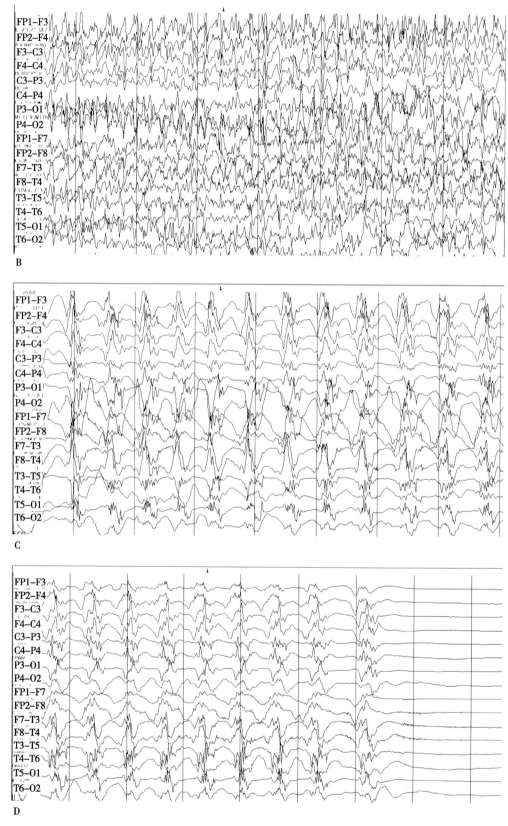

图 6-13　强直 - 阵挛发作的脑电图表现

患者男，24 岁，发作性意识丧失、四肢抽搐 1 年余就诊。长程视频脑电图监测时，背景活动轻度异常，发作间期可见全面性棘慢波。A～D 为发作期脑电图连续记录，发作前可出现散在尖波、棘波，强直期可见棘波节律，后波幅逐渐增高，频率逐渐减慢；阵挛期棘波频率减慢，并插入慢波，逐渐转为棘波、多棘波与慢波交替，后期出现低电压，随后弥漫慢波

2. 阵挛发作（clonic seizures）　全面性阵挛发作表现为双侧肢体，通常伴有头颈部、面部、躯干持续节律性（1～3Hz）的抽动，多持续数分钟，类似全身强直-阵挛性发作中阵挛期的表现，但很少有自主神经症状。阵挛发作较强直-阵挛发作少见，多见于婴儿。

发作时脑电图特点为全面性（多）棘波或（多）棘慢综合波（图6-14）。

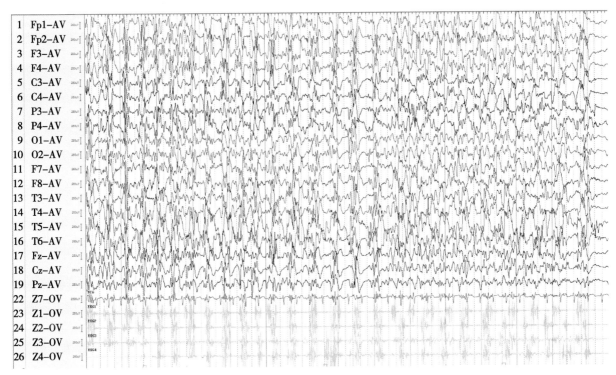

图6-14　阵挛发作的脑电图表现

患者女，2岁8个月，因发作性肢体节律性抽搐3个月就诊，有多种发作类型，上图为发作期EEG，可见双侧广泛同步性多棘慢综合波节律暴发，与肌电暴发有锁时关系

3. 强直发作（tonic seizures）　全面性强直发作表现为躯体中轴、双侧肢体近端或全身肌肉强烈而持续性的收缩，肌肉僵直，维持肢体固定的异常姿势，有时可伴有轻微肢体抖动成分，但没有阵挛。颈肌受累，则出现强制性的屈颈或伸颈；眼肌受累出现双眼上翻；肢带肌受累则出现耸肩、抬腿、举手等；全身肌肉受累可出现抱头、屈髋、伸腿，常伴有明显的自主神经症状，如面色苍白等。通常持续2～10秒，偶尔可达数分钟，有时与肌张力障碍（协同肌与拮抗剂的共同收缩）导致的痉挛与扭转难以鉴别。强直发作主要见于弥漫性器质性脑损伤患者，如Lennox-Gastaut综合征。

发作时脑电图特点为双侧性波幅渐增的棘波节律（20±5）Hz或低波幅约10Hz节律性放电活动。发作间期脑电图表现为或多或少的节律性尖慢复合波发放，背景活动异常（图6-15）。

4. 肌阵挛发作（myoclonic seizures）　肌阵挛分为两种类型，肌肉不自主收缩引起的正性肌阵挛（positive myoclonus）以及肌肉活动不自主中断引起的负性肌阵挛（negative myoclonus），癫痫性负性肌阵挛（epileptic negative myoclonus, ENM）在2001年被ILAE列为一种独立的癫痫发作类型，故此全面性发作分类下的肌阵挛发作（myoclonic seizures）通常指正性肌阵挛。肌阵挛发作表现为不自主、快速短暂、电击样肌肉抽动，每次抽动历时10～50ms，很少超过100ms。可累及全身，但有时目测只能发现局部肌肉或肌群的抽搐，发作通常具有双侧性和同步性特点，也可为非对称性，与强直-阵挛性发作区别在于其持续时间短，动作幅度小。因累及肌肉/肌群的区域及范围不同，肌阵挛发作存在个体差异性，可表现为双上肢不自主突然屈/伸，同期可伴随点头、缩颈样动作，也可表现为类似惊跳反射的全身性肌肉抽动，有时引起向前或向后跌倒。肌阵挛多成簇发生，声、光刺激可诱发，临睡或刚醒时发作较多，也可非节律性反复出现。肌阵挛作为一种症状可由痫性或非痫性因素引起，此分类下的肌阵挛

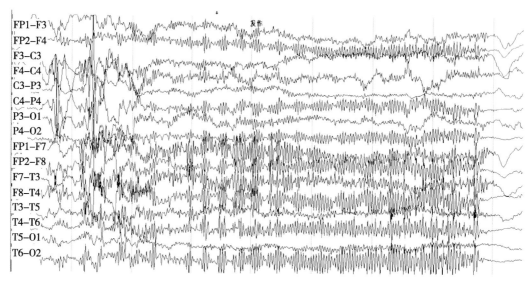

图 6-15 强直发作的脑电图表现

患者男,18 岁,发作性身体前倾,双上肢和下肢伸直 10 个月余就诊。上图为发作期脑电图,可见双侧广泛性高波幅棘波节律,同期患者的躯体和肢体形成固定的姿势,持续时间约为 10s

发作特指痫性肌阵挛发作。痫性肌阵挛发作可见于任何年龄,常见于一些预后较好的特发性癫痫患者(如婴儿良性肌阵挛性癫痫、青少年肌阵挛性癫痫),也可见于一些预后较差的、有弥漫性脑损害的癫痫性脑病(如进行性肌阵挛性癫痫、Dravet 综合征)。

发作期典型的脑电图表现为暴发性出现的全面性 3.5~5.0Hz 多棘慢综合波,也可表现为棘波、多棘波、棘慢波(图 6-16)。

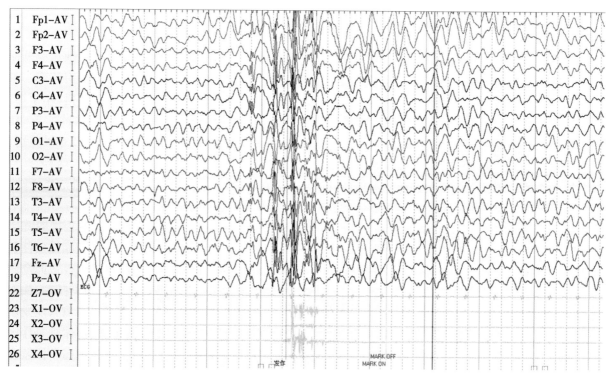

图 6-16 肌阵挛发作的脑电图表现

患者女,16 岁,发作性肢体抖动 1 年余就诊。上图为发作期脑电图,可见双侧广泛性高波幅多棘波和多棘慢综合波,同期患者表现为双上肢快速抖动一下,与痫样放电有明显相关性

5. 肌阵挛 - 失张力发作(myoclonic-atonic seizures) 　也称为肌阵挛 - 站立不能发作，常见于儿童癫痫患者，2～4岁为发病高峰年龄，患儿多为男性，最常见于Doose综合征，也可见于Lennox-Gastaut综合征和其他一些综合征。表现为对称性肌阵挛后随即出现肌张力丧失，患儿发作常出现颜面部尤其眼外肌、口周肌阵挛，亦可出现点头、弯腰或双上肢上抬一下，随即因失张力引起跌倒，跌倒通常沿重力方向，臀部着地（注意与肌阵挛引起的跌倒区别，肌电图可辅助诊断），有时仅表现为屈膝或轻微点头，发作后可迅速恢复原有体位。

脑电图特点为全导联异常放电，而无多灶性或固定的局灶性放电，发作时棘慢波、多棘慢波活动（肌阵挛）突然转为高波幅慢波活动（失张力），同时肌电呈减弱/静息状态，发作间期可见频繁的2～3Hz全导棘慢波、多棘慢波发放（图6-17）。

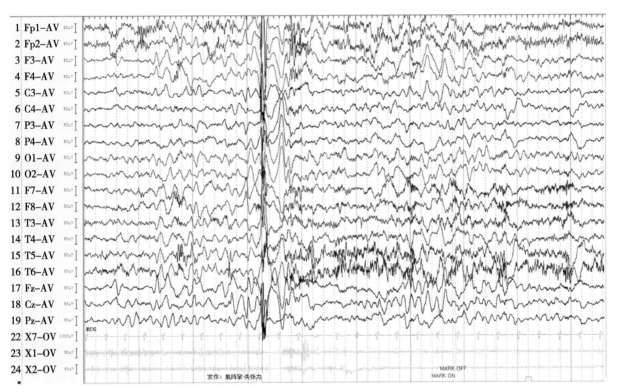

图 6-17　肌阵挛 - 失张力发作的脑电图表现

患者男，3岁5个月，发作性点头，伴跌倒1年余就诊。上图为发作期脑电图，可见双侧广泛性高波幅多棘慢综合波，同步肌电图显示肌阵挛电位和短暂电静息，同期患者表现为快速耸肩，点头，身体向前倾倒

6. 失张力发作(atonic seizures) 　失张力发作表现为头部、躯干或肢体肌肉张力突然丧失或减低，发作之前没有明显的肌阵挛或强直成分。发作持续时间短暂，常为1～2秒或数秒内。临床表现轻重不一，轻者可仅有点头动作，重者则可导致站立时突然跌倒，跌倒通常向前，而阵挛或强直 - 阵挛发作所致的跌倒通常为向后跌倒，如果患者坐位或平躺则很难识别。发作中可有短暂的意识损害，但发作后的意识模糊很罕见。失张力发作多见于癫痫性脑病如Lennox-Gastaut综合征、Doose综合征，多伴有脑器质性损害及智能障碍，且常合并其他类型发作，而以全身性失张力发作为唯一临床表现的癫痫极少见。

发作时脑电图表现为短暂全面性2～3Hz（多）棘慢波综合发放或突然电压减低。有研究认为，由于失张力发作时间多短暂，对患者行长程脑电监测，包括清醒、自然睡眠期及觉醒期EEG，更容易记录到发作时患者临床症状和发作过程中EEG的动态变化，有助于失张力发作的鉴别诊断及分型（图6-18）。

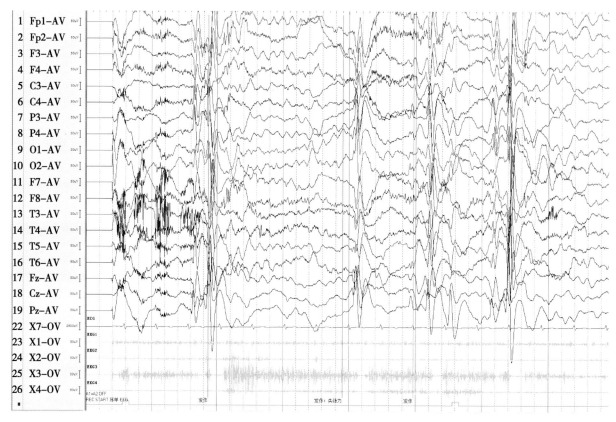

图 6-18 失张力发作的脑电图表现

患者女，3 岁 2 个月，发作性点头，伴跌倒 7 个月余就诊。上图为发作期脑电图，可见双侧广泛性高波幅棘慢综合波，同步肌电图可见短暂电静息。同期患者表现为突然点头，持续约 1s

7. 癫痫性痉挛（epileptic spasms） 癫痫性痉挛曾被称为婴儿痉挛（infantile spasms），目前婴儿痉挛的术语也仍适用于发生于婴儿期的癫痫性痉挛。ILAE 在 2001 年的癫痫发作分类中，首次将痉挛作为独立的发作类型归属于全面性发作之一，在 2006 年进一步命名为癫痫性痉挛。

癫痫性痉挛典型临床表现为突然短暂的轴性肌肉收缩，主要累及躯干中轴和双侧肢体近端肌肉，引起屈曲（点头、拥抱）、伸展或混合性屈曲 - 伸展，常反复成串出现。一串痉挛被视为一次发作或一个发作单元，其中可包含数次、数十次乃至上百次痉挛运动。在一串发作中，各次痉挛的间隔时间大致规律，一般为 8～10 秒，亦可短至 2～3 秒，最长不超过 1 分钟。这种成串发作是癫痫性痉挛的重要特征之一。

癫痫性痉挛的高峰年龄为 3～7 月龄，90% 的患儿发生在出生第 1 年内，仅极少数 1 岁以后发病。癫痫性痉挛往往与癫痫性脑病有关，按照发病年龄的早晚及脑电图特征可分为大田原综合征（Ohtahara syndrome，OS）（发作间期伴暴发抑制脑电表现）、West 综合征（脑电间期伴高度失律表现）等，OS 中 75% 可转变为 West 综合征。癫痫性痉挛病因复杂，目前普遍认为其发生机制可能与脑发育不成熟有关。

癫痫性痉挛发作期典型脑电图表现为高波幅慢波伴痉挛发作，其后广泛性电压降低伴或不伴快波活动，也有其他不典型的发作期脑电图表现，如低波幅去同步化快波、额区突出的一过性高波幅慢波等，同时伴有特征性的菱形的肌电暴发（图 6-19）。发作间期可表现为典型或不典型高度失律。有学者将高度失律视为非惊厥性持续状态或电持续状态，其对发育期脑的损伤是显而易见的，但高度失律与痉挛发作并无直接对应关系，因此多将其视为癫痫性脑病的表现之一。不典型高度失律包括不对称的高度失律、两侧同步化程度较高的高度失律、后头部为主的高度失律或慢波为主的高度失律以及高度失律伴有恒定的局灶性放电。这些不典型特征的出现主要取决于婴儿痉挛的病因、病程阶段和治疗干预等因素。

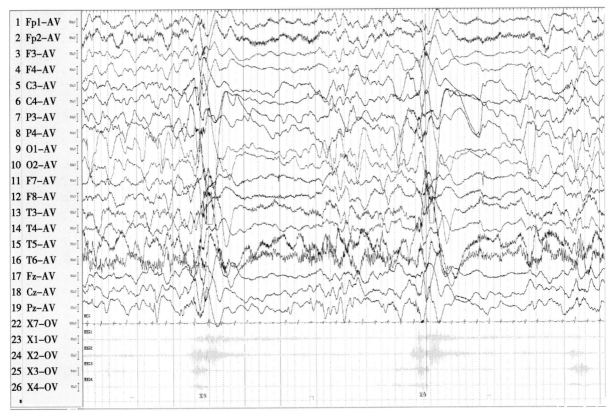

图 6-19　癫痫性痉挛的脑电图表现

患者女，11 个月，反复发作性点头、弯腰、双上肢上抬 10 个月余就诊。上图为发作期脑电图，可见双侧高波幅慢波，后电压降低，同步肌电图可见慢波的下降对应痉挛性收缩。同期患者表现为成串的"抱球样"发作

（二）非运动 / 失神发作（nonmotor/absence seizures）

1. 典型失神发作（typical absence seizure, TAS）　典型失神发作表现为突然的意识障碍和动作中止，不伴有或伴有轻微的运动成分（如阵挛 / 肌阵挛 / 强直 / 自动症等），具有突发突止的特点。表现为突然中断正在进行的活动，茫然呆视，可能伴有短暂的眼球向上偏转，此时与之说话通常无反应，有时也可使发作中止。发作持续时间通常比伴意识障碍的局灶性发作更短，通常为 5～20 秒（＜30 秒），迅速消失。主要见于儿童和青少年，如儿童失神癫痫和青少年失神癫痫，罕见于成人。

（1）仅有意识障碍：发作表现如上所述，发作时无其他不适。

（2）有轻度阵挛：起病与上述一致，可出现眼睑、口角或其他肌群的阵挛，程度不一，可轻微至不察觉，也可出现全身阵挛性颤动，通常有持物掉落。

（3）有失张力：发作时伴有肌肉张力的突然丧失，出现头下垂，偶有躯干前倾、手臂下坠、抓持紧握的手放松，少数情况也可出现跌倒。

（4）有肌强直：发作时肌肉收缩，导致伸肌或屈肌对称或不对称性张力增高。此时患者或处于站立姿势可能出现头后仰，躯干弓起，导致患者后退。头可强直性向一侧偏转。

（5）有自动症：失神发作时可出现似有目的行为的动作，如舔唇、吞咽、抚弄衣物、无目的行走。此时与其交流可有咕哝声或转向说话者，触碰或挠痒患者，其对接触的位置可有反应。自动症可重复上述动作，也可简短至无察觉。

（6）有自主神经症状。

以上（2）～（6）可单独或合并出现。

发作时脑电图具有典型特点：呈双侧对称同步 3Hz（2.5～4Hz）的棘慢综合波暴发。发作间期背景活动多正常，偶可见规律对称的棘波或棘慢综合波发放。约 90% 的典型失神患者可被过度换气诱发（图 6-20）。

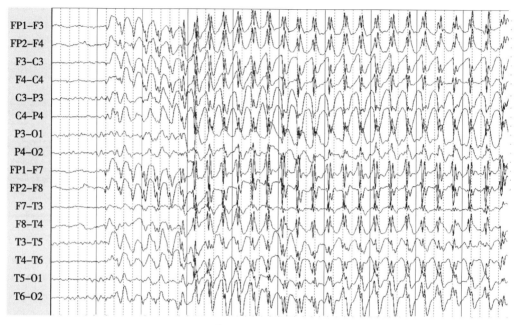

图 6-20　典型失神发作的脑电图表现

患者女，8 岁，发作性发呆、愣神 9 个月余就诊。上图为发作期脑电图，可见双侧广泛性 3Hz（2.5～4Hz）的棘慢综合波暴发，同期患者表现为动作突然中止，双眼凝视，呼之不应

2. 不典型失神发作（atypical absence seizures）　不典型失神发作起始和结束均较典型失神缓慢，意识障碍程度较轻，伴随的运动症状（如自动症）也较复杂，张力改变较典型失神多见。肌张力通常减低，发作持续可能超过 20 秒。主要见于严重神经精神障碍的患者，如 Lennox-Gastaut 综合征等。

发作时脑电图异质性较大，可包括不规则的慢的（<2.5Hz）棘慢综合波、快波或其他阵发性活动，多为双侧，但无规律、不对称。发作间期背景活动多异常，阵发性棘波或棘慢综合波多不对称（图 6-21）。

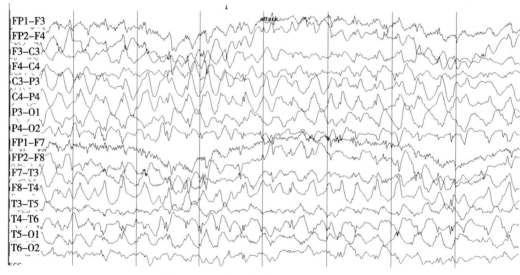

图 6-21　不典型失神发作的脑电图表现

患者女，12 岁，发作性反应迟钝 1 年余就诊。本图为发作期脑电图，可见双侧广泛性高波幅不规则的慢波和 2.5Hz 棘慢综合波阵发，同期患者表现为动作缓慢，反应性下降

3. 肌阵挛失神发作(myoclonic absence seizures) 肌阵挛失神发作表现为失神发作的同时,出现肢体节律性 2.5～4.5Hz 阵挛性动作,肌阵挛主要累及肩部、上肢和下肢,偶可累及头面部。肌阵挛持续进展可伴发强直收缩,主要是肩部和三角肌,导致上肢外展及上抬。肌阵挛多为双侧,但亦可表现为单侧或不对称性发作,通常持续 10～60 秒,比典型失神发作略长,每天可多次发作,但频率比典型失神的频率低,极少到数百次。发作时可有不同程度的意识障碍,既可为完全意识丧失,亦可意识丧失不明显,此时患者能意识到肌阵挛的发生,常抓住自己,以企图控制肌阵挛的发作强度。过度换气、唤醒和间歇光刺激均可诱发发作。肌阵挛失神在具有遗传学背景的患者中多见,高峰年龄为 1～12 岁。

发作时脑电图与典型失神类似,为节律性的 3Hz 棘慢波,多双侧对称同步。棘慢波发放和肌阵挛之间有严格的固定的关系,脑电图上的每一个棘慢波之后均有肌电图上的一个肌阵挛跟随,肌阵挛之后有一短暂的静止期(60～120ms),接着有强直性收缩暴发。睡眠中不会有失神发作,但肌阵挛失神可在第 I 期睡眠发生,使患者惊醒。在第 I 期睡眠中,棘慢波频率稍欠规则,或在与清醒状态相同的时期暴发,或延迟 2～3 秒,肌阵挛的暴发和这些放电相关。在慢波睡眠期,棘慢波的发放与肌阵挛相伴随。如脑电图显示小于 2.5Hz 的棘慢波,则应考虑不典型失神发作(图 6-22)。

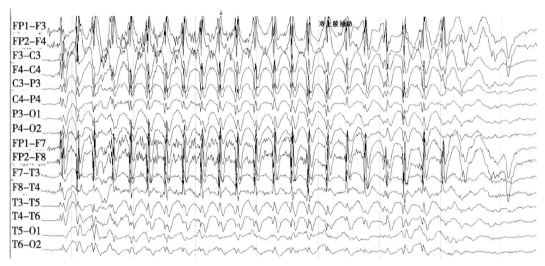

图 6-22　肌阵挛失神发作的脑电图表现

患者女,12 岁,发作性双上肢抽动 1 年余就诊。上图为发作期脑电图,可见双侧广泛性 3Hz(2.5～4Hz)的棘慢综合波暴发,同期患者表现为双上肢节律性抽动,伴轻微意识障碍

4. 眼睑肌阵挛失神发作(eyelid myoclonia absence seizures) 眼睑肌阵挛失神发作表现为失神发作的同时,短暂、快速重复的眼睑阵挛抽搐,每秒至少 3 次的眼睑抽动,往往伴随眼球上翻,持续时间常 <10 秒。通常由闭眼动作或光线诱发。多见于 6～8 岁儿童。眼睑肌阵挛可伴或不伴失神,在 2001 年国际癫痫发作分类中被单独列为全面性癫痫发作的一种类型,在 2017 年 ILAE 分类中被列为非运动(失神)发作。眼睑肌阵挛伴失神发作是 Jeavons 综合征的特征性临床表现。

发作时脑电图显示高波幅全面性棘慢波和 3～6Hz 多棘慢综合波,可以被闭眼或间歇性光敏刺激诱发,无小于 2.5Hz 的棘慢波(图 6-23)。

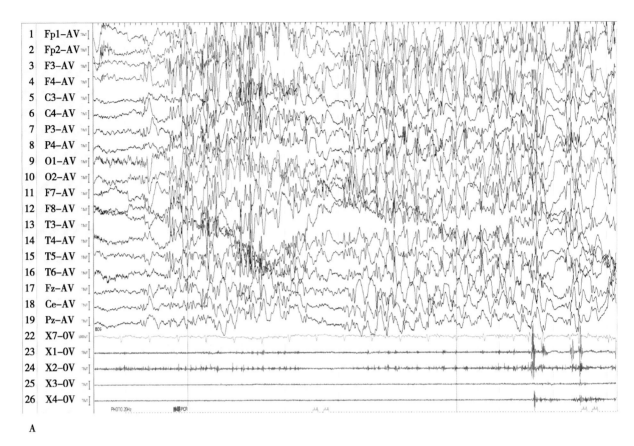

A

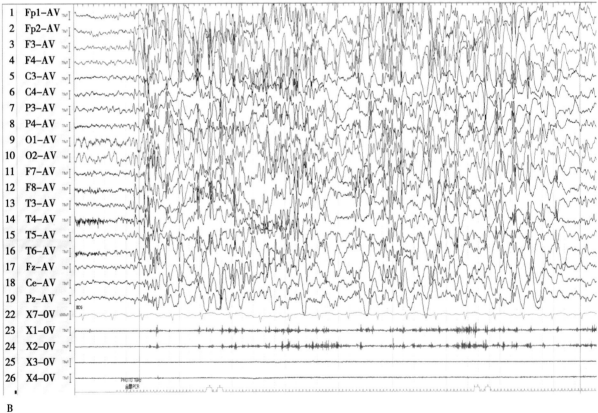

B

图 6-23　眼睑肌阵挛失神发作的脑电图表现

患者女，10 岁，发作性眨眼、肢体抽动 2 年就诊。A、B 为闪光刺激试验诱发的发作期脑电图，可见广泛性 3～5Hz 棘慢波、多棘慢波节律阵发，同期患者表现为快速节律眨眼、伴意识减低

（三）未知起源的癫痫发作

未知起源的癫痫发作指根据临床症状及脑电图、磁共振等相关检查资料，暂时不能区分是局灶性还是全面性起源的发作类型。究其原因，可能因无法做 EEG、磁共振等检查或 EEG、磁共振等相关检查正常。随着进一步检查的完善或深入观察，未知起源的发作或许可以重新区分。这种分类是为疑似癫痫发作而没有其他发病特征支持诊断的癫痫发作所设。《国际抗癫痫联盟癫痫发作分类指南》指出，80% 的癫痫可分为全面性 / 局灶性发作，而其他不能分类的发作应被归类为未知起源的癫痫发作。

未知起源的癫痫发作可以是运动性或非运动性发作。这种分类最常适用于发作起始时发作情况不明的强直 - 阵挛发作，若有进一步的信息补充，可能会使其重新归类至局灶性或全面性发作。癫痫性痉挛发作和行为终止（behavior arrest）是未知起源癫痫发作的其他可能发作类型。癫痫性痉挛需要详细的视频脑电监测才可能明确其发病本质，这极其重要，因其局灶性发作可能与可治性局灶性癫痫有关。未知起源的行为终止发作则可能代表一种局灶性意识受损的行为终止或失神发作。

（龙莉莉）

第二节　癫痫综合征的临床及电生理特征

一、良性家族性新生儿惊厥

良性家族性新生儿惊厥（benign familial neonatal convulsion，BFNC）是一种罕见的发生于新生儿的原发性癫痫综合征，临床上主要表现为新生儿期出现、症状可自行消失、且预后良好的多种形式惊厥发作。该病首次由 Rett 等于 1964 年在一个奥地利家庭中发现，该家庭中 8 名成员在新生儿时期均出现了不同程度的惊厥发作，并且症状都在数月后自行好转。目前全世界范围内已报道了 50 多个该疾病家系，现已明确该病为常染色体显性遗传，突变位于 *KCNQ2* 和 *KCNQ3* 基因，外显率为 85%～90%。该病患儿通常有阳性家族史，但精神运动发育正常，神经影像学及血液生化学检查无异常，大多数患儿发作间期脑电图亦无明显异常改变。

【病因与发病机制】

目前观点认为该病主要由定位于 20q13.3 的 *KCNQ2* 基因与定位于 8q24 的 *KCNQ3* 基因发生突变导致。*KCNQ* 基因是生物体内编码电压门控性钾离子通道的基因家族，可能对 M 型钾离子通道电流起到调节作用。目前已知该基因家族有 5 种可形成离子通道的亚单位基因 *KCNQl*～*KCNQ5*，其中 *KCNQl* 与 *KCNQ4* 主要在内耳表达，*KCNQ2* 与 *KCNQ3* 主要在脑和交感神经节中广泛表达，*KCNQ5* 是新近发现的一种分布于脑、交感神经节和骨骼肌的亚单位。以往的研究表明，*KCNQl* 的突变很可能是引起家族性 Q-T 间期延长综合征的病因，*KCNQ4* 的突变则会引起显性遗传性儿童耳聋，而 *KCNQ2* 与 *KCNQ3* 基因突变和新生儿惊厥有关。自 1998 年 BFNC 的致病基因被克隆以来，共发现 38 种 *KCNQ2*、3 种 *KCNQ3* 基因突变，这些突变是在对墨西哥裔美国人、日本人及美国人家系的研究中发现的，近年也有针对中国 BFNC 家系的研究发现了第 4 种 *KCNQ3* 的基因突变。*KCNQ* 基因突变导致 BFNC 的具体原因目前不明。传统观点认为电压门控性钾离子通道在神经系统内可通过调节动作电位时程、调节神经元静息电位阈值，以及突触调制功能来调节神经兴奋性。神经元在静息状态下，部分 M 型钾离子通道开放，形成稳定的外向电流，参与静息电位的形成，并能有效地拮抗任何内向电流，从而降低神经元的兴奋性。反之，当 M 型钾离子通道功能受损，M 电流减弱时，神经元的兴奋性则升高，易引起惊厥的出现。

【临床表现】

最初认为 BFNC 为全面性发作，后来越来越多观点认为 BFNC 应该是部分性发作，2001 年 ILAE 已经建议将其划分为部分性癫痫综合征。BFNC 的惊厥表现形式多样，患儿在出生后数天（通常 2～3 天）内即可表现出惊厥症状，同一患儿可有多种不同的发作形式，多为阵挛性发作，少部分为强直、强直-阵挛、肌阵挛及失神发作,大多数研究报道本病缺乏发作后状态或仅有短暂发作后状态(如嗜睡等)。无论服药与否,大多数患儿惊厥症状于数月后均可自行消失。

【脑电图表现】

1. 发作间期 BFNC 患儿发作间期脑电图一般正常,或可见局灶性或多灶性放电,也可表现为反复出现的尖形 θ 波。未见报道阵发性放电、反应性缺失或暴发抑制等提示预后不良的脑电图波形。

2. 发作期 由于患儿年龄小,发作短暂,故发作期脑电图的资料较少,有少数记载发作期脑电图可表现为对称性或非对称性的尖慢波或棘慢波发放,伴背景活动的广泛性抑制。

【辅助检查】

由于 BFNC 患儿精神运动发育均正常,各项血液生化学、神经精神以及神经影像学检查通常无阳性结果。这里只介绍基因检测。

BFNC 为异质性较强的单基因遗传性疾病,多个相关基因位点突变均可致病,完善患者及其父母的基因检测对诊断有帮助,但在明确有基因突变的家族中只有不到 15% 的家族会出现有症状的个体。

【诊断与鉴别诊断】

目前尚无公认的诊断标准,但若患儿符合如下几点则需高度怀疑为 BFNC:①出生后 2 天~3 个月出现的频繁或一过性的短暂惊厥发作,惊厥可无明显诱因或由恐惧、惊吓而诱发,且发作常在 24 个月之内自行消失;②患儿或其父母有常染色体显性遗传病的家族史;③患儿体格检查、血液生化学及神经影像学检查正常;④患儿精神运动发育无异常;⑤排除其他新生儿惊厥的原因。

1. 症状性新生儿惊厥 常有明确的病因,如新生儿缺氧缺血性脑病(hypoxic-ischemic encephalopathy, HIE)、代谢障碍性疾病、新生儿神经系统感染等,该类疾病神经影像学及血液生化学检测通常有阳性发现。

2. 良性新生儿睡眠性肌阵挛(benign neonatal sleep myoclonus, BNSM) 常出现在新生儿非快速眼动期睡眠(NREM),惊厥可由声音等外界刺激引起,肌阵挛为局灶或多灶性。与 BFNC 不同的是该病仅在睡眠中发作,清醒后即停止。

3. 良性家族性婴儿惊厥(benign family infantile convulsions, BFIC) 该病亦可有正常的精神运动发育及影像学检查及阳性家族史,但良性家族性婴儿惊厥一般发病时间较 BFNC 晚,患儿通常于生后 4~7 个月发病,于 2~5 岁发作自行消失。

4. 良性婴儿惊厥(benign infantile convulsions, BIC) 该病起病年龄、临床和脑电图表现与 BFIC 相似,但多为散在病例,缺乏阳性家族史。

【治疗与预后】

由于 BFNC 预后良好,因此对于该病是否需要治疗及所需治疗时间无统一定论,大部分学者不主张针对该病使用 ASMs 治疗,但对于发作较频繁的患儿也可给予苯巴比妥或丙戊酸治疗 2~6 个月,无需治疗更长时间。

BFNC 被认为是自限性或良性病程,预后较好,ASMs 治疗效果好,症状容易被控制。且无论服药与否,大多数患儿症状都能在发作后数周至数月内消失。但有文献报道该病总体人群中有 7% 的患儿存在语言、认知及其他神经功能障碍,且 15% 的患儿在学龄至青春期早期可出现由诱因(如缺乏睡眠等)引起的癫痫再发(一般正常人群发生癫痫概率为 1%~2%)。

二、早期肌阵挛脑病

早期肌阵挛脑病(early myoclonic encephalopathy, EME),又称新生儿肌阵挛性脑病(neonatal myoclonic encephalopathy, NME)、新生儿癫痫性脑病(neonatal epileptic encephalopathy, NEE),由 Aicardi 和 Goutieres 在 1978 年首先描述报道。本病是由多种病因引起的一种综合征,其临床特征为早期发生的不连贯、游走性肌阵挛,同时伴有其他类型的发作(尤其是部分运动性发作、大幅肌阵挛和强直性婴儿阵挛),脑电图表现为暴发抑制波形。

【流行病学】

本病大多起病于新生儿期,最迟发病年龄不超过3个月。男女发病率无明显差异。

【病因与发病机制】

目前病因尚不明确。但由于该病患儿常有癫痫或代谢性疾病家族史,提示先天性代谢障碍可能为本病病因之一。部分神经病理学研究显示,某些家族中的患儿具有与非特异性灰质萎缩相符的皮质神经元脱失和星形细胞增生,脑白质出现严重的多灶性海绵状改变和过碘酸希夫反应(PAS)阳性的血管周围同心小体,同样符合有关先天性代谢障碍的病因假设。

因有部分患儿同胞也患病,而父母正常,提示该病存在常染色体隐性遗传的可能。有报道称该病患儿存在 *SLC25A22*、*KCNQ2*、*GABRB2* 等基因变异。

另外,曾有非酮症性高甘氨酸血症、戊酮尿酸症、D-甘油酸血症及吡哆醇依赖症作为该病病因的报道。

【临床表现】

发作类型主要有以下4种:不连贯、游走性肌阵挛,大幅肌阵挛,单纯部分性发作和强直性婴儿痉挛。其中,不连贯、游走性肌阵挛是本病最具特征性的癫痫发作形式,且常是最早出现的惊厥类型。

本病的最初临床表现通常为不连贯、游走性肌阵挛,可能在生后数小时甚至出生前就已出现,通常涉及面部和肢体,可局限于某一范围如手指和眼睑,也可累及整个肢体。大多发作频繁,有时可呈持续状态,或几乎呈连续发作,以无规则或非同步的方式不断地从身体的某一部位移到另一部位。有些病例肌阵挛出现较少,只有在长时间的观察中才可见到。目前尚无双侧肌阵挛的病例报道。

部分运动性发作常紧随肌阵挛出现,发作非常局限,可表现为伴或不伴肌阵挛的双眼偏斜和自主神经症状,如出现呼吸暂停、面部潮红等表现。

少数患儿有大幅肌阵挛,表现为快速前倾、点头、屈膝等。

强直性婴儿痉挛一般在其他类型发作之后出现,常发生于生后3~4个月,睡眠和清醒期均可发生,有时甚至反复发作,有些曾被诊断为不典型的West综合征。

患儿常常自出生后或发病后即有严重的发育障碍或退化。

由于本病起病年龄早,神经系统评价十分困难,查体可见躯干肌张力明显低下,甚至发展至四肢肌张力低下,有时可呈去脑强直体位。双侧锥体束征常恒定存在。

【脑电图表现】

通常在早期即有明显改变,清醒及睡眠状态下背景活动均不正常,一般表现为不规则的棘、尖、慢波暴发,多持续1~5秒,其后间断有3~10秒的低平脑电活动。部分性发作具有通常新生儿发作的特征,棘波发放一般局限于一侧大脑半球的某个部位。在惊厥发作过程中抑制或暴发脑电活动无改变。

在患儿3~5月龄时,这种暴发抑制波形有被不典型高度节律失常取代的倾向。但在多数病例中,不典型高度节律失常的表现是短暂的,且一般在这种短暂的不典型高度节律失常后再次出现暴发抑制波形,并以暴发抑制波形长期存在。

【辅助检查】

1. 影像学检查 多数患儿起病时头颅CT和MRI检查均无异常发现,少数可出现进行性皮质和脑室周围组织萎缩。

2. 实验室检查 除血清中丙酸增高外,氨基酸、有机酸、溶酶体酶、长链脂肪酸、脑脊液及电镜检查等均未见异常。

【诊断与鉴别诊断】

根据该病的起病年龄、临床表现、脑电图特点等,除外其他代谢性疾病,可进行诊断。本病诊断要点有:新生儿期起病;主要发作形式为部分性或局限性的不规则肌阵挛、广泛性肌阵挛发作,也可有部分运动性发作及强直性痉挛发作;脑电图表现为暴发抑制波形。尚需与以下疾病相鉴别:

1. 大田原综合征（Ohtahara 综合征） 该综合征在临床上具有特殊的进展方式，表现为年龄依赖性癫痫脑病，可依次进展为 West 综合征、Lennox-Gastaut 综合征。主要癫痫发作类型为强直阵挛发作，较少表现为部分性发作和肌阵挛发作，其脑电图的暴发抑制波形于起病时即可出现，多在 6 个月内消失，表现为清醒期和睡眠期持续存在，且暴发段时间长，抑制段时间短。由于其常见病因为脑部结构异常，故早期头颅 CT 和 MRI 检查多有异常发现。

2. 非酮症性高甘氨酸血症 为甘氨酸分解异常所致。临床表现与早期肌阵挛脑病相同，表现为新生儿期起病，智能低下，有肌阵挛和多灶性惊厥，脑电图也呈暴发抑制改变，因此根据临床表现及脑电图特点难以鉴别两者。诊断需依靠血及脑脊液中甘氨酸增高来确定。常规的 ASMs 对本病的癫痫发作无效，换血可能暂时有效。

3. D- 甘氨酸血症 临床表现上两者不易鉴别，但本病病情更严重，发病 1 个月内死亡率约为 50%。

【治疗与预后】

常规的 ASMs、促肾上腺皮质激素（ACTH）、皮质激素和 B 族维生素治疗均无效。右美沙芬治疗该病具有一定疗效。有研究提示，病因为非酮症性高甘氨酸血症的早期肌阵挛脑病患儿生酮饮食治疗有效，目前均无明确的循证医学证据。由于该病可能有弥漫性大脑皮质受累存在，外科手术可能性不大。

本病预后不良，患儿大多于 1～2 岁前死亡或进入植物状态，存活者常有明显的精神运动发育迟滞。

三、大田原综合征

大田原综合征（Ohtahara syndrome，OS）又称早期婴儿癫痫性脑病伴暴发抑制（early infantile epileptic encephalopathy with suppression bursts），1976 年由大田原俊辅首次描述，1985 年 Gastaut 教授将该病称为 OS，是发病最早的年龄依赖性癫痫脑病，相同类型的脑病还包括 West 综合征及 Lennox-Gastaut 综合征。OS 具有独特的临床及脑电生理改变，起病多在出生 3 个月内，脑电图表现为明显的暴发抑制波形，同时具有上述同类型脑病的其他共同特征即病因多样、发作频率高、严重的持续性异常脑电图表现、容易遗留智力损害、有效治疗药物缺乏且疗效差。患者随年龄增长可转变为 West 综合征及 Lennox-Gastaut 综合征，表明该病具有明显的年龄依赖特点。

【病因与发病机制】

OS 发病原因多样，严重围产期脑损伤、发育性脑结构异常如巨脑回、半侧巨脑综合征、胼胝体发育不良等是其主要发病原因，相关代谢异常如非酮症高甘氨酸血症、吡哆醇依赖症、细胞色素 C 氧化酶缺乏等也可导致该病。该类患者可有癫痫家族史，与多种 X- 连锁的基因或常染色体异常有关，具有明显的遗传学特点，如 *ARX*、*CDKl5*、*SLC25A22* 基因异常、Aicardic 综合征等。13%～38% 的患者存在 *STXBP1* 基因突变，南京军区福州总医院任榕娜教授报道了国内首例新发 *STXBP1* 基因突变致 OS 病例，此类突变的患儿在婴儿期常发展为阵发性运动障碍。也有研究发现 OS 患儿出现 *SCN2A* 基因突变，此类突变与早发性癫痫性脑病的运动障碍有密切关系。除此之外妊娠晚期严重妊娠中毒综合征、妊娠早期手术麻醉史，患儿生后窒息史等都与该病有一定相关性。

相关研究表明 OS 患儿尸检可发现神经元的严重坏死，其可能与特征性暴发抑制脑电活动有关。暴发抑制活动的机制目前尚未完全阐明，但正常状态下可在深度麻醉过程中被诱发，全脑皮质在深度麻醉状态下呈现同步去极化并出现暴发状态，复极过程中则呈现抑制状态。这种波形在发育不成熟的婴儿中同样存在，推测可能与患儿脑畸形或不明显的起源于新皮质的损害有关，如白质的迁移异常等，相关结构或组织学异常都可阻碍神经元之间的正常连接，这种弥漫性脑畸形造成的脑损害或代谢异常造成的细胞损伤，最终导致神经元之间不能建立起足够的连接，最终出现暴发抑制型脑电图改变，故该类波形产生的原因可能是大脑发育受损或不成熟。

【临床表现】

该病发病年龄较早，呈强直性痉挛发作表现，清醒及睡眠期脑电图表现为暴发抑制波形，有严重的脑损害及精神运动发育迟滞。起病通常在出生后3个月内，最常见于出生后1个月内，有时生后第1天就能发病，也有报道发现个别患儿甚至在子宫内就开始发病。发病率在性别上无明显差异。发作类型主要为强直痉挛（tonic spasm），可以是单次或连续发作，持续1~2秒停止，最长可持续10秒左右，发作频繁，多在10~40次之间，清醒及入睡状态均可发生，以入睡前及觉醒后更易出现。除了强直痉挛，在有些病例中还可观察到部分性发作，很少有肌阵挛发作，发作难以控制。大多数患儿有明显的脑损伤及精神运动迟滞，精神及体格发育明显落后于同龄健康儿童并与患儿发病时间明显相关；发病后患儿通常不会抬头、同时出现肢体偏瘫等表现。体格检查可见头围异常、皮肤异常色素斑、颅面及其他部位发育畸形。

根据脑电图的特点及演变，本综合征可分为Ⅰ型和Ⅱ型。Ⅰ型脑电图表现为连续暴发抑制演变为高度节律紊乱，然后转变成广泛的慢棘慢波，预后较差；Ⅱ型为暴发抑制波演变为局灶性棘波，预后较Ⅰ型稍好。

【脑电图表现】

脑电图表现的周期性暴发抑制活动是OS的显著特征，该活动在清醒期及睡眠期均存在，在睡眠期时更显著。该波形具有如下特点：高波幅慢波夹杂棘波暴发并与低平波交替出现，波形节律基本规则，暴发波持续1~3秒，随后转为抑制阶段，持续3~4秒。每次暴发抑制活动周期约5~10秒。随着病情进展，暴发抑制波形可演变为高度失节律、多灶性异常或背景有改善的周期样波形。局灶性慢波、发作间期局灶性棘波、一侧高波幅暴发等脑电异常表现则多出现在一侧结构异常者。与其他类型相比，强直性痉挛发作的暴发状态波幅更高，暴发后抑制状态持续时间更久，存在 *STXBP1* 基因突变患儿的暴发抑制活动持续时间更长，强直痉挛与暴发抑制的暴发段相对应，局灶性发作对应局灶性节律活动，发作起始无特异性定位。

【辅助检查】

神经影像学检查通常能发现患儿产前脑发育不良所造成的结构异常。患儿大多有不同程度的皮质萎缩，部分出现左额叶低密度影、中线结构左移，脑室扩张等表现。其影像学改变呈现年龄依赖性的动态变化，如起病初期仅表现为脑发育不良，随着病情进展，脑萎缩程度会进行性加重。部分患儿可出现脑干诱发电位和视觉诱发电位的异常。一般情况下血、尿、肝肾功能及脑脊液等实验室检查均无明显异常，一些因代谢紊乱导致的OS其血生化及尿代谢筛查可能会出现异常，如非酮症高甘氨酸血症及维生素B_6依赖症等。基因检测技术如能确定与OS相关的突变位点也可诊断该病，目前已知的同OS相关的基因包括 *ARX*、*STXBP1*、*CDKL5*、*SLC25A22*。

【诊断与鉴别诊断】

诊断标准如下：①发病年龄为新生儿及小婴儿（年龄依赖）；②频繁的、难以控制的强直和/或强直痉挛发作；③脑电图呈暴发抑制波形改变；④严重的精神运动障碍及发育落后；⑤多种病因；⑥可转变为婴儿痉挛。其中①~④为诊断的必备条件；⑤、⑥为参考条件。辅助检查如高分辨率MRI、遗传代谢病筛查、染色体核型及特殊基因检查等均有助于诊断该病。鉴别诊断方面应着重与早期肌阵挛脑病、West综合征及其他具有脑畸形的类似疾病相鉴别。

【治疗与预后】

该病治疗困难，目前尚无针对该病的有效治疗药物，预后差。通常选择促肾上腺皮质激素（ACTH），皮质类固醇或维生素B_6治疗，但效果均不明显；ASMs也可选择，但疗效较差。部分患儿可尝试进行生酮饮食（ketogenic diet，KD）。对于伴有局部脑结构性异常的患儿可择期行手术治疗，手术时机建议在1岁以内。

OS患儿在出生6个月至1岁后多会演变为West综合征，脑电图转化为高度失节律，其中仍有部分West综合征继续演变为Lennox-Gastaut综合征。尚有部分患儿可演变为局灶性棘波，常伴部分性发作的临床表现。OS长期预后不理想，患儿通常在1岁内夭折，存活患儿会遗留有严重的大脑损伤，表现为严重的精神运动发育迟滞。

四、婴儿癫痫伴游走性局灶性发作

婴儿癫痫伴游走性局灶性发作(epilepsy of infancy with migrating focal seizures，EIMFS)既往又称婴儿游走性部分性癫痫(migrating partial seizures of infancy，MPSI)或婴儿恶性游走性部分性癫痫(malignant migrating partial seizures of infancy，MMPSI)，由意大利学者 Coppola 等于 1995 年首次报道，是一种少见且极易被忽略的癫痫综合征。常于生后 6 个月内发病，癫痫发作存在连续性、累及双侧大脑半球多个不同的孤立脑区等特点，并伴有精神运动发育停滞。

【流行病学】

EIMFS 发病年龄常在生后 6 个月内，生后 40 天至 3 月龄为发病高峰期。无明显性别差异。

【病因与发病机制】

EIMFS 的病因及发病机制尚不清楚。两性患病概率均等，暂无家族性发病的证据。近年多位学者应用二代基因测序技术，包括全外显子测序(whole-exome sequencing，WES)与全基因组测序等发现多个致病基因及新发突变位点，目前已报道有：*KCNT1*、*SCN1A*、*SCN2A*、*SCN8A*、*PLCB1*、*SLC25A22*、*TBC1D24*、*SLC12A5*。该病为 *SCN1A* 基因突变导致的最为严重的临床表型之一。另有研究显示 EIMFS 与染色体片段缺失有关，包含钠离子通道基因的染色体片段(2q24，3)部分或全部缺失可导致 Dravet 综合征以及 EIMFS，全部钠离子通道基因片段缺失的患儿，其癫痫表型有频繁的多灶性发作趋势。

【临床表现】

临床上以频繁的、游走性的、多种类型的局灶性发作为特征，可以合并智力、运动发育落后或倒退，可与其他癫痫性脑病相互演变。

EIMFS 的自然病程大致分为 3 个阶段。①第 1 阶段：生后 6 个月内，以散在的癫痫发作为特点，通常在生后数周或数月内出现，也可发生在生后第 1 天。早期发作不频繁，主要以局灶运动性发作为主，并伴有继发性全面性发作，同时可出现自主神经症状，如呼吸暂停、面色潮红或发绀等。②第 2 阶段：生后 1～12 个月之间，多种类型的局灶性发作非常频繁，每天可出现数次或数十次，亦可连续数天近乎持续性发作。根据发作时放电部位不同所致临床表现各异，常包括同侧头眼偏转、眼睑眨动、单个肢体或同侧肢体强直或阵挛发作、面色潮红、咀嚼吞咽动作等，并可继发全面强直阵挛发作。每次发作常持续 1～4 分钟，易出现癫痫持续状态。③第 3 阶段：该阶段年龄变化较大，多在 1～5 岁，为发作相对平静期，呈现放电耗竭特点，但自发、并发疾病可诱发成簇样放电或出现癫痫持续状态。

【脑电图表现】

发病初期背景脑电活动以弥漫性慢波为主，发作间期可出现多灶性尖波，主要位于枕区、颞区、中央区，部分患儿还可出现典型或不典型的高度失律，伴或不伴有痉挛发作。发作期脑电图为游走性多灶性放电，显示为节律性的 θ 活动，或以节律性的 θ(或 δ)和尖波活动为主，若发作非常频繁，间期常无法辨别。起始区可以从一个区域转移到另一个区域，连续多次发作之间可以互相重叠，即一次发作尚未结束下一次发作已经开始，从而导致连续性、游走性的发作放电活动，形成癫痫持续状态。

【辅助检查】

影像学及生化学检查：EIMFS 神经影像学无特异性改变，少数患儿头颅磁共振成像可有异常表现，如胼胝体发育不良、基底节异常信号、弥漫性脑萎缩等。此外，血、尿、脑脊液等相关生化学检查均无异常，其他检查如皮肤、代谢性疾病及神经递质疾病筛查也未见明显异常。

【诊断与鉴别诊断】

EIMFS 是一种年龄相关的难治性癫痫性脑病。依据发病年龄，EIMFS 在早期癫痫性脑病和婴儿痉挛发作年龄之间，有研究认为这些综合征可能具有相同的发病机制，且 EIMFS 与早期肌阵挛脑病(early myoclonic encephalopathy，EME)及早期婴儿癫痫性脑病(early infantile epileptic encephalopathy，EIEE)之间存在许多类似的临床表现，因此在诊断时应注意鉴别。

1. 早期肌阵挛脑病(EME) 多于 3 月龄内起病,代谢异常、脑结构异常及基因异常在发病中均占一定因素,脑电图呈暴发抑制波形,在睡眠中尤为明显。

2. 大田原综合征(Ohtahara syndrome,OS) 为早期癫痫性脑病之一,多数起病与脑结构异常(如胼胝体发育不全)有关,典型表现为发作时全身或单侧的强直痉挛,可成簇出现,脑电图上暴发抑制可与强直痉挛发作一致。

【治疗与预后】

EIMFS 尚无特异的治疗方案。多数患儿对 ASMs 疗效差。对存在 *KCNT1* 基因突变的患儿,奎尼丁可控制发作,但国际上尚未达成共识,且无统一的治疗剂量标准。对于其他类型基因突变的患儿,尚无较多相关靶向药物的报道。此外,国外报道有效的治疗方案包括溴化物、右美沙芬、迷走神经电刺激、司替戊醇与左乙拉西坦联合、生酮饮食治疗等。

EIMFS 长期预后不良。多数患儿出现发育停滞甚至发育倒退,部分患儿死于癫痫性猝死和癫痫持续状态,或并发的感染和呼吸系统衰竭。

(王小姗)

五、West 综合征

West 于 1841 年首次报道了自己儿子的病情,男性、不足 1 岁、成簇出现的轴性肌肉痉挛发作,伴有进行性精神运动功能减退。将近 100 年后,Gibbs 又报道了该类患儿的特征性改变,脑电图呈现高度失律现象,并且,认为是该类综合征的主要特征之一。此后,正式命名为 West 综合征,也就是我们常见的婴儿痉挛症。

West 综合征由于起病年龄早,癫痫发作频繁,常常导致患儿的认知功能减退,运动发育功能迟缓乃至减退,是临床上最为常见的癫痫性脑病。

【流行病学】

West 综合征临床表现的三个主要特征:频繁、成簇的痉挛发作,脑发育后的精神运动功能减退,脑电图间歇期呈现的高度失律现象。在生存婴儿中的年发病率,统计学大约为 2.9/100 000~4.5/100 000,男性婴儿多于女性。

【病因与发病机制】

West 综合征患儿 60%~90% 的病例,发病前存在脑器质性损害。神经影像学检查(磁共振)为重要的检查手段,需在糖皮质激素治疗开始之前完成,以甄别激素治疗导致的大脑皮质萎缩和婴儿痉挛本身导致的大脑萎缩。同时,也应与婴儿期大脑周围间隙增宽的正常变异相鉴别。

头颅磁共振常见的异常发现为胼胝体变薄、灰质弥漫性萎缩、继发性脑室扩大、髓鞘形成迟缓、蛛网膜下腔增宽等。其中,胼胝体变薄和灰质弥漫性萎缩为缺血和缺氧性脑病的继发改变;髓鞘形成迟缓没有特定病因发现。

脑发育畸形和神经皮肤综合征约占全部病例的 30%。其中,胼胝体发育不良、多小脑回畸形、小头畸形、偏侧巨脑畸形、脑裂畸形、局灶性皮质发育不良等为最常见畸形,神经皮肤综合征包括结节性硬化症,Sturge-Weber 综合征等相对少见。

围产期缺血性脑损伤的发病率约为 15%,大脑皮质、皮质下白质、基底节区受累比脑干受累更多见。出生后的缺血、感染、外伤等也可以成为重要的发病原因。

先天性代谢异常作为原发病因相对少见。然而,在 Menkes 病、苯丙酮酸尿症、生物蝶呤缺乏症、线粒体病等,有部分患儿出现婴儿痉挛发作。苯丙酮酸尿症 3 岁前开始低苯丙氨酸饮食,可以预防复发。生物蝶呤缺乏症需要糖皮质激素治疗。线粒体病常出现痉挛性肌张力增高、眼球震颤、窒息、心脏功能障碍等并存现象。

关于基因检测方面,不断有新的发现。结节性硬化症、CHARGE 综合征为常染色体显性遗传。双皮质畸形和小头畸形综合征为性连锁显性遗传。Williams 综合征和 Down 综合征为染色体易位。以家族形式发病的各种不同畸形，可以与婴儿痉挛并存，如宽指、裂唇、眼球突出等。家族性婴儿痉挛伴发小头畸形，肾病综合征也有文献报道。

据发现，隐源性 West 综合征患者的家族中，发病有一定程度的增多趋势。在家族性病例中，远期预后和精神运动功能发育等，都好于普通人群中的 West 综合征。曾有学者提出，双侧大脑半球任何部位的病变都可能导致痉挛发作。脑干肾上腺素能与五羟色胺能神经元间的张力失衡可能是其致病机制之一。多例神经病理检查，并未发现脑干器质性病变。因此，脑干功能完整性在痉挛发作中可能是重要因素。

高度失律可能起始于大脑皮质。在特定年龄范围内，局灶性或多灶性大脑皮质损害，都可导致这种脑电现象的发生。出生 2 年后，高度失律可以演变为慢棘慢复合波，与高度失律棘波活动的区别在于后者在演变前双侧半球的非对称性。

局灶性大脑皮质损害的病例，病变解剖部位不同引起的痉挛发作年龄不同，依次为枕叶、颞叶、额叶，与皮质发育的顺序相符。

大脑皮质发育异常，可以导致年龄相关性皮质兴奋性过高，引起突发性的异常放电活动，导致神经元突触的稳定性异常，影响正常神经网络的形成，出现痫性放电活动和认知功能障碍。

【临床表现】

1. 起病年龄 多数病例于出生后 3～7 个月，初始首发症状，少数病例出生时发病，最迟可以在 5 岁发病。典型病例的癫痫痉挛发作常为首发症状，开始为单发性，逐渐以成簇方式出现；运动功能减退以躯干肌张力减低为主。

2. 痉挛发作 痉挛发作为一种短暂性轴性肌肉运动，屈肌较伸肌更为多见。可以同时出现上肢屈曲、下肢伸直，持续时间多在 2 秒内。典型临床表现为突发性颈部和肢体肌肉收缩，形似"点头"和"抱球样"动作，随之出现哭闹。当然，也有表现为单纯性颈部症状或双眼上视运动。强直性痉挛可以表现为突发性轴性肌肉收缩，随之 10 余秒的强直期。

癫痫痉挛发作初期常为单发，逐渐出现成簇的发作表现，每组在 20～40 次，最多可以达到百次以上，间隔时间 5～30 秒，每天可以出现数组，甚至几十组。清醒或刚刚睡醒更易出现发作。

非对称性和非同步性的癫痫痉挛发作，具有定位价值，及病因学的诊断意义，如脑发育畸形等。

West 综合征的患儿除了痉挛发作外，还可以出现全身强直阵挛发作、局灶性发作等。

3. 精神运动发育减退 对于 West 综合征的患儿而言，由于发病的原因不同，癫痫发作之前的精神运动发育可以正常或不正常。所以，发病前和发病后的精神运动评估，对预后判断具有重要的意义。

精神运动功能退化的评估项目主要有：跟踪性眼球运动、视觉注意力下降程度、认知功能障碍程度等。

【脑电图表现】

1. 发作期 痉挛发作期脑电图表现为全面性低波幅快活动，或高波幅慢波活动。大约 13% 的病例在痉挛发作过程中，并未见到脑电图异常。

2. 发作间期 高度失律的典型脑电图表现：双侧、不规则、高波幅慢波、棘（慢）波、尖（慢）波，这些波形出现的部位、持续时间，随时可以发生变化。有时以局灶性方式出现，有时以多灶性方式出现，少数情况下，棘波以全面性放电形式出现。脑电图异常放电多呈持续性出现。未曾见过规则性、重复性、节律性的脑电图放电形式。

发病初期，脑电图高度失律现象可见于思睡状态下；在非快速眼动睡眠期（NREM），可以发生解体；在快速眼动睡眠期（REM），放电活动有所减少。随年龄增长，放电同步化活动趋势逐渐增加。

变异型高度失律：表现为非对称性、单侧性、阵发性放电波幅降低持续 2～10 秒，多出现在 NREM 睡眠中。有文献报道可以出现"慢波变异型"高度失律，"快波变异型"高度失律。

出生后一岁内成簇出现的癫痫痉挛发作，可以不出现典型脑电图高度失律现象，属于婴儿痉挛症的一种亚型，与某些特殊类型的神经病理改变有关，多数为药物难治性癫痫。如无脑回畸形伴随快节律，偏侧巨脑回伴随非对称性暴发抑制。

局灶性慢波异常可出现于成簇出现的癫痫痉挛发作期和发作间期，有帮助癫痫致痫区定位的价值，主要见于局灶性脑内病灶的患儿，如脑发育畸形，结节性硬化症的慢波活动，常以局灶性放电为主的方式出现。

并非所有 West 综合征（婴儿痉挛症）患儿，均出现高度失律脑电图变化。大约 1/3 的病例，脑电图可以不出现高度失律。如围产期痉挛发作患儿，高度失律脑电图之前，可以先出现局灶性或多灶性异常。因此，如果疑似 West 综合征患儿，没有记录到局灶或多灶性棘波活动，需要在 2 周后重复脑电图监测，有可能记录到痉挛发作。

【发病临床类型】

1. 结节性硬化　婴儿痉挛症的主要病因（7%～20%），半数患儿可以出现痉挛发作，常以非对称形式，之前常有局灶性发作，发作间期脑电图偶有高度失律，多见的是局灶性或多灶性棘波，睡眠状态下增多，局灶性棘波可与磁共振最明显的结节病灶密切相关。约半数病例出现自闭症的后遗症表现。精神发育迟滞与结节部位和数量相关。

2. Aicardi 综合征　患儿中 2/3 以上出现痉挛发作，生后 3 个月内发病，1/4 生后 1 个月内发病。首次痉挛发作前的局灶性发作，常出现在生后 1～6 周。发作期和发作间期脑电图改变为非对称性，呈现非对称性"暴发抑制"，继之单侧性多棘波暴发。

3. 无脑回畸形　痉挛发生率较高，痉挛发作之前可以先出现局灶性发作。全身强直阵挛发作出现较晚。发作间期脑电图呈现高波幅弥漫性 α 波活动和 θ 波慢波活动。

4. 偏侧巨脑回　半数患儿出现痉挛发作，之前可有局灶性发作。早期脑电图可见三相棘波，后期出现非对称性暴发抑制波形。

5. 围产期缺血缺氧性脑病　分娩时机不同，脑病的预后不同。早产儿 West 综合征预后较好，过期分娩儿预后较差。半数以上病例遗留局灶性或全面性癫痫。侧脑室周围脑白质软化灶，以顶枕区为主的不规则棘慢波、多棘慢波放电，提示可能出现痉挛发作。

6. 特发性 West 综合征　约占 5%～10%，妊娠和分娩史正常。首次痉挛发作前，发育过程正常。患儿出现对称性痉挛、高度失律脑电图。精神运动功能减退较轻。

【诊断与鉴别诊断】

West 综合征的三主征，并不总是在患儿病例同时出现。精神发育迟滞患儿可以仅出现局限性眼外肌痉挛，表现为双眼短暂性的一侧斜视，不易被家长发现。痉挛发作控制和脑电图高度失律现象消失，患儿精神运动功能减退可以得到好转。

文献报道，大约 16% 的婴儿痉挛症患儿不出现明显的精神运动功能退化；45% 的患儿不出现脑电图高度失律变化。但是，几乎所有患儿都会出现脑电图不同形式的局灶性、多灶性、弥漫性棘波和尖波活动。

婴儿痉挛发作常常会被误诊。患儿发作性哭闹，误以为是胃部不适；患儿四肢伸直误以为是大脑强直发作姿势。某些非特异性症状误以为是癫痫性痉挛发作，如婴儿期发病的良性肌阵挛，发作期脑电图以伪迹形式出现，发作间期脑电图正常。其他如过度惊吓性抽动、胃-食管反流引起的 Sandifer 综合征、发作性强直性双眼上视、睡眠晃头、点头痉挛、睡眠窒息发作、自淫症等，同样需要加以鉴别。同样，婴儿期痉挛发作也要与婴儿期发病的肌阵挛癫痫，生物素酶缺乏引起的非痫性肌阵挛鉴别。

脑电图高度失律及其变异型，在临床上常常需要同其他疾病的脑电图变化鉴别。如无脑回或巨脑回畸形的弥漫性高波幅异常脑电图；非进展性脑病的肌阵挛癫痫，出现的长程棘波暴发，Angelman 综合征最常见。

【治疗与预后】

本病发病相对隐匿，急性期过后可以恢复，也可转化为慢性病变过程。表现为认知功能障碍、精神运动减退、癫痫发作等后遗症状。本病的病因多元化，神经病变形成背景复杂，对不同治疗方案反应不同。有学者提出，药物治疗不能改变精神运动发育的远期预后。

1. 药物治疗

（1）糖皮质激素：糖皮质激素的治疗一直存有争议，不良反应和药物疗效的作用孰轻孰重存在争议。治疗前需要充分考虑下列因素：首次痉挛发作之前的精神运动功能状态；疾病初期的精神运动功能减退程度、治疗对痉挛发作和间期放电的控制程度。

病因明确的患儿，治疗方案具体化，针对性强。如结节性硬化，氨己烯酸可能优于糖皮质激素。

ACTH 一般推荐的剂量为40IU，有效率为40%。即使大剂量治疗，远期疗效也不超过60%，复发率相对较高。第一疗程治疗以后，其复发率为33%～56%。复发常在治疗终止2个月内出现，但仍有74%的患儿对第二疗程有反应。

糖皮质激素疗法的不足之处在于其药物不良反应，以 ACTH 出现频率最高，尤其是在其大剂量的临床使用时。主要并发症有感染、钠潴留、肾损害、肾上腺皮质功能减退等；神经系统并发症包括：激惹、失眠、淡漠等。

（2）氨己烯酸（vigabatrin, VGB）：一项双盲、随机对照研究发现，氨己烯酸对不同病因婴儿痉挛发作均有效。使用氨己烯酸单药治疗的新发病例中，对出生3个月内发病患儿的疗效优于3个月后发病患儿的疗效。总体控制率取决于发病原因，对于结节性硬化及局灶性皮质发育不良的患儿，痉挛发作控制率高达90%。有关氨己烯酸导致视野损害的问题，逐渐引起人们的关注。药物蓄积作用已经引起人们的重视，临床应用中尽量缩短疗程。

（3）丙戊酸钠：两项临床观察研究发现，每公斤体重20～40mg 的丙戊酸钠治疗，痉挛发作完全缓解率为27%；另有27%的患儿获得显著改善。药物耐受性较好。随着丙戊酸钠剂量的增加，发作缓解率增加，但耐受性较差，其他不良反应增加。

（4）硝基安定：硝基安定的疗效与糖皮质激素相仿，但其复发率较高。而且，随着剂量的增加，肌张力明显降低，甚至有导致吸入性肺炎的风险。

2. 生酮饮食 生酮饮食治疗婴儿痉挛发作的报道越来越多，对于控制发作起到一定的效果。国内报道其对婴儿痉挛发作的有效控制率可以超过50%。但是，要想进入婴儿痉挛发作的一线治疗，还需要临床证据的长期积累。

3. 外科治疗 婴儿痉挛症有许多病因，药物治疗困难，适用于外科治疗。对于脑内独立致痫病灶，外科切除应当是一种有效的治疗方法。对于结节性硬化症、局灶性皮质发育不良、偏侧巨脑症、脑穿通畸形等，外科致痫灶切除术或离断术，对于终止癫痫发作和改善精神运动功能，均可获得显著疗效。

婴儿痉挛症可以有自限性病程，大约15%的病例在数周或数月之后自发缓解。少数病例在婴幼儿病毒感染后2周症状可以消失。痉挛发作症状多在5岁前消失。West 综合征患儿症状缓解之后，再次发作的病例多数为难治性癫痫病例。1/3 病例经过糖皮质激素治疗后可以复发。依据发病原因不同，病初2年内患儿死亡率可以达到20%。生存下来的患儿可以遗留精神运动功能缺陷；约1/2 的患儿可以继续出现癫痫发作，也可间隔数月或数年后再次出现癫痫发作，其中，全面性发作多于局灶性发作，Lennox-Gastaut 综合征占到全部病例的近一半。患儿遗留的视觉和听觉障碍，可以引起失认；精神运动发育迟滞多以语言受累为主；恢复期出现的自闭症和行为异常，可以见于智力接近正常的患儿。

West 综合征患儿预后状况评估困难。在伴有脑器质性损害的患儿中，即使癫痫痉挛发作完全缓解，精神运动发育减退很难完全康复。在没有脑器质性损害的患儿中，测定视觉跟踪活动达到正常的患儿，预后较好。

West 综合征与年龄易感性相关，源于累及全脑的突发性异常电活动，发病多出现于生后6个月左右。引起临床症状和脑电图变化的脑内病灶通常为非进展性，分布可以是局灶性、多灶性和弥漫性，脑电图高度失律的特殊现象，与脑组织弥漫性兴奋性增高和髓鞘形成障碍并存相关，同时又因脑内病变的不同而表现各异。

对于未发现病因的患儿，病程可以呈良性。少数症状性患儿的病程也可为良性，包括神经纤维瘤病、脑室周围白质软化等，预后较好。

六、婴儿良性肌阵挛癫痫

在该类型癫痫首次报道的文章发表之前，多位学者报道了相似病例。当时，统称为"肌阵挛性癫痫"，Dravet 和 Bureau 于 1981 年，首次报道了 7 例婴儿良性肌阵挛癫痫（benign myoclonic epilepsy in infancy，BMEI）患者。肌阵挛发作为该综合征的主要表现，偶发单纯性热性惊厥，不伴其他类型癫痫发作。发病前患儿健康，多于生后 3 岁内发病，抗癫痫单药治疗可以控制，均在儿童时期缓解，正常发育不受影响，无明显精神心理障碍后遗症状。1989 年国际抗癫痫联盟分类中，归类为"全面性特发性癫痫"。有作者报道，声音、触摸等可以诱发此类患者的肌阵挛发作，也称作"婴儿反射性良性肌阵挛癫痫"。

【流行病学】

婴儿良性肌阵挛癫痫占所有癫痫病例不足 1%，占特发性全面性癫痫的 2%。男多于女，癫痫或热性惊厥家族史阳性见于半数患儿。

【临床表现】

发病年龄通常为出生后 4 个月至 3 岁之间，已有晚发性病例报道，最晚有 4 岁 9 个月。

发病初期肌阵挛发作为短暂偶发，主要累及头部、上肢，很少累及下肢。典型表现为全身性肌阵挛抽动，累及轴肌和四肢肌肉，引起头下垂、上肢向外抬起，下肢屈曲，常伴眼球转动。每天数次，形式可以不规则，没有一定时间规律性。轻者引起头向前移动，单纯闭眼运动，发作短暂 1~3 秒；严重者手中物体突然甩出，甚至引起跌倒。

肌阵挛发作与婴儿痉挛发作不同，并不会长时间连续出现。多在思睡下发生，慢波睡眠中消失，不存在醒后多发的特点。部分患儿可由闪光刺激、声音、触摸等诱发。反复连续发生的情况下，会发现轻度意识障碍，但不伴有动作中断。

【脑电图表现】

发作间期脑电图与正常同龄儿童一样，睡眠结构正常，偶见自发性棘慢波放电，快速眼动睡眠期可见全面性棘慢波放电。

发作期脑电图表现为大于 3Hz 的全面性棘慢波或多棘慢复合波，持续时间与肌阵挛发作相符，双侧前头部和顶部为主。

【诊断与鉴别诊断】

诊断检查相对简便。结合详实的临床资料和反复多次的视频脑电监测，证实短暂性肌阵挛发作与全面性棘慢波放电的同步性存在。同时，观察肌阵挛发作的自发性，诱发因素（思睡、声音、触摸、闪光刺激等）。出生后 4 个月至 3 岁发病，发病前正常状态，一般不伴随其他发作类型。睡眠期脑电图记录发现，棘慢复合波放电更为显著，不伴波形改变，不出现节律快波或局灶性异常等。神经影像学检查排除脑器质性病变。精神心理学检查可以检测精神运动发育是否正常，病程是否良性。丙戊酸钠单药治疗反应良好。在诊断时需与以下疾病相互鉴别：

1. 婴儿痉挛发作 运动幅度更大，可以引起更明显的全身屈肌或伸肌收缩。单发或散发性痉挛发作之后，多伴随出现成簇的痉挛发作，醒后更易出现长时间发作，有时可见到短暂性肌肉强直收缩（肌阵挛电位持续时间更短）。发作间期脑电图可为典型高度失律、变异型高度失律、局灶性异常。发作期脑电图可以表现高度失律突然中断，随之出现低平波幅活动，伴或不伴间断性快节律；高波幅慢波后，随之以低平波幅活动；可以没有任何可见的变化。

2. 良性非癫痫性肌阵挛 患儿出现痉挛样发作，但精神发育正常，清醒和睡眠期脑电图重复多次检查，发作间期和"发作期"仍无异常发现。

3. 婴儿重症肌阵挛癫痫 出生后 1 年内发病，反复出现热性惊厥或无热惊厥。可伴有其他类型癫痫发作，具有高度药物耐受性。逐渐出现精神运动发育迟滞，伴随行为异常。

4. Lennox-Gastaut 综合征 主要发作类型不是肌阵挛发作，多见于轴性强直发作、非典型失神发作、失张力发作、肌阵挛 - 失张力发作，可以突然跌倒或创伤。发作间期脑电图：发病初期可以正常，逐渐出现典型的弥漫性慢棘慢复合波放电。发作期脑电图可以为募集性、节律性，或低平波幅脑电图；也可为高波幅慢波，伴随出现长程低波幅快波。

5. 肌阵挛 - 失张力癫痫　跌倒发作不可避免，同时可伴随其他形式的发作，尤其是伴随意识障碍的非惊厥性持续状态。脑电图呈现慢棘慢复合波和多棘慢复合波多发，可以长程成组形式出现，伴随出现中央顶区典型慢波活动。

【治疗与预后】

丙戊酸钠单药治疗仍为首选治疗方案。提倡尽早使用，为避免患儿拒服，糖浆优于片剂。同时，血药浓度定时监测。多数患儿 10mg/（kg•d）起始，逐渐缓慢加量，常用维持剂量在 30mg/（kg•d）。如果丙戊酸钠控制效果不佳，可以考虑添加苯二氮䓬类、氯巴占或硝基安定，并对原诊治方案重新评估。对于单纯性反射性发作，可以暂不考虑药物治疗，密切观察。对于光敏性发作患儿，需要制订较长时间的药物治疗方案。

未经治疗的婴儿良性肌阵挛癫痫患儿，尚未见到其他类型的发作出现。头颅 CT 和 MRI 检查未见特殊异常。频繁发作，可导致精神运动发育障碍和行为异常。预后与早期诊断和治疗有关。

文献数据表明，多数 BMEI 患者预后良好。因声音或触摸诱发的患儿，较自发性发作患儿，更易获得药物控制。但是，光敏感性患儿控制困难，持续数年之后，发作可能停止。

一个重要的现象是，伴随出现的局灶性脑电图异常，可以在清醒状态下出现。常见的局灶性异常为额中央区、顶区棘慢复合波，也可出现在额顶区和额颞区。随访发现，有些异常随发育而消失；有些异常随年龄增长在睡眠期继续存在。

精神心理发育预后较为满意，多数患儿可达到正常。临床随访病例资料证明，精神心理预后取决于是否能够得到早期诊断、早期治疗、家属对预后是否有足够信心，以及接受教育态度的取向问题。

七、良性婴儿（家族性和非家族性）癫痫

1963 年，Fukuyama 报道了一个病例。患儿出生后 1～2 年发病，表现为局灶性发作，没有明确病因，预后良好。之后又有文献报道一组病例，婴儿早期发病，病因学为特发性，预后良好的局灶性相关性癫痫综合征。并且，总结了该综合征的发作起始部位、症状学、预后等，其中有家族性病例，也有非家族性病例。

曾有学者报道了另一种类型，以局灶性发作为特征的良性癫痫，婴幼儿期起病，预后良好。癫痫发作并非成组出现，以散发形式表现。表现为伴意识障碍的局灶性发作为主，不伴随自动症。脑电图表现为中央区和顶区的棘波、棘慢复合波，睡眠期明显。

【临床表现】

在所报道的病例中，有共同的临床特点：以丛集形式出现的癫痫发作，表现为短暂的连续性发作，多达 8～10 次 /d，每组丛集性发作持续 1～3 天。发病年龄 3～20 个月，没有明确的病因，精神运动功能发育完全正常。

有关发作的临床症状，非家族型和家族型之间很难有真正意义上的区别。共同的表现为意识障碍、动作停止、凝视、头眼偏斜及抽搐发作。在伴随复杂部分性发作的婴儿良性局灶性癫痫中，强调口、面部和肢体自动症的存在。在伴随继发全面性发作的婴儿良性局灶性癫痫中，强调强直 - 阵挛性抽搐迅速全身扩散的现象。

【脑电图表现】

脑电图在丛集性发作过后的间歇期，清醒和睡眠多在正常范围。少数可见单侧慢波、枕区棘波等。在继发全面性发作的病例中，发作期放电为局灶性开始的募集节律，波幅逐渐增高，向同侧大脑半球扩散，最终全脑受累。

【预后与治疗】

本病出现发作后 1～2 年会自发缓解。未经治疗的病例，在婴儿期会有单独短暂的丛集性发作。

发作活跃期,药物治疗通常有效,几乎所有病例都能获得控制发作。抗癫痫药物治疗,通常在1～3年后缓慢减停,很少复发。

八、良性家族性婴儿癫痫

1990年,Vigevano和同事发现一组以常染色体显性方式遗传的家族性癫痫病例。婴儿期发病,女性发病率偏高,预后良好。为此,提出"家族性婴儿良性癫痫"的诊断。

【病因与发病机制】

在1997年5个意大利良性家族性婴儿癫痫家系中进行的连锁分析证明其相关基因为19q12-13.1,位于基因标志D19S49和D19245之间。

婴儿惊厥-舞蹈-手足徐动家系的研究有重要意义。Szepetowski研究这种综合征的4个法国家系,发现家族性婴儿良性癫痫与不同形式的发作性舞蹈-手足徐动症相关,确认其染色体关联基因位于着丝点区16p12-q12。该综合征认为是一种家族变异型,称之为"婴儿癫痫-舞蹈手足徐动"。新近发表的一项研究结果发现,良性家族性婴儿癫痫家系中16号染色体相关基因。

新发现的一种家族性良性婴儿癫痫,发病时间居于良性新生儿和婴儿癫痫的发病年龄之间,多于出生后1～3个月发病。因此,称为"良性家族性新生儿-婴儿癫痫",由钠通道亚单位基因 *SCN2A* 突变所致。

Terwindt报道了一个大家系,家族性偏瘫性偏头痛和良性家族性婴儿癫痫两种表现共同出现于同一家系,甚至共同出现于同一受累者。家族性偏瘫性偏头痛是伴偏瘫发作的偏头痛(一半检测的家系与染色体19q13连锁)的一种遗传亚型,已经识别出脑特异的P/Q型钙通道α1亚单位(CACNL1A4)的突变。

【临床表现】

常见的家族性患儿,发病年龄在出生后4～7个月。妊娠史、分娩史无特殊。病因学检查,包括血尿代谢及神经影像学检查均正常。家族型患儿第一、二级亲属受累,婴儿期出现癫痫发作。其他类型的特发性癫痫和热性惊厥的发病率,与一般人群无差异。

【脑电图表现】

在家族型患儿中,发作起始于顶中央区,每次发作起始区的侧别可有不同。在伴随发作性舞蹈-手足徐动的婴儿患者中,癫痫发作的临床表现与非家族型相仿。但也可以肌张力障碍形式出现,在静止状态出现,可因用力或焦虑诱发。

(王晓飞)

九、Dravet综合征

Dravet综合征(Dravet syndrome)又称婴儿严重肌阵挛性癫痫(severe myoclonic epilepsy in infancy),是一种少见的主要由遗传因素引起的进行性癫痫性脑病。以全面性或单侧热性惊厥为首发表现,继之以肌阵挛发作,常伴有部分性发作。EEG显示全面性棘慢波、多棘慢波,早期表现为光敏性和局灶性异常。Drave综合征具有发病年龄早、发作类型多样、发作频率高、智能损害严重、药物治疗效果差等特点,几乎对所有治疗均高度耐药。

【流行病学】

多有癫痫或者热性惊厥家族史。起病前发育正常,出生后5个月为发病高峰,大多在1岁以内发病,从2岁起患儿出现精神运动发育迟滞,可出现共济失调、锥体束征及发作间歇期肌阵挛。最初可表现为由发热诱发的长时间的全面性或一侧性惊厥发作,脑电图表现可正常,此时常被诊断为热性惊厥。之后患儿出现无热惊厥,发作形式多样,以肌阵挛为主,可有不典型失神发作和部分性发作。一半以上患儿出现癫痫持续状态,多出现在6～18个月。发病后出现进行性精神运动发育落后或倒退,尤其是语言发育迟缓。总体发病率约为1/20 000～1/4 000,男:女约为2:1,约占小儿各型肌阵挛性癫痫的

29.5%，占 3 岁以内婴幼儿童癫痫病的 7%。

【病因及发病机制】

绝大多数患儿系因遗传因素致病，但其遗传方式尚不清楚。约半数患儿有多种癫痫综合征（包括特发性全面性癫痫）、家族史和热性惊厥史，但同胞或双生子共患本综合征罕见。

近年来，关于 Dravet 综合征的遗传学研究取得一些突破，其发病机制可能与以下几方面有关：神经元电压依赖性钠通道 α1 亚单位（voltage-gated sodium channel α1-subunit, SCN1A）基因突变是 Dravet 综合征最常见的遗传因素，Dravet 综合征患者其突变率达 35%～100%。SCN1A 蛋白编码区，特别是门控区的突变可引起钠离子通道通透性和导电性的变化，导致细胞膜兴奋性增强，使神经元在微小的刺激下放电导致癫痫发作。一般人群中，只有少数儿童在接种疫苗后出现抽搐，有研究发现疫苗接种后出现 Dravet 综合征患者存在共同的发病基础即均有 *SCN1A* 基因突变，即使无疫苗接种，这些患儿仍是患 Dravet 综合征的高危人群。

【临床表现】

超过半数 Dravet 综合征病例可见癫痫发作"四联征"的特征性表现：早发的婴儿热性痉挛性惊厥、肌阵挛发作、不典型失神发作、复杂局灶性发作。此外惊厥、肌阵挛及失神癫痫持续状态常见。并非所有病例都具备四联征，其余病例可缺乏其中某种特征。虽然肌阵挛发作曾被认为是其典型发作形式，可以出现在热性痉挛前，但也有五分之一的患儿不出现这种发作。肌阵挛发作或失神发作都不是诊断 Dravet 综合征的必要条件，强直发作相对比较罕见。

多种难治性癫痫依次出现，以及出现进行性的神经认知功能衰退是 Dravet 综合征的特点。有三个演变阶段：

1. 第一阶段（早期） 以热性惊厥为主，临床症状相对轻微，表现为热性阵挛性惊厥发作，多为单侧，少见全面性痉挛癫痫发作。发作持续时间较长，达 10 分钟。约四分之一病例进展为惊厥性癫痫持续状态。四分之三的患儿癫痫发作常由 38℃ 左右的发热、轻微感染、疫苗接种或热水浴诱发。三分之一的病例表现为无热惊厥。孤立性肌阵挛发作及更罕见的局灶性发作可能出现在热性惊厥之前。热性惊厥在 6～8 周内频繁发作。本阶段可持续 2 周～6 个月。

2. 第二阶段（中期） 临床症状严重，出现为多种类型的发作以及严重的神经认知功能衰退。每天都出现热性惊厥或者无热惊厥、肌阵挛发作、不典型失神发作以及复杂局灶发作等多种形式的癫痫发作，常常演变为癫痫持续状态。所有患儿表现为程度不同的认知功能障碍，通常较严重，一般出现在 2～6 岁（1 岁左右为高峰），此后相对稳定。

3. 第三阶段（后期） 临床症状静止，癫痫发作可减少，但是严重的神经心理功能障碍持久存在。通常在 11～12 岁症状不再进展。这标志疾病进入第三阶段，这一发作期癫痫发作改善，但并不会完全消失。惊厥发作频率减少，严重程度减轻，常由发热诱发，主要发生在凌晨，是持续存在最久的发作类型。肌阵挛发作和不典型失神发作持续状态趋于减少，但仍可因发热而加重。认知和神经功能缺陷体征持续存在，并不再继续加重。

Dravet 综合征患者的整个病程中均持续存在热敏感性，诱发因素包括发热、洗热水澡和疫苗接种。

【脑电图表现】

脑电图在病初通常正常，但 40% 的病例显示全面性光阵发性反应，其中不到 5% 可持续存在。闭眼的图形刺激也可诱发全面性放电和肌阵挛发作。随着病情进展，1～4 岁时可见背景活动异常，以慢波增多为主，随后表现为单发或阵发性全导棘慢、多棘慢波，易被闪光等因素诱发。5～10 岁时约有 2/3 的患儿出现弥散性 θ 波和 δ 波，而棘慢波或多棘慢波趋于消失。短暂阵发性不对称的多棘波或者棘慢波逐渐增多并占优势。睡眠可促发 EEG 阵发性异常。

【辅助检查】

1. 基因检测 *SCN1A* 基因突变及缺陷是 Dravet 综合征诊断的有利证据，但不能据此确诊 Dravet 综合征，还有相当比例的典型病例没有发现 *SCN1A* 基因突变。

2. 影像学检查　头颅 CT 和 MRI 可以正常，或者提示脑萎缩。脑功能影像可能正常，也可显示局灶性低灌注或者低代谢。

【诊断及鉴别诊断】

Dravet 综合征患者不存在代谢异常，组织活检也正常，诊断需除外其他导致进行性肌阵挛的原因。国际抗癫痫联盟提出了 6 条诊断标准：①有热性惊厥和癫痫家族史倾向；②发病前智力运动发育正常；③ 1 岁以内起病，首次发作为一侧性或全面性阵挛或强直阵挛，常为发热所诱发，起病后出现肌阵挛、不典型失神、部分性发作等各种方式；④病初脑电图正常，随后表现为广泛的、局灶或多灶性棘慢波及多棘慢波，光敏感性可早期出现；⑤精神、智力、运动患病前正常，第二年出现停滞或倒退，并可出现神经系统体征（如共济失调、锥体束征）；⑥抗癫痫药物治疗不理想。目前认为具备上述 6 条标准者可诊断为 Dravet 综合征。有一部分患儿始终无肌阵挛发作而不能完全符合上述标准也可诊断为边缘型婴儿严重肌阵挛性癫痫。

【治疗及预后】

Dravet 综合征是一种伴有明显智能和神经功能缺陷的癫痫性脑病。属于难治性癫痫，对所有抗癫痫药物均不敏感。单一作用于钠离子通道的药物可使患儿发作加重，故禁用如拉莫三嗪、卡马西平、苯妥英钠，而有多重作用机制或作用于钠离子通道以外的药物可有一定疗效。及早给予生酮饮食能减少患儿的发作频率和发作持续时间。及时治疗感染性疾病，退热和消除诱因以预防持续时间长的全面性或单侧性惊厥发作。

Dravet 综合征除了少数例外，其余大多数患儿预后不良。15% 的患者早夭，仅不到 10% 的患儿保留交流技能。

十、非进行性疾病中的肌阵挛脑病

【流行病学】

该病多见于女性患者，男女比例约为 1:2。常自幼起病，多见于新生儿及学龄前儿童，起病年龄从出生至 5 岁不等，平均起病年龄 1 岁。因肌阵挛状态多隐匿发展，患儿家长容易忽略，易漏诊或误诊为其他疾病，因此平均诊断年龄约为 17 个月。

【病因与发病机制】

非进行性疾病中的肌阵挛脑病（myoclonic encephalopathy in non-progressive disorders）主要见于染色体异常（如 Angelman 综合征、4p- 综合征等）、非进展性脑病（如新生儿缺血缺氧性脑损伤、神经元移行障碍等）及少数其他原因的疾病（病因尚不明确）。

【临床表现】

肌阵挛常常不是首发症状，多数患者在出现肌阵挛之前，已有神经系统异常，如肌张力障碍（主要为肌张力减低）、异常运动、严重精神运动发育迟滞等，但原发病病情稳定，无进行性进展。

肌阵挛持续状态的特征为频繁或持续发作的失神，伴有频繁或持续发作的肌阵挛。肌阵挛主要累及颜面部、四肢远端肌肉，常常不对称发作，节律不固定。失神发作和肌阵挛常常难以被发现，这是因为此类患儿大多有严重智力障碍和各种持续存在的非癫痫性异常运动，如意向性震颤、意向性肌阵挛、运动抑制、自发性惊跳等。在思睡期，因非癫痫异常运动消失，可观察到手指、足趾轻微而持续的肌阵挛抽动，到慢波睡眠期，除非癫痫性异常运动消失外，失神及肌阵挛也消失。其他发作类型少见，几乎没有强直发作。该病原发病虽是非进展性的，但随着肌阵挛持续状态的出现，患儿认知功能进行性倒退，已获得的各种技能逐渐消失。

【脑电图表现】

该病脑电图特点为，清醒时背景活动为弥漫性慢波，伴有数量不等的局灶性或多灶性异常，包括大量不对称的 θ 和 δ 暴发，主要位于额 - 中央区，并见短阵的 δ 节律夹杂棘波或棘慢复合波，以顶 - 枕区为著，可由闭眼诱发。多数患者在慢波睡眠期阵发性放电明显增多，达到电持续状态的程度。

发作期特征为弥漫性棘慢波短阵暴发，伴肌阵挛和其他形式的多种异常运动。肌阵挛和脑电图发放不一定有锁时关系。也可表现为持续单一波形的慢波，以中央区为著。

静脉注射苯二氮䓬类药物的效果应在视频脑电图监测下进行评估，因为有时虽然可短暂中止肌阵挛发作，但仍有持续电发放。

【治疗及预后】

该病治疗困难，药物治疗可消除肌阵挛和持续性放电，可选择的药物有丙戊酸、乙琥胺或 ACTH。预后不良。

十一、热性惊厥附加症

热性惊厥（febrile seizures，FS）是儿童常见疾病，是指在小儿发热过程中合并的惊厥发作，但不包括颅内各种疾病或有确切原因的急性惊厥。典型患者 6 岁以后不再发作。但有部分患者在 6 岁以后仍有无热惊厥或者发热性强直阵挛发作，有的还兼有其他发作形式，这些表现均超出了热性惊厥的传统定义和概念。Schieffer 在 1997 年报道的一个热性惊厥大家系中，发现部分家族成员在 6 岁以后仍有无热性强直阵挛发作和发热性强直阵挛发作，在排除了任何一种已知的癫痫综合征的情况下，他将其定义为热性惊厥附加症（febrile seizures plus，FS+）。还有一些成员表现为单纯热性惊厥、热性惊厥 + 失神、热性惊厥 + 肌阵挛、热性惊厥 + 失张力发作。Schieffer 将这些不同的发作形式命名为全面性癫痫伴热性惊厥附加症（general epilepsy with febrile seizure plus，GEFS+），随后被国际抗癫痫联盟纳入了癫痫综合征的国际分类。

【病因及发病机制】

包含 FS+ 在内的 GEFS+，常常具有家族背景，针对这类癫痫综合征的多项研究发现：这类全面性癫痫综合征是常染色体显性遗传（autosomal dominant inheritance，AD）。

目前研究显示，将 GEFS+ 以表型和基因型划分，分为以下 5 型：

1. 伴热性发作的全面性癫痫 1 型　Wallace 等（1998）在一个大家族中发现了 GEFS+ 与 19q13.1 连锁并鉴定出 *SCN1B* 基因突变。

2. 伴热性发作的全面性癫痫 2 型　Baulac 等（1999）研究了一个 3 代遗传的家系，其临床表现与 GEFS+ 家系相似。连锁分析排除了 *SCN1B*、*FEB1* 和 *FEB2* 基因突变后，通过半自动荧光基因分型方法行全基因组扫描后发现了一个 2q21-q33 的 GEFS+ 基因座。单元型重构确定了 22cM 的候选间距，位于标志物 D2S156 和 D2S2314 的侧面。Moulard 等（1999）同样论证了 GEFS+ 连锁于 2q24-q33。此家系 6 例患者有典型的热性惊厥，5 个患者伴有全面性癫痫的典型热性惊厥。无热惊厥可发生于儿童期至青少年期。随后 Escayg 等（2000）论证了 Baulac 等（1999）报道的家族致病基因为 *SCN1A*，其第 1 648 位密码子突变致该位点氨基酸由精氨酸变成了组氨酸。而 Moulard 等（1999）所报道的家族在 *SCN1A* 基因第 875 位密码子发生了苏氨酸到蛋氨酸的替代。两个无亲戚关系的日本家族，有 GEFS+2 型伴随发展为部分癫痫，Sugawara 等（2001）鉴定出了 *SCN1A* 基因的 2 个新的突变位点。其中一个是 1 428 位缬氨酸被丙氨酸替代，是钠通道微孔形成区的错义突变。作者推测这一突变影响了离子选择性。

3. 伴热性发作的全面性癫痫 3 型　Baulac（2001）研究了一个 3 代连续有一致表型的 GEFS+ 家系。此家系中一些成员表现为热性惊厥，一些表现为癫痫发作，另一些两者兼有。此家系中 *GABRG2* 基因突变使得第 289 位赖氨酸被蛋氨酸替代（K289M），从而影响了跨膜段 M2 和 M3 之间的细胞外祥上高度保守的残基。在爪蟾卵母细胞的突变和野生型等位基因的分析中验证了突变的预期结果，其可致 GABA 激发的电流波幅降低。

4. 伴热性发作的全面性癫痫 4 型　Audenaert 等（2005）报道了一个 4 代的比利时家系，符合 GEFS+ 诊断。8 例患者有发热相关发作，但后来未发展为癫痫。热性惊厥发生于 6 个月至 2.5 岁，所有病例均表现为全面强直阵挛发作。多数发作短暂，但有 2 例曾长达 30 分钟以上。发作次数从 1～3 次不等，有 1 例患者共有 23 次发作。3 例患者有癫痫样发作，但没有热性惊厥史，其中的 1 例患者已故，临床病史不充分；第 2 例患者双亲之一患癫痫但不属于该家族；第 3 例患者没有热性惊厥，9 个月时有一次失神发作。全基因组连锁分析和单元型分析在这一家族中检测到 2p24 上一个 3.24cM（4.2Mb）的候选区域（在标志物 D2S305 处最大两点 LOD 值为 4.22）。另外 50 个比利时 - 荷兰血统家系每个家系至少有 1 例热性惊厥个体的家系分析也显示与 2p24 有关。根据遗传重组事件，Audenaert 等提出在这个家系中热性惊厥和癫痫的易感位点在 2p24D2S1360 和 D2S2342 之间 2.14cM 的范围内。

5. 伴热性发作的全面性癫痫 5 型　Dibbens（2004）等以 GABA 受体 δ 基因为观察点，发现该基因突变者中，有 72 例无亲属关系的特发性全面性癫痫（idiopathic generalized epilepsy，IGE）患者，65 例 GEFS + 患者，66 例 FS 患者。从这些患者中鉴定出了 R220H（220 位精氨酸变为组氨酸）的杂合子。另外在一个 GEFS + 的小家系内发现了该基因 E177A（177 位谷氨酸变成了丙氨酸）突变。这些变化导致了 GABAA 受体电流波幅下降。GABAA 介导神经元抑制减弱，从而增加了神经元兴奋性，导致了常见的全面性癫痫发生。

GEFS + 包含了目前已知的所有与 FS 相关的癫痫综合征，从自限性 FS 到难治性婴儿重症肌阵挛性癫痫。目前认为 GEFS + 包含多种癫痫综合征，是一种离子通道病，主要与电压门控性的钠离子通道相关，包括 SCN1A，SCN2A，SCN1B 等。

【临床表现】

FS + 和 FS 两者有不同的临床表现。FS + 其初次发病在 1 个月至 6 岁，在患有呼吸道或者其他部位感染时（不包括中枢神经系统感染以及器质性或代谢性疾病），体温升高到 38℃ 以上突发的惊厥，多表现为全面性强直或者全面强直 - 阵挛发作。与 FS 不同的是：FS + 患者在 6 岁以后仍有热性惊厥发作，或者转为无热性强直或强直 - 阵挛发作；FS 患者随着年龄的增长，大脑逐步发育成熟，发作大多可自行缓解，6 岁以后少有发作。FS 尽管表现为癫痫发作的形式，但不具有反复自发发作的性质，故不属于癫痫的范畴，而且 FS 转变为癫痫的比例很低，约为 5%。

GEFS + 属于 FS 的一种临床亚型，除了 FS + 全面性发作外，还包括其他的类型，主要有：FS + 伴失神发作，FS + 伴肌阵挛发作，FS + 伴失张力发作，FS + 伴颞叶癫痫。

【脑电图表现】

FS 患者脑电图背景活动以慢波为主。发热当天记录的脑电图 88% 有慢波增多，随后可见数量不等的慢波活动，单纯 FS 患者在热退 10 天以后背景活动基本正常，但可见有清醒状态下顶区单一形态的 θ 节律。复杂 FS 患者常持续存在一侧性慢波。惊厥后 1 周内可见尖波、棘慢复合波，发生率约为 1.4%～7.5%。随着 FS 再发次数的增多，脑电图异常率逐渐增高。其癫痫样放电具有遗传倾向及年龄依赖性外显。棘波可以出现在 Rolandic 区、枕区，或在一侧或双侧前颞区出现散发性棘波、尖波，或双侧同步的 3～5Hz 棘慢复合波暴发。清醒期无放电，思睡期出现。

FS + 和 GEFS + 的脑电图表现与失神、肌阵挛、GTCS 等发作类型的脑电图表现相似。

【治疗及预后】

FS + 治疗及预后因为临床表型的差异而不同，对于 FS + 患者及其他类型的 GEFS + 患者，应该依照抗癫痫治疗原则，给予长程抗癫痫药物治疗，并充分告知可能的疗效和不良反应。GEFS + 包括多种发作类型，可根据其发作类型选用合适的抗癫痫药物。

十二、Panayiotopoulos 综合征

Panayiotopoulos 综合征（Panayiotopoulos syndrome，PS）是一个年龄相关的特发性癫痫综合征，最早于 20 世纪 80 年代由 Panayiotopoulos 提出，国内报道较少，2007 年 *Epilepsia* 的一项专家共识定义为：儿童早、中期起病的年龄相关性良性局灶癫痫综合征。自主神经症状是 PS 的核心发作症状，发作时间较长，脑电图往往是枕区为著的游走性和 / 或多灶性放电。

患儿的体格和神经心理发育正常。在发作中，自主神经系统的所有功能都可能受到影响。几乎一半患儿的发作持续 30 分钟～7 小时，形成自主神经癫痫持续状态。

【流行病学】

我国发病率不详。近10年的文献报道中，起病年龄在1～14岁（0～15岁），76%的病例发病在3～6岁（高峰为4～5岁）。种族、性别间的患病率无明显差异性。儿童中患病率为2/1 000～3/1 000。有热惊厥史的患儿较无热惊厥史者患病率更高。

【病因与发病机制】

很可能由遗传决定。可能与 *SCN1A* 基因突变相关，但常常没有家族史。

在成人或儿童的局灶或者全面性发作中，常常可以见到任何类型的自主神经症状，甚至可以伴发突然死亡。然而，自主神经发作和自主神经癫痫持续状态以及发作性晕厥，在儿童中具有特殊性，几乎不见于成人。成人发作性呕吐的报道少见且与儿童的症状不同。成人通常对呕吐不能回忆，并且呕吐通常发生在其他发作症状出现以后。对此的可能解释是儿童对呕吐易感，例如儿童易患"呕吐综合征（cyclic vomiting syndrome，CVS）"，这是一种病因不明的非癫痫性疾病，儿童具有特异性。发作性晕厥发病机制更难解释。

通常，发作起始症状非常重要，因为它提示了可能的癫痫灶定位。然而，自主神经障碍症状及呕吐表现对 PS 的发作起源定位价值不肯定，这是因为这些症状可能起源于前头部或后头部区域。成人发作性呕吐的定位经验似乎不能应用于儿童。

临床和脑电图的发现提示，PS 存在与脑成熟度相关的弥漫皮质兴奋性增高。弥漫癫痫源活性在分布上并非均一，很可能在一个区域突出，例如，经常后头部占优势。呕吐和其他自主神经表现可能与癫痫放电诱发易感儿童的低阈值呕吐中枢及下丘脑有关。换言之，对于易感儿童，很可能出现弱的痫性放电活动（不管定位于何处）激活易感的自主神经中心，引起自主神经发作和自主神经癫痫持续状态。这先于其他的临床表现出现，其他脑区的临床表现可能与发作性放电传播有关（枕，额，中央区，而颞区少见），这些区域的发作域值高于自主神经中枢。

【临床表现】

1. PS 发作的主要表现　主要表现为一组自主神经症状，详见表 6-1。自主神经系统通过复杂的神经网络支配身体的每一个器官。它控制多种重要功能并维持体内稳态，包括调节平滑肌、心脏和内分泌腺。也参与行为和疼痛调节，在泌尿生殖系统、心血管系统、消化系统、竖毛肌运动和瞳孔大小调节中起着重要的作用。PS 临床发作时会有上述一个或多个系统的表现。

表 6-1　PS 的自主神经发作症状

受累系统	主要临床表现
消化系统	恶心、干呕、呕吐（呕吐三联征，可能为首个症状，也可能跟随于其他症状之后）；上腹部为著的疼痛、饥饿感，或隐晦的不适感；可能包括腹胀、腹泻、大便失禁感
呼吸、循环系统	心悸/胸部不适、窦性心律不齐、心律失常或心动过缓、心跳骤停、血压改变、咳嗽、深大呼吸或呼吸暂停数秒、晕厥
血管及毛发	面色苍白（最常见）；潮红及发绀，发汗；汗毛直立
瞳孔改变	扩大，缩小，虹膜痉挛
泌尿生殖系统	尿失禁，性冲动及生殖器感到勃起或高潮
其他	流泪、唾液分泌增多、体温调节改变、头痛

2. 常规发作症状　除自主神经发作外，PS 的大部分病例会伴随常规发作症状，包括意识障碍（94%）、眼睛偏转（60%～80%）、偏侧抽搐（26%）、全身抽搐（20%）、语言障碍（8%）、视幻觉、视错觉及失明（6%）。

3. 发作的周期分布　较多报道发作出现于睡眠中，患儿醒后可能诉意识清楚，伴恶心，严重时也可出现意识模糊及呕吐等。

4. 诱发因素　除了睡眠，没有其他明显的诱发因素。

【脑电图表现】

发作间期脑电图显示出很大的变异性，但往往枕区尖、棘波占主导地位，重复性、克隆样、多灶性的尖慢复合波常常为特征性改变，大约90%的病例脑电图显示功能性棘波，主要是多灶性高波幅尖慢复合波，棘波可出现在任何脑区。多个区域的棘波经常独立出现，最多见于后头部的不同部位，17%的病例可以出现中线棘波。脑电图功能性局灶性棘波尽管在后部区更突出，但具有很大的变异性，所有的脑区都可被累及。68%的患儿有至少一次显示枕部阵发活动的脑电图，更多见的是枕部棘波；64%的患儿至少有一次捕捉到枕部外棘波的脑电图；另外的32%的患儿从没有枕部棘波，其中21%仅有枕部外棘波，9%多次脑电图检查正常，2%有短暂的全面性放电。三分之一患儿的脑电图有多灶棘波，出现在两个或更多的脑区，单一的棘波灶罕见（9%）。

【诊断与鉴别诊断】

根据定义，特发性综合征患儿的神经和精神状态正常，高分辨MRI检查正常。最有价值的实验室检查是脑电图，就诊时儿童的状态对于诊断非常重要。

1. 仍建议行头颅MRI检查　发作期症状丰富，持续时间长，容易误诊及漏诊。PS容易误诊。

当PS患儿处于自主神经发作持续状态下，如果患儿清醒，可能会出现不适感。发作最初阶段一般意识清醒可正常回应。经常会出现恶心和/或呕吐，这些呕吐症状经常伴随其他自主神经功能，如苍白，心动过速/心动过缓，瞳孔散大和体温调节紊乱。围观者不太可能怀疑癫痫发作。在随后的意识和反应能力受损时，往往会伴随眼睛和/或头部症状，然后出现持续时间较长的意识波动，伴有持续的面色苍白、瞳孔散大等并伴有干呕和呕吐。非专科医生可能很少会在第一时间考虑癫痫发作，除非是继发痉挛性发作。

2. 自主神经发作及持续状态并非PS所特有　在Panayiotopoulos对24例有自主神经发作患儿的研究中，有21例儿童患有PS，其余3例患儿患有症状性癫痫。各种局灶性和弥漫性脑病患者也可出现与PS相似的自主神经发作持续状态（Aut SE）。自主神经发作在颞叶癫痫患儿中表现突出，并且其已被证实可在儿童时期的许多特定疾病中发生，包括Angelman综合征，18q综合征，以及一些Rett综合征。

3. 与颞叶癫痫的鉴别　自主神经症状在颞叶癫痫发作中尤其常见，尤其是来自右颞叶的发作。症状包括呕吐，恶心，心率变化，竖毛，瞳孔畸形和颜色变化。最常见的颞叶内侧癫痫发作是一种腹部"感觉"，通常具有明显的自主神经特征。这种癫痫发作称为自主神经发作。颞叶癫痫有时由于局灶性SE的发生而复杂化。自主神经发作在不同癫痫类型中的表现区别见表6-2。

表6-2　PS与颞叶癫痫自主神经症状的比较

	PS	颞叶癫痫
发作频率	高（接近90%）	高（接近60%）
症状复杂程度	频繁、多种症状，或仅表现为唯一显著的症状	较少，常伴有感觉及运动症状
时机	通常为起始症状	通常为发作结束或发作后期，也可为上腹部"先兆"
与非自主神经发作的关系	通常先于，很少跟随	混合出现
呕吐	频繁（高达75%），可能是反复的，早在癫痫发作中意识清醒时	罕见的（5%），通常是单次的，迟发于癫痫发作期，在无反应期或发作期
发作持续时间	一般较长（持续状态这高达50%）	普通的

【治疗与预后】

按部分性发作用药。基于风险和有效治疗的风险评估，对仅有一次或发作短暂的患儿，并不推荐进行长期的抗癫痫治疗。目前，大多数临床医师用卡马西平治疗PS发作。持续时间长的发作是医疗急症，地西泮灌肠可以用于家庭急救。

（邓艳春）

十三、癫痫伴肌阵挛 - 失张力

癫痫伴肌阵挛 - 失张力（epilepsy with myoclonic-atonic seizures，MAE）过去称为肌阵挛 - 站立不能性癫痫（myoclonic-astatic epilepsy），又名 Doose 综合征，由德国医生 Hermann Doose 于 1970 年首先描述，其典型的发作形式为肌阵挛 - 失张力发作。1989 年国际抗癫痫联盟（ILAE）将其归入隐源性或症状性全面性癫痫综合征。由于本病主要与遗传因素有关，2001 年 ILAE 又将其归入特发性全面性癫痫综合征。2010 年正式更名为癫痫伴肌阵挛 - 失张力。

【流行病学】

MAE 的发病率为 1/10 000 儿童，约占儿童癫痫的 1%～2%。发病年龄为 7 个月到 6 岁，高峰年龄在 2～4 岁。2/3 的病例为男性。

【病因与发病机制】

MAE 的病因主要与遗传因素有关，属于多基因遗传，外显率不同。30%～40% 的患儿有热性惊厥或癫痫家族史，家族中特发性癫痫的发生率较一般人群高，同胞发病率较父辈高。直系亲属中异常脑电图（光敏性、θ 节律、棘慢波）检出率为 68%，如果包括远亲则高达 80%。

部分 MAE 患儿以热性惊厥起病，少数为全面性癫痫伴热性惊厥附加症（general epilepsy with febrile seizure plus，GEFS+）家系中的表型之一。通过对 GEFS + 家系的 MAE 患者的分子生物学研究证实，MAE 至少与以下几个基因突变有关：编码钠离子通道亚单位的 3 个基因（*SCN1A*、*SCN2A* 和 *SCN1B*），编码 GABA 受体 γ2 亚单位基因（*GABRG2*）。近期有研究显示，一些患者伴有 *SLC2A1* 基因（glut-1）的突变。Nabbout 等在 22 例散发性 MAE 中未发现上述基因突变，提示另有其他基因与 MAE 有关。

【临床表现】

患儿发病前发育正常，神经系统无异常。多以热性或非热性全面性强直阵挛发作起病，数天或数周后，肌阵挛和 / 或肌阵挛 - 失张力发作大量出现，通常伴有短暂的失神发作，持续 1～3 年；此后患儿渐好转，发作自然缓解。MAE 可出现多种不同的发作类型，具体如下：

（1）肌阵挛 - 失张力发作（myoclonic-atonic seizure）：是 MAE 最具特征性的发作类型，见于所有患儿。临床表现为突发对称性的肌阵挛后随即出现肌张力丧失，如患儿常出现点头、上肢和肩部或下肢对称性抖动，继而跌倒，持续时间小于 2～3 秒，可单独出现，也可成串出现。

（2）肌阵挛发作（myoclonic seizure）：也见于所有患儿。发作轻重程度差异很大，从剧烈的全身抖动伴有突然跌倒，到轻微的仅有面部不规则抽动。

（3）失张力发作（atonic seizure）：约 37% 的患儿出现，发作短暂，持续 1～3 秒，可以累及整个身体或仅头部受累，表现为点头、屈膝或跌倒。发作前多有肌阵挛出现。

（4）全面性强直阵挛发作（generalized tonic-clonic seizure，GTCS）：见于 75%～95% 的患儿，约 2/3 的患儿以 GTCS 起病，且约 1/3 为热性惊厥，随后才出现其他各种形式的发作。

（5）不典型失神发作（atypical absence seizure）：见于 62%～89% 的患儿，常与肌阵挛、失张力发作同时存在。典型失神发作罕见。

（6）强直发作（tonic seizure）：一些学者认为 MAE 不存在强直发作。但一些研究发现约 38% 的 MAE 病例出现强直发作，常出现于病程晚期，其存在不一定提示预后不良。

（7）非惊厥性癫痫持续状态（non-convulsive status epilepticus，NCSE）：可见于 36%～95% 的患儿，主要为不典型失神持续状态，表现为意识混浊、淡漠、流涎、动作减少，同时伴肌阵挛、失张力发作，持续数小时、数日甚至数周，或 1～2 年内反复发生。NCSE 可为自发性，也可由不当药物治疗所诱发，如卡马西平或奥卡西平的应用。

【脑电图表现】

发作间期 EEG 在疾病发展的不同阶段有不同表现，早期背景活动和睡眠结构正常。在热性或者非热性 GTCS 阶段，背景活动可正常或偏慢，出现以顶区为主阵发性 4～7Hz 的 θ 活动，枕区可见 4Hz 节律,睁眼时抑制。病程早期没有明显的癫痫样放电。当肌阵挛 - 失张力发作出现时,发作间期可见频繁的广泛性 2～3Hz 棘慢 / 多棘慢复合波发放。

发作期 EEG 则根据发作类型而各不相同,肌阵挛发作时表现为全导不规则棘慢 / 多棘慢复合波短阵暴发;肌阵挛 - 失张力发作时棘慢复合波活动(肌阵挛)突然转为高波幅慢波活动(失张力)。同步的体表肌电图记录,失张力发作常与棘慢 / 多棘慢复合波中的慢波相对应,且其程度与慢波波幅相关,同时肌电减弱或静息。不典型失神发作时可见广泛性 1.5～2.5Hz 棘慢波节律。NCSE 时,EEG 表现为持续性节律性棘慢复合波,间以不规则的多形性超同步化慢波活动,有时类似于高峰失律。脑电图异常程度与意识水平明显相关。多数患儿有光敏性反应,无多棘波或快节律发放。有时,MAE 患者 EEG 的全导放电表现出侧别倾向和假性局灶性,可能从一侧游走到另一侧,但持续性局灶性放电罕见。

【诊断与鉴别诊断】

根据 2001 年 ILAE 癫痫综合征的分类标准,并参照 Doose 提出的诊断标准,MAE 诊断需符合以下几点:①发病前发育正常,无神经系统器质性疾病;②起病年龄为 7 个月至 6 岁;③主要发作形式为肌阵挛 - 失张力、肌阵挛、失张力发作;④脑电图表现为广泛性棘慢波或多棘慢波,无局灶性放电;⑤排除症状性癫痫、婴儿良性肌阵挛癫痫、Dravet 综合征、隐源性 Lennox-Gastaut 综合征(LGS)及不典型儿童良性部分性癫痫等。神经系统检查和影像学检查均正常,伴有癫痫家族史更有助于诊断。

MAE 需与其他具有多种发作类型的癫痫综合征进行鉴别,如 LGS,Dravet 综合征,不典型儿童良性部分性癫痫,以及一些进行性肌阵挛癫痫。

(1)LGS:为症状性或隐源性癫痫,多有明显的智力运动发育落后,特征性发作类型为睡眠中强直发作,可出现独立的不典型失神发作,脑电图表现为慢的全面性棘慢波和棘波节律,预后不良。

(2)Dravet 综合征:临床特点为 1 岁以内起病,高峰发病年龄为 6 个月左右,1 岁以内常表现为热性惊厥,1 岁后出现肌阵挛发作、部分性发作、不典型失神等多种发作类型,常发生癫痫持续状态。发作具有热敏感的特点。智力运动发育落后。EEG 可见广泛性或局灶性、多灶性癫痫样放电。对抗癫痫药物疗效差,预后不良。

(3)不典型儿童良性部分性癫痫(atypical benign partial epilepsy of childhood):又称 BECTS 变异型,病程早期符合 BECTS 的临床特点。病程中出现负性肌阵挛、不典型失神和 / 或口咽部运动障碍。EEG 显示 Rolandic 区局灶性放电趋于广泛,清醒期及睡眠期放电均明显增多,部分达到睡眠期癫痫性电持续状态(electrical status epilepticus of sleep,ESES)。起病后可出现认知损伤,注意与 MAE 鉴别。另外,还需要与进行性肌阵挛癫痫,例如肌阵挛癫痫伴破碎红纤维、Lafora 病和 Unvericht-Lundborg 病鉴别,相关的神经系统检查、影像学及化验异常,有助于鉴别。

【治疗与预后】

丙戊酸对 MAE 各种发作类型均有效,仍是治疗的首选药物。丙戊酸单药治疗失败,可以联合应用拉莫三嗪,两者能起到协同作用,有效控制多数患儿的发作。但拉莫三嗪不推荐用于主要表现为肌阵挛发作的患儿,否则可能会导致病情加重。其他药物如托吡酯、左乙拉西坦、乙琥胺、唑尼沙胺、氯硝西泮和硫噻嗪等也可能有效。对于发作频繁者,抗癫痫药物效果差,出现非惊厥性癫痫持续状态的患者,可以选择 ACTH 或者大剂量的激素冲击治疗。生酮饮食对于改善 MAE 临床症状和脑电图改变有着很好的疗效。2009 年《生酮饮食国际专家共识》中,生酮饮食被列为 Doose 综合征的最佳治疗选择,Doose 综合征也成为生酮饮食的八个适应证之一。值得注意是,卡马西平,奥卡西平,苯妥英钠,氨己烯酸可能诱发癫痫发作,应避免使用。

MAE 预后变化多样,不可预测。有的患者可以完全缓解,智力发育正常;有的则表现为难治性癫痫和严重智力障碍。目前认为以下因素可能与预后不良有关:1～2 岁内出现全面性强直阵挛发作;早期频繁出现的尤其是长程的非惊厥持续状态;出现强直发作;脑电图持续不改善(持续 θ 节律背景,枕区无 α 节律);对抗癫痫药物和生酮饮食治疗反应不佳等。

十四、良性癫痫伴中央颞区棘波

良性癫痫伴中央颞区棘波（benign childhood epilepsy with centrotemporal spikes，BECTS），又称儿童 Rolandic 癫痫，是儿童期最常见的特发性局灶性癫痫。在 0～15 岁人群的年发病率为 7.1/100 000～21/100 000，约占该年龄组全部癫痫的 15%～25%。发病年龄在 1～14 岁，高峰期为 7～10 岁，男女患病比例 1.5∶1。国际抗癫痫联盟于 1984 年以后正式将本症列入癫痫和癫痫综合征的国际分类。

【病因与发病机制】

BECTS 主要与遗传有关。约 30% 的病例有癫痫家族史。其同胞中 15% 患同一类型的癫痫；约 20% 虽无临床发作，但脑电图可见中央颞区棘波；约 10% 患儿的父母在儿童时期有癫痫发作史，成年后缓解。然而，本病确切的遗传机制和完整的表型谱非常复杂，仍不完全清楚。

脑电图中央颞区棘波（centrotemporal spikes，CTS）已被作为本病一个不可分割的重要组成部分。有证据表明 CTS 呈现常染色体显性遗传伴年龄依赖性外显。最近，全基因组研究证实了 CTS 与染色体 11p13 相连锁，并与 Elongator Protein Complex 4（ELP4）变异型相关。这个蛋白复合体可能在基因转录和 tRNA 修饰方面起重要作用，涉及细胞尤其是皮质成熟过程中神经元的运动与迁移。

除 ELP4 以外，还有很多未明确的基因与 BECTS 有关，既往研究表明本综合征还与 15q14 和 16p12-11.2 等染色体位点相连锁。以上研究均证实了 BECTS 的遗传异质性。

【临床表现】

1. 癫痫发作　BECTS 的主要特征是发作稀少，往往是单次局灶性发作，主要表现包括：①单侧口面部感觉运动症状（约 30% 的患者）；②口咽喉部表现（约 53% 的患者）；③语言剥夺（约 40% 的患者）；④唾液分泌过多（流涎）（约 30% 的患者）。大约 1/3 的患儿出现偏侧面部的感觉运动发作，往往局限于下唇或传播到同侧手掌。运动性发作表现为一侧口唇阵挛或强直性歪斜，可扩散至同侧上肢，罕见累及下肢。感觉性发作并不常见，表现为一侧口角的麻木感。发作时意识保留，经常伴语言障碍或唾液分泌过多。在一些罕见病例可以观察到局限于腿部的感觉运动性发作或负性肌阵挛。口咽喉部表现为口腔内的单侧感觉运动症状，累及舌、内颊、腭、牙龈和咽喉区。感觉症状表现为麻木或感觉异常（针刺感，触电感，僵硬感等）。运动症状可产生奇怪的声音，如低吼声，磨牙声，咕噜声和喉鸣。语言剥夺较常见，属于构音障碍的一种形式。患儿不能说出单一可理解的词语，并试图用手势沟通。唾液分泌过多是一个突出的自主神经功能表现，常常与一侧面肌抽搐、口咽喉症状和语言剥夺相关。

一半以上（约 58%）的 BECTS 患者意识完全保留，其余患者（约 42%），发作过程中意识不清，1/3 不能回忆发作事件。大约一半的患儿进展为偏侧惊厥或全面性强直阵挛性发作（GTCS），发作后可伴有托德瘫痪（Todd paralysis）。

癫痫发作持续时间通常短暂，从 30 秒到 3 分钟不等。75% 的癫痫发作出现于非快速动眼睡眠期（NREM），主要在入睡后不久或觉醒之前；只有不到 10% 是觉醒期发病。

发作频率通常较低，10%～13% 的患儿仅经历一次癫痫发作。几乎所有的癫痫发作都可以在 15～16 岁时缓解。然而，接近 20% 的患者发作频繁，每天均有发作，甚至呈丛集性发作。

2. 癫痫持续状态　相比全面性惊厥癫痫持续状态，局部运动性癫痫持续状态或偏侧惊厥持续状态更容易发生。顶盖区癫痫持续状态通常发生在不典型 BECTS 中，或者可能由卡马西平或拉莫三嗪所诱发，这种状态持续数小时甚至数月，表现为单侧或双侧口、舌或眼睑抽动，正性或负性轻微肌阵挛（口周或其他部位），构音障碍，失语，吞咽困难，颊面失用和唾液分泌多等。这些往往与 NREM 睡眠期脑电图中持续的棘波发放相关。

3. 不典型 BECTS（BECTS 变异型）　少数患儿起病早期符合 BECTS 的临床特点，但病程中可出现一些不典型的发作形式和演变过程，睡眠中 EEG 出现睡眠期癫痫性电持续状态（ESES）现象，称之为不典型 BECTS 或 BECTS 变异型。据文献报道，1%～7% 的 BECTS 患儿可演变为 BECTS 变异型。

根据临床表现不同，BECTS 变异型可以分为Ⅰ型、Ⅱ型两个亚型，以及兼具两型特点的混合型。Ⅰ型类似于 Acardi 报道的非典型儿童良性部分性癫痫（atypical benign partial epilepsy of childhood），临床特点为：睡眠中局部运动性发作频率增加，日间出现不典型失神、负性肌阵挛等新的发作类型，EEG 出现 ESES 现象，可引起认知损伤，预后不如 BECTS。Ⅱ型很罕见，临床特点为言语障碍和口咽部失用，表现为构音障碍、失语、流涎、舌运动不灵活，并可伴有吞咽困难及饮水呛咳等岛盖综合征表现，但患儿智力基本正常，无语言理解障碍，但可有认知及行为方面问题。症状呈波动性变化，可持续数周至数月。EEG 表现为清醒期 Rolandic 区频繁棘慢波发放，常伴 ESES 现象。持续大量的癫痫样放电损伤低位 Rolandic 区及外侧裂周围口、面部代表区，引起岛盖功能障碍导致口咽部失用。Ⅰ型和Ⅱ型症状可出现于同一患儿，称为混合型，提示癫痫性功能损伤的范围更广泛、更严重。

【脑电图表现】

1. 发作间期　诊断 BECTS 主要靠特征性的发作间期脑电图表现。背景活动和睡眠结构正常。中央颞区棘波 / 尖波（CTS），又称 Rolandic 区棘波，是 BECTS 的标志，其在分布部位、形态、波幅、持续时间、出现频率、对外界刺激反应以及年龄依赖性演化等方面，均具有特征性。尽管称为中央颞区棘波，CTS 主要位于 C3/C4（高位中央区）或 C5/C6（低位中央区）电极，而不是颞区电极。CTS 呈负相或负 - 正双相，形态较钝，时限一般为 50～100ms，在中央颞区波幅最高（100～300μV），其后跟随慢波，棘慢复合波的频率一般为 1.5～3.0Hz。可单独出现，但常在数秒内成簇发放（图 6-24）。CTS 发放频度与患儿的觉醒水平明显相关，困倦和 NREM 期明显增加，REM 期棘波更局限且波幅降低，但数量不一定明显减少。25%～30% 的患儿 CTS 仅出现于睡眠期。睁闭眼，闪光刺激和过度换气对 CTS 发放没有明显影响。CTS 可以是一侧性或双侧性，双侧可同步或不同步发放，或从一侧游走至对侧。CTS 的出现频率、部位和持续性与临床发作的频度和严重性没有必然联系。BECTS 患者 CTS 呈现出高度的年龄依赖性外显，高峰年龄为 7～10 岁。多数患者抗癫痫药物仅能控制临床发作，但 CTS 往往持续存在，到青春期前后逐渐消失。激活 CTS 的最常见方式是体感刺激（10%～20%），主要是刺激手指或足趾，在对侧半球会引发极度（巨大）体感诱发棘波（giant somatosensory evoked spikes, GSES），对应于中长潜伏期的体感诱发电位，证实 Rolandic 皮质兴奋性增高。GSES 与 CTS 类似，可见于有或无癫痫发作的儿童，随着年龄增长消失。

根据文献报道，BECTS 患者中全面性放电的出现率不同，从 0～54% 之间变化很大。常常表现为短暂、全面性 3～5Hz 的慢波夹杂小棘波，很少出现于觉醒状态，但在困倦和睡眠期并不少见。

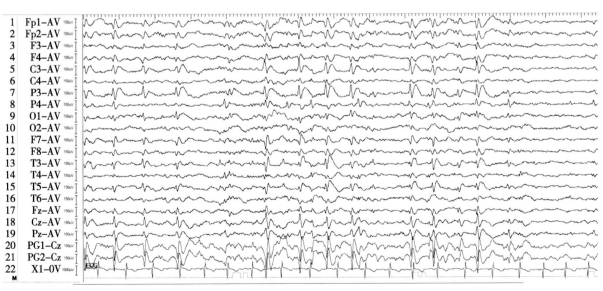

图 6-24　儿童良性癫痫伴中央颞区棘波

男，9 岁。发作性一侧口角抽动，有时继发意识丧失伴四肢抽搐，多于入睡后或觉醒前发生。智力正常，神经系统查体和头颅 MRI 均未见异常。其姑母曾有癫痫病史。EEG：双侧 Rolandic 区同步或不同步中高波幅棘波、棘慢复合波散发、阵发，或呈假节律性连续发放，睡眠期明显，左侧为著

2. 发作期　有学者对大约 50 个已被报道的 BECTS 发作期脑电图进行总结，显示发作开始前，临床表现对侧 Rolandic 区自发性 CTS 消失，取而代之的是夹杂着棘波的慢波节律组成。有时部分性临床和脑电图发作之后继发 GTCS。

【诊断与鉴别诊断】

目前的诊断标准包括：发病年龄 1～14 岁。典型的 Rolandic 癫痫发作，发作稀少，主要出现于睡眠期。典型的清醒和睡眠期脑电图表现。神经系统检查无异常，精神运动和智能发育正常，神经影像学检查无相应部位的器质性改变。虽然 15% 的 BECTS 患者可能有影像学异常发现，但这些异常为静止性或与其他和 BECTS 无关的脑部疾病相关，脑部病变的存在对 BECTS 的预后无影响。

所有其他的良性儿童特发性局灶性癫痫都应该与 BECTS 相鉴别，因为 BECTS 的脑电图异常并不特异，并且其定位会随着病程而变化。放电起源于 Rolandic 区的继发性癫痫，可能由不同病因导致，临床上需要进行神经影像学、腰穿等检查进一步明确诊断。伴有言语障碍的常染色体显性遗传性 Rolandic 癫痫相对罕见，但也需要进行鉴别。继发于神经细胞迁移障碍和神经胶质增生的恶性 Rolandic- 外侧裂区癫痫，其临床和脑电图特征与 BECTS 类似，脑磁图在鉴别诊断中会起到一定作用。

【治疗与预后】

治疗的基本原则与其他类型癫痫一致，但由于其临床症状和脑电图异常能够自然恢复，因此在决定具体治疗方案及疗程上又有其自己的特点。许多学者认为对于典型的 BECTS 无需药物治疗，尤其是发作不频繁，轻微或仅有夜间发作，或发作时年龄接近自然缓解的年龄。而对于发作频繁，继发 GTCS，或发病年龄较小，或有合并症的患者，可能需要药物治疗。一些学者建议推迟治疗，直至患者至少有 3 次癫痫发作。治疗必须个体化，患儿父母的意见、药物可能的不良反应，也应考虑其中。

目前还没有明确的证据支持哪种抗癫痫药物更有效。卡马西平、丙戊酸、苯巴比妥和氯硝西泮可能具有相同的效果。研究表明，硫噻嗪可以纠正 BECTS 脑电图异常，左乙拉西坦可能改善语言功能障碍。值得注意的是，有些患儿在接受卡马西平或拉莫三嗪治疗时，可能会出现学习困难，病情加重和出现新的发作类型，治疗期间应注意观察。大多数病例单药治疗效果良好，不需要联合治疗。此外，父母教育和心理支持也是治疗的重要方面。

BECTS 变异型选择丙戊酸较为安全、有效，在单药治疗效果不佳时，可与氯硝西泮联合应用。左乙拉西坦、乙琥胺也有较好疗效。在抗癫痫药物疗效不满意时可使用糖皮质激素，对控制临床发作和改善 EEG 均有效，特别适用于 EEG 有 ESES 现象者。

多数学者建议在癫痫发作控制 1～3 年后或年龄超过 16 岁，逐渐减停抗癫痫药物。

BECTS 总体预后良好。通常于发病后 2～4 年或 16 岁以前达到临床缓解。总发作次数少，大部分患者癫痫发作少于 10 次；约 10% 的患儿仅有 1 次发作。成年后的癫痫复发率仅为 1%～2%。复发者以全面性强直阵挛发作或失神发作为多，也可为单纯部分性发作或复杂部分性发作。癫痫发作缓解后，脑电图 CTS 可能会持续很长时间，直至最终完全消失。药物治疗对大多数癫痫发作有效，但对脑电图的影响不大。因此发作间期 CTS 的存在并不能帮助决定是否终止抗癫痫药物治疗。BECTS 患儿在疾病活跃期可能出现轻度和可逆的语言、认知和行为障碍，并可能需要临床干预。但在完全缓解的青少年和青年中，BECTS 组与对照组在认知功能上没有显著差异。有过 BECTS 病史的患者，发育、成年后的社会适应性和工作通常是正常的。

十五、常染色体显性遗传性夜间额叶癫痫

常染色体显性遗传性夜间额叶癫痫（autosomal dominant nocturnal frontal lobe epilepsy，ADNFLE）是一种常染色体显性遗传的特发性局灶性癫痫综合征。1994 年首先由 Scheffer 等描述，1995 年 Steinlein 等发现其致病基因，是第一个明确了致病基因的癫痫综合征。迄今为止，已有上百个家族被报道。本病外显率约 70%，散发病例与家族性病例临床表现相同。

【流行病学】

通常儿童期起病，平均发病年龄为 8～11.5 岁。90% 的患者 20 岁以前发病，常常持续至成年期，男女患病率相似。

【病因及发病机制】

ADNFLE 为常染色体显性遗传模式，呈不完全外显（约 70%），在某些家系中外显率可能更低。

目前发现有多种基因突变与 ADNFLE 有关，包括研究比较多的编码烟碱型乙酰胆碱受体（nAChR）亚基 α4，β2，α2（CHRNA4，CHRNB2，CHRNA2）的三种基因，以及最近发现的钾离子通道 KCNT1 基因和 DEPDC5 基因。然而，上述基因只能解释 ADNFLE 中的一小部分病例，大部分 ADNFLE 家族未发现以上基因突变，提示本病具有遗传异质性。尽管存在遗传异质性，所有家系的临床表型仍显著相似，很难建立染色体连锁和突变类型与临床表型的一致联系。

【临床表现】

癫痫发作主要表现为入睡后各种运动性自动症，包括突然睁眼，坐起，猛烈的过度活动（双足蹬踏，骨盆摆动），肢体及躯干肌张力障碍姿势和不协调运动，或肢体与躯体强直，经常伴有阵挛成分，以及游走，恐惧和不自主的发声等。少数患者可以继发全面性强直阵挛发作，但非常稀少。几乎所有患者发作时均伴有自主神经功能表现如心动过速、呼吸急促及节律不规则等。发作中多数患者意识保留，很少有发作后意识障碍。2/3 的患者有异常感觉、恐惧或自主神经症状先兆。发作刻板而短暂，一般不超过 60 秒。发作频繁，呈丛集性，每晚常数次至数十次。发作多出现于 NREM 的 II 期，有时也见于 III 期。约 30% 的患者清醒时也有发作。几乎一半的患者有觉醒困难、晨起疲乏和日间困倦等症状。促发因素包括压力、睡眠不足、疲劳、过量饮酒等。儿童患者的发作易被动作或者声音刺激诱发。

不同家族间、同一家族内的不同个体在临床表现方面（癫痫发作严重程度，抗癫痫治疗反应，神经心理学，以及精神共患病等）变异很大。同一患者在病程的不同阶段癫痫发作的严重程度也存在明显差异，主要与年龄相关，儿童和青春期发作频繁而严重，成年后减轻，但发作很少完全消失。

神经系统检查正常。结构影像学检查如头颅 CT、MRI 等均正常。功能影像学检查有时可见异常：发作间期正电子发射型计算机断层显像（SPECT）发现局灶性额叶低代谢，发作期脑血流显像示额叶局部高灌注。

越来越多的研究证明，ADNFLE 患者伴有精神和神经心理障碍的并不少见。大约 25% 的患者伴有精神障碍，特别是在癫痫发作的活跃期。性格和行为障碍如易怒，攻击性和冲动行为，及青春期的神游状态是常见表现。

【脑电图表现】

背景活动及睡眠周期正常，但睡眠进程常常被夜间发作频繁打断。绝大多数患者发作间期头皮脑电图正常，约半数发作期头皮脑电图亦无明确异常，可能与放电部位较局限或距离头皮较远，需要采用特殊部位电极（颧骨或蝶骨）或深部电极来探测癫痫样放电。

发作间期异常脑电图表现为一侧或双侧额区散在棘波或尖波，或局限性慢波增多。发作期脑电图显示发作主要出现于 NREM 的 II 期，而且，发作常常是由睡眠纺锤波或 K 综合波起始。开始有数秒的广泛性低波幅去同步化，而后出现一侧或双侧额区为主的节律性尖波/棘波、节律性 θ 活动或类似觉醒样反应。很多患者发作期脑电图被大量运动伪迹所掩盖。

【诊断与鉴别诊断】

患者常有家族史，儿童期起病，症状持续至成年期，表现为短暂性、刻板性、丛集性的夜间睡眠期运动性癫痫发作，发作间期和发作期脑电图异常率不高，神经系统检查和影像学检查均正常，根据以上特点可以进行诊断。确诊需要依靠基因检测。

本病多于夜间睡眠期发作，需要与睡眠障碍，如夜惊、梦游、REM 期睡眠行为障碍等鉴别。近年来视频多导睡眠监测的应用对 ADNFLE 的诊断及鉴别诊断提供了很大帮助。

阻塞性睡眠呼吸暂停综合征也会出现觉醒期的窒息感、睡眠中的异常活动和白天过多睡眠，有时会引起误诊。视频多导睡眠监测有助于两者的鉴别诊断。

夜间惊恐发作的一些特征与夜间额叶癫痫/常染色体显性遗传性夜间额叶癫痫（NFLE/ADNFLE）相似，突然从睡眠中觉醒，伴有惊恐和不适，常常出现心动过速，胸部和颈部的压迫感，濒死感。惊恐发作的起始年龄通常在青春期或中年，发作通常持续时间长（大约15～20分钟），具有生动的回忆，一般一晚发作一次。

ADNFLE在临床表现和EEG特征方面，可能与起源于辅助感觉运动区的症状性额叶癫痫相同。鉴别主要依赖于ADNFLE的家族史和高分辨率头颅MRI检查。

【治疗与预后】

卡马西平为治疗ADNFLE的首选药物，约70%的患者可以完全或部分控制发作。其药理作用为阻滞钠通道，同时阻滞异聚体乙酰胆碱受体通道，ADNFLE基因突变能够改变通道对药物的敏感性。奥卡西平、拉莫三嗪主要通过阻滞α4 AChR、β2 AChR，达到良好的抗癫痫效果，且不良反应较小。有研究表明，伴有特异性nAChR突变（α4-S252L）的ADNFLE患者，唑尼沙胺比卡马西平更加有效。其他新型抗癫痫药，如左乙拉西坦、托吡酯也可能有效。但30%的患者呈现抗癫痫药物耐药。

近年来的两项研究证明对于耐药的患者应用烟碱贴片可能获益。

【预后】

ADNFLE的发作可能持续终生，但发作表现刻板且无进展为其显著特点。对于较轻的病例，发作可能仅存在于一生中较短时期。多数情况下，癫痫发作持续数年，但随着年龄的增长，大约在四五十岁时，发作逐渐减轻甚至消失。

十六、晚发性儿童枕叶癫痫（Gastaut型）

Gastaut型晚发性儿童枕叶癫痫（idiopathic childhood occipital epilepsy-Gastaut type，ICOE-G），是一种少见的特发性局灶性儿童癫痫综合征。1982年首先由Gastaut描述，2001年根据ILAE研究新的分类方案将此综合征称为晚发性儿童枕叶癫痫（Gastaut型）。本综合征也由遗传决定，呈年龄依赖性。

【流行病学】

这种癫痫类型并不常见，患病率占所有癫痫的0.2%～0.9%，占良性儿童局灶性癫痫的2%～7%，占儿童良性枕叶癫痫的10%～20%。发病年龄为3～15岁，高峰期为8～11岁，无性别差异。

【病因与发病机制】

患儿可能有较高的癫痫家族史（21%～37%）或偏头痛家族史（9%～16%），但是遗传性的ICOE-G似乎是很罕见的。同卵双胞胎并没有比异卵双胞胎存在更高的发病一致性，说明ICOE-G可能不是单纯的遗传性疾病，非传统的遗传因素或者环境因素可能起更重要的作用。

癫痫发作为枕叶皮质起源。致痫区包括广泛的双侧枕叶网络，与症状产生区一致。简单视幻觉起源于视觉皮质，复杂视幻觉源自枕叶与顶叶和颞叶的交界处，视错觉来自外侧枕-后颞交界处，眼球强直性偏转来自于距状沟的上方或下方的内侧枕叶皮质。发作性视盲可能提示双侧枕叶癫痫发作扩散，但是其起源不明。发作后头痛的发病机制尚不明确，可能是枕叶癫痫放电通过三叉神经血管机制或脑干机制导致真正的偏头痛发作。

【临床表现】

发作以视觉症状为主，主要表现为简单视幻觉或视盲或两者皆有。简单视幻觉是最常见和最典型的发作形式，常常作为首发或唯一的临床表现。主要表现为一侧视野周边出现小的彩色圆形图形，发作过程中逐渐增多增大，并向对侧移动。这种发作通常出现于白天清醒期，发作频繁（每天或每周、每月数次）而短暂（持续数秒到3分钟）。发作性视盲是第二个常见症状，表现为突然的完全性失明，持续数分钟缓解。复杂性视幻觉和视错觉，见于不到10%的病例中，主要继发于其他视觉症状出现之后，可能由于放电扩散至颞枕或顶枕交界处引起。

其他枕叶症状常出现在简单视幻觉之后，按患病率依次为眼球强直性偏转、眼睑扑动、重复性闭眼、眼球运动幻觉及眼痛。眼球偏转，常伴头部同向偏转，是最常见的非视觉症状（约见于70%的病例），多出现于视幻觉当时或之后，多数情况下容易进展为偏身抽搐或继发性GTCS。有些儿童可能在没有视幻觉症状下出现眼球偏转，这种情况很可能预后更好。其他眼部症状，包括罕见的单向眼球阵挛、眼睑扑动或重复性闭眼，可见于大约10%的病例中，通常出现于意识障碍阶段，并提示可能随后出现继发性GTCS。

发作性视觉症状（单纯局灶性癫痫发作）时，一般意识保留。但随着发作的进展可能出现意识障碍，通常出现在眼球偏转或抽搐之前。发作后头痛见于1/3的患者，出现于发作时或发作后5～10分钟，表现为重度、弥漫性、单侧、搏动性头痛，很难与偏头痛鉴别。晕厥发作一般罕见。

【脑电图表现】

1. 发作间期 背景活动正常。典型的发作间期脑电图表现为一侧或双侧枕叶阵发性棘/尖慢复合波，当闭目、注视和中心视觉消失时，放电增加，称之为失对焦敏感。过度换气和闪光刺激对枕区阵发性活动无明显影响。多数患者睡眠期异常放电增多。20%的患者可在枕叶棘波出现的同时伴有中央颞区、额叶放电和巨大体感诱发棘波（GSES）。部分患者亦可同时存在广泛性棘慢复合波暴发。超过半数的患者在临床发作消失后，发作间期癫痫样放电持续存在，有时可持续数年。

2. 发作期 放电从一侧枕或后颞区开始，最初为低-中波幅的快波活动，波幅进行性增高，频率逐渐减慢至θ和δ频率，并向同侧前头部和对侧枕区扩散，但仍以枕区波幅最高，频率最快，以后出现慢波和棘波交替发放。在发展为一侧或全身性惊厥发作时，可见一侧或双侧广泛性高波幅棘慢复合波、慢波发放，但双侧的波幅和频率常常不对称。

【诊断与鉴别诊断】

根据定义，除脑电图以外的所有检查都正常。但是仍然需要进行高分辨率头颅MRI检查，以排除症状性枕叶癫痫。

需要与ICOE-G鉴别的疾病包括隐源性或症状性枕叶癫痫、伴有先兆的偏头痛、偏瘫型和基底动脉型偏头痛等。

症状性枕叶癫痫患者往往和ICOE-G具有相同的临床表现，需要进行高分辨率头颅MRI检查来发现微小病灶。在鉴别诊断中，应该考虑线粒体病、Lafora病和乳糜泻的枕叶发作。

根据临床特点，不难鉴别ICOE-G和偏头痛。与视觉性癫痫发作不同，偏头痛的视觉先兆在几分钟内缓慢发展，持续约10～20分钟，主要表现为非彩色和线性图案。视幻觉发作期的眼眶疼痛是枕叶癫痫发作的典型特征，不发生于偏头痛患者。然而，两者发作后头痛是很常见和相似的。基底动脉型偏头痛发展也比较缓慢，通常在几分钟内逐渐进展，持续约30～60分钟，表现为双侧视觉受损，同时伴有或随后出现其他神经系统症状，如眩晕、耳鸣、共济失调、双侧无力和感觉减退等，这些都不发生于枕叶癫痫中。

由于某些特征存在重叠，ICOE-G和Panayiotopoulos综合征（PS）的鉴别诊断也是比较重要的。癫痫发作的持续时间可能是最重要的区别，ICOE-G发作时间短，而PS发作时间长。关于癫痫发作的临床症状学，自主神经功能性发作是PS最常见的发作形式，而视觉症状是ICOE-G最典型的发作表现。

【治疗与预后】

与BECTS及其他儿童特发性局灶性癫痫不同，Gastaut型儿童枕叶癫痫患儿发作频繁，如果不治疗，继发全面性发作在所难免，因此建议抗癫痫药物治疗，首选卡马西平或奥卡西平。一般来说，90%的患者使用卡马西平能够很好地控制癫痫发作。末次发作2～3年后，可以缓慢减少药物剂量。但是如果视觉发作或者其他发作重新出现，建议重新恢复治疗。

ICOE-G的预后仍不完全清楚。与健康对照相比，ICOE-G患儿的基本神经生理功能没有差异，但在注意力、记忆力、智力方面的评分低。已有数据表明，50%～60%的患者在发病2～4年内达到发作缓解，90%的患者对抗癫痫药物反应良好。然而，40%～50%的患者可能会继续出现视觉性癫痫发作，偶尔会继发GTCS。

（赵传胜　王　莹）

十七、肌阵挛失神癫痫

肌阵挛失神癫痫(epilepsy with myoclonic absence，EMA)即肌阵挛失神(MA)，具有特殊的发作形式，这种癫痫的诊断主要有赖于临床观察和视频脑电图记录。临床上患者主要表现为频繁的双侧节律性肌阵挛抽动。脑电图可见双侧同步对称的3Hz节律性棘慢波放电(类似于儿童失神癫痫典型失神发作的放电)，肌电图同步记录可见3Hz肌阵挛活动和逐渐增强的强直性肌肉收缩。1989年国际抗癫痫联盟(ILAE)在修订癫痫和癫痫综合征分类时，将其定义为原因不明的症状性的全面性癫痫和全面性癫痫综合征。在2017年修订版中肌阵挛失神癫痫归为特发性全面性癫痫。

【流行病学】

肌阵挛失神癫痫综合征罕见，其患病率不详。据法国圣保罗癫痫中心资料显示，EMA占全部癫痫病例的0.5%～1.0%。

【病因与发病机制】

EMA中的特发性病例可有癫痫家族史，症状性病例起病前常有病因，如早产、围产期脑部损伤、脑发育异常、先天性偏瘫、染色体异常(12P三体综合征、15号染色体反向重复、Angel man综合征)等。1/3的患者是特发性，只有这些特发性的患者才归类于EMA综合征。肌阵挛失神癫痫的发病机制和病理学特征均不清楚，目前认为丘脑在EMA中起着重要的作用。最近在某些病例中找到了相关染色体功能缺陷的证据，受累染色体片段上的基因表达异常可能在其发病机制中发挥作用。

【临床表现】

肌阵挛失神癫痫发作具有突发突止的特点。发病年龄3～12岁，其中5～7岁为发病的高峰期，男性患者居多，每天发作数次，持续时间为10～60秒(较儿童失神癫痫发作持续时间长)。过度换气或唤醒可诱发发作。肌阵挛失神发作可出现在浅睡期或唤醒后，极少出现肌阵挛失神发作持续状态。大约一半的患病儿童在癫痫发作前即有智力发育迟滞，约2/3病例合并其他类型的癫痫发作，如全身强直阵挛发作，单纯失神发作及跌倒发作。临床症状上主要表现为：

1. 意识障碍 可见不同程度的意识障碍，从意识完全丧失到轻度意识中断，患者经常维持固定姿势，患者可以回忆发作过程中检查者讲话内容。

2. 运动表现 肌阵挛是最恒定的特征性表现，主要累及肩部和上、下肢肌肉。面部肌肉受累较少。患者在站立中发作也很少出现跌倒，常见向前后摇摆。部分患者发作时可出现头和身体的偏斜(不伴眼球偏斜或眼肌阵挛性偏斜)。

3. 自主神经症状 部分病例发作时可出现呼吸的改变或呼吸暂停，有时出现尿失禁。

【脑电图表现】

肌阵挛失神癫痫发作期脑电图显示双侧同步对称的3Hz棘慢波发放，和儿童失神发作脑电图相似。棘波发放后继之以额区δ波，这种δ波可能是不对称的。发作间期背景活动正常，睡眠脑电图模式正常。

Tassinari等发现一过性正相高波幅棘波成分与肌阵挛的发生、潜伏期和波幅之间有密切相关性。一般情况下，在发作开始第1秒内出现的棘慢波波幅较低(与早期正相棘波波幅较低有关)，不伴肌阵挛。脑电图的每个棘慢波都与肌电图的肌阵挛相对应出现，近端肌肉肌阵挛电位潜伏期15～40秒，远端肌肉的肌阵挛电位的潜伏期50～70秒。肌阵挛后会出现短暂的静息期(60～120秒)，强直性收缩电位也因此出现一过性中断。

【诊断与鉴别诊断】

EMA患者除脑电图外的其他检查均应正常。症状性病例需要进行脑MRI及染色体检查。当临床可疑肌阵挛失神时，应进行多导视频脑电图检查(脑电图和肌电图)，可见3Hz的棘慢波放电伴弥漫性、节律性肌阵挛，这也是肌阵挛失神与临床表现形式相似的其他发作类型病例鉴别诊断的重要方法。

1. 失神性发作 肌阵挛失神癫痫中的失神类似于失神性发作。儿童或成人失神性发作虽然可能伴发肌阵挛发作，但这种发作并非全面性发作而仅仅累及眼睑肌和面肌，发作强度明显小于肌阵挛失神发作，而且肌阵挛失神的损害较儿童或成人失神性发作更为常见。

2. 全身性肌阵挛发作　1/3 的患儿有癫痫家族史，一般是 4 个月～2 岁起病。婴儿期无其他类型发作，青春期可有全身强直 - 阵挛性发作。发病前后精神运动发育正常。EEG 表现为特征性发作的多棘波发放。

3. 部分运动性发作　肌阵挛失神发作时如果频繁出现不对称运动性发作，则应怀疑是否为部分运动性发作。

4. 口周肌阵挛发作并发失神　口周肌阵挛并发失神可能与肌阵挛失神有相同的演变过程，因而被认为是肌阵挛失神的变异型。

EEG 和多导睡眠脑电图可为以上癫痫发作类型的鉴别诊断提供线索。

【治疗与预后】

首选丙戊酸盐和乙琥胺联用，血药浓度分别需要达到 80～130μg/ml 和 70～110μg/ml。个别病例，苯巴比妥、丙戊酸盐和地西泮联用可有良好的控制效果。有研究报道，对传统治疗耐药的患者通过联合应用丙戊酸钠和乙琥胺与拉莫三嗪也可达到满意疗效。其他药物疗效尚未得到证实。

肌阵挛失神临床发作多变，且预后差，近半数病例发作可延至成人期，而其余病例在经历了 5.5 年的平均病程后，发作可逐渐消失。85% 难治性肌阵挛失神癫痫患者伴有其他癫痫发作类型，大部分为强直 - 阵挛发作和跌倒发作。而轻微肌阵挛失神很少伴有其他类型的癫痫发作，而常表现为典型失神。药物治疗似乎可以影响肌阵挛失神病程的演变过程，"难治性"肌阵挛失神常提示丙戊酸盐和乙琥胺剂量不当或其他药物使用不当。

肌阵挛失神癫痫智能减退的病例中，病程长可能是关键因素，因为在肌阵挛失神儿童中，随着发作的快速缓解，智能并没有继续恶化。Manonmani 和 Wallace 推断智能减退是癫痫发作的结果。

十八、Lennox-Gastaut 综合征

Lennox-Gastaut 综合征（LGS）在 20 世纪中期首先被 Gibbs 等学者发现，历经 20 余年的观察研究，最终被学者 Gastaut 确认。Gibbs 在临床诊疗过程中观察到部分癫痫患儿的脑电不同于通常癫痫小发作观察到的 3Hz 节律性放电，而是频率较慢（<2.5Hz）的非节律性棘慢波暴发，故称此类发作为小发作变异型，随后有不同地区学者陆续观察到此类发作过程中出现的自主神经功能紊乱、跌倒发作、睡眠中的慢棘慢复合波伴突发快活动等特点。学者 Lennox 及 Davis 对患者进行扩大研究后，发现该类型癫痫患儿有很高概率出现智能损害及精神异常。此后被 Gastaut 确认为"发作形式多样伴心理精神功能障碍、耐药"为特征的癫痫综合征，称为 Lennox-Gastaut 综合征。

【流行病学】

1. 年龄　多数见于幼儿，首次发作多在 1～8 岁、3～5 岁为高峰，偶见成年早期发作。

2. 性别　有研究报道不同种族中，男性发病率（55%）均高于女性（45%）。

3. 家族史　典型的 Lennox-Gastaut 综合征患者癫痫家族史或热性惊厥家族史都罕见，仅有极少数见家族聚集现象。

4. 发病率　Lennox-Gastaut 综合征患儿约占所有癫痫患者的 1%～2%，占癫痫患儿的 3%～10%。

【病因与发病机制】

Lennox-Gastaut 综合征根据病因及神经系统损害表现可分为三类：

1. 特发性　起病前即存在明显的精神运动缺陷，其中约半数由 West 综合征及其他婴儿期癫痫性脑病进展而来。

2. 隐源性　约占全部 Lennox-Gastaut 综合征的 30%，起病隐匿、病因不明，未见中枢神经系统功能异常，遗传因素可能为发病的重要原因，但仅有极少数患者有家族聚集现象，Kate 等学者曾在 1 个有三位男性患病的家族中观察到其 X 染色体上的双皮质素基因（DCX）错义突变。

3. 症状性　可观察到明显病因，多为脑发育畸形、围生期或产后低氧 - 缺血性脑损伤、脑膜脑炎、结节性硬化、脑损伤、复杂的脑部畸形、脑肿瘤等。

主要病理改变为脑发育不全、弥漫性或局灶性神经元坏死导致的皮质及皮质下神经网络功能障碍，其中皮质发育不全可能为该综合征的主要病因。

【临床表现】

1. 发作类型

（1）强直发作：肌肉强直性收缩而没有阵挛出现，可表现为：①仅有局部肌肉收缩，颈部伸直、双眼上视等；②全身性发作，搏击肢体远端，出现双臂上举，下肢伸直或屈曲，部分患者可出现头下垂或姿势改变，自主神经症状明显。

（2）不典型失神发作：其发作时间较典型失神发作长，部分患儿意识丧失不完全，可部分回答问题，发作后能回忆发作细节，发作的出现及消失较缓和，常伴自主神经症状。

（3）起立不能性发作：肌阵挛、失张力及强直发作可引起姿势丧失及起立不能。

（4）癫痫持续状态：大部分患者在疾病进展中出现持续状态，表现为烦躁、淡漠等精神紊乱并伴有频繁的癫痫发作，持续数小时至数周不等。

（5）其他：部分患者存在强直 - 阵挛性发作及复杂部分性发作。

2. 智力障碍及行为异常　患儿在发作前可以没有任何精神及行为异常，但随着年龄的增加会越来越明显，其程度与起病年龄、发作频率、反复癫痫持续状态的时长及病因、发病前有无 West 综合征密切相关。根据已报道的病例，最终约有 90% 的患儿出现智力障碍（IQ＜70）。Ferlazzo 对 27 例成年患者进行跟踪调查发现，26 例患者存在严重的认知损害，仅有 1 例患者存在轻度认知损害并且能独立生活。

【脑电图表现】

1. 发作间期　脑电图背景活动频率低于各年龄正常儿童，且慢活动数量增加，未能良好控制的患儿相对于控制良好的患儿背景活动更慢。同时，有严重智能发育障碍及发作频繁者可见睡眠周期紊乱。觉醒状态下以弥散性的 2～2.5Hz 的慢棘慢波和多棘慢波放电为主，多对称出现在双侧额叶区。慢波睡眠中痫性放电明显双侧同步化，并常伴有多棘波。

2. 发作期

（1）强直性发作：可见双侧同步的 10～25Hz 脑电活动，额顶部明显，背景活动可见多棘波及慢棘慢波活动，偶见发作后抑制。

（2）非典型失神发作：可见与发作间期相似的不规律 2～2.5Hz 的慢棘慢波放电，偶有快波节律。

（3）失张力发作及肌阵挛发作：可见多种异常放电形式，如多棘波、慢棘慢波及弥漫性快节律。

（4）癫痫持续状态：与发作间期波形相似，另可见广泛的慢棘慢复合波或多棘慢波。

【诊断与鉴别诊断】

1. Lennox-Gastaut 综合征的诊断需满足以下条件：

（1）睡眠及清醒状态下均发现异常脑电活动：间歇期脑电图背景活动异常，伴弥漫性棘慢慢复合波，睡眠中见约 10Hz 的阵发性快节律；

（2）有强直性发作、失张力发作、肌阵挛发作及非典型失神发作等多种发作类型存在；

（3）应观察到随疾病进展的进行性加重的精神行为异常；

（4）排除其他神经系统疾病。

2. Lennox-Gastaut 综合征需与以下疾病相互鉴别：

（1）婴儿肌阵挛癫痫：婴儿肌阵挛癫痫作为一种重症癫痫也可伴有进行性精神行为异常，伴精神行为异常的 Lennox-Gastaut 综合征也可出现肌阵挛发作。但幼儿肌阵挛癫痫发作多表现为分布广泛的对称性阵挛性发作，因而可根据发作形式是否具有多样性进行鉴别。

（2）肌阵挛发作及失神发作：单纯肌阵挛发作、失神发作及强直 - 阵挛发作也可出现突发的肌张力丧失、姿势障碍，表现为起立不能。但预后较好，少见精神行为异常。

（3）部分性良性癫痫：部分性良性癫痫多发生在正常发育的 2～6 岁儿童，肌阵挛和失张力发作可频繁出现，但发作间期未见慢节律背景活动增加，且发作多于 10 岁前停止，精神和行为发育障碍少见。

（4）神经变性疾病：部分神经变性疾病可伴有肌阵挛或失张力发作，并且常伴共济失调、视力障碍和精神发育迟滞，但其间期脑电图少见棘慢波及慢节律背景活动，低频闪光刺激可诱导明显枕部反应。

【治疗与预后】

1. 药物 流行病学随访数据显示，无论儿童或成年人，应用 ASMs 治疗 Lennox-Gastaut 综合征的癫痫发作控制率及长期缓解率均较低。该类型患者通常采用联合用药方可部分控制发作，但考虑到 ASMs 的相互作用及不良反应，目前仍主张初期单独用药。虽然有学者发现用药时间越早，其发作的控制率越高，但一项荟萃分析的结果显示，没有任何一种药物对 Lennox-Gastaut 综合征高度有效。

目前用于控制 Lennox-Gastaut 综合征的药物有以下几种：

（1）卢非酰胺：在一项对 138 例患者的研究报道中，应用卢非酰胺可使总发作率下降 32.7%。同时，部分研究观察到长期应用卢非酰胺对强直 - 阵挛发作及总发作次数均有改善。

（2）拉莫三嗪：对部分性及全身性发作均有一定效果，能完全控制 30% 左右患儿的癫痫发作，使其发作频率减少 50%。

（3）丙戊酸盐：对隐源性 LGS 效果较好，主要对肌阵挛发作、非典型失神发作和起立不能性发作起效，虽常见不良反应较小，但长期应用于儿童可引起药源性肝损伤。

（4）托吡酯：效果不稳定，托吡酯治疗可减少患儿 12.8%～58% 的癫痫发作。

（5）氯巴占：有研究显示，氯巴占辅助治疗可使发作减少 50%，没有其他任何一种药物可达到此比例。

（6）苯二氮䓬类：已被广泛用于治疗 LGS，但此类药物有明显的不良反应，如嗜睡、流涎、共济失调等。

（7）类固醇：可减少 LGS 发作频率，但无法长期应用，停药后复发率高。

2. 生酮饮食 有一定效果，但长期应用不良反应明显，如呕吐，低血糖，便秘，体重减轻，肾脏结石，高脂血症，生长不良等。

3. 手术治疗 目前手术治疗方法主要有 2 种，①癫痫灶切除：消除异常放电的起始；②胼胝体离断术：避免异常电活动的传播，此方法为目前最有效的手术方法，对于伴有强直成分的起立不能性发作最有效，对隐源性发作也有一定效果。

本病预后差，仅有少部分患儿经治疗后癫痫发作得到部分控制，多数患者每天均有发作，部分患者存在癫痫持续状态。无论起病前是否患有 West 综合征、发作是否频繁，认知损害是否严重、是否有强烈的耐药性，在进入成年期后癫痫发作均不会好转。同时，本病儿童期死亡率（约 13.92%）明显高于癫痫普遍死亡率（3.11%），且绝大多数患者伴有精神行为障碍，随时间推移，精神发育迟滞及行为异常现象会更加明显，仅极少数患者成年后可独立生活。

十九、癫痫性脑病伴慢波睡眠中持续性棘慢波

又称为慢波睡眠中持续棘慢波的癫痫（epilepsy with continuous spike and-waves during slow-wave sleep，CSWS）或睡眠期癫痫性电持续状态（electrical status epilepticus of sleep，ESES），是一种年龄相关的并具有一定自限性的儿童期癫痫性脑病，主要表现为脑电图显示慢波睡眠期持续性棘慢波、癫痫发作及运动障碍、神经心理功能障碍三联征。

【流行病学】

总体上 CSWS 发病率不高，据报道在癫痫发作儿童中，CSWS 比例不超过 0.5%。该病具有年龄依赖性，仅见于儿童。首发年龄为 2 个月～12 岁，高峰期为 4～5 岁，男孩多见，约占 62%，首次癫痫发作后 1～2 年，脑电图开始出现异常，此时患儿年龄多为 3～14 岁，大多数为 8 岁。

【病因及发病机制】

本综合征病因尚不明确。患儿起病前可能是正常的，约有 1/3 的病例有前期疾病史，如患儿有围生期脑损伤、脑瘫等病史；有癫痫家族史的（包括热性惊厥史）约为 15%。目前报道 20%～50% 的 CSWS 患儿中存在脑结构异常，如单侧或弥漫性皮质萎缩，局灶性脑穿通畸形以及皮质发育异常，尤其是下丘脑扮演重要角色。有文献指出在 CSWS 中约有 10%～20% 存在 *GRIN2A* 基因异常。

CSWS 癫痫的发生认为与过度未控制的突触可塑性有关。这主要涉及一系列的细胞分子信号、突触传递和神经网络重塑等导致异常神经网络的形成，从而引起癫痫的发生、神经发育的障碍，一个或多个联合皮质区，包括局部中间神经元和皮质与皮质之间联系网络的成熟障碍，是 CSWS 引起认知功能障碍的原因。神经心理功能障碍的发生取决于发作间歇期致痫灶所处部位。语言障碍与一侧或双侧颞叶致痫灶有关，而精神障碍和自闭行为则与额叶病灶有关。清醒时的运动障碍，如失用和失张力，与 CSWS 引起皮质运动区功能障碍和负肌阵挛有关。

【临床表现】

特异性的癫痫发作类型、脑电图显示慢波睡眠期持续性棘慢波、神经功能衰退及之后的运动障碍为本病三大特点。整个病程可以分别 3 个阶段。

1. CSWS 前期 癫痫发作可出现在 CSWS 被发现之前。约半数患者首次癫痫发作出现于夜间，常出现偏侧性发作，甚至出现偏侧性发作持续状态，其余发作类型还包括局灶运动性发作，肌阵挛发作，失神发作等。清醒脑电图显示局灶性或多灶性慢棘波及伴随出现的弥漫性慢棘慢复合波；睡眠中可见突发性放电增多。据报道此期约有 67%～74% 的儿童神经心理及运动功能尚属正常范围。

2. CSWS 期 此阶段通常开始于首次发作后 1～2 年，（常因癫痫发作增加，出现神经心理症状或者症状恶化而就诊，立即行睡眠脑电图检查时发现 CSWS）。此期会出现多种类型癫痫发作、神经心理功能障碍、认知语言运动障碍。

患儿可出现一种或多种发作形式，包括偏侧局灶性运动性发作、全面性强直阵挛发作、典型或者不典型失神发作、负性肌阵挛、非惊厥性癫痫持续状态和失张力发作。惊厥发作多于夜间发生。超过 90% 的患儿可频繁出现癫痫发作，有时甚至可达每天数次。典型脑电图特点：NREM 期出现的、持续或近乎持续的、双侧或双侧同步棘慢复合波，形态与 Rolandic 癫痫的功能性棘波相像，放电频率多为 1.5～2.0Hz（也可更快，达 3～4Hz）。波幅在前头部或中央区较高，表现非常不典型者可为两侧不对称、单侧或局灶性放电。

神经心理功能下降是最令人头痛的症状，通常起病隐袭，呈缓慢进展，罕见突然发病的。认知的下降表现在语言的退化、非言语失认、记忆缺陷、空间定位障碍、非言语交流障碍；行为异常表现为激越、强迫、社交障碍、情绪异变、脱抑制，甚至还可出现精神病样状态、注意缺陷、多动症等，其严重性很大程度上取决于棘波灶所处部位。额叶或前额区 CSWS 在损伤语言功能前即可损害高级认知和执行功能，出现额叶性精神和行为障碍，表现为运动过度、焦虑去抑制、攻击性行为，注意力不集中，从而导致广泛的认知障碍或精神疾病，称为额叶痴呆综合征（dementia of frontal lobe syndrome）。颞叶 CSWS 主要引起语言功能障碍，多表现为表达性失语，而非 Landau-Kleffner 综合征的言语听觉失认。运动障碍包括共济失调、偏瘫和失用。部分患儿可发展为获得性癫痫岛盖综合征（acquired epileptiform opercula syndrome），出现口 - 面 - 舌运动障碍、流涎、构音障碍、失语以及面部肌肉、舌肌无力。

3. 临床 EEG 缓解期 本阶段开始于病后数月，通常为起病后 2～7 年。几乎所有患儿的发作都消失。EEG 逐渐恢复至相对正常。神经心理障碍也有所好转，但很少能恢复至正常水平。尽管有部分获得改善，约有 44% 的患儿遗留永久性的复杂、严重的神经心理功能障碍。

【辅助检查】

1. 影像学 头颅 MRI、PET、SPECT 等。颅脑影像学，尤其 MRI 检查对诊断 CSWS 是必不可少的项目。超过三分之一 CSWS 患儿脑影像检查异常，可出现大脑皮质发育异常、脑萎缩、双侧脑室后角异常信号、先天性胼胝体发育不良、双侧壳核后部异常等。即使 MRI 正常，脑功能影像学 PET 或 SPECT

仍可有异常提示。

2. 脑电图 可采用常规 EEG、动态 EEG、长程视频 EEG,有条件行全夜睡眠 EEG 监测有助于提高诊断。采用棘慢波指数(spike-wave index, SWI)定量分析 CSWS 的持续时间。计算方法为:总棘慢波持续时间(min)× 100/ 总 NREM 睡眠时间(min)。SWI 通常占总 NREM 睡眠时间的 50%~85%。通过整夜睡眠 EEG 记录计算 SWI,SWI 达到 85%~100% 是诊断 CSWS 的必要条件。此标准对临床表现不典型的 CSWS 具有鉴别作用。如果症状学与典型病例相似,且 NREM 期癫痫放电较清醒期明显增加,诊断标准可放宽,只要 SWI 大于 50% 即可。患儿刚入睡,EEG 立即出现双侧持续全面性 1.5~2.5Hz 棘慢波,并持续见于整个慢波睡眠期。通常弥漫性或全面性 CSWS 起源于局灶性棘波(继发性双侧同步化)。在清醒状态下,发作间歇期 EEG 或 REM 睡眠期 EEG 常可见到局灶性棘波,刚开始棘波形态拉长或为高波幅。即使 NREM 睡眠期出现持续时间短暂且不连续的弥漫性棘慢波放电,临床还是很容易辨认。

3. 神经心理评估 可采用总智商量表(total intelligence quotient, TIQ),口头智商量表(verbal intelligence quotient, VIQ),行为智商量表(performance intelligence quotient, PIQ)和韦氏量表(WIPPSI Ⅲ 或者 WISC-Ⅲ scale)。

【诊断与鉴别诊断】

本病需与 Lennox-Gastaut 综合征、获得性癫痫失语(Landau-Kleffner 综合征)及伴有颞中央棘波的良性癫痫(benign epilepsy with rolandic spikes)鉴别。

1. Lennox-Gastaut 综合征 因本病亦可出现不典型的失神发作、智能衰退和语言功能障碍,故需与 Lennox-Gastaut 综合征鉴别。鉴别点:①强直发作、EEG 阵发性快波放电在 Lennox-Gastaut 综合征常见,但均不见于 CSWS;② Lennox-Gastaut 综合征少见局灶运动性发作,而 CSWS 则常见;③ Lennox-Gastaut 综合征,随着病程的延长无明显改变,而 CSWS 则出现自发缓解现象。

2. 获得性癫痫失语(Landau-Kleffner 综合征) 获得性失语也可出现持续性棘波,故需鉴别。但获得性癫痫失语其最突出的临床特点是语言障碍,可以不伴癫痫发作,发作间歇期 EEG 致痫灶主要位于颞叶,而 CSWS 则主要位于额叶。

3. 伴有颞中央棘波的良性癫痫(benign epilepsy with rolandic spikes) 两者均有夜间的癫痫发作和脑电图上局灶性痫性放电,故需鉴别。鉴别点:前者棘波位于中央颞区,没有明显的行为衰退和异常。

【治疗与预后】

本病大部分患者最终的预后是癫痫发作最终获得控制,故控制癫痫发作并不是本病治疗的主要问题。早期和适当的药物治疗其目的主要是预防远期认知的下降及技巧的丧失。经治疗后认知改善与 SWI 的下降密切相关。

抗癫痫药物治疗只对部分有效,而且个体差异很大。常用抗癫痫药物如苯二氮䓬类(地西泮、氯巴占、氯硝西泮或劳拉西泮)和丙戊酸盐、乙琥胺、卡马西平、苯妥英钠、左乙拉西坦等,该类患者的反应性不尽相同。目前认为苯二氮䓬类、丙戊酸盐、左乙拉西坦、类固醇似为有效的治疗方案。Vrielynck 等报道托吡酯可改善 CSWS 的脑电图异常,改善临床症状,尽管将近 50% 的患儿会复发,但它可部分降低复发患儿的癫痫发作频率。

手术治疗仅限于一些高选择性的病例,如对严重语言功能障碍者可行软膜下皮质横断术(MST),已经有成功案例报道。

本病有自限性。是否遗留行为、认知和语言功能缺陷及其严重程度,决定于起病年龄和脑电图痫样放电持续时间。

通常到了 15 岁左右,EEG 脑电图痫样放电和癫痫发作均自发缓解,行为和神经心理功能趋于稳定或获得改善。转归与病因无关。在症状性癫痫中,如多脑叶、多小脑回,发作也可逐渐缓解。对严重癫痫患儿,其发作缓解时间可延迟,例如表现为全面运动性发作、失张力发作或失神发作。发作活跃期持续时间长达 4~17 年。CSWS 消失后,认知和行为异常将全面改善,但恢复过程缓慢,且通常仅部分有改善。大部分患儿无法恢复至正常水平,特别是语言和注意力方面。不到四分之一患儿能够恢复至可接受的社交和职业能力,这部分患儿多见于病前神经心理功能正常和 CSWS 持续时间短者。

二十、Landau-Kleffner 综合征

Landau-Kleffner 综合征(LKS)也被称为获得性癫痫性失语(acquired epileptic aphasia, AEA),是一种罕见的儿童期神经综合征,主要特点为获得性词语性听觉失认及脑电图异常,常伴有其他认知和神经心理行为障碍。

【流行病学】

这种疾病通常发生在 3~7 岁的儿童身上,男女比例为 1.7:1。在权威性专科机构每年可见 1~2 例 Landau-Kleffner 综合征。

【病因与发病机制】

Landau-Kleffner 综合征的病因尚不明确。12% 伴癫痫发作的 Landau-Kleffner 综合征患儿有癫痫家族史。无癫痫发作的 Landau-Kleffner 综合征患儿仅 5% 有癫痫家族史。

Landau-Kleffner 综合征发生于大脑皮质突触形成阶段,即大量轴突发生和大脑基本网络形成时期。突触快速增加远远超过需要的数目,神经元活动或突触功能建立决定了 10 岁以前哪些突触应该建立、哪些应该消失。在这时期,过度的癫痫样电活动对正确的神经元功能连接的建立和脑部结构都是有害的,其可能激活了从功能上讲不恰当的突触分布,并使其持续存在。不同部位癫痫样放电引起不同的功能损害,如颞叶为主的过度的癫痫样放电可能影响言语能力,这也是 Landau-Kleffner 综合征所常见的。

【临床表现】

Landau-Kleffner 综合征的特征是突然或逐渐进展的获得性失语(无法理解或表达语言)、异常脑电图(EEG)及癫痫发作。所有 Landau-Kleffner 综合征患儿都有言语缺陷,但仅 3/4 患儿同时有癫痫发作。

1. 语言功能障碍 通常情况下,发育正常的情况下突然或逐渐失去语言功能。患者的语言功能恶化通常发生在数周或数月的时间内。然而,以急性起病的获得性癫痫失语症也偶见报道。语言功能障碍的首发症状通常是听觉词语失认。这在患者中以多种方式表现出来,包括不能识别熟悉的声音以及使声音侧向化或局部化的能力受损。另外,接受性语言往往严重受损。而表达性语言的缺陷是最严重的,其原因可能是 LKS 综合征在患儿语言习得的关键时期出现,使构音障碍可能与语言理解一样严重。

另外,Landau-Kleffner 综合征患儿不能将听觉刺激与特定的语意联系起来,这使他们变得自闭。后期听觉词语性失认可能进展为完全词聋,乃至出现对门铃等非词语性声音失认。

2. 认知和行为异常 认知和行为障碍经常伴随着 Landau-Kleffner 综合征的进展。行为异常高达 78%,在多达 80% 的患者中观察到多动症和注意力缺陷,以及愤怒,攻击行为和焦虑。这些行为模式被认为是 Landau-Kleffner 综合征语言障碍的继发结果。

3. 癫痫发作 癫痫发作通常出现在 4~10 岁,并在成年之前消失(大约 15 岁)。癫痫发作发生在夜间,是 Landau-Kleffner 综合征的重要特点。Landau-Kleffner 综合征患儿临床癫痫发作率为 70%~85%。一般发作的频率低,虽然许多受影响的个体患有临床癫痫发作,但是还有一些仅具有脑电图异常,包括睡眠期癫痫性电持续状态(ESES)。关于癫痫发作症状和类型的描述不多,可能具有异质性。

【脑电图表现】

觉醒脑电图表现为正常背景节律上的局限和全身性棘波发放,异常脑电活动可见于单侧或双侧颞区,也可呈弥漫分布,表现为单个或成簇的棘波、尖波或 1.5~2.5Hz 的棘慢复合波。睡眠时异常放电明显增多,放电形式和部位经常改变,阳性率几乎 100%。多数患者于慢波睡眠期出现持续性棘慢复合波发放,部分患者有多灶性棘慢波发放,在快速眼动睡眠中棘波消失,随着年龄的增长,本病的 EEG 异常有自然消失的趋势。

【诊断与鉴别诊断】

3~7 岁儿童出现急性或亚急性失语,不伴获得性偏瘫或脑炎的症状,很可能是 Landau-Kleffner 综

合征。该综合征可能难以诊断，易被误诊为孤独症，弥漫性发育障碍，听力障碍，学习障碍，听觉/言语障碍，注意力缺陷，多动，智力残疾，儿童精神分裂症或情感/行为问题。EEG（脑电图）测试对于诊断是必不可少的。确认 Landau-Kleffner 综合征最重要的方法是获得睡眠 EEG，包括睡眠各个阶段的EEG。许多 Landau-Kleffner 综合征患者在大脑的右半球和左半球都表现出异常的脑电活动，这在睡眠中经常表现出来。

常规的脑部结构影像学检查通常正常，但是功能脑显像常提示颞叶异常。在 Landau-Kleffner 综合征中，氟脱氧葡萄糖（FDG）和正电子发射断层扫描（PET）扫描可以显示一侧或双侧颞叶代谢减少。

Landau-Kleffner 综合征的大多数情况原因不明。部分患者可能会继发于其他疾病，如低级别脑瘤，闭合性颅脑损伤，神经囊尾蚴病和脱髓鞘疾病等。中枢神经系统血管炎也可能引起这种情况。

许多 Landau-Kleffner 综合征患儿最初由于耳聋就诊，或被误诊为自闭症或其他心理疾病。鉴别诊断包括耳聋、智力低下、精神心理疾病等。虽然这些疾病分别在某些方面与 Landau-Kleffner 综合征有相像之处，但有以下几点不难鉴别：① Landau-Kleffner 综合征的失语特征为获得性听觉失认，而非听力异常，听觉诱发电位及听力检查正常；② Landau-Kleffner 综合征的智力除语言相关智商外均正常；③与各种精神心理疾病不同，Landau-Kleffner 综合征的心理及行为障碍与失语密切相关，虽然存在语言交往的困难及行为异常，但仍能以其他方式接触环境。

【治疗与预后】

1. 药物治疗 苯巴比妥、苯妥英钠、卡马西平可加重病情；丙戊酸钠、苯二氮䓬类可有部分或短暂疗效，但对脑电图、失语及整个病程无明显改善。皮质类固醇激素可改善语言功能、控制癫痫发作，促进脑电图好转。激素治疗原则：早期、足量、足疗程、缓慢减量和长期维持。当 Landau-Kleffner 综合征诊断一旦确立可给予大剂量激素冲击治疗，强的松为每天 1~3mg/kg，一个月后改为 1mg/(kg·d)，至脑电图恢复正常、癫痫发作控制后逐渐减量，直至停药，总疗程为 6~12 个月。

2. 神经外科手术 应用软膜下皮质横切治疗难治性 Landau-Kleffner 综合征，手术效果较好。手术目的是消除皮质产生异常放电的能力，但保留皮质正常的生理功能。

Landau-Kleffner 综合征儿童的预后有所不同。一些受影响的儿童可能会有严重的语言障碍，而另一些儿童可能会重新获得语言能力（尽管这可能需要几个月或几年的时间）。在某些情况下，可能会出现缓解和复发。癫痫发作通常在成年后消失。在 Landau-Kleffner 综合征中短期缓解并不罕见，这种情况给评估患者对各种治疗方式的反应方面造成困难。

（黄华品）

二十一、儿童失神癫痫

儿童失神癫痫（childhood absence epilepsy，CAE）是特发性全面性癫痫的一种类型，多在儿童期起病，有一定的遗传易感性。发作期以典型失神发作（typical absence seizure，TAS）为主要表现，同步脑电图呈双侧对称的 3Hz 棘慢复合波节律暴发改变，预后通常良好，有一定的自限性。

【流行病学】

在儿童癫痫患者中，以部分性癫痫为主，占 59%；全面性癫痫仅 35% 左右，而 CAE 约占 7%。儿童癫痫常合并多种发作模式，但在儿童晚期，TAS 常常是唯一的发作类型。CAE 多在学龄期前后起病，5~7 岁为发病高峰，年发病率约 0.07‰。其中女孩多见，占 2/3。

【病因与发病机制】

部分 CAE 患儿有热性惊厥病史或癫痫家族史，推测儿童失神癫痫的病因与基因因素有关，但精确的遗传方式及相关的致病基因仍有待确定。可能的致病位点包括 1p、8q24、5q31.1、19p13.2。

【临床表现】

TAS 是 CAE 主要的、常常也是唯一的发作形式。TAS 是一种非惊厥性的癫痫发作。临床表现为突然的意识障碍，正在进行的自主活动及语言停止，双眼茫然凝视，表情呆滞，一般不会跌倒。患者发作后往往意识不到曾经经历过发作，或仅感觉"脑子中曾有一片空白感"。TAS 可自发出现或由某些因素诱发，常见的诱发因素包括过度换气、思睡状态、注意力涣散、低血糖等，但同一患者的诱发因素往往比较固定。

TAS 可伴随有其他临床症状，同一患者同一次发作中亦可出现一种以上的表现，但不同亚型的 TAS 在预后方面无明显区别。常见 TAS 亚型包括以下几类：

1. 简单性失神　约占 10%。指发作时仅有单纯失神表现，而无其他伴随症状。

2. 失神伴自动症　最为常见，约占 60%。表现为失神发作时伴有咂嘴、舔唇、咀嚼、吞咽、咬牙、摩擦面部、摸索衣物等简单动作。常与发作前正在进行的活动无关。有少数患者发作时可继续正在进行的活动，但明显缺乏目的性及对外界交流的能力。自动症的出现率随失神发作持续时间的延长而增加，若发作持续 10 秒以上，常可伴随有自动症表现。虽然自动症在 CAE 中很常见，但不能作为 CAE 的诊断标准。

3. 失神伴节律性肌阵挛　约占 50%。主要表现为失神发作时伴有眼睑、眉弓、口周及颈部等不同节段的轻微节律性抽动，以眼睑抽动最为常见，且抽动频率一般与棘波同步。但是，较为严重及持久的颜面部肌阵挛，或累及双上肢近端，则需考虑伴有失神发作的其他特发性全面性癫痫的可能，如肌阵挛失神、青少年肌阵挛等。

4. 失神伴失张力成分　约占 20%。更常见于不典型性失神。表现为发作期维持姿势的肌肉张力减低，通常表现为头部缓慢下垂或躯干缓慢倾倒，但很少会突然跌倒。

5. 失神伴强直成分　较少见。表现为发作时姿势性肌张力增高，以影响伸肌为主，最常累及眼肌，出现眼球向上凝视。

6. 失神伴自主神经症状　较少见。表现为发作时瞳孔扩大、面色苍白或潮红、心动过速。少数可有大小便失禁。

【脑电图表现】

1. 发作间期　清醒期可见少量散发的 3Hz 棘慢复合波，可局限在一侧或双侧额区，部分可呈短节律出现，但一般不超过 3 秒（图 6-25）。睡眠期上述棘慢复合波节律暴发增多，但多呈 2～4Hz 不规则片段性发放。约 70% 学龄儿童发作间期可出现枕区间断节律性 δ 活动，但有明显年龄依赖性，15 岁以后罕见。50%～80% 的患儿可被过度换气诱发，18% 的患儿具有光敏性。

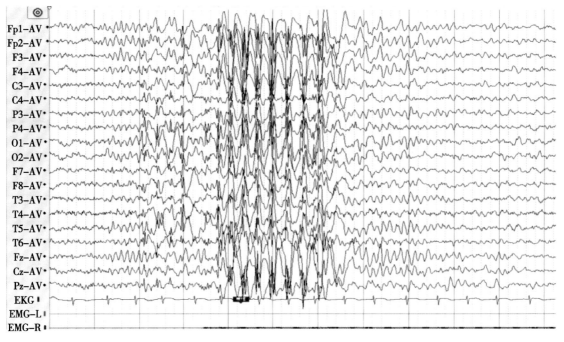

图 6-25　儿童失神癫痫发作间期

2. 发作期　特征性发作期 EEG 改变是 CAE 诊断必不可少的条件。表现为双侧对称、同步的 3Hz 棘慢复合波节律性暴发。暴发突发突止,持续 4～20 秒不等。一般而言,在一段暴发的开始部分频率为 3.5～4.5Hz,结束前可慢至 2.5Hz 左右。棘慢波最大波幅一般位于额 - 中央区;偶尔枕区波幅较低,棘波成分甚至可不出现,仅呈节律性慢波表现。放电结束后很快恢复背景活动,没有发作后抑制或慢波活动(图 6-26)。

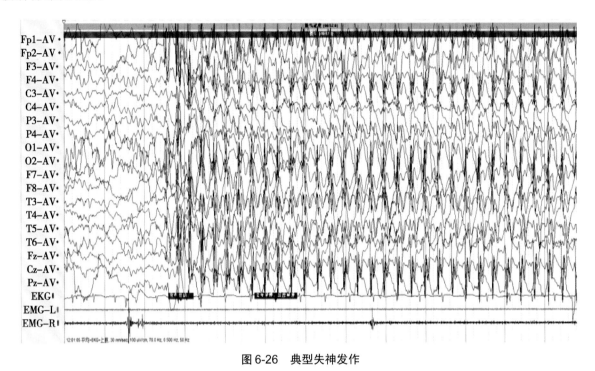

图 6-26　典型失神发作

部分患者双侧半球棘慢复合波可有轻度不对称,最初的 1～2 个棘波波幅较低,可随机出现在任意一侧,多数于前头部明显。利用高时间分辨率分析方法显示,双侧半球 3Hz 棘慢复合波并非绝对同步,可随机在任意一侧提前开始数毫秒。

【辅助检查】

常规头颅 CT、MRI 扫描一般无异常。随着结构、功能 MRI 的发展,及图论理论在描述脑网络状态中的应用,已有研究发现与正常对照相比,CAE 大脑半球体积较正常人群明显缩小,脑白质连接存在特征性改变。结合功能 MRI 扫描数据,CAE 患儿发作间期放电可能与默认网络、认知网络及情感网络连接状态改变相关。

【诊断与鉴别诊断】

基于 1989 及 2017 年 ILAE 分类委员会制定及修订的诊断标准,CAE 的入选标准包括:

1. 发病年龄 4～10 岁,高峰年龄 5～7 岁;

2. 神经功能发育正常;

3. 短暂的(4～20 秒,少数更长)、频繁的(每天数十次)TAS,突发突止,发作期间意识障碍严重;

4. 发作期 EEG 呈广泛性 3Hz 左右高波幅棘慢复合波、双棘慢复合波节律性阵发,持续 4～20 秒。

而以下情况可能与 CAE 不符:

1. 在失神发作活动前或发作中,出现其他发作类型,如全面强直阵挛发作、肌阵挛等。

2. 眼睑肌阵挛、口周肌阵挛、节律性大肢体抽动　但眼球、眉毛及眼睑的轻微肌阵挛成分可以作为 CAE 特征性症状,特别是在失神发作后前 3 秒,应注意鉴别。

3. 在 3Hz 棘慢复合波放电过程中,意识障碍很轻或完全无意识障碍。

4. EEG 短暂 3Hz 棘慢复合波发放时程少于 4 秒、或出现多棘波(多于 3 个棘波)、或发作期放电片段化（棘慢复合波节律有短暂中断）。

5. 可被闪光刺激或其他感觉刺激诱发。

【治疗与预后】

严格满足上述诊断、排除标准的 CAE 患儿，其预后良好，缓解率约 65%～85%。症状缓解常常发生在 12 岁前后，或发病后 5 年。少于 10% 的患儿在青春期及成人后会出现不频繁或孤立的全面强直阵挛发作。利用行为量表检测，亦有部分患儿有轻度的认知功能障碍，如注意力缺陷、多动症等。持续性难治性 CAE 仅占 2%～9%。

但如果 TAS 不满足上述确诊标准、或伴有某些上述排除标准，则提示预后不良。约 4%～15% CAE 会转变为青少年肌阵挛癫痫，特别是 9 岁后起病的患儿；相关危险因素包括：药物规范治疗 1 年仍控制不佳、失神持续状态、EEG 背景慢化以及一级亲属有全面性发作的病史等。

丙戊酸或乙琥胺单药治疗可控制 80% 的患儿失神发作；但与乙琥胺相比，服用丙戊酸患儿更易出现注意力及行为异常。另有报道称拉莫三嗪单药治疗有一定疗效，但效果较弱，仅能控制半数左右患儿的发作。如单药治疗失败，可选择联合用药；丙戊酸联合小剂量拉莫三嗪可能是较好的选择。

部分抗癫痫药物易导致发作恶化，包括：卡马西平、加巴喷丁、奥卡西平、苯妥英钠、苯巴比妥、普瑞巴林等，应十分注意。

对于药物控制后 2～3 年无发作的 CAE 患儿，可考虑逐渐减量（3～6 个月内）。

二十二、青少年失神癫痫

青少年失神癫痫（juvenile absence epilepsy，JAE）是特发性全面性癫痫的一种类型，好发于 9～13 岁的青少年，有一定的遗传易感性。发作期以严重的 TAS 为主要表现，几乎所有的患者在病程中可出现全面强直 - 阵挛发作（generalized tonic-clonic seizure，GTCS），20% 左右患者可出现肌阵挛发作；TAS 发作时同步脑电图呈双侧对称的 3～4Hz 棘慢复合波或多棘慢复合波节律暴发改变。预后较好，但药物治疗一般需持续终生。

【流行病学】

JAE 起病年龄为 5～20 岁，其中约 70% 的患者出现在 9～13 岁，20 岁以上的成年人 JAE 的患病率仅占所有癫痫类型中的 3% 左右。GTCS 及肌阵挛一般在失神发作后数年内出现。

【病因与发病机制】

JAE 发病机制仍不清楚，可能存在遗传易感性。研究指出 JAE 患者的家族中，癫痫的发病率较高，但其遗传方式与其他特发性全面性癫痫的关系，特别是与 CAE 及青少年肌阵挛癫痫（juvenile myoclonic epilepsy，JME）的关系，仍未可知。可能的遗传位点包括 5 号、8 号、18 号、21 号染色体。

【临床表现】

JAE 患者可存在 TAS、GTCS、肌阵挛发作三种发作类型，部分患者亦可出现失神癫痫持续状态。

1. TAS 是 JAE 主要的发作形式　发作时常常表现为突发的、短暂的、严重的意识障碍，可致患者正在进行的自主活动突然停止。亦有部分患者可出现轻微的眼睑肌阵挛或自动症表现。虽然临床表现与 CAE 非常相似，但 JAE 发作频率一般较少，每天 1～10 次；发作时意识障碍一般较轻；而每次发作时间一般较长，为 10～25 秒，最长可至 40 秒以上。

约 20% 的患者可出现失神持续状态或频繁成簇样的失神发作，特别是在 GTCS 发作后容易出现。

2. 对于未接受治疗的患者，几乎所有人可出现 GTCS，以觉醒期最为常见，少数可出现在睡眠期及清醒期。

3. 约 15%～25% 的患者可出现肌阵挛发作，发作轻微、不频繁，多在睡眠不足、饮酒、疲惫等状态下出现。

【脑电图表现】

发作间期背景活动正常，可见局灶性棘波、棘慢波及不对称的多棘波发放，偶尔可伴有轻微的肌阵挛发作（图6-27）。睡眠期放电与CAE相似。

TAS易被过度换气诱发。发作期EEG多表现为3～4Hz全面性多棘慢波放电（generalized polyspikes wave discharge，GPSWD），初期频率通常很快，可达3～5Hz，后逐渐平稳下降；放电规则，棘波及多棘波形态良好，与慢波保持固定关系。

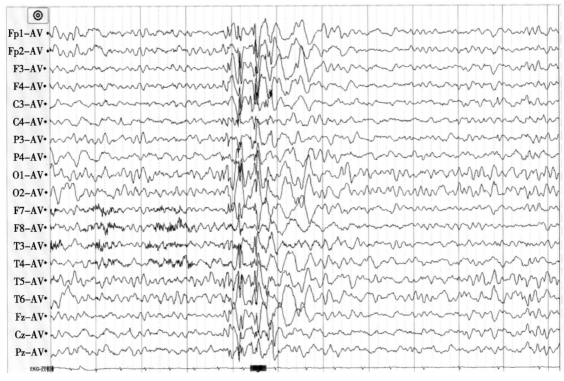

图6-27 青少年失神癫痫发作间期

【辅助检查】

常规头颅CT、MRI扫描一般无异常。

【诊断与鉴别诊断】

1. JAE 的入选标准包括如下几项

（1）以TAS为主要的发作期临床表现；几乎所有患者均可出现GTCS，约20%的患者可伴有轻微的肌阵挛发作。

（2）起病年龄为5～20岁，9～13岁为发病高峰。

（3）发作期脑电图呈规则的3～4Hz棘慢波或多棘慢波暴发。

2. JAE 的排除标准包括如下几项

（1）伴有明显眼睑或口周肌阵挛的失神，或明显的单个或节律性的四肢及躯干肌阵挛发作。

（2）失神发作时意识障碍轻微。

（3）发作期不规则、无节律性的棘慢波或多棘慢波，棘波及多棘波与慢波无固定关系。

（4）短暂放电占优势（<4秒）。

3. JAE 仍需与其他伴有失神发作的癫痫相鉴别 特别是CAE及JAE（表6-3）。虽然CAE与JAE药物反应性较好，但JAE常常需要终身治疗，应注意鉴别。JAE与CAE在发病年龄上有所重叠，且两者均以TAS为主要的发作形式，亦可伴随有自动症。但CAE的失神发作更为频繁，可至每天数十次至百次；而JAE的失神发作则数次每天或数天一次。一项纳入163例失神患者的回顾性研究发现，10岁以下起病的失神患者以每天数十次至百次的失神发作为主；10岁以上起病的失神患者以数次每天或数天一次的失神发作为主,这种发作更易合并肌阵挛及全面强直阵挛发作,预后较差。亦存在小部分 10 岁以下起病 NPA 患者,及 10 岁以上起病的 PA 患者,其预后也不理想。

表 6-3 儿童失神癫痫与青少年失神癫痫的鉴别

特点	儿童失神癫痫	青少年失神癫痫
共同点	均以 TAS 为发作期主要的临床表现,发作期意识障碍严重,脑电图呈规则的 3~4Hz 棘慢波或多棘慢波暴发。可伴有短程轻度的眼睑肌阵挛,或自动症表现	
起病高峰	5~7 岁左右,一般在 10 岁以下	9~13 岁
发作频率	每天数十次至百次	每天数次至数天一次
持续时间	较短;持续 4~20s,一般 10s 左右	较长;持续 10~40s,一般 16s 左右
伴肌阵挛发作	一般无	20% 患者可出现
伴全面强直阵挛发作	一般无	80% 患者可出现
预后	可自愈	药物控制佳,停药复发率高

JAE 及 JME 均为特发性,都在青少年期起病,且发作类型(TAS、GTCS、肌阵挛发作)互有交叉,鉴别诊断存在一定困难。在 JAE 中,严重的 TAS 是其主要症状,可在白天任何时间出现;仅有 20% 患者可出现轻微的肌阵挛发作;失神发作时 EEG 提示长程 GPSWD,且伴有严重的意识障碍。而在 JME 中,肌阵挛为其主要的发作类型,主要在觉醒前出现;仅有 30% 左右的患者可出现轻微的失神发作;EEG 可见短程 3~6Hz GPSWD,但多为非症状性。

【治疗与预后】

70%~80% JAE 患者规律用药可以控制发作,但由于撤药后复发的概率很大,治疗常常需持续终生。

失神发作可随年龄的增长有一定的缓解,表现在意识损害、持续时间及频率等方面。GTCS 多由睡眠剥夺、疲惫状态及嗜酒所诱发,故 JAE 患者应注意良好生活习惯的养成。肌阵挛发作对患者的预后影响不大。

乙琥胺可作为控制失神发作的首选用药。但由于乙琥胺对 GTCS 及肌阵挛发作作用较弱,在 JAE 合并 GTCS 及肌阵挛发作的情况下,可选择丙戊酸替代。对于女性患者等特殊人群,在丙戊酸存在相对禁忌的情况下,亦可选择拉莫三嗪替代。

若丙戊酸控制不佳,可联合小剂量拉莫三嗪(在 GTCS 为主要症状时)或乙琥胺(在存在失神发作持续状态时)二联抗癫痫治疗,可能会进一步控制发作。

二十三、青少年肌阵挛癫痫

青少年肌阵挛癫痫(juvenile myoclonic epilepsy, JME)为年龄相关性特发性全面性癫痫。肌阵挛发作、GTCS、失神发作为 JME 最为主要的发作类型;其中肌阵挛发作、GTCS 多见于觉醒期,易被过度饮酒、疲劳状态所诱发。典型的肌阵挛发作期 EEG 表现为全面性多棘慢波暴发,多持续 0.5~2 秒。JME 一般需要终生服药,药物选择较局限;避免诱因,保持良好的生活习惯,对控制 JME 十分必要。

【流行病学】

在患有癫痫的青少年及成人中,JME 的发生率为 4%~10%;男、女均易受累。起病年龄在 8~36 岁之间;其中,失神发作多在 5~16 岁出现,肌阵挛发作在随后的 1~9 年出现,常常发生在 14 岁左右,而 GTCS 多出现在肌阵挛之后的数月内。

【病因与发病机制】

JME 有一定的家族聚集性。大约 50%~60% JME 先证者家系中,其一级或二级亲属有癫痫发作。遗传方式比较复杂,可能包括多种影响因素。点突变是否能导致 JME 仍没有统一的意见;基于一项荟萃分析结果,位于 *GRM4* 基因上的 rs2029461、位于 *CX36* 基因上的 rs3743123 及位于 *BRD2* 基因上的 rs3918149 与 JME 关系最为密切,可能介导 JME 的发生及发展。

【临床表现及脑电图表现】

1. 肌阵挛发作　肌阵挛发作为 JME 最为突出的发作形式，主要累及双侧上肢及肩部，下肢偶见累及；发作期临床表现为不自主抖动、动作不稳、掉物等，发作时意识清楚。肌阵挛最多出现在觉醒期 30 分钟到 1 小时内，呈周期性分布；亦可被睡眠剥夺、疲劳、过度饮酒所诱发。

根据产生肌阵挛的解剖网络的不同，癫痫性肌阵挛发作可分为皮质性肌阵挛、丘脑 - 皮质肌阵挛及皮质下肌阵挛三种类型，其临床表现亦存在不同，应注意鉴别。

JME 极易被误诊，甚至因误诊导致病情加重；其中，能否准确询问出肌阵挛发作病史，对 JME 的诊治很其重要。因此，询问病史时需密切关注有无晨起时肢体抖动症状，或出现双手笨拙状态、震颤等情况；同时，可以通过强调肌阵挛发作与疲劳、饮酒及睡眠剥夺的密切关系提高诊断的正确性。

部分患者可出现肌阵挛持续状态（myoclonic status epilepticus，MSE），特别是在选药不恰当、撤药过快或睡眠不足等情况下；表现为双上肢及肩部、躯干为主的连续快速的肌阵挛抽动，可累及下肢，出现不规则震颤或步态不稳，可持续数分钟至数小时；长时间的发作可伴有意识模糊或认知障碍，但基本可以意识到发作。

典型肌阵挛发作时表现为 3.5～5Hz 多棘慢复合波暴发，多棘慢复合波可在连续 2～20 个 10～20Hz 棘波之后跟随一个慢波，双侧基本对称，以额、中央区最为明显；一般而言，棘波的数量越多、波幅越高，肌阵挛的强度越明显。多棘慢复合波可孤立出现，若长时间连续发放提示 MSE（图 6-28）。

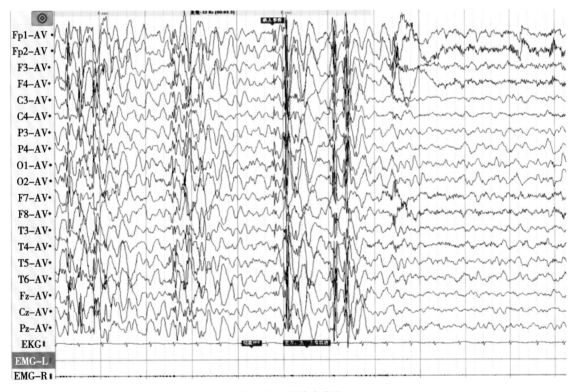

图 6-28　肌阵挛发作

2. GTCS　GTCS 主要出现在觉醒期，常常紧随在一系列肌阵挛发作之后，呈肌阵挛 - 强直 - 阵挛全面性发作改变，少数以散发性存在。睡眠剥夺、疲劳及过度饮酒均可导致 GTCS 出现。同步 EEG 也存在特征性的演变（具体见本节二十四小节中相关内容）。

3. TAS　约 30% 的患者可出现 TAS，发作期很短暂，且意识损害轻微。JME 失神发作的发作期放电与 CAE 及 JAE 存在很大的不同，常表现为 1～3 个或多棘波出现在慢波前或重叠在慢波上，与慢波无固定关系；GPSWD 频率从 2～10Hz 不等，平均在 3～5Hz。短暂性放电比长程放电更为常见，多数持续 1～4 秒。

4. 发作间期 EEG 改变 发作间期亦可见 GPSWD，以前头部为著。有研究指出，在 JME 患者中，约 70% 存在局灶性异常，可表现为癫痫样放电或局灶性慢波，多位于额区及颞区，侧别不固定。上述 GPSWD 于思睡期、浅睡期及觉醒期最为频繁，在 NREM Ⅱ 期后及 REM 期明显减少。

5. 大部分 JME 具有反射性癫痫的特性，不具备反射性的 JME 仅占 42% 左右。其中，光敏性可见于 25% 的患者；甚至有研究称，在时间足够长、强度足够大的闪光刺激下，约 90% 的患者可出现光敏性。而合眼敏感的患者约 20%；阅读敏感的患者占 26%。

【辅助检查】

常规头颅 CT、MRI 扫描一般无异常。利用结构-功能 MRI 扫描技术，研究发现双侧丘脑结构、代谢异常在 JME 中十分常见，而异常的结构网络亦可累及基底节区的其他核团。

【诊断与鉴别诊断】

青春期起病，以觉醒期丛集性双上肢近端及肩部肌阵挛发作为主要临床表现，可伴有 GTCS 及失神发作；肌阵挛发作期 EEG 呈全面性 3.5～5.0Hz 多棘慢复合波暴发改变者，需考虑 JME 可能。同时，需注意睁闭眼试验、闪光刺激及过度换气对 JME 的影响。

由于仅有三分之一 JME 可出现失神发作，有研究指出失神发作可不作为诊断 JME 的必要条件；但无 GTCS 的 JME 十分罕见，应注意鉴别。

JME 极易被误诊，特别是在与 CAE 或 JAE 相鉴别时，误诊率可高达 90%。相关原因包括未能询问出肌阵挛发作的病史、将肌阵挛发作误解为局灶性运动性发作、将失神发作与复杂部分性发作相混淆等。

JME 在儿童期常常以失神发作为首发的临床表现，而肌阵挛常常出现在 1～9 年后，使 JME 难以与 CAE 相鉴别，甚至有学者认为 4%～15% 的 CAE 可进展为 JME，在伴有光敏性的 CAE 中更为常见。通过大量发作期 EEG 数据的分析，另有研究指出，与 CAE 的 TAS 相比，JME 早期的失神发作常常是短暂和轻微的，发作期 EEG 常常以 GPSWD 为主。

JAE 及 JME 均为特发性，且均在青少年期起病，发作类型互有交叉，鉴别诊断存在一定困难（表 6-4）。但 JAE 以严重的失神发作为其主要症状，仅有 20% 患者可出现轻微的肌阵挛发作；而在 JME 中，觉醒期丛集性肌阵挛为其主要的发作类型，仅有 30% 左右的患者可出现轻微的失神发作（具体见本节"二十二、青少年失神癫痫"相关内容）。

表 6-4　青春期起病的特发性全面性癫痫的鉴别

特点		青少年失神癫痫	青少年肌阵挛癫痫	仅伴有全面强直阵挛发作的癫痫
高峰年龄		13 岁	14 岁	18 岁
发作时间		全天	觉醒期	觉醒期
诱发因素		无	睡眠剥夺、疲劳、过度饮酒	
诱发试验		过度换气	合眼敏感、光敏感	无
主要发作形式		典型性失神	肌阵挛	全面强直阵挛
发作期脑电图改变		3～4Hz 全面性棘慢/多棘慢波放电，持续 4s 以上	3.5～5.0Hz 多棘慢复合波暴发，持续 0.5～2s	根据发作进程呈特征性改变
伴随症状	失神	—	30% 存在	无
	肌阵挛	20% 存在	—	无
	全面强直阵挛	有	80% 存在	—
预后		药物控制佳，停药复发率高	良好的生活习惯及药物控制同样重要。停药复发率高	

【治疗与预后】

由于睡眠剥夺、疲劳及过度饮料是导致肌阵挛发作及 CTCS 最强的诱因，因此，避免酗酒、补足睡眠，养成良好的生活习惯对 JME 患者而言极其重要。通常认为 JME 患者需终生服药，停药后复发概率较高。在药物治疗方面，丙戊酸是治疗 JME 最有效的抗癫痫药物，但女性特别是妊娠期女性患者可能有使用受限。可能的替代药物包括左乙拉西坦、拉莫三嗪及氯硝西泮，但其疗效仍有待进一步验证。

JME 禁忌药物包括氨己烯酸、噻加宾、加巴喷丁、普瑞巴林、苯妥英钠、奥卡西平及卡马西平等。错误使用可致病情恶化，或导致癫痫持续状态，需引起重视。

良好的生活方式及正规用药可控制 2/3 的 JME 的发作。JME 出现难治性癫痫的机制十分复杂，结合流行病学分析，可能的原因包括同时出现三种发作形式、伴随有精神行为异常、由 CAE 转化而来，或具有反射性癫痫的特性等。

二十四、仅有全面性强直 - 阵挛发作的癫痫

GTCS 是最为严重的癫痫发作类型，可见于各种全面性特发性癫痫中。GTCS 大体可分为强直期、阵挛期及发作后抑制期，EEG 亦存在特征性的演变。GTCS 可单独存在，亦可伴随有失神发作、肌阵挛发作等。当 GTCS 与其他发作类型同时存在时，需与 CAE、JME、JAE 相鉴别。

【流行病学】

仅有 GTCS 的癫痫（epilepsy with generalized tonic-clonic seizures alone，EGTCS）在人群中的发病率尚不确定。有研究称其仅占全面性特发性癫痫的 0.9% 左右；但一项基于爱尔兰全面性特发性癫痫人群的调查发现，EGTCS 的发病率远远高于其他的癫痫类型，可高至 42%。能否识别失神及肌阵挛发作可能是导致流行病学调查差异的主要原因之一。EGTCS 起病年龄为 6～47 岁，80% 患者首次 GTCS 出现在青春期，发病高峰略晚于 JAE 及 JME，以 16～18 岁最为多见。其中，男性较女性更为多见。

【病因与发病机制】

EGTCS 致病机制仍不清楚，也存在一定的遗传易感性。研究指出 EGTCS 与 EJM-1 遗传位点突变有关。而伴有 EGTCS 的婴儿 IGE 多与 *SCN1A* 基因突变相关。

【临床表现及脑电图表现】

1. 全面强直 - 阵挛发作及 EEG 的演变　多数发作前无先兆，但部分患者在发作前数小时或数天有某些前驱症状，如头痛、睡眠障碍等。强直 - 阵挛发作大致可分为以下三个时期：

（1）强直期：发作时突发意识丧失，全身肌肉持续强烈地收缩，多以躯干轴性强直开始，迅速蔓延至四肢，至四肢强直伸展，或上肢屈曲下肢伸展，可致患者跌倒在地，头向后仰、双眼上翻、牙关紧闭、瞳孔散大。累及呼吸肌后致患者发出特殊叫声，随后呼吸运动停止，皮肤及口唇发绀。同步 EEG 最初以突然而广泛的低电压去同步化开始，持续 1～3 秒，而后逐渐演变成 10～20Hz 低波幅快节律，波幅逐渐增高，频率逐渐减慢，形成棘波节律。

（2）阵挛期：肢体强直持续数秒至数十秒后，逐渐被频率较快幅度较小的抖动取代。抖动逐渐减慢，全身肌肉有节律地收缩及放松，频率继续减慢，最终结束发作。其间患者可咬破舌头，亦可伴有心率增高、血压升高等自主神经活动。发作全程一般持续 1～3 分钟。同步 EEG 棘波节律进一步减慢，并有不规则慢波插入，逐渐形成棘波或多棘波与慢波交替出现；当周期性电活动进一步减慢至 0.5～1Hz 后，阵挛停止，进入发作后期。

（3）发作后期：发作结束后患者可再次出现短暂性肌张力增高，为发作后皮质广泛抑制所致一过性去皮质状态。亦可出现短暂的意识混浊，伴自动症、尿失禁等。随后进入睡眠状态。同步 EEG 可出现数秒低电压图形，并可伴有持续性肌电活动；随后弥漫性慢波逐渐增多，波幅逐渐增高，频率逐渐增快，持续数十秒至数分钟后，逐渐出现睡眠纺锤，患者进入睡眠状态。

2. 强直 - 阵挛持续状态及 EEG 改变　少数原发性 GTCS 可发展为持续状态。随着发作时间的延长，运动症状逐渐减弱，后期可仅表现为面部及肢体躯干轻微抽动或眼震样的眼球运动，而 EEG 仍表现为序贯的 GTCS 发作模式，如棘慢波、多棘慢波节律，全面性周期性放电等，呈电 - 临床分离现象。其间患者一般处于昏迷状态。若发作持续 2 小时或以上，则可导致严重的内环境紊乱及肝肾衰竭，需注意识别。

惊厥发作停止后意识状态不恢复的原因较多，常见的包括发作后抑制状态、GTCS 持续状态、原

发性病变所致昏迷及抗惊厥药物所致的深睡眠状态等,其处理原则及预后不完全相同,应借助临床及EEG特征性变化做进一步鉴别。

【辅助检查】

常规头颅 CT、MRI 扫描一般无异常。随着磁共振扫描技术及后处理技术的发展,研究发现在伴有GTCS 的全面性特发性癫痫患者中(包括 JAE、JME 及 EGTCS),丘脑与前额叶皮质、杏仁核及辅助运动区的功能连接较正常对照组明显增强,提示丘脑-皮质回路在介导 GTCS 的发生、发展中起重要作用。

【诊断与鉴别诊断】

EGTCS 以 GTCS 为主要的发作形式,多在觉醒期出现;同步 EEG 可见特征性脑电演变过程。

GTCS 首先需与某些非癫痫性情况相鉴别,如癔症发作(表 6-5)、低钙抽搐或破伤风等。若在 GTCS发作早期有感觉先兆、偏转发作或不对称强直等局灶性发作的症状,或在发作后出现托德瘫痪(Todd paralysis)等局部功能障碍,常常提示局部继发 GTCS 发作,应与全面性特发性癫痫相鉴别。

在诊断 EGTCS 前,需注意识别有无合并其他类型的发作模式,如肌阵挛发作或失神发作等。若患者出现明显的肌阵挛发作和/或失神发作,需进一步排除 CAE、JME、JAE 可能。

表 6-5 癫痫发作与癔症发作的鉴别

特点	GTCS	癔症发作
发作场合	任何情况下,觉醒期多见	有精神诱因
发作特点	突然、刻板的发作	发作形式多样
眼位	双眼球上翻	眼睑紧闭、眼球乱动
面色	发绀	苍白或发红
瞳孔	散大,对光反射消失	正常,对光反射存在
对抗被动运动	不能	可以
摔伤、蛇咬伤、尿失禁	可有	无
持续时间	约 1~2min	可长达数小时
终止方式	自行停止	暗示停止
巴氏征	+	−
发作期脑电图	呈电-临床相关	无电-临床相关性

【治疗与预后】

EGTCS 一般需终生用药物控制,在撤药后复发率很高。随着患者年龄的增长,患者发作间隔时间有缩短的趋势,诱发因素对发作的影响逐渐下降,GTCS 发作更具随意性。

对 GTCS 敏感的抗癫痫药物包括卡马西平、奥卡西平、丙戊酸、左乙拉西坦、拉莫三嗪、托吡酯、苯巴比妥等。在选择抗癫痫药物时,需考虑患者是否合并其他的发作类型。如卡马西平、奥卡西平、苯妥英钠虽对 GTCS 有一定的疗效,但会加重肌阵挛及失神发作(表 6-6)。

同时,应注意对患者进行健康生活方式的宣教,避免过度饮酒及劳累。

表 6-6 抗癫痫药物对不同发作类型的疗效

抗癫痫药物	失神发作	肌阵挛发作	全面强直阵挛发作
丙戊酸	有效	有效	有效
左乙拉西坦	部分有效	有效	有效
拉莫三嗪	有效	部分加重	有效
托吡酯	部分有效	部分有效	有效
氯硝西泮	无效	有效	无效
乙琥胺	有效	无效	无效
苯巴比妥	无效	部分有效	有效

(吴　原)

二十五、伴有听觉特征的常染色体显性遗传局灶性癫痫

常染色体显性遗传颞叶外侧癫痫（autosomal dominant lateral temporal epilepsy，ADLTE）又称伴有听觉特征的常染色体显性遗传局灶性癫痫（autosomal dominant partial epilepsy with auditory features，ADPEAF）。该病是由 Ottman 等 1995 年首次报道，2001 年国际癫痫联盟正式将其作为一种新的特发性癫痫综合征，2002 年 Kalachikovl 将致病基因定位在染色体 10q24 上的富含亮氨酸的胶质瘤失活 1 基因（leucine-rich glioma inactivated 1 gene，*LGI1*），是迄今发现的第一个不与离子通道相关的癫痫基因。

【病因与发病机制】

ADPEAF 是一种良性罕见的家族性单基因（*LGI1*）遗传癫痫综合征，以听觉先兆为特征。

LGI1 即富含亮氨酸的胶质瘤失活 1 基因，属于 *LGI* 基因家族，编码大小为 63KD 的蛋白质，主要表达在小脑皮质、延髓、枕叶、额叶、颞叶、豆状核和肌肉，脊髓中也有少量表达，在颞叶脑区的表达特别高。这种 *LGI1* 编码的结构包括了一个 5′N 端的信号肽；中间是 3 个富含亮氨酸重复系列的功能区（leucine-rich repeats，LRRs），它两端分别连接了富含半胱氨酸的重复系列，一个位于 N 端，另一个位于 C 端；3′C 端包括了七个前后排列的重复系列。这种结构提示 *LGI1* 编码的蛋白质包括了含有 LRRs 重复系列的细胞外结构，跨膜结构和细胞内结构。它的功能尚不是很清楚，推测参与了中枢神经系统发育过程，结构分析显示 LGI1 能定位于细胞膜或由细胞分泌而表达在细胞膜上，诱导 *LGI1* 的突变可以导致突变后编码的蛋白质不表达或不稳定。

现报道的 *LGI1* 基因突变共有 20 多种（图 6-29），其突变的类型主要有碱基的缺失、插入或者错义突变，8 号外显子似乎是突变比较常见的位置。这些突变的结果可以归为两类：其一是出现终止密码子而导致蛋白质的翻译受阻，形成截短蛋白（trun-cated protein），它们可以和正常合成的蛋白质竞争结合位点，或是表现出相反的功能活性；其二是由于三联密码子的改变而在翻译过程中结合上不同的氨基酸，最终形成错义的蛋白质。根据突变部位可以分为以下几个类型：信号肽区域的突变、LRRs 的突变、N 端和 C 端富含半胱氨酸区域的突变、C 端的突变。而在 *LGI1* 基因突变阴性的家系中，也未发现 *LGI2*、*LGI3*、*LGI4* 基因的突变。在散发性的 ADPEAF 中则未能成功发现与 *LGI1* 基因突变有关。仅仅在一例散发的患者中发现 *LGI1* C1420T 突变。最近的一项巴西的研究中，作者对一个包括 15 例患者的 ADPEAF 大家系进行了致病基因的筛查并没有发现其与 *LGI1* 基因相关。进一步通过连锁分析发现，该家系的致病基因可能位于 19q13.11-q13.31。这也预示着其他的基因突变与 ADPEAF 有关。

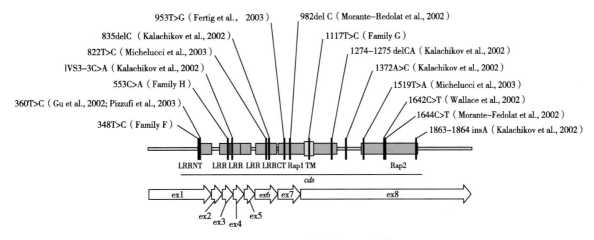

图 6-29　ADPEAF 家系的 *LGI1* 突变

【临床表现】

该病为明确的常染色体显性遗传，外显不完全，始发年龄变异很大，中位年龄 16 岁（4～50 岁）。发病时间一般在儿童或成人早期，临床表现为简单性、继发性全身性强直阵挛发作，多具有典型听觉先兆

和/或颞叶外侧起源的其他先兆，如视觉症状、嗅觉症状、精神行为异常、眩晕等。该病特点为病情较轻、癫痫发作次数稀少，无脑内器质性病变，磁共振成像（magnetic resonance imaging, MRI）和发作间期的脑电图通常正常，伴随年龄增长病情逐渐改善，治疗效果较佳，预后良好。

该病是一种反射性癫痫，某些患者由于特定诱因，如突发的声音刺激、闪光刺激、酗酒、睡眠过多均能诱发癫痫发作。无明显性别差异，临床表现不均一，癫痫发作多见于睡眠后前几小时。单纯性或复杂性癫痫发作较为常见，发作频率为每月数次或每年 2～5 次；继发性全身强直阵挛发作次数较少，每年发作 1～2 次。因颞叶外侧为听觉皮质所在部位，因此起源于颞叶外侧的癫痫发作以听觉症状最为突出，患者可以描述各种听觉先兆，包括简单声幻觉或有一定内容的复杂声幻觉，常伴有眩晕，典型的听觉先兆常见形式内容简单，如铃声、嗡嗡声、蜂鸣声、机器噪声，部分患者可出现背景声音消失，其他症状包括了视觉、精神性或癫痫性失语发作。该病体现颞叶外侧起源的先兆表现有人格解体、喜悦或恐惧，症状发作时可伴有或不伴有听觉症状。部分患者出现讲话困难或语言理解困难，表现为发作性感觉性失语，如在意识状态完整情况下出现不能理解语言或书面词句。患者也可出现复杂的视觉先兆，一般表现为光、颜色、简单人物等。上述先兆可表明癫痫灶起源于颞叶新皮质而不是海马，且病灶与颞叶连接处相关。

【脑电图表现】

常规、睡眠脑电图常为正常或双侧颞区可见罕见、不连续性、局灶性慢波，发作间期和发作期的脑电图特征不能作为鉴别颞叶内侧癫痫和颞叶外侧癫痫发作的可靠依据，但颞叶外侧癫痫发作间期脑电图中可见到更明显的颞外或后颞电极的放电。

【辅助检查】

在颅脑 CT、MRI 常规影像学中绝大多数患者无异常表现，行正电子发射断层显像（PET）可见左侧颞叶葡萄糖代谢降低，行单光子发射断层摄影（SPECT）可见左侧颞叶血流灌注降低。

【诊断与鉴别诊断】

该病据其典型的临床表现及 *LGI1* 基因突变可确诊。

颞叶癫痫为成年人最常见的部分性癫痫，常见发病因素为海马硬化、肿瘤、血管畸形、神经元迁移疾病、外伤等，而遗传因素较为少见，故 ADPEAF 在临床上经常被迁延误诊。需与颞叶内侧型癫痫、海马硬化、常染色显性遗传夜发性额叶癫痫相鉴别。

1. 颞叶内侧型癫痫　类似于颞叶内侧硬化，出现自主神经性先兆、精神性和记忆性障碍、知觉改变，如恶心、心动过速、似曾相识感、恐惧、缓慢运动感、视觉或声音的复杂变形等，可进展为继发性全身性癫痫。

2. 海马硬化　常有家族性热性惊厥或全身性癫痫发作病史，无明显遗传类型，常见前驱性脑部损伤，如缺血缺氧性脑病、颅内感染、并发热性惊厥发作等，可见复杂部分性癫痫发作，合并肌张力障碍性姿势、口部表现为主的自动症，一般始于儿童或青春期，多见嗅觉、味觉或自主神经性先兆，无幻视、幻听，发作后多出现嗜睡或者意识模糊，常见脑电图局灶性异常，MRI 可见海马萎缩。

3. 常染色体显性遗传性夜间额叶癫痫（autosomal dominant nocturnal frontal lobe epilepsy, ADNFLE）　是一种睡眠时发作的特发性局灶性癫痫综合征，临床表现为睡眠中频繁的简短连串的运动癫痫发作，常始于喉音先兆，出现尖叫、呼喊，手足痉挛以及抽动，一夜可以几次到数十次，发作开始时表现为喘息，呻吟或发出单个的词，常常睁眼，表情恐惧，双眼凝视或上翻。口部或手的自动症不常见。突出表现为躯体运动性自动症，如突然坐起，猛烈的过度活动，髋部向前用力，全身强直性僵硬，阵挛性抖动及肌张力不全样运动；或突然抬头、摇头、头部后仰；上肢可上举或投掷样动作，下肢可过度伸展、划圈、踏车样运动或四肢节律样运动。患者可在床上爬来爬去甚至坠床致伤。部分患者能意识到发作但不能控制，能听到外界的声音但不能做出反应，事后能回忆发作过程。部分患者发作时意识丧失，表明有继发全身性发作。发作后意识立即恢复，很少有发作后意识障碍或发作后头痛。发作时间短暂，一次发作持续 5 秒～5 分钟，平均 74 秒。检查可见 EEG 大多正常或者存有额区的癫痫样放电。预后良好，卡马西平抗癫痫治疗显效。

【治疗与预后】

在治疗上,抗癫痫药物疗效显著,卡马西平、苯妥英钠、苯巴比妥等均有效,但停药后易复发。

二十六、其他家族性颞叶癫痫

家族性颞叶内侧癫痫(familial mesial temporal lobe epilepsy,FMTLE)是在 1994 年一项基于大量双胞胎人口的基础调查研究中被 Berkovic 等首次描述为一种良性癫痫综合征。然而,随后 Kobayashi 基于对手术治疗的重症颞叶癫痫患者的研究发现,FMTLE 并不一定是良性的,伴有海马萎缩(hippocampal atrophy,HA)的患者比例很高,有时需要手术来治疗癫痫。在热性惊厥(febrile seizures,FS)史、癫痫的严重程度和是否伴有 HA 的三个方面,FMTLE 患者确实存在显著的表型和表型间的异质性,可以根据这些参数将其分成三组。

(一)良性 FMTLE 不合并海马硬化和热性惊厥

良性 FMTLE(benign FMTLE,bFMTLE)的家系中,临床症状较轻。临床特征如下:①起病晚,成年后或者中年起病;②神经系统查体无异常;③认知功能正常;④治疗历史不复杂;⑤大约 30% 的患者具有阳性的家族史,而 15% 左右的患者可能经历过单次 FS;⑥内脏感觉先兆是主要的特征表现;⑦对单药治疗反应较好;⑧容易误诊为精神发作以及胃肠功能紊乱。似曾相识感和旧事如新感频繁出现,起病较迟(2～40 岁),没有 FS 史,并且没有 HA 的 MRI 证据。这些特征符合 Berkovic 等(1994)的原始观测。但到目前为止,只有很少的家系报道,还没有证据表明具体基因位点之间的联系。

辅助检查有以下特点:①≥60% 左右的患者 EEG 正常;②具有遗传易感性;③显著的家族内、外的表型异质性;④常染色体显性遗传较罕见。

bFMTLE 对抗癫痫药物的治疗反应好,大于 90% 的患者接受低剂量的卡马西平或者奥卡西平就能控制癫痫症状。其他的抗癫痫药物如苯妥英、丙戊酸钠和巴比妥的治疗效果也不错。但是这些药物的疗效并没有经过横向的比较。因为偶尔的发作并不影响患者的日常生活,一些患者拒绝接受药物治疗。

(二)FMTLE 合并海马硬化

从定义来看,FMTLE 有别于严重的散发性颞叶癫痫。而后者往往和 HS 有关并且通常前期合并 FS。然而影像学研究发现,FMTLE 也可能合并 HS,此外 FMTLE 也在前期合并 FS。从进行手术切除的 FMTLE 患者获得的手术标本病理切片显示了颞叶中央硬化(mesial temporal sclerosis,MTS)的典型形态:在 CA1 及 CA3 中选择性神经元丢失,CA4、CA2 相对保留,杏仁核和海马旁区域广泛受累。对行手术治疗的 FMTLE 患者 MTS 的观察结果表明,颞叶中央硬化至少在一些家系中代表致癫机制,而该情况在非家族性或散发性病例中也可观察到。因此 FMTLE、HS、FS 三者之间有着复杂而密切的关系。在是否合并 FS、HS 以及癫痫症状的严重程度方面,同一家系中就有着很大的变异。大多数的患者具有良性的病程,包括自发缓解,约三分之一的患者可能进展为难治性癫痫。10% 的患者在婴儿期以及儿童早期合并 FS。合并 FS 的患者比例较接受外科治疗的 FMTLE 患者比例低。平均的发病时间为 10 岁,复杂部分性发作合并口和手的自动症以及突出的发作后意识障碍(这些和非家族性 MTLE 一样)较为常见,而继发全面强直阵挛发作则较为少见。MRI 能够提示 HS 的程度。HS 也可见于无症状的家系成员,这表明海马的异常具有遗传性,且并不一定导致癫痫。然而在难治性癫痫的患者中 HS 往往更加严重。通过对外科手术切除的脑组织标本进行病理学研究发现,HS 并不一定和癫痫的严重程度相关,基因和环境因素在决定颞叶癫痫患者症状的严重程度方面都起到重要的作用。

(三)家族性颞叶内侧癫痫合并热性惊厥

在两个大家系中报道了很多的家系成员合并 FMTLE 和 FS。在两个家系中,颞叶癫痫综合征始于 10～20 岁,并且 MRI 没有 HS 的证据,病程通常为良性。Baulac 等报道了在一个法国家系中存在双基因遗传(18q 和 1q25-31),而另一个家系则与 12q22-23.3 相关。在 Baulac 报道的家系中有较多的患者合并 FS 而鲜有患者合并颞叶癫痫。Baulac 等研究报道钠通道的突变(SCN1A 或者 SCN1B)能够引起同样表型的 FS。因此，联合基因地图和候选基因研究办法将有助于发现 FMTLE 的致病基因。

FMTLE 至今没有确定单基因分子基础。尽管已经描述了 MTLE 患者的一些多态性（*Prodynorphin* 基因、*ApoE* 基因、GABAB 受体基因及朊病毒蛋白基因），目前尚未发现 FMTLE 家族具有 *LGI1* 突变。有些家族成员已经出现了颞叶症状和听觉特征，这进一步支持了 FMTLE 和 FLTLE（家族性外侧颞叶癫痫）构成独立遗传综合征的猜测。仅仅有单个家系通过连锁分析发现 FMTLE 相关的基因可能位于 4q。因此，目前推测 FMTLE 可能有一个主要的基因导致海马异常，表型可能受到额外的遗传和环境修饰因素影响，类似于复杂的遗传。

二十七、伴可变起源灶的家族性局灶性癫痫

伴可变起源灶的家族性局灶性癫痫（familial partial epilepsy with variable foci，FPEVF）是国际抗癫痫联盟最近确定的一种新的癫痫综合征。既往报道的家族性部分性癫痫其家庭成员起病区域都是相同的皮质区域，但伴可变起源灶的家族性局灶性癫痫的临床特征则表现为不同家族成员的部分性癫痫起于不同的皮质区域。发作可起源于额叶、颞叶、顶叶或枕叶，临床表现也不尽相同，脑电图有不同起源的局灶性痫样放电。遗传方式呈常染色显性遗传，连锁分析证实与 2 号染色体长臂有关，但外显率很低，很难确定其他家族特征。

【病因及发病机制】

遗传学分析发现该病呈常染色体显性遗传，临床部分性发作的外显率为 62%，脑电图上痫样放电的外显率为 76%，没有临床早发现象，遗传家系是由男性向子代男性遗传，可除外性连锁或线粒体遗传。研究发现致病基因连锁在 2 号染色体长臂上，这个区域以前未见报道原发性癫痫相关基因。资料显示有 3 种原发性癫痫的基因被克隆，均为离子通道基因，在连锁区域内的任何离子通道基因都可能是伴可变起源灶的家族性局灶性癫痫的候选基因。

【临床表现】

Kobayashi 等和 Scheffer 等共报道 7 个家系，平均发病年龄 3 岁（2 个月～43 岁）。额叶和颞叶是最常受累的区域，所以患者几乎都表现为单纯或复杂部分性发作。单纯部分性发作可有提示发作起源于颞叶的精神症状和口咽部幻觉，60%～86% 的患者继发全面强直 - 阵挛发作，严重程度在不同个体间有很大的差异。6 个家系报道发作主要出现在夜间睡眠中，1 个家系主要在清醒时发病，神经系统体格检查和影像学检查都是阴性。

【脑电图表现】

脑电图检查 60%～75% 的患者脑电图有发作间期痫性放电，睡眠中更容易记录到，脑电图上的痫性放电与临床表现无明显关系，部分患者在发作停止多年后脑电图仍有明显的痫样放电，16%～18% 无癫痫发作的家庭成员脑电图上也有痫样放电，提示其可能是病灶多变家族性部分性癫痫基因的携带者。

【诊断与鉴别诊断】

综合上述，伴可变起源灶的家族性局灶性癫痫是一种少见的癫痫发作类型，其主要特征是在不同的家族成员中有不同起源的部分性癫痫发作，其临床表现与脑电图的定位相一致，在没有部分性发作但有全身性惊厥的患者中脑电图也有提示部分性发作的特征，不同患者间脑电图异常可出现在 4 个不同的脑叶，但同一患者的表现是固定的。在没有临床发作的家族成员中也有脑电图上的痫样放电可能是其突出特征。伴可变起源灶的家族性局灶性癫痫多有发作间期的脑电图异常，尤其是在睡眠记录中更易见到。

伴可变起源灶的家族性局灶性癫痫很易与其他单基因遗传性癫痫鉴别，虽然它也有额叶部分性癫痫，但没有常染色体显性遗传夜间额叶癫痫常见的丛集、短暂性运动发作。在已报道的伴可变起源灶的家族性局灶性癫痫患者中 2 例有头和眼的偏斜，但他们的祖父在 28 年中仅有 16 次夜间发作，且每次只发作 1 次，这种模式与单基因遗传的常染色体显性遗传夜间额叶癫痫完全不同。

（任　惠）

二十八、进行性肌阵挛癫痫

进行性肌阵挛癫痫(progressive myoclonus epilepsy，PME)是一组少见的、与遗传代谢异常密切相关的癫痫综合征，表现为动作性肌阵挛、癫痫发作以及进行性认知减退、共济失调、肌病或脑病等进行性神经功能恶化。据估计，在全世界的儿童和青少年癫痫患者中，约有 1% 为 PME。

【分类及临床表现】

根据不同的遗传形式可以把 PME 分为以下几类：

1. 神经元蜡样脂褐质沉积病(neuronal ceroid lipofuscinosis，NCL)　NCL 是一组以脑、视网膜萎缩、自体脂褐质色素在中枢神经系统和其他器官组织沉积为特征的溶酶体贮积病。根据基因表达的不同可将 NCL 分为八类，不过仅有五种类型的 NCL 可能导致 PME，分别叙述如下：

(1)婴儿晚期 NCL(2 型)：婴儿晚期 NCL(2 型)为常染色体隐性遗传病，是 PME 最为典型的一种类型，其突变基因 *CLN2* 位于染色体 11p15 的位点上，编码蛋白质三肽基肽酶 1(TPP1)。发病年龄 2.5~4 岁，早期临床表现通常是顽固性的癫痫发作，随着病情发展则出现痴呆、共济失调、痉挛和视力障碍，眼底镜检查显示黄斑变性和锥形血管，患者常在发病后 5 年内死亡。溶酶体包涵体多为曲线体。脑电图背景活动缓慢，有广泛性棘波、多棘慢波，特别是枕部多时相棘波放电，对光刺激敏感。检测到成纤维细胞或白细胞中 TPP1 活性降低，结合遗传分析可明确诊断。

(2)青少年 NCL(3 型)：青少年 NCL(3 型)为常染色体隐性遗传病，又称为 Batten 病，其突变基因为 *CLN3*，位于 16 号染色体的短臂上，编码一种有 438 个氨基酸的功能尚未明确的蛋白质。发病年龄 4~10 岁，表现为进行性视力损害、智力倒退，随后出现椎体外系征、共济失调、肌阵挛、癫痫发作以及语言、睡眠紊乱、心功能受损和各种运动障碍。病程的持续进展性相对固定，晚期常有肌阵挛和阵挛持续状态，多数患者常在 20 岁之前失明，发病约 8 年后死亡。脑电图表现类似婴儿晚期型，但对光刺激不敏感。溶酶体包涵体多为指纹印迹沉积。

(3)成人 NCL(4 型)：成人 NCL(4 型)为常染色体显性遗传病，又称为 Kuf 病，其突变基因为 *CLN4*。发病平均年龄为 30 岁，表现为肌阵挛、痴呆、共济失调及锥体外系症状，一般没有进行性视力损害，患者常在发病 10 年后死亡。神经影像学检查常无特异性。脑电图背景活动缓慢，有广泛性棘波，对光刺激不敏感。包涵体可见曲线型沉积物和指纹印迹沉积物。

(4)婴儿晚期芬兰变异型 NCL(5 型)：婴儿晚期芬兰变异型 NCL(5 型)常染色体隐性遗传病，该类型是在芬兰发现的，其突变基因为 *CLN5*，位于染色体 13q21-32 位点上，编码一种有 407 个氨基酸的功能尚未明确的跨膜蛋白质。发病年龄约为 5 岁，表现为肌张力低下，视觉障碍和共济失调，而肌阵挛发作和强直阵挛发作常在 8 岁以后发生。其包涵体类型为指纹印迹和直线型复合体。

(5)婴儿晚期变异型 NCL(6 型)：婴儿晚期变异型 NCL(6 型)为常染色体隐性遗传病，突变基因为 *CLN6*，位于染色体 15q21-23 位点上，其编码的蛋白质功能尚未明确。发病年龄为 5~7 岁，表现为视力丧失和癫痫，常在 30 岁左右死亡，其包涵体类型有多种。

2. Unverricht-Lundborg 病(Unverricht-Lundborg disease，ULD)　又称进行性肌阵挛性癫痫 1 型(progressive myoclonic epilepsy type 1，EPM 1)，为常染色体显性遗传性疾病，与染色体 21q22.3 密切相关，该区域是胱抑素 B 基因的定位区。ULD 患者发病年龄通常为 6~16 岁，最迟 18 岁发病，其病情进展的严重程度是可变的。患者一开始常无神经功能缺损，随着病情发展可逐渐演变为进行性共济失调、意向震颤、构音障碍和轻度痴呆，而在 40 岁后患者的症状可逐渐趋于稳定。肌阵挛是大多数患者的首发症状，可由感觉刺激(本体知觉、听觉和视觉)所引起，抽搐可发生在身体的任何部位，常发生于早晨醒来时，多为严重、不规则、异步占主导地位的抽搐。患者脑电图早期无明显特异性，多表现为脑电频率减慢伴阵发性痫样放电，与其他类型 PME 不同的是 ULD 患者睡眠脑电图多无异常。头颅 MRI 检查可无异常或仅有脑桥、脊髓、小脑半球萎缩，或局部弥漫性脑萎缩等缺乏特异性的征象。

3. Lafora 病(Lafora disease，LD)　为常染色体隐性遗传性疾病，80% 的 LD 患者染色体 6q24 上

的 *EPM2A* 基因存在突变，*EPM2A* 编码一种含 331 个氨基酸的 laforin 蛋白，其属于酪氨酸磷酸酶家族，目前推测其可能参与了蛋白质翻译和糖原合成的过程，从而促使多聚葡萄糖在内皮细胞附近沉积。LD 患者的神经系统、皮肤、肌肉以及肝脏组织中可发现葡萄糖沉积物 Lafora 小体。LD 患者多在 12～17 岁起病，表现为癫痫发作并逐渐恶化为癫痫持续状态，光刺激或本体感觉的冲动常可诱发肌阵挛。约半数患者在发病早期阶段有简单和复杂性视幻觉性发作，同时较早出现共济失调、意识障碍以及痴呆等症状。多数患者于发病后 10 年内死亡。患者脑电图多随病情进展，呈弥漫放电或局限性、多灶性放电，易被低频闪光刺激所诱发。在 LD 早期，患者脑电图表现为 3Hz 频率以下的棘波放电模式，随病情进展频率可增加至 6～12Hz。

4. Ⅰ型涎酸沉积病（type Ⅰ sialidosis）　又称为樱桃红斑肌阵挛综合征，为常染色体隐性遗传性疾病，其突变基因为 *NEU1*，位于 6p21.3 染色体上，编码唾液酸酶或神经氨酸酶，该酶缺失和功能异常可导致低聚糖在体内细胞中贮积。患者尿中唾液酸低聚糖增高，淋巴细胞和成纤维细胞中唾液酸酶缺乏，在杂合子父母中可见该酶活性降低，这些变化均有助于该病的诊断。该病发病年龄 8～15 岁，主要表现为自发性肌阵挛、进行性视力损害、全身性癫痫发作、共济失调以及眼底有特征性樱桃红斑。脑电图表现为低电压以及 β 节律。头颅 MRI 表现为小脑萎缩，其次为脑桥萎缩。

5. 动作性肌阵挛 - 肾衰竭综合征（action myoclonus-renal failure syndrome）　其突变基因为编码溶酶体膜蛋白的 *SCARB2* 基因。发病年龄 15～25 岁，表现为震颤、动作性肌阵挛、罕见的全身性癫痫、共济失调以及伴蛋白尿的进展性肾衰竭，痴呆较罕见，肾衰竭或神经相关呼吸衰竭可导致死亡。

6. 肌阵挛癫痫伴破碎红纤维病（myoclonic epilepsy with ragged red fiber，MERRF）　属于线粒体脑肌病，为线粒体母系遗传病。MERRF 患者肌肉活检可显示线粒体大量增生，可见典型的破碎样肌红纤维（线粒体积累阻断肌纤维所致）。约 80% MERRF 患者的突变基因为 tRNA 赖氨酸基因（A8344G），目前被证实的其他基因突变位点有 T8356C、G8363AC、G12147A 等，分析线粒体 DNA 的分子结构可帮助诊断该疾病。MERRF 患者神经系统症状十分广泛，出现症状的时间和次序差异也很大，即使在同一遗传家系中各患者的发病年龄、病程等都可能不同。主要症状为肌阵挛、小脑共济失调、肌病、神经病、耳聋、痴呆、矮小和视神经萎缩，少数患者表现为心肌病、视网膜色素变性、锥体束征、眼肌麻痹、多发性脂肪瘤以及糖尿病。脑电图示慢性进行性背景活动减慢，广泛性 2～5Hz 棘慢波或多棘慢波放电，部分患者有枕部癫痫性放电，对光刺激敏感。头颅 MRI 显示基底节萎缩和钙化，在 T_2 加权图像可见灰质信号强度的变化。

7. 齿状核红核苍白球丘脑下核萎缩（dentatorubropallidoluysian atrophy，DRPLA）　是一种罕见的神经系统退行性常染色体显性遗传疾病，由 12p13.31 基因 CAG 序列重复不稳定引起。正常人一般有 6～35 个 CAG 重复，而 DRPLA 患者的 CAG 可重复扩增至 48～93 个，基因检测发现 CAG 异常重复扩增可确诊本病。DRPLA 有三种临床表现：舞蹈手足徐动症样型、伪亨廷顿型以及 PME 型，在 20 岁之前发病的患者多为 PME 型，其特征为共济失调、癫痫发作、肌阵挛和痴呆。脑电图常为正常背景电活动伴阵发性闪光相关性放电，头颅 MRI 显示小脑、脑干，特别是脑桥背盖萎缩。

【诊断与鉴别诊断】

PME 通常以儿童和青少年起病，其病程发展有些缓慢，部分有可能在几年内衍变为难治性癫痫甚至死亡。PME 的诊断需要通过对脑电图和临床结果的综合分析来完成。

在 PME 的早期阶段，其表现可能与其他的癫痫综合征如肌阵挛癫痫及其他特发性癫痫相混淆，而随着病情的发展，常规抗癫痫治疗无效，患者的神经症状和脑电图进行性恶化可进一步明确 PME 的诊断。

【治疗与预后】

PME 是严重的甚至是致残或致命的疾病，PME 患者需要终身的临床随访和心理社会支持，包括药物治疗评估和综合康复。抗癫痫药和抗毒蕈碱药丙戊酸盐是首选药物，但由于丙戊酸抑制血清肉碱的吸收因此禁用于 MERRF 的患者。氯硝西泮是唯一获得美国食品药品管理局（FDA）认可的 PME 辅助治疗药物。左乙拉西坦对肌阵挛和全身性发作均有效。在所有 PME 患者中，应避免使用苯妥英钠，因为它可加重神经系统症状和小脑变性。钠通道阻滞剂（卡马西平、拉莫三嗪、奥卡西平）、GABA 能药物（噻加宾，氨己烯酸）以及加巴喷丁和普加巴林也应避免用于 PME 患者，因为它们可能会加重肌阵挛和 PME 癫痫发作。当肌阵挛恶化为阵发性或肌阵挛状态时，患者应避免所有响亮的噪声和明亮的灯光并尽可能在安静的房间内进行治疗。急救治疗包括静脉注射地西泮、劳拉西泮、氯硝西泮、咪达唑仑、丙戊酸钠与左乙拉西坦，该病预后较差，部分患者经正规抗癫痫治疗后症状仍会加重，出现进行性神经功能恶化甚至其他系统功能障碍。

二十九、反射性癫痫

反射性癫痫（reflex epilepsies，REs）为一种特殊类型的癫痫，约占所有癫痫类型的 5%。是指在反复、固定并明确的感知或认知刺激下所激发的癫痫，多在各种不同的感觉刺激如视觉、听觉、嗅觉、味觉、躯体觉、内脏觉及精神刺激下引发。

【诱发刺激因素】

反射性癫痫的诱发因素主要分成两类：简单的（感觉的）或复杂的（认知的）。具体包括躯体感觉刺激，视觉、听觉、前庭和嗅觉的刺激，高层次的如认知、情感、决策以及其他复杂的刺激。可分为以下几类：

1. 非特异性刺激诱发因素　常见诱因为生理因素、环境因素和性腺功能的影响。例如有些女性在经前期的发作较平时频繁，或在经期或妊娠期发作；而有些患者的发作则与睡眠 - 觉醒周期有关。

2. 特异性刺激诱发因素　此类刺激大多属于感觉刺激，常见的有视觉刺激、听觉刺激、躯体感觉刺激、精神感觉刺激、内脏感觉刺激。

3. 高级心理活动诱发因素　该诱因不是单纯的视、听或某种特殊刺激，而是包括阅读、书写、绘画、计算、下棋、玩牌等复杂的高级心理活动，该因素诱发的癫痫是反射性癫痫的特殊类型。

4. 自我诱因　即患者常采取某一固定的刺激方式，对自己进行刺激而引起癫痫发作。

5. 条件反射性诱发因素　即只要联想诱发因素就能导致癫痫发作。

【分类及临床表现】

1. 光敏感性癫痫（ photosensitivc or light-sensitive epilepsy ）　绝大多数可能引起反射性癫痫患者癫痫发作的感觉刺激都与视觉系统有关，这些视觉反射性癫痫又称为光敏感性癫痫，约占反射性癫痫的 80%，多为常染色体显性遗传性疾病，可分为：

（1）电视性癫痫（television epilepsy）：患者注视电视和电脑的闪烁屏幕，特别是在近距离注视时所诱发的癫痫。频率为 15～30Hz 的间歇性光刺激常能诱发癫痫发作，表现为双侧肌阵挛、失神或全面强直 - 阵挛发作，是最常见的一种光敏感性癫痫。

（2）闪光刺激诱发的反射性癫痫（reflex epilepsy induced by intermittent phonic stimulation）：患者的癫痫发作通常是被闪烁的光线所诱发，如驾车（或坐车）时看透过树丛的灯光、反光的水面、日光灯启动、不同频率的人工闪光刺激等均可导致癫痫发作。多表现为全面强直 - 阵挛发作，少部分呈失神发作。

（3）图形敏感性癫痫（pattern-sensitive epilepsy）：当患者注视对比度强的格子条纹、细网状的几何图形或者自动扶梯时，癫痫可被激发，表现为全身抽搐、失神或短暂的肌阵挛发作。

（4）注视性癫痫（visual exploration epilepsy）：由持续注视某一物体所致的癫痫发作，其发作不仅与视觉刺激有关，而且可能与精神集中内省性思维活动的刺激有关，可表现为肌阵挛发作、全面强直 - 阵挛发作及部分强直发作。

（5）闭目诱发光敏感性癫痫（photosensitivc seizure in induced by closing the eyes）：由闭目诱发的癫痫发作，多表现为典型失神发作或肌阵挛型失神发作。与闭目动作诱发的躯体感觉反射性癫痫不同，此类发作在完全的暗室内作闭目动作或意念作闭目不能引起临床发作和脑电图痫性放电。

（6）自我诱发性光敏感癫痫（Self-induction of visual-sensitive seizures）：其诱发因素有多种，如在太

阳光下或电视机前摇动放在眼前的手掌,从手指间透过的闪动光线均可诱发癫痫发作。其发作形式多为失神发作、肌阵挛发作,发作中脑电图呈失律状,并有普遍性棘波发放。

(7)原发性阅读性癫痫(primary reading epilepsy):是由阅读引起的癫痫发作,有家族遗传史。发作时首先表现为下颌运动感或肌阵挛样不自主痉挛,若继续阅读可引起全面强直 - 阵挛发作,而及时中断阅读症状可随之消失。发作间歇期脑电图多为正常,发作时可有两侧同步性 3～6Hz 高波幅慢波,顶、枕部比较明显。

2. 听觉反射性癫痫(auditory-induced epilepsy)　是指听觉刺激诱发癫痫发作的一种特殊临床症状。

(1)听源性癫痫(audiogenic epilepsy):因突如其来的强声刺激引起惊愕性癫痫发作,其最简单的发作形式是"惊吓反射",多见于儿童和青少年,大多数患者伴有智力障碍。临床表现为极其短暂的广泛性肌阵挛,脑电图为两侧同步性多棘波或多棘波慢波综合。也可表现为持续 2～30 秒而不伴有意识障碍的强直发作,脑电图表现为顶棘波、棘慢复合波或波幅逐渐升高的 10Hz 左右的节律波。

(2)乐源性癫痫(musicogenic epilepsy):听特定的音乐触发的癫痫发作,为极其罕见的一种反射性癫痫,发病年龄在 28 岁左右。患者的癫痫发作与旋律或谐波结合的声音有关,这些声音可针对不同个体进行特异性的听觉触发。癫痫发作常伴有心悸的先兆,或是头部难以形容的感觉以及听觉错觉,其发作的临床类型多为复杂部分性发作,不会出现强直阵挛性惊厥,癫痫发作时多伴有颞叶局灶性的脑电图异常。

3. 躯体感觉刺激诱发的癫痫发作　是由外界躯体感觉刺激、复杂外界躯体感觉刺激、本体感觉刺激和复杂本体感觉刺激所诱发的癫痫。分为:

(1)运动诱发性癫痫(epilepsy induced by movement):由随意运动所致的癫痫发作,此种发作临床极少见。突然运动触发癫痫发作是该病具有诊断价值的特征表现,尤其在精神紧张、焦虑或自我暗示等情况下更容易诱发癫痫。癫痫发作通常始于儿童期并且发作频繁,发作形式亦多种多样,同一诱发因素可引起一侧或两侧肢体强直性发作、全面强直 - 阵挛发作、继发性全面性发作和舞蹈指痉样发作等多种形式,临床最多见的是单个肢体或一侧肢体强直性发作。

(2)沐浴性癫痫(epilepsy induced by bathing):常温(36～38℃)下在水中沐浴时出现的癫痫发作,发病平均年龄为 7 个月,癫痫发作可在洗澡其间的任何时间发生,癫痫持续时间常在 30 秒～3 分钟。其最常见的癫痫发作类型是复杂部分性发作,其次为全面强直 - 阵挛发作。

(3)热水沐浴性癫痫(epilepsy induced by immersion in hot water):用较热的水(40～50℃)沐浴时所诱发的癫痫发作,以青少年多见,常见的发作类型为复杂部分性发作。

(4)惊愕性触觉癫痫(startle epilepsy induced by tactile stimuli):由于外界突如其来的抚摸、接触或打击而引起的癫痫发作,多见于儿童,常伴有长期器质性脑损害及智能障碍,表现为不对称的强直,其次为阵挛发作。

(5)眼球偏斜及闭目动作诱发的癫痫发作(epilepticseizurc induced by eye deviation or eye-closing):由自主地眼球向一侧偏斜或闭目动作引起的癫痫发作。前者开始时呈眼球震颤样表现,随之可引起阵挛性痉挛样发作;后者呈失神发作或肌阵挛发作,需与光敏感性闭目诱发性癫痫相鉴别。

4. 前庭反射性癫痫(vertiginous reflex epilepsy)　由前庭神经受刺激所诱发的癫痫发作。临床主要表现为与癫痫发作相关的发作性眩晕、意识丧失或瞬间失忆,脑电图可显示全面性或局灶性活动,脑电图阳性结果是诊断该疾病的关键依据。

5. 内脏诱发性反射性癫痫(reflex epilepsy induced by visceral precipitation)

(1)进食性癫痫(eating epilepsy):进餐时或进餐后不久出现的癫痫发作,男性患者多见,癫痫发作形式主要有复杂部分发作、简单部分发作和继发性全面性发作,伴有或不伴有意识障碍。进食性癫痫发作时脑电图可呈局灶性或全面性表现。

(2)其他内脏诱发反射性癫痫:由于胸膜、咽喉、胃肠和泌尿生殖系各种结构受刺激而引起的发作,比如性活动性癫痫:是一种由性活动诱发的癫痫,患者通常在性高潮后发生癫痫发作。

6. 精神反射性癫痫(psychic reflex epilepsy) 由各种高级神经活动如认知、情感、任务决策以及其他复杂的刺激所诱发的癫痫发作。常见的诱因有计算、下棋、玩牌及言语条件反射等。可能与视觉、触觉、本体觉、精神及情感活动、条件反射等各种刺激有关。包含思考/心理演算性癫痫、决策反射性癫痫、代数运算性癫痫、情感性癫痫及麻将等游戏诱发的癫痫。

【治疗与预后】

对于确诊反射性癫痫的患者,可行药物控制癫痫发作,抗癫痫药物的选择同其他癫痫一样,主要是考虑临床发作类型、既往病史、患者的年龄、合并症及药物不良反应,癫痫发作次数少者可不行药物治疗。反射性癫痫最主要的治疗原则是去除诱发刺激因素,已查明病因者首先应行病因治疗。经过合理的综合治疗反射性癫痫的预后一般较好。

三十、颞叶内侧癫痫伴海马硬化

颞叶内侧癫痫伴海马硬化(mesial temporal lobe epilepsy associated with hippocampal sclerosis,MTLE-HS)是一种耐药率极高的癫痫综合征,约有65%的颞叶内侧癫痫患者为MTLE-HS。各种研究证实MTLE-HS是一种慢性疾病,其特征是神经元的明显丢失和海马锥体细胞层的纤维胶质化。

【海马硬化的病理分型】

海马硬化的典型特征为CA1和CA3区中的神经元损失和CA2区神经元的相对保留。根据神经元丢失和胶质增生的组织学表现,国际抗癫痫联盟(ILAE)将HS分类为典型(1型)和非典型(2型和3型)三种类型:HS1型常指严重的神经细胞丢失和胶质增生,主要发生在CA1和CA4区,CA2、CA3区和齿状回也有不同程度受累,该型约占60%～80%。HS2型的病理改变主要发生在CA1区,HS3型则以CA4区为主,此两型均比较少见。

【病因与发病机制】

海马硬化是MTLE-HS的主要病因,约80%的MTLE-HS患者存在单侧的海马硬化。海马硬化的原因尚未完全明确,可能包括热性惊厥、癫痫持续状态、外伤、感染等。目前对于海马硬化是癫痫发作的病因,还是海马硬化和癫痫是共同存在于机体内的病因尚存在争议。MTLE-HS患者除了海马硬化外,还可能存在额外的海马异常,或存在其他伴随的病灶如皮质发育畸形、胚胎发育不良性神经上皮肿瘤(dysembryoplastic neuroepithelial tumor,DNET)以及其他良性肿瘤等。

【临床表现】

MTLE-HS为较常见的癫痫综合征,约占所有癫痫患者的20%。其发病年龄多在4～16岁,发病没有明显的性别差异,MTLE-HS的患者通常每周出现一次或两次癫痫发作,在清醒或睡眠时均有可能出现癫痫发作,其癫痫发作形式有以下几种:

1. 简单部分(先兆)发作 通常是最初的癫痫发作类型,大约20%～96%的MTLE-HS患者发作后可回忆起先兆发作,表现为上腹部不适(80%)、恐惧感(20%～30%)或自主神经症状。

2. 复杂部分发作 可继发于先兆发作之后,最常见的表现为凝视、无意识或半意识的口唇自动(70%)和自主表现,其他可能的无意识行为包括摸索、拽着衣服、发声或烦躁不安等。有些患者(20%～30%)可能出现单侧肌张力障碍而导致对侧癫痫发作,这可能与癫痫发作传导至纹状体腹侧和苍白球有关。患者的癫痫发作可持续2～3分钟,之后可能会出现持续数分钟甚至数小时的后发性头痛、精神错乱或瞻望。

3. 继发全身强直阵挛性惊厥发作 此类癫痫发作较少见。

【诊断与鉴别诊断】

MTLE-HS的诊断没有单一的标准,其确诊需要结合一系列的临床体征和症状、发作间期脑电图特征以及癫痫发作的类型进行综合分析,具体如下:

1. 病史 对于出现复杂部分性癫痫发作,表现为无意识的口唇自动、上腹部不适、恐惧感等,尤其是有婴儿热性惊厥病史的患者,应怀疑MTLE-HS的可能。

2. 神经影像检查　MTLE-HS 患者行头颅 MRI 检查可发现海马萎缩和硬化，T_1 加权图像上的海马呈低信号，T_2 加权图像上的海马呈高信号，或有可能发现杏仁核硬化以及海马旁回或多数颞叶的轻度萎缩。严重病例可见边缘系统（穹窿、乳头体和丘脑前部）萎缩。

3. 发作间期头皮脑电图　在发作间期，50%～70% 患者的脑电图是正常的，剩余的患者可出现颞叶癫痫样放电。

4. 发作期头皮脑电图　约 20% 的患者发作期头皮脑电图记录到的痫样放电为双侧对称性的，55% 为双侧不对称性的，25% 表现为局灶性的。

颞叶内侧癫痫伴海马硬化需与以下疾病相互鉴别：

1. 惊恐发作或非癫痫性精神性发作　颞叶癫痫可能会被误诊为惊恐发作或非癫痫性精神性发作，视频监测发作表现是鉴别诊断的主要依据。

2. 消化系统疾病　MTLE-HS 患者的上腹部不适可能会与消化系统疾病相混淆，有无意识丧失是最主要的鉴别依据。

3. 精神病　如果 MTLE-HS 患者的癫痫发作是短暂的、温和的并伴有长期意识混乱，则有可能被误诊为精神病，可用视频监测进行鉴别。

4. 其他颞叶内侧癫痫　神经影像学检查是鉴别 MTLE-HS 与其他颞叶内侧癫痫的有效手段。

5. 外侧颞叶癫痫　外侧颞叶癫痫发作通常有视觉或听觉的先兆以及非特异性的先兆，很少有热性惊厥的病史，没有上腹部不适、恐惧、或无意识的口唇自动。

6. 家族性颞叶癫痫　在家族性颞叶癫痫中，癫痫发作开始较晚（青少年和青年），没有高热惊厥史，无上腹部先兆，癫痫发作较少，神经影像学检查多正常。

7. 额叶癫痫　额叶癫痫多表现为夜间多发的频繁的无意识的自主活动，在癫痫发作早期可能出现肌张力障碍。

【治疗与预后】

近 25 年以来，大量新型抗癫痫药（ASMs）被成功研发并进入临床，但耐药性 MTLE-HS 患者的数量仍居高不下。卡马西平和左乙拉西坦是治疗 MTLE-HS 的首选用药，近年研究发现一些新型 ASMs 比如瑞替加滨、布立西坦、醋酸艾司利卡西平、拉科酰胺对 MTLE-HS 也有一定疗效。如果 MTLE-HS 患者合理使用 ASMs 治疗 2 年仍不能有效控制癫痫发作，则可行外科治疗。大脑半球颞叶切除术对大多数（70%～90%）患者有效，术后常见并发症为对侧象限盲。对于存在颞叶切除术后继发记忆或言语功能缺陷风险的患者，可行选择性杏仁核-海马切除术。

约 30% 的 MTLE-HS 患者 ASMs 治疗有效，70% 的患者药物治疗无效且癫痫发作会逐渐变得更加频繁。大约 50% 的患者会接受手术评估，术后约 70%～90% 患者的癫痫发作能得到控制。

（黄媛馨　伍国锋）

三十一、Rasmussen 综合征

Rasmussen 综合征（Rasmussen syndrome，RS）以前称为 Rasmussen 脑炎，首先由 Rasmussen 于 1958 年报道提出，是一种罕见且严重的脑部疾病综合征。截至 2015 年，该病全世界报道的仅有 300 多例，常见于儿童。主要表现为严重的难治性癫痫、偏瘫、运动和语言功能缺陷以及认知障碍。其发生与单侧半球萎缩有关，最易受累部位是海马。药物治疗多无明显效果，疾病发展到晚期常导致患者出现偏瘫及智能障碍。

【病因与发病机制】

Rasmussen 综合征的发生与单侧半球萎缩有关，最易受累部位是海马。

RS 的发病机制至今尚不清楚，相关文献报道称与病毒感染、体液免疫和 T 细胞介导的细胞毒性作用等有关。Watson 等通过 ELISA 检测到 RS 患者血清中谷氨酸受体亚单位 3（GluR3）的存在，Rogers 等通过免疫蛋白印迹技术等发现血清 GluR3 抗体与 RS 的严重程度有一定的相关性，此外，血浆置换清除血清 GluR3 后，患者癫痫发作频率减少，神经功能症状明显改善，故 RS 可能是通过 GluR3 抗体介导的自身免疫性疾病。而 Mirones 等报道，RS 发病过程中发现细胞毒性 T 淋巴细胞的浸润并且对疾病的发展有促进作用，提出细胞毒性 T 淋巴细胞具有攻击神经元并促使其凋亡的可能。

【临床表现】

RS 多见于儿童和青壮年，以幼儿多见，多数在 10 岁前起病。随着疾病的进展，会出现进行性单侧脑损伤。疾病的两种主要症状是顽固性的癫痫发作和渐进的神经功能障碍，其他症状还包括偏瘫、偏盲、失语、认知能力下降等。癫痫发作是其首发症状，以部分性发作最多见。RS 的临床表现可分三个阶段：①前驱期，并无相关特异性表现，癫痫的发作次数和频率较少，且无其他神经功能障碍的出现；②急性期，出现频繁癫痫发作，以部分性发作持续状态为该期标志性特征；此期神经功能障碍主要表现为进行性偏瘫，偏盲和认知功能障碍，如病灶累及大脑语言功能区，还可出现失语；此期病程持续时间约 4~8 个月；③后遗症期，以进行性智能减退为特点，随疾病病情进展，患者可出现精神症状和精神神经心理损害，伴随有不可逆的神经功能障碍和顽固性的癫痫发作，主要表现为难治性癫痫和癫痫持续状态，癫痫发作的频率较急性期减少。

【脑电图表现】

EEG 在疾病不同阶段有不同特点。在早期和中期，常提示患侧半球背景活动减弱，常为不规则慢波及低电压不对称活动。至晚期，特别是伴有偏瘫或偏侧影像学异常，可出现双侧弥漫性不对称性异常。出现睡眠纺锤的同时伴随有癫痫样放电，常为多灶或孤立性棘波，极少数出现尖波，多位于双侧额叶，而在颞叶中则容易出现局灶性 δ 波。睡眠脑电图常呈现出快速眼动，睡眠期呈非对称性分布的特点。发作和发作间期很难通过头皮电极对致痫灶进行精确定位。

【辅助检查】

头颅 MRI 早期可无明显特征，半球的萎缩常起始于颞叶岛盖。其中，MRI 的特征性表现包括进行性单侧局灶性皮质萎缩和伴有基底神经节受累的灰质或白质 T_2/FLAIR 高信号改变，皮质萎缩常在额岛叶进行性发展。大多数病例会出现同侧尾状核头萎缩，脑室扩大的影像学特征。其他的异常信号还包括脑干半侧萎缩，对侧小脑半球萎缩等。

【诊断与鉴别诊断】

RS 主要是根据临床表现、EEG 和头颅 MRI 来确诊的。2005 年欧洲专家共识给出两条诊断标准。第一：①局灶性癫痫发作和一侧脑皮质病变；② EEG 一侧半球显示慢波，伴或不伴有癫痫样放电；③头颅 MRI 提示一侧脑皮质萎缩，伴至少下述情况之一：灰质或白质 T_2 高信号，同侧尾状核头部高信号或萎缩。第二：①临床表现为部分性发作持续状态或进行性一侧性脑皮质功能障碍；② MRI 显示一侧半球部分性脑皮质萎缩；③病理学出现以 T 淋巴细胞为主的脑炎伴小胶质细胞增生及反应性星形胶质细胞增生。

【治疗与预后】

RS 的治疗目的是控制部分性癫痫发作和终止疾病的发展，从而达到改善患者预后，提高生活质量。现在有效的治疗方法包括非手术治疗和手术治疗。

非手术治疗包括使用抗癫痫药物来控制部分性癫痫发作，使用激素或免疫球蛋白免疫治疗。常用的抗癫痫药物包括卡马西平，左乙拉西坦和丙戊酸钠等，而静脉注射免疫球蛋白具有广泛的免疫调节作用，对自身免疫性 RS 效果显著。

药物治疗虽可减缓患者病情，但不能阻止疾病的进展，因此，手术治疗对 RS 患者来说是最有效的。目前常采用的手术方式是大脑半球切除术，也是当前治疗 RS 的"金标准"，解剖性大脑半球手术于 1929 年由 Dandy 首次应用于肿瘤患者，而我国神经外科专家栾国明教授于 2004 年将原术式进行改良，形成了功能性大脑半球离断术和经岛叶半球离断术这两种现在广泛应用于临床的术式，减少了原术式的并发症。对于 RS 手术治疗的时机，要做到早诊断早手术，避免出现其他神经功能障碍后再进行手术，因早期手术可能会改善患者预后，特别是认知功能。

三十二、发笑发作伴下丘脑错构瘤

发笑发作，又称为痴笑发作（gelastic seizures，GS）或痴笑性癫痫，是指无诱因的情况下出现发作，无发笑的理由和内容、却不能自控的刻板性发笑、痴笑、傻笑及偶伴哭泣等为主要临床表现的一类特殊类型的难治性癫痫。以婴幼儿及儿童起病多见，发病时间短，多数不伴有意识障碍，少部分患者可出现意识丧失伴其他癫痫发作，发作期及发作间期脑电图出现痫样放电，抗癫痫药物治疗效果不佳。GS 是一种较为罕见的特殊类型的难治性癫痫，占所有癫痫发作的比例不足 1%。自 Trousseau 1873 年首次提出痴笑性癫痫以来，到 1957 年 Daly 和 Mulder 才使用痴笑性癫痫这个名称，次年，List 等首次个案报道了该病，并将痴笑性癫痫和下丘脑错构瘤（hypothalamic hamartoma，HH）两者明确地关联在一起。2001 年，ILAE 正式命名并将其归类为局灶性癫痫发作。

【病因与发病机制】

笑或哭的神经传导通路涉及脑的多个部位，主要路径为：额叶皮质 - 前扣带回 - 前岛叶 - 颞下回皮质 - 颞枕区皮质 - 海马杏仁 - 下丘脑中脑导水管灰质 - 脑桥被盖部，该通路的任何部位受损均有可能产生病理性的笑或哭。关于 GS 起源于 HH 的报道很多，Troester 等研究发现约 77% 的 HH 患者有 GS。可能与以下方面相关：①邻近正常结构的局部刺激及压迫，如 HH 对间脑、边缘系统或第三脑室等的机械刺激及压迫；②激素表达异常，认为 HH 可分泌人生长激素、黄体生成素及卵泡刺激素等导致 GS 的神经肽，其依据为手术切除部分错构瘤后，残留的组织仍可分泌致 GS 的神经肽，以至患者的症状无明显改善；③ HH 是一内在致痫灶，即 GS 源于 HH，通过电极直接刺激错构瘤神经元引起典型的 GS，而手术切断错构瘤及其周边的联络系统后可控制 GS，其可能机制如下，HH 小神经元成簇地异常放电，然后通过大锥体神经元输出，主要传至额、颞叶，从而主要表现为额、颞叶癫痫的症状；传出的主要通路有两条：一为放电经过乳头体、乳头丘脑束传导至丘脑前核，经扣带回传至额叶，另一条为痫样放电经过穹窿传至内侧颞叶。

【临床表现】

在疾病早期，常以单纯性发笑发作为主，临床主要表现为反复出现的发作性、刻板性、重复性痴笑、傻笑等，同时，面部表情古怪、但常无喜悦感且不能自控，通常约数秒至数十秒不等（平均 30 秒），常伴有面色潮红、心跳加快及呼吸急促等自主神经功能失调的表现，多数患者发作时不出现意识障碍，少部分可伴意识丧失或伴有其他癫痫发作的表现，一般状况良好，抗癫痫药物治疗不敏感。随着年龄的增长及病程的进展，其发作频率逐渐增加，甚至出现复杂性发作或持续状态等。复杂性发笑发作常伴有意识障碍，易出现失神发作、运动性发作、肌阵挛发作、强直发作及 GTCS 等。此外，HH 源性 GS，在儿童早期出现的常发展为局灶性发作或全面性发作伴认知障碍，发生于婴儿期的往往一开始就伴随出现其他严重的局灶性发作及认知障碍；而成人患者，则可出现焦虑、抑郁、躁狂及精神症状等。

【脑电图表现】

对痴笑性癫痫的诊断尤为重要。Troester 等对 HH 源性 GS 在发作期的脑电图进行回顾性研究发现，有 89% 的单纯性发笑发作的脑电图异常位于额部和 / 或颞部；而复杂性 GS，近 100% 的脑电图痫样放电均位于上述部位。在早期，发作间期头皮常规 EEG 通常是正常的（早期出现部分漏诊）；随着疾病进展，背景活动呈现弥漫性减慢，在发作间期，可出现单侧或双侧额叶或颞叶的孤立性癫痫样放电，抑或不规则的全面棘慢波。在发作期，主要表现为弥漫性低电压节律性快活动或者全面性的脑电背景抑制为特征，SEEG 直接探测 HH 可见病灶同步产生低电压节律性快活动放电。

【辅助检查】

影像学检查可以直观显示错构瘤的位置、大小、有无带蒂以及周边情况。头颅 CT 对错构瘤的诊断率较低，CT 平扫提示 HH 位于垂体柄后方、脚间池、鞍上池等部位的类圆形等密度团块影，增强扫描后无强化。MRI 是目前首选且最有价值的检查方法，典型头颅 MRI，表现为位于垂体柄后方、视交叉与中脑之间，灰结节和乳头体区域的圆形或类圆形肿块，边界清楚，有蒂或无蒂，信号均匀，与周围组织分界清。T_1 加权像表现为等信号病变，T_2 加权像为高信号病变，且增强后不强化。

【诊断与鉴别诊断】

根据典型的临床表现、脑电图及影像学检查，诊断该病并不困难。发笑发作仍沿用与 Gascon 关于 GS 一致的诊断标准：①以发笑为首发症状，发作具有短暂性、发作性、重复性、刻板性、等特点，多数在 1 分钟以内缓解；②发作时无外界诱因；③早期以发笑发作为主，随着疾病进展，可伴发其他类型的癫痫发作（如强直发作、阵挛发作、GTCS 等）；④发作期或发作间期脑电图可记录到痫样放电、以单侧或双侧颞叶或额叶多见，无特异性；⑤排除其他原因的病理性发笑。发笑发作应与各种类型的癫痫发作相鉴别，同时还应与假性发作鉴别；下丘脑错构瘤主要与颅咽管瘤、鞍上胶质瘤及生殖细胞瘤鉴别。

【治疗与预后】

1. 药物治疗　药物只能控制少部分患者或者 GS 以外的发作形式。主要的药物有奥卡西平（OXC）、丙戊酸（VPA）、左乙拉西坦（LEV）及皮质固醇类激素等。LEV 可以通过逆转 GABA 受体的"功能衰减"来控制 GS；而钙通道阻滞剂能抑制 HH 小神经元自发性放电和锥体神经元的过度去极化。多数患者均为药物难治性癫痫，需要手术治疗。

2. 手术治疗　切除错构瘤、损毁或者阻断与错构瘤之间的神经网络联系，能够明显控制患者的癫痫发作，同时也能改善患者的认知功能障碍。目前手术策略主要有：①外科手术切除治疗；②内镜切除或热灼治疗；③立体定向 γ 刀治疗。

对 HH 皮质继发性致痫灶的手术，其结果不佳。相反，以 HH 为致癫痫灶的手术，能明显改善临床症状，GS 几乎全部得到控制，而继发的其他癫痫发作，术后也可缓解。目前主张有明显症状性癫痫者、提倡手术切除，Delalande 和 Fohlen 依据肿瘤特点，将其分为 4 种类型：Ⅰ型为 HH 基底与第三脑室呈水平生长；Ⅱ型 HH 基底与第三脑室呈垂直植入、并向三脑室内部生长；Ⅲ型为Ⅰ型和Ⅱ型的综合；Ⅳ型为所有巨大的错构瘤，其中Ⅰ型和Ⅲ型术后疗效好；而对于Ⅱs 型（脑室内无柄型 HH）内镜切除更为适合。Regis 也将肿瘤分为 4 型：Ⅰ型为 HH 位于下丘脑内；Ⅱ型为 HH 位于三脑室内；Ⅲ型为 HH 位于三脑室底；Ⅳ型为 HH 位于脚间窝，其中Ⅰ型和Ⅲ型及 Delalande 和 Fohlen 分型的Ⅳ型，则优先选择放射治疗；立体定向灼烧治疗（stereotactic laser ablation，SLA）则适用于各种类型的 HH。早期 HH 识别，特别是相对小病灶，年龄小，发病时间较短者，完整的手术切除对于术后无发作至关重要。然而，任何手术方式都可能导致严重的不良反应，如各种内分泌异常、认知障碍和脑神经缺损等。因此，每例患者都应该接受个体化的治疗方案。

三十三、半侧抽搐半侧瘫癫痫

半侧抽搐半侧瘫癫痫，又称半侧惊厥 - 偏瘫 - 癫痫（hemiconvulsion-hemiplegin-epilepsy，HHE），1957 年由 Gastaut 等首先提出。

【病因与发病机制】

HHE 由于病例数量少，病因研究较少，结果也不一致，一般分为特发性和继发性两类。特发性 HHE 约占 25%，多数认为系复杂性热惊厥的并发症，非中枢神经系统感染。继发性 HHE 常为急性进展性，如颅内感染、硬膜下血肿和血管损伤等。

发病机制可能与以下方面有关：①长期热性惊厥，其中炎症可使神经细胞损伤程度加重；②可致海马硬化，出现局灶性癫痫持续状态，引起神经元兴奋性毒性损伤及细胞水肿，增加血脑屏障通透性，使得细胞水肿进一步恶化；③遗传易感性，SCN1A 基因突变的患者可能会引发癫痫发作和炎症级联反应，从而导致 HHE 的发生。16P13.11 的缺失会增加各种类型癫痫的易感性，也是 HHE 的易感因素。对 HHE 综合征患者进行染色体微阵列分析（chromosomal microarray analysis，CMA）显示，该患者 1q44 区域缺失了 1.8Mb。

【临床表现】

该病多见于婴幼儿，65%～92% 患者发病年龄为 6 个月～4 岁；初始于发热的疾病，多数为非中枢神经系统感染；随后发展为一侧或一侧为主的偏瘫（上肢较下肢重，偏瘫可持续也可恢复）；由于受损部位的不同，除偏瘫外也可出现相应神经系统受损的表现，如言语功能障碍、高级认知功能减退等。数月至数年后，三分之二的患者出现癫痫发作。癫痫发作可为单纯部分性，表现为头眼向一侧强直性偏转，一侧肢体节律性抽搐，也可能部分性继发全面性发作，恶化为持续状态。发作间期脑电图常表现为双侧的高幅慢波，但以病变侧为甚。

【脑电图表现】

在发病早期，病变侧所有脑电活动显著减弱，以及对侧的连续多态性δ活动和α-β活动。随着病情进展，所有脑区电活动逐渐减弱。半侧抽搐发作期常表现为双侧节律性慢波，惊厥肢体对侧大脑半球脑电波幅更高，混杂以10Hz的募集性节律，后头部突出。节律性慢波和10Hz募集性节律的形态、频率和部位富于变化。在一侧半球有结构性脑损伤时，常见病侧电压普遍降低。此外有些病例在惊厥肢体对侧可出现假节律性棘慢复合波，间以周期性的电压衰减，持续1～2秒。

【辅助检查】

本病头颅CT诊断率较低，早期仅显示病灶侧呈低密度水肿灶。头颅MRI的形态学有助于诊断。MRI成像整个患侧半球长T_1、长T_2信号，扩散加权像显示在皮质下扩散系数减少。早期弥散加权成像（DWI）具有主要诊断价值，显示半球内的扩散受限制，具体部位可以累及基底节，也可累及海马。随着病情进展，演变成弥漫性单侧皮质和皮质下萎缩，T_2加权图像显示病侧大脑半球皮质肿胀和脑沟和侧脑室明显萎缩。灰质和白质信号强度增加。与卒中相比，HHE特征是这些异常区域与血管的供血区域不成相关性。

【诊断与鉴别诊断】

该病多见于婴幼儿，起病年龄多在4岁内；多数为惊厥起病，继之出现一侧或一侧为主的偏瘫症状，可伴其他癫痫发作；发作间期脑电图常表现为双侧的高幅慢波或棘波，以病变侧为甚；头颅MRI常显示为病变侧半球长T_1、长T_2信号，后逐渐演变为病变侧皮质和皮质下萎缩。

线粒体脑肌病伴高乳酸血症和卒中样发作（MELAS）综合征：主要表现为反复发作性卒中、癫痫、头痛等；头颅MRI表现为病灶区的长T_1、长T_2信号，但多为母系遗传，常于10～40岁起病，肌肉活检和基因突变位点检测是诊断该病的重要手段。

儿童交替性偏瘫（alternating hemiplegia of childhood, AHC）：多在出生后18个月内起病；主要表现为突发的一侧或双侧肢体瘫痪，呈交替性发作，有部分患者合并癫痫、手足舞蹈、共济失调等。

【治疗与预后】

HHE是儿科罕见但严重的疾病，会极大地影响患者及其家属的生活质量；导致难以控制的癫痫和可能的终身偏瘫。

应积极早期治疗脑水肿，预防细胞毒性损伤。但目前HHE的治疗没有标准的根治性方案。药物治疗旨在控制癫痫发作，如卡马西平或苯巴比妥已被用于癫痫发作的控制。除上述药物之外，半球切除术或胼胝体切除术在难治性病例中也有很好的效果。

（徐祖才）

第三节 癫痫持续状态的临床及电生理特征

癫痫持续状态（status epilepticus, SE）是由于癫痫发作的终止机制失灵或异常持续发作的机制启动所造成的一种疾病状态，导致异常久的癫痫发作（时间点T_1后）。这种疾病状态，可能产生长期不良后果（时间点T_2后），包括神经元死亡、神经元损伤和神经网络异常，其损害程度取决于癫痫发作类型和发作持续时间。该定义为概念性的，具有两个可操作性的层面：发作时间超过时间点T_1，提示发作很难自行终止，应该启动紧急治疗。发作时间超过时间点T_2，提示有产生长期不良后果的风险，应该积极实施强化治疗以防出现长期不良后果。不同的SE类型，时间点具有很大区别（表6-7）。

表 6-7　不同癫痫持续状态发作类型的时间点

SE 类型	时间点 T_1	时间点 T_2
强直 - 阵挛 SE	5min	30min
局灶性 SE 伴意识障碍	10min	>60min
失神发作 SE	10～15min	未知

一、分类

2015 年国际抗癫痫联盟按 4 个轴线进行分类：症状学、病因学、脑电图特征、年龄。其中症状学分类为我们临床常用的分类方法，按照 2 个标准进行分类，即是否存在明显的运动症状和意识障碍的程度。依据存在明显运动症状伴意识障碍，概括分为惊厥性 SE（convulsive SE，CSE）和非惊厥性 SE（nonconvulsive SE，NCSE），其详细分类见表 6-8。2012 年美国神经重症监护协会发布的指南依据症状、持续时间和潜在的病因进行分类，主要有 CSE、NCSE 和难治性 SE（refractory SE，RSE），这种分类方法更具有临床实用性。CSE：发作时肢体节律性抽动；NCSE：脑电图可看到发作活动，但没有与 CSE 相关的临床表现；RSE：给予足量的一种苯二氮䓬类以及随后的一种可接受的抗癫痫发作药物治疗后，患者仍有临床或 EEG 发作。

表 6-8　2015 年国际抗癫痫联盟症状学分类

A 具有明显运动症状	B 无明显运动症状（即非惊厥性癫痫持续状态，NCSE）
1. 惊厥性癫痫持续状态（与强直 - 阵挛持续状态同义） 　a 全面性惊厥性癫痫持续状态（GCSE） 　b 局灶起源进展为全面性惊厥性持续状态 　c 无法判断局灶性或全面性 2. 肌阵挛持续状态 　a 伴昏迷 　b 不伴昏迷 3. 局灶运动性 　a 反复局灶性运动性发作（杰克逊发作） 　b 持续性部分性癫痫（EPC） 　c 反向偏转持续状态 　d 眼睑肌阵挛持续状态 　e 发作性麻痹（即局灶抑制性癫痫持续状态） 4. 强直持续状态 5. 运动过度性癫痫持续状态	1. 非惊厥性癫痫持续状态伴昏迷（包括微小抽动性癫痫持续状态） 2. 非惊厥性癫痫持续状态不伴昏迷 　a 全面性 　　典型失神发作持续状态 　　不典型失神发作持续状态 　　肌阵挛失神发作持续状态 　b 局灶性 　　不伴意识障碍 　　失语持续状态 　　伴有意识障碍 　c 无法判断局灶性或全面性 　　自主神经持续状态

二、惊厥性癫痫持续状态

1. 临床特点　惊厥性癫痫持续状态（convulsive status epilepticus，CSE）是最急、最重的癫痫持续状态发作类型，大多数患者（60%～90%）以局灶性发作开始并继发全面性惊厥性癫痫持续状态（generalized convulsive status epilepticus，GCSE），少数患者以原发性全面强直 - 阵挛性癫痫发作（generalized tonic-clonic seizures，GTCS）起病，并发展为持续状态。GCSE 与全面强直 - 阵挛性癫痫持续状态同义，是临床最常见、最严重的 SE 发作类型，死亡率极高，国外文献报道病死率为 3%～33%。多数发作前无先兆，但部分患者在发作前数小时或数天有某些前驱症状，如头痛、情绪改变、睡眠障碍、眼前闪亮、难以集中精神等。这些前驱症状可能与皮质兴奋性的改变有关，但不是先兆，也不是发作的组成部分。强直 - 阵挛发作大体分为如下三期：

（1）强直期：主要表现为全身骨骼肌强直性收缩。眼肌收缩出现眼睑上牵、眼球上翻或凝视；咀嚼肌收缩出现张口，随后猛烈闭合，可咬伤舌尖；喉肌和呼吸肌强直性收缩引起患者尖叫一声，呼吸停止；躯干肌强直性收缩使颈部和躯干先屈曲、后反张，上肢由上举后旋，转为内收旋前，下肢先屈曲后强烈伸直，持续10～20秒后进入阵挛期；

（2）阵挛期：强直期持续数秒或数十秒后转为频率较快而幅度较小的抖动，随后抖动的频率逐渐减慢，演变为阵挛期，全身肌肉有节律地收缩和放松。阵挛的频率逐渐减慢，肌肉放松期逐渐延长，最终结束发作。强直期和阵挛期多伴有心率增加、血压升高、出汗、支气管分泌物增多等自主神经表现；

（3）发作后期：此期尚有短暂的阵挛，可引起牙关紧闭和大小便失禁。呼吸首先恢复，随后瞳孔、血压、心率渐至正常。肌张力松弛，意识逐渐恢复。从发作到意识恢复历时约5～15分钟。醒后患者感头痛、全身酸痛，对发作过程不能回忆。

GCSE 如果未经治疗或治疗不充分，随着发作时间的延长，运动症状逐渐减弱，后期仅表现为面部、肢体或躯干轻微抽动及眼震样的眼部运动，但脑电图仍为持续或间断的发作期放电，称为微小抽动性 SE（sublte SE，SSE）。

2. 电生理特征 GCSE 发作期首先表现为背景节律电压突然降低（去同步化电压衰减），频率增快，这种低电压快活动逐渐演变为10～20Hz 节律性活动（癫痫性募集节律），波幅逐渐高、频率渐慢，强直期混有大量肌电伪迹；之后逐渐有 θ 和 δ 频段的慢波插入，产生类似多棘慢复合波的波形，临床逐渐演变为阵挛期，这一时期的持续时间明显长于一般的 GTCS，在未予治疗或治疗无效的情况下可持续超过10分钟或更长时间。在局部继发 GTCS 时，发作开始可表现为不对称或局部惊厥症状，EEG 可见局部起始的发作期放电并快速进展为 GTCS 模式。后期在弥漫性慢波或抑制背景上出现不规则或间断的棘慢复合波、多棘慢复合波暴发，此时处于微小发作状态。发作结束后 EEG 表现为全面抑制或弥漫性慢波（图 6-30）。

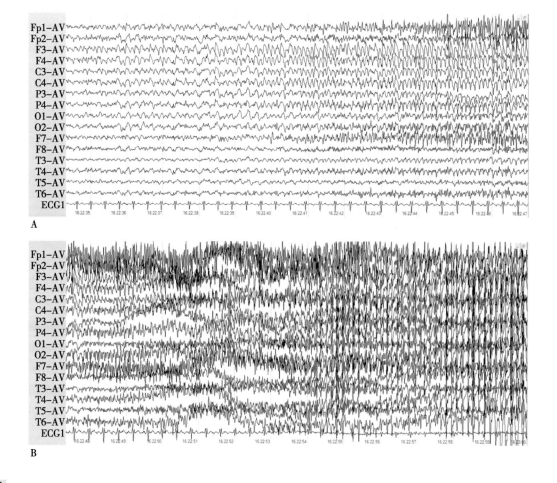

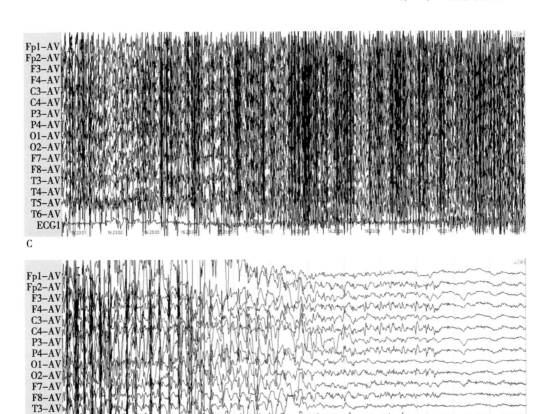

图 6-30 GCSE

患者男，32 岁，癫痫持续状态、颞叶癫痫。发作时表现为双眼向上凝视，四肢强直阵挛。A：前头部各导左右均出现棘波节律；B：各导可见棘波、多棘波，此时患者出现肢体强直，其间夹杂有肌电干扰波；C：各导棘波、多棘波、尖波明显增多，此时患者出现肢体快速阵挛，肌电干扰波增多；D：肢体阵挛频率减慢，各导仍见棘波、棘慢复合波，抽搐停止后脑电图出现短时低波幅平坦波后恢复背景活动

三、非惊厥性癫痫持续状态

非惊厥性癫痫持续状态（nonconvulsive status epilepticus，NCSE）是指脑电图上持续的痫样放电，导致临床上的非惊厥性发作，其具体可表现为失语、遗忘、意识障碍或行为改变，有时也可出现自动症、眼球偏斜、眼球震颤样运动或面部、口周、腹部及肢体的轻微抽动。

（一）NCSE 类型

NCSE 主要有 4 种临床类型：失神发作持续状态（absence status epilepticus，ASE）、简单部分发作持续状态（simple partial status epilepticus，SPSE）、复杂部分发作持续状态（complex partial status epilepticus，CPSE）和昏迷中的 SE（status epilepticus in coma），包括 SSE。

1. ASE 主要表现为不同程度的意识障碍，也可有言语紊乱、行为怪异、幻觉等行为。ASE 又分为典型 ASE、非典型 ASE 和晚发性 ASE，临床表现如下：

（1）典型 ASE

临床特点：常发生于特发性全身性癫痫，特别是失神发作或青少年肌阵挛性癫痫患者中，多由不恰当的抗癫痫发作治疗、发热、过度换气、兴奋、疲劳等诱发。主要表现为不同程度意识障碍，有时伴有轻微的眼睑抽动，持续时间从数秒、数天至数周不等。

脑电图特征：主要表现为广泛的 3Hz 的棘慢波放电，发作晚期 EEG 节律可能变得不规律，频率减慢。典型 ASE 较非典型 ASE 持续时间短，严重程度轻，发作间期 EEG 可正常。

（2）非典型 ASE

临床特点：非典型 ASE 和典型 ASE 常常很难鉴别，非典型 ASE 患者意识障碍程度更深，还会出现眨眼、鬼脸等表现，预后不良，有复发倾向。

脑电图特征：非典型 ASE 与典型 ASE 相比，其发作期的脑电图不规律，为 2.5～4.0Hz 的棘慢波发放。

（3）晚发性 ASE

临床特点：晚发性 ASE 常见于中老年，既往无癫痫病史，由于中毒或代谢因素诱发所致。临床表现与典型 ASE 相似，可能出现轻度健忘，甚至木僵。

脑电图特征：为 0.5～4Hz 不规律的棘慢波发放。

2. SPSE

临床特点：主要表现为失语、听觉、言语、味觉、嗅觉、自主神经等症状或行为异常。与 CPSE 不同的是，SPSE 患者意识清楚。

脑电图特征：表现为复杂多变的棘波和棘慢波发放。

3. CPSE

临床特点：主要表现为不同程度的意识障碍和精神行为异常，自动症（如反复咂嘴、噘嘴、搓手、摸索衣服、无目的游走）等。由于症状表现多样，常与 ASE 较难鉴别。患者发作时生活常常不能自理，不认识家人，不理解言语，发作终止后对发作完全没有记忆，发作后常感疲惫。

脑电图特征：双侧颞部有痫样放电，可见棘（尖）波和棘（尖）慢波发放。深部电极探测结果显示 CPSE 有时起源于颞叶外区域。

4. 昏迷中的 NCSE

临床特点：主要包括 SSE（图 6-31），由 CSE 未治疗或治疗不充分所致，表现为脑电图上的持续性痫样放电，但临床上无运动性发作或仅有间断的微小抽动性发作。脑电图明显痫样放电与临床无明显运动性发作的不一致为其特征。SSE 是 GCSE 的最严重的临床阶段，总体预后不良。

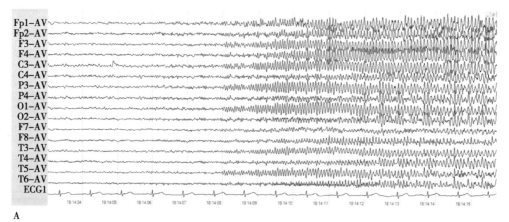

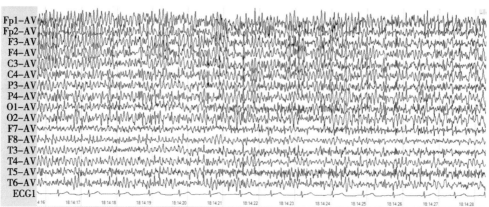

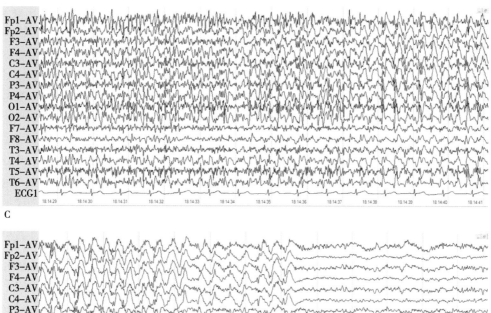

图 6-31　SSE

患者男，62 岁，癫痫持续状态、创伤性颅脑损伤。患者起病时为频繁的 GTCS，经治疗出现发作性右侧口角轻微抽动，意识呈浅昏迷。A：左侧各导出现棘波节律，随即扩散至右侧；B：各导出现棘波节律、尖波、多棘波；C：棘波节律、尖波、多棘波持续约 40～50 秒后，频率逐渐减慢，演变为以棘慢复合波为主；D：棘慢复合波后恢复背景活动

脑电图特征：可见持续性或周期性的全面性癫痫样放电。

（二）NCSE 脑电图诊断标准（萨尔斯堡标准 2013）

1. 无癫痫性脑病

（1）癫痫样放电＞2.5Hz（持续 10 秒以上）。

（2）癫痫样放电≤2.5Hz 或节律性 δ/θ 活动（＞0.5Hz）（持续 10 秒以上），并同时符合下列条件之一：①静脉应用抗癫痫发作药物后脑电图和临床症状改善；②存在微小抽动性的临床发作现象；③典型的时空演变（电压、频率、部位）。注意：静脉应用抗癫痫药后脑电图改善但临床无改善，或脑电图波动但没有明显的演变现象，应该考虑为可能的 NCSE。

2. 有癫痫性脑病

（1）与基线脑电图相比，癫痫样放电数量或频率增加，且伴有临床状态的变化；

（2）静脉应用苯二氮䓬类药物后临床和脑电图得到改善。

（江　文）

参 考 文 献

1. 刘晓燕. 临床脑电图学（第 2 版）. 北京：人民卫生出版社，2017.

2. Trinka E，Cock H，Hesdorffer D，et al. A definition and classification of status epilepticus--Report of the ILAE Task Force on Classification of Status Epilepticus. Epilepsia，2015，56（10）：1515-1523.

3. Scheffer IE, Berkovic S, Capovilla G, et al. ILAE classification of the epilepsies: Position paper of the ILAE Commission for Classification and Terminology. Epilepsia, 2017, 58(4): 512-521.

4. Beniczky S, Hirsch LJ, Kaplan PW, et al. Unified EEG terminology and criteria for nonconvulsive status epilepticus. Epilepsia, 2013, 54(Suppl. 6): 28–9.

5. Leitinger M, Trinka E, Gardella E, et al. Diagnostic accuracy of the Salzburg EEG criteria for non-convulsive status epilepticus: a retrospective study. Lancet Neurol, 2016, 15: 1054-1062.

6. Betjemann JP, Lowensteid DH. Status epilepticus in adults. Lancet Neurol, 2015, 14(60): 615-624.

7. National Clinical Guideline Centre(UK). National Institute for Health and Clinical Excellence: Guidance. The epilepsies: the diagnosis and management of the epilepsies in adults and children in primary and secondary care. NICE Clinical Guidelines, 2012.

8. Trinka E, Kalviainen R. 25 years of advances in the definition, classification and treatment of status epilepticus. Seizure, 2017, 44(7): 65-73.

9. Brophy GM, Bell R, Claassen J, et al. Neurocritical Care Society Status Epilepticus Neurocritical Care Society Status Epilepticus evaluation and management of status epilepticus. Neurocrit Care, 2012, 17(1): 3-23.

10. 中华医学会神经病学分会脑电图与癫痫学组. 非惊厥性癫痫持续状态的治疗专家共识. 中华神经科杂志, 2013, 46(2): 133-137.

11. Maganti R, Gerber P, Drees C, et al. Nonconvulsive status epilepticus. Epilepsy Behav, 2008, 12(4): 572-86.

12. Shorvon S, Ferlisi M. The treatment of superrefractory status epilepticus: a critical review of available therapies and a clinical treatment protocol. Brain, 2011, 134(PT10): 2802-2818.

13. Meierkord, Holtka M. Non-convulsive status epilepticus in adults: clinical forms and treatment. Lancet Neurol, 2007, 6(4): 329-339.

14. 江文. 神经重症监护病房临床实用脑电图学. 北京: 北京大学医学出版社, 2021.

第七章

癫痫的诊断与鉴别诊断

第一节　癫痫的诊断原则及流程

癫痫是由大脑神经元过度放电引起的以反复发作性神经症状为主要表现的一组慢性脑部疾病。正确的诊断是取得良好治疗效果的关键，然而癫痫发作表现多种多样，所以应该遵循一定的原则才能得出正确和完整的诊断。

一、癫痫的诊断原则

（一）明确发作性症状是否为癫痫发作

国际抗癫痫联盟（International League Against Epilepsy，ILAE）提出的癫痫发作新定义认为"癫痫发作是脑部神经元高度同步化异常活动所引起，由不同症状和体征组成的短暂性临床现象"。很多发作性事件属于非癫痫性发作，涉及发作性事件的鉴别详见本章第二节。传统认为，临床上出现两次（间隔至少 24 小时）非诱发性癫痫发作就可诊断癫痫。

（二）明确癫痫发作类型

不同发作类型的治疗方法和预后不同，可按照 ILAE 癫痫发作分类，根据病史及脑电图结果确定癫痫发作的类型。

（三）明确癫痫及癫痫综合征类型

可按照 ILAE 癫痫及癫痫综合征分类系统，根据病史、脑电图、影像学检查及基因检测等结果确定癫痫及癫痫综合征类型。

（四）明确癫痫发作的病因

如是继发性癫痫，还需确定癫痫发作的病因。病因不同预后差别很大。

（五）确定癫痫共患病

某些疾病易与癫痫共存于同一个体中，它们与癫痫之间难分主次、相互影响，称为癫痫共患病。其中以偏头痛、焦虑、抑郁、精神分裂症、注意力缺陷多动障碍、睡眠障碍、认知损害、心理障碍等较为常见。癫痫共患病在临床上较易误诊，可影响抗癫痫药物的治疗效果与患者预后，降低患者生活质量。因此，准确诊断、及时治疗癫痫共患病对优化癫痫患者的管理至关重要。

二、癫痫的诊断流程

（一）完善病史

完整和详尽的病史对癫痫的诊断、分型及鉴别诊断都具有非常重要的意义，包括：现病史、既往史、个人史及家族史等。

1. 现病史　由于患者发作时多数有意识障碍，难以描述发作情形，应详细询问患者的家属及目击者。病史包括首次发作的年龄，发作前状态或诱发因素（清醒、睡眠、饮酒、少眠、过度疲劳、心理压力、精神刺激、发热、体位、运动及与月经的关系等），发作前有无先兆（如头晕、恶心、心慌、耳鸣、头痛、腹痛、幻视、幻听及身体异常感觉等），发作时的表现（睁闭眼、姿势、肌张力、自主神经症状、意识状态、舌咬伤及尿便失禁等），发作演变过程，发作持续时间，发作后状态［如清醒、嗜睡、意识模糊、失语、遗忘及托德瘫痪（Todd paralysis）等］，发作频率（是否有短时间内丛集性发作或发作持续状态），有无其他发作形式，诊疗经过（辅助检查、抗癫痫药物使用情况）等。

2. 既往史 中枢神经系统疾病史（感染史、外伤史、手术史及脑血管病等），心脏疾病或肝肾疾病史，热性惊厥史等。

3. 个人史 母亲妊娠有无异常及妊娠用药史，围生期有无异常（早产、难产、缺氧窒息、颅内出血等），生长发育史（有无精神运动发育迟滞、神经心理认知功能障碍等），药物过敏史等。

4. 家族史 有无家族史（如癫痫、热性惊厥及遗传代谢性疾病等）。

（二）体格检查

完成一般体格检查，如头颅大小及形状、面部、身体畸形及皮肤情况等；完成全面的神经系统检查，包括：意识状态、精神状态及局灶性神经功能障碍体征等。

（三）辅助检查

1. 脑电图（electroencephalogram, EEG） EEG 是诊断癫痫最重要的辅助检查，尤其视频脑电图，有助于明确癫痫的诊断、分型和确定特殊综合征类型。但常规头皮 EEG 仅能记录到 49.5% 患者的痫性放电，且在部分正常人中也可记录到痫样放电，因此不能单纯根据脑电活动异常或正常来确定是否为癫痫。

2. 神经影像学 包括计算机断层扫描（computed tomography, CT）和磁共振成像（magnetic resonance imaging, MRI）等。MRI 对于发现脑部异常结构或病变较敏感，是癫痫患者的常规检查。头部 CT 检查可显示出血病变及钙化灶。其他影像学检查，如功能磁共振成像（functional magnetic resonance imaging, fMRI）、磁共振波谱（magnetic resonance spectroscopy, MRS）、单光子发射计算机断层显像（single photon emission computed tomography, SPECT）、正电子发射体层摄影（positron emission tomography, PET）等均是癫痫灶定位的有效手段，但不是癫痫患者的常规检查。

3. 其他 应根据患者具体情况选择性地进行检查。包括遗传代谢产物血尿筛查、脑脊液检查、心电图及基因检测等。

（四）确定治疗方案

根据病史、体格检查及辅助检查结果，确定癫痫发作类型或癫痫综合征类型，选择最适合的治疗方案。目前癫痫的治疗包括药物治疗、外科手术治疗、神经调控治疗（迷走神经电刺激、经颅磁刺激等）及生酮饮食等。

第二节 癫痫的鉴别诊断

一、心因性非癫痫发作

心因性非癫痫发作（psychogenic nonepileptic seizure, PNES）是一种非癫痫性的发作性疾病，以突发和有时间限制的运动、感觉、自主神经、认知和／或情绪功能障碍为特征，可与癫痫发作类似，但其发生与中枢神经系统功能障碍无关，而是由心因性因素决定。有其他术语用于描述这类发作，如"假性癫痫发作"或"癔症性癫痫发作"。

PNES 在一般人群中的发病率尚未完全确定。据估计，PNES 的患病率为 2/10 万～33/10 万。PNES 最常见于 20～29 岁，女性好发。

PNES 临床表现具有广泛多样性。可有运动、感觉、意识模糊等类似癫痫发作的症状，难以区分。发作时脑电图无相应的痫样放电和抗癫痫治疗无效是其与癫痫鉴别的关键，其他鉴别见下表（表 7-1）。

表 7-1　癫痫发作与心因性非癫痫发作的鉴别

鉴别点	心因性非癫痫发作	癫痫发作
发病人群	中青年女性多见	任何年龄，多见于儿童及青少年
发作场合	常有旁观者在场	任何情况下
诱发因素	常有精神刺激	疲劳、少眠、精神刺激等
发作特点	发病相对缓慢，发作形式多样，有强烈自我表现	突然刻板发作、短暂性、重复性
摔伤、舌咬伤、尿失禁	少有	常有
运动特点	可突然倒地，抽动，既屈曲又伸张，动作多不协调，且动作时强时弱。可对抗被动运动	突然倒地，阵挛性抽动常为屈曲性和节律性，动作多同步协调。通常不能对抗被动运动
眼球	眼睑紧闭，眼球乱动，瞳孔正常，对光反射存在	眼球上窜或偏向一侧，瞳孔散大，对光反射消失
面色	苍白或发红	发绀
意识状态	可对外界刺激做出反应	全面性发作意识多丧失
与睡眠关系	一般不发生于睡眠期	可发生于睡眠期
持续时间及终止方式	可长达数小时，需安慰或暗示	以分秒计算，多自行停止
发作后表现	迅速恢复警觉及重新定向	常有意识模糊、嗜睡及肌肉酸痛等
脑电图	少有异常	与发作相吻合的痫样放电
抗癫痫药物治疗	无效	多数有效

二、晕厥

晕厥（syncope）是指一过性全脑血流低灌注导致的短暂性意识丧失，以发生迅速、一过性、自限性和能够完全恢复为特点。

造成晕厥的原因很多，最常见的是神经介导性晕厥（反射性晕厥）、直立性低血压晕厥和心源性晕厥。反射性晕厥包括血管迷走性晕厥、情境性晕厥（咳嗽、打喷嚏、疼痛及排尿等）、颈动脉窦性晕厥等。直立性低血压晕厥可包括原发性自主神经功能衰竭、继发性自主神经功能衰竭及药物所致体位性低血压等。心源性晕厥常见于严重心律失常、器质性心血管疾病等。

晕厥可突然发生，发作前常有先兆症状，如乏力、头晕、恶心、呕吐、面色苍白、大汗、视物不清及心动过速等。发作过程中表现为意识丧失、跌倒，可伴有血压下降、脉搏细弱、瞳孔散大及心动过缓等。发作后期患者意识可迅速恢复并完全清醒。除短暂的意识丧失外，晕厥偶尔可伴有抽动、尿失禁等现象，少数患者可出现四肢强直 - 阵挛性抽搐，因此有必要将其与癫痫发作鉴别。其与癫痫发作的鉴别要点见下表（表 7-2）。

表 7-2　晕厥与癫痫发作的鉴别

	晕厥	癫痫发作
诱因	久站、剧痛、严寒、情绪激动、看见血等	疲劳、少眠、精神刺激等
前驱症状	恶心、呕吐、出冷汗、头晕及视物模糊等，时间可较长	无或短暂的先兆
发作与体位关系	站立或坐位多见	无关
发作时表现	意识丧失时间短，一般少于 15s	意识丧失时间较长，一般持续数分钟
强直阵挛发作	少见，持续时间较短（数十秒），在意识丧失后出现	常见，持续时间较长（数分钟），发作开始即伴意识丧失
舌咬伤及尿失禁	少见	常见
肌张力	肌张力低	肌张力常增高
面色	苍白，出汗	发绀

	晕厥	癫痫发作
瞳孔对光反射	存在	通常消失
发作后意识情况	迅速恢复并完全清醒	存在发作后意识模糊
发作后肌肉疼痛、头痛	罕见	常见
脑电图	多正常	可有棘波、尖波、棘慢或尖慢波等

三、短暂性脑缺血发作

短暂性脑缺血发作(transient ischemic attack,TIA)是由脑或视网膜局灶性缺血所致的短暂性神经功能障碍,不伴急性梗死,且不遗留神经功能缺损的症状和体征。由于 TIA 具有发作性、短暂性、可逆性以及反复性等特点,且某些症状如肢体抽动、失语及意识障碍等在癫痫发作中也可见到,因而易与癫痫发作混淆。

TIA 与癫痫发作的鉴别要点如下(表 7-3):

1. TIA 多发生在中老年人,患者多伴有高血压病、糖尿病、动脉粥样硬化等脑血管病危险因素。癫痫发作可在任何年龄段起病,多见于儿童及青少年,病因包括以下六类:遗传性、结构性、代谢性、免疫性、感染性及病因不明。

2. TIA 主要表现为神经功能的缺失性症状,如偏瘫、偏盲及偏身感觉障碍等,症状常持续数分钟至数小时,大多在 1 小时内缓解,通常不超过 24 小时。癫痫发作是由于神经元异常过度、同步化放电活动导致的局部神经功能的刺激性症状,如感觉异常或肢体抽搐等,发作持续时间较短暂,通常为数秒钟或数分钟,除癫痫持续状态外,很少超过 0.5 小时。

3. TIA 患者的脑电图一般无异常,也可出现非特异性异常脑电图诸如间歇性局灶性慢波,而癫痫患者在发作期及发作间期常可见癫痫样异常放电。

4. TIA 患者的常规影像学检查如 CT 或 MRI 检查大多正常,部分病例磁共振弥散加权成像(diffusion weighted imaging,DWI)可以在发病早期显示一过性缺血灶。对于癫痫患者,神经影像学检查常可发现大脑结构性异常。

表 7-3 癫痫发作与短暂性脑缺血发作的鉴别

	癫痫发作	短暂性脑缺血发作
发病年龄	任何年龄,多见于儿童和青少年	中老年人
危险因素	产伤史、高热惊厥史、脑外伤或中枢神经系统感染性疾病等	高血压、糖尿病、冠心病及动脉硬化等
持续时间	数秒或数分钟	数分钟到数小时,常小于 1h,一般不超过 24h
症状特点	神经功能的刺激性症状(如感觉异常、肢体抽搐等)	神经功能的缺失性症状(如偏瘫、偏盲及偏身感觉障碍等),症状与血管供血范围有关
意识障碍	多见	少见
脑电图	发作期及发作间期常可见癫痫样异常放电	大多正常,也可显示为局灶性慢波
影像学检查	正常或显示结构性大脑异常(如陈旧的梗死灶)	大多正常,部分病例 DWI 可以在发病早期显示一过性缺血灶

四、偏头痛

偏头痛(migraine)是一种常见的头痛疾患,其特征为反复发作、多为单侧搏动性剧烈头痛,可合并自主神经系统功能障碍,约 1/3 的偏头痛患者在发病前可出现神经系统先兆症状。癫痫与偏头痛的鉴别要点如下(表 7-4)。

1. 先兆　癫痫与偏头痛都可出现简单视幻觉，但癫痫的先兆种类更加复杂多样，且出现在客观症状之前，持续时间一般短于 5 分钟（通常不足 1 分钟），偏头痛的先兆则主要以视觉先兆为主，一般发生在头痛前，也可与头痛同时发生，或者持续到头痛阶段，先兆时间一般长于 5 分钟，不超过 60 分钟。

2. 癫痫的头痛程度较轻，多在发作前后出现；偏头痛的主要症状为头痛，多为偏侧，头痛程度为中至重度，以搏动性为著，持续时间长。

3. 癫痫的意识障碍发生突然，很快终止、且程度重；基底动脉型偏头痛的意识障碍发生较缓慢、易唤醒。

4. 脑电图是诊断癫痫和鉴别癫痫各种分型的重要检查，但是在偏头痛的诊断中作用不大。脑电图检查结果，例如后头部节律减慢，对过度换气的反应以及另外的一些特点（14Hz 和 6Hz 的正向棘波）在偏头痛的诊断中都没有区分性。偏头痛的发作间期脑电图多为正常，少数有轻 - 中度异常，主要为过度同步化的慢波暴发，偶有局灶性慢波发放。

另外，闪光刺激（高于 20Hz）易出现光驱动反应，被认为是偏头痛的特征，但这一特征也并不常见，一般易出现于无偏头痛病史的儿童患者中。偏头痛的发作期脑电图从正常到中度异常均可见到，普通型偏头痛发作期多为轻度异常，主要为阵发性 θ 活动增多。异常主要以局灶性慢波为主。另外一些显著的发作期脑电模式可以出现在一些偏头痛的特殊分类中。周期性一侧癫痫样放电（periodic lateralized epileptiform discharge，PLED）或类似 PLED 的电活动与偏瘫型偏头痛、长期偏头痛先兆或偏头痛性脑梗死初期有关。而这种 PLED 的现象一般可在 24 小时内消失。

1. 枕叶癫痫与偏头痛　枕叶癫痫与偏头痛的鉴别主要在先兆症状。枕叶癫痫的先兆中简单视幻觉和复杂视幻觉均可出现，另外也可出现其他种类的先兆症状，如上腹部症状，似曾相识感等，而偏头痛的症状以简单视幻觉为主。

2. 早发型儿童枕叶良性癫痫（panayiotopoulos syndrome，PS）与偏头痛　PS 为儿童期常见的年龄相关性特发性良性癫痫。癫痫发作由一组特定症状群构成，自主神经症状以呕吐为主，另可见其他一般性癫痫发作症状。脑电图可出现多灶性棘波，多数情况下以后头部为主。此种类型的癫痫易出现呕吐症状，需要与非典型的偏头痛作鉴别。PS 的呕吐常伴有进行性意识障碍，继之出现一般癫痫发作症状。

3. 伴有中央 - 颞区棘波的良性癫痫（benign epilepsy with centrotemporal spikes，BECTS）与偏头痛　BECTS 为一种儿童部分性癫痫，表现为部分性运动发作，中央 - 颞区棘波为其特征性脑电图改变。其与偏头痛有一定的联系。另外 BECTS 的患者有些在成年后可出现偏头痛，并有较高比例存在偏头痛家族史。

表 7-4　偏头痛与癫痫的鉴别

	偏头痛	癫痫
性别	女性多于男性	男女相似
家族史	常有偏头痛家族史	部分有癫痫家族史
先兆	视觉先兆为主	复杂多样
先兆持续时间	>5min	<5min
头痛发作	逐渐加重，持续时间长	起病快，头痛迅速达到高峰
意识	一般清醒	可伴有意识障碍或意识丧失
脑电图	非特异性慢波	棘波或棘慢复合波

五、睡眠障碍

睡眠障碍（sleep disorder）包括发作性睡病（narcolepsy）、睡眠呼吸暂停症（sleep apnea）、夜惊症（night terrors）、睡行症（sleep walking）、梦魇（nightmare）及快速眼动期行为障碍（rapid eye movement disorder）

等。某些额叶起源的癫痫多在睡眠中起病,表现为睡眠中发生的强直-阵挛发作、意识障碍等。因此,睡眠障碍易被误诊为癫痫发作。

发作性睡病主要表现为白天过度睡眠、猝倒发作、入睡前幻觉和睡眠瘫痪。反复的持续至少10分钟的睡眠发作是最常见的临床症状,而猝倒发作是最有诊断意义的症状。猝倒发作通常会被大笑、尖叫、愤怒或紧张触发。发作性睡病在多导睡眠监测(polysomnography,PSG)中可见快速眼动期(rapid eye movement,REM)潜伏期缩短,并至少出现2次以REM期开始的睡眠(sleep-onset REM period,SOREMP);或者PSG出现1次SOREMP加上多次睡眠潜伏期试验(multiple sleep latency test,MSLT)中出现1次SOREMP。常规长程监测脑电图有助于排除癫痫发作。

睡眠呼吸暂停是指睡眠期间反复出现的呼吸气流停止或呼吸气流减少引起换气不足。基于不同的病理生理学病因,可以分为阻塞性、中枢性和混合性。阻塞性睡眠呼吸暂停(obstructive sleep apnea,OSA)出现上呼吸道梗阻。中枢性睡眠呼吸暂停(central sleep apnea,CEN)出现中枢性肺泡换气功能不足。混合性睡眠呼吸暂停(mixed apnea,MIX)是由于上呼吸道阻塞导致无法进行空气交换而出现肺泡换气功能不足。呼吸暂停通常在夜间出现30次以上,许多未经治疗的患者可出现数百次睡眠呼吸暂停,持续数秒或数分钟。在阻塞性呼吸暂停时,PSG显示胸式呼吸和膈肌运动存在,但无气流通过或气流量下降50%以上。中枢性睡眠呼吸暂停时PSG显示胸廓呼吸运动逐渐减弱,最终消失,呼吸气流减弱或消失。混合性睡眠呼吸暂停既有中枢性成分,又有阻塞性成分。

睡行症是指患者在睡眠中出现的一系列复杂的异常行为同时伴意识改变。常见的行为包括睡眠中坐起、无目的的行为及下地行走,患者通常睁着眼睛(REM期睡眠异常多是闭着眼)。

夜惊症常发生在夜间第一个睡眠周期的Ⅲ～Ⅳ期,典型症状持续30秒～5分钟,患者从睡眠中突然坐起,恐惧,大声尖叫或哭闹伴出汗、心率和呼吸加快等自主神经症状及一些无目的的运动,多数对发作不能回忆。

梦魇是指睡眠中经历恐惧的梦境,伴强烈的愤怒、焦虑、厌烦等情绪,通常合并有心悸、出汗、恐惧等自主神经症状,醒后对梦境可有回忆。一次睡眠周期可以出现多次梦魇并伴有类似的主题。视频脑电图检查可以进行鉴别。

快速动眼期行为障碍是指在REM睡眠期出现的行为异常。与非快速眼动期(nonrapid eye movements,NREM)睡眠障碍相比,患者发作后迅速觉醒无行为异常,能够很好回忆梦境并做出与梦境相适应的行为如说话、喊叫、抓取或奔跑。通常发生在睡眠的后半期。

夜惊症、睡行症、梦魇和REM期行为障碍主要鉴别要点可见下表(表7-5)。

表7-5　夜惊症、睡行症、梦魇和REM期行为障碍的鉴别

	NREM期		REM期	
	夜惊症	睡行症	梦魇	REM期行为障碍
发作时间	Ⅲ～Ⅳ期	Ⅲ～Ⅳ期	REM	REM
	夜间任意时间	夜间任意时间	夜间睡眠后1/3期	夜间睡眠后1/3期
发声	明显的尖叫、哭泣	可以发声	有时有发声	明显的尖叫、哭泣
起床	有时有	常常有	无	常常有
觉醒反应	减弱	减弱	增强	增强
自主神经症状	增强	正常	有	无
发作后行为异常	有	有	无	无
家族史	有	有	偶尔有	有

六、发作性运动障碍

发作性运动障碍(paroxysmal dyskinesias,PD)是一组发作性的运动疾患,主要表现为反复发作的

肌张力障碍、舞蹈症、手足徐动症或以上几种症状的组合,发作间期神经系统检查正常。依据诱发因素、症状学和病因学可以将 PD 分为以下四种类型:

1. 发作性运动诱发性运动障碍(paroxysmal kinesigenic dyskinesia,PKD) 由突然的运动、加速、运动方向改变或惊吓所诱发,常表现为一个或多个肢体的肌张力障碍,无意识障碍,持续数秒至数分钟,发作频率可高达上百次/d。多数患者有感觉先兆,如肢体、头部或腹部的感觉异常。PKD 多在儿童及青少年期起病,发作频率随着年龄的增长而减少,部分可自发缓解。部分患者或其家系成员可有婴儿良性癫痫病史。已报道 PKD 的主要致病基因是富脯氨酸跨膜蛋白 2(proline rich transmembrane protein 2,*PRRT2*)基因。对于继发性 PKD,多发性硬化可能是最常见的病因。临床上抗癫痫药物如苯妥英钠或卡马西平可有效治疗。

2. 发作性非运动诱发性运动障碍(paroxysmal non-kinesigenic dyskinesia,PNKD) 自发发生,也可以由酒、咖啡、疲劳或精神紧张所诱发,发作症状与 PKD 类似,主要表现为单个肢体的肌张力障碍、舞蹈症及手足徐动症,并逐渐累及其他肢体及面部。发作时可因面部肌群受累出现构音障碍或言语困难,但一般无意识障碍。发作常持续数分钟至数小时,有时可持续 1 天以上,每天发作 1~3 次或一生仅发作数次。约半数的患者可出现感觉先兆,如肢体的麻木、僵硬等。PNKD 多在儿童及青少年期起病,发作频率随着年龄的增长而减少。已发现 PNKD 的致病基因包括 *PRRT2*、肌成纤维生成调节因子 -1(myofibrillogenesis regulator1,*MR-1*)和钾大电导钙活化通道 α1(potassium large conductance calcium-activated channel,subfamily M,alpha member 1,*KCNMA1*)。同 PKD 一样,PNKD 也可继发于其他疾病,如多发性硬化、脑炎及围产期缺氧等。PNKD 对抗癫痫药物反应不佳,但某些苯二氮䓬类药物如氯硝西泮在一定程度上可有效治疗。

3. 发作性过度运动导致的运动障碍(paroxysmal exercise-induced dyskinesia,PED) 主要由长时间运动诱发,如跑步或游泳等,少数患者可在肢体被动运动、寒冷或神经电刺激后发作。发作局限于长时间运动后的肢体,其中多数患者为下肢受累,主要表现为肌张力障碍,部分患者可发生跌倒。发作期症状可持续数分钟,很少超过 2 小时,发作频率每天或每月发作数次。发病年龄 2~30 岁不等,多在儿童期起病,家族性病例女性多见,散发病例无明显性别差异。PED 的主要致病基因为溶质载体家族 2(促葡萄糖转运)成员 1(solute carrier family 2(facilitated glucose transporter)member 1,*SLC2A1*)。该病目前尚无有效治疗方法,应避免诱发因素,对于葡萄糖转运子 1 缺陷的 PED 患者,可尝试生酮饮食治疗。

4. 发作性睡眠诱发性运动障碍(paroxysmal hypnogenic dyskinesia,PHD) 在睡眠中发生。主要表现为 NREM 期出现的肌张力障碍、手足徐动或舞蹈样动作。患者可于睡眠中突然觉醒并睁眼,以舞蹈样动作和肌张力不全的姿势剧烈地移动肢体和躯干,肢体远端可呈手足徐动。发作后患者常入睡,醒后可回忆发作情形。前驱症状少见,发作时可伴有呼吸不规则、不自主发声或心动过速,持续时间通常不超过 1 分钟,频率可一夜数次至一年数次。应激状态、活动增加和月经期可加重。PHD 患者可有发作间期异常癫痫样放电或发作期脑电图改变表现。PHD 多在儿童期起病,多数病例为散发性,家族性病例可见烟碱型胆碱能受体 α4 亚单位(cholinergic receptor,nicotinic alpha 4,*CHRNA4*)及烟碱型胆碱能受体 β2 亚单位(cholinergic receptor,nicotinic beta 2,*CHRNB2*)基因突变。大多数短程发作的病例卡马西平治疗有效。

发作性运动障碍的临床特征与癫痫发作存在很多相似性,如发作前的感觉先兆,症状呈发作性和短暂性,发作间期基本正常,既往史中可有脑炎、围产期损伤及脑外伤等,部分患者可有家族史及对抗癫痫药物反应良好等。尤其是 PHD,发作时的临床表现与夜发性额叶癫痫相似,且部分患者可记录到发作期或发作间期的异常放电,因此 PHD 已被认为是一种特殊的额叶癫痫。发作性运动障碍与癫痫的不同之处在于,其发作均有特殊的诱因,发作时间较癫痫发作长,通常无发作时意识障碍及发作后异常状态,且多数患者的脑电图无异常放电。视频脑电图及基因检测有助于两者的鉴别。

七、抽动症

抽动症（tic disorders）是以不自主、反复、快速的一个或多个部位肌肉运动抽动和发声抽动为特征的综合征。抽动症根据临床特点及病程长短可分为：①短暂性抽动障碍：表现为一种或多种运动性抽动和 / 或发声性抽动，病程不超过 1 年；②慢性抽动障碍：仅表现为运动性抽动或发声性抽动中的一种，病程在 1 年以上；③多发性抽动障碍：又称为 Tourette 综合征或抽动 - 秽语综合征，临床表现兼具运动性抽动和发声性抽动，病程也在 1 年以上。

此病好发于儿童，多在 4～6 岁（平均 5 岁）起病，男女之比为（3～4）∶1。其中短暂性抽动障碍在儿童中患病率约为 20%，慢性抽动障碍患病率约为 5%，多发性抽动障碍患病率约为 0.8%。

抽动症患儿大多数以运动性抽动为首发症状，包括眨眼、皱眉、耸鼻、撅嘴、摇头、仰颈等不自主动作；也有部分患儿以发声性抽动为首发症状，表现为清嗓、嗤鼻、咳嗽、喉鸣等，两者一般不同时出现。许多患儿发作前可有先兆，表现为想要抽搐的冲动或某种特定的身体感觉，如头痛、瘙痒等。社会心理压力、兴奋、焦虑和疲劳等因素会导致抽动症状的加重，而当患儿集中注意力，尤其是涉及对精细运动的控制，如演奏乐器、跳舞或进行体育运动时，可显著减少抽动的发作。抽动症多在 4～6 岁起病，在生命的第二个十年早期达到最重，常于青春期改善。因抽动发作具有发作性、短暂性、反复性及难以受意识控制等特点，常与癫痫发作相混淆，但两者的临床表现及脑电图特征等方面皆存在差异，有助于临床上进行鉴别（表 7-6）。

表 7-6　抽动症与肌阵挛癫痫发作的鉴别

	抽动症	肌阵挛癫痫
发病年龄	4～6 岁	任何年龄
性别	男女比例（3～4）∶1	无明显差异
临床特征	一组或多组肌肉呈突发、重复性、刻板性、非节律性抽动	局灶性：反复节律性抽动；多灶性：涉及多组肌肉快速抽动，可呈同步性
先兆	想要抽搐的冲动或者某种特定的身体感觉，如压力、头痛或瘙痒	复杂，多样，可出现不常见的症状，如腹部不适感
睡眠	减轻或消失	基本无影响
情绪紧张和心理刺激	可加重	可加重
发作时意识状态	清醒	清醒或意识障碍
受意志控制	可能短时有效	无效
伴随神经系统症状	注意力缺陷，学习困难，强迫行为或秽语	无或脑病改变
精神行为异常	常有自杀行为、焦虑、抑郁及人格障碍等	相对少见，但也有部分患者出现焦虑、抑郁等
脑电图	阵发性放电主要出现在思睡期和睡眠期，清醒期少量出现的散发棘、尖波与抽动症状在时间上不同步	癫痫样放电

（孙　伟）

参 考 文 献

1. 中华心血管病杂志编辑委员会，中国生物医学工程学会心律分会，中国老年学和老年医学学会心血管病专业委员会，等. 晕厥诊断与治疗中国专家共识（2018）. 中华心血管病杂志，2019，47（2）：96-107.

2. Abad VC, Guilleminault C. New developments in the management of narcolepsy. Nature and Science of Sleep, 2017, 3: 939-957.

3. Penzel T, Sabil AK. The use of tracheal sounds for the diagnosis of sleep apnoea. Breathe, 2017, 13（2）：37-45.

第八章

癫痫的影像学

癫痫作为神经系统常见病,其病因学极为复杂。21世纪以来,癫痫的临床诊断与治疗均获得巨大进步,其主要原因之一得益于神经影像学技术的进步与普遍开展。与前辈们相比,我们是幸运的,因为CT及MRI神经影像学的进步,使我们能够更加直观地看清楚中枢神经系统0.1~0.2mm的结构,无需再依靠解剖学知识的推论进行病灶定位诊断。感谢CT及MRI研发者,他们获得诺贝尔奖是当之无愧的。

今天影像学的发展使得我们能实现对中枢神经系统的在体细微观察,这是医学前所未有的进步。回顾先辈们走过足迹,最早试图用于观察中枢神经系统的是X线;然而正如大家所熟知的,其能提供的信息量非常有限;在应用X线的基础上结合计算机技术,实现对中枢神经系统的断层扫描,这是一种质的飞跃;脑血管造影也是在这一原理的基础上实现了对脑血管结构的清晰显示。MRI技术和设备的发明者们另辟蹊径,智慧地通过磁场对活体组织进行获能与释能二种状态下的变化,为临床医生提供更加丰富的神经系统的结构信息。

目前,脑科学的研究仍是一大热点,国内外的脑计划研究均以定位癫痫灶为目标,上述影像学检查手段各有其的优缺点,因此在临床或科研方面,应结合计算机技术和多种模态影像学进行综合分析,发展多模态量化技术,将各种影像学数据、电生理数据进行融合,全面分析大脑整体情况,提高诊断的准确性。下面介绍医学影像学技术在癫痫灶定位实践获得的研究进展。

第一节 头颅X线检查

一、X线成像原理

X线是一种波长短且穿透能力强的电磁波。医学上使用X光检查的原理是利用X光的穿透作用,由光源的X射线管发出X光,在穿透人体时遇到例如骨、水分(血液等)、软组织(肌肉)等吸收而减弱,到达荧光屏或X线胶片上的X量出现差异,从而形成黑白对比不同的影像。X线具有成像清晰,经济简便等优点,因此X线诊断是早期影像诊断学中最常用的基本方法。

二、X线检查技术

X线检查分为普通检查和造影检查两类。

1. 透视和摄影 最常用的基本方法,简单易行,应首先采用。早期用透视观察心肺,现在仍应用本技术观察心、大血管的形状、搏动及其与周围结构的关系等。

2. 造影扫描 通过往血管内或器官内注入造影剂,借以显示心、大血管或器官的形态的成像技术。随着CT与MRI技术的日益提高,本技术现多用于全身大血管检查。

三、X 线检查在癫痫诊断中应用

早期用于头颅检查，现已少用，被 CT 等取代。

第二节　CT

一、CT 成像原理与发展史

X 射线为认识中枢神经系统疾病提供的信息有限。由于颅骨对 X 线的吸收差别小，因此 X 射线对前后重叠的病变组织难以发现。亨斯菲尔德在 1972 年制作第一台 CT 机并应用于临床，从此开启了应用 X 线实现颅脑在体无创检查的新纪元，并于 1979 年获得诺贝尔奖。

电子计算机断层扫描（computed tomography，CT）是用 X 射线束对人体进行断层扫描，由探测器接收透过该层面的 X 射线，经计算机处理后再成像。每个断层由 N 个体积相同的长方体（体素，voxel）组成，每个体素的 X 射线衰减系数或吸收系数不同，经数字 / 模拟转换器转换为由黑到白不等灰度的小方块（像素，pixel），并按矩阵排列，即构成 CT 图像。所以，CT 图像是重建图像。早期的 CT 只检查颅脑，1974 年后检查范围扩大到胸、腹、脊柱及四肢。

第一代 CT 机：采取旋转 / 平移方式进行扫描，由于只有 1～2 个探测器，每次所采数据量少，完成一次检查所需时间长，图像质量不清楚。

第二代 CT 机：扫描方式跟上一代没有变化，增加探测器至 30 个，因而扩大了扫描范围，采集数据能力加强，图像质量有所提高。

第三代 CT 机：将探测器增至 300～800 个，收集数据能力增强，扫描时间也大为缩短，常在 5 秒以内，伪影也大大减少，图像质量显著提高。

第四代 CT 机：探测器增加到 1 000～2 400 个，并环状排列而固定不动，只有 X 线管围绕患者旋转，即旋转 / 固定式，扫描速度更快，图像质量更高。

第五代 CT 机：将扫描时间进一步缩短，约到 50ms，环形排列的探测器收集信息能力极强。推出的 64 层 CT，128 层 CT，以及 256 层 CT，在极短时里可获得高质量图像，大大地提高了空间分辨率。

二、CT 检查技术特点

分平扫（plain CT scan）、造影增强扫描（contrast enhancement，CE）和造影扫描。

1. 平扫　是指不用造影增强或造影的普通扫描。一般都是先作平扫。

2. 增强扫描　经静脉注入水溶性有机碘剂，如 60%～76% 泛影葡胺 60ml 后再行扫描的方法。血内碘浓度增高后，器官与病变内碘的浓度可产生差别，形成密度差，可能使病变显影更为清楚。

3. CT 血管成像　又叫非创伤性血管造影成像技术（CT angiography，CTA）。血管造影检查时常用一种含碘的造影剂，利用 X 线对造影剂不穿透的特性，显示和诊断血管病变，现已成为一种常用的介入检测方法。在存在碘试剂禁忌的情况下，也会使用其他造影剂。随着本技术对血管显示水平的提高，渐渐成大血管检查的首选。

三、CT 检查在癫痫诊断中应用

1. CT 检查　广泛应用于神经系统病变的检查，例如：脑外伤、脑出血、脑梗死、脑肿瘤、炎症、变性病、先天畸形等，因此，可作为癫痫病因学诊断的基本方法之一。CT 检查时间短，可用于急性重症患者。因此，本检查可以作为癫痫患者病因的初步检查。

2. CTA　本技术对大血管显示水平高，渐渐成为大血管检查的首选。在癫痫病因学筛查中有一定价值。

第三节　MRI

一、MRI 的原理与发展史

磁共振成像（MRI），是继 CT 后医学影像学的又一重大进步。自 20 世纪 80 年代应用以来，它以极快的速度得到发展，日渐成为最重要的无创检查方法，MRI 的发明者于 2003 年获得诺贝尔生理学或医学奖。

磁共振是一种物理现象，其成像基本原理：将人体置于特殊的磁场中，用无线电射频脉冲激发人体内氢原子核，引起氢原子核共振，并吸收能量。在停止射频脉冲后，氢原子核将吸收的能量释放出来，并按特定频率发出射电信号，通过检查被释放的电信号，经电子计算机处理获得图像，这就叫做磁共振成像。由于它摆脱了电离辐射对人体的损害，同时具有参数多，信息量大，可多方位成像，以及对软组织有高分辨力等的特点，从它一问世便引起各方面学者的广泛重视，无论是设备的改进、软件的更新及升级，还是对全身各部位器官诊断作用的研究，发展相当快，目前已被广泛用于临床各系统疾病的诊断，特别是成为中枢神经系统疾病必不可少的检查方法。

二、MRI 检查技术特点

MRI 扫描设备：根据磁体的形成可分为永磁型（天然磁石构成）、电磁型及超导型三种。根据磁场的强度可分为高场、中场及低场，高场是指 1.0T 以上的，低场是指 0.3T 以下的，其余为中场的。目前普遍使用的是高场和低场。MRI 对疾病的诊断具有很大的优越性。它可以直接制作横断面、矢状面、冠状面和各种斜面的体层图像，不产生 CT 检测中的伪影；可以不用造影剂成像；无电离辐射，对机体几乎没有不良影响。

MRI 成像中有下述技术特点：

1. 灰阶成像　像 X 线、CT 图片一样有黑白灰度，但不表示密度，而是表示信号强度。

2. 流空效应　对流动的液体信号不能稳定获得，因而呈无信号状态，与周围信号形成对比，如血管、脑脊液的流空。磁共振血管成像（MRA）是基于上述原理成像的。

3. 可多方位、多层面成像　以二维、三维方式显示人体的解剖结构和病变，不仅能达到准确定位，对定性诊断也有重要的参考价值。

4. 图像丰富　成像方式多，信息量大，常用的自旋回波序列，最基本的就可获得三种图像，即质子密度像、T_1 加权像与 T_2 加权像。如利用血流的流空效应可构成血流成像，在不用造影剂的条件下，获得 MRA。中枢神经系统病变去除脂肪的高信号干扰而形成的图像叫脂肪抑制成像。同样在 T_2WI 中可抑制脑脊液的高信号，使得具有长 T_2 高信号的病变得以显示清楚，这种技术称为 FLAIR 成像（fluid attenuated inversion recovery）。上述技术丰富了成像内容，提供了大量解剖信息，供医生诊断分析。

5. 早期诊断能力强　由于磁共振现象直接反映人体内水分子中质子在磁作用下分布状态，提供的信息反映组织在分子水平上的生化病理状态，可以对人体组织缺血水肿、炎症感染、变性等所致的形态学变化提供诊断信息，可实现早期诊断或超早期诊断，优于 X 线、CT、B 超等成像技术。

6. 无伤害成像　对人体没有任何放射性损害，可多次检查（多部位、多次复查）。

7. 无造影剂成像　绝大部分病例在检查时无需使用造影剂，但少数病例仍需造影剂。例如钆二乙烯三胺五乙酸二甲基葡胺盐（简称 Gd-DTPA），通常安全。

三、MRI 检查在癫痫诊断中应用

MRI 对检测中枢神经系统的病变，无论颅内还是椎管内，例如脑内血肿、脑外血肿、脑肿瘤、颅内动脉瘤、动静脉血管畸形、脑缺血、椎管内肿瘤、脊髓空洞症和脊髓积水等都非常有效。

第四节　多模态磁共振

一、概述

尽管 MRI 在癫痫灶定位诊断中能提供很多有价值的信息,但常规 MRI 检查仍有一些病灶无法显示,称之为 MRI 阴性病变。随着 MRI 显像技术的多元化,多模态 MRI 为常规 MRI 阴性病变的癫痫诊断提供更多的技术选择。多模态 MRI 大致分两大类,以观察结构为主的有:弥散加权成像(diffusion weighted imaging,DWI),扩散峰度成像(diffusion kurtosis imaging,DKI),磁敏感加权成像(susceptibility weighted imaging,SWI)等;以观察代谢为主的有:功能磁共振成像(functional magnetic resonance imaging,fMRI),动脉自旋标记(arterial spin labeling,ASL),磁共振波谱(magnetic resonance spectroscopy,MRS)等。

研究致痫病灶病理学对认识难治性癫痫病因非常有意义。一项由 12 个欧洲国家 36 个医疗中心对 9 523 例行外科手术治疗的癫痫患者(成人 72.5%,儿童 27.5%)病因学的长达 25 年调查研究发现,常见病因排序为:海马硬化(36%),肿瘤(23.6%),皮质发育畸形(20%),血管畸形(6.1%),胶质瘢痕(5%),脑炎(1.5%),另有 7.7% 未发现病变。无论成人还是儿童上述病因均占癫痫外科病因 90% 以上。除颅内肿瘤外,海马硬化、皮质发育不良、胶质瘢痕、血管畸形等在常规 MRI 检查中不容易被发现,也就给这类癫痫患者的诊断及定位、手术增加了难度,因此,提高 MRI 阴性癫痫患者致痫灶定位的准确性具有非常重大的意义,此时,多模态 MRI 就显得极为重要了。

二、以观察结构为主的多模态 MRI 技术

1. 弥散加权成像(diffusion weighted imaging,DWI) DWI 是能够在活体组织中进行水分子运动测量的唯一方法。DWI 能在活体中反映水分子的微观扩散运动,或称之弥散。通过在活体中检测水分子弥散运动,从而在细胞及分子水平实现对被检测器官或组织的功能评价及定性诊断。DWI 主要用于脑缺血的早期诊断。近年来随着 MRI 技术的飞速发展,DWI 在中枢神经系统及全身各系统病变的应用日益广泛并受到重视。

基本原理:分子运动是一种微观、随机的平移运动并相互碰撞,称为分子的热运动或布朗运动。如果水分子的扩散不受任何约束,则称为自由扩散。事实上,生物体内的水分子因受周围介质的约束而呈现限制性扩散特点。在人体中,脑脊液、尿液等水分子扩散所受到外来限制相对小,可视为自由扩散,而大多数组织中水分子的扩散则呈现限制性扩散特点。如果水分子的扩散运动在各方向上受到的限制是对称的,则称为各向同性扩散;如果是不对称的,称为各向异性扩散。DWI 通过检测移动状态的水所携带的质子在外加磁场产生的位移而成像,是一种在活体上反映组织水分子微观扩散运动的新型 MRI 检查技术。

DWI 技术中把施加的扩散敏感梯度场参数称为 b 值或称扩散敏感系数。DWI 上组织信号强度的衰减受多方面因素影响,包括:

(1)扩散敏感梯度场的强度;

(2)扩散敏感梯度场持续的时间;

(3)两个扩散敏感梯度场的间隔时间;

(4)组织中水分子的扩散自由度。

在 DWI 上造成组织信号衰减不仅仅是水分子的扩散运动,水分子在扩散敏感梯度场方向上各种形式的运动都造成组织信号的衰减,如组织血流灌注中水分子运动及其他生理运动等。但自旋回波平面成像(SE-EPI)采集数据速度很快,基本可以冻结组织多数的生理运动,但无法消除血流灌注对组织信号的影响。因此,通过对施加扩散敏感梯度场前后的信号强度检测,在得知 b 值的情况下可以计算

组织的扩散系数，把检测到的扩散系数称为表观扩散系数（apparent diffusion coefficient，ADC）。MRI可对感兴趣区计算出每一像素的 ADC 值，根据各像素 ADC 值即可构成 ADC 图，使 MRI 对水分子弥散变化的观察更直观，更精确。

临床应用：海马硬化是难治性癫痫常见病因，约占癫痫外科切除病灶的 1/3。海马硬化的病理改变是神经元的缺失和胶质细胞增生，这会使病变海马的组织结构变得疏松，有利于水分子的扩散。正是基于这一点，在常规 MRI 成像上显示不清的海马硬化，应用 DWI 技术可以得到清楚显示。对 20 例颞叶癫痫伴单侧海马硬化的患者行 DWI 检查，结果在发作间期 ADC 值的偏侧率为 100%，可见 DWI 对海马硬化的检出具有很高的敏感度。对 19 名健康志愿者和 18 例经 MRI 证实为单侧海马硬化的耐药性颞叶癫痫患者行 DWI 检查，并绘制出相应的 ADC 图，结果显示在所有患者中患侧海马的平均 ADC 值显著高于对侧（$P<0.001$）。通过量化海马硬化患者与健康志愿者的海马 ADC 值，计算得出切除侧硬化的海马平均 ADC 值为 $(109.8\pm7.3)\times10^{-5}\text{cm}^2/\text{s}$，对侧的海马平均 ADC 值为 $(91.7\pm4.7)\times10^{-5}\text{cm}^2/\text{s}$，而正常对照组的 ADC 值为 $(81.6\pm5.2)\times10^{-5}\text{cm}^2/\text{s}$，组间差异具有统计学意义。与传统 MRI 相比，DWI 定位准确性从 66.7% 提高到 77.8%。由此可见，DWI 是检出海马硬化的一个有效手段。

此外，FCD 也是难治性癫痫较为常见的原因，因其与胚胎发育不良性神经上皮肿瘤和神经节神经胶质瘤临床表现相似，传统 MRI 很难区分。联合 DWI 与 MRS，对术前区分上述疾病有帮助。

2. 弥散张量成像（diffusion tensor imaging，DTI）

基本原理：DTI 的成像基本原理同 DWI 一样，是依据对组织中水分子扩散的运动检测，在 DWI 的基础上发展而来。它利用大脑水分子扩散运动的各向异性进行成像，无创地反映水分子在活体组织中生理病理状态下的扩散特征，在三维空间中定量分析水分子的方向性及扩散量度，可反映脑白质微结构，显示白质纤维连接及白质微结构情况。DTI 的重要参数有部分各向异性（fractional anisotropy，FA）、平均弥散率（mean diffusivity，MD）。FA 值主要反映组织结构的方向性，检测髓磷脂的含量以及轴索对水分子弥散的限制，值越大表明组织的各向异性越显著。MD 值是弥散张量 D 在 x、y、z 3 个方向上水分子弥散的平均值，反映水分子弥散程度。

临床应用：虽然之前很多关于癫痫的病理生理研究着眼于灰质方面，但近期定量神经影像的一些研究发现，在很多癫痫综合征（如颞叶癫痫、皮质发育异常、原发性全面性癫痫等）中，都存在广泛的白质异常。DTI 是目前在活体上定量测量水分子扩散运动与成像的新技术，在原发性癫痫患者定侧诊断方面有重要价值，能发现常规 MRI 难以显示的脑结构微观异常，尤其对显示白质的微结构非常敏感，有助于研究原发性癫痫网络以及进一步认识和理解该病的病理生理机制。自从 Arfanakis 等首先报道颞叶癫痫患者外囊和胼胝体 FA 值降低，许多研究团队利用 DTI 技术对颞叶癫痫患者白质纤维异常连接展开研究。目前，DTI 和纤维跟踪技术已越来越多地被应用于癫痫的研究，在 MRI 阴性癫痫患者中，它可能为发现致痫灶及相关的网络异常提供重要信息。

Wang 等通过 DTI 技术发现 FLE 患者右侧额叶 MD 值升高、双侧丘脑 FA 值降低，同时 FLE 患者也存在右侧额叶 FA 值降低、左侧丘脑 MD 值升高，且这些改变与癫痫病程相关，提示 FLE 患者存在丘脑-皮质网络的改变。Whelan 等利用 DTI 技术可以发现颞叶癫痫患者脑微结构异常，他们对常规 MRI 阴性的颞叶癫痫患者进行分析，发现其胼胝体、双侧上下行纤维束及左侧皮质脊髓束的 FA 值降低，左侧上行纤维及左侧皮质脊髓束 MD 值升高。Diehl 等利用 DTI 技术对 3 例颞枕部皮质发育异常所致局灶性癫痫患者评估皮质纤维连接的改变，以及与致痫灶、癫痫的传播和功能结局的可能联系，认为 DTI 为发现伴有皮质发育异常的白质改变提供了补充信息，这可能有助于解释癫痫发作的传播模式，同时也为观察患者病情变化提供了可重复且无创的方法。

颞叶癫痫是临床常见的癫痫类型。在颞叶癫痫的患者中可以明显观察到白质纤维束 MD 值升高和 FA 值降低，并且研究证实颞叶癫痫患者致痫灶内或外的白质结构均存在水扩散的异常，这表明颞叶癫痫并不是局限性病变，而是一种脑网络疾病。海马硬化是颞叶癫痫常见的病理改变，DTI 不仅可预测患侧海马异常，也可评估由致痫灶引起的相关神经网络的联系与变化。因此，利用 DTI 评估海马硬化具有重要意义，不仅可以较好地显示硬化海马微观结构的改变，还可以从整体水平早期发现海马以外的组织结构损伤，有助于我们进一步认识癫痫网络，更好地指导临床早期诊断和治疗。

3. 扩散峰度成像（diffusion kurtosis imaging，DKI）

基本原理：扩散峰度成像是DTI技术的延伸，是反映生物组织非高斯分布水分子扩散运动的新兴磁共振扩散技术。DKI通过量化组织中水分子的非高斯扩散行为提取组织微观结构信息，可定量分析水分子扩散受限情况和组织复杂度。它的主要特征参数值为平均扩散峰度（mean kurtosis，MK）。MK定义为峰度在所有方向相同的梯度上的平均值，被认为是反映组织微结构复杂程度的指标，即组织结构越复杂，非高斯分布的水分子扩散就越显著，MK值就越大。DKI采用更高阶的四阶三维模式，更加细致地反映组织微结构的复杂程度，不仅可准确地判断纤维束交叉，且对于脑部灰白质结构皆可描述。Gao等利用DKI技术对颞叶癫痫患儿进行初步研究发现，对于显示脑灰质的组织微观结构方面DKI较DWI技术显示出优越的敏感性和特异性。与DTI比较，在显示病灶的微细结构中，DKI技术可以发现更多差异区域，它在得到自己特征参数的同时也可得到DTI参数。

临床应用：DKI技术近几年主要应用于中枢神经系统疾病的研究，而在癫痫领域也逐渐崭露头角。比如，在评价外伤后癫痫方面，它可以发现创伤性脑损伤的脑软化灶周围的微小结构改变，以此可以评估外伤性脑损伤后1年发生癫痫的风险。对于特发性全面性癫痫患者，虽然常规MRI很难发现结构异常，被认为是"无病灶性癫痫"，但Lee等对14例特发性全面性癫痫患者的研究发现，DKI可以很好显示丘脑-皮质、皮质-皮质通路广泛脑组织微结构的异常改变，这对我们发现IGE患者发病机制和治疗干预有很大的意义。颞叶癫痫已被认为是一种神经网络异常疾病，DKI可以评估与颞叶癫痫相关的结构网络异常，比其他模式更好地诠释颞叶癫痫相关的异常网络，因此它可以作为研究癫痫表型特征的工具。前部分已述，利用DTI研究可以发现颞叶癫痫患者局部组织微结构的异常，但是由于DTI成像的局限性，它不能定义病变完整的范围。Bonilha等研究认为，作为DTI的补充，DKI技术可以提供病变组织的解剖分布和损伤程度，更敏感的显示颞叶癫痫患者的微结构异常，因此，它可以作为生物标志物，评估颞叶癫痫严重性、临床表现以及治疗监测。对于儿童特发性全面性癫痫，Zhang等利用DKI探究18例癫痫患儿（EEG检测到发作间期单侧痫样放电，9例左侧，9例右侧）大脑微结构异常。结果发现左侧组FA值异常主要存在于左侧梭状回和枕叶白质，MD值异常主要是在左侧脑桥，MK值异常则主要存在于扣带回前部、边缘叶以及右侧大脑的灰质和白质。右侧组FA值异常主要集中于左侧大脑白质，MD值异常主要存在于额叶、颞叶、枕叶和两个半球的顶叶，特别是在边缘系统、梭状回、钩回和海马旁回，MK值异常主要集中于右侧大脑，特别是中央钩盖和额叶。由此，研究者认为，DKI可以敏感地检测特发性癫痫患儿白质和灰质的扩散异常，通过FA、MD和MK值，DKI可以发现单侧致痫区域以外的边缘区癫痫网络异常。因此，在异质性扩散与组织微观结构方面，DKI是一项敏感且具特异性的技术，它可以为癫痫的病理生理、结构网络异常以及诊疗提供很多有意义的信息。

4. 磁敏感加权成像（susceptibility weighted imaging，SWI）

基本原理：SWI成像是近年来发展的检测顺磁性物质的磁共振成像新技术，主要运用三维梯度的高分辨力的回波成像加上完全流动补偿技术，利用组织间的磁敏感差异所产生的相位差而成像。

磁敏感性反映的是物质在外加磁场（H）作用下的磁化程度，通常用磁化率（χ）来度量。依据物质的磁化难易度，可分为顺磁性物质、反磁性物质及铁磁性物质。人体组织中大部分的磁敏感改变与血液中铁的不同形式或出血相关。无论是顺磁性还是反磁性物质，在组织内沉积会导致磁性变化，从而使局部磁场发生改变。这样，使处于不同位置的质子自旋频率产生差别，如果回波时间足够长，自旋频率不同的质子间将形成明显的相位差别。由此，磁敏感度不同的组织在SWI相位图上可以被区别出来。

当微血管破裂后，血细胞产物能够导致出血部位的磁场不均匀，进而使出血部位产生相位差异。通过检测这种相位差，SWI能够敏感的检测出微出血灶。因此SWI被广泛应用于评价血管畸形和微出血病灶，且比常规梯度回波序列更敏感地显示少量出血甚至是微小出血，及出血后沉积的含铁血黄素。

SWI 相位改变与体内铁含量变化呈线性相关。有研究提出，中枢神经系统中，脑内至少 1/3 的非血红蛋白铁以铁蛋白（可使局部磁场发生改变而引起质子去相位）为主，尤其灰质区域含量较多，特别是基底节区中的红核、黑质以及苍白球中含量尤为显著。因此，SWI 在诊断中枢神经系统疾病，如脑外伤、脑肿瘤、脑血管畸形及某些神经变性病等方面具有较高的价值及应用前景，对静脉系统、出血和铁质等的检查具有很好的优势。

临床应用：目前不少研究认为 SWI 对癫痫患者致痫区的定位有重要作用。Jitender Saini 等在早期研究中提出应把 MRI-SWI 序列作为癫痫患者的常规检查序列，因它可以发现与癫痫患者发病相关的隐匿的钙化灶、海绵状血管瘤或血管畸形等。Aellen 等对 12 例癫痫持续状态患者（6 例惊厥性，6 例非惊厥性）进行研究，利用 SWI 检测其局部血流动力学模式，结果发现，无论是 CSE 患者还是 NCSE 患者，SWI 均可以在实质脑区局部发现伪狭窄的皮质静脉，同时伴有局部脑血流高灌注，这提示 SWI 具有发现癫痫患者皮质脑血流量异常的潜能，有助于寻找 CSE/NCSE 患者的致痫区。Hiroki Iwasaki 在一篇病例报道中提到，SWI 可以进一步评估小儿脑病急性期的癫痫灶定位，他们发现，癫痫持续状态患儿行常规 MRI 的 T_1、T_2、DWI 成像无异常发现，但在 SWI 成像下可以短暂地凸显局灶静脉血管，并且这与临床和脑电图发现的致痫灶一致。此外，近期 7T MRI 检查 FCD 的一系列描述性结果表明，SWI 序列可以发现不明显的其他类型病变。Francesca Pittau 等利用双磁化准备快速采集梯度回波（MP2RAGE）和 SWI 成像对 7 位不同病因的耐药性癫痫患者进行前瞻性研究，结果表明，SWI 可因提高的幅度和相位对比，使图像显示更好，且可以显示大部分皮质病变的异常血管，在小于 1cm 的水平观察微妙复杂的皮质和血管解剖，由此进一步提高发现致痫性皮质病变的灵敏度。这将有助于 MRI 阴性的癫痫患者的外科手术治疗。

除了更好地定位致痫区，SWI 对于了解癫痫的病理生理机制也有重要作用。Wang 等对 35 例常规颅脑 MRI 阴性的特发性全面癫痫患者进行研究，利用 SWI 技术观察其皮质下核团铁物质含量的改变，发现特发性全面性癫痫患者双侧丘脑、尾状核、壳核、苍白球、黑质和红核的铁含量明显低于正常对照组，且双侧丘脑、黑质与红核的相位与发病起始年龄呈明显负相关，提示特发性全面性癫痫与大脑深部灰质核团的铁改变密切相关。SWI 有望探索常规颅脑 MRI 检测阴性的癫痫患者癫痫发作的可能病理生理机制。

三、以观察代谢为主的多模态 MRI 技术

1. 功能磁共振（functional MRI，fMRI）

基本原理：fMRI 是使用磁共振成像技术来观察活体功能代谢活动的实验技术方法，是基于血氧水平依赖（blood oxygen level dependent，BOLD）的成像技术，其原理是源于脱氧血红蛋白的磁性随着氧化过程而发生的急剧改变。人体血液中血红蛋白是抗磁性物质，而脱氧血红蛋白是顺磁性物质，当局部脑区被激活时，其代谢率升高，局部脑血流量增多，毛细血管床内氧合血红蛋白含量增加，使局部磁化率发生改变，以此来观察局部的功能变化。它能提供脑血流量和脑氧代谢率的信息，反映神经元活动，将活动中的神经组织通过图像形式直观地显示出来，具有极好的空间和时间分辨率。

fMRI 主要分为任务态和静息态功能磁共振。其中任务态脑功能成像研究时，由于不同受试者任务执行中会出现差异，因而会对研究结果产生影响，而静息态 fMRI 可以避免此种情况发生，一次性同步检测多个脑区信号改变，更能准确地探测出脑功能变化的情况，已成为研究大脑自发活动的最佳方法之一，它可以从结构到功能、脑局部性质到网络性质等多方面对特发性癫痫脑改变特征进行观察。目前已从单纯的基础机制研究向临床应用研究转化，已经成为神经科学及认知心理学领域等研究的热点方向。

临床应用：目前 fMRI 已被广泛用于癫痫疾病的研究中。除了可以帮助定位致痫灶、评价癫痫患者语言、视觉、听觉等功能区的状态外，还有利于研究脑功能网络。fMRI 不仅有利于癫痫的诊断及治疗，还有利于深入了解癫痫发病机制。

Zeng 等在伴海马硬化的内侧颞叶癫痫患者中发现其很多脑区的局部一致性(ReHo)值发生变化，他们认为在默认网络中 ReHo 值降低与患者认知功能损伤有很大的关联，ReHo 值增加的脑区可能与癫痫的产生与传播有关。Woodward 等利用功能核磁对额叶癫痫患者进行研究，结果发现其运动网络连接的减少，且与癫痫发作的次数相关，从而提示癫痫活动与运动网络之间的潜在关系，他们认为反复癫痫发作可以对运动网络产生损害，额叶癫痫患者运动功能障碍可能与运动网络功能异常有关。Zhou 等运用静息态功能磁共振技术对癫痫猝死(sudden unexpected death in epilepsy，SUDEP)高危人群的神经网络特征进行研究，以 SUDEP 高危人群为研究对象，与低危组相比，高危 SUDEP 人群的脑静息态神经功能连接减弱，高危 SUDEP 组患者的低频振荡振幅(amplitude of low-frequency fluctuation，ALFF)值在额叶、丘脑、边缘系统均存在复杂改变，SUDEP 高危组患者的 ALFF 值在右侧背外侧额上回、左侧眶部额上回、左侧岛叶及左侧丘脑的部分区域降低，而在右侧内侧和旁扣带回、右侧补充运动区及左侧丘脑的部分区域增高。结果提示，SUDEP 高危患者确有其特征性的神经网络异常存在。或许这些异常的神经网络就是 SUDEP 高风险的潜在原因，从神经网络的角度展开对 SUDEP 的机制研究，可能为其机制研究打开一个新的局面，也为 SUDEP 的风险预警提供了可能的影像学标记。

此外，近年来将脑电图与功能磁共振相结合组成的脑电图 - 功能磁共振(EEG-fMRI)成像已经成为研究癫痫的热点。为了探讨同步脑电图 - 功能磁共振成像技术在致痫灶定位中的价值，姚晓娟等选取了 15 例 MRI 阴性的局灶性癫痫患者，分析每例患者的血氧水平依赖(BOLD)激活反应区与电 - 临床症状定位的关系，发现 EEG-fMRI 能检测静息态功能磁共振(RS-fMRI)阴性的激活反应区，提示 EEG-fMRI 可以提供 RS-fMRI 观察不到的额外有用信息，以辅助致痫灶定位。EEG-fMRI 技术将发作间期癫痫样放电当作神经刺激，能观察放电即刻的脑功能改变，可以从神经电活动及血氧代谢两个方面观察癫痫灶，对癫痫灶定位和手术预后评估而言，该检测技术较 RS-fMRI 具有更高的敏感性。Aaron EL Warren 等使用同步 EEG-fMRI 的影像手段，对 15 例 LG 综合征患者进行研究，发现在 LG 综合征中癫痫放电会涉及大量在正常情况下与认知过程相关的网络。研究人员观察到无论是否有头皮能检测到的癫痫活动，异常网络之间相互作用均存在，表明在 LG 综合征的癫痫过程中存在异常的网络行为延续，癫痫脑病的发生也许是持续存在的异常的认知网络相互作用所导致的。

2. 动脉自旋标记(arterial spin labelling，ASL)

基本原理：脑血流灌注与中枢神经系统的代谢密切相关。局部脑血流量(region cerebral blood flow，rCBF)是用来评价脑血流灌注的直接指标，可以反映神经细胞的各种生理活动，因此是一个极其重要的生理参数。脑血流灌注的下降或异常可作为诊断癫痫等疾病较具特征性的参考标准。ASL 作为一种完全无创、不需要注射造影剂的灌注成像方法，结合了功能、影像和解剖三方面的因素，通过对成像平面的上游血液进行标记，使其自旋弛豫状态改变，待被标记的血流对组织灌注后进行成像，从而定量测量脑组织的血流灌注情况。随着磁共振成像技术的迅猛发展，ASL 技术已由最开始的定性测量发展到现在的定量测量，其中一个重要的定量参数就是 rCBF，利用其对颞叶癫痫海马硬化患者的致痫灶进行脑血流量的定量评估，可以早期发现病灶、早期诊断、早期治疗。

临床应用：癫痫后的神经系统功能障碍是一种公认的现象。目前学者们已经提出一些潜在的机制来解释癫痫发作后的功能障碍，其中脑血流量的改变可能是其中的一种机制。这些血管功能的障碍可能持续存在并且参与局部脑区痫性放电的产生与传播。发作期的致痫灶局部皮质处于过度兴奋和高灌注状态；在慢性癫痫发作间期，致痫灶可以出现不成比例的萎缩和低灌注。因此，测量癫痫发作后的脑血流灌注有助于定位癫痫灶。

Ismael Gaxiola-Valdez 等测量了 21 位术前的局灶性耐药性癫痫患者发作后的脑灌注情况。结果发现，71.4%(15/21)的癫痫患者发作后出现了大于 15 单位[ml/(100g•L)]的灌注下降，这些灌注下降的患者中，80%(12/15)的患者脑低灌注的区域部分或全部与假设的致痫灶一致。与同时检测的其他影像学模式如结构磁共振(52%)、发作期 SPET(60%)、发作间期 PET(71%)相比显示出了其优越性。Kim 等使用 ASL 评价临床癫痫发作患者的脑血流量并且确定癫痫灶的定位诊断，认为 ASL 灌注成像可以提供灌注状态信息,并且帮助定位癫痫灶,它有可能作为临床癫痫发作患者的一种非侵入性的互补诊断工具。为了评价 ASL 诊断癫痫持续状态(status epilepticus,SE)患者在围发作期的有效性,Matsuura 等对 20 例 SE 患者进行研究,这些患者在 3T 磁共振下进行了 ASL、DWI 序列的检查,同时进行 EEG 检查,结果发现 ASL 异常与 DWI 和 EEG 的异常相吻合,提示 ASL 是 SE 的诊断及定位致痫灶的有用工具。Blauwblomme 等利用 ASL 对 9 位多模式影像研究的 FCD 患儿进行回顾性研究,发现 FCD 患儿癫痫发作间期脑灌注异常,显示出局部的低灌注,由此认为 ASL 有助于定位癫痫灶,但能否用于 MRI 阴性 FCD 患者,仍需进一步大样本研究。

除了帮助定位致痫灶,ASL 还可以帮助评价脑血流网络,为阐明癫痫的病理生理机制及一些疾病的发展预测提供依据。Sone 等利用 ASL 和基于图论的解剖协方差分析,对 19 例 IGE 患者和对照组进行分析,探讨 IGE 患者发作间期脑血流分布和网络图论。ASL 可以发现 IGE 患者癫痫发作间期丘脑、中脑上部和左侧小脑半球的低灌注,此外,图论分析显示了特征性 IGE 患者的脑血流网络,这些发现有助于我们更好地了解 IGE 的病理生理。伴有双向癫痫发作和后期弥散降低的急性脑病(acute encephalopathy with bilateral seizures and late diffuse depression,AESD)患者常存在精神障碍和反复癫痫发作,由于没有有效的生物标志物,识别这些综合征常有困难。1 例被诊断为 AESD 的热性惊厥持续状态的 1 岁患儿,发作后第 1 天常规 MRI 未见明显异常,但是在发作后第 5 天表现出双侧额叶皮质下区域弥散降低,而 ASL 在发作后第 1 天即显示双侧额叶脑血流量降低,并且显示亚急性期相应区域脑血流量的增加。说明利用 ASL 在热性惊厥持续状态发病第 1 天即可发现双侧额叶的低灌注,这可能成为发展为 AESD 的一个预测指标。

因此,ASL 作为一种安全的、非侵入性的并且相对廉价的检测癫痫发作后脑血流灌注的技术,有助于提供定位癫痫灶的有用数据,阐述癫痫的病理生理机制,为某些癫痫脑病的预测提供依据,也可能成为耐药性局灶性患者术前评价的常规检查。

3. 磁共振波谱(magnetic resonance spectroscopy,MRS)

基本原理:MRS 是一种利用磁共振现象和化学位移作用进行一系列原子核和化合物分析的 MRI 新技术,可以提供脑的代谢和生化信息的无创检查方法,能客观地检测活体脑组织内化合物含量,提供脑的代谢信息。由于代谢异常通常早于结构的变化,MRS 可以检测到常规磁共振不能显示的异常。因此,MRS 在反映神经细胞内物质、能量代谢状态的同时,还能为 MRI 提供补充信息,进而提高对病变诊断的特异性和准确性。

为了方便易行并排除脑脊液等的影响,临床上多采用非定量分析,即通过不同代谢物之间的比值来分析病灶内的代谢物的相对浓度。目前 MRS 不仅能对 ^{1}H 原子核,还能对 ^{31}P、^{13}C、^{19}F、^{23}Na、^{39}K 等原子核进行波谱测定,其敏感度与被检测原子核的自旋量子数、自然丰度、磁敏感度、磁场强度及磁场均匀性等多种因素有关。由于 ^{1}H 占人体原子数量的 2/3 左右,其自然丰度和磁敏感度在所有应用核素中最高,MRS 检测的敏感性也最高,因此可用来检测体内许多微量代谢物。MRS 可无创性地测量氮-乙酰天冬氨酸(NAA)、胆碱复合物(Cho)及肌酸(Cr)等的含量变化,提供脑代谢的一些重要的信息。

临床应用:在海马硬化早期,神经元丢失后可由胶质细胞充填,此时海马形态发生的变化不明显,常规 MRI 很难检测到海马萎缩,因此 MRS 就可以发挥较大的价值,它可以从代谢的角度在形态学未发生明显改变的时候反映其病理改变,有着更高的灵敏度和特异性。目前的研究倾向将 NAA/(Cr+Cho) 的比值作为癫痫定位定侧诊断的重要指标,认为其小于 0.72 则为异常,若双侧均为异常,且比值差大于 0.05,则比值低的一侧被视为患侧。有研究者认为癫痫患者发作时和发作间期,MRS 是一种对癫痫病灶较好的定位和定侧的辅助工具。在颞叶癫痫患者发作后的代谢恢复间期,MRS 可以立即检测到重要的代谢异常变化,即与对照组和对侧海马相比,在癫痫发作后,患侧海马中的 NAA/Cr、NAA/Cho、NAA/(Cr+Cho) 立即发生显著的降低,而发作间期无明显变化。为了进一步探索 MRS 在 MRI 阴性的颞叶癫痫患者术前评价中的作用,Xu 等对 20 例 MRI 阴性的 TLE 患者进行 MRS 分析,结果发现与对侧和正常对照组海马相比较,患侧海马可以检测到 NAA/Cr 和 NAA/(Cr+Cho) 比值显著降低,颞叶切除的患者病理检查结果提示轻度至中度神经胶质增生,结果表明在 MRI 阴性的颞叶癫痫患者,显著降低的 NAA/Cr 和 NAA/(Cr+Cho)比值或许可以帮助定位致痫灶。此外,MRS 研究同样也能显示网络代谢的异常。一项近期的研究显示海马和丘脑区域代谢的关系密切,这种密切关系很可能发生在癫痫的传播背景下,这些发现可能在识别部分性发作患者的网络分布形式有重要作用,并有助于发现潜在的外科手术治疗靶点。青少年肌阵挛癫痫(juvenile myoclonic epilepsy,JME)被认为与丘脑皮质的网络功能异常有关,Elke Hattingen 等利用 MRS 检测 JME 患者丘脑和额叶的 GABA 和其他代谢物的浓度,结果发现 JME 患者丘脑中 GABA 和 NAA 的浓度降低,而在额叶中 GABA 和谷氨酰胺的浓度升高,这些改变同样发生在正在服用新型抗癫痫药物和丙戊酸钠的患者中,GABA 在丘脑中的减少和额叶中的增加预示着在 JME 患者这些脑区 GABA 能神经传递的功能障碍。丘脑灰质中 NAA 的减少或许预示着 GABA 能神经元的损伤,而额叶 GABA 及其前体谷氨酰胺的增加或许反映出 GABA 能神经元密度的增加与丘脑额叶网路中的细微皮质破坏有关。此结果需要更多的 MRS 研究去证实。

四、存在问题及展望

结构和功能 MRI 结合的先进分析处理方法在癫痫的基础及临床研究方面具有很高价值。目前应借助新发展的大数据分析技术,针对癫痫新分类临床实践或理论方面存在的问题进行更细致的研究。新的高级 MRI 技术及分析方法的发展,为包括癫痫在内的脑部疾病研究提供更好的契机,但同样亟需解决应用上的一些共性问题:首先是这些新技术、方法的稳定性和可重复性;并在此基础上,寻找更稳定的成像技术及分析方法。第二是新技术、方法的标准及参数的标准化方面;基于大规模多中心数据,对不同 fMRI 处理分析方法的技术指标的评价亦迫在眉睫。相信随着多模态 MRI 技术的快速发展,以及与其他模态神经成像技术的联合研究,将进一步促进对癫痫病理生理机制的认识,并提高癫痫临床诊断效能,实现个体的分析诊断,服务于癫痫良好控制这个最终临床目标。

相信随着今后 MRI 技术的不断发展,MRI 在原发性癫痫的诊断和治疗方面将发挥更大的作用。原发性癫痫患者脑内存在广泛的微观结构异常改变区域,多模态 MRI 在原发性癫痫的应用上取得了较大的发展并显示出了巨大的潜力。fMRI 显示脑血流量和脑氧代谢率信息,SWI 提供磁敏感信号差异,DTI 与 DKI 分别反映生物组织高斯与非高斯分布水分子扩散运动,它们都从微观组织结构变化的角度反映了原发性癫痫患者脑组织病理生理学的信息改变,有助于进一步了解其发生机制,为临床提供有价值的信息。而且这些技术的联合应用将为原发性癫痫的定性定位诊断、指导制订治疗方案和评估预后带来新的突破,使癫痫的诊治水平不断提高。

第五节 脑血管造影

数字减影血管造影(digital subtraction angiography,DSA)是通过电子计算机进行辅助成像的血管造影方法,也是计算机技术大力发展以后,20 世纪 70 年代以来应用于临床的一种崭新的 X 线检查新技术。

该技术需二次成像。在注入造影剂之前,先进行第一次成像,并用计算机将图像转换成数字信号储存起来。在注入造影剂后,再次成像并转换成数字信号。先后两次数字相减,消除相同的信号,得到一个只含有造影剂信号的血管图像。较以往常规脑血管影像更清晰和直观,细微的血管结构也能显示出来。

DSA 对大血管显示是目前所有成像技术中最准确的,被视为血管疾病诊断的"金标准"。DSA 不但能清楚地显示全身大血管,例如主动脉、四肢血管,也能清楚显示颅脑与椎管中行走的各级动脉与静脉,例如颈内动脉、椎基底动脉、颅内各大动脉及分支,以及主要的回流静脉。所以,DSA 这一被广泛应用于脑血管及椎管内血管的检查,特别是对于动脉瘤、动静脉畸形、动脉与静脉狭窄等的定性定位,是诊断的直接依据。DSA 不但能提供病变的确切部位,而且对病变的范围及严重程度,亦可清楚地了解，为手术提供较可靠的客观依据。在癫痫的病因学诊断中，特别是由于血管病变导致的癫痫发作，例如动静脉畸形，动静脉瘘等，具有重要的诊断价值。

（宋　治）

参 考 文 献

1. Blumcke I，Spreafico R，Haaker G，et al. Histopathological findings in brain tissue obtained during epilepsy surgery. N Engl J Med，2017，377（17）：1648-1656.

2. Wenbin L，Xuan W，Xiaoer W，et al. Susceptibility-weighted and diffusion kurtosis imaging to evaluate encephalomalacia with epilepsy after traumatic brain injury. Ann Clin Transl Neurol，2018，5（5）：552-558.

3. Pittau F，Baud MO，Jorge J，et al. MP2RAGE and susceptibility-weighted imaging in lesional epilepsy at 7T. J Neuroimaging，2018，28（4）：365-369.

4. Ho ML. Arterial spin labeling：Clinical applications. J Neuroradiol，2018，45（5）：276-289.

5. Gaxiola-Valdez I，Singh S，Perera T，et al. Seizure onset zone localization using postictal hypoperfusion detected by arterial spin labelling MRI. Brain，2017，140（11）：2895-2911.

6. Sone D，Watanabe M，Ota M，et al. Thalamic hypoperfusion and disrupted cerebral blood flow networks in idiopathic generalized epilepsy：Arterial spin labeling and graph theoretical analysis. Epilepsy Res，2017，129：95-100.

7. Kuya K，Fujii S，Miyoshi F，et al. A case of acute encephalopathy with biphasic seizures and late reduced diffusion：Utility of arterial spin labeling sequence. Brain Dev，2017，39（1）：84-88.

第九章

脑磁图与癫痫

第一节 概 述

脑磁图（magnetoencephalography，MEG）是通过非侵入性测量微弱的脑磁场信号来研究脑功能的图像技术。该技术的研究始于1972年，初期为单磁道传感装置，在探测研究脑功能活动时必须不断移动探头，实际应用效能低下。随着计算机技术及医学影像学信息处理技术的进一步发展，目前的 MEG 设备不仅具有全头多磁道传感装置和计算机信号综合处理系统，且具有抗外磁场干扰功能，这使 MEG 的工作效能得到大幅度提升，也使其能更深入地进行脑功能研究。MEG 与结构影像学技术相结合，即脑磁源成像，现已被广泛应用于癫痫病灶及脑功能的解剖学定位、胎儿神经系统功能的无创性检查、术前脑损伤判定、新药的开发以及药效研究等领域。

第二节 MEG 成像原理及 MEG 信号的源分析

一、MEG 成像原理

脑磁场主要来源于神经元兴奋性突触后电位（excitatory postsynaptic potential，EPSP）所产生的电流形成的相关磁场信号。EPSP 在突触后膜引起一种去极化性质的膜电位变化，形成由树突尖端向底部传导的细胞内电流，同时这种电流在树突底部流向细胞外，再经细胞膜回流至树突尖端，形成细胞外电流，并与细胞内电流构成一个电流环路。当脑内一组紧密排列的神经元树突同步兴奋产生 EPSP 时，这种环路电流强度就会增大，能够被探测器所记录。由于细胞外电流可在较宽广的区域流动并发生衰减，与细胞内电流相比，其电流密度极低，形成的磁场很微弱。因 MEG 检测的主要是细胞内电流变化所形成的磁场，其不会受到细胞外电流所产生磁场的影响。这种细胞内电流形成的磁场信号可以穿透脑组织、颅骨和头皮到达头部之外，这一过程中磁场信号强度不发生衰减，当外置一组探测器阵列时，就可以测量分布在头皮表面上的这一磁场，通过计算机软件处理得到等磁线图。当与磁共振成像（magnetic resonance imaging，MRI）解剖影像信息叠加整合时，可获得具有功能信息的解剖学定位图像。由于神经元电活动所产生的脑磁场十分微弱，因此需要利用低温超导量子干涉仪（superconducting quantum interference device，SQUID）作为信号传感器，检测人脑发出的极其微弱的生物磁场信号，这也是 MEG 测量系统的核心技术。

二、MEG 信号的源分析

MEG 信号的源分析是磁源性成像技术的重要组成部分，指的是根据 MEG 低温超导探测仪测得的颅外磁场的时间和空间分布，通过选用适当的物理模型和数学方法进行计算分析，进而确定颅内神经信号源的位置、强度及方向的过程。对神经信号源准确可靠的空间定位，对于确定人脑重要功能区和神经系统疾病（如癫痫）的致病灶在 MRI 精细结构图像上的具体位置，具有十分重要的意义。

目前在临床治疗中应用最广泛的源分析方法是单一等效电流源模型，其基本原理为假设信号源是一个位置和方向都不随时间变化的点源，其可靠性已得到数千例病例的验证。目前在不同 MEG 研究中心或医疗机构，由于不同研究的侧重点不同以及采用的数学方法各有差异，在基础研究中被使用的源分析方法多种多样，因此，对于 MEG 检查所得的数据，要结合其所采用的源分析方法，对结果的正确性和可靠性进行评估。

第三节　MEG 检查与其他脑功能检测方法的比较

一、MEG 检查的优势

目前应用于临床的脑功能检测技术主要有脑电图（electroencephalogram，EEG）、功能磁共振成像（functional magnetic resonance imaging，fMRI）、正电子发射体层摄影（positron emission tomography，PET）、单光子发射计算机断层显像（single photon emission computed tomography，SPECT）。EEG 是通过头颅电极探测到的细胞外的容积电流。fMRI 是针对大脑活动时产生的血流动力学和代谢改变，通过脑皮质的磁共振信号变化对功能区进行定位的方法。PET 主要是通过脑组织各区代谢情况来反映功能变化。SPECT 是通过检测脑组织血容量来反映神经元活动情况。这些检测技术都是间接反映神经元电生理活动，而 MEG 由于其探测的是突触后细胞内电流的总和所产生的磁场变化，因此 MEG 技术能够直接反应神经元的电生理活动，较其他检查技术对脑功能的探测更为直接。其次，由于磁场在穿过障碍物时很少产生衰减及方向偏转，故 MEG 检查不受颅骨、脑脊液、头皮等大脑外层组织的干扰，并且其作为一种无创检查技术，不会释放对人体有害的射线、能量或噪声，也不需要注射造影剂或显影剂。另外，MEG 具有毫秒量级的时间分辨率和毫米量级的空间分辨率，较之 EEG 和功能性磁共振检查技术，能够准确、动态、实时地反映大脑不同区域的功能变化情况。

二、MEG 检查的局限性

MEG 检查虽然是反映大脑不同区域的功能变化情况，但并不能探测到所有皮质神经元的磁场活动。当把人体的头颅视为一个球体时，根据右手螺旋定律，只有位于球体切线方向的电流所产生的磁场可被探及，而球体半径方向电流所产生的磁场却难以探测，因此大脑皮质沟回在某些走行方向上电流所产的磁场是 MEG 探测的盲区。由于 EEG 检查对于切线和半径方向的电流均敏感，因此在临床应用中，我们可以同时监测 EEG 来尽可能减少对痫性放电的漏检。其次，由于多数癫痫在发作期伴有明显的运动伪迹，MEG 很少能够清晰记录到发作期异常放电所引起的磁场变化，因此在发作期进行 MEG 检查很难对发作起始区进行准确判断。此外，由于 MEG 检查费用昂贵，其临床应用也受限。

三、MEG 信号采集中的注意事项

（一）避免外界磁场干扰

由于 MEG 探测装置对磁场探测的灵敏度非常高，易受外界磁场干扰，因此 MEG 检查设备必须放入磁屏蔽室内，并除去患者所携带的金属饰物、义齿等，如存在不能取下的义齿，需要用消磁仪进行处理。

（二）保持头部准确位置

在 MEG 资料采集过程中患者头部必须保持不动，安静平躺于床上，头颅位于头盔的中央区，并与头盔紧密相贴，对于检测时间较长的患者，最好每间隔一段时间确认一次头部的位置，以防止患者因为头部位置移动而影响定位的准确性。此外，患者要做到全身放松，尤其要放松颈部肌肉，减少肌肉伪影，避免伸脖、皱眉、咬牙及做吞咽动作。

第四节　MEG 在癫痫中的应用

一、MEG 在癫痫诊断中的价值

MEG 是癫痫临床诊断中一项具有重要价值的无创性检查手段。研究表明 MEG 检测棘波的阳性率为 60%～90%。MEG 检测到棘波的敏感性主要与痫性放电的位置有关。研究表明，磁场的强度与探测器到源电流距离的平方成反比。对于颞叶内侧癫痫，由于其自身解剖结构位于脑深部，且海马的螺旋形态可能导致其产生的磁场相互减弱抵消，因此 MEG 对颞叶内侧癫痫的棘波检出率较低，大约为25%～60%。位于颞叶底部、岛叶的痫性放电，虽然解剖结构较深，但这部分皮质走行方向容易产生切线电流，其产生的磁场也容易被 MEG 所探及，因此对于难治性癫痫的诊断更有价值。

MEG 对大脑皮质痫性放电的检出比 EEG 更敏感。特别是对于额顶叶、新皮质等皮质浅表部位的痫性放电，由于它们能够产生足够强度的磁场信号可被探测器所探及，使 MEG 对于这些部位的癫痫具有很高的棘波检出率。皮质发育异常是难治性癫痫的常见原因。伴细胞气球样变的局灶性皮质发育不良（focal cortical dysplasia，FCD）由于其异常发育的细胞具有内在的痫性放电能力容易引起癫痫发作。研究证实，MRI 对于一部分组织病理学证实了 FCD 的患者存在一定的假阴性率，而 MEG 能够发现这些微小的皮质发育异常。对于这些患者，在 MEG 指导下对 MRI 进行重新评估，有助于发现隐藏的致痫灶，且完全切除 MEG 所确定的刺激性病灶范围，比单纯切除 MRI 显示的病灶范围能够取得更理想的术后效果。

MEG 还能为皮质性失语、获得性癫痫性失语（Landau-Kleffner syndrome，LKS）以及癫痫外科手术后复发等疾病的临床诊断提供帮助。起源于脑外侧裂周围的痫性放电对于 LKS 的诊断很有价值，推测持续性放电引起与语言交流有关的区域功能分离。常规 EEG 检查对于放电起始部位的精确定位比较困难，而 MEG 可以选择性地监测起源于外侧裂的电活动，且其电活动不受外侧裂周围皮质痫性活动的干扰，能够准确判断外侧裂是否为痫性放电的起源点。

有研究对癫痫患者同时进行 MEG 和 EEG 的检测并对结果进行敏感性比较，发现大多数癫痫患者的棘波通过 MEG 和 EEG 均可检测到，但可能其中一种技术中更为明显，少部分患者的棘波仅能通过一种方法检测到，因此 MEG 和 EEG 在检测癫痫发作间期棘波方面互为补充，两种手段联合应用敏感性最高。

二、MEG 对致痫灶的术前定位及术后疗效评估

难治性癫痫患者手术成功的关键在于病灶靶区或靶点的定位，因此术前对癫痫病灶及癫痫电活动传导路径的准确判断和评估极为重要。目前临床上主要采用 EEG 来进行致痫灶的定位，但由于其空间分辨率较低，显示的病灶范围较为广泛，难以做到定叶和定侧的精确性，且有 10%～20% 的患者会发生定侧错误。由于 MEG 具备极高的时间和空间分辨率，在致痫灶的定位中具有其他方法不可替代的作用，在癫痫的术前评估方面优于 EEG。对 MEG 确定的致痫灶进行完全切除，能够预测术后癫痫发作的控制程度。临床上我们在对颞叶癫痫患者进行 EEG 检测时常得到双侧异常放电的结论，难以确定致痫灶的位置。而 MEG 时间分辨率可达 1ms，在癫痫发作间期，一侧半球癫痫波经胼胝体到达对侧半球使其发生信号变化的时间差为 20ms，所以 MEG 可以根据真正致痫灶和"镜灶"的时间差异来区分两者，可以明确双侧大脑半球同时出现而常规视频 EEG 难以鉴别的双侧广泛性异常放电病灶，并且MEG 还可以区分一侧半球中多个部位出现的异常脑电活动。MEG 的时空分辨率是 EEG 的十倍，因此MEG 在检测致痫灶时能够降低 EEG 检查结果中激惹灶范围弥散、多脑叶分布等不准确的情况。

此外，MEG 还可以对脑功能区进行定位，从而减少因手术导致的神经功能缺损。MEG 通过体感诱发磁场对功能皮质特别是半球内语言中枢进行定位，所得的结果与利用电极对皮质直接进行刺激及

皮质 EEG 对体感诱发电位的记录非常吻合，并能准确判断中央沟的位置，误差在几毫米范围以内。由于癫痫外科手术中会对颅骨、头皮软组织造成破坏，有时还需要人工植入生物材料，MEG 在检测生物磁信号时有很好的穿透能力，不受上述干扰因素的影响，因此更适合用于癫痫患者术后疗效的评估。

综上，MEG 作为一种具备高时空分辨率的脑功能检测技术，与 EEG 结合能够更加敏感地检测出痫性活动。在致痫灶的定位、定侧中比 EEG 更精准，与结构影像学技术相结合，对于癫痫手术术前评估具有重要价值。但 MEG 检测费用昂贵、很难获得癫痫发作期的资料，仅凭发作间期所得资料进行判断是否准确等亦需进一步研究，因此目前尚不能取代 EEG，相信随着科学技术的发展及医务人员认识的不断提高，MEG 将被越来越多地应用于癫痫的临床研究。

（孟红梅）

参 考 文 献

1. 吕传真，周良辅. 实用神经病学. 4 版. 上海：上海科学技术出版社，2016.
2. 任洁钏，乔慧，王群. 脑磁图在癫痫术前定位中的应用进展. 临床神经病学杂志，2017，30（4）：314-316.

第十章

SPECT、PET/CT、PET/MRI 与癫痫

20 世纪 90 年代始,迅速发展的核医学技术能清楚显示脑的局部血流和葡萄糖等分子代谢的分布,在临床应用上较为普遍的包括单光子发射计算机断层显像(single photon emission computed tomography,SPECT)和正电子发射体层摄影(positron emission tomography,PET)。

第一节　SPECT 与癫痫

SPECT 是一种有效的无创性检查技术,常用的是 ^{99m}Tc 双半胱乙酯(ECD)SPECT 显像,能显示癫痫患者发作期和发作间期的局部脑血流量(regional cerebral blood flow,rCBF)变化,已普遍用于难治性癫痫的术前评估。发作期注射时间不同及癫痫兴奋性网络传导不同可能影响 SPECT 高灌注区域的有效性和可靠性。另外,SPECT 空间分辨率低,影响判读结果,也使其应用有一定局限。

目前,发作期 SPECT 影像是在患者出现脑电或临床发作时即刻给予静脉注射示踪剂,并在注射后 2 小时扫描获得的图像。发作间期 SPECT 影像是患者停止发作至少 24 小时注射示踪剂后获得的图像。注射时间是指从脑电或临床发作开始至放射性示踪剂完全注入静脉内的时间。示踪剂从静脉内到达大脑的时间约 30 秒,而在首个峰值中仅 70% 示踪剂被吸收。通常认为在发作起始后注射时间早对 SPECT 的定位价值高,对致痫灶定位也较为准确;若注射时间延迟,由于放电泛化,引起兴奋的脑区增多而出现多处高灌注区域,导致无法定位或错误定位。但是,注射时间也并不是越早越好,由于发作开始时致痫灶周围组织的抑制作用(发作期周围抑制是拮抗继发性泛化的防御系统),局部大脑血流可能不增加甚至低于基线水平。总体认为将注射时间控制在 20 秒内最适合,定位的准确性最高。

SPECT 检查中还可能存在所谓的"开关现象",即发作后期致痫灶 rCBF 迅速从高灌注演变为低灌注。"开关现象"与个体差异性有关,且出现的时间点根据癫痫类型不同而存在差异,颞叶外癫痫"开关现象"的出现可能早于颞叶癫痫(temporal lobe epilepsy,TLE),如额叶癫痫和顶叶癫痫,由于放电扩散迅速,rCBF 高灌注持续时间短,在这种情况下,注射时间延迟将大大增加致痫灶定位的难度。Lee 等采用连接自动注射器的新注射方法,可以明显缩短平均注射时间,显著提高对颞叶外癫痫致痫灶定位的准确性。

发作期 SPECT 定位 TLE 致痫灶是最为敏感且无创的成像技术,其检出率可高达 97%。TLE 的高灌注区域常位于单侧颞前叶和颞中央区,并不同程度地累及颞叶内侧面皮质。能对致痫灶进行定侧的灌注模式有三种,典型的灌注模式为单侧颞叶高灌注,被认为是判断 TLE 致痫灶的标志;非典型的灌注模式有两种:不对称的双侧颞叶高灌注,致痫灶同侧的高灌注程度更为明显;致痫灶对侧颞叶更明显的高灌注和同侧颞叶正中、前部较弱的高灌注区域伴随邻近区域低灌注。

难治性癫痫中 25% 为额叶癫痫,其皮质下广泛的神经元网络使得发作期兴奋性传导非常迅速,常能传导至远隔脑区;且发作期极短,多在夜间成簇出现,使示踪剂注射时间的选择较为困难。发作期 SPECT 对单侧额叶高灌注区域的检出率仍高达 60%～91%。发作期 SPECT 对顶叶癫痫的定位与以下

两种临床发作类型有关：感觉运动症状常伴随顶叶前区高灌注，精神症状常伴随顶叶后区高灌注。顶叶癫痫的发作期兴奋性传导方向相对比较明确，当致痫灶位于顶叶上部时，易于传导至额叶、辅助性运动区，出现四肢强直和不对称的阵挛发作；当致痫灶出现在顶叶下部时，易传导至颞叶、边缘系统，伴随复杂的口、手自动症。枕叶癫痫的放电传导较快，同侧额叶、颞叶甚至对侧颞叶都可以出现高灌注区域，发作期 SPECT 对枕叶癫痫致痫灶的定位准确率低至 29%，因此需通过超早期的示踪剂注射来避免错误的定位。

因此，熟悉神经元兴奋性传导路径和癫痫发作的症状有助于明确 SPECT 高灌注区域定位的准确性。

第二节 PET/CT 与癫痫

PET/CT 是将 PET 功能显像和螺旋 CT 解剖成像融合，经一系列技术处理后所呈现的图像，具有高灵敏性和准确性等特点，实现早发现和早诊断疾病的目的。

PET 成像与多种示踪剂有关，如氟聚葡萄糖、氟马西尼、多巴胺转运体配体、尼可丁配体等，临床最易获得且使用最广的仍然是 2- 脱氧 -2- 氟［^{18}F］-D- 葡萄糖（^{18}F-FDG）PET 显像。癫痫常见的病理改变包括选择性神经元丧失，癫痫灶内抑制性神经元数目的选择性减少，伴有星形胶质细胞增生及胶质化，而这些变化是发作间期 PET/CT 低代谢的主要原因。发作间期 ^{18}F-FDG PET/CT 显像对癫痫致痫灶的检出率为 80%～90%，对 MRI 阴性的致痫灶低代谢的检出率为 62%。

^{11}C 标记的氟马西尼（flumazenil，FMZ）是一种 GABAA 受体拮抗剂，可以降低抑制性神经递质传递，促进癫痫放电的传播。弥漫性 FMZ 结合下降见于琥珀酸半醛脱氢酶缺乏的常染色体隐性遗传病和海马硬化，以及其他颞叶起源的难治性 TLE。术前广泛的 FMZ-PET 异常脑区与预后不良相关，不完全切除 FMZ-PET 显示的异常脑区可致不良手术预后。

^{18}F-FDG PET 在 MRI 阴性癫痫术前评估中应用广泛。MRI 阴性 TLE 的 ^{18}F-FDG PET 代谢特点是具有广泛的颞叶下外侧低代谢，并延伸到中前颞、后颞甚至颞叶外区域，提示 MRI 阴性的 TLE 可能具有更广泛的致痫网络。MRI 阴性患者不论是颞叶内侧还是颞叶外侧低代谢都未见明显的海马结构变化，尽管 ^{18}F-FDG PET 低代谢区常超出致痫灶的范围，且不能完全代表手术切除的边缘，但它对癫痫定侧和定位有一定价值。一项关于 TLE 患者术前 ^{18}F-FDG PET 评估的荟萃分析表明，PET 在 76.8% 的 MRI 阴性 TLE 能定侧，其中 80% 患者具有良好手术效果。

第三节 PET/MRI 与癫痫

近年来，PET/MRI 即正电子发射计算机断层显像和磁共振融合成像的诊断技术，具备 PET 和 MRI 的检查功能，实现优势互补，可发现全身的微小病灶，利于早期发现，并为更好地治疗创造条件。此外，PET/MRI 检查减低了 PET/CT 放射线对人体的损伤。目前 PET/MRI 是最普及的医学影像诊断设备之一，也是在细胞分子水平上最先进的功能代谢显像医学影像技术。

目前市场上已有一体式的 PET/MRI 检查仪器投入使用。一体式 PET/MRI 检查的工作与普通检查相似，在短时间内分别采用两种方法扫描、采集图像，再将图像进行融合处理，同时获得 PET 和 MRI 图像，解决了时间一致性的问题。但一体机价昂贵，尚未在临床上广泛应用。

PET/MRI 融合技术是评估局灶性皮质发育不良（focal cortical dysplasia，FCD）所致难治性癫痫致痫灶最为常见的技术之一，通过将 ^{18}F-FDG PET 信息融入 MRI 的结构成像中，能识别单独依靠 MRI 或 PET 检查难以发现的异常病变。PET/MRI 融合技术对提高 I 型 FCD 的检出率尤为明显，Salamon 等报道其癫痫中心应用该技术后，接受癫痫手术的患者中 I 型 FCD 占各型 FCD 的比例从原来的 24% 增加至 60%；并且，PET/MRI 几乎能够识别所有的 FCD 病灶，检出率高达 98%，特别是在脑电图检查和 MRI 检查不一致的情况下，PET/MRI 定位病灶的优势更为明显。Chassoux 等观察了 23 例 MRI 正常或仅有轻微病变的 FCD 患者（均为颞叶外癫痫），其中 PET 的肉眼分析发现病灶部位低代谢的阳性率为 78%，而 PET/MRI 中阳性率达到 95%，以上结果是通过立体定向 EEG 得到证实的。Siew-Ju See 等的研究也发现 MRI 阴性或显示微小病灶的颞叶外难治性癫痫患者，病理多数表现为 FCD，手术切除相应区域后获得了较好的预后。

Kuba 等报道了一组 I 型 FCD 所致的 TLE，均表现为 MRI 正常而 ^{18}F-FDG PET/MRI 存在局部颞叶的低代谢，接受颞叶手术后疗效达到 Engle I 级的比例为 70.6%，非常接近 MRI 有病灶的 TLE 手术疗效。Vinton 等报道在 MRI 阴性的 TLE 患者中，手术的疗效与低代谢区域的切除比例有显著关联，提示低代谢的区域与致痫区联系非常密切。

随着新的示踪剂的合成和新的图像数据处理方法的发展，以及各种参数功能磁共振的不断出现，PET 分子显像功能将发挥更大的作用。^{11}C-FMZ 标记 GABAA 受体以及 ^{18}F-FCWAY 标记 5- 羟色胺 1A 受体，也是致痫区定位研究的热点所在。近年发展的影像处理统计参数（SPM）和基于体素的形态学分析（VBM）等技术能够更精确定量分析 PET 和 MRI 成像结果，减少传统视觉图像分析的主观性，提高 PET 显像的分辨率，有助于 MRI 阴性的癫痫患者致痫灶的定位、评估手术切除范围，也能很好地预测手术疗效。

（丁美萍）

参 考 文 献

1. Perissinotti A，Niñerola-Baizán A，Rubí S，et al. PISCOM: a new procedure for epilepsy combining ictal SPECT and interictal PET. Eur J Nucl Med Mol Imaging，2018，45（13）：2358-2367.

2. Desarnaud S，Mellerio C，Semah F，et al. ^{18}F-FDG PET in drug-resistant epilepsy due to focal cortical dysplasia type 2: additional value of electroclinical data and coregistration with MRI. Eur J Nucl Med Mol Imaging，2018，45（8）：1449-1460.

第十一章

癫痫的治疗

第一节 概 述

一、抗癫痫药物的研发

癫痫是一种古老的疾病,应用现代药物治疗癫痫开始于1857年溴化钾的发现,目前已经有了165多年的历史,主要经历了几个重要的发展阶段。

(一)第一阶段(1857—1937年)

主要是以溴化物及巴比妥类药物的发现为标志,这个时期的抗癫痫治疗主要通过经验性治疗。药物选择相对单一,治疗的不良反应相对较多。1857年,Sieveking提出溴化钾治疗癫痫。直到20世纪初巴比妥类药物出现以前,癫痫的治疗一直是以溴化钾为主要药物。溴化物虽然有一定疗效,但可引起皮炎和精神病等不良反应,不能长期应用。之后,除了用于合并卟啉病的癫痫,该药不再作为抗癫痫药物的选择。但是以后仍有应用溴化物治疗儿童难治性癫痫的报道。1912年,发现巴比妥类(如苯巴比妥,phenobarbital)对癫痫有效,而且其毒性低于溴化物,逐渐用于临床并取代了溴化物。巴比妥类有显著的镇静作用,且对部分患者的认知功能有影响,但其价格低廉且疗效相对显著,在贫困地区仍有一定的应用价值。以后陆续合成了许多苯巴比妥类似物,如苯巴比妥注射液(鲁米那)及其复方制剂(复方苯巴比妥溴化钠片)直到现在临床上还在应用。

(二)第二阶段(1937—1974年)

开启这一时代的主要标志是1937年苯妥英钠(phenytoin sodium)的研制成功。苯妥英钠是第一个根据动物模型研制的抗癫痫药物,从此开始了临床应用前即可进行实验研究的新时期,这是具有里程碑意义的。

1937年,在癫痫模型的基础上,Merritt和Putnam对一组化合物进行筛选,发现了苯妥英的抗癫痫活性,并且观察到实验动物对该药的耐受性非常好,因此在1938年开始用于临床并投放市场。由于该药无嗜睡的不良反应,所以迅速在市场上流行,但长期应用后发现苯妥英钠可引起牙龈增生、共济失调和慢性中毒性脑病等不良反应。1944年发现三甲双酮能预防戊四氮诱发的癫痫发作,并成为第一个抗失神发作药物。1951年强效的抗戊四氮化合物苯琥胺(phensuximide)和甲琥胺(mesuximide)问世,它们分别在1953年和1957年被批准用于失神性癫痫发作。1960年,乙琥胺(ethosuximide)开始用于治疗失神癫痫。在这个阶段发现的药物中苯妥英,扑痫酮(primidone),乙琥胺的化学结构与苯巴比妥结构相似,可以说是在此基础上发展而来,而随后1962年发现的卡马西平(carbamazepine)和1967年发现的丙戊酸(valproic acid)结构则与苯巴比妥完全不同。此时的抗癫痫药物获得了很大的发展,癫痫控制率约为40%~50%,但联合用药时不良反应发生率也比较高。

(三)第三阶段(1974—1990年)

以1974年应用于临床的广谱抗癫痫药丙戊酸为标志,这是第一个以作用机制为基础研发出来的抗癫痫药，不良反应相对减轻。同时这个阶段，开展了抗癫痫药物血药浓度监测及其药代动力学的研究，因此治疗上更加精细化及个体化，疗效有所提高。

去氧苯巴比妥（扑痫酮）、苯妥英、乙琥胺、卡马西平和早期的苯巴比妥以及后期的丙戊酸，共同代表了第一代抗癫痫药物。第一代抗癫痫药有一些众所周知的缺点，包括苯妥英的零级动力学代谢、卡马西平的肝酶自身诱导性、苯妥英和丙戊酸的高蛋白结合率、主要通过细胞色素 P450（CYP）代谢等。

（四）第四阶段（1990 年至今）

国内外科学家通过临床药理新技术研制出一些疗效较好而不良反应相对较少的新型抗癫痫药，这些药物陆续上市并被应用于临床。它包含了第二代及第三代抗癫痫药物。现在研制抗癫痫药物主要通过三种方法来确定其具有潜在抗癫痫活性：随机筛选合成的化合物、已知抗癫痫药的结构变异，以及通过针对癫痫发病机制开发药物。第二代抗癫痫药物，以 1993 年批准上市的非氨酯为标志，包括拉莫三嗪（lamotrigine，1990）、奥卡西平（oxcarbazepine，1990）、非氨酯（felbamate，1993）、加巴喷丁（gabapentin，1993）、托吡酯（topiramate，1995）、替加宾（tiagabine，1996）、左乙拉西坦（levetiracetam，2000）、唑尼沙胺（zonisamide，2000）、卢非酰胺（rufinamide，2004）和普瑞巴林（pregabalin，2004）等。开发上述新药的总体目标是为了提高疗效及耐受性。药物的最佳动力学包括最高的口服利用度，最低的血浆蛋白结合率，较低或不通过 P450 代谢。具有这些特性的第二代抗癫痫药是左乙拉西坦，而其他第二代 ASMs 没有那么好的药物动力学，但较第一代药物有所改善。第二代抗癫痫药物的其他局限性包括：托吡酯的认知障碍、拉莫三嗪的严重过敏（Steven-Johnson 综合征）、托吡酯和唑尼沙胺的肾结石、替加宾相关的脑病和非惊厥持续状态。在我国上市的新型抗癫痫药物主要为第二代抗癫痫药物。虽然大量的抗癫痫药物应用于临床后明显地提高了癫痫疗效，但是仍有 30% 的患者不能得到有效的控制。针对这部分患者，可以选择第三代抗癫痫药物。大多数学者认为，第三代抗癫痫药物从 2008 年批准了拉科酰胺上市开始，包括拉科酰胺（lacosamide，2008）、醋酸艾司利卡西平（eslicarbazepine acetate，2009）、吡仑帕奈（perampanel，2012）和布立西坦（brivaracetam，2016）等 20 种抗癫痫药物。

二、抗癫痫药物的作用机制

癫痫放电的两个标志性特征为神经元的过度兴奋和超同步化。神经元细胞膜上分布有各种离子通道，离子通道将化学信号转换为电活动，各种化学信号通过配体门控离子通道和电压门控离子通道发挥作用，从而产生兴奋或抑制信号。抑制癫痫活动的分子靶点主要分为三类：电压门控钠通道和钙通道、GABA 受体和亲谷氨酸受体。不同的抗癫痫药物因为化学结构的不同，其抗癫痫的作用机制也不同，它们通过一种或多种机制发挥抗癫痫作用（表 11-1）。

表 11-1　抗癫痫药物的作用机制

抗癫痫药物	钠通道阻滞剂	钙通道阻滞剂	谷氨酸受体拮抗剂	GABA增强剂	碳酸酐酶抑制剂	突触囊泡蛋白2A调节剂	钾通道增强剂
第一代 ASMs							
卡马西平	√						
地西泮				√			
乙琥胺		T 型					
苯巴比妥			AMPA	√			
苯妥英	√						
丙戊酸	√	T 型		√			
第二代 ASMs							
非氨酯	√	L 型	NMDA	√			
加巴喷丁		A$_2\delta$ 亚基		√			

续表

抗癫痫药物	钠通道阻滞剂	钙通道阻滞剂	谷氨酸受体拮抗剂	GABA增强剂	碳酸酐酶抑制剂	突触囊泡蛋白2A调节剂	钾通道增强剂
拉莫三嗪	√	N/P 型					
左乙拉西坦		HVA				√	
奥卡西平	√	N 型					阻滞
普瑞巴林		√					
替加宾				√			
托吡酯	√	L 型	AMPA/KA	√	√		激活
唑尼沙胺	√	T 型		√	√		

（一）电压门控钠离子通道

钠离子通道是由 α 亚单位和 β 亚单位组成的膜糖蛋白复合体。电压依赖性钠通道通过膜去极化被激活并构成动作电位快速上升支，但钠电流是自限的，该离子通道在几毫秒内失活，从而终止动作电位。去极化过程相当于离子通道处于活跃期，超极化过程相当于离子通道处于抑制期，复极化为再次启动钠通道做准备，进而产生下一次的电活动。在治疗局部起源的有效药物中，如苯妥英钠、卡马西平、奥卡西平、拉莫三嗪、左尼沙胺、非氨酯、卢非酰胺、托吡酯、加巴喷丁和丙戊酸，其机制为抑制电压门控钠通道，阻滞神经元持续、高频、重复点燃，它们使钠离子通道在 $1\sim2ms$ 内快速失活，从而终止动作电位。在离子通道去极化过程中的阻滞效果强于超极化过程，而且阻滞强度随着动作电位频率增加或去极化过程延长而增加。苯妥英钠、卡马西平、托吡酯、乙琥胺和丙戊酸另外具有阻断持续性非失活钠电流的作用，在正常和癫痫活动中抑制高频动作电位点燃。另外一种机制为以慢失活的形式发挥抗癫痫作用，如拉科酰胺，慢失活时去极化延长，失活需要数秒钟以上，慢失活能阻止过度的动作电位点燃，这些延长的去极化可能参与了重复动作电位暴发的终止。

电压依赖性表现为药物的效果显著依赖于膜电位，在不同的膜电位水平作用效果不同。使用依赖性表现为药物在一系列快速的去极化过程中的作用明显强于单个的长程去极化过程，也就是在频率较快时作用较强。另外，拉莫三嗪，卡马西平和苯妥英钠作为钠离子阻断剂，加重肌阵挛等癫痫发作，其可能原因与 GABA 抑制功能丧失有关。

（二）钙离子通道

钙离子通道也是一个大分子蛋白复合物，包括高电压激活（HVA）和低电压激活（LVA）钙离子通道两个家族，HVA 钙通道由一个 α1 亚单位和多个辅助亚单位（包括 α2,δ 亚单位）组成，分为 L-, R-, P/Q 和 N- 型，HVA 需要强的膜去极化才能引起离子通道开放。苯巴比妥（N, P/Q, L 型），左乙拉西坦（N 型），拉莫三嗪（N 型和 P/Q 型），非氨酯（L 型），奥卡西平（N 型）和托吡酯（L 型和 R 型）通过抑制 HVA 通道的不同亚单位，减少神经递质的释放，从而产生抗癫痫作用。

加巴喷丁和普瑞巴林是两个 GABA 结构类似物，虽然有很强的证据表明它们作用于 HVA 钙通道 α2, δ1 和 α2, δ2 亚单位，但它们均没有显示出对钙离子电流产生作用。尽管如此，加巴喷丁和普瑞巴林能减少突触前神经介质的释放。L 型钙通道属于突触后慢失活通道，如苯巴比妥，虽然可阻滞突触后去极化产生抗癫痫作用，但可加重失神发作。相反地，T 型钙通道产生低阈值的钙电流使膜去极化触发动作电位的暴发。这种兴奋性暴发与全面性棘慢复合波中的棘波部分有关。T 型钙通道抑制剂乙琥胺、丙戊酸和唑尼沙胺在丘脑 - 皮质循环神经元的同步去极化中有阻滞作用，可终止失神发作中的 3Hz 棘慢波释放，有效治疗失神发作。

（三）电压依赖性钾离子通道

钾离子通道是离子通道家族中最大和最多样化的，电压依赖性钾离子通道 KCNQ 中不同亚型在不同部位表达。以往认为抗癫痫药物与钾通道无直接关系，近年来发现了不同 KCNQ 的功能意义，并受到了遗传学研究的支持，如 KCNQ2/3 的突变与良性家族性新生儿惊厥（BFNC）相关，KCNQ2/3 通过调节 M 电流来控制神经元的静息膜电位和动作电位频率。KCNQ2/3 钾离子通道是抑制神经元兴奋性机制的关键因素，有人指出，即使 KCNQ2/KCNQ3 的功能略有下降也可能导致癫痫，KCNQ2 或 KCNQ3 的突变会引起 BFNC，电压依赖性钾离子通道的功能缺陷导致了对兴奋性的控制力丧失。与此相反，KCNQ2 和 KCNQ3 的异聚化可以明显增强 M 电流的抗癫痫作用。除了 KCNQ2/KCNQ3 之外，还有其他的钾通道例如 KATP，Kv1 和 GIRK2 可以调节神经元的兴奋性并参与到癫痫的发病机制中。最近发现 KCNH2 突变与人类癫痫之间存在明显的联系。据观察，LQT2 引起 KCNH2 编码的钾通道干扰可能导致癫痫反复发作。在大脑和心脏共同表达的离子通道中，钾通道是导致癫痫猝死（SUDEP）的危险因素，因为内在膜的兴奋性缺陷可能是癫痫和心律失常导致死亡的生理基础。近年来研究表明，钾离子通道是某些抗癫痫药物作用的部分机制，比如托吡酯、左乙拉西坦、苯妥英、卡马西平、拉莫三嗪和唑尼沙胺。超极化激活的环核苷酸门控通道（HCN）在结构上类似于电压门控钾通道。HCN 是丘脑皮质节律性调节的重要离子通道，负责所谓的 H 电流。H 电流本身具有抑制和兴奋的双重作用并具有自身的负反馈特点，就是说，超极化产生 HCN 通道的激活，随后自身引起去极化和通道的快速失活。HCN 与抗癫痫的机制研究多为基础研究，HCN 1 亚单位在颞叶癫痫患者的海马和颞叶癫痫动物模型中的表达水平发生了改变。HCN 2 亚基在丘脑中大量存在，可以导致小鼠非惊厥性发作。这些观察表明 HCN 在边缘叶癫痫和失神癫痫中都可能发挥作用，并可能成为抗癫痫治疗的潜在靶点。拉莫三嗪和加巴喷丁被证明能激活海马 HCN 通道。对失神癫痫效果显著的拉莫三嗪能提高海马锥体神经元树突 H 电流。研究显示加巴喷丁也能提高 H 电流，通过提高 H 电流可提高离子传导，进而引起轻微膜去极化和降低输入抵抗。但现在还无法判断这在药物的抗癫痫过程中究竟发挥了多少作用。

（四）突触的兴奋性

谷氨酸和其他兴奋性氨基酸引起神经介质过度兴奋导致癫痫，降低其兴奋性是某些抗癫痫药物（托吡酯，非氨酯）的机制之一。在中枢神经系统与癫痫相关的谷氨酸受体包括 NMDA 受体、AMPA 受体和 KA 受体。NMDA 受体是大分子结构，由大的 NR1 亚基和辅助 NR2 亚基组成。体外研究表明，非氨酯是一种强的 NMDA 受体拮抗剂，它可抑制海马神经元 NMDA 诱发的电流，并表现为一种低亲和力开放通道阻滞剂。NMDA 包含了 NR2B 亚基，NR2B 亚基在小儿大脑中大量表达，成人局限性表达在前脑。这种表达模式可以解释非氨酯对小儿癫痫有非常好的疗效，并且可以解释为什么在成人中神经行为不良反应很小。非氨酯可能还有降低兴奋性氨基酸的神经毒作用。托吡酯被证实同时抑制 AMPA 和 KA 介导的电流，快速抑制兴奋性神经介质而且可能减弱局灶性癫痫点燃。KA 受体不仅存在于突触后膜还存在于突触前膜的轴突末梢，在突触前 KA 受体的激活调控谷氨酸释放，并且抑制 GABA 释放，KA 受体介导的抑制作用在终止癫痫发作中有更重要的作用。因此，KA 受体作为抗癫痫药物作用的靶点更令人鼓舞。像其他配体门控离子通道一样，AMPA 和 KA 由多种亚基组成，而托吡酯选择性地作用于包含 GLuR5 的海藻氨酸受体。

（五）突触的抑制性

γ- 氨基丁酸（GABA）是哺乳动物大脑中主要的抑制性神经递质。突触前释放 GABA 可对中枢神经系统神经元产生抑制作用。GABA 受体包括亲离子型 GABAA 受体和亲代谢型 GABAB 受体。通过下列三种方法可能增强 GABA 能的抑制作用：①提高 GABAA 受体和 GABAB 受体功能；②增强 GABA 合成和降低 GABA 降解；③抑制 GABA 再摄取到神经元和胶质细胞。在正常神经元活动中，抑制性 GABA 能神经元和兴奋性谷氨酸神经元之间保持平衡以防同步放电。然而，对癫痫活动的抑制性作用不是这么简单的。例如，抑制性神经介质可能参与了大量神经元的同步化和随后向周围脑区的传播。因此，原则上说，增强 GABA 能神经介质可能阻止癫痫样活动的启动，然而，在一些病例中，这样的 ASMs 加重和同步化癫痫活动的扩散，尤其在丘脑皮质环路中。通常来说，GABAA 受体阻滞剂和激动剂分别导致癫痫发作和减轻癫痫发作。通过实验发现，抗癫痫药物苯巴比妥、地西泮、非氨酯和托吡酯能够通过不同的方式调节 GABAA 受体，增加其抑制性神经传递。巴比妥盐能够增加通道平均开放时间,地西泮能够增加通道开放频率而不影响开放时间,托吡酯能够增加通道暴发频率和开放持续时间。非氨酯可以增加海马和皮质神经元 GABA 介导的电流,其作用机制类似于巴比妥类。通过对表达于卵细胞和哺乳动物细胞的不同亚单位构成的 GABAA 受体研究显示,抗癫痫药物可以对 GABAA 受体不同亚单位进行特异性调节。地西泮与并列于 α 和 β 亚单位的识别位点结合,增强多数受体的 GABA 活性,这些受体由不同亲和力的 α、β、γ 亚单位复合体构成。然而,对 α4 或 6βγ 复合体无效。超高浓度的地西泮能够直接激活及增强仅由 α、β 亚单位构成的受体。治疗浓度的托吡酯能够增强 αβ2 或 3γ2 复合体,能够直接激活 α4β3γ2,然而高浓度的托吡酯直接激活 αβ2 或 3γ2 复合体,且能够抑制 αβ1γ2 复合体。通过爪蟾卵细胞表达系统研究发现,治疗浓度的非氨酯特定增强由 α1 或 2β2 或 3γ2 组成的 GABAA 受体,对其他亚单位复合体无效或抑制其活动。相反,苯巴比妥能够正向调节所有 GABAA 受体亚单位,尽管其调节能力对不同 α 和 β 亚单位有所不同。可以做出推测,亚单位特异性和抗癫痫药物浓度,可能导致了每一种抗癫痫药物的独特抗癫痫特点以及对于特定癫痫类型的作用。

(六)突触囊泡蛋白

新型抗癫痫药物左乙拉西坦和布立西坦,与传统的抗癫痫药物的作用机制不同,主要作用于 Sv2a 突触囊泡蛋白。布立西坦在这一作用中似乎更具选择性及更高的亲和力。虽然不完全清楚该机制作用,但与 Sv2a 的结合似乎可以减少神经递质释放。

三、抗癫痫药物的相互作用

抗癫痫药物的相互作用主要涉及药代动力学及药效学两个方面。

(一)药代动力学相关的相互作用

药代动力学相互作用常与酶的诱导或抑制相关。能产生酶诱导作用的抗癫痫药物包括苯巴比妥、扑痫酮、苯妥英钠和卡马西平(表 11-2)。这些药可以诱导生成 P450 酶,进而增加经过该酶代谢药物的清除率。还有些抗癫痫药物是选择性的酶诱导剂。例如奥卡西平和艾司利卡西平是 CYP3A4 酶的弱诱导物,可以代谢雌激素。相反的,酶抑制剂减少抗癫痫药物清除并延长药物的半衰期(表 11-2)。例如:丙戊酸钠抑制苯巴比妥、活性卡马西平代谢物(carbamazepine epoxide)、拉莫三嗪等代谢,进而导致这些化合物的血药浓度升高。同样的,新的抗癫痫药物有时是选择性酶弱抑制剂。例如,奥卡西平和托吡酯是 CYP2C19 的弱抑制剂,而 CYP2C19 代谢苯妥英钠,因此可以导致血清苯妥英钠的增加。而一些药不能被代谢(加巴喷丁、普瑞巴林、氨己烯酸)或不在肝脏代谢(左乙拉西坦),这提示它们缺少显著的药代动力学相互作用。

表 11-2 抗癫痫药物的代谢及药代动力学相互作用

抗癫痫药	肝脏代谢[a]	肝酶诱导	肝酶抑制	与其他抗癫痫药物的主要相互作用
布立西坦	高	—	+	可能增加苯妥英和卡马西平环氧化物浓度 酶诱导剂可以降低布立西坦浓度
卡马西平	高	+++	—	降低经肝酶代谢的抗癫痫药物浓度 丙戊酸、非氨酯可以增加卡马西平环氧化物浓度
氯巴占	高	+	+	CYP2C19 抑制剂(包括大麻二醇)可增加其活性代谢产物浓度
氯硝西泮	中	—	—	酶诱导剂可降低该药浓度
艾司利卡西平	高	+	+	可能增加苯妥英的浓度 酶诱导剂可以降低该药浓度
乙琥胺	中	—	—	可以提高苯妥英的血药浓度 酶诱导剂可以降低该药浓度,丙戊酸可提高该药浓度

续表

抗癫痫药	肝脏代谢[a]	肝酶诱导	肝酶抑制	与其他抗癫痫药物的主要相互作用
非氨酯	中	+	++	增加苯妥英、丙戊酸、苯巴比妥、卡马西平环氧化物的浓度，降低卡马西平浓度 酶诱导剂可降低该药浓度
加巴喷丁	无	—	—	无
拉科酰胺	低	—	—	酶诱导剂可降低该药浓度
拉莫三嗪	高	+		丙戊酸增加拉莫三嗪浓度
左乙拉西坦	无	—	—	无
奥卡西平	高	++[b]	+[b]	可增加苯妥英钠浓度酶诱导剂可降低其活性代谢物浓度
苯巴比妥	中	+++	—	减少经肝脏代谢的抗癫痫药物浓度（但对苯妥英不一定） 丙戊酸、非氨酯增加苯巴比妥浓度
苯妥英	高	+++	—	降低经肝脏代谢的抗癫痫药物浓度 托吡酯、非氨酯、奥卡西平、艾司利卡西平增加苯妥英浓度
普瑞巴林	无	—	—	无
卢非酰胺	高	+	+	丙戊酸增加该药浓度 酶诱导剂降低该药浓度
替加宾	高	—		酶诱导剂降低该药浓度
托吡酯	低	+[c]	+[c]	可增加苯妥英浓度，与丙戊酸联用可引起高氨血症 酶诱导剂降低托吡酯浓度
丙戊酸	高	—	+++	增加苯巴比妥、拉莫三嗪、卢非酰胺、乙琥胺、卡马西平环氧化物的浓度 减少苯妥英蛋白结合率
氨己烯酸	无	+	—	可能降低苯妥英浓度
唑尼沙胺	中	—	—	酶诱导剂降低该药浓度

[a] 高：>90%；中：50%～90%；低：<50% [b] 剂量大于900mg；[c] 剂量大于200mg

　　抗癫痫药物的相互作用也可能是血清蛋白结合竞争引起的。高血清蛋白结合的药物可以从血清蛋白中置换出来，从而导致非蛋白结合组分的增加。另外，在低蛋白状态、肝和肾衰竭、妊娠和老年患者中也可以明显增加。蛋白结合的变化与临床剂量的选择是密切相关的。

　　总之，抗癫痫药物联合应用时应避免不利的相互作用，而充分发挥其有利的部分。比如酶诱导剂可以使添加的抗癫痫药经肝脏代谢增加，因此临床上需要使用更高的剂量。某些组合可以导致有毒代谢物水平升高。例如，当卡马西平与丙戊酸或非氨酯一起使用时，卡马西平环氧化物的浓度增加，进而导致卡马西平不良反应的增加。而酶抑制剂在低剂量的添加治疗中可能是有利的。例如，与丙戊酸钠联用时，较低剂量的拉莫三嗪可能就足够了。

（二）药效学相关的相互作用

　　药效学相关的相互作用常与抗癫痫药物的作用机制相关。其中最常见的一种机制是增强钠通道的失活，从而阻止快速重复点燃。这包括苯妥英、卡马西平、奥卡西平、艾司利卡西平、拉莫三嗪、卢非酰胺和拉科酰胺等。卡马西平和苯妥英钠作用于快速失活状态（毫秒），而卢非酰胺和艾司利卡西平可能增强缓慢失活状态（秒或更长）。其他几种抗癫痫药，例如丙戊酸钠、非氨酯、托吡酯和唑尼沙胺，除了钠通道阻滞作用外还具有多种机制。另一种作用机制与增强 γ- 氨基丁酸（GABA）活性有关。例如苯巴比妥、苯二氮䓬类、氨己烯酸等分别通过不同机制增强 GABA 活性。而托吡酯、丙戊酸钠、非氨酯，甚至加巴喷丁和普瑞巴林也被证明最终增加了 GABA 的作用。其他作用机制还包括阻断兴奋性氨基酸（AMPA、NMDA）、阻断钙离子通道（T、L、N、P）、作用于突触囊泡蛋白 Sv2a 等。

联用两种作用机制相同的抗癫痫药物，最严重的后果是在治疗浓度范围内增加不良反应发生率。在双盲对照研究中，两种传统的钠通道阻滞剂的组合（卡马西平＋苯妥英钠），比卡马西平＋苯巴比妥或苯妥英钠＋苯巴比妥在受试者中的保留率低。卡马西平和拉莫三嗪的组合则与复视和眩晕有关。类似的调查结果表明，服用拉科酰胺的不良反应中断率，在添加钠通道阻滞剂的患者中为 19.3%，而不服用钠通道阻滞剂的患者则为 8.6%。拉科酰胺最大剂量 600mg/d，在添加钠通道阻滞剂的患者中，由于不良反应导致的中断率为 31%，而不添加的患者则为 6.9%。

也有人认为，联用不同作用机制的抗癫痫药可能有更大的疗效。Kwan 和 Brodie 发现，在第一次抗癫痫药物失败后，更多的患者使用添加治疗，与其他组合相比，联用钠通道阻滞剂和具有多种作用机制的药物时（包括丙戊酸、托吡酯和加巴喷丁），癫痫无发作率更高（36% 比 7%；$P = 0.05$）。另一项研究，Deckers 团队建议将钠通道阻滞剂与增强 GABA 抑制作用的药物联用。

（连亚军）

第二节　抗癫痫药物治疗原则

癫痫目前仍然以抗癫痫药物为主要治疗手段。经过抗癫痫药物治疗的患者中 70%～80% 的癫痫发作可以控制，但也有 20%～30% 的患者发展成难治性癫痫，需要进行手术或其他方法的治疗。抗癫痫治疗的主要目标是终止癫痫发作，同时应避免或最大限度地减轻不良反应，尽可能使患者获得理想的远期预后和最佳的生活质量。

抗癫痫药物的治疗原则包括以下 11 个方面：

（一）确诊后及早治疗

一般癫痫发作 2 次即应开始用药。开始应用抗癫痫药的指征：在癫痫的诊断明确之后开始使用；一般第二次无诱因发作之后开始用药；发作间隔期 1 年以上，可以暂时推迟药物治疗。

首次发作后是否开始抗癫痫药物治疗，取决于以下因素：复发风险；药物治疗的风险和益处；发作类型和综合征诊断；继续发作的后果。以下情况抗癫痫药物治疗可在首次发作后考虑使用，应与患者或监护人进行商议（获得知情同意）：脑部影像学显示致痫性结构损害；脑电图提示明确的痫样放电；患者有神经缺陷症状；患者本人及监护人认为不能承受再次发作的风险。

成人首次非诱发性癫痫复发的高危因素：通过评估癫痫复发风险升高的临床变量研究发现，其中较一致的高危因素包括：既往脑部损伤史（风险比：2.55），脑电图显示癫痫样异常（风险比：2.16），脑部影像异常（风险比：2.44）和夜间癫痫发作（风险比：2.1）

（二）合理选择抗癫痫药

根据癫痫发作类型和癫痫综合征选药是药物治疗的基本原则；应尽可能依据综合征类型选择抗癫痫药物，如果综合征诊断不明确，应根据癫痫发作类型做出决定；同时还需要考虑共患病、共用药、患者的年龄以及患者或监护人的意愿等进行个体化治疗；一种类型的癫痫发作可有几种适合选择的药物，医生可根据个人对药物的熟悉程度、药物优缺点、药物之间的相互作用以及临床经验决定（表 11-3）。

表 11-3　抗癫痫药物的选择

发作类型	一线药物	添加药物	可以考虑的药物	可能加重发作的药物
全面强直阵挛发作	丙戊酸、拉莫三嗪、卡马西平、奥卡西平、左乙拉西坦、苯巴比妥	左乙拉西坦、托吡酯、丙戊酸、拉莫三嗪、氯巴占		

续表

发作类型	一线药物	添加药物	可以考虑的药物	可能加重发作的药物
强直或失张力发作	丙戊酸	拉莫三嗪	托吡酯、卢非酰胺	卡马西平、奥卡西平、加巴喷丁、普瑞巴林、替加宾、氨己烯酸
失神发作	丙戊酸、乙琥胺、拉莫三嗪	丙戊酸、乙琥胺、拉莫三嗪	氯硝西泮、氯巴占、左乙拉西坦、托吡酯、唑尼沙胺	卡马西平、奥卡西平、苯妥英钠、加巴喷丁、普瑞巴林、替加宾、氨己烯酸
肌阵挛发作	丙戊酸、左乙拉西坦、托吡酯	左乙拉西坦、丙戊酸、托吡酯	氯硝西泮、氯巴占、唑尼沙胺	卡马西平、奥卡西平、苯妥英钠、加巴喷丁、普瑞巴林、替加宾、氨己烯酸
局灶性发作	卡马西平、拉莫三嗪、奥卡西平、左乙拉西坦、丙戊酸	卡马西平、左乙拉西坦、拉莫三嗪、奥卡西平、加巴喷丁、丙戊酸、托吡酯、唑尼沙胺、氯巴占	苯妥英钠、苯巴比妥	
儿童失神癫痫、青少年失神癫痫或其他类型失神癫痫	丙戊酸、乙琥胺、拉莫三嗪	丙戊酸、乙琥胺、拉莫三嗪	氯硝西泮、唑尼沙胺、左乙拉西坦、托吡酯、氯巴占	卡马西平、奥卡西平、苯妥英钠、加巴喷丁、普瑞巴林、替加宾、氨己烯酸
青少年肌阵挛癫痫	丙戊酸、拉莫三嗪、左乙拉西坦	丙戊酸、拉莫三嗪、左乙拉西坦、托吡酯	氯硝西泮、唑尼沙胺、氯巴占、苯巴比妥	卡马西平、奥卡西平、苯妥英钠、加巴喷丁、普瑞巴林、替加宾、氨己烯酸
仅有全面强直阵挛发作的癫痫	丙戊酸、拉莫三嗪、左乙拉西坦	丙戊酸、拉莫三嗪、左乙拉西坦、托吡酯	苯巴比妥	
特发性全面性发作	丙戊酸、拉莫三嗪	左乙拉西坦、丙戊酸、拉莫三嗪、托吡酯	氯硝西泮、唑尼沙胺、氯巴占、苯巴比妥	卡马西平、奥卡西平、苯妥英钠、加巴喷丁、普瑞巴林、替加宾、氨己烯酸
儿童良性癫痫伴中央颞区棘波、Panayiotopoulos综合征或晚发性儿童枕叶癫痫（Gastaut型）	卡马西平、奥卡西平、左乙拉西坦、丙戊酸、拉莫三嗪	卡马西平、奥卡西平、左乙拉西坦、丙戊酸、拉莫三嗪、托吡酯、加巴喷丁、氯巴占	苯巴比妥、苯妥英钠、唑尼沙胺、普瑞巴林、替加宾、氨己烯酸、艾司利卡西平、拉科酰胺	
West综合征（婴儿痉挛症）	类固醇、氨己烯酸	托吡酯、丙戊酸、氯硝西泮、拉莫三嗪		
Lennox-Gastaut综合征	丙戊酸	拉莫三嗪	托吡酯、左乙拉西坦、卢非酰胺、非氨酯	卡马西平、奥卡西平、加巴喷丁、普瑞巴林、替加宾、氨己烯酸
Dravet综合征	丙戊酸、托吡酯	氯巴占、司替戊醇、左乙拉西坦、氯硝西泮		卡马西平、奥卡西平、加巴喷丁、拉莫三嗪、苯妥英钠、普瑞巴林、替加宾、氨己烯酸
癫痫性脑病伴慢波睡眠期持续棘慢波	丙戊酸、氯硝西泮、类固醇	左乙拉西坦、拉莫三嗪、托吡酯		卡马西平、奥卡西平

续表

发作类型	一线药物	添加药物	可以考虑的药物	可能加重发作的药物
Landau-Kleffner综合征	丙戊酸、氯硝西泮、类固醇	左乙拉西坦、拉莫三嗪、托吡酯		卡马西平、奥卡西平
肌阵挛 - 失张力癫痫	丙戊酸、托吡酯、氯硝西泮、氯巴占	拉莫三嗪、左乙拉西坦		卡马西平、奥卡西平、苯妥英钠、加巴喷丁、普瑞巴林、替加宾、氨己烯酸

（三）尽量单药治疗，只有单药治疗确实无效时，再考虑合理的联合用药

新诊断的癫痫，首选一种适合的抗癫痫药治疗，癫痫的控制率可达70%左右。单药治疗具有以下优点：容易判断药物疗效和不良反应；无药物之间的相互作用；不良反应相对少；方案简单，依从性好；经济负担轻。新诊断患者首选单药治疗，其发作终止率达47%。第一种单药治疗无效，可考虑换用另外一种单药治疗，第二种单药治疗可有13%达到无发作。单药治疗确实无效时，可考虑多药联合治疗。合理的联合用药指：不增加不良反应而获得满意的发作控制。联合用药的指征：已经换用过两种抗癫痫药；剂量与血药浓度均达到较高水平后仍然不能控制发作。

联合用药建议：联合治疗的药物以2～3种为宜；选择不同作用机制的药物，具有药代动力学和药效学互补优势的抗癫痫药物；避免与相同不良反应和肝酶诱导的药物联用；联用时不良反应互相抵消或互不加重；如果联合治疗仍不能获得更好的疗效，建议转换为患者最能耐受的单药治疗，以取得疗效和不良反应耐受方面的最佳平衡，不必一味追求发作的完全控制而使患者不耐受。

（四）必要的治疗药物监测，根据药代动力学参数和临床效应调整剂量

任何药物均应从小剂量开始，缓慢增加剂量直至发作控制或最大可耐受剂量，不要频繁换药。药物在不同患者体内代谢速率不同（受遗传、年龄、疾病、其他药物等的影响），且每例患者病情严重程度不同，所需要的有效血药浓度也有差别。

必要的治疗药物监测，尤其是传统的ASMs（苯妥英钠、苯巴比妥、卡马西平、丙戊酸钠），可以提高ASMs疗效和安全性。治疗药物监测通过测定血中药物浓度，使给药方案个体化，提高疗效，避免或减少中毒，并应根据药代动力学参数和临床疗效制订和调整用药方案，使癫痫的治疗个体化，合理化，从而减少选药、调量、换药及停药的盲目性，降低药物不良反应，提高疗效。

（五）简化服药方法

根据药物半衰期给药，分配好服药间隔时间。

（六）规律服药，合理换药或停药、避免自行调药、停药以及滥用药物

规律服药是指按照所服药物半衰期和临床发作规律，合理分配给药次数、剂量和给药间隔时间。规律服药可避免药物血药浓度波动过大而出现癫痫发作或不良反应。由于不同抗癫痫药物制剂在生物利用度和药代动力学方面有差异，为了避免疗效降低，推荐患者固定使用同一生产厂家的药品。若选用的第一种抗癫痫药因为不良反应或者仍有发作而治疗失败，应试用另一种药物，加至足够剂量后再将第一种药物缓慢减量。

（七）定期随诊，注意不良反应

观察初服药物的不良反应，如出现严重不耐受，应终止原治疗方案，更换其他药物；观察疗效，根据发作控制情况调整药物剂量，监测血药浓度，儿童需要根据体重的增长和血药浓度的变化调整剂量；监测长期用药的不良反应，根据所服药物的特点，定期检查肝功能、血常规等。所有的抗癫痫药物都可能产生不良反应，其严重程度在不同个体有很大差异。最常见的不良反应主要包括：对中枢神经系统的影响（镇静、嗜睡、头晕、共济失调、认知及记忆损害等）；对全身多系统的影响（血液系统、消化系统、体重改变等）；特异体质反应等。

抗癫痫药物不良反应分类如下：

1. 剂量相关的不良反应　如对中枢神经系统的影响（卡马西平、苯妥英钠引起的头晕、复视、共济失调等）。

2. 长期的不良反应　与累积剂量有关，如卡马西平引起的低钠血症，丙戊酸钠引起的体重增加、脱发等。

3. 特异体质的不良反应　与剂量无关，不能预测，主要有皮肤损害、严重的肝毒性、血液系统损害。

4. 远期效应　即致畸性。

（八）新型抗癫痫药物的合理应用

由于传统抗癫痫药物的局限性，临床上需要耐受性强、疗效更好、不良反应小的新药，于是新型抗癫痫药出现了。1978 年美国 FDA 首次批准的新药非氨酯和加巴喷丁，开创了抗癫痫新药的新纪元。随后逐渐上市的拉莫三嗪、氨己烯酸、托吡酯、奥卡西平、左乙拉西坦等新药，对新诊断的癫痫或难治性癫痫具有相对满意的疗效。虽然目前并没有足够的证据显示这些新型抗癫痫药比传统抗癫痫药更有效，但这些新抗癫痫药有它独特的作用机制，大多属于广谱抗癫痫药，如拉莫三嗪、托吡酯、左乙拉西坦，对于部分性和全面性癫痫发作均有效果，扩大了抗癫痫药物的选择范围。新型抗癫痫药物大多数半衰期长，生物利用度高，血药浓度与药物剂量多呈线性关系，一般不需要监测药物浓度，药物相互作用少，与其他抗癫痫药物联用时，不影响其他药物的血药浓度，且不良反应少，对患者的认知功能影响比较小，患者的耐受性更好，尤其适用于老年患者和孕妇等特殊癫痫患者的治疗。目前在临床上，在患者经济承受范围之内，左乙拉西坦、托吡酯等新型抗癫痫药可以作为治疗非耐药性癫痫的一线治疗药物以及难治性癫痫的辅助治疗药物。但目前由于新型抗癫痫药临床资料相对缺乏，而且价格相对昂贵，迄今为止传统抗癫痫药仍是单药治疗的一线药物，当治疗失败时，可以选择新型抗癫痫药物作为替代。

（九）疗程要足，撤药要慢，停药后若复发，可恢复原方案重新治疗，多数仍然有效

癫痫患者持续无发作 2 年以上，即存在减停药的可能性；大部分患者在药物治疗的情况下，2～5 年完全无发作可以考虑停药；但是否减停、如何减停，还需要综合考虑癫痫类型（病因、发作类型、综合征分类）、既往治疗反应、患者意愿等因素仔细评估停药复发的风险，在与患者或者监护人充分沟通减药与继续服药的风险和效益比之后，可以考虑逐渐减停抗癫痫药。

减药停药注意事项：在决定是否停药之前应评估再次发作的可能性；应充分考虑癫痫的病因和综合征的诊断；脑电图对减停抗癫痫药物有参考价值，减药前必须复查脑电图，减药过程中需要定期（每3～6 个月）复查脑电图，若减药过程中再次出现脑电图痫样放电，需停止减量。撤药过程应缓慢进行，单药治疗时，减药过程应当不少于 6 个月，多药治疗时，每次只能减停一种药物，每种抗癫痫药物减停时间不少于 3 个月，如仍无发作，再减停第二种药物。如果在撤药过程中出现发作，应停止继续撤药，并将药物剂量恢复至最接近发作时的剂量；停药 1 年后出现有诱因的发作可以先观察，避免诱发因素，可以暂不应用抗癫痫药物，但如果每年有 2 次以上发作，应再次评估确定治疗方案（《临床诊疗指南·癫痫分册》2015 年修订）。

（十）强调治疗的目标是使患者拥有最佳生活质量

癫痫患者的生活质量不仅低于正常人群，而且低于其他慢性疾病患者（如糖尿病），并且有很多因素对癫痫患者生活质量起到影响作用，其中包括生理因素、心理因素和社会因素等。除了发作本身，癫痫患者自身的心理因素是生活质量的关键因素。因此在控制癫痫发作的同时，尽可能提高患者的生活质量，并对患者进行躯体、心理的康复，包括知识学习、职业技能培训以及就业、婚姻等方面的指导，使患者重塑信心，从疾病的阴影中解脱出来，重返校园和社会，尤其要关注患者的情感障碍性疾病如抑郁、焦虑。

（十一）始终突出治疗的个体化原则

癫痫药物治疗需要长期规范化管理：使患者本人和家属充分参与治疗决策，遵循抗癫痫药物治疗

策略的个体化原则,根据癫痫的发作类型、癫痫综合征,合并用药、共患病以及不同年龄段患者的生理特点以及生活需求等,合理选择抗癫痫药,而且在给药的剂量、剂型、浓度和给药方案均要做到个体化。尤其是女性患者,在不同的年龄段以及结合不同的生理、社会需求,需要及时调整甚至改变药物治疗方案。

特殊人群选择抗癫痫药物注意事项:

1. 儿童患者

(1)生长发育阶段:儿童处于生长发育和学习重要阶段,选择药物时,应充分考虑药物对患儿的认知功能的影响,权衡利弊,其次儿童肝肾功能尚未发育成熟,对于药物的代谢和排泄差,因此要监测血药浓度,并定期行肝肾功能检查。

(2)体重变化:根据公斤体重计算给药量,并结合临床疗效和血药浓度调整给药量。

(3)年龄依赖的癫痫综合征:注意用药疗程。

(4)遗传代谢病:癫痫病因治疗的重要性。

(5)癫痫性脑病:除 ASMs 治疗外,可选用激素、生酮饮食等特殊治疗方法治疗。

2. 女性患者

(1)涉及生殖、妊娠、分娩、哺乳等相关情况。

(2)注意抗癫痫药物与避孕药间的相互影响,关注女性患者服用药物时是否出现内分泌功能紊乱(如月经不调)等情况。

(3)生育期:注意丙戊酸等抗癫痫药物对胎儿的影响,准备生育的患者应该在医生指导下计划妊娠。

(4)妊娠:孕妇除了定期的产科检查外,还应定期就诊于癫痫专科医师,根据临床发作情况调整药物,尽量减少和避免发作,在妊娠中期应对胎儿进行详细超声检查,及时发现可能存在的畸形。

(5)孕前咨询:告知癫痫发作及抗癫痫药物对妊娠及胎儿的风险,丙戊酸在女性癫痫患者(女童、女性青少年、育龄女性、妊娠女性)中使用的风险,丙戊酸宫内暴露可能导致胎儿先天畸形、影响出生后认知能力发展、增加出生后自闭症风险。

(6)分娩:应由产科医师和癫痫专科医师共同诊疗癫痫患者,在配备有孕妇和新生儿复苏条件的产科监护室内进行分娩。

(7)哺乳:绝大多数 ASMs 可以通过乳汁分泌,但乳汁中 ASMs 的浓度相对较低,对于绝大多数服用 ASMs 的患者来说,哺乳是相对安全的,应该鼓励母乳喂养,同时要关注婴儿是否出现不良反应:如睡眠不良、易激惹、体重减轻、肌张力降低、吮吸困难等情况。

3. 老年患者

(1)老年人由于生理或病理变化对药效学和药代动力学的影响,通常对 ASMs 比较敏感,应尽可能缓慢加量,维持较低的有效治疗剂量,加强必要的血药浓度监测。

(2)老年患者合并慢性病(高血压、糖尿病、心脏病、高血脂等)需服用其他药物的情况很常见,应注意抗癫痫药物与非抗癫痫药物间的相互作用。

(3)老年患者,尤其是绝经后女性患者容易出现骨质疏松,建议尽可能避免使用有肝酶诱导作用的 ASMs,并可补充维生素 D 和钙剂。

(赵永波)

第三节 抗癫痫药物

一、卡马西平

自 20 世纪 50 年代末期以来,卡马西平(carbamazepine,CBZ)作为最常见的抗癫痫药物之一成功地在全世界广泛使用。此外,卡马西平还可用于治疗三叉神经痛和各种疼痛综合征。

【作用机制】

卡马西平的药理作用主要是通过影响神经元细胞上的钠通道传导,减少动作电位高频放电的反复发生,这种作用是电压依赖型,与苯妥英的作用机制相似。但卡马西平还有其他作用是苯妥英不具备的,比如它对内源性抑郁症和酒精戒断发作有效。卡马西平不溶解于水,但可溶于酒精、苯、氯仿、二氯甲烷及其他一些有机溶剂中。

【药代动力学特征】

卡马西平一般为口服给药。口服剂量的多少与血浆浓度水平近乎为线性相关,血浆浓度随着口服剂量的增加而相应增加。口服卡马西平后,血浆浓度一般在 4～8 小时后达峰。其稳态半衰期分别为 5～26 小时。虽然口服剂量与血浆浓度密切相关,但实际上药物的临床疗效个体差异很大,因此监测卡马西平浓度的临床意义有限。临床上主要根据临床疗效调整每天剂量及给药方法,而不是根据血药浓度监测来获得最佳的治疗效果。

食物对卡马西平的胃肠道吸收没有明显的影响,喝酒引起的酒精中毒可延迟卡马西平的吸收,但并不降低其生物利用度。

在治疗的最初几周,机体的自我诱导可使半衰期缩短,从而导致血药浓度的下降。需适时增加每天剂量以便将血药浓度维持在目标水平。72% 的卡马西平经尿液排出,其余 28% 经肠道排出。在妊娠的起初 3 个月,卡马西平的血药浓度可能降低,机制尚不明确。妊娠终止时,其血药浓度会进一步降低,这可能与血浆蛋白总量下降有关。而孕后期、分娩及产褥期,游离的卡马西平血药浓度无明显变化,此时每天剂量无须进行调整。哺乳期服用卡马西平治疗的女性仍可母乳喂养。

【药物的相互作用】

由于卡马西平几乎完全在肝内代谢。CYP3A4 是其主要的代谢酶,具有催化环氧化作用,是卡马西平代谢的主要途径。卡马西平可诱导 CYP3A4 的合成从而加速其清除。如果该路径被其他药物阻断,可导致其血药浓度增加 1.5～2 倍。卡马西平与其他抗癫痫药物的相互作用见表 11-4 和表 11-5。

表 11-4 卡马西平对其他抗癫痫药的影响

增加	降低	不影响	不定
氟桂利嗪	氯巴占	加巴喷丁	苯妥英
美芬妥英	氯硝西泮	拉莫三嗪	苯巴比妥
	乙琥胺	左乙拉西坦	扑米酮
	非氨酯	氨己烯酸	
	噻加宾		
	托吡酯		
	丙戊酸		
	唑尼沙胺		

表 11-5 抗癫痫药对卡马西平的影响

增加	降低	易变	不影响
乙酰唑胺	非氨酯	氯巴占	氟桂利嗪
瑞玛西胺	拉莫三嗪	氯硝西泮	加巴喷丁
	苯巴比妥	乙琥胺	左乙拉西坦
	苯妥英	丙戊酸	奥卡西平
	扑米酮		氨己烯酸
	普罗加比		唑尼沙胺

【适用的发作类型和综合征】

卡马西平适用于原发性全身性强直 - 阵挛发作、局灶性发作,但对于强直发作、失张力发作、失神发作、肌阵挛发作无效,甚至可能加重病情。卡马西平可以作为儿童良性癫痫伴中央颞区棘波、Panayiotopoulos 综合征或晚发性儿童枕叶癫痫(Gastaut 型)以及仅有全面强直 - 阵挛发作的首选药物。

【用法和用量】

成人起始剂量是 100~200mg/d,根据患者反应逐渐增加,维持剂量 400~1 200mg/d,最大剂量是 1 600mg/d,有效浓度 4~12mg/L。儿童 6 岁以下,起始剂量 5mg/(kg·d),每 5~7 天增加 1 次,维持剂量 10~20mg/(kg·d),最大剂量为 400mg/d。6~12 岁,初始剂量可从 100mg/d 开始,每 2 周增加 1 次,增加 100mg/d,维持剂量 400~800mg/d,最大剂量是 1 000mg/d。

临床上主要为卡马西平缓释片和传统卡马西平片剂,服用卡马西平缓释片 2 次 /d 与服用传统的卡马西平片剂 3 次 /d 在药代动力学上无明显的差异,但缓释片对成人及儿童癫痫发作的控制较常规片剂更优越。

【不良反应】

服用卡马西平可出现各种不良反应,绝大部分都较轻微,并不需要停药。只有 5%~10% 患者因不良反应较重(大多为皮疹)而需停药。

1. 神经毒性 在卡马西平治疗的初始阶段,最常见的与药物剂量相关的可逆不良反应包括嗜睡、头晕、共济失调、运动障碍和视物模糊,在治疗初期缓慢逐渐加量可使这些不良反应的发生降至最低。长期服药通常不会出现这些不良反应。

2. 皮疹及过敏反应 皮疹发生率约为 10%,也有报道可高达 19%,其中严重危及生命者不到 1%,皮疹的发生在儿童中较少见,其发生率随着年龄的增长而增加。卡马西平引起的高敏反应,可表现为血管免疫母细胞性淋巴结病、肝脾肿大、血管炎、葡萄膜炎、肺炎、低丙种球蛋白血症、无菌性脑(脊)膜炎、假淋巴瘤、心肌炎或间质性肾炎。卡马西平还可致脱发、光敏反应、结肠炎、胃炎、牙龈炎、胰腺炎和多形红斑形成。停用卡马西平后,过敏反应可消失。

3. 血液系统 卡马西平很少影响血液系统,但如果发生特异的血液病反应可危及生命,发生率约为 1/20 万。卡马西平引起再生障碍性贫血的患病率约为 1/5 万,粒细胞减少的患病率为 1.4/100 万~5.1/100 万。在卡马西平治疗的前 6 个月,约有 1/3 的患者可以出现白细胞计数的亚临床减少,白细胞数少于 5 000/m³。妊娠时接受卡马西平单药治疗的某些孕妇可能出现因维生素 K 缺乏诱发的凝血酶原异常及脐带中总凝血酶原水平降低。

4. 内分泌系统 卡马西平有抗利尿激素样的作用,当存在血钠基础水平低、卡马西平的每天剂量较大及卡马西平的血浆浓度较高等高危因素时,卡马西平除可致低钠血症外,还可致低钙血症及低氯血症。卡马西平抗利尿作用的机制尚不明确。长期卡马西平治疗会引起血浆甲状腺素水平的降低,可能引起甲状腺肿大。

5. 心脏及肝脏损害 卡马西平对心脏的不良反应主要包括以心动过缓或阿斯综合征为主的传导阻滞,病态窦房结综合征、快速型心律失常,乃至发生充血性心力衰竭。患者 5%~22% 可出现肝酶增高,尤以 γ- 谷氨酰转移酶、丙氨酸氨基转移酶、天门冬氨酸氨基转移酶明显。对大多数患者而言,肝酶增高无临床意义,而且停药后很快恢复正常。肾脏损害较罕见,表现为蛋白尿、血尿、少尿及肾衰竭。

6. 致畸 据报道卡马西平导致先天性畸形的发生率为 5.7%~7.5%,卡马西平单药治疗的妊娠期的畸形表现主要是颅骨缺损或脊柱裂,而卡马西平联合其他抗癫痫药物治疗可能出现心脏畸形。其中卡马西平单药治疗致脊柱裂的发生率为 8.7%,而卡马西平联合治疗致心脏畸形的发病率为 17.4%。

7. 过量和中毒 卡马西平血药浓度在 11~15mg/L 时,可表现出嗜睡、共济失调;15~25mg/L 时出现躁狂、幻觉及舞蹈样动作;>25mg/L 会导致昏迷及癫痫发作。当成人体内卡马西平水平 >170μmol/L 时,可引起机体重要器官的严重损害,包括心脏传导障碍、呼吸衰竭、癫痫发作和昏迷。卡马西平血药浓度可用于评估药物中毒的严重程度及判断预后。

二、氯硝西泮

除氯巴占外，氯硝西泮（clonazepam）是唯一可用于慢性癫痫长期治疗的苯二氮䓬类药物，但目前该药很少被作为一线抗癫痫药物。该药还适应于惊恐性精神紊乱和各种精神障碍，各种运动障碍包括不安腿综合征、家族性惊恐病、Tourette 综合征、维生素 B_{12} 缺乏引起的不自主运动以及睡眠障碍（如 REM 睡眠行为障碍）。

【作用机制】

苯二氮䓬类可增加 GABA 能神经递质的作用。目前已经确认该类药物的受体是 GABA 型受体复合物的组成部分。当该类药物存在时，GABA 诱导的电流增加，这是由于该药增加了 GABA 与 GABAA 型受体的亲和力所致。该类药物和 GABA 均通过调节氯离子通道而发挥作用，而氯离子通道是 GABAA 受体复合物的组成部分。该类药物能增加 GABA 受体复合物氯离子通道的开放频率，但不能增加通道的传导性和通道的开放持续时间，其结果是细胞内氯离子摄入增加，导致神经元超极化。

【药代动力学特征】

氯硝西泮口服吸收率为 80%，血浆达峰浓度为 1～4 小时，也可延长至 8 小时。氯硝西泮脂溶性高，容易通过血脑屏障，且很快分布于脑组织，该药通过被动扩散由血浆进入脑组织，血浆和脑组织中药物的比例是稳定的，该药不会残留于脑组织中，其在脑组织和血浆中同时被清除。

氯硝西泮的清除率小于 100ml/min，生物利用度 >80%，与卡马西平联合应用时，该药的清除率增加，但该药本身无肝酶诱导作用。该药 24 小时以原形经尿排除率不到 0.5%，提示该药在体内生物转化广泛，或有其他的排泄途径。氯硝西泮的平均血浆浓度和血浆半衰期的关系目前尚未建立，该药的清除半衰期为 2～80 小时。

【药物间相互作用】

氯硝西泮与其他药物间的相互作用很少。卡马西平、苯巴比妥和拉莫三嗪可降低该药血浆中的水平。苯二氮䓬类可增强中枢神经系统抑制剂（如酒精和苯巴比妥）的作用，当与苯丙胺或哌甲酯同时应用时，可导致中枢抑制和呼吸不规则。抗抑郁药物舍曲林与氯硝西泮之间无相互作用。氟西汀可增加氯硝西泮的吸收率，但并不影响该药的清除率。

【适用的发作类型和综合征】

尽管氯硝西泮的癫痫治疗谱广泛，但目前很少将其作为一线抗癫痫药物，氯硝西泮的镇静和耐受性限制了该药的应用。但该药可以作为癫痫治疗的辅助用药，或当其他抗癫痫药物治疗失败后的最后用药。

氯硝西泮对肌阵挛发作有效，可以适用于青少年肌阵挛性癫痫、家族性肌阵挛和罕见的周期性肌阵挛发作的癫痫综合征。该药对节段性肌阵挛亦有效，对腭部肌阵挛可能有效，对缺氧后肌阵挛具有改善作用，对大脑皮质起源的正性或负性肌阵挛、皮质性震颤、各种皮质反射性肌阵挛均有明显疗效，而且对多发性硬化合并肌阵挛亦有明显疗效。氯硝西泮对失神发作有效，但不作为一线药物。在儿童失神癫痫和特发性全面性癫痫中，当其他药物不能耐受时，可以考虑应用氯硝西泮。

【用法和用量】

氯硝西泮片剂规格为 2mg，成人起始剂量 1.5mg/d，分 2～3 次服用，每 3 天增加 0.5～1mg，维持剂量 4～8mg/d，每天最大剂量 20mg。10 岁以下儿童或体重 <30kg，起始剂量为 0.01～0.03mg/(kg·d)，每 3 天增加 0.25～0.05mg/kg，维持剂量 0.1～0.2mg/(kg·d)。

【不良反应】

氯硝西泮常见的不良反应为嗜睡、共济失调、运动不协调；还会出现行为和人格改变，可以表现为多动、不安、注意力不集中、易怒和攻击行为。神经系统不良反应主要有眼球震颤、眩晕、构音障碍、张力减退、视物模糊、复视、精神症状。氯硝西泮比阿普唑仑和非苯二氮䓬类更易出现精神障碍和行为失控。

氯硝西泮可加重强直性癫痫持续状态,应避免应用。儿童和婴儿应用氯硝西泮可引起呼吸道分泌物过多和唾液过多。氯硝西泮可使胎儿出现生长发育迟缓、畸形、神经系统功能障碍。

如果治疗无效、出现难以耐受的行为异常和人格改变、精神症状、持续嗜睡、白细胞减少、发作频率增加,以及出现其他发作类型,应及时停药。苯二氮䓬类撤退可能会出现急性焦虑、失眠、意识混乱,严重的可危及生命。另外,突然撤药可能会诱发癫痫发作或癫痫持续状态。

综上所述,氯硝西泮是一种有效的抗癫痫药物,但很少作为一线抗癫痫药物应用于临床,而常作为辅助用药,或其他抗癫痫药物无效时的最后选择。该药对肌阵挛发作有效。该药的不良反应发生率较高,因而限制了在癫痫治疗中的应用。氯硝西泮与其他抗癫痫药物之间的相互作用很少。氯硝西泮撤药时,需要密切观察。

三、苯巴比妥

苯巴比妥(phenobarbital,PB)是一种巴比妥酸的替代物,它的抗惊厥作用比镇静作用更强。苯巴比妥是一种弱酸,与正常血浆 pH 相似。pH 的变化可改变电离与非电离苯巴比妥的比例,从而引起苯巴比妥分布与排泄的改变。

【作用机制】

苯巴比妥的作用机制迄今尚未完全阐明。苯巴比妥不同的血药浓度有不同的效果。高浓度时苯巴比妥可通过与 Na^+、K^+ 跨膜转运和传导的相互作用限制动作电位的高频重复发放,还可减少突触前末端的钙内流,从而减少兴奋性神经递质的释放。治疗浓度时苯巴比妥可引起细胞膜传导的轻度改变,而其抗惊厥作用主要是通过加强突触后氨基丁酸能神经元的抑制作用来实现。

【药代动力学】

苯巴比妥可以经口服、肌内注射和静脉输注给药。由于苯巴比妥在水中的溶解度差,其静脉和肌内注射剂是弱碱性的钠盐溶液,苯巴比妥口服与肌内注射容易吸收,其血浆峰浓度在很宽的剂量范围内与剂量呈线性相关。达血浆峰浓度的时间口服为1~3小时,肌内注射为4小时内。

苯巴比妥口服或肌内注射的生物利用度为80%~100%。苯巴比妥吸收后迅速分布到全身组织。血浆 pH 的变化可影响其分布,酸中毒使其从血浆到组织的扩散加强,碱中毒则使苯巴比妥从组织向血浆转移。在婴儿、儿童和成人,苯巴比妥的蛋白结合率为45%~60%。新生儿的结合率更低。因此,低蛋白血症或其他药物替换对苯巴比妥血浆浓度影响小。

苯巴比妥主要经肝脏代谢清除,部分由肾排出。苯巴比妥是一种肝脏酶代谢诱导剂,无自身诱导。苯巴比妥的所有清除途径都较慢,半衰期在75~126小时之间。尿 pH、尿流量、年龄、营养状况、药物间相互作用以及肝病或肾病均影响苯巴比妥的清除。

【药物相互作用】

苯巴比妥是一种肝脏混合功能氧化酶系统强力诱导剂。苯巴比妥与其他药物的相互作用都是由于酶的诱导所致。以下因素可影响苯巴比妥对混合功能氧化酶系统的诱导,如抽烟、饮酒、年龄和遗传等。

苯巴比妥诱导许多药物的代谢,包括许多解热镇痛药物如安替比林、氨基比林、对乙酰氨基酚;平喘药如茶碱;抗生素如氯霉素、多西环素;抗凝药如双香豆素和华法林;抗溃疡药如西咪替丁;免疫抑制药如环孢素;治疗精神病药物如氯丙嗪、氟哌啶醇、地昔帕明、去甲替林、苯二氮䓬类;口服类固醇避孕药和抗癫痫药物。苯巴比妥可诱导丙戊酸盐的代谢,降低丙戊酸盐的血浆浓度,还可诱导丙戊酸盐产生几种代谢产物而导致其肝毒性增加。

苯妥英、丙戊酸盐、非氨酯、氯巴占和右旋丙氧芬可抑制苯巴比妥的代谢从而使其血药浓度增加。在这些药物中,丙戊酸盐引起的苯巴比妥蓄积临床表现为嗜睡,甚至导致昏迷,此时应减少苯巴比妥的剂量。

【适用的发作类型和综合征】

苯巴比妥可以作为全面强直-阵挛发作的一线用药,一般是在其他一线药物不耐受的情况下选择。

在局灶性发作中，当其他药物无效或不能耐受时，可以考虑应用。在仅有全面强直-阵挛发作的癫痫，特发性全面性癫痫，儿童良性癫痫伴中央颞区棘波，Panayiotopoulos 综合征或晚发性儿童枕叶癫痫（Gastaut型）等癫痫综合征中可以考虑应用。苯巴比妥的特殊适应证是预防热性惊厥。

【用法和用量】

国内苯巴比妥片剂为 30mg，因为其镇静作用较强，一般选择晚上顿服，每天可分 1～3 次服用。成人每天维持剂量 90mg，儿童每天维持剂量 3～5mg/kg。成人每次最大剂量 250mg，每天极量 500mg。有效血药浓度 15～40μg/ml。

【不良反应】

苯巴比妥的镇静作用被认为是其主要不良反应，也最常见。嗜睡和昏睡是其早期停药的主要原因。随着血药浓度的增加患者出现嗜睡并逐渐进展到木僵和昏迷，最后死于心肺功能衰竭。当血药浓度超过 70μg/ml 时几乎所有患者都会出现昏迷。缓慢逐渐加量可减轻镇静的不良反应。苯巴比妥还可出现情感障碍，尤其是抑郁。如果血药浓度超过 40μg/ml，可出现构音障碍、共济失调、眩晕和眼球震颤。

服用苯巴比妥的癫痫母亲所生的新生儿可出现严重凝血功能障碍，可能与维生素 K 缺乏有关，分娩前应给予补充维生素 K 可以预防这种并发症。一般认为妊娠期间服用苯巴比妥会增加其后代致畸的风险，如果在妊娠期间苯巴比妥和其他药物联用，尤其是与苯妥英联用，致畸的风险更大。

苯巴比妥单药治疗可引起叶酸浓度下降和巨幼红细胞血症，但是巨幼红细胞性贫血罕见。苯巴比妥可促使维生素 D 羟化而影响钙和维生素 D 的代谢，从而引起低钙血症，但明显的软骨病或骨软化不多见。

1%～3% 的患者使用苯巴比妥可出现轻微的皮肤反应，通常为斑丘疹样、麻疹样或猩红热样皮疹。严重的皮肤反应如剥脱性皮炎、多形红斑、Stevens-Johnson 综合征及毒性表皮坏死溶解等则极为罕见。

长期使用苯巴比妥可产生生理依赖，突然停药后可出现戒断症状、新生儿撤药的指征包括过度兴奋、震颤、易怒和胃肠道功能紊乱。在苯巴比妥停药期或停药后常可见到发作频率增加或复发，故停用苯巴比妥治疗时，应缓慢地逐渐减量以避免撤药后惊厥发作。

综上所述，苯巴比妥有许多优点，包括价格低廉，使用方便，孕妇使用安全及疗效较好。主要的缺点是引起与中枢神经系统有关的不良反应，尤其是成年人的镇静作用和儿童的行为改变。可以通过缓慢加量减少其不良反应。

四、苯妥英钠

苯妥英钠（phenytoin sodium，PHT）是有效的一线抗癫痫药物，但由于其不良反应明显和药代动力学特点，临床应用受到限制。它呈一种白色晶体状结构，酸性形式水溶性差，钠盐形式能溶于水，可做成片剂、口服混悬剂、胶囊和安瓿注射剂。

【作用机制】

苯妥英钠的抗癫痫作用主要通过阻断或延长神经细胞膜中的电压依赖型钠通道。在细胞膜处于去极化状态时这种抑制效果大于细胞处于超级化状态时。随着反复去极化，离子通道最终关闭。苯妥英钠阻断了大脑皮层细胞膜上的钠通道，这种作用机制与卡马西平和拉莫三嗪相同。

苯妥英钠在高浓度时也可抑制轴突和神经末梢的钙通道，从而稳定轴突细胞膜，减少神经递质的释放，以减弱对动作电位的反应。但苯妥英钠对丘脑的 T 型钙通道无作用，而 T 型钙通道在失神发作中有重要意义。

【药代动力学】

不同的口服剂型使药物在体内的吸收率差异很大。苯妥英钠片剂的生物利用度不完全，而乳糖赋形剂能使苯妥英钠有一个持续一致的、完全或接近完全吸收的口服生物利用度。肌内注射苯妥英钠吸收缓慢且血药浓度不稳定,临床效果常不满意。静脉输注可达到完全的生物利用度,需谨慎地减慢给药速度,从而尽可能避免不良反应。

苯妥英钠被吸收后,广泛分布于全身组织液中。脑内苯妥英钠的浓度略高于血浆浓度。血浆中的苯妥英钠约有90%与血浆蛋白结合,主要是与白蛋白结合。与成人相比,新生儿的苯妥英钠血浆蛋白结合率低,游离部分浓度高,随着年龄的增长,这种差别会逐渐减少。与此类似,妊娠期患者、低白蛋白血症、营养不良、肝病、肾病或尿毒症、艾滋病(acquired immune deficiency syndrome,AIDS)及糖尿病患者,苯妥英钠的血浆蛋白结合率降低,游离的苯妥英钠增多。

除极少量的苯妥英钠以原形从尿中排泄外(<5%),苯妥英钠主要通过肝脏的代谢清除。几乎所有的体内药物代谢都在肝脏中进行。与大多数药物不同,在临床常规剂量下,苯妥英钠并不呈线性动力学表现。增加苯妥英钠的剂量可以增加苯妥英钠的血药浓度,也可增强对该药敏感的各种癫痫发作的控制。当苯妥英钠的血药浓度在10~20mg/L时,通常可以获得既能控制癫痫发作又避免明显过量用药的最佳疗效。

从妊娠最初的数周开始,妊娠女性机体清除苯妥英钠的能力上升,在相同剂量下苯妥英钠的血药浓度逐渐降低。分娩后几周内,如果药物剂量没有改变,苯妥英钠的血药浓度可迅速上升至妊娠前水平。掌握这种血药浓度变化的规律,有助保持女性在妊娠期前后和妊娠整个过程中苯妥英钠血药浓度的稳定。此外,还应考虑到在妊娠最后3个月血浆蛋白结合率会降低。

患者开始服用苯妥英钠时,经常需要调整该药剂量,以期获得某个特定范围内的稳态血药浓度,或维持血药浓度在此范围而形成稳态。当到达稳态血药浓度时,再增加苯妥英钠的剂量,此时血药浓度会与增加的剂量不成比例地显著提高。苯妥英钠的加量与其血药浓度和不良反应并不是同比例增加,这样可能导致不良反应增加,甚至出现毒性反应。苯妥英钠的这种现象可以造成对其剂量调整上的困难。

【药物相互作用】

苯妥英钠的药物相互作用较多,涉及多种作用机制。某些制酸剂、活性炭、蛋白水解产物、硫糖铝、氨茶碱可减少苯妥英钠的口服生物利用度。苯妥英钠的清除途径主要是通过CPY2C9酶和CPY2C19酶。如果同时服用其他药物,可能会诱导CPY同工酶活性增加,导致苯妥英钠清除的增加,从而降低苯妥英钠的血药浓度。而同时服用竞争性抑制CPY的药物可以提高苯妥英钠的血浆浓度(表11-6)。

苯妥英钠可降低卡马西平、氯巴占、氯硝西泮、非氨酯、拉莫三嗪、扑米酮、托吡酯、丙戊酸盐和唑尼沙胺的浓度。乙琥胺、非氨酯、舒噻美和苯妥英钠联用可增加苯妥英钠的血药浓度。苯妥英钠对苯巴比妥浓度的影响不确定,可以升高或降低其血药浓度(表11-6)。

表11-6　苯妥英钠与其他药物间相互作用

药物相互作用	药物种类
提高苯妥英钠血药浓度的药物	CYP2C9酶作用(胺碘酮、阿扎丙宗、磺胺甲噁唑、右丙氧芬、氟康唑、氟胞嘧啶、氟伏沙明、异烟肼、氯沙坦、甲硝唑、帕罗西汀、苯乙酰脲、保泰松、舍曲林、司替戊醇、甲苯磺丁脲、托吡酯、曲唑酮、三甲双酮、华法林);CYP2C19酶作用(西咪替丁、地西泮、氟伏沙明、非氨酯、氟西汀、丙米嗪、酮康唑、美芬妥英、甲苯比妥、去甲西泮、奥美拉唑、前胼基b、普萘洛尔b、磺胺苯吡唑、舒噻美、托吡酯);其他未明机制(别嘌醇、两性霉素、卡马西平、氯霉素、氯氮䓬、氯丙嗪、氯巴占、氯贝丁酯、地塞米松、双香豆素、地尔硫䓬、双硫仑、琥乙红霉素、乙醇、乙琥胺、法莫替丁、氟烷、伊曲康唑、甲琥胺、利地林、硝苯地平、非尼拉朵、吲哚洛尔、丙氯拉嗪、普洛加胺、雷尼替丁、瑞马西胺、硫利达嗪、噻氯匹定山、托吡酯、托拉塞米、甲氧苄啶、丙戊酸盐、维拉帕米、维路沙嗪)等;
降低苯妥英钠血药浓度的药物	阿昔洛韦、阿司匹林、卡马西平、环丙沙星、顺铂、地塞米松、地西泮、二氮嗪、二氯醛安替比林、多西环素、叶酸、氨甲蝶呤、呋喃妥因、苯唑西林钠、苯巴比妥、维生素 B_6、利血平、利福平、水杨酸、氨茶碱、甲苯磺丁脲、氨己烯酸、长春碱等;

续表

药物相互作用	药物种类
苯妥英钠导致其血药浓度升高的药物	氯霉素、苯巴比妥、替拉扎特、华法林等;
苯妥英钠导致其血药浓度降低的药物	安替比林、阿托伐他汀、溴苯那敏、卡马西平、氯霉素、氯巴占、氯硝西泮、氯氮平、环孢素、地塞米松、双香豆素、地高辛、丙吡胺、多西环素、非氨酯、氟桂利嗪、氟哌啶醇、伊曲康唑、拉莫三嗪、利多卡因、美沙酮、美替拉酮、美西律、咪达唑仑、米索硝唑、尼索地平、去甲替林、奥沙西泮、安替比林、苯巴比妥、泼尼松龙、扑米酮、吡唑酮、奎尼丁、维生素 A 酸、HMG 辅酶 A 还原酶抑制剂、氨茶碱、托吡酯、三环抗抑郁药、丙戊酸盐、华法林、唑尼沙胺等。

【适用的发作类型和综合征】

在局灶性发作中，若一线药物和添加治疗药物无效或不能耐受时，可考虑应用苯妥英钠。苯妥英钠可能会加重强直或失张力发作，失神发作及肌阵挛发作应避免使用。在儿童失神癫痫、青少年肌阵挛癫痫、特发性全面性癫痫、Lennox-Gastaut 综合征、Dravet 综合征、肌阵挛 - 失张力癫痫等癫痫综合征中，苯妥英钠会加重发作。

【用法和用量】

苯妥英钠片剂的规格为 100mg，成人起始剂量为 200mg/d，逐渐增加剂量，维持剂量为 300mg/d。儿童每天 5mg/kg，维持剂量每天 4～8mg/kg，儿童最大剂量 250mg/d。每天总量分 2～3 次服用，有效血药浓度为 10～20mg/L。苯妥英钠的血药浓度达到稳态水平时，应对血药浓度进行监测，有利于临床上更好地调节药物剂量，但苯妥英钠的稳态血药浓度和口服剂量之间存在非线性动力学关系。

对于大多数成年患者，当苯妥英钠的稳态血药浓度低于 10mg/L（40μmol/L）时，可增加 100mg 的剂量。如苯妥英钠的血药浓度水平在 10～15mg/L（40～60μmol/L），剂量增加小于 50mg 多可耐受。

对于强直 - 阵挛发作持续状态，静脉使用苯妥英钠治疗通常有效。静脉推注成人不超过 50mg/kg，新生儿和儿童不超过 1～3mg/(min·kg)。静脉给药可引起心血管并发症，需持续监测心电图和血压。通过控制静脉注射的速度可减少并发症的出现。目前国内无静脉制剂。

【不良反应】

现已明确苯妥英钠某些不良反应与其血药浓度有关，某些不良反应为超敏反应，可能与不同组织蛋白间形成的化学合成物诱导机体产生免疫介导的攻击反应有关，如苯妥英钠羟基化作用后形成的芳香氧化物中间产物的衍生物，或药物的儿茶酚代谢产物。中间产物本身也可能改变各种组织的成分，并使组织产生结构性改变。但药物某些不良反应的作用机制至今仍未阐明。

1. 神经毒性　苯妥英钠过量时可导致前庭小脑功能障碍。最明显的表现是水平眼震，通常发生在血药浓度超过 20mg/L（80μmol/L）时。当血药浓度超过 30mg/L（120μmol/L）时，可发生共济失调和复视。当血药浓度超过 40mg/L（160μmol/L）时，出现昏睡，有时伴恶心和呕吐。当血药浓度更高时，可能出现昏迷。但这些表现在不同个体间的差异很大，某些患者在最佳剂量范围上时就出现了不良反应。在苯妥英钠血药浓度达中毒水平时，可出现严重的可逆性脱髓鞘神经病变。长期超剂量服用苯妥英钠可出现小脑萎缩。

2. 皮肤不良反应　使用苯妥英钠治疗的患者有 5%～10% 出现麻疹样皮疹，首先出现在躯干，通常在服药的第 2 周发生。如继续用药，则出现皮疹部位会更广泛，甚至发展到内脏。其他少见的皮肤反应还包括 Stevens-Johnson 综合征、系统性红斑狼疮、剥脱性皮炎和表皮坏死松解症等。服用苯妥英钠的同时还接受放射治疗的颅内肿瘤患者，与仅服用苯妥英钠的患者相比，苯妥英钠相关性皮疹的发生率明显升高。当出现皮疹时，应停止使用苯妥英钠。苯妥英钠还可导致体毛的过度生长。

典型急性苯妥英钠毒性反应如麻疹样皮疹常被归为芳香族抗痉挛剂引起的超敏反应综合征。在皮疹广泛存在的同时，还留有红斑，进一步发展出现黏膜溃疡，可伴有表皮脱落和嗜红细胞增多症、肝炎等其他系统和器官受累的表现。苯妥英钠与其他药物的交叉过敏现象也很常见，苯妥英钠过敏的患者再服用卡马西平或苯巴比妥，大约有60%的患者会再出现类似反应。

3. 牙龈不良反应 苯妥英钠应用于临床后发现其可导致牙龈的异常增生，发生率在13%～40%。牙龈异常增生程度和血药浓度之间存在相关性。

4. 心血管不良反应 常规剂量的苯妥英钠口服治疗一般不会导致心血管功能的紊乱。但静脉注射苯妥英钠具有潜在风险，其不良反应包括低血压、心力衰竭和中枢神经系统抑制，以及房室传导阻滞和心室纤颤等严重心脏毒性反应，死亡病例也有报道。

5. 其他不良反应 接受苯妥英钠长期治疗的患者，可能导致骨软化症、血清钙浓度水平降低、碱性磷酸酶水平升高、25-羟维生素 D_3 浓度下降。服用苯妥英钠可导致血浆和红细胞中的叶酸减少。因叶酸缺乏可导致巨幼红细胞性贫血。苯妥英钠还能减少胰腺分泌胰岛素，出现血糖升高，还可引起药物性肝炎、血管炎、间质性肺疾病、间质性肾炎、肌病、甲状腺炎和关节炎等。

6. 致畸性 妊娠女性服用苯妥英钠后，畸形婴儿出生率大约是正常人的2～3倍。同时服用多种抗癫痫药物可以增加胎儿畸形的风险。最严重的畸形包括面裂、膈疝、髋关节发育不良和先天性心脏病。胎儿苯妥英钠综合征的典型特征包括面部眼裂宽、指甲畸形、短而细的末端指（趾）骨、轻微的精神发育迟滞、婴儿生长发育迟缓。

总之，苯妥英钠很可能具有潜在的胎儿致畸作用，但这种危险并不大，且低于其他的抗癫痫药物。致畸性仅在一定程度上与苯妥英钠的剂量有关，而苯妥英钠的剂量与母体癫痫病情的严重性相关，但癫痫病本身可能也存在促使畸形发生的风险。

五、丙戊酸钠

丙戊酸（valproic acid，VPA）最初作为一种有机溶剂，在检测可能具有抗癫痫作用的化合物时被偶然发现，并于20世纪60年代开始在欧洲上市。它有胶囊、片剂、口服液、肠溶片和缓释片。

【作用机制】

丙戊酸钠的作用机制至今仍未完全阐明。目前可能的机制是通过激活GABA合成酶——谷氨酸脱羧酶，从而提高突触小体内GABA浓度；抑制GABA转化酶和琥珀酸半醛脱氢酶，从而抑制GABA分解代谢抑制门冬氨酸、谷氨酸和GABA介导的兴奋性神经递质的释放调节电压门控性钠电流，从而降低细胞兴奋性。

【药代动力学特征】

丙戊酸钠口服后的平均生物利用度接近100%。口服给药后，血浆峰值浓度随药物剂量成比例提高。达峰平均时间因剂型而异，胶囊、无肠衣片剂或口服溶液为1～3小时，肠溶片为3～5小时。缓释片有4～14小时相对稳定的平台期。丙戊酸钠的蛋白结合率为85%～95%。

丙戊酸钠代谢复杂，主要通过葡萄糖醛酸化和氧化进行生物转化，只有1%～3%以原形从尿液排出，而大部分药物及其代谢产物与葡萄糖醛酸相结合。血浆清除率半衰期范围为8～16小时。丙戊酸钠在常用治疗剂量下遵循线性药代动力学，但在高剂量下，当药物与血浆蛋白结合达到饱和后，由于清除率增加，使得药代动力学非线性。丙戊酸钠在儿童（2～10岁）中的血浆清除率比成年人的更高，半衰期更短。大于10岁儿童的药代动力学特征与成年人相似。而老年患者血浆清除率降低，与血浆蛋白结合的药物减少。因此，推荐给老年人使用的药物剂量应适量减少。

丙戊酸钠禁用于急性肝脏疾病或具有药物诱导肝炎家族史的患者。酒精性肝硬化患者丙戊酸钠的血浆蛋白结合率以及未结合药物的清除率均降低。肾脏损害不影响丙戊酸钠的半衰期，但可能使丙戊酸钠的血浆蛋白结合率减少，因此，当患者有肾脏疾病时应该考虑调整剂量。

妊娠期丙戊酸钠的血浆蛋白结合水平降低，血浆总丙戊酸钠浓度也因分布容积和清除的增加而有所降低。游离药物浓度在妊娠的前3个月内会增加1倍，用催产素治疗的孕妇其游离药物浓度在分娩时会增加50%。乳汁中的丙戊酸钠浓度为母体血浆中的1%～3%。

【药物相互作用】

丙戊酸钠可以通过从血浆蛋白结合位点替换和抑制肝脏代谢来影响其他药物的血药浓度。有肝酶诱导特性的抗癫痫药物（如 PHT、CBZ、PB 或扑米酮）可以通过提高丙戊酸钠的内清除率和缩短血浆半衰期来降低其血药浓度。丙戊酸钠可使苯巴比妥、卡马西平、乙琥胺、苯二氮䓬类、拉莫三嗪的血药浓度升高。

丙戊酸钠可增加游离苯妥英的浓度，导致苯妥英清除的增加，使其总血药浓度降低。但丙戊酸钠诱导的肝酶抑制使总苯妥英浓度及游离苯妥英浓度均增加。这样，丙戊酸钠使苯妥英总血药浓度维持在治疗范围内，但同时使未结合的游离部分增加，而引起毒性反应。因此，在加用丙戊酸钠时应密切监测游离苯妥英的血药浓度。丙戊酸钠联用非氨酯时，丙戊酸钠的清除随着非氨酯剂量的不同而减少，同时丙戊酸钠的稳态血药浓度增加。因此，在开始服用非氨酯时就应减少丙戊酸钠的用量。

水杨酸盐降低丙戊酸钠的血药浓度。目前尚未发现对乙酰氨基酚和非甾体抗炎药与丙戊酸钠之间相互作用。丙戊酸钠可以提高华法林游离药物的活性。还可以提高阿米替林、齐多夫定、氯丙嗪、红霉素、尼莫地平等药的血药浓度。某些细胞毒药物（顺铂）和考来烯胺可以减少丙戊酸钠的吸收，与氟西汀或氟伏沙明同服时，丙戊酸钠的血药浓度变化不定，利福平可以使丙戊酸钠的口服清除率提高 40%。丙戊酸钠与口服避孕药、锂及氯氮平之间无相互作用。

【适合的发作类型和综合征】

丙戊酸钠为广谱性抗癫痫药物，广泛应用于成人及儿童全面性或局灶性发作的单药治疗或添加治疗。丙戊酸钠是强直或失张力发作的一线用药。在新诊断的全面强直 - 阵挛发作、失神发作、肌阵挛发作和局灶性发作的患者中，丙戊酸钠可以作为一线用药，当其他药物不能耐受时，还可以作为添加治疗药物。

丙戊酸钠在儿童失神癫痫、仅有全面强直 - 阵挛发作的癫痫、特发性全面性癫痫、儿童良性癫痫伴中央颞区棘波、Panayiotopoulos 综合征或晚发性儿童枕叶癫痫（Gastaut 型）等癫痫综合征中可以作为一线用药和添加药物。而在青少年肌阵挛癫痫、Lennox-Gastaut 综合征、Dravet 综合征、癫痫性脑病伴慢波睡眠期持续棘慢波、Landau-Kleffner 综合征、肌阵挛 - 失张力癫痫综合征中首选丙戊酸治疗。West 综合征在一线药物无效或不能耐受时，可以应用丙戊酸作为添加治疗。

【用法和用量】

丙戊酸钠每天分 2～3 次给药，成人起始剂量每天 15mg/kg，逐渐增加剂量，维持剂量是每天 600～1 200mg，最大每天剂量 1 800mg，有效血药浓度 50～100mg/L。儿童起始剂量每天 5～10mg/kg，逐渐增加剂量，维持剂量是每天 20～30mg/kg。宜在进食时服药，缓慢加量可减少胃肠道不良反应。

【不良反应】

1. 神经毒性　25% 接受丙戊酸钠治疗的患者会出现中等程度的嗜睡、震颤和头昏等不良反应。最典型的不良反应为类似于特发性震颤的一种意向性动作震颤，常与剂量有关。减少丙戊酸钠剂量或者用普萘洛尔治疗可以有效控制震颤。丙戊酸钠的耐受范围有较大的个体差异，有些患者在低血清水平时也会出现嗜睡。加量过快时，会出现脑病，患者临床上表现出扑翼样震颤、意识模糊、原有神经功能缺损加重和癫痫发作频繁，甚至昏迷。多数病例伴有血氨水平增高，而无肝损害的症状。

2. 全身不良反应　胃肠道症状（恶心、消化不良、腹泻、呕吐、食欲减退、腹痛）是丙戊酸钠最常见的不良反应，尤其在治疗开始时明显。丙戊酸钠还可导致脱发、头发的颜色和结构改变，停药或者减少药物剂量可使头发完全再生。体重增加也较常见，这种不良反应没有明显的性别差异，而且与血浆丙戊酸钠浓度和剂量无关。

3. 消化系统　丙戊酸钠很少导致严重的肝损害。丙戊酸钠相关的肝毒性通常发生在治疗开始后的前 3 个月。严重肝损害时出现酶和胆红素的异常，病理改变为伴有坏死的微囊泡脂肪变性。治疗丙戊酸钠相关肝损害、除了支持疗法外、需要静脉输注左卡尼汀。丙戊酸钠胰腺炎表现为一种特异质反应，与剂量或血药浓度无关。极少数病情很严重，大多数患者的病情为轻度到中度，而且恢复很快。由于丙戊酸钠可能导致胰腺炎复发,因此对发生过胰腺炎的患者不应再给予治疗。

4. 血液系统　丙戊酸钠可导致再生障碍性贫血、血小板减少、白细胞减少,血小板功能障碍以及纤维蛋白原降低。血小板减少相对常见,丙戊酸钠引起的血小板减少症通常与剂量呈正相关,且症状较重。

5. 多囊卵巢综合征(polycystic ovary syndrome,PCOS)　表现为多囊卵巢、高雄激素血症、肥胖、多毛症、无排卵周期及月经紊乱,它在癫痫女性患者中的发生率高于普通女性人群。PCOS常被报道见于服用丙戊酸钠的患者,特别是20岁前就开始服用丙戊酸钠的女性癫痫患者。如用药期间出现月经紊乱、多毛症或者体重增加,应给予患者评估,考虑是否停药。

6. 致畸性　丙戊酸钠常出现骨骼系统畸形,而其他系统亦可受累。若与其他抗癫痫药物联用,还可引起子代生长发育迟滞或死亡。同时还应考虑到ASMs及原发疾病本身所起的作用。经丙戊酸钠治疗的女性,其后代患脊柱裂的危险性增加1%~2%。此外,其他先天性发育不良(如心血管畸形、颅面畸形等)也被报道。补充叶酸可降低发生神经管畸形的危险,建议在受孕前四周就开始补充叶酸。

总之,丙戊酸钠是一线广谱抗癫痫药物,对多种癫痫和癫痫发作很有效,但应注意其不良反应(致畸作用、婴儿肝损害、胰腺炎、多囊卵巢综合征等)的发生。

六、扑米酮

扑米酮(primidone,PRM)为去氧苯巴比妥,它与苯巴比妥的区别在于其嘧啶环的第二位上缺少羰基团。扑米酮可迅速转化为苯巴比妥,而且它的第二个代谢产物苯乙基丙二酰胺也参与了扑米酮的药效作用,因此,目前作用机制并不明确。

【药代动力学】

由于扑米酮溶解度极低,不适于制备注射剂,所以只有口服剂型。口服扑米酮后达峰浓度的时间在成年癫痫患者为2.7~3.2小时,在儿童为4~6小时。口服生物利用度接近100%。扑米酮以与苯巴比妥相似的形式分布到全身组织和体液、其分布范围也与苯巴比妥相同。扑米酮与血浆蛋白结合较低,结合率为0~20%。

扑米酮的大部分以原形从尿排出,小部分生物转化。生物转化的代谢产物的浓度低,无药理学作用,因此没有实际意义。扑米酮的生物转化受到具有酶诱导作用的其他抗癫痫药物的影响,如苯妥英可促进扑米酮转化为苯巴比妥。

扑米酮及其代谢产物主要经肾脏排泄清除。扑米酮的清除半衰期是可变的,报道的范围是3.3~22.4小时。这种变异性大多是由年龄及合并用药不同而造成的。新生儿扑米酮转化为苯巴比妥的能力有限,半衰期是23小时,通常其范围为8~30小时。在成人,当扑米酮与其他抗癫痫药物联用半衰期缩短为3.3~11小时。

【药物相互作用】

扑米酮既可影响其他药物的药代动力学,同时其本身的药代动力学也受许多药物的影响。其中苯妥英对扑米酮的酶诱导作用最显著,卡马西平可促进扑米酮的生物转化,但比苯妥英弱。丙戊酸盐可引起扑米酮血药浓度的短暂上升,但不会引起苯巴比妥或扑米酮血药浓度的明显改变。异烟肼和烟碱胺可抑制扑米酮转化为苯巴比妥,使扑米酮的血药浓度升高。扑米酮也可影响其他药物的血药浓度。

【适用的发作类型和综合征】

扑米酮仅仅是苯巴比妥的前体药物还是它本身是否具有抗癫痫作用尚有争论,一般认为扑米酮的适应证同苯巴比妥。扑米酮片剂规格为250mg,成人起始剂量为每天一次250mg,逐渐增加,维持剂量每天750mg,最大剂量每天1 500mg,分3次服用。儿童8岁以上起始剂量同成人剂量,逐渐增加至维持剂量每天375~700mg。8岁以下起始剂量每天一次5mg/kg,逐渐增加至每天10~25mg/kg。

【不良反应】

无论在成人还是在儿童,扑米酮与苯巴比妥的不良反应相同,其潜在的致畸性亦与苯巴比妥类似。

在妊娠期间服用扑米酮的女性,其后代的出生缺陷主要包括室间隔缺损、小头畸形和躯体发育不良。扑米酮与苯巴比妥的显著区别是超急性期的毒性反应,包括嗜睡、眩晕、共济失调、恶心、呕吐等,甚至在一些应用首剂量很低的个体中也会出现,从而导致治疗中断。与苯巴比妥、PHT 和 CBZ 相比,扑米酮的不良反应更加明显,因为在苯巴比妥血药浓度尚未检测到时,毒性反应已经发生,所以毒性反应是扑米酮自身造成的。扑米酮过量引起抑郁、肌张力减低、深反射减弱和尿液中出现结晶反应。扑米酮过量应予以洗胃,并给予支持治疗。

(李 玲)

七、加巴喷丁

加巴喷丁(gabapentine,GBP)是新合成的一种类似 γ- 氨基丁酸(GABA)的氨基酸化合物,分子式 $C_9H_{17}NO_2$,化学名为 1- 氨甲基环己醇乙酸。该药在美国开发,1993 年首先在英国上市,之后在美国、法国、德国等 50 多个国家上市,2003 年我国也获准生产。

【作用机制】

GBP 的结构与 GABA 类似,但 GBP 抗癫痫作用并不通过 GABA 机制。它既不与 GABA 受体结合,也不代谢成 GABA 或 GABA 激动剂,不抑制 GABA 的摄取,不被 GABA 转氨酶所降解。

GBP 虽然不是 GABA 活性类药物,但它对 GABA 的释放和合成有一定影响。大鼠给药实验显示,GBP 可增加 GABA 在某些脑区的含量,其机制可能是增加 GABA 这些脑区的转换,间接兴奋 GABA 受体活性,使 GABA 释放增加,从而提高该区 GABA 的含量。GBP 与脑组织神经元上所结合的受体尚未确定,研究表明,GBP 可随 Na^+ 依赖性通道通过肠黏膜和血脑屏障,结合于谷氨酸占优势的大脑皮质、海马的树状突及小脑的分子层,影响神经元细胞膜的氨基酸转运,进而起到抗癫痫作用,其高亲和力结合蛋白被证实为电压激活性钙通道的辅助亚单位,但其相关功能尚未完全阐明。

【药代动力学特点】

GBP 口服后经肠迅速吸收,服药 2～3 小时后可达最高血药浓度。药物生物利用度不受食物影响。剂量小于 600mg 时血药浓度与剂量呈线性相关,大于该剂量线性关系消失。剂量为 900mg、1 200mg、2 400mg、3 600mg、4 800mg 时生物利用度分别为 60%、47%、34% 和 33%。分析其主要原因可能与肠道中 GBP 吸收时转运 GBP 的载体饱和有关。本品容易通过血脑屏障,药物吸收后主要分布于中枢神经系统,在脑组织及脑脊液中的浓度最高,分别为血药浓度的 80% 和 35%。

GBP 在体内不与血浆蛋白结合,也不诱导肝酶产生,药物不代谢,90% 以上的药物未经改变以原型经肾脏排出,消除半衰期为 5～9 小时。肾清除率近似总清除率,肾功能与 GBP 清除率呈线性关系,故肾功能不全的患者,其 GBP 排泄时间延缓。排泄延缓时间取决于肾损害的程度,肾损害严重时,消除半衰期可长达 6～43 小时。尿毒症血液透析患者口服 GBP 后可通过血液透析清除。由于 GBP 不代谢、无蛋白结合的特点,动物实验及临床证实,GBP 与其他抗癫痫药物无相互作用。对于服用 GBP 的女性癫痫患者,如同时口服炔诺酮或炔雌醇避孕药,不影响其避孕效果。因此在给患者 GBP 治疗时一般无需行血药浓度监测。研究提示,GBP 的有效血药浓度为 2～10mg/L。临床耐受性良好,一般血药浓度达到 12mg/L(相当于 >3.6g/d)以上,毒副作用会增加。

【适用的发作类型和综合征】

目前 GBP 被批准用于成人和 12 岁以上儿童部分性发作(伴或不伴继发性全身发作)的单药或辅助治疗,也可用于 3～12 岁儿童的部分性发作的辅助治疗。最常用于难治性癫痫的添加治疗,特别是对强直 - 阵挛性发作有效,对自动症显效;对光敏性肌阵挛发作无效;对失神发作无效,甚至可加重发作。GBP 长期应用耐受性好,且通常不需调整其他药物剂量。

【用法用量】

目前上市剂型为 100mg、300mg 和 400mg 的胶囊,成人及 12 岁以上患者正常推荐剂量为 900～2 400mg/d,最高达 3 600mg/d,有效剂量为 900～1 800mg/d,均分 3 次口服。开始用药为逐渐增加剂量,治疗第 1 天 300mg；第 2 天 600mg，分 2 次服；第 3 天 900mg，分 3 次服，根据患者服药后反应情况可逐渐加大剂量或调整剂量。3～12 岁的患者：开始剂量为 10～15mg/(kg•d)，每天 3 次，大约 3 天达到有效剂量；5 岁以上的患者，有效剂量为 25～35mg/(kg•d)，每天 3 次；3～4 岁的患者，有效剂量是 40mg/(kg•d)，每天 3 次。如有必要，剂量可增至 50mg/(kg•d)。长期临床研究表明，剂量增加到 50mg/(kg•d)耐受性良好。如患者无特殊情况，一般无需检测血药浓度及其他常规检查。对肾功能不良的癫痫患者，要根据患者的基础肌酐清除率下降水平调整给药剂量。

【常见不良反应】

GBP 最常见的不良反应为嗜睡、疲劳、眩晕、头痛、恶心、呕吐、体重增加、紧张、失眠、共济失调、眼球震颤、感觉异常及厌食。偶有出现衰弱、视觉障碍（弱视、复视）、震颤、关节脱臼、异常思维、健忘、口干、抑郁及情绪化倾向。在临床研究中以下情况偶有发生：消化不良、便秘、腹痛、尿失禁、食欲增加、鼻炎、咽炎、咳嗽、肌痛、背痛、面部和肢端或全身水肿、勃起功能下降、牙齿异常、牙龈炎、瘙痒症、白细胞减少症、骨折、血管扩张及高血压。另外，在 12 岁以下儿童的临床试验中观察到攻击性行为、情绪不稳定、多动（过多的运动，部分不能控制）、病毒感染、发热。但这些症状反应较轻微，时间短，症状随治疗时间逐渐减轻。症状与服药剂量无明显相关性，很少有皮肤过敏反应的报道，也无引起临床化验如血液学或肝、肾功能异常的报道。曾有服用本品发生出血性胰腺炎的报告。因此，如出现胰腺炎的临床症状（持续性腹痛、恶心、反复呕吐），应立即停用本品，并进行全面的体检，临床和实验室检查以期尽早诊断胰腺炎。对慢性胰腺炎的患者，尚无充分的使用 GBP 的经验。

八、拉莫三嗪

20 世纪 70 年代初，人们发现叶酸有加剧癫痫发作的倾向，据此提出癫痫发作的叶酸假说。虽然这一假说未能得到证实，但提示人们可以从抗叶酸制剂中寻找新的抗癫痫药物。英国某公司实验室在动物实验中证实叶酸确有致惊厥和"点燃"的效应，1978 年从抗叶酸药苯三嗪系列中筛选抗癫痫药物，并成功合成了拉莫三嗪（lamotrigine，LTG）。拉莫三嗪于 20 世纪 90 年代初开始应用于临床，目前已在世界上多个国家使用。

【作用机制】

LTG 是一种广谱、有效的亲脂类抗癫痫新药，脑组织内的分布浓度明显高于血清。其抗癫痫作用机制是多方面的，主要是通过抑制兴奋性氨基酸的作用来实现。动物实验提示，LTG 能阻断突触前膜电压依赖性慢钠通道，稳定神经细胞膜，抑制兴奋性神经递质谷氨酸的释放，从而达到抗癫痫的目的。最近发现 LTG 还能通过阻滞钙离子通道，阻止癫痫波的扩散来发挥抗痫作用。因为拉莫三嗪不是通过增加 GABA 含量来达到抗癫痫的效果的，故没有所谓的"GABA"不良反应，如嗜睡和中枢神经的抑制等。

【药代动力学特点】

LTG 口服后，经胃肠道吸收较快而完全，2～3 小时达到峰浓度，血清蛋白结合率为 55%，口服生物利用度达 98%，分布容积 1.2L/kg。大部分药物在肝脏中与葡萄糖醛结合，然后通过肾脏排泄。本药清除速率与剂量成正比，单剂量的血清半衰期约 29 小时；根据联合用药的不同，半衰期可在 24～60 小时之间变动，每天只需服 1～2 次。拉莫三嗪最低有效血药浓度为 1～4mg/L，最高的安全浓度尚未确定。重复用药不改变药代动力学，一般不需要做常规药物浓度监测来决定其剂量。青年与老年的药代动力学参数相近，但儿童的药物半衰期比成人明显要短。

多中心、双盲和交叉对照实验的结果表明，体重、年龄、性别、口服避孕药和其他抗癫痫药物的剂量对 LTG 口服清除率无明显影响。LTG 血药浓度妊娠时下降，与妊娠期蛋白结合力降低和药物清除率增加有关，故妊娠期需测 LTG 浓度，必要时调整剂量。新生儿脐血 LTG 浓度与母亲 LTG 浓度之比为 1:2，产后 2 周母亲乳汁 LTG 浓度为血 LTG 浓度的 60%，提示须严密观察可能出现的新生儿及乳汁喂养婴儿的 LTG 不良反应。由于 LTG 蛋白结合率不高，低蛋白血症一般不影响其血药浓度。LTG 经肝代谢，肾脏排泄，有肝肾疾病时应减少用量。

【适用的发作类型和综合征】

1. 成人及 12 岁以上儿童单药治疗　适用于：①单纯部分性发作；②复杂部分性发作；③继发性全身强直 - 阵挛性发作；④原发性全身强直 - 阵挛性发作。拉莫三嗪单药治疗对各类型癫痫均有较好疗效，对难治性癫痫也有一定效果，文献报道，应用丙戊酸治疗无效时，采用拉莫三嗪替换治疗取得了较好的临床疗效。目前暂不推荐对十二岁以下儿童采用单药治疗，因为尚未得到对这类特殊目标人群所进行的对照试验的相应数据。

2. 成人及两岁以上儿童的添加疗法（add-on therapy）　适用于：①单纯部分性发作；②复杂部分性发作；③继发性全身强直 - 阵挛性发作；④原发性全身强直 - 阵挛性发作。LTG 可与多种抗癫痫药物联用，临床中应用较多的添加方案是丙戊酸联合 LTG，该方案提升治疗效率，对所有癫痫类型的治疗都是有效且安全的，特别是单纯部分性发作和全面性发作，对难治性癫痫中的失神、肌阵挛、非对称强直动作等症状亦有效，两者的配伍可以提升拉莫三嗪的血药浓度，适度降低拉莫三嗪药物的使用剂量，减少药物不良反应的发生率。

3. 本品也可用于治疗合并有 Lennox-Gastaut 综合征的癫痫发作。

【用法用量】

1. 单药治疗剂量　成人及 12 岁以上儿童：本品单药治疗的初始剂量是 25mg，每天一次，连服两周；随后用 50mg，每天一次，连服两周。此后，每 1～2 周增加剂量，最大增加量为 50～100mg，直至达到最佳疗效。通常达到最佳疗效的维持剂量为 100～200mg/d，分 1～2 次给药。但有些患者每天需服用 500mg 才能达到所期望的疗效。

2. 添加疗法的剂量　成人及 12 岁以上儿童：对联用丙戊酸钠的患者，不论其是否服用其他抗癫痫药，本品的初始剂量为 25mg，隔天服用，连服两周；随后两周每天一次，每次 25mg，此后应每隔 1～2 周增加剂量，根据病情，最大增加量为 25～50mg，直至达到最佳疗效。通常达到最佳疗效的维持量为每天 100～200mg，分 1～2 次服用。

对于联用具酶诱导作用的抗癫痫药的患者，不论是否服用其他抗癫痫药（丙戊酸钠除外），本品的初始剂量为 50mg，每天 1 次，连服两周；随后两周每天 100mg，分 2 次服用；此后应每隔 1～2 周增加剂量，最大剂量为每天 100mg，直至达到最佳疗效。通常达到最佳疗效的维持量为 200～400mg，分 2 次服用。有些患者需服用本品 700mg，才能达到所期望的疗效。

儿童（2～12 岁）：服用丙戊酸钠加 / 不加任何其他抗癫痫药的患者，本品的初始剂量是 0.15mg/（kg·d），每天服用一次，连服 2 周；随后两周每天一次，每次 0.3mg/kg。此后，应每 1～2 周增加剂量，最大增加量为 0.3mg/kg，直至达到最佳的疗效。通常达到最佳疗效的维持量为 1～5mg/（kg·d），单次或分两次服用。合用抗癫痫药物（antiseizure medications，ASMs）或其他诱导拉莫三嗪葡萄糖醛酸化的药物的患者，不论加或不加其他抗癫痫药（丙戊酸钠除外），本品的初始剂量为 0.6mg/（kg·d），分两次服，连服两周；随后两周剂量为 1.2mg/（kg·d），分两次服。此后，应每 1～2 周增加一次剂量，最大增加量为 1.2mg/kg，直至达到最佳的疗效。通常达到最佳疗效的维持量是 5～15mg/（kg·d），分两次服用。为获得有效的维持治疗剂量，须对儿童的体重进行监测，并根据体重的变化，对用药剂量重新进行评估。在使用其他不明显抑制或诱导拉莫三嗪葡萄糖醛酸化药物的患者中，本品的初始剂量为 0.3mg/（kg·d），每天一次或分两次服用，连服两周，接着 0.6mg/（kg·d），每天一次或分两次服用，连服两周。此后每 1～2 周增加一次剂量，每天最大增加量为 0.6mg/（kg·d），直至达到最佳疗效。通常达到最佳疗效的维持量为每天 1～10mg/kg，每天一次或分两次服用，每天最大剂量为 200mg。

如患者所服用的抗癫痫药与 LTG 药代动力学的相互作用目前尚不清楚时，所增加的剂量应该采用 LTG 与丙戊酸钠联用时的推荐剂量，随后剂量应增加至最佳疗效。

肝功能受损患者的剂量：LTG 的初始、递增和维持剂量在中度（Child-Pugh B 级）和重度（Child-Pugh C 级）肝功能受损患者通常分别减少 50% 和 75%。递增和维持剂量应按临床疗效进行调整。

【药物不良反应】

LTG 的不良反应发生率很低。常见的中枢神经系统不良反应包括头晕、共济失调、无力、嗜睡、视物模糊或复视、头痛、失眠和震颤等，与卡马西平等药联用时易发生；此外，还可以表现为剂量相关的症状，与 Tourette 综合征的临床症状相似，停药或减药后消失，极少数患者可以出现抑郁症状。消化道症状主要为恶心、呕吐、厌食等。LTG 可能存在肝毒性，服用 LTG 时应注意监测肝功能。皮疹是导致撤药的常见原因，成人发生率为 1%～3%，儿童约为 10%，与丙戊酸联用时更易发生，一般于治疗 3～4 周后出现，表现为全身性麻疹样红斑，无须特殊处理。起始剂量从小剂量开始并缓慢加量，明显降低皮疹发生率。

九、左乙拉西坦

左乙拉西坦（levetiracetam, Lev）是比利时研发的新型 ASMs。由于 Lev 具有独特的抗癫痫机制、较好的药动学特点、高效且安全的临床效果，目前已成为最有前景的新型 ASMs 之一，在欧美被广泛使用。2005 年 9 月我国完成了添加 Lev 治疗成人部分性发作的多中心、双盲、随机、疗效及安全性观察的Ⅲ期临床试验。2007 年 3 月 Lev 在我国被批准上市。

【抗癫痫作用机制】

Lev 与传统抗癫痫药物的作用机制不同，脑内突触囊泡蛋白 S_V2a 是其发挥抗癫痫作用的独特位点。S_V2a 是一个 89.289ku（90kD）具有 12 个跨膜域的糖蛋白，广泛分布于中枢神经系统和内分泌细胞，调节突触囊泡的胞外分泌功能和突触前神经递质的释放。在脑内 Lev 与 S_V2a 有很高的亲和性，S_V2a 基因敲除小鼠表现出严重的惊厥易感性。

离体实验表明 Lev 对电压门控型钠通道和低电压激活 T 型钙通道无调节作用，其抗惊厥机制几乎不涉及 GABAA、苯二氮䓬以及 N- 甲基 -D- 天冬氨酸（NMDA）、海人酸以及其他谷氨酸类受体介导的兴奋性氨基酸机制。但是研究发现，Lev 在治疗浓度时可抑制海马脑片 CA1 区锥体神经元高电压激活的 N- 型钙通道。另外，Lev 虽然不直接作用于 GABA 受体，但是能够反转抑制性递质如 GABA、甘氨酸（Gly）能受体拮抗剂的负性变构作用，通过解除负性变构抑制剂（β-carbolines 和锌）对 GABA 和 Gly 能神经元的抑制，起到间接增强中枢抑制的作用。

目前对 Lev 是否还通过抑制电压依赖性钾离子通道发挥抗癫痫作用存在争议。Lev 独特的抗癫痫作用机制尚不完全明确，仍需进一步研究。

【药代动力学特点】

药动学特征直接关系到药物临床使用的疗效和安全性，Lev 几乎具备了较好的抗癫痫药物的所有代谢动力学特性。

1. 吸收　首先口服吸收迅速完全（>95%），生物利用度接近 100%，达峰时间 0.6～1.3 小时，与食物同服会轻微延缓其吸收，但吸收程度不受影响；分布容积为 0.5～0.7L/kg，接近人体水容积；口服单次剂量 1 000mg，峰浓度为 31μg/ml；1 000mg 每天 2 次，峰浓度为 43μg/ml，给药 48 小时后可达稳态浓度。

2. 蛋白结合率　血浆蛋白结合率低于 10%，动物实验显示药物能迅速穿透血脑屏障分布于海马和前脑皮质细胞外液。

3. 药动学曲线　口服剂量在 500～5 000mg 时呈线性的药动学曲线，无需血药浓度监测，与苯妥英、卡马西平、丙戊酸和加巴喷丁等非线性代谢的 ASMs 相比有明显的优势。

4. 排泄　健康成人的药物半衰期为 6～8 小时，不因给药剂量、给药途径的不同或者重复给药而更改，老年人约为 10～11 小时，儿童为 5～6 小时，体内药物维持时间比预期长，故可以每天 2 次给药；Lev 约 95% 从尿液中排泄（大约 93% 在 48 小时内排泄），主要以原形排出（约 66%）。因儿童药物清除率较成人高 30%～40%，故达到同样血浆浓度需增加 1/3 的药物剂量。肾脏功能减退的患者，药物半衰期会延长至 10 小时左右，且 Lev 的清除率与机体肌酐清除率（creatinine clearance, Ccr）成正比，因此临床药物剂量需依据肾功能做个体化的调整，尤其是中度或者重度肾功能不全的患者，建议根据肌酐清除率调整每天维持剂量。

5. 代谢　Lev 的代谢不依赖肝脏 CYP450 酶系统，无肝酶及自身诱导作用，轻到中度肝损害的患者无需调整剂量。严重肝损害患者 Lev 的清除率下降幅度大于 50%，其主要原因是合并肾功能受损。

6. 药物相互作用　药物之间相互作用极少，Lev 的代谢不受其他 ASMs 的影响，且 Lev 对苯妥英、卡马西平、丙戊酸、苯巴比妥、拉莫三嗪、加巴喷丁以及口服避孕药、华法林、地高辛的血药浓度也没有明显作用。

【适用的发作类型和综合征】

目前各国批准的 Lev 的适应证不完全一致。美国 FDA 批准 Lev 用于 16 岁以上成人及 4 岁以上儿童部分性发作的添加治疗；欧盟批准 Lev 单药治疗 16 岁以上新诊断的部分性发作（伴或不伴继发性全面性发作）的癫痫患者。在我国，Lev 亦被批准用于成人及 4 岁以上儿童癫痫患者部分性发作的添加治疗。除此之外，2006 年，Lev 被 EMEA 和 FDA 批准用于成人肌阵挛性癫痫、12 岁以上的青少年肌阵挛性癫痫添加治疗。

【用法用量】

1. 成人（>18 岁）和青少年（12~17 岁）（体重≥50kg 者）　起始治疗剂量为 500mg，2 次 /d。根据临床效果及耐受性，可增至 1 500mg，2 次 /d。剂量的变化应每 2~4 周增加或减少 500mg/ 次，2 次 /d。

2. 老年人（≥65 岁）　根据肾功能状况，调整剂量（详见下文有关肾功能受损患者描述）。

3. 儿童（4~11 岁）和青少年（12~17 岁）（体重≤50kg 者）　起始治疗剂量是 10mg/kg，2 次 /d。根据临床效果及耐受性，剂量可以增加至 30mg/kg，2 次 /d。剂量变化应以每 2 周增加或减少 10mg/kg，2 次 /d。应尽量使用最低有效剂量。儿童和青少年体重≥50kg 者，剂量和成人一致。

青少年和儿童推荐剂量：起始剂量 10mg/kg，2 次 /d，最大剂量 30mg/kg，2 次 /d。

体重 15~<20kg：起始剂量 150mg，2 次 /d，最大剂量 450mg，2 次 /d。

体重 20~<25kg：起始剂量 200mg，2 次 /d，最大剂量 600mg，2 次 /d。

体重 25~<50kg：起始剂量 250mg，2 次 /d，最大剂量 750mg，2 次 /d。

体重 50kg 或以上：起始剂量 500mg，2 次 /d，最大剂量 1 500mg，2 次 /d。20kg 以下的儿童，为精确调整剂量，起始治疗应使用口服溶液。

4. 婴儿和小于 4 岁的儿童患者　无相关的充足的资料。

5. 肾功能受损的患者　成人肾功能受损患者，根据肾功能状况，按不同肌酐清除率（Ccr）调整日剂量。Ccr =［140 － 年龄（岁）］× 体重（kg）/［72× 血清肌酐值（mg/dl）］，女性患者：上述计算值 ×0.85。推荐剂量：

（1）正常患者（Ccr≥80ml/min）：500~1 500mg，2 次 /d。

（2）轻度异常（Ccr 50~79ml/min）：500~1 000mg，2 次 /d。

（3）中度异常（Ccr 30~49ml/min）：250~750mg，2 次 /d。

（4）严重异常（Ccr<30ml/min）：250~500mg，2 次 /d。

（5）正在进行透析晚期肾病患者：500~1 000mg，1 次 /d。服用第 1 天推荐负荷剂量为 750mg。透析后，推荐给予 250~500mg 附加剂量。

儿童肾损害患者亦应根据肾功能状态调整剂量。

6. 肝病患者　对于轻度和中度肝功能受损的患者，无需调整给药剂量。严重肝损害者，根据 Ccr 可能低估肾功能不全的程度，Ccr<70ml/min 的患者，日剂量应减半。

【常见不良反应】

多项研究表明，Lev 不良反应发生率与安慰剂组无明显差异，其不良反应程度一般为轻度至中度，多见于开始治疗的第 1 个月内，可随继续治疗自行减轻甚至消失，或在适当减量后减轻或消失。最常见的不良反应为嗜睡、乏力、头晕、共济失调，少数可出现一种或多种精神行为异常（尤其多见于儿童），如兴奋、敌对、焦虑、淡漠、抑郁、对抗行为、侵略性、情绪不稳定等。既往精神病史、脑器质性疾病所致症状性癫痫可能是 Lev 出现行为问题和精神症状性不良反应的危险因素。在治疗剂量范围（1 000~

3 000mg/d）内，Lev 一般对肝肾功能无明显影响；对体重亦无明显影响。Lev 极少引起过敏反应，其不良反应发生率与给药剂量以及种族、性别等无明显相关。有研究表明，Lev 可能对促性腺激素水平低的女性的生殖功能有影响，但尚无定论；Lev 可通过胎盘屏障，并可被分泌至乳汁中，但目前尚无足够证据显示其用于孕妇可致胎儿畸形及其他严重先天性疾病，也未见受乳婴儿发生明确不良事件的报道。

十、奥卡西平

奥卡西平（oxcarbazepine，OXC），是一种化学结构与卡马西平类似的药物，其抗癫痫作用与卡马西平、苯妥英钠和丙戊酸钠相似，但因其更好的耐受性，临床上常作为传统抗癫痫药的替代药物。

【作用机制】

OXC 是一种无活性的前体物，在肝脏内很快被胞质酶还原成有药理活性的单羟基衍化物（mono hydroxyl derivative，MHD）。OXC 可能的作用机制如下：①阻滞电压敏感 Na^+ 通道，稳定处于高度兴奋状态的神经细胞膜，抑制神经元的持续、高频、反复放电；②调节低阈值 L- 型 Ca^{2+} 通道，抑制高电压激活的 N 型和 P 型 Ca^{2+} 通道的钙流，有效减少皮质纹状体区谷氨酸能兴奋性突触后电位（主要是突触前机制）的发放；③增加电压敏感的 K^+ 通道电流。在大鼠海马切片中，MHD 通过增加电压敏感的 K^+ 通道电流来降低点燃频率。

【药代动力学特点】

OXC 口服后吸收迅速完全，食物不会影响奥卡西平的吸收度和吸收率，可以空腹或与食物同服。MHD 的分布容积为 0.7～0.8L/kg，仅有 40% 的 MHD 与血浆蛋白结合，主要是白蛋白。MHD 的蛋白结合率依赖于它的血浆浓度。OXC 和 MHD 达到最大血浆浓度需要的时间分别为 2 小时和 4～6 小时。OXC 和 MHD 的半衰期分别为 1.3～2.3 小时和 7.5～11.1 小时。服用 OXC 2 次 /d，MHD 在 2～3 天即可达稳态血药浓度。每天剂量在 300～2 400mg 时，MHD 血浆浓度和剂量呈线性药代动力学关系。

MHD 主要以葡萄糖醛酸结合形式或原型从肾脏排泄，其中 MHD 的葡萄糖醛酸结合形式为 49%，MHD 原形为 27%，故中、重度肾功能不全的患者服 OXC 时需要调整剂量。已发现 2～5 岁儿童比 6～12 岁组 OXC 代谢快约 30%。给幼儿服 OXC 时需在每公斤的毫克数上作 30% 的剂量调整。相反，≥65 岁的老人 MHD 的血浆峰浓度和时量曲线下面积（AUC）较年轻人高 30%～60%，这与年龄相关的 Ccr 下降有关，因此，老年人需要酌情减量。因 OXC 主要代谢通路不涉及肝内线粒体氧化酶，所以 OXC 可以用于肝病患者，且不会产生引起 CBZ 不良反应的 CBZ-10,11- 环氧化物，所以 OXC 耐受性比 CBZ 好。

需要注意的是，OXC 肝酶诱导作用比卡马西平弱，当较强的肝酶诱导剂如卡马西平、苯妥英转换成 OXC 时，一定要注意调整联用药物的剂量，否则可导致联用药物浓度升高甚至药物中毒，尤其是联用某些受卡马西平诱导的精神类药物如氟哌啶醇、奥氮平、氯氮平、氯丙嗪和西酞普兰时更易发生。

与 CBZ 相比，OXC 一个重要的优点是药物间相互作用较少，并缺少自身诱导。但是，因 OXC 可以诱导 CYP3A4/5，抑制 CYP2C19，OXC 与口服避孕药联用时，OXC 可降低避孕药的避孕效果，故建议育龄女性不要口服乙炔雌二醇含量少于 50μg 的避孕药。

【适用的发作类型和综合征】

OXC 可作为所用类型部分性发作（伴或不伴继发全面性发作）的单药或辅助治疗，可能特别适用于不能耐受卡马西平但对 OXC 有效的患者。

【用法用量】

成人起始剂量可以为 600mg/d，约 8～10mg/（kg•d），分两次给药。为了获得理想的效果，可以每隔一个星期增加每天剂量，每次增加剂量不超过 600mg。每天维持剂量在 600～2 400mg，绝大多数患者每天 900mg 的剂量即有效果。一些用其他的抗癫痫药控制不好，而换用本品单独治疗的难治性癫痫患者，每天 2 400mg 的剂量证明是有效的。然而，剂量的增加可造成中枢神经系统不良反应出现，大多数患者在其他抗癫痫药不减量的情况下不能耐受每天 2 400mg 的剂量。5 岁和 5 岁以上的儿童起始的治疗剂量是 8～10mg/（kg•d），分为两次给药。联合治疗中，平均大约 30mg/（kg•d）的维持剂量就能获得成功的治疗效果。如果临床提示需要增加剂量，为了获得理想的效果，可以每隔一个星期增加每天剂量，每次增量不超过 10mg/(kg·d)，最大剂量为 46mg/(kg·d)。目前尚没有充足的资料支持 5 岁以下儿童使用该药。对于有轻到中度肝损害的患者，不必进行药物剂量调整；对重度肝损害患者未进行过服用该药的临床试验。有肾损害的患者（Ccr<30ml/min）起始剂量应该是常规剂量的一半（300mg/d），并且增加剂量间隔时间不得少于一周，直到获得满意的临床疗效。

OXC 的剂量比卡马西平多 50% 时两者等效，即 300mgOXC＝200mgCBZ。当卡马西平换成 OXC 时，可以逐渐换药或在停用卡马西平的前一天晚上换药。前一种方法需要 3～5 周才能完成，而后一种方法可以在停用卡马西平后立刻达到 OXC 的替代剂量，从而备受青睐。选一个周末，如周五晚上，换用 OXC 单次剂量，周六即可完全换成 OXC 替代剂量。这种换药方法可能会出现嗜睡和胃肠道反应，选周末的原因是让患者在换药其间得到休息。

【常见不良反应】

OXC 较其他传统抗癫痫药物安全性高。最常见的不良反应是嗜睡、头晕、恶心、头痛、疲乏、皮疹和复视，这些不良反应多见于起始剂量较大及 OXC 作为添加治疗时。低钠血症可以出现，但一般较轻且无症状，仅有约 2.5% 的患者出现严重的低钠血症，其发生率与年龄有关，年龄越大（尤其 65 岁以上的老年人），发生率越高，联用利尿剂、抗精神病类药物和抗抑郁剂等药物亦易发生。粒细胞缺乏症、Stevens-Johnson 综合征和肝炎等严重不良反应罕见，停药后可消失。因 OXC 引起过敏性皮疹的概率较卡马西平低，服用卡马西平出现皮疹的患者，可以切换为 OXC，但仍有 25% 的患者亦会出现皮疹。卡马西平或 OXC 可使血清甲状腺激素浓度降低，而丙戊酸对甲状腺功能无明显影响。卡马西平可以降低雄激素活性，高剂量服用时血睾酮、促性腺激素及性激素结合球蛋白水平升高，而低剂量的 OXC 对性激素的血浓度无明显影响。OXC 可以降低口服类固醇避孕药后血中雌激素和孕激素水平，导致避孕药疗效降低。OXC 与其他 ASMs 类似，可以大量通过胎盘，故孕妇慎用。

十一、托吡酯

托吡酯（topiramate，TPM），化学名为 2, 3, 4, 5- 双 -0-（1- 甲基亚乙己基）-β- 右旋 -（氨基磺酸吡喃果糖），是自然态单糖基右旋果糖的硫代物，结构与其他抗癫痫药迥然不同。1995 年于英国首次上市，1998 年 10 月 26 日美国 FDA 批准了 RW 药物研究所（RW Pharmaceutical Research Institude）关于 TPM 胶囊的上市申请。TPM 是一种味苦的白色结晶粉末，分子式 $C_{12}H_{12}NO_8S$，相对分子质量 339.36。

【作用机制】

TPM 的多重抗惊厥作用机制包括：①阻断电压依赖钠离子通道，减少痫样放电的持续时间和每次放电产生的动作电位数目，TPM 可减少钠通道内离子流强度，但对电位阈值无影响，这与其他抗癫痫药（苯妥英、卡马西平）对钠通道内离子流完全、快速的阻滞作用不同；②调节 GABA 受体的非苯二氮䓬类受体，增加 GABA 诱发的氯离子内流，抑制兴奋性氨基酸的释放，但 TPM 并不增加 GABA 的数量；③抑制海人酸（kainate）介导的电流，TPM 能够拮抗兴奋性谷氨酸受体的海人酸亚型，由此可减少神经元的兴奋性；④轻度抑制碳酸酐酶（CA）同工酶的活性。TPM 作为 CA 同工酶的抑制剂可阻断 HCO_3^- 离子流，进而减少氯离子内流，抑制细胞去极化，目前认为 TPM 对 CA 同工酶的抑制作用并不是其主要的抗癫痫机制，但与某些不良反应有关；⑤调节钙离子通道，TPM 对钙通道阻滞功能亦较弱，在剂量为 10μmol/L，对小鼠齿状核颗粒细胞中的 L- 型钙通道有抑制作用，可抑制钙离子内流，而剂量为 50μmol/L 时抑制作用减弱，同时一过性增加非 L- 型钙通道的离子流入。

【药代动力学特点】

口服给药后，本品吸收良好，于 1.5～4 小时达峰，生物利用度为 75%～80%。其吸收速度和程度不受食物影响。本品的血浆蛋白结合率仅为 13%～17%，与红细胞结合率低且易饱和。表观分布容积 0.6～0.8L/kg。口服用药 4～5 天达稳态血药浓度。健康男性分五组单次口服 100mg、200mg、400mg、800mg、1 200mg，血浆药物浓度分别为 1.7μg/ml、3.7μg/ml、8μg/ml、18μg/ml、29μg/ml，半衰期为 18.7～

23.0 小时，所以单药治疗时每天口服 1 或 2 次即可。多剂量给药观察到的蓄积量约为单剂量的两倍。

本品通过羟基化、水解作用和糖基化作用可产生 6 种代谢产物（不大于所给剂量的 5%），其中 2 种代谢产物保留了母药的大部分结构特征，但没有抗癫痫活性。55%～97% 以原形自尿中排出，平均肾清除率为 13.9ml/min，与剂量无关。肾清除率约占全部清除率的 51%。有一定程度的肾小管重吸收。消除半衰期为 18～24 小时。中度至重度肾功能不全时平均消除半衰期为 59 小时。达稳态后，本品血浆消除半衰期约为 21 小时，肾脏清除率约为 17ml/h。人种和性别差异对本品的血浆清除率无影响。关于本品是否从人类乳汁中分泌尚不得而知。

在其他抗癫痫药（苯妥英、卡马西平、丙戊酸、扑米酮、苯巴比妥）基础上加用托吡酯时，除发现与苯妥英联用时可导致后者血浆浓度增高外，对其他药物的稳态血浆浓度无影响。苯妥英和卡马西平可降低本品的血浆浓度。丙戊酸的加用或停用对托吡酯的血浆浓度无明显的影响，因此不需调整托吡酯的剂量。本品亦可降低地高辛浓度。最好不要将本品与乙醇或其他中枢神经抑制剂同时服用。本品还可降低口服避孕药的效果。与乙酰唑胺、二氯磺胺、甲氮酰胺和多佐胺联合应用会增加尿石症的危险，应避免同时使用。

【适用的发作类型和综合征】

1. 单药治疗　主要用于：①新诊断的癫痫患者，发作不频繁者；②特殊类型的癫痫如 BECT、肌阵挛癫痫、West 综合征、Lennox-Gastaut 综合征；③不能耐受传统 ASMs 的不良反应者。

2. 添加治疗　适合于对其他传统 ASMs 疗效差的各种类型癫痫。

有资料表明，无论是添加还是单药治疗，TPM 对单纯部分性发作、复杂部分性发作、有或无局灶起源的大发作均有显著疗效，且单药治疗新诊断的癫痫或单药替换原有 ASMs 的疗效优于添加治疗。

【用法用量】

建议成人和 12 岁以上的儿童，起始剂量 25～50mg/d，2 次 /d，加药间隔 1～2 周增加 25～50mg/d，一般维持量 100～600mg/d。小于 12 岁的儿童，起始剂量 0.5～1.0mg/(kg•d)，2～3 次 /d，每隔 1～2 周增加 0.5～1.0mg/(kg•d)，一般维持量 3～9mg/(kg•d)，有时可能需 >20mg/(kg•d) 的剂量，尤其是婴儿、儿童合用酶诱导型抗癫痫药物者剂量要求提高两倍。Ccr<70ml/min 的肾功能不全者，推荐剂量为常规剂量的一半。肝功能不全者不需调整剂量。由于本品可由血液透析自血浆清除，透析患者应补服一半日剂量，补服量应分为两次，分别在透析开始和结束时服用。补服剂量可根据透析设备的具体情况加以调整。对老年患者一般不必调整剂量，但若其肾小球滤过率明显下降，则应密切观察其疗效，必要时减量。

本品味稍苦，最好吞服，避免破碎或咀嚼。难以吞咽的患者，可将药片磨碎混入苹果泥或燕麦粥中立即服下。

【常见不良反应】

TPM 的不良反应表现在中枢神经系统、消化系统和泌尿系统等方面。中枢神经系统的不良反应最为显著，包括嗜睡、头晕、头痛、精神运动迟缓、共济失调、语言失常、认知功能障碍、眼球震颤、震颤、疲劳、视力障碍等；消化系统的不良反应主要为恶心、腹泻、腹痛、口干等。服用 TPM 的患者，肾结石的发生率要高于正常人。上述这些不良反应小，眼球震颤、嗜睡、复视和体重下降呈剂量相关性。托吡酯的不良反应多为轻度、一过性，一般在治疗后 8 周内出现，多数随着治疗的继续而消失。

十二、唑尼沙胺

唑尼沙胺（zonisamide，ZNS）的化学名为 1，2- 苯并异噁唑 -3- 甲烷磺酰胺，是日本制药公司研制开发的新型广谱 ASMs，1989 年在日本首次获准上市，并在该国广泛应用。近来，ZNS 受到越来越多的关注，并对其进行了大量的临床研究。

【作用机制】

ZNS 不具备传统大多数 ASMs 所含有的酰脲结构，该药确切作用机制尚不完全清楚。目前研究发现 ZNS 与其他新型抗癫痫药物的作用机制有着相通之处,主要表现为如下几个方面:①剂量依赖性阻断钠通道和 T 型钙通道,在人类神经母细胞瘤培养研究中发现,ZNS 以浓度依赖性方式减少 T 型钙通道电流而不引起任何动力学失活或电压依赖作用的改变;②拮抗兴奋性氨基酸;③由于其结构中含有磺酰胺基,对碳酸酐酶也有抑制作用;④对神经元起保护作用,ZNS 以剂量依赖性方式清除羟基及氮氧化物自由基,避免神经元受到自由基损伤并起到稳定神经元细胞膜的作用。ZNS 被认为可以抑制大脑皮质致痫灶的活动,并且通过在皮质的抗惊厥作用,阻断癫痫放电从皮质向皮质下结构的传播。

【药代动力学特点】

ZNS 口服易吸收,5~6 小时达峰浓度,10~15 天可达稳态。反复用药无蓄积性,经肝脏与葡萄糖醛酸结合,最终自肾脏排泄。本品的血浆蛋白结合率约为 40%,分布容积 1.0~1.9L/kg。半衰期为 60 小时,具有剂量依赖性的药代动力学特点,可以每天服用 1~2 次,一般很少与其他药物发生相互作用。但研究发现,苯妥英钠、苯巴比妥、卡马西平及丙戊酸钠可降低唑尼沙胺的血药浓度。其他抑制肝 CYP3A4 的药物,也能降低唑尼沙胺的血药浓度。ZNS 与其他 ASMs 同时服用时,需监测 ZNS 血浆浓度,必要时调整剂量。由于唑尼沙胺的不良反应可能与碳酸酐酶抑制作用有关,应尽量不与其他碳酸酐酶抑制剂(如乙酰唑胺、托吡酯)联用。

【适用的发作类型和综合征】

在美国和欧洲,ZNS 被许可用于成人部分性发作的辅助治疗;在欧洲,ZNS 也被批准用于成人的单药治疗及新诊断的部分性癫痫发作。除此之外,ZNS 的应用目前还被扩展到许多其他类型,包括不典型失神、失张力性发作和肌阵挛发作等。

【用法用量】

成人最初每天 100~200mg,分 1~3 次口服,1~2 周内增至 200~400mg/d,最大剂量为 600mg/d。小儿最初每天 2~4mg/kg,分 1~3 次口服,1~2 周内增至每天 4~8mg/kg,每天最大剂量为 12mg/kg。推荐治疗血浆浓度范围为 10~20mg/L。

【常见不良反应】

常见不良反应有嗜睡、疲劳、共济失调、皮疹、行为或精神异常、厌食、恶心、呕吐、腹痛、体重减轻及代谢性酸中毒等。少见的不良反应有视觉异常、发热、泌汗障碍、口炎及肾结石。唑尼沙胺可以引起体重下降,尤其受到肥胖者的青睐。传统 ASMs 治疗癫痫发作的最常见的局限性就是治疗指数狭窄,而 ZNS 介于抗惊厥作用与神经毒性之间的血浆浓度范围要比其他 ASMs 的治疗指数宽。有荟萃分析报道 ZNS 不良事件的发生率未高于安慰剂组,且多发生于添加治疗的早期,大多数患者无需特殊治疗,症状即可自行消失,少数经调整药物剂量后自愈。传统 ASMs 常见的不良反应如血液系统损害(白细胞和血小板下降或贫血)、肝肾功能损害等,唑尼沙胺均不明显,提示唑尼沙胺是一种安全性较高的抗癫痫药物。

(江利敏)

十三、非氨酯

【作用机制】

非氨酯(felbamate,FBM)化学结构与甲丙氨酯相似,作用机制尚不清楚,与 NMDA 受体有关,动物试验表明非氨酯可以提高癫痫发作阈值。

【适用的发作类型和综合征】

非氨酯最初用于单药或联合治疗成人难治性癫痫,可联合治疗儿童 Lennox-Gastaut 综合征。研究证明非氨酯可作为添加治疗,用于婴儿痉挛症、儿童局灶性癫痫、青少年肌阵挛癫痫、儿童失神发作和 Landau-Kleffner 综合征。

【临床试验结果】

一项回顾性研究评估了非氨酯在小儿难治性癫痫人群中的疗效。38 例患者中,22 例 Lennox-Gastaut

综合征(58%);6 例 Doose 综合征(16%);5 例症状性癫痫(13%),5 例症状性局灶性癫痫(13%)。大多数患者有多种癫痫发作类型,并曾尝试过多种抗癫痫药物。非氨酯治疗后 6 例患者(16%)无癫痫发作,其中包括 4 例 Doose 综合征患者;24 例(63%)癫痫发作频率减少 >50%。这个临床研究表明,非氨酯不良反应较小,相对安全。该研究病例数较少,且是回顾性研究,但不断增加的临床研究证据表明,非氨酯是一个治疗儿童难治性癫痫的重要的抗癫痫药物,耐受性好,不良反应少。

【药代动力学】

非氨酯生物利用度 >90%,1~3 小时达到高峰。血清蛋白结合率 25%~30%,参考浓度 30~60mg/L,给药量的 90% 以上经肾脏代谢,40% 经肝脏代谢。

非氨酯能够抑制通过 CYP2C19 以及 β 氧化作用而进行的药物代谢,升高这类药物浓度,但能诱导通过 CYP3A4 催化而代谢的药物。非氨酯能降低血浆卡马西平的血浆浓度而增加卡马西平环氧化物的浓度,因此它与卡马西平联用时需减少卡马西平的剂量。非氨酯明显降低避孕药孕二烯酮的浓度。由于非氨酯对 CYP2C19 以及 β 氧化作用的抑制,当其与苯妥英、苯巴比妥及丙戊酸钠联用时需减少后三者的用量。

卡马西平、苯妥英及苯巴比妥可降低血浆非氨酯的浓度。

【用法用量】

非氨酯初始剂量为 15mg/(kg·d),分 3~4 次服用,最大剂量 45mg/(kg·d)。儿童高达 90mg/(kg·d)可完全控制发作。

【不良反应】

非氨酯常见的不良反应有胃肠道反应、中枢神经系统症状、体重降低、皮疹、失眠、步态不稳、光敏反应、再生障碍性贫血和肝损害等。非氨酯严重不良反应是再生障碍性贫血(再障)和肝细胞损害,再障的发生率为 10/10 万,其危险因素包括成年女性、高加索人、抗癫痫药过敏或毒性反应、血细胞减少和免疫疾病史,大多在接受治疗 1 年内发生。非氨酯引起肝细胞损害的概率为 1/2.5 万~1/2 万,女性多于男性,与丙戊酸、苯妥英钠和卡马西平联用易发生。非氨酯导致这两种严重不良反应的原因不明,用药前后应密切监测肝功能和血细胞计数,必要时可用 HPLC 进行药物浓度测定。

十四、替加宾

【作用机制】

替加宾是一种作用机制非常明确的抗癫痫药物,它阻止 GABA 在突触间隙再摄取,可以选择性地增加位于 GABA 能突触的抑制性神经递质 GABA 含量。

【适用的发作类型和综合征】

替加宾适用于联合治疗青少年和成年人的局灶性发作或继发性全身性发作,它对失神发作和肌阵挛性发作可能无效。现有研究表明,它对于控制儿童难治性癫痫局灶性发作有效。

【临床试验结果】

一项 3 个剂量(600mg/d、900mg/d 和 1 200mg/d)的随机、双盲、安慰剂对照的多中心三期临床试验以观察替加宾添加治疗难治性癫痫疗效和安全性研究显示,替加宾能显著改善发作频率,且早期用药更有利于控制发作。在 900~1 200mg 剂量范围内,其效果呈剂量依赖性。600~900mg/d 是添加治疗部分性发作成年患者的起始剂量,是大多数患者获益的最佳剂量。与对照组相比,治疗组存在眩晕、嗜睡和疲劳的不良反应,可自然缓解。在成人部分性癫痫的研究中,一项随机双盲对照试验表明,在使用替加宾 600mg、900mg 两种剂量的患者中,尽管也存在因不良反应停药者,但总体有效率高而耐受性较好,这些都为替加宾用于部分性发作提供了 II 级证据。

292 例患者(39 例儿童)给予长期替加宾治疗,癫痫发作类型包括局灶性发作(86%),全身发作(12%),兼有局灶和全身发作(0.3%),以及 Lennox-Gastaut 综合征相关的各种发作类型(2%)。231 例患者接受了至少一个单位剂量的替加宾(平均剂量为 28mg/d),随访发作频率和不良反应。常见的不良反应有疲劳、头晕、精神运动迟缓、共济失调、胃肠不适、体重变化、失眠和其他(主要是行为异常)。19例患者出现严重的不良反应:行为影响(n=12),癫痫持续状态(n=3),其他(n=3),不明原因突然死亡(n=1)。无患者出现自杀意念/行为、皮疹、肾结石或器官衰竭。癫痫预后情况为:癫痫完全控制(5%),发作频率减少≥75%(12%),发作频率减少≥50%(23%),癫痫发作次数增加(17%),或出现新的癫痫发作类型(1%)。

【用法用量】

替加宾600~900mg/d是添加治疗部分性发作成年患者的起始剂量,是大多数患者获益的最佳剂量。900~1 200mg/d范围内,其效果呈剂量依赖性。

【药代动力学】

替加宾口服吸收较快,达峰时间小于1小时,与食物同服时延迟。其血浆蛋白结合率高达96%,但不与任何常用药物发生置换。其大部分经肝脏CYP450代谢,苯妥英钠、卡马西平、苯巴比妥以及扑米酮可促进其代谢,联用时替加宾浓度降低;而CYP3A4抑制剂(红霉素、酮康唑)显著降低替加宾代谢,使其浓度增高。替加宾对肝酶既不诱导也不抑制,不影响卡马西平、丙戊酸钠、苯妥英、三唑仑、茶碱、华法林、地高辛、西咪替丁、口服避孕药以及乙醇的血浆浓度。但肝功能不全影响替加宾清除。为了使其发挥最大的抗癫痫效应,减少其不良反应,需要对其进行药物浓度监测。可用气相色谱法测其血药浓度。

【不良反应】

常见不良反应包括头晕、无力、恶心、震颤等,少见不良反应主要为中枢神经系统反应,包括嗜睡、头痛、共济失调和意识紊乱。替加宾不良反应主要发生在治疗初始的6个月内,主要与给药频率有关。

十五、氨己烯酸

【作用机制】

氨己烯酸(vigabatrin, VGB)于1974年首次合成,是γ-氨基丁酸(GABA)类似物,可以特异性结合氨基转移酶产生抑制作用,从而使得脑内和皮质结节内GABA浓度升高,产生抗癫痫作用。

【适用的发作类型和综合征】

氨己烯酸是治疗婴儿痉挛症,尤其是伴随结节性硬化的婴儿痉挛症的首选药物,也适用于其他儿童局灶性发作以及Lennox-Gastaut综合征,可能加剧肌阵挛发作。

【临床试验结果】

波士顿儿童医院103例患者的随访记录显示,69例(67%)患者停止服药,2例(1.9%)患者不明原因死亡。氨己烯酸起始治疗的中位年龄为8个月,中位起始剂量为48.1mg/(kg·d),中位目标剂量为100mg/(kg·d)。平均治疗持续时间为12.1个月(89例患者)。最常见的停药原因是无法控制的癫痫发作。38.7%的患者坚持治疗后达到癫痫无发作。第一次随访数据表明,结构/代谢病因学患者比遗传病因患者的发作减少率高(分别为98.7%和61.4%,$P=0.001$)。20例治疗前高峰节律紊乱患者使用氨己烯酸治疗后,有18例患者高峰节律紊乱消失,2例治疗后仍存在高峰节律紊乱,氨己烯酸治疗降低了32%的患者高峰节律紊乱的风险。

为了确定氨己烯酸在治疗儿童癫痫的有效性及症状性视力损伤的患病率,有研究回顾性分析了辛辛那提儿童医学中心1998—2010年156例接受氨己烯酸治疗的癫痫患儿资料。除了人口学和氨己烯酸剂量信息,还包括了发作类型/频率及随访资料。156例患者中,我们剔除了35例临床资料不详(无法确定治疗开始和持续时间)的患者,121例患者进行疗效评估,采用5分法(0~4分)评估不同节点的疗效。起始治疗的平均年龄是1.8岁(0.1~29.2岁),治疗持续时间为0.7~101.0个月,平均每天剂量为79mg/(kg·d)。结节性硬化症综合征是这组患者最常见的病因(83%)。仅有局灶性发作,或合并婴儿痉挛是最常见的发作类型(84%)。治疗6个月后癫痫发作频率明显减少($P<0.001$)。对其中63例患者进行眼科临床评估,未发现氨己烯酸相关的症状性视力损伤。

【用法用量】

氨己烯酸的常用剂量为 50～200mg/(kg·d)，初始剂量为 50mg/(kg·d)，根据患儿反应情况，每 48 小增加剂量 50mg/(kg·d)，最大剂量为 200mg/(kg·d)。

【药代动力学】

氨己烯酸为水溶性，可被肠道迅速完全吸收，药物吸收不受饮食影响，生物利用度 >60%。该药成年人血浆半衰期为 5～8 小时，在儿童中血浆半衰期平均为 5.5 小时，儿童达峰值时间为 1.3～2.4 小时。血清蛋白结合率为 0，参考浓度为 0.8～36mg/L。氨己烯酸可使苯妥英的血浆浓度降低 20%，使苯巴比妥浓度降低 7%。卡马西平的初始浓度大于 9μg/ml 时，与氨己烯酸无相互作用，当卡马西平的初始浓度小于 9μg/ml 时，其血药浓度与氨己烯酸血药浓度呈负相关。氨己烯酸几乎完全由肾脏代谢清除。

【不良反应】

常见不良反应包括困倦、头晕、视觉障碍、肌阵挛性抽动，轻度认知障碍等，与其他抗癫痫药物联用时常见不良反应有嗜睡、疲劳、易激惹、头晕、头痛和抑郁等。严重不良反应是长期使用氨己烯酸后导致的不可逆视野缺损，表现为双侧视野同心性减小，视敏度相对完好。视野检查可显示视野范围，视觉诱发电位和视网膜电图均正常。因此氨己烯酸不应用于有视野缺损的患者，服用氨己烯酸的儿科患者应在治疗前及治疗后每 3 个月做一次眼科检查。大剂量氨己烯酸容易导致行为异常和精神症状，常见于初始剂量过大和药物过量，突然停药也可能导致精神症状，可能与中枢抑制突然消失有关。鉴于其严重的不良反应以及与药物的相互作用，应该对其进行药物浓度监测。可用气相色谱法测其血药浓度。

十六、氯巴占

【作用机制】

氯巴占（clobazam，CLB）在 20 世纪 60 年代首次合成，是新型 1, 5- 苯二氮䓬类化合物。该药确切机制尚不完全清楚，但被认为通过对 GABAA 受体的正性异构调节，来调节 γ- 氨基丁酸能的神经传递，并且增加 GABA 和谷氨酸载体表达。

【适用的发作类型和综合征】

2011 年 10 月 21 日，美国食品药品管理局（FDA）批准氯巴占用于年龄≥2 岁的儿童期 Lennox-Gastaut 综合征患者癫痫发作的联合治疗。目前氯巴占在许多欧美国家已被广泛用于 LGS 并作为儿科癫痫治疗的一线药物，除此之外，氯巴占也被用于成人难治性癫痫的联合治疗。

【临床试验结果】

一项多中心，双盲Ⅱ期试验评价氯巴占 0.25mg/(kg·d) 低剂量组、1mg/(kg·d) 高剂量组在 68 例 2～26 岁 Lennox-Gastaut 综合征患者中的有效性。与基线比较，高剂量组 83% 的患者癫痫发作频率降低 ≥50%。另外，氯巴占高、低剂量组的患者症状均有改善。

两项多中心Ⅲ期对照研究确定了氯巴占对癫痫发作合并 Lennox-Gastaut 综合征的辅助治疗效果。两研究中疾病种类和抗癫痫药物联用情况相似。基线时，最常见联用的抗癫痫药物包括丙戊酸盐、拉莫三嗪、左乙拉西坦及托吡酯。第一项研究收集了 238 例 2～54 岁 Lennox-Gastaut 综合征患者，采用随机、双盲、安慰剂对照试验，包括 4 周基线期，3 周增量期，12 周维持期。患者按体重分成两组（12.5～30kg 或 >30kg）。研究周期内，每周癫痫跌倒发作，即猝倒症（失张力性、强直性或肌阵挛性）发作频率减少为主要效能指标。安慰剂组、低剂量（≤30kg：5mg/d；>30kg：10mg/d）、中剂量（≤30kg：10mg/d；>30kg：20mg/d）、高剂量（≤30kg：20mg/d；>30kg：40mg/d）组在基线增量前平均每周癫痫跌倒发作频率分别为 98、100、61、105。氯巴占所有剂量组显著优于安慰剂组（P<0.05）。这种效果呈剂量依赖性。尚无证据证明，氯巴占维持治疗 3 个月会产生耐受性。第二项研究包括 68 例 2～25 岁 Lennox-Gastaut 综合征患者，为随机、双盲的氯巴占高、低剂量对照试验，主要效能指标与第一项研究相同。与低剂量组比，高剂量组癫痫发作频率显著减少，差异有统计学意义（高剂量组平均减少 93%，低剂量组平均减少 29%，P<0.05）。

6 项前瞻性研究（共 423 例患者，其中 98 例为 Lennox-Gastaut 综合征患者）评估了氯巴占添加治疗难治性癫痫的儿科患者发作情况，54%～85% 的患者癫痫发作频率减少≥50%。一项接受氯巴占作为添加治疗的 100 例难治性癫痫患者的回顾性研究表明，33% 的患者癫痫发作频率降低≥75%。另一项氯巴占作为添加治疗 97 例癫痫性脑病（其中 28 例为 Lennox-Gastaut 综合征）儿科患者的回顾性研究显示，37% 的患者癫痫发作频率降低≥50%，9 例癫痫发作被完全控制。

【药代动力学】

氯巴占吸收迅速且广泛，达峰时间 0.5～4 小时。片剂的相对生物利用度为 100%。氯巴占具有亲脂性，进入人体后迅速分布全身，氯巴占和 N- 去甲基氯巴占的体外血浆蛋白结合率分别为 80%～90% 和 70%。氯巴占大部分经肝脏代谢，主要经过 CYP3A4，其次为 CYP2C19 和 CYP2B6，约 82% 经尿液排泄，约 11% 粪便排泄。

【用法用量】

整片吞服或压碎服用。不受进食时间限制。美国 FDA 推荐剂量：体重≤30kg 者初始剂量为 5mg/d，若耐受则逐步调整至 20mg/d；体重 >30kg 者初始剂量为 10mg/d，每周增加 1 次剂量，逐步调整至 40mg/d，剂量调整至最低有效剂量或出现严重的不良反应，而剂量超过 5mg/d 则应分 2 次给药。老年患者、已知 CYP2C19 弱代谢患者、轻度或中度肝功能受损患者应调整剂量。

【不良反应】

氯巴占的不良反应与其他苯二氮䓬类相似，但发生概率较小。常见不良反应包括呕吐、便秘、吞咽困难、发热、易怒、疲劳、食欲减少 / 增加、咳嗽、上呼吸道 / 泌尿道感染、支气管炎等感染性疾病；神经系统不良反应包括嗜睡、镇静、无力、流涎、共济失调、攻击、疲劳、失眠等。氯巴占导致的嗜睡和镇静开始于初始治疗的第 1 个月内，随继续治疗发生概率减小。最近 FDA 发布警告：氯巴占会引起少见但严重的皮肤反应，如 Stevens-Johnson 综合征和中毒性表皮坏死松解症。故儿童 LGS 患者在治疗过程中更需警惕。在使用过程中需严密监测皮肤症状，尤其在用药开始前 8 周或重新开始治疗时，若出现皮疹、皮肤起疱或剥落等，应换用其他抗癫痫药物。重型皮肤症状时突然停药亦可引起撤药反应，如头痛、失眠、颤动、焦虑等，需在停药和不良反应间权衡。

十七、拉科酰胺

【作用机制】

拉科酰胺是一种功能化氨基酸。体外电生理研究表明，拉科酰胺可选择性地增强电压门控钠通道的缓慢失活，从而稳定过度兴奋的神经元细胞膜。拉科酰胺作用机制使其对正常电生理活动没有影响，只对电刺激引起的异常神经活动有抑制作用。

【适应证】

欧盟和 FDA 分别于 2008 年 8 月与 2008 年 10 月批准拉科酰胺用于年龄≥16 岁（欧盟）/17 岁（FDA）的部分发作癫痫患者的添加治疗。2017 年 9 月，欧盟委员会批准拉科酰胺作为单药治疗和联合治疗用于成人、青少年和 4 岁以上儿童的癫痫局灶性发作，不论是否有继发全面性发作。

【临床试验结果】

一项多中心安慰剂对照的 IIb 期临床试验中，421 位癫痫患者按 1：1：1：1 比例随机分为安慰剂组以及拉科酰胺 200mg/d、400mg/d 和 600mg/d 组，均口服给药每天两次，此前患者一直接受最多 2 种抗癫痫药物治疗，8 周基线期后为 6 周剂量递增阶段，拉科酰胺按每周 100mg 递增到规定剂量，随后是 12 周维持治疗期，最后是 2～3 周剂量递减期。评价的终末点主要有 2 个：患者癫痫发作频率的减少程度和发作频率减少 50% 以上的受试者比率。结果表明，与安慰剂组相比，本品 200mg/d、400mg/d、600mg/d 剂量组患者癫痫发作频率平均分别降低了 14.6%、28.4% 和 21.3%，且发作频率减少 50% 的受试者比率分别为 33%、41% 和 38%（安慰剂组为 21%），400mg/d、600mg/d 剂量组两个评价指标与安慰剂组相比有显著差异。

【药代动力学】

拉科酰胺口服给药吸收迅速完全，具有很高的生物利用度（大约 100%），并且不受食物影响。口服给药后，达峰浓度所需时间 0.5~4 小时，药物消除半衰期为 13 小时，95% 的拉科酰胺与其代谢产物主要通过肾脏清除。拉科酰胺具有很低的蛋白结合率（低于 15%），对 CYP450 酶系统无诱导和抑制作用，药物相互作用很少。研究表明，它对卡马西平、丙戊酸钠、二甲双胍、地高辛、口服避孕药、奥美拉唑的代谢均无影响，也不影响其他抗癫痫药物（如卡马西平、左乙拉西坦、拉莫三嗪、托吡酯、丙戊酸和苯妥英钠）的血药浓度。

【用法用量】

拉科酰胺以每天 2 次频率用药，初始为每次 50mg，后逐渐增加至每次 100 或 200mg（推荐治疗剂量）。

【不良反应】

最常见的不良反应是头晕、头痛、呕吐和复视。

十八、普瑞巴林

【作用机制】

普瑞巴林（pregabalin，PGB）是抑制性神经递质 GABA 类似物，抑制中枢神经系统中电压依赖性 Ca^{2+} 通道的一种 α_2-σ 亚基蛋白，减少神经末梢去极化，减少 Ca^{2+} 内流，从而减少谷氨酸盐、去甲肾上腺素、P 物质和降钙素基因相关肽等兴奋性神经递质的释放。化学名（3S）-3- 氨甲基 -5- 甲基乙酸，分子式 $C_8H_{17}NO_2$。

【适用的发作类型和综合征】

2004 年 7 月，欧盟批准普瑞巴林用于治疗局灶性癫痫。2005 年 6 月，美国 FDA 批准其用于治疗成年患者的局灶性发作。临床研究亦证实，普瑞巴林能缓解疱疹后疼痛。

【药代动力学】

口服普瑞巴林后吸收充分且快速，达峰时间 1 小时，具有脂溶性，能通过血脑屏障。生物利用度 90%，与剂量无关。平均半衰期为 6.3 小时，与给药量及次数无关。食物对普瑞巴林吸收无影响。其在体内代谢率低，几乎以原形方式经过肾脏排泄。普瑞巴林不与血浆蛋白结合，不经肝脏代谢，不会诱导或者抑制肝酶（P450 系统）代谢，因此与其他药物之间无相互作用。研究表明，持续口服普瑞巴林对拉莫三嗪、苯巴比妥、苯妥英、托吡酯和丙戊酸的药代动力学无影响，同时这些药物对普瑞巴林的代谢亦无影响。

【临床试验结果】

一项普瑞巴林治疗难治性部分发作的随机、双盲、多中心对照临床试验，分别给予患者口服普瑞巴林 300mg、2 次 /d；200mg、3 次 /d 和安慰剂治疗，结果显示前两组疗效较安慰剂有明显差异，且具有相似的耐受性，其主要的不良反应是头晕、嗜睡和共济失调。

一项研究将普瑞巴林作为添加治疗部分性癫痫，其中部分患者伴有继发性全面性癫痫，该试验为随机、双盲、安慰剂对照试验，共纳入 1 052 例患者，这些患者均为难治性癫痫患者。试验一分别给予患者普瑞巴林 50mg/d、150mg/d、300mg/d 和 600mg/d，分 2 次给药；试验二给予患者普瑞巴林 150mg/d、600mg/d，分 3 次给药；试验三给予患者普瑞巴林 600mg/d，分 2 次或 3 次给药。试验结果显示，普瑞巴林 150mg 组、300mg 组、600mg 组疗效明显高于安慰剂组，患者的癫痫发作次数明显减少，且疗效与剂量呈正相关。600mg/d 组的有效率接近 50%，每天 2 次或 3 次的给药方式疗效无明显区别。该药最明显的不良反应是中枢神经系统表现，但程度为轻或中度，而且可以自限。治疗显效的 3 个组中最多只有 5% 的患者因治疗无效而退出。此试验显示普瑞巴林治疗难治性部分性癫痫有效，疗效与剂量呈正相关，每天至少需给药 150mg，在患者耐受的情况下给予 600mg/d 为佳。

13 个国家、45 个研究中心进行的普瑞巴林治疗难治性部分性癫痫的临床研究，采用随机、双盲、安慰剂对照方法，治疗时间为 12 周，每天给药分别为 150mg 和 600mg，分 3 次给药。安慰剂组 RR 值为 −1.8%，150mg 组 RR 值为 20.6%，600mg 组 RR 值为 47.8%。后两组疗效均明显高于安慰剂组，且

600mg 组高于 150mg 组。药物不良反应与剂量相关,主要为头晕、嗜睡、共济失调、复视和体重增加,但程度仅为轻到中度,150mg 组中有 10% 的患者因无法耐受不良反应而撤药,600mg 组中有 18.5% 的患者撤药。由此认为普瑞巴林治疗难治性部分性癫痫具有较好的疗效和耐受性。

一项普瑞巴林治疗 453 例难治性部分性癫痫的试验中,采用多中心、随机、双盲、安慰剂对照等方法,试验时间为 12 周。将试验对象按安慰剂、50mg/d、150mg/d、300mg/d 和 600mg/d 分组,每天 2 次给药。试验结果:5 组的癫痫发作频率分别减少了 7%、12%、34%、44% 和 54%,后 3 组较安慰剂组均有明显差异。各治疗组的癫痫发作减少≥50% 的比率分别为 15%(50mg/d),31%(150mg/d),40%(300mg/d)和 51%(600mg/d),安慰剂组为 14%。

由此可见,普瑞巴林治疗难治性部分性癫痫有效,最小有效剂量可能为 150mg/d,在 150mg/d、300mg/d、600mg/d 剂量给药时疗效与剂量呈正相关,进一步加大药物剂量有可能提高疗效,但目前尚无 600mg/d 以上剂量的临床试验数据。目前试验显示该药物不良反应主要为中枢神经系统反应,如头晕、嗜睡、共济失调、复视和体重增加,但程度仅为轻到中度,因此导致撤药的比例较低,且不良反应亦与剂量相关,继续加大每天剂量后不良反应可能进一步增加,剂量超过 600mg/d 时不良反应是否会明显增加有待更多研究,将来有可能寻找到药物不良反应适度而疗效最佳的更大治疗剂量。试验显示,每天 2 次或 3 次给药疗效没有明显差别,采取每天 2 次给药依从性更好。由于普瑞巴林经肾脏代谢,对于有肾损伤的患者应该慎用。

【用法用量】

目前研究提示普瑞巴林 150～600mg 均有效,疗效与剂量相关。可以在不良反应可以接受的程度内,通过增加剂量来进一步提高抗癫痫效果。

【不良反应】

普瑞巴林不良反应主要为中枢神经系统不良反应,如头晕、嗜睡、共济失调、复视和体重增加,但程度为轻到中度,且与剂量相关。即使给予 600mg/d 不良反应发生率仍然较低。

十九、卢非酰胺

【作用机制】

卢非酰胺抗癫痫作用的准确作用机制尚不明确。体外实验研究提示其主要作用机制是通过调节钠通道的活性,特别是能够延长此通道的非活性状态。

【适用的发作类型和综合征】

卢非酰胺可用于 LGS 的联合治疗。

【临床试验结果】

临床研究表明,癫痫患者对卢非酰胺辅助治疗(由 400mg/d 增加至 800mg/d、1 200mg/d、1 600mg/d,每周加量 1 次)的耐受性良好,癫痫发作次数减少,而且对治疗耐受的局部或泛发性癫痫患者仍产生作用,它对局部癫痫发作和泛发性强直 - 阵挛癫痫发作的治疗也有辅助作用,可联合给药或单独给药。卢非酰胺辅助治疗 Lennox-Gastaut 综合征的有效性评估试验是通过一项多中心、双盲、安慰剂控制、随机、平行分组研究完成的。试验招募 138 例患者,平均年龄 14.1 岁(4～30 岁),在正式试验之前先接受一个为期 4 周的基础治疗,然后分为治疗组(n=74)和安慰剂组(n=64)治疗 12 周。研究分 2 个阶段:滴定阶段及维持阶段,滴定阶段(1～2 周)剂量从 10mg/(kg·d)逐渐加大到 45mg/(kg·d)的目标剂量,2 次 /d,体重超过 70kg 的成人剂量为 3 200mg/d。维持阶段为期 10 周。最终治疗组中 88% 完成了靶剂量。这些患者中,大多数在 7 天内达到靶剂量,其余的 14 天内才到达靶剂量。治疗组癫痫发作缓解率为 53.4%,明显高于安慰剂组(30.6%),差异有统计学意义(P=0.004 1)。

【药代动力学】

卢非酰胺口服给药后吸收良好,但是吸收速度相对缓慢,而且随剂量增加吸收程度反而下降,多次给药药动学也不随之改变。达峰时间 4～6 小时,血清蛋白结合率 27%,卢非酰胺的血浆半衰期大约为

6～10 小时。卢非酰胺代谢途径不依赖 CYP450，也不产生活性代谢物，它能够广泛代谢，主要经肾脏排泄，仅 <2% 以原型经尿液或粪便排出。卢非酰胺不改变其他抗癫痫药物浓度，包括卡马西平、氯硝西泮、氯巴占、苯巴比妥、苯妥英、扑米酮、奥卡西平以及丙戊酸。

【不良反应】

卢非酰胺最常见的不良反应包括：头痛、头晕、疲劳、嗜睡和恶心。

（王剑虹）

第四节 癫痫的非药物治疗

一、癫痫外科治疗的历史与现状

癫痫外科是药物难治性癫痫治疗的最主要手段。癫痫外科历史悠久，发展不平衡。近二十年，随着显微技术、脑电图等癫痫灶定位技术、神经调控技术的发展和广泛应用，癫痫外科得到快速发展。

（一）癫痫外科的历史

1. 国际癫痫外科的发展史 人类认识癫痫这种疾病由来已久。癫痫的英文一词 epilepsy 来自于希腊语，癫痫在古希腊被称为"圣病"，直到希波克拉底在其所著的《关于圣病》中才正确地指出癫痫由脑部疾患所引起，但当时的人们仍认为癫痫性抽搐发作是脑部一股气压压缩传导到肌肉或者颅内黏液过多、"灵魂附体"所致，所以最早的癫痫外科手术就是颅骨钻孔手术，以期释放颅内的气、黏液或者"灵魂"等"与癫痫相关"的东西。从在法国中部发现带孔的颅骨并推测在新石器时代存在开颅手术后，有学者认为在此时代也曾有过癫痫外科手术。

Culen（1710—1790）和 Tissot（1728—1797）首先进行了癫痫发作的症状学描述与分类，Maisonneuve（1745—1826）将癫痫分为特发性与症状性，并记录了癫痫发作先兆，而 Esquirol（1772—1840）进行了癫痫大发作与小发作的分类，这些工作为癫痫外科奠定了症状学分析基础。生理学家 Fritsch（1838—1927）和精神心理学家 Hitzig（1838—1907）最早证明了癫痫起源于大脑，在他们 1870 年发表的文章《脑的电兴奋性》中展示了电刺激狗的脑皮质可以诱发癫痫发作。神经病学家 Jackson（1835—1911）认识到癫痫是由皮质神经元的过度放电所致，并于 1873 年将癫痫定义为：灰质偶然的、突然的、过度的、快速的局部异常，这一伟大发现奠定了今日癫痫外科的治疗基础。1912 年俄国生理学家 Kaufman（1877—1951）在实验诱发的癫痫发作中观察到电位改变，从而提出癫痫发作与 EEG 异常相关。同年乌克兰生理学家 Pravdich-Neminsky（1879—1952）发表了第一个哺乳类动物脑电图和诱发电位记录结果。1929 年 Berger（1873—1941）首次记录到人的 EEG，然后其工作被美国神经科学家 Gibbs FA（1903—1992）和 Gibbs EL（1904—1987）夫妇延续，Gibbs 会同 Lennox（1884—1960）建立了癫痫发作类型与脑电图模式间的关系，并且于 1938 年提出癫痫类型的概念，1941 年出版了经典专著《脑电图图谱》，其中包括了 EEG 的原理和数学分析方法等，这些为癫痫外科的术前电生理评估提供了基础。

最早有记录的癫痫外科手术是 Divetus（1527—1586）所完成的，手术对象是一名外伤性癫痫的患者，通过手术去除了骨片，有效控制了癫痫发作。1831 年 Heyman 完成了第一台脑脓肿相关癫痫的手术治疗，1884 年 Godlee 在英国国家医院完成了第一例癫痫的切除性手术。现代癫痫外科时代起源于 Horsley（1857—1916）和 Macewen 于 1886 年在英国完成的第一例癫痫外科手术，此后经历了起伏式发展、螺旋式上升的进程。在 1936 年 Gibbs 记录到癫痫发作期 EEG 的棘波之前，癫痫外科都是以 Jackson 观点主导的以切除癫痫症状对应区域为主的手术，EEG 应用之后，EEG 一直是寻找电生理致痫灶、指导癫痫外科手术的重要工具。1934 年蒙特利尔神经研究所成立，Penfield 联合 Jasper 制定了标准的蒙特利尔癫痫外科操作流程，1954 年他们又出版了神经科经典著作《癫痫与人脑功能解剖》，这些对癫痫外科的规范起到了重要作用。1923 年 Dandy 完成首例大脑半球切除术，1950 年 McKenzie（1892—1964）和 Krynauw 进一步推广了大脑半球治疗癫痫，1961 年 White 报道了 269 例婴儿偏瘫合并癫痫发作的手术治疗。1940 年美国医生 van Wagenen 和 Herren（1897—1961）完成了首例胼胝体切开术，此后 Bogen 和 Vogel 将胼胝体切开术推荐为药物难治性失张力发作的治疗方案。1969 年 Morell 和 Hanbrey 首先开展了多处软膜下横切术（multiple subpial transection，MST），1994 年英国批准迷走神经电刺激（vagus nerve stimulation，VNS）治疗癫痫，2013 年美国批准反应式神经刺激术（response nerve stimulation，RNS）治疗癫痫，2015 年，Fisher 等证实了丘脑前核电刺激术（anterior nucleus thalamus-deep brain stimulation，ANT-DBS）治疗癫痫的长期有效性。

颞叶癫痫是癫痫外科的重点病种。1880 年 Sommer（1852—1900）首次描述了 Ammon 角的硬化性改变，Bailey（1892—1973）最早进行颞叶切除术治疗精神运动性癫痫，并最早进行术中皮质脑电图定位颞叶癫痫灶。1953 年新西兰神经外科医生 Falconer 首先介绍了前颞叶内外侧整体切除方法及颞叶内侧硬化的概念。1958 年 Niemeyer 首先开展了选择性颞叶内侧结构切除治疗癫痫。1966 年 Margerison 和 Corsellis 提出了海马硬化的概念。1968 年 Falconer 又提出颞叶癫痫由海马硬化导致，为前颞叶切除术治疗颞叶癫痫提供了依据。

2. 我国癫痫外科的发展史　段国升参加过抗美援朝战争并长期在军队医院工作，他最早对外伤性癫痫进行外科手术治疗，并于 1955 年在《人民军医》发表了相关论文。史玉泉最早开展了"大脑半球切除术"治疗婴儿性偏瘫症的工作，并于 1959 年发表在《中华神经精神科杂志》上。在 Penfield 指导下，赵以成在天津首先开展了癫痫外科治疗，其中包括 3 例颞叶癫痫行前颞叶切除术及 2 例行癫痫灶切除术。1963 年刘承基在南京也开展了大脑半球切除术。此后北京赵雅度在国内率先开展颞叶癫痫等癫痫外科治疗，并于 1965 年在《中华神经精神科杂志》上发表相关论文。昆明医学院吴致勋在西南地区率先开展了癫痫外科治疗，1962 年进行了癫痫外科手术，1967 年开展大脑半球切除术。史玉泉还在国内最早开展了胼胝体切开术治疗难治性癫痫。20 世纪 70 年代初期，安徽的许建平采用脑立体定向毁损术治疗难治性癫痫取得成功。癫痫外科治疗结果相继发表在我国各种期刊上，引起国内同仁的高度重视。

随着我国改革开放，先进的神经外科设备和技术得到引进，中国与北美、欧洲、日本文化交流进一步加强，很多医师到这些国家学习和培训。南京谭启富总结了前颞叶切除及颞叶以外的皮质致痫灶切除术的术前评估方案，改进了颞叶切除方法，尤其是提出了术后癫痫控制效果的谭启富四级分类法，得到了国内同道的认可，同时谭启富在国内采用加拿大 Rasmussen 提出的功能性大脑半球切除术替代存在严重并发症风险的解剖性大脑半球切除术。1990 年南京常义与谭启富一起研制了小脑刺激系统治疗难治性癫痫，在临床应用并取得一定疗效。1993 年北京刘宗惠应用多处软膜下横切术治疗功能区癫痫。在此期间，谭启富、李龄、刘宗惠、陈炳桓等对癫痫外科发展做出了重要贡献，他们均作了大宗病例报告。

1992 年北京栾国明开始进行低功率电凝热灼术治疗癫痫的研究。此后，应用放射（1994 王如）、伽马刀（1995 郑立高）及 X 刀（1998 漆松涛）治疗难治性癫痫在国内也先后开展。1997 年太原刘玉玺报道了迷走神经电刺激的临床试验。1998 年天津只达石等在国内率先应用神经导航引导症状性癫痫的切除。2003 年王伟民、王伟等报道了术中唤醒麻醉下开展功能区癫痫手术。2005 年天津杨卫东利用深部电极引导下进行双侧颞叶癫痫的射频毁损治疗，同年张国君、遇涛等利用深部电刺激丘脑治疗癫痫。2009 年栾国明、鲍民等利用海马电刺激治疗癫痫。2014 年梁树立开展了颞叶外癫痫灶的电刺激治疗。

在术前评估方面，20 世纪 70 年代开始史玉泉教授团队利用 MRI、SPECT 和 24 小时脑电图等进行术前评估。南京谭启富教授仿制和改进了 Penfield 教授的框架皮质电极及手持式多极式深部电极应用于海马 - 杏仁核深部致痫灶的探测，又与武汉李龄教授进一步成功研制条状和网络状硬膜下电极，可与国外产品媲美，填补了国内空白，获得两项专利。1992 年刘晓燕教授首先报道了发作期 SPECT 诊断定位癫痫灶。淄博李家敏（1996）最早将 PET 用于癫痫的定位诊断，广州徐如祥、张新伟（2001）采用偶极子定位手术治疗癫痫，北京的梁树立等最早（2001）报道了 128 导联脑电图在癫痫外科的应用，广州李龄、朱丹（2002）等应用 MEG 定位致痫灶行致痫灶皮质切除，2002 年广州张新伟、北京王玉平、张国君、梁树立等首先开展了长程颅内电极埋藏和功能区定位指导癫痫外科手术，2009 年赵全军首先报道利用机器人进行立体定位脑电图进行癫痫灶定位。2014 年张建国、胡文瀚等利用 PET/MRI 融合等影像后处理方法定位癫痫灶。

1990 年全国癫痫外科协作会成立，谭启富医师被选为协会理事长。我国第一个专业的综合性癫痫学术组织——北京抗癫痫协会于 1992 年由李世绰发起成立，李世绰担任会长。立体定向和功能性神经外科专业委员会是中华医学会神经外科学分会的一个专业学组，成立于 1997 年 7 月，汪业汉被选为首届主任委员。2005 年全国性的癫痫专业组织中国抗癫痫协会正式成立，李世绰担任首任会长，从此迎来了中国癫痫发展的新时代。2016 年中国抗癫痫协会谭启富癫痫外科发展专项基金成立，张建国任基金管委会主任，负责中国癫痫外科学术会议，至今已召开 4 届，同时为癫痫外科相关专业人员提供国内外学习交流机会，促进了癫痫外科在我国的相对均衡发展。

我国第一届立体定向和功能性神经外科会议于 1987 年 6 月在安徽省合肥举行，至今已经召开 13 届，对癫痫外科的交流起到了重要作用。首届全国癫痫外科会议于 1991 年在山东曲阜召开，当时有 56 个医院的代表参加，共报道癫痫手术治疗的病例 1 840 例，此后在云南昆明（1994 年）、广西桂林（1998 年）和江苏南京（2002 年）又召开了第 2～4 届全国癫痫外科学术研讨会，与会者交流经验，展示了先进技术并建立了联系，促进了癫痫外科工作的开展。

1986 年中国《立体定向和功能性神经外科杂志》出版，杂志介绍有关立体定向和功能性神经外科基础知识和临床经验等前沿领域知识。从 1992 年起《癫痫外科动向》出版，谭启富担任主编，吴承远等担任副主编，这个杂志在中国不定期出版。2002—2003 年由谭启富教授担任主编的《亚洲癫痫杂志》在香港短期出版。2007 年由北京抗癫痫协会主办的内部刊物《癫痫论坛》出版，该杂志刊登了大量的癫痫外科手术病例报道及相关论著。2014 年由四川大学和中国抗癫痫协会主办的《癫痫杂志》出版，成为我国首个专业性公开出版的癫痫杂志。2018 年，《Acta Epileptologica》出版，成为我国首个向全世界公开出版的癫痫英文杂志。同期，大量优秀的有关癫痫外科书籍先后在中国出版。1995 年谭启富所著的《癫痫外科学》是我国第一部系统的癫痫外科专业书籍。2006 年人民卫生出版社组织出版了《癫痫外科学》，由谭启富、李龄、吴承远教授担任主编。该书继承了 1995 年版的内容，又集中体现了我国癫痫外科发展的成绩和国际癫痫外科发展的主要内容，获得"三个一百"原创出版工程奖。2012 年又出版了《癫痫外科学第二版》，谭启富、李龄、吴承远教授继续担任主编。此外许多癫痫相关的专著不断出现，比如 2003 年江澄川等主编的《颞叶癫痫》、李龄教授等主编的《颞叶癫痫手术学》、2010 年谭启富教授主编的《癫痫外科手册》、2013 年孙涛教授等主编的《岛叶癫痫》等著作先后问世，并且 Girvin JP 教授的《癫痫外科手术技术》、Miller JW 和 Silbergeld DL 教授合著的《癫痫外科：原理与争论》等也先后被翻译中文，丰富了我国癫痫外科专业书籍。

（二）癫痫外科的现状

1. 癫痫外科在各国艰难开展　癫痫外科是一个多学科合作的项目，需要神经内科、外科、儿科、神经心理、神经影像等学科共同合作，特别是内科和儿科承担病例筛选和术前评估的任务，而实际上各国开展并不顺利。我国现有难治性癫痫患者约 250 万，而手术量每年 10 000～15 000 例，而且近一半的患者直接来自外科医生门诊者，不过可喜的是这一比例在快速下降。2003 年美国报道手术病例中 61% 由内科医生转诊，39% 直接由外科医生诊治，其中 14% 内科医生建议不要手术。2004 年 Swarztrauber 再次表达了美国存在大量癫痫外科治疗缺口的问题，认为需要加强对患者和非专科医生的培训。2008 年美国密歇根州的调查显示 19% 神经科医生认为诊断难治性癫痫前需要尝试所有批准的抗癫痫药物及不同组合，50% 的医生对癫痫外科欠缺了解，1/3 的医生认为癫痫外科有严重并发症，18% 从未推荐患者进行术前评估。Engel 教授 2014 年撰文《为何仍在质疑切除性癫痫手术的疗效》，指出过去 20 年技术进步，经济改善、适应证扩展，手术使许多癫痫发作得到控制，患者生活质量改善、致残和致死率下降，但美国每年手术仅 2 000 例，平均术前病程长达 20 年，癫痫外科仍受到质疑，仅 1% 的难治性癫痫进行癫痫中心评估。同样,荷兰 Uijl(2012)统计分析了服用 3 种或 3 种以上药物的 1424 例患者,334 例符合药物难治性癫痫的诊断,根据国际抗癫痫联盟(ILAE)指南 208 例应当进行术前评估,但仅有 69 例(33%)被送到外科评估。Lim(2013)报道在多伦多仅有不到 2% 的难治性癫痫进行了术前评估。另外,美国对 2004—2008 年与 1990—1994 年两个时间段的资料对比显示,难治性癫痫患者在高级癫痫中心入院治疗比例和手术比例都在下降,而在综合性的高级癫痫中心入院后手术患者的比例保持约为 9.6%,而规模较小的癫痫中心手术患者率仅为 4.5%。所以,医疗体系需要改进,癫痫外科应当帮助更多的药物难治性癫痫患者。

2. 切除性手术效果 2001 年 Weibe 等在《新英格兰医学杂志》发表了第一篇关于成人颞叶癫痫手术治疗与药物治疗的前瞻性对照研究,显示 1 年内手术组无发作率为 58%,药物组为 8%,存在显著性差异,而生活质量的比较也显示药物组低于手术组,但缺少统计学差异,考虑与随访时间较短有关。2012 年另外一个 12 岁以上患者颞叶癫痫手术治疗与药物治疗的前瞻性对照研究显示,经过 23～24 个月的随访,手术组无发作率为 73%,而药物组为 0%,存在显著性差异。这两个研究充分说明了 12 岁以上颞叶癫痫患者行手术治疗优于药物治疗。然而这一结论并不一定适应于其他年龄或其他类型的癫痫。荟萃分析显示,颞叶癫痫切除性手术随访 5 年以上术后无发作率在 40%～66%,整体术后停药率约为 20%,术后无发作者停药率为 43%～86%。美国国立卫生研究院(NIH)对 48 例颞叶癫痫患者进行了长达 30 年的随访,其中 10 例死亡,存活的患者中 24 例(总病例的 50%,存活患者的 63%)无癫痫发作。颞叶外癫痫术后 5 年无发作率为 14.7%～68%,对于 MRI 阴性颞叶癫痫的手术治疗长期疗效较差,81 例颞叶外癫痫经过平均 10.3 年的随访,结果显示,术后 1 个月癫痫持续无发作的比率为 40.7%,1 年时 23.5%,而 5 年时下降为 14.7%,FCD-Ⅰ型和癫痫灶切除不完全是术后癫痫发作的独立影响因素。大脑半球切除术长期疗效好,9.4 年的平均随访期以后 75%(45/61)无癫痫发作。一个 10 年随访的前瞻性对照研究显示,前颞叶切除术后 2～10 年的认知水平相对保持稳定,而相对于非优势侧前颞叶切除术,优势侧术后 10 年出现言语记忆的下降,而且这种下降在术后 2 年时就已经出现并且不会进行性加重,且与癫痫控制情况及 ASM 种类无明显相关性。非优势侧颞叶切除术后言语智商和优势侧颞叶切除术后操作智商均有明显提高,而非优势侧颞叶切除术后癫痫发作与操作智商提高较少相关。荟萃分析显示,癫痫外科前后智商的变化在 7%～18%,总体无明显变化;优势侧手术时言语记忆功能受损相对明显(达到 44%),且改善的病例较少(仅为 7%),而非优势侧为 20% 受损,14% 改善。视觉记忆受损情况与侧别关系不大,约 21%～23%,改善的情况优势侧约 15%,非优势侧约 10%;优势侧手术后语言流畅度提高者为 27%,下降者为 10%,而非优势侧手术时则分别为 16% 和 21%,提示优势侧手术后言语流畅可能改善更明显。执行功能和注意力手术前后无明显变化。在切除性手术中,大脑半球切除术后患者的认知和生活质量改善非常明显,长期随访显示 28% 的患者智商提高,85% 的患者至少 1 项认知水平改善,57% 的患者行为学问题减轻。

3. 癫痫手术病例的变化

(1)颞叶内侧型癫痫明显减少、MCD 在增加:耶鲁癫痫中心 1983—2009 年手术病例资料的报告显示,伴有海马硬化的颞叶癫痫手术在 1988—1991 年达到最高峰,此后呈逐步下降趋势,而外科治疗的颞叶外侧型癫痫、肿瘤相关癫痫、MCD 及其他新皮质癫痫均呈上升趋势。全英国范围内 23 个癫痫中心 2010—2011 年癫痫外科情况与 2000 年进行了比较,在成人癫痫中心手术患者中颞叶内侧型癫痫患者的比例由 36% 下降到 25%,而 VNS 的比例由 27% 上升到 48%,2010—2011 年儿童癫痫外科中颞叶内侧型癫痫病例仅 5.5%,而 VNS 治疗的比例高达 52.5%,研究者认为这种变化趋势不是地区性,而是全球性的变化。ILAE 工作组报道的儿童癫痫病理中 MCD 疾病占 43.8%,Piao 等报道的 435 例药物难治性癫痫患者术后病理显示,52.9% 为 MCD,对一组 206 例儿童癫痫病理分析发现,MCD 病变占 49.5%。

(2)癫痫性脑病的手术在增加:相关脑病包括婴儿早期肌阵挛脑病、大田原综合征、West 综合征、慢波睡眠中持续棘慢波的癫痫(CSWS)、Lennox-Gastaut 综合征(LGS)等情况。通过 PET 进行脑代谢的研究发现,继发于 West 综合征的 LGS(5/6)、婴儿期严重肌阵挛癫痫(6/8)和肌阵挛站立不能性癫痫（1/2）都有局灶性病灶，存在进行切除性手术治疗的可能。对于癫痫性脑病的治疗中强调除了癫痫的控制外，发育、行为问题和共患病都要特别关注，而且早期发作的癫痫性脑病常有 MCD、结节性硬化症（tuberous sclerosis complex，TSC）、半球性病变［斯特奇 - 韦伯综合征颅面血管瘤病（Sturge-Weber syndrome，SWS，曾称脑面血管瘤病）、半侧巨脑回、多小脑回、脑梗死、脑软化］等病因，应当早期手术，除了这些明显的病变外，可能还有一些隐匿性的轻微脑损害，所以特别强调对于 MRI 阴性的癫痫性脑病在药物治疗失败后不应当持观望和等待的态度，而应当尽早多次进行高分辨率的 MRI 扫描，结合 PET 检查，完善术前评估，缩短病程，减少神经功能的残疾。手术治疗方式主要为切除性手术，对于儿童患者病灶范围较大者可以行半球切除术。11 例婴儿早期肌阵挛脑病患者通过切除性手术治疗，7 例达到无发作，4 例达到 Engel Ⅱ级，发育水平接近正常，而同期 15 例未行手术的患者半数死亡，生存的患者均存在显著的发育迟滞。对于无病灶者可以考虑神经调控手术（见后）或胼胝体切开术，作者对学龄期儿童和青壮年 LGS 进行胼胝体前部切开术后，术后无发作率在 10% 左右，跌倒发作平均减少 75%～80%，肌阵挛发作控制较差。荟萃分析也显示在失张力发作的控制方面胼胝体切开术优于神经调控手术，其他癫痫发作类型无明显差异。需要注意的是肌阵挛站立不能或 Dravet 综合征不考虑切除性手术治疗，文献中偶有报道，手术效果均不佳。随着癫痫定位技术的进步和对癫痫的认识深入，TSC 相关的癫痫性脑病的手术也在增加，TSC 虽然为多灶性病变，但其致痫结节长期保持稳定。对 33 例药物难治的 TSC 相关癫痫的治疗进行总结，结果显示，25 例接受手术的患者术后 1 年无发作率为 72%，2 年为 60%，5 年时也达到 54.5%，而药物组为 0%，同时手术组患者术后 2 年的生活质量和智商也明显改善，而药物组则明显下降。刘仕勇等对 TSC 相关的 West 综合征患者进行手术，显示了良好的效果。

4. 癫痫术前评估技术的进步

（1）癫痫灶概念的变化：目前的癫痫灶是一种理论上的概念。癫痫外科常用的是癫痫灶的"五区理论"，也就是癫痫灶分为：病灶区、症状起始区、癫痫起搏区、癫痫泛化区和功能缺失区。目前所有的癫痫术前评估也是针对上述 5 个区域而进行的。理论上癫痫灶应当是癫痫的起源点，去除这个部位可以完全控制癫痫发作，所以我们常常认识癫痫起搏区可能最接近"癫痫灶"这个概念，这也是颅内皮质电极或立体定向脑电图所探查的位置，而实际上我们找的起搏区是真正的起源点还是网络中的一个部位尚不得而知。但这个"癫痫灶"只能在切除后癫痫发作终止并停止药物治疗后才能知道，但也仅能说切除的脑结构中包含了癫痫灶，所以切除的部分也不等于就是"癫痫灶"。后期，又提出除了起源的主要癫痫灶以外，还存在了潜在癫痫灶，手术切除主要癫痫灶及潜在癫痫灶才能保证术后的癫痫无发作，保留癫痫灶或潜在癫痫灶均可能导致术后癫痫控制不良或复发。以法国 Tailarach 和 Bancaud 教授为代表的观点认为癫痫灶不仅包括起源点，必须还要包括早期传导的区域，所以手术中切除的范围也要包括早期传导区域。法国观点的提出是基于对症状学的详细研究，并提出电 - 临床综合征可以是由于皮质结构异常所致，也可以与皮质下结构相关，所以不能单纯确定皮质的致痫区域，其利用的工具就是立体定位脑电图（SEEG）。大癫痫网络的概念强调所有的癫痫网络中的各个部位（节点）都对癫痫非常重要，提示切除或阻断网络的任何部位都可能终止癫痫发作。虽然癫痫的传导可能涉及整个网络，但在癫痫的产生过程中，网络中的各个部位并不是必需的，也不是同等重要。大网络的概念包括以下三点：癫痫是一个涉及神经网络的疾病，而不是一个局限皮质的问题；干涉网络中的任何部分都可能终止癫痫发作；癫痫可能向网络内或网络外传导。

（2）影像学的进步：多项研究已经证实 MRI 阴性与手术失败有明确相关性。这提示 MRI 在精准定位癫痫灶方面具有重要作用。近年 MRI 新技术的出现，使癫痫病理灶术前检出率不断增加，为癫痫的外科治疗提供重要支撑。

场强为 7T 或更高的 MRI 在图像质量、结构性病变和影像特征显示方面，比 3T 或 1.5T MRI 更清楚，所以在 1.5T MRI 未见明显异常或仅有可疑表现的难治性癫痫病例，应采用高场强 MRI 检查。超高场强（7T 或更高）MRI 拥有高信噪比，使一些新扫描序列的应用成为可能，为癫痫灶定位的临床成像提供新的可能。7T MRI通过观察异常的海马形态学，从而提高诊断颞叶内侧型癫痫海马硬化的敏感度，同时可对硬化部位进行区分，且MRI可发现海马头部指状突起缺失，对诊断海马硬化具有92%的敏感性和100%的特异性。De Clantis等分析21例局灶性难治性癫痫，6例（29%）在7T MRI的梯度回波和三维液体衰减反转恢复扫描序列，能发现常规MRI不能发现的病灶，其中4例手术证实为MCD，作者利用7T-MRI对MCD和TSC进行术前评估，均提示可以提高病变的定位和定界水平。

DTI成像原理是白质水分子在垂直于白质纤维方向扩散减少（由于轴突膜和髓鞘阻碍水分子扩散），然而平行于纤维方向的扩散相对无阻碍。其他成像技术难以精确定位，DTI非侵袭性检测白质完整性，能提供白质纤维束的三维定位方式。DTI在癫痫术前评估主要应用指标是平均扩散度和部分各向异性。Wampos等对比17例MRI阴性颞叶癫痫，发现双侧纤维的部分各向异性下降，但也有研究发现MRI阴性颞叶癫痫DTI发现颞叶新皮质多有异常。TSC相关癫痫进行DTI扫描，结节部位纤维束表现为平均扩散度值增加，部分各向异性值减少，而致痫结节DTI改变更明显，结节和结节周围组织DTI参数测量可帮助定位致痫结节，敏感性为81%，特异性为44%。Wu等提出通过MRI扩散谱成像获取纤维走行方向的方法，以优异的分辨率，精确辨别出局部复杂交错的纤维走行，可作为DTI的一种补充检查手段。

功能磁共振成像（functional magnetic resonance imaging，fMRI）是一种无创的癫痫灶定位方法，也是预测和减少术后功能缺失的重要手段。文献报道颞叶癫痫发作间期，额叶和颞叶大脑半球间功能连接减少，颞叶癫痫患者的上行网状激活系统的功能连接水平是低的，同步脑电图与fMRI，用于颞叶癫痫和其他一些部分性癫痫的术前评估，显示良好的定位价值。磁共振波谱（magnetic resonance spectroscopy，MRS）可检测不同递质含量变化，包括乙酰胆碱增高和N-乙酰天门冬氨酸减少等。颞叶癫痫病例可发现癫痫灶侧海马的N-乙酰天门冬氨酸减少或者胆碱化合物比率增高，且与前颞叶切除术后癫痫控制情况相关。MRS还可帮助鉴别先天性代谢异常的肿瘤或肿物样发育不良的病变。另外，MRI-PET图像融合已成为癫痫术前评估的常规方法之一，在FCD和颞叶、岛叶、扣带回等部位癫痫的诊断中发挥重要作用。基于体素的形态测定分析，可对MRI影像结构进行分析，以获得相对灰度图像、灰质梯度图像，并通过运算得到综合图像。MRI形态测定分析通过凸显可疑的皮质区域，重新审视MRI扫描结果，从而提高MRI评估敏感性。Wagner等报道FCD Ⅱa型应用MRI形态测定分析的诊断率为82%，显著优于传统视觉分析（65%），传统视觉分析和形态测定分析的联合应用可相互补充信息，98%的患者术前完成了FCD诊断。联合应用传统视觉分析与形态测定分析，明显优于单独的传统视觉分析，具有更高的诊断敏感性（FCD Ⅱa型为94%，FCD Ⅱb型为99%）。

（3）当前电生理技术的进步：①宽频脑电图。在继往0.5～70.0Hz的基础上，目前关注到低频的直流电漂移，高频涟波（80～200Hz）、快速涟波（200～500Hz）和非常快速涟波（>1 000Hz）。高频震荡放电区域与颞叶癫痫致痫灶术后疗效关系较为密切，而颞叶外癫痫则无明显相关性，高频震荡脑电图为癫痫灶定位增加了一种手段，可能与癫痫灶有较为密切的关系，但仍然有许多不确定性，还不能单独作为癫痫定位诊断的标准。②EEG-fMRI同步记录和脑磁图（MEG）的出现。这些技术都是基于发作间期电生理或电生理与影像相结合进行分析并以影像形式体现，对提高癫痫术前定位有较好的临床应用价值，但也存在不能进行发作期分析和普及性差等问题。③脑电图后处理技术的进步。对于脑电图（包括颅内电极脑电图）存在双侧同步化放电的LGS患者，通过直接联系（转移功能）分析法（directional connectivity analysis）和信息理论延时分析法（time delay analysis）可能提示真正的癫痫灶所在，指导进行切除性手术。另外通过癫痫指数计算等后处理的方法可以发现癫痫的起源灶，更重要的是通过脑电图进行脑网络和脑连接的分析可以帮助我们更好理解癫痫症状的产生和演变的过程。④立体定位脑电图的应用。在我国及全球范围内以往以硬膜下电极结合深部电极脑电图为主，近五年来立体定向脑电图应用更为广泛，在癫痫的定位和功能区定位方面立体定位脑电图并无明确优势，但在电极置入准确性、方便性，以及安全性方面有明确优势，但并不意味着可以完成取代硬膜下电极监测，两者存在互补性，也需要更多临床经验的总结。

（4）神经调控技术的癫痫外科应用：切除癫痫病灶主要通过癫痫外科手段，除了切除性手术外，还有神经调控技术和非切除性手术的方法。神经调控技术是近年来癫痫治疗领域进展较快的一个方面，主要包括脑神经刺激术、皮质刺激术和脑深部刺激术等。由于神经调控治疗的病例总体数量较小，治疗机制尚不明确，各种电刺激治疗的理想参数尚不明确，何种癫痫、何种发作、哪些癫痫综合征更适用于电刺激治疗，更适合哪一种神经调控治疗尚不明确，而且长期的并发症可能尚未被认识。但可以肯定的是神经调控将是未来的研究热点，也是非常有前途的治疗手段。

1）脑神经刺激术：迷走神经电刺激于 1994 年得到欧洲许可应用于临床，并确定其治疗的适应证是局灶性癫痫，伴或不伴有继发性的全面性癫痫发作。1997 年得到美国食品药品管理局（FDA）的批准，并于 1998 年将该手术的适应证扩大到全身原发性癫痫。VNS 是第一个采用植入方式治疗癫痫的手术方法。2012—2013 年报道了一项儿童难治性癫痫 VNS 治疗的随机对照试验（RCT）研究，结果显示，高刺激组 16% 有效，低刺激组 21% 有效，研究结束时（均采用高刺激参数），总体 26% 的患者有效，同时患者的癫痫发作严重程度、心境和抑郁情况改善，而且这些改善与癫痫控制无关。由此认为相对于 ASMs 而言，VNS 对癫痫控制有一定疗效，且安全性和生活质量改善优于药物治疗。脑神经刺激治疗癫痫的方法还有舌咽神经刺激和三叉神经刺激。2013 年三叉神经刺激术的 RCT 研究结果提示，三叉神经刺激术安全性较好，但有效性结论需要进行更多病例数的研究。

2）脑深部电刺激术：脑深部刺激术是近年来兴起的治疗癫痫的方法。目前欧盟以及澳大利亚、加拿大等国已经批准用于临床。目前治疗的核团很多，除丘脑前核（ANT）、中央中核和海马外，还有丘脑底核、网状核等。多中心双盲随机对照研究显示，双侧 ANT 刺激（110 例部分性癫痫）有效：3 个月双盲期结束时刺激组较对照组癫痫发作减少 29%（40.4% 比 14.5%，$P=0.002$），术后 2 年时癫痫发作减少中位数达到 56%，54% 的患者有效。海马 - 杏仁核是另外一个常用的刺激靶点，1 项长期（随访 1.5～7 年）的双盲研究显示，颞叶癫痫合并海马硬化者癫痫发作减少 50%～70%，而 MRI 阴性的颞叶癫痫患者发作减少超过 95%。

3）持续脑皮质电刺激术：Mayo 癫痫中心对 3 例功能区的部分性癫痫持续状态患儿进行了术前评估，结果显示切除性手术不可避免出现永久性功能缺失，所以选择了皮质电极的低能量电刺激治疗（5～7V、100～150Hz），3 例患儿进行电刺激后发作均终止，2 例选择了永久性刺激器植入，2 年随访无癫痫发作，而另外 1 例由于家属担心可能出现认知障碍而拒绝了永久性电刺激，恢复药物治疗后 EPC 继续发作。该病例报道提示皮质电刺激对于局灶性癫痫可能有良好疗效。

4）闭环式神经刺激术：2013 年 FDA 批准的治疗癫痫新方法。与其他电刺激术的主要区别在于它是一种非持续性刺激，是其于脑电图记录和癫痫预测后给予的间歇性电刺激，刺激器为反馈式，刺激电极可以是条状皮质电极，也可以是针状深部电极。对于局限病灶的癫痫、双侧颞叶癫痫、TSC 等多灶性癫痫等可能效果较好，而对于全面性癫痫或定位困难的癫痫不适用。前瞻性双盲对照研究结果显示，刺激组癫痫发作减少 37.9%，而假刺激组（对照组）癫痫发作减少仅 17.3%，两组有显著性差异（$P=0.012$），不良反应无明显差别，患者的生活质量、神经心理水平明显改善。

（5）其他非切除性治疗方法

1）立体定向放射治疗：放射治疗用于原发性癫痫的治疗有百年的历史。前瞻性研究及长期随访显示了 γ 刀在治疗颞叶癫痫的良好效果，67% 的患者可以达到无发作，同时认知、记忆功能等无明显下降，生活质量亦有提高。立体定向放射治疗是下丘脑错构瘤和脑深部病灶相关癫痫的治疗方法之一，放疗后下丘脑错构瘤相关癫痫患者中 40% 可以达到无发作。对于其他癫痫的放射治疗目前无有效性和安全性证据，不能随意开展。

2）立体定向毁损治疗：立体定向毁损治疗癫痫最早于 1948 年由 Spigel 开始应用。立体定向毁损治疗癫痫的原理主要是通过确定皮质下的致痫灶并加以立体定向手术破坏，从而控制癫痫，最常用的是海马和 / 或杏仁核毁损治疗颞叶内侧型癫痫、异位灰质、下丘脑错构瘤等病变的立体定向毁损治疗；或者是破坏皮质下有关的传导癫痫活动的途径，以阻止癫痫放电向远处传播，在整个癫痫网络中的一些节点则是脑立体定向手术破坏的目标结构。通过对 1965—2005 年 691 例立体定向毁损病例的系统分析显示：治疗中最常用的是杏仁核或海马 - 杏仁核毁损治疗，癫痫控制最好的则为海马毁损术，效果最差的为壳核毁损术。在发作类型方面显示单纯部分性发作疗效最好，而全面强直 - 阵挛发作效果最差。目前研究显示强调病灶完全毁损的重要性，认为对于病灶性癫痫 MRI 引导的激光热疗可能优于 SEEG 引导的射频毁损治疗。目前癫痫灶激光热疗的报道不断增加。

3）离断性手术：最常用的离断性手术是胼胝体切开术。除此之外还有致痫病灶的离断术和半球离断术，而这两种手术与胼胝体切开术又存在明显不同，不属于姑息性手术，而等同于切除性手术。其中半球离断术应用较多。12 例接受半球离断术的患者进行长期随访（平均 12.7 年）显示，2/3 的患者达到无癫痫发作，所有患者术前均存在明显的功能障碍，术后无加重，同时大部分患者恢复独立活动，生活质量明显提高。Dorfer 等报道 10 例 MCD、Sturge-Weber 综合征、后部脑萎缩等相关颞顶枕区的癫痫患者接受了致痫区域的离断术，术后 2 年 9 例达到无发作，无明显并发症。综上可以初步判定离断性手术与切除性手术的疗效相当。

（梁树立）

二、癫痫的术前评估

（一）致痫区及其他相关概念

【癫痫发作分类】

经典的局灶性癫痫的发作分类，是国际抗癫痫联盟（ILAE）于 1981 年主要参照脑电图结果和临床表现提出的方案。根据发作时有无意识丧失，区分单纯部分性、复杂部分性。其中应用的"部分性"术语在 2000 年后的修订中更改为"局灶性"，以避免引起临床歧义。ILAE 高度抽象和概括化的分类对临床药物治疗的选择有重要价值，但由于缺乏对发作症状细致的描述以及对发作演变的反映，对理解发作症状与功能解剖的相关性和发作症状的定位价值有限。

2017 年，ILAE 对癫痫发作分类做了较大变动，体现在局灶性发作分类中，注重了发作症状的特征，有助于理解发作症状网络（图 2-2）。

随着研究者们认识的深入，癫痫发作的分类在不断完善。由于难治性局灶性癫痫手术治疗在近 20 余年的广泛开展，对癫痫发作分类的定位意义提出了更高的要求。现阶段 ILAE 提出的局灶性发作分类方案，尽管引入了网络概念，对于发作症状的功能解剖结构的相关性仍然具有局限。而根据发作症状特征和细节进行的发作症状学分类，尝试于应用于术前评估，但是鉴于癫痫发作症状学的表现复杂，目前仍缺乏统一并且普遍应用的发作症状学分类体系，强调个体化原则。

【经典的癫痫源理论】

半个多世纪前，Penfield 和 Jasper 提出癫痫源的概念，认为在局灶性癫痫中，发作起源于大脑皮质的一定局限区域，而癫痫发作起源区域即为癫痫手术需要切除的关键组织，考虑为癫痫源区。20 世纪 80 年代后，随着神经影像学、脑电图长程监测以及多种新技术的应用，对癫痫源获得了更为丰富的信息和深入的理解。Luders 在 2001 年对癫痫源理论体系进行了系统总结和详细论述，提出了包括激惹区、发作起始区、发作症状区、癫痫病理灶、功能区在内的癫痫源相关概念，阐述了各自相对独立的功能特征和相应的定位手段，并为临床手术操作提出了相应的建议。

根据经典的癫痫源理论体系，癫痫源区是达到术后无发作所需要切除的最少脑组织。对于不同的癫痫源区域相关概念，经典的癫痫源理论体系描述了各自相对独立的功能特征和相应的定位手段，同时并为临床手术操作提出了相应的建议（表 11-7）。

在临床实践中，由于癫痫源仅为理论性概念，目前缺乏定位的"金标准"。人们通过不同角度来定位癫痫源相关区域，最终推导癫痫源的定位假设，强调个体化的原则。不同的癫痫中心，掌握的标准有所不同，其中，在尽可能保护皮质功能的情况下，以结构性癫痫病理灶和癫痫发作起源区作为手术首要切除的脑组织具有合理性。

表 11-7　癫痫源相关概念

癫痫源相关区域	定义描述	主要定位手段	切除必要性
激惹区（irritative zone）	产生发作间期癫痫样放电的区域	发作间期 EEG，MEG	发作起始区附近的激惹区具有潜在癫痫源性，尽可能切除
发作起始区（seizure onset zone）	临床发作起始的区域	发作期 EEG，发作期 SPECT	尽可能完全切除
发作症状区（symptoma-togenic zone）	临床症状产生的区域	临床症状学	与发作起源区和 / 或癫痫病理灶重叠的区域尽可能切除
癫痫病理灶（epileptogenic lesion）	癫痫的责任性结构性病变	头颅 CT、MRI，神经影像后处理	尽可能完全切除
功能区（eloquent cortex）	皮质功能的区域	Wada 试验；fMRI；重复经颅磁刺激（rTMS）	保留

【癫痫发作网络理论】

现代影像学和神经电生理等技术以及基础神经科学研究的进展，提示癫痫是网络性疾病，局灶性癫痫发作涉及了相互联系的皮质 - 皮质网络以及皮质 - 皮质下网络，而不仅仅是单独的癫痫源区。因此，目前在术前评估的临床实践中，在经典癫痫定位理论指导的框架下，应充分重视和应用癫痫脑网络的理论和技术，加深对于癫痫发作动态演变的认识，并获得更好的定位效果。

法国 Bancaud 和 Talairach 在半个世纪前提出的立体定向脑电图原则，强调了癫痫发作网络的概念，并沿用至今。其核心理念在于癫痫发作的解剖 - 电 - 临床相关性（anatomo-electro-clinical correlations），通过描述癫痫发作性放电在时间和空间的三维动态过程，推演癫痫发作的起源和传播的网络模式，以及序贯出现的癫痫发作症状的动态功能解剖结构基础。

在癫痫网络理论中，癫痫源可以考虑为包括发作起源区和早期快速传播区 / 原发症状组织区。需要强调的是，颅内发作放电的起始必须要早于临床发作起始，必须警惕即使典型的发作性放电模式也不能完全避免电极未能覆盖真正的发作起源区，是传导或者激活所致，强调临床发作症状学 - 脑电生理 - 解剖结构的整体解释。

癫痫网络概念的发展，对脑功能解剖的认识提出了更高要求。从皮质结构解剖的角度，一方面，需要理解不同区域脑皮质的细胞构筑特点。脑皮质在进化过程中，形成了包括了 3～5 层细胞构筑的异生皮质，例如，内侧颞叶结构中以海马及齿状回为代表的古皮质，以海马旁回以及梨状皮质为代表的旧皮质，以下托和内嗅皮质为代表的处于异生皮质和新皮质之间的旁异生皮质，以及具有典型 6 层细胞构筑的新皮质。另一方面，需细化对脑大体解剖结构的认识。其中，基于皮质细胞构筑特征的 Brodmann 大脑分区临床应用较为广泛，而近年来对于脑图谱的研究有了较快发展，有了更为细致的脑区划分。皮质的细胞分层和分区有助于认识其相对特征性的症状和电生理特点。例如，发作性放电倾向于在构层相同的皮质传播，其中古皮质和旧皮质的放电传播和募集的速度较慢，相对应的内侧颞叶癫痫发作时间往往要较新皮质起源发作的时间长。而新皮质放电的快速传导，可以快速继发全面性发作。

从白质纤维解剖连接的角度，目前应用的弥散张量成像技术能够很好地在体观察人类的白质传导通路，克服了传统的白质纤维染色以及示踪显影的局限。例如，钩束连接了颞叶前部以及眶额回，是形成前边缘系统并涉及情感的重要解剖基础。位于腹侧的下纵束连接了枕叶视觉区和颞叶内侧海马以及杏仁核，涉及了视觉感知、面孔识别等功能。而连接外侧裂周围皮质包括颞叶、顶叶和额盖的弓状束，在优势半球主要涉及了语言加工，在非优势半球则涉及了视空间进程等。癫痫发作症状复杂，提示癫痫发作的传播网络复杂。针对个体患者其发作症状相对刻板，在发作时间进程、发作症状和体征的出现顺序具有一致性，提示癫痫发作传播存在优先传播通路，而解剖结构连接对于理解症状学的演变具有积极的意义。

相对于以具有结构性联结为基础的结构性网络，癫痫网络更为强调了功能性网络，即基于功能相互联系和作用的网络特征。从网络理论的角度，构建癫痫网络需要两个核心要素。癫痫发作中所涉及的不同解剖结构，即网络的节点，而不同解剖结构之间的联系强度，即节点之间联系的密切程度为网络的边。在构建网络的基础上，进一步应用不同的线性或者非线性计算方法结合网络分析技术，对于网络节点和联结属性进行分析和描述，进一步揭示癫痫发作症状学的网络特征，定量反映癫痫发作网络的规律。而新应用的能够直接测量不同功能解剖结构之间联系的皮质-皮质诱发电位（cortico-cortical evoked potentials，CCEP），对于脑连接提供了直观并具有方向的生理上有效连接信息，为理解癫痫的解剖-电-临床发作的传播提供了新的视角。

癫痫发作为多方向并行和序贯传播方式，往往累及多个功能网络，因此，在癫痫源定位中，对于发作症状的认识需要在时间进程中全面考虑发作症状，不同发作症状出现早晚的次序对于症状起源的解释至关重要，同时，由于发作症状多是不同功能结构相互作用的结果，不同发作症状同时出现的现象对于发作起源的提示往往具有特征性。

【结语】

尽管经典的癫痫源理论体系强调了功能属性不同的癫痫相关脑区，但实际上蕴含了相互联系和相互作用的内涵，与癫痫网络的概念并不矛盾。癫痫脑网络的概念为整体理解癫痫发作症状演变提供了框架。对于群组患者，相似的发作症状提示了可能来自相同或者相近的癫痫网络，笔者认为在癫痫术前评估的临床实践中，基于经典癫痫源理论的基础上，同时运用解剖-电-临床相关性评价癫痫发作网络，有助于得到更为准确而全面的定位信息。而个体化癫痫脑网络的构建对于术前评估定位癫痫源具有重要的临床实践意义。

（二）无创性术前检查评估

药物难治性癫痫的术前评估是指应用多种检查方法准确定位致痫灶，以期获得最好的手术治疗效果和最少的功能损伤。目前术前评估检查方法可以分为两大类：一类是定位致痫灶的检查方法，另一类是定位大脑功能区的检查方法。经典的致痫灶定义是达到术后无发作所需要切除的最少脑组织。近年来随着癫痫病理生理研究的深入以及立体定向脑电图的广泛应用，逐渐认识到同一患者出现的不同发作所涉及的脑区不同，有时甚至会波及多个相对较远的不同脑区，这些区域相互影响、交替激活、共同导致癫痫发作的发生和发展，故此引入了癫痫网络的概念来定义重要的癫痫脑区，这是致痫灶定位理论上的飞跃。这个理论的提出修正了经典的致痫灶定义，即目前认为的致痫灶既包括发作起源区也包括发作早期快速传播区。

在临床工作中，由于致痫灶为理论性概念，需要通过运用各种不同检查方法来明确定位致痫灶。至今为止，在癫痫术前评估过程中没有哪一项检查方法具有绝对优势，通常以发作症状学的分析为基础，综合运用脑电生理、结构影像学和功能影像学等检查方法从不同角度进行评估，最后进行综合考虑。总体来说，在癫痫术前评估中依据各种无创性术前检查结果得出患者的临床发作症状学-脑电生理-解剖结构的特征，从而明确致痫灶的具体部位。目前常用的术前评估检查方法如下：

1. 长程视频脑电图监测（video EEG monitoring，VEEG） VEEG 是目前最为有效地诊断/鉴别诊断癫痫及明确癫痫发作类型、确诊癫痫综合征的检查方法，在药物难治性癫痫的术前评估中具有非常重要的作用。VEEG 长程监测是癫痫术前评估的基础。在监测过程中以记录到 3 次以上惯常性发作为目标。发作间期脑电图异常放电的空间分布模式描绘了激惹区的范围，发作期脑电图异常放电的形式和部位揭示了发作起始区及扩散区，根据发作间期激惹区的范围、发作期发作症状的先后顺序及发作起始区和早期扩散区的部位，进行致痫灶的定侧和定位。但是对于额叶内侧、眶额区及岛叶癫痫患者，发作间期 EEG 阳性检出率较低，而且部分患者记录不到发作期的明确脑电变化，或者发作时由于突然出现的过度运动症状致使脑电图被运动伪迹所掩盖而难以分析，此时需要结合其他无创检查来综合定位。

2. 影像学检查

（1）结构影像：①头颅计算机断层扫描（computed tomography，CT），目前 CT 检查在癫痫术前评估中不作为主要选项，因为 CT 对不同脑组织不能进行有效的区分。但对于某些颅内病变具有特殊诊断价值，例如颅内出血、脑血管畸形和具有钙化特征的癫痫病灶如结节性硬化症、低级别颅内肿瘤等；同时对于外伤后尤其伴有颅骨缺损继发癫痫患者病灶的判定有一定的意义。另外，对于癫痫患者埋置颅内电极或进行脑深部电刺激电极植入后，CT 薄层扫描与术前磁共振配准可以明确颅内电极各个触点在大脑内的精确位置。②头颅磁共振成像（magnetic resonance imaging，MRI），头颅 MRI 对脑组织分辨率高，可以清晰地显示大脑解剖结构，脑白质和灰质区分明显，能准确地判定病变的解剖位置、范围及与周边组织的关系。目前癫痫患者应用的扫描序列主要包括 T_1WI、T_2WI 和液体衰减反转恢复序列（fluid attenuated inversion recovery，FLAIR）。FLAIR 为压水序列，包括轴位和冠状位（垂直于海马长轴），可以抑制组织内的自由水，抑制海马周围的脑脊液信号，从而提高海马组织与周围组织的信号对比，有利于显示海马硬化和局灶性皮质发育不良的增高信号。目前 3.0T 核磁可以检出大部分致痫病损，但对于 MRI 阴性的病例建议行高分辨率 MRI 扫描，或许可以发现脑内微小的结构病变（目前 7.0T 核磁扫描可以用于科学研究，但未进入临床应用）。③基于体素的形态学分析（voxel-based morphometry，VBM），VBM 是一种基于体素对脑结构 MRI 图像进行后处理分析技术，通过定量计算分析全脑体素的脑灰质密度或体积的变化来评价脑结构组织形态学上的差异。体素是图像三维空间分割的最小单位，应用 VBM 可量化分析发现潜在的脑形态学上的异常。相较于感兴趣区（region of interest，ROI），VBM 是直接对原始数据进行全脑测定和比较的，无需先验假设，同时不受研究人员的主观影响，具有自动、全面、客观和高度可重复性等优点，现已广泛应用于药物难治性癫痫、帕金森病、阿尔茨海默病和强迫症等神经精神疾病的研究。对难治性癫痫患者进行 VBM 分析，可以发现微小的结构病变，有助于明确定位致痫灶。需要注意的是，当怀疑某些结果具有假阳性时要果断排除。④磁共振弥散张量成像（diffusion tensor imaging，DTI）技术，DTI 是一种新型的成像方法，它能够准确地捕捉并反映水分子的动态方向，在经过专门的软件处理后能够实现对白质纤维的可视化。该技术是目前唯一能在活体上清楚地反映神经纤维束生理状态和病理状态的成像技术，通过有效观察和追踪脑白质纤维束，可以检测出白质纤维束的成分、完整性以及离散程度。对癫痫患者应用 DTI 检查，可以获得患者局部脑区域的相对各项异性值和平均扩散率等参数的变化，同时还能直观地呈现出病变区域与全脑结构的连接情况，有助于进一步了解癫痫的发病机制。由于研究对象的白质纤维分布情况均存在差异，因此需要根据患者癫痫发作类型、病程和年龄等因素进行进一步分类研究，进而有效地推进癫痫患者的精准治疗。⑤磁共振波谱（magnetic resonance spectroscopy，MRS），MRS 是在 MRI 成像的基础上发展起来的又一新型的功能分析诊断方法，能够无创地测定活体内某一特定组织区域的化学成分，从组织细胞代谢方面来表达其病理改变。MRS 主要是分析 N- 乙酰化合物（NAA）、胆碱（Cho）和肌酐（Cr）的含量与比值。目前 MRS 主要应用于颞叶癫痫的定侧诊断，对颞叶癫痫的致痫灶定侧的敏感性和特异性较高。

（2）功能影像：①正电子发射体层摄影（positron emission tomography，PET），PET 检查是通过大脑不同部位对核素示踪剂的摄取来了解各部位的功能代谢情况。目前临床常用的示踪迹主要是反映葡萄糖代谢的 ^{18}F- 脱氧葡萄糖（^{18}F-FDG）。发作间期致痫灶区域内的神经元细胞活性下降，从而使葡萄糖代谢减低，因此 ^{18}F-FDG 摄取减少，在 PET 图像上表现为低代谢。在癫痫发作期，局部脑组织血流量及葡萄糖利用率明显增多，因此 ^{18F}-FDG 摄取增高。一般认为发作间期 PET 具有较好的临床诊断价值。②单光子发射计算机断层显像（single photon emission computed tomography，SPECT），SPECT 主要反映脑血流灌注量，进而反映神经细胞功能的影像技术。发作间期致痫灶区呈现低灌注，而在发作期呈现高灌注。发作间期 SPECT 对于致痫灶的检出敏感度低，而在发作期具有很高的特异性。但由于进行发作期 SPECT 检查难度较大，因此 SPECT 检查在癫痫术前评估中应用价值略低，目前临床上较少使用 SPECT 进行致痫灶定位诊断。③功能磁共振成像（functional magnetic resonance imaging，fMRI），fMRI 是一种无创性脑功能成像技术，应用血氧水平依赖（blood oxygen level dependent，BOLD）技术探测脑血流动力学的改变。它的出现标志着临床 MRI 诊断从单一的形态学研究进展到形态与功能相结合的系统研究。进行 fMRI 检查时，在给定任务刺激后，依据血氧水平的变化对大脑皮质运动区、感觉区、视觉区和语言区进行功能定位，从而建立致痫灶与各个功能区的关系，有助于手术切除过程中对大脑功能区的保护。值得欣慰的是 fMRI 定侧和定位语言功能区的结果与 Wada 试验和皮质电刺激的结果具有较好的一致性，且对运动区的定位重复性好，结果可靠。

（3）脑磁图（magnetoencephalography，MEG）：MEG 是通过测定神经元兴奋时产生的电流所伴随的磁场变化反映脑电活动，其探测到的是切线方向的电流所产生的磁场，而径向方向的电流所产生的磁场难以探测到，因此可以与脑电图提供的信息互为补充。MEG 具有较高的时间和空间分辨率，可以探测到 3～4cm^2 大脑皮质产生的同步电活动，并且脑磁信号通过头部各层组织时不被衰减、扭曲，能够相当精确地反映脑功能信号的传递过程，因此 MEG 检出异常放电的灵敏度较高。结合脑电偶极子定位法，通过数学模式对从脑表面记录到的信号进行三维处理，消除了脑电的容积传导效应，有助于确定大脑皮质及内侧、深部结构发作间期异常放电的特征，是致痫灶定位的重要方法。研究表明，内侧颞叶棘波难以被脑磁图检测到，可能是因为其位置较深，也可能是因为海马的螺旋形态导致其产生的磁场相互削弱抵消的原因。对位置较深的岛叶癫痫和额内侧癫痫来说，MEG 可以探测到岛叶及周围皮质、额叶内侧的棘波，而且敏感性较高。当头皮 EEG 难以对中线部位的异常放电进行定侧时，利用 MEG 的高空间分辨率可能对定侧有帮助。某些情况下在 MEG 指导下对 MRI 进行重新评估，可以发现隐匿性的致痫灶。此外，MEG 检查项目还包括体感诱发磁场、运动诱发磁场、听觉诱发磁场、视觉诱发磁场以及语言中枢的诱发定位，实现对感觉区、运动区、听觉区、视觉区和语言区的功能定位，减少手术可能引起的大脑功能区损害。当然 MEG 仅是对癫痫发作间期异常放电的描述，很难获得癫痫发作时的 MEG 结果。

（4）诱发电位（evoked potentials，EP）：是指对神经系统某一特定部位给予相宜的刺激，在相应部位记录到的特定位相的、与刺激具有锁时关系的生物电反应。在癫痫术前评估中应用较多的为外源性的与感觉或运动功能有关的刺激相关电位，分为运动诱发电位（motor evoked potentials，MEP）和感觉诱发电位（somatosensory evoked potentials，SSEP）。

1）运动诱发电位（motor evoked potentials，MEP）：根据刺激方式的不同分为经颅电刺激运动诱发电位和经颅磁刺激运动诱发电位。电或磁的经颅刺激激活了皮质运动神经元通路，下行兴奋脊髓运动神经元，激活其支配的效应器——肌肉，从而产生复合肌肉动作电位。由于磁刺激技术具有无创、可重复性和高敏感性的特点，且磁刺激引起的疼痛感比电刺激低，因而目前较多地应用于大脑半球切除术前的患侧皮质运动功能评估及对侧皮质功能代偿情况评估。

2）体感诱发电位（somatosensory evoked potential，SEP）：SEP 的解剖生理基础为感受器感受刺激后经过三级神经纤维传导和两次突触传递，到达躯体感觉皮质。刺激部位上肢选用正中神经或尺神经，下肢选用胫后神经；记录部位为头部。依据中央前回和中央后回 SEP 的位相倒置和信号的大小来判别大脑皮质感觉区和运动区。对于有明显半球病变的患者，可以行 SEP 检查来确定中央沟的位置，有助于致痫灶切除术中对中央前回和中央后回进行功能保护。

（5）Wada 试验：Wada 试验又称异戊巴比妥试验或阿米妥试验，即从颈动脉或股动脉内插管注入一定量的异戊巴比妥溶剂，达到暂时选择性地麻醉一侧大脑半球的功能，以了解该侧半球的语言功能和记忆功能，来判断大脑半球功能优势的侧别。这是一种经典的癫痫手术前的检查方法，较其他语言功能和记忆功能方法（除 fMRI）准确性和可靠性更好。Wada 试验采用了选择性半球脑功能失活而非激活的模式，最佳地模拟了手术切除的状态。准备行大脑半球切除术、颞叶切除术的患者在手术前均可行 Wada 试验，以全面了解患者的语言功能和记忆功能，从而决定手术方法的选择。在 Wada 试验中，以前使用的是作用时间短的催眠与镇静药物异戊巴比妥，目前由于异戊巴比妥存在短缺的情况，各大医院主要采用丙泊酚进行 Wada 试验，也取得了良好的效果。

（6）神经心理学评估：癫痫患者长期反复发作会出现严重大脑功能障碍，包括认知功能损害，表现为记忆力下降、言语流畅性差、注意力下降、执行功能下降、抑郁和焦虑等。患者首次发作年龄越早、病程越长，发作频率越高，发作持续时间越长，认知功能损害程度越严重。癫痫起源部位不同，认知功能损害表现形式亦不同。颞叶癫痫是最常见的局灶性癫痫，左侧颞叶癫痫可引起语言记忆障碍，尤其是长时程记忆，右侧颞叶癫痫影响的是非语言记忆，特别是视觉记忆，而且右侧颞叶癫痫患者较左侧颞叶癫痫患者更容易引起面部表情识别障碍；额叶癫痫对认知功能的影响不像颞叶癫痫那样有明确的侧别倾向，可能与额叶不同区域的功能复杂多样有关，额叶癫痫主要表现为注意力、行为计划与执行功能下降。在术前评估过程中，认知功能评价有助于显示功能缺损区，可以采用量表或者心理任务测试的方法，全面评估患者各项认知功能及行为状态。常用的量表为韦氏量表（Wechsler Scales，WS），包括韦氏成人量表和韦氏儿童量表，主要对智商进行测查，得出言语智商、操作智商和全量表智商。其他如语义流畅性试验主要考察被试者的语言能力，数字广度测验主要测量瞬时记忆和注意力，霍普金斯词语学习测验主要考察被试者的言语记忆和学习能力，精神运动及感觉、视知觉等可根据具体体目的进行量表选择。这些测试结果可反映患者的认知功能水平，但不能提供致痫灶的定侧和定位的信息。

（7）新型 MRI 序列 FLAWS：FLAWS 序列通过对脑脊液和白质的抑制，可以提供更清晰的灰-白质对比度，与传统 MRI 序列相比，能够使致痫灶显示更清晰，尤其能够更为突出地显示可疑局灶性皮质发育不良病灶。对于 MRI 阴性的患者可以进行 FLAWS 序列检查，它在难治性癫痫术前评估中具有一定的应用前景。

（8）多模态影像技术：近年来发展的多模态影像技术，可以整合神经元活动的不同测量模式，与传统单一的结构影像、功能影像以及电生理的检查相比，可以提供互补的成像信息，通过对大脑的结构和功能特征的分析，有助于致痫灶定位。多模态影像技术包括结构影像与功能影像的融合、脑电生理与结构的融合、脑电生理与功能影像的融合等。① PET/MRI：PET/MRI 是在 PET 及 PET 与 CT 融合一体化的基础上发展起来的，实现了 PET 与 MRI 两种技术同步数据采集和图像融合，两者互相补充，所获得的图像兼有 MRI 的高空间分辨率、高对比度的优势，又有 PET 成像高灵敏性、分子水平成像的特点，从而获得人体结构、功能和代谢等全方位的信息。PET/MRI 图像融合技术可以显著提高 PET 对于致痫灶的定位价值，但需要注意的是，PET 呈现的低代谢区域较为广泛，这些低代谢区通常包含了致痫病损、发作起源区以及功能缺失区，需要结合其他检查方法进行仔细甄别。②发作期单光子计算机断层减影与磁共振融合成像（subtraction ictal single photon emission computed tomography coregistered to MRI，SISCOM）：SISCOM 作为一种新兴的神经影像学检查方法，充分结合了 SPECT 功能显像和 MRI 解剖定位的优势，在致痫灶定位中具有重要价值。SISCOM 克服了传统 SPECT 空间分辨率不足的缺点，提高了对难治性癫痫定位的灵敏度和特异性，如对 MRI 阴性的皮质发育畸形患者检出率较高、可以发现轻微的局灶性皮质发育不良病灶、对结节性硬化症患者可以辨别出致痫结节等。SISCOM 也提供了一种有效的预测癫痫术后疗效的方法，SISCOM 高灌注区在切除范围内的绝大部分患者术后发作消失，当高灌注区不在切除范围内时，100% 的患者术后仍有发作。③ EEG/fMRI：EEG/fMRI 的基本原理是脑神经活动和血液动力学变化两者之间存在着相当密切的联系。通过结合 EEG 和 fMRI 两者优势，EEG/fMRI 具有高时间分辨率和高空间分辨率的特点，能更全面地研究静息态下的脑活动规律。癫痫患者行 EEG/fMRI 检查，可以根据脑电图中出现癫痫样放电的时间点作时间相关曲线，同时对 fMRI 数据进行分析，测定发作间期癫痫样放电的血流动力学效应，从而对致痫灶进行时间和空间定位。但是目前这种技术还存在一些问题，如两者信号相互干扰，且噪声难以去除；数据融合方法繁多复杂，不同的研究中心使用不同的软件计算模型，缺乏统一标准。因此这些问题在很大程度上限制了 EEG/fMRI 的临床应用。

总之，在药物难治性癫痫术前评估中无创性术前检查方法较多，每一种检查方法都有自身优缺点，没有一种方法具有绝对定位优势，因此临床上要联合使用多种检查方法，相互结合判断检查结果，并进行综合分析得出患者临床发作症状学-脑电生理-解剖结构的特征，来提高定位致痫灶的准确性。在检查结果不一致或相矛盾时，更要反复斟酌，辩证看待，为有创术前评估方法（颅内电极的埋置方案）提供理论依据。在众多的术前评估检查方法中，VEEG、MRI、MEG 和 PET/MRI 是首选，其他各种检查方法要依据不同个体的需要来选择应用，其目标是精确定位致痫灶、术中完全切除致痫灶的同时最大限度地保护大脑运动功能、感觉功能、语言功能及记忆功能等。

（王玉平）

（三）有创性术前检查评估

癫痫术前评估是一个复杂的理论和技术体系，目的是应用多种手段准确定位癫痫源区以及功能区，同时评价癫痫网络，以达到最好的手术治疗效果和最小的功能损伤。

在无创性评估不能得到一致信息或者需要进一步准确定位癫痫源以及功能区的情况下，需要进行有创性检查评估，主要包括手术置入颅内电极，进行颅内脑电监测以及电刺激等。

需要强调的是，与其说颅内电极是探测性检查手段，不如说是验证手段更为适合，即无论哪种颅内电极的置入都应基于明确的理论假设进行，其结果是对理论假设的验证。

（1）有创性评估的适应证：目前缺乏颅内电极埋置的严格适应证，但已有相当多的实践经验指导临床。一般来说，在无创性评估手段无法准确定位癫痫源位置、或者癫痫源与功能区关系密切的情况下，并且仍考虑患者为局灶性癫痫时，可以行颅内电极置入。

主要适宜进行有创性评估的情况包括以下几点：

1）准确定位癫痫源的需要：综合应用了多种适宜的无创性检查手段，但主要的检查结果不一致，不能够准确定位癫痫源，例如发作症状学与头皮电生理以及影像学的结论不一致，缺乏合理解释；结构影像学的检查与头皮电生理的结果不一致，并且不能进行合理的解释；结构影像学阴性，而头皮电生理以及功能影像等检查未能提供准确一致的信息；结构影像学阴性，尽管头皮脑电图和功能影像等检查提供了一定的信息，但不足以在此基础上准确定位并进行手术切除等。

2）准确判断功能区需要：综合应用了多种适宜的无创性检查手段，但癫痫源区与功能区关系密切，需要准确界定癫痫源区与功能区的关系；例如初步判断癫痫源区与初级运动皮质、感觉皮质以及语言区等重要功能区邻近甚至重叠等，手术治疗容易导致功能缺损等。

3）理论假设：基于临床发作症状学、头皮电生理以及影像学检查等，即使不能准确定位癫痫源，也需要存在合理的理论假设。假设中需要包括癫痫起源、传播以及发作症状等完整的区域和网络假设。

另外，还需要综合考虑其他方面，包括患者年龄、目前的系统性疾病、精神状态、社会心理因素、是否能够接受有创性检查等。

（2）有创性评估检查：检查利用颅内电极（intracranial electrode）。从电极类型上，目前临床应用的颅内电极主要包括硬膜下电极（subdural electrode）以及深部电极（depth electrode），其他还有硬膜外电极及卵圆孔电极，但目前临床应用较少。

1）硬膜下电极：硬膜下电极最初由加拿大蒙特利尔神经中心的 Wilder Penfield 在 20 世纪 40 年代应用于临床，最初在手术中使用，后发展为长程监测。硬膜下电极是近半个世纪来国际以及国内癫痫手术的有创性评估中普遍应用的电极类型。

从电极结构类型上，目前商业用硬膜下电极是在脑组织相容性的硅胶薄片上均匀排列触点，根据电极的分布主要分为条状（strip）和栅状（grid）电极。条状电极为 1 列或者 2 列触点纵列排列（1×6～1×8 或者 2×6～2×8），而栅状电极为电极呈多列排列。电极由不锈钢或者铂铱合金材料做成，电极触点的直径为 3mm，相隔为 10mm。硬膜下电极触点之间间隔均匀，直接覆盖于脑皮质表面，有较大的空间采样面积。

埋置方法：常见的埋置方法有两种，一种为在仅需要植入条状电极的情况下，可以在计划置入部位进行颅骨开小骨窗，然后将条状电极向不同方向进行硬膜下塞入，平铺在皮质表面；另一种为开颅埋置，主要是在需要覆盖大面积皮质时在直视下进行置入电极。

深部电极是插入脑组织内部进行记录的电极。相对于硬膜下电极，深部电极也可在开颅条件下，与硬膜下电极联合应用。

不进行开颅手术而在立体定向引导下置入深部电极而记录脑电活动的方法，称为立体定向脑电图（stereo-electroencephalography, SEEG）技术，其核心含义为应用立体定向技术置入深部电极而获得立体空间下的脑电活动。立体定向脑电图目前已经具有相对独立的理论和技术体系，作为一个名称，代表了立体定向脑电图的方法和技术以及记录的脑电图。近年来，立体定向脑电图在我国有了较为广泛的应用。

2）立体定向电极：20世纪50年代，法国圣安妮医院（Saint Anne Hospital）的Jean Talairach和Jean Bancaud将新发展起来的基于框架的立体定向技术引入癫痫领域，结合标准化的Talairach空间坐标体系，根据临床需要，个体化选择不同的颅内置入靶点，在立体定位条件下进行颅骨钻孔置入不等的多个深部电极。目前，立体定向脑电图的概念包含了立体定向技术体系、置入电极的理论体系以及基于立体定向技术置入深部电极记录的脑电图。

立体定向脑电图应用的商业化深部电极，材质一般为不锈钢或铂铱合金，目前常用的电极一根有4～16个不等的触点，针对每个置入靶点，根据置入靶点的位置和距皮质表面的距离选择适宜长度的电极。电极直径0.8mm，触点长度为2mm，触点与触点间距为1.5mm。

立体定向电极置入的设计原则：立体定向脑电图的核心在于电极置入方案的设计。相对于硬膜下电极的覆盖式置入，深部电极对于脑组织的小采样范围对于置入靶点的准确选择提出了很高的要求。近半个世纪来，立体定向脑电图的原则自Talairach和Jean Bancaud描述以来，一直沿用至今。立体定向电极的设计尤为强调在解剖-电-临床相关性（anatomo-electro-clinical correlations）基础上进行，通过描述癫痫性放电的时间和空间的三维动态过程，推演癫痫发作的起源和传播的立体模式。因此，设计立体定向电极置入方案需要：①细化脑解剖结构的认识：对于脑解剖结构的认识需从脑叶水平深入到脑沟回的水平，使置入电极时有更准确的靶点，并且需要熟悉脑皮质的细胞构筑特征，癫痫性异常放电倾向于在相同细胞构筑结构中传播的特性为整体构思癫痫网络提供帮助；②在网络水平认识电生理异常：发作性癫痫异常放电是动态的过程，对于电的起源和传播要具有网络的观念；③在时空进展角度，理解癫痫发作症状学：结合电的传播，理解发作症状（症状或者特征）在时间上和空间上的出现和演变规律；④对于发作症状学的理解要充分建立在对脑功能网络的深入认识基础之上，得出合理的理论。

基于置入深部电极的设计原则，通过分析无创性检查和发作症状的演变，多学科人员讨论，建立置入电极完整的理论假设，包括假定中的癫痫发作起源部位，癫痫发作传播的区域，发作症状产生的区域，以及假定癫痫源重叠或者邻近的功能区。具体地，在置入立体定向电极时，靶点需要包括：①能够识别的结构病灶；②最可能为癫痫发作起源的结构；③早期和晚期的发作传播结构；④与癫痫发作症状相关或与发作起源区邻近的功能结构。在设计中，由于置入的深部电极数量有限，因此，要充分合理地设计每个深部电极的路径，不仅要规划好靶点，而且需要重视电极进入脑表面外侧皮质的具体结构，尽可能应用更少的电极采集到更多理论假设所涉及结构的信息。

相对于硬膜下电极，立体定向电极置入的创伤小。需要强调的是，在立体定向电极的设计中：①需要充分把握有创性置入的适应证，避免缺乏合理依据的放宽置入适应证；②避免缺乏明确理论假设的盲目置入，否则最终仍难以获得准确的定位，并可能导致错误结论；③对于置入电极的数量，一方面，在条件许可的情况下，要应用合理数量的深部电极，避免获得的信息太少，影响临床决策；另一方面，尽量避免缺乏临床目的不明确的电极置入，尽管数量多的电极能够有可能产生更好的定位效果，但也反映了理论假设的不确定性，需要进一步纯化理论假设。目前的临床经验提示，10根左右的深部电极是能够很好地服务于理论假设明确的电极设计。颅内电极的价格目前较为昂贵，也是在手术前需要考虑的一个因素。但是，无论最终选择多少根颅内电极，由于其采样区域相对于头皮电极较为局限，若未能覆盖癫痫源区，那么监测到的也只是发作的传播区。

立体定向电极设计方法以及埋置方法：根据临床定位假设，精心设计置入电极的路径。由于立体定向电极在非开颅条件下置入，创伤性小，而如何避免置入时损伤血管导致颅内出血和如何保证置入电极的准确性是首要考虑的问题。结合目前的血管成像技术，例如脑血管造影以及不同的成像技术，运用影像融合方法，在电极路径的设计中避开血管，达到安全置入目的。同时在设计电极时，避免电极与进针部位颅骨的角度过大，选择适宜的螺钉等将有助于精准置入电极。其中，准确的影像学融合技术的发展和应用，为颅内电极的安全准确置入提供了很大帮助。

从立体定向的角度，立体电极的置入可以分为框架下置入（如Leksell立体定向框架系统以及CRW定向系统）以及无框架下（机器人无框架立体定向手术辅助系统）置入。从埋置的方式上，包括经典的横插法以及近年来应用的斜插法。横插法有利于对特定的脑部结构设计相似的路径，并有利于在不同患者之间进行比较。而斜插法的置入角度不固定，根据拟置入的靶点和入皮质的位置灵活选择角度，强调了个体化的置入需要。相对来说，横插法通过传统的二维脑平面能很好地显示整根电极，而斜插法需要更好地结合三维脑成像显示具体的触点。

综上所述，硬膜下电极对于记录较大范围的额叶、顶叶、枕叶和颞叶新皮质区域的脑电活动具有一定优势，而深部电极能够更有效地覆盖深部皮质以及皮质下组织，例如脑沟底部、岛叶、海马、杏仁核以及大脑半球内侧结构等。具体的电极埋置方案需要结合癫痫源的可能部位和自身的经验灵活使用，必要时可以多种电极联合使用，以期获得较好的效果。

目前癫痫外科治疗发展的一个趋势是，在精准定位情况下，可以进行个体化微创治疗。立体定向脑电图技术和理论的发展，为发展个体化癫痫源的微创治疗提供了契机。例如，针对位于深部结构、重要功能区等的癫痫源并且部位局限的癫痫类型，例如来自于室管膜下灰质异位结节以及下丘脑错构瘤等，常规的手术治疗创伤大，根据目前的临床实践，立体定向电极的应用不仅能够记录脑电活动，更提供了在电生理准确定位引导下开展热凝毁损微创治疗的机会，并且临床效果满意。

3）颅内电极埋置术的并发症：患者在全麻情况下置入电极后返回病房，在术后24小时内进行术后3D CT检查，以确定电极置入位置，有无出血等手术并发症，以及与术前的3D MRI进行融合，重建电极。

埋置颅内电极是一个有创操作，具有手术本身的麻醉风险以及多种并发症的风险。颅内电极埋置术在临床上常见的并发症有硬膜下与硬膜外血肿、颅内感染、脑组织肿胀及梗死、脑脊液漏等。其中颅内出血是最为严重的并发症，急性大量出血可以危及生命，少量出血也会影响监测效果，需尽量避免发生，并及时处理。

（3）颅内脑电图

1）颅内脑电图的记录：来自于硬膜下电极记录到的信号，记录了一定范围内皮质表面场电位的平均信号，称为皮质脑电图（electrocorticography，ECoG），而来自于深部电极记录到的信号，采集了局部容积内神经细胞的场电位（local field potentials，LFPs）活动。皮质脑电图和立体定向脑电图两者统称为颅内脑电图（intracranial EEG，iEEG）。

一般情况下，在术后24小时后开始慢性颅内脑电图监测，以避免麻醉、急性组织损伤、皮质激惹等对于脑电信号的影响。记录时间一般为7～14天，以捕获常规的临床发作为目的，得到充分的定位证据，并在其间进行脑功能的检查。

相对于头皮脑电图，由于电极直接与皮质或皮质下结构接触，无头皮和颅骨对于脑电信号的衰减，减少了来自环境和患者自身造成的各种伪迹，颅内脑电图的空间分辨率、敏感度都得到了很大的提高。因此，颅内电极能够采集到宽频带的脑电活动。基于此，在记录时，建议脑电采样频率常规可以设为2 000Hz左右，而高通采样可以设定为较为低的频带以观察慢的脑电活动。而记录参考电极，不同的中心有所不同，包括乳突电极、头皮下颅骨外电极或者颅骨螺钉电极等。

2）颅内脑电图的阅读原则：在临床颅内脑电图的阅读分析过程中，由于颅内电极的通道较多，需要调整到适宜的电压敏感度，以利于识别背景活动和异常放电活动，必要时减少电极通道的显示数量，以进行局部重点观察。阅读颅内脑电图，需要密切结合电极的空间位置，在阅读时具有空间解剖的概念。

阅读颅内脑电图，其导联（montage）设置与头皮脑电图有所不同。对于皮质脑电图，单极（应用记录参考电极、选择一个相对电活动少的电极作为参考等）设置，平均设置相对常用。而立体定向脑电图，对于相对为零点的参考电极，由于触点之间距离近，特别是相同电极的不同触点的电压差小，单极的导联设置不利于准确分辨不同触点间的活动。因此，目前普遍应用双极导联设置，即立体脑电图中同一根电极从顶端（深部靶点）到尾端（入颅点）触点之间序贯参考，可反映两个相邻触点之间相对的电压差，具有很好的波形特点。

值得注意的是，应用双极设置，如果深部电极的两个触点正好穿越了皮质和白质交界，或者由于脑沟回有复杂的皮质折叠结构，当两个相邻触点位于两个正面对的皮质脑回时，触点之间的电压差值会增大，立体定向脑电图将显示较为突出的脑电活动。而位于放电相对均质的相同结构（例如触点均位于异常放电的皮质发育异常结构内），两个触点之间的电压差会减小，反映在立体脑电图上的信号相对低平，需要在实践中注意甄别。另外，由于立体定向脑电图记录了灰质和白质的信号，因此头皮经常应用的平均参考导联，可能并不适用于立体定向脑电图，否则将会导致白质内触点放电的假象。必要时，可以选择白质触点作为参考。

3）颅内脑电图的癫痫性活动的判断：长期以来，人们对于头皮脑电图的生理活动模式有了深入的认识和总结，但对于颅内脑电图记录，由于所有的记录都来自于患者，对于颅内脑电活动的正常模式目前缺乏适用的标准。而不同的脑区甚至脑回的基础脑电活动都有差别，在判读过程中需要仔细甄别。

Ⅰ. 发作间歇期癫痫性异常放电的识别和分析：与头皮脑电图相同，颅内发作间歇期的癫痫性放电，也表现为经典的棘波/棘慢波以及尖波/尖慢波形态。另外，由于直接记录大脑皮质活动，相对于头皮脑电图，不需要溯源定位。①散发出现的棘波/棘慢波以及尖波/尖慢波：突出于背景活动，可以在多个部位散发出现，同步或者不同步，其空间分布范围往往较为广泛，提示了癫痫激惹区（irritative area）或者可能的癫痫网络，尽管频繁而密集的发作间歇期放电部位可能倾向于更接近癫痫源区或者联系更为密切，但发作间歇期放电总体来说并非癫痫源的直接证据。②相对特征性的发作间歇期放电模式：目前的研究和临床观察认识到，某些具有特征性的发作间歇期癫痫性放电与癫痫源关系密切。例如，局灶性节律性（rhythmic）、周期性（periodic）癫痫样放电、阵发性快节律（paroxysmal fast activity）以及局部的 beta 刷（beta brush）的模式，与癫痫源的联系较为密切，特别是在病因上与 FCD 有较高的相关性。③临床下放电：对于缺乏相应临床表现的阵发性出现的脑电活动，而明显区别于背景活动，称为临床下放电。临床下放电尽管有助于提示相应部位的皮质兴奋性异常，但与癫痫发作起源的放电在空间分布上也存在差异。④高频振荡（high frequency oscillations，HFOs）：在颅内脑电图的记录中，基于高频采样观察到的发作间歇期高频振荡对于癫痫源区具有较高的提示价值。高频振荡是频率在 80～500Hz 的连续性一过性脑电信号。高频振荡最初在动物实验模型上应用微电极在海马部位记录到。近年来，国际和国内的不同研究者对于高频振荡在不同病因和部位的癫痫类型中的临床意义进行了广泛探讨，并且从最初的海马结构拓展到新皮质，以及从微电极记录扩展到硬膜下临床常规电极以及深部电极记录。

技术上，发现高频振荡的关键在于脑电活动记录中高采样率的应用，4 倍以上预期观察高频活动的采样频率能够理想地记录到高频振荡。高频振荡根据频率范围可进一步分类。其中 80～250Hz 称为涟波（ripple），250～500Hz 称为快速涟波（fast ripple，FR）。高频振荡最初为目测检出，但目测耗时，特别对于颅内记录的大数据脑电分析时非常困难。目前的研究倾向于自动检测，原则是在脑电图带通滤波（ripple 或者 fast ripple 频段）后，检出连续 4 或者 6 个以上的明显高于背景基线（高于平均基线 3 个或者 2 个标准差）的一过性振荡活动。鉴于高频振荡的自动检测并不能完全排除伪迹，因此检出之后建议目测。

高频振荡产生的细胞机制尚不明确。ripple 可能反映了抑制性突触后电位的总和，而同步使用场电位记录和单神经元电活动记录的研究发现，FR 可能反映了神经元的群峰单位（一群神经元胞体动作电位的总和），更能代表神经元的高度同步化的快速放电。不同的研究组显示，高频振荡与发作起始区有明显关联，高频振荡在不同病因和不同部位均可以观察到，提示高频振荡反映了癫痫发作的共同机制。

Ⅱ. 发作期癫痫性脑电活动的识别和分析：颅内发作期脑电图是对于癫痫发作最直接的反映。①发作前脑电活动变化：在出现发作性放电之前，颅内脑电图有时可以观察到发作前的脑电图变化。例如，在发作出现前数秒或数十秒内可以见到周期性出现的发作间歇期放电活动，或者原有的发作间歇期放电减少等。②发作性放电的起始和演变特征：典型的发作性放电模式表现为在背景脑电活动中先暴发出现不规则单个或者多个高波幅棘波活动，或者直接出现局灶性背景脑电图电压显著降低，并同时出现低波幅 beta～gamma 频带范围内的快活动，在时间进程中这种快活动的电压逐步升高，频率逐渐变慢,波形演变得更为规则,而在空间演变上,这种发作性放电随着时间进程,传播到附近区域甚至远隔部位。其他的发作性放电包括其他节律的起始节律(delta,theta,alpha)或者 beta 刷样节律,同时在时间和空间上具有与上述相似的演变规律。基于宽频带采样的直流电漂移(direct current shift,DC shift):颅内脑电图进行宽频带记录,观察到的持续数秒的慢活动,在应用直流电脑电设备记录时称为直流电漂移,或者称为发作性基线漂移(ictal baseline shift)或者发作性慢波活动,有可能反映了发作性放电起始时神经元放电引起细胞外离子浓度变化进而导致神经胶质细胞膜电位变化的现象,有助于定位发作起始区。发作期放电的模式识别:从电生理的角度而言,即使呈现经典的发作期放电特征,也并不能完全排除是由于发作起源区的快速传播而记录到的传播区放电的可能。而基于多种发作性放电特征的组合即发作性放电的模式,相较于依靠单一发作性电生理特征定位发作期起源区,其有助于提高准确性。例如,出现发作起始的不规则高波幅棘波活动的暴发,同时有直流电漂移及在经典脑电活动频率范围内的快频率活动的出现,定位的可靠性更高。需要强调的是,颅内发作放电的起始必须要早于临床发作起始,必须警惕即使典型的发作性放电模式也不能完全避免电极未能覆盖真正的发作起源区,导致的传导或者激活所致,强调临床发作症状学 - 脑电生理 - 解剖结构的整体解释。另外,尽管皮质电刺激是为了进行脑功能定位,但在进行皮质电刺激的过程中,在合理的刺激强度内,诱发的惯常性临床发作有助于定位癫痫源区。③基于颅内脑电图的癫痫网络评价:颅内脑电图提供了高空间分辨率、高时间分辨率的脑电信号,为认识癫痫网络提供了手段。构建癫痫网络的基础是将每一个触点作为网络的节点(nodes),而不同触点记录到的脑电活动之间的联系强度作为网络的边(edges)。尽管基于目测,可以获得脑电信号起始传播的定性信息,但应用不同的线性或者非线性计算方法能够定量反映癫痫发作网络的规律。皮质脑电图能够提供更好显示发作性放电在皮质表面的网络传播规律,而立体定向脑电图能够更好地反映癫痫发作的立体网络。

Ⅲ. 基于颅内脑电图的手术切除计划:在充分的颅内脑电图监测基础上,多学科团队讨论评价制订手术计划。由于硬膜下电极对皮质的覆盖面广,能够很好地描绘癫痫发作起源及边界。而立体定向脑电图中,由于电极触点的采样容积有限,尽管能够很好地指示发作起源区,但对于发作起源区范围的界定具有局限性。颅内脑电图反映了发作起源区,在此基础上需要回顾并结合发作症状学、结构影像学以及功能影像学等,充分规划癫痫源边界,制订手术切除计划。在少有的情况下,应用颅内电极仍未获得充分的信息,必要时添加电极或者转为神经调控治疗或者暂时药物继续治疗观察。

(4)脑功能评估手段

1)Wada 试验:阿米妥试验(intracarotid amobarbital procedure,IAP)又称 Wada 试验,通过两侧颈内动脉分别注射阿米妥(amytal,即异戊巴比妥)导致交替性左右侧大脑半球短期麻醉,用来分别评价未麻醉侧大脑半球的语言功能和记忆功能。对于定侧语言功能,特别是分别评价左右侧半球的记忆功能方面,Wada 试验采用了选择性半球脑功能失活而非激活的模式,最佳地模拟了手术切除的状态。在颞叶癫痫中,Wada 试验有助于评估术后出现记忆缺损的风险。

目前国际范围内试验药物阿米妥的短缺情况下,有条件单位可以选择美索比妥、丙泊酚等药物进行替代。

2)皮质电刺激(electrical cortical stimulation):在植入颅内电极后,常规进行皮质电刺激检查。皮质电刺激是脑功能定位的"金标准",而刺激诱发的临床发作有助于进一步癫痫源定位。

Ⅰ. 刺激参数:硬膜下电极置入情况下,常规采用的高频刺激参数包括:50Hz,双相刺激,波宽 0.3ms,持续 1～5 秒(运动皮质的时间宜选择短的持续时间,而测试语言以及其他认知任务需要较长的时间),刺激强度范围在 1～15mA 内,以 1mA 为梯度逐步增加电流强度。而在立体定向电极置入情况下,由于电极触点位于脑组织内部,较低的电流强度即可引起功能反应,电流刺激强度从 0.5mA 开始,在 0.5～6mA 范围内增加强度。

Ⅱ. 刺激程序:绘制电极的脑皮质分布图,对于刺激具体电极可能诱发的反应有初步的假设。刺激在患者清醒全身状态良好的情况下进行。患者取半卧位,安静放松。刺激全程录像,以备进一步分析。

同时,有专人负责记录刺激反应,采用相邻电极配对刺激,从 1mA 开始,逐步递增刺激强度。一次刺激时间尽量在 1 小时内,间隔 24 小时可以进行再次刺激,避免短时间过强的刺激引起点燃的风险。

Ⅲ. 刺激任务和反应:①运动功能、躯体感觉功能、视觉功能、听觉功能、眼球活动:刺激同时,让患者保持安静放松,通过观察和患者汇报记录反应;②负性运动功能:刺激同时,让患者双手进行快速轮替或快速对掌动作,并快速舌部运动(发出"啦啦啦"声),观察有无运动停止;③语言功能:刺激同时,让患者大声阅读,观察患者有无言语中止或者错语;④情感、认知功能:刺激边缘系统、嗅皮质以及海马旁回,可出现惊恐、回忆等情感和认知体验,嘱患者保持安静,观察并让患者汇报主观感觉;⑤在刺激过程中,如果达到最大电流刺激强度仍然无反应,考虑为静息皮质;⑥如果出现后放电则中止刺激;⑦如刺激诱发出惯常先兆或者继发全面性强直阵挛发作,对于癫痫源具有提示价值。

3)皮质 - 皮质诱发电位(cortico-cortical evoked potentials,CCEP):在颅内电极的基础上,CCEP 通过颅内电极刺激局部脑区,在刺激电极附近部位和 / 或远隔部位记录到的与电刺激具有锁时关系的电位反应。目前经典的刺激参数采用 1Hz,波宽为 0.3ms,刺激强度 4~8mA,重复 50 次,采用双相,序贯刺激相邻两个电极(阴极和阳极),同时采用不低于 2 000Hz 的采样。CCEP 能够提供脑区之间电传导的信息,进而反映不同脑区之间的联系,有助于癫痫发作网络的解释和脑功能联系的研究。

4)颅内事件相关电位检查(event evoked potentials,ERP):颅内植入电极提供了良好的空间和时间分辨率。在此基础上,针对不同任务设计的 ERP 试验,有助于精确定位脑功能,包括不同的视空间认知、听觉认知、语言功能、记忆功能、情感认知功能等,同时有助于阐明认知的脑处理加工进程。有条件的单位可以尝试开展。

5)应用数字信号处理方法分析颅内脑电图:临床工作中,长期以来对于脑电图的判读和分析沿用目测法,即基于观察脑电的波幅、波形、基本频率、对不同刺激的反应和所处的不同状态等特征,以及脑电信号在时间和空间的出现规律,区分生理、生理变异以及病理性脑电活动模式,这种基于经验的脑电图目测法是临床诊断和指导治疗的基石。近年来,特别是在部分需要手术治疗的患者,在进一步置入颅内电极监测的情况下,颅内多通道的长程监测,记录到大量脑电数据。针对大数据的分析要求,对基于目测的常规方法提出了挑战。同时,考虑到脑电活动中包含了丰富而混杂的信息,如何能够有效提取感兴趣的脑电特征,并进行定量测量,经典的目测方法存在一定的局限性。

近 20 余年,脑电信号的记录和保存方式完成了从模拟信号到数字信号的转变。从数字信号的角度,脑电信号是在时间尺度上,基于不同的采样率得到的采样点。脑电信号可以看作在时间尺度上基于不同时间间隔采样得到的数值矩阵。运用数字信号处理技术(digital signal processing),能够从不同的特征模式,通过定量的角度深入解析脑电信号,提取信号的时空特征,加深了对于脑电信号的发生、病理生理模式的理解。有条件的单位建议开展应用数字信号处理技术,以 matlab、python 等为平台,进一步分析,研究癫痫发作的电生理规律和潜在的电生理机制。

在实际应用中,需要强调三个方面。首先,进行脑电信号分析,需要从疾病以及脑功能特征充分理解脑电信号的生理学和病理生理学意义,并基于现有研究的理论设想,在此基础上运用不同的具体方法解决临床或者科研的问题。另外,进行脑电信号分析要熟悉脑电信号不同处理方法的数学原理,理解不同方法的具体价值和局限,针对不同的研究目的选择应用适宜的方法。并且建议用不同的方法去重复和验证结果的可靠性。最后,对于获得的结果要从生物学角度和数学计算的角度综合检验和理解,从孤立的视角进行脑电信号分析将难以得到深入和有价值的发现。

(四)术前评估程序

在现代医学快速进展的背景下,仍然有 20%~30% 的癫痫患者呈现药物难治性,而外科手术是治疗难治性癫痫的有力手段。

癫痫术前评估是癫痫中心工作中的重要组成部分,涉及了多学科人员参与和多种专业技术的综合运用和解读,最终在适合手术的患者中得到合理的定位信息。因此,建立全面的评估团队,通过开放讨论的形式,建立规范的术前评估制度,能够最大可能地提高手术治疗效果。建议每一例拟接受手术治疗的患者，都应该接受全面规范的术前评估。具体包括如下方面：

（1）术前评估制度

1）设定规范化的时间制度，建议定期进行术前评估，同时对于每一例病例要留有充分的时间讨论。

2）建议有相对固定的空间场所，同时具备多媒体条件，能够清晰展示病历、发作录像以及神经影像结果等，以供讨论分析。

（2）术前评估团队：建立完备和有经验的术前评估团队是术前评估的关键。评估团队的核心组成应包括癫痫专业、临床电生理专业、功能神经外科专业方面有良好训练的神经内科医生、小儿神经科医生、神经外科医生和神经电生理医师，同时建议吸收神经放射科医生、神经病理医生、心理医生、精神科医生以及专业护理等专业人员参加，从不同专业角度提出建议（表11-8）。

表 11-8 癫痫术前综合评估团队

团队人员		所需专业技能
核心成员	神经内科医生	癫痫专业
	小儿神经内科医师	神经电生理专业
	神经外科医师	功能神经外科专业
	神经电生理医师	神经影像专业
参加人员	精神科医师	提供患者的精神状态、心理状态、神经影像、核医学影像以及护理方面建议
	心理学医师	
	神经放射科医师	
	核医学医师	
	护理人员	

（3）术前评估流程：总体来说，在药物难治性癫痫的术前评估中，经典的癫痫源定义是达到术后无癫痫发作所需切除的最少脑组织。目前在临床癫痫源的定位工作中，由于癫痫源仅为理论性概念，并且至今为止，没有哪一项手段是定位的"金标准"，因此，需要遵循临床发作症状 - 电生理 - 解剖结构 - 功能的特征，术前流程包括两步，即无创性评估和有创性评估。

1）无创性评估（step 1/phase 1）：首先合理选择有关无创性检查手段，综合应用发作症状学分析、头皮脑电生理、结构影像学和功能影像学等手段从不同的角度进行评估定位。在此阶段，大约70%的患者可以得到准确定位。

2）有创性评估（step 2/phase 2）：在无创性评估不能得到一致信息或者需要进一步准确定位癫痫源以及功能区的情况下，需要进行有创性评估，即进入术前评估的第二个阶段。

具体评估流程：对于进行评估的每例病例，首先准备完备的病例资料和检查结果等，在评估过程中，由住院医生负责汇报病例，通过规范化的术前评估，以期获得以下结果：

Ⅰ. 把握手术治疗的适应证，使适合手术治疗的患者能够最大程度地获益。

Ⅱ. 对于无创性检查能够明确癫痫源和功能区的病例，应共同讨论制订手术计划，确立切除方案。

Ⅲ. 对于需要进一步置入颅内电极检查的病例，讨论和制订电极置入方案。

Ⅳ. 对于不适合手术切除的病例，讨论制定应用神经调控治疗以及其他可能使患者获益的治疗方案。

Ⅴ. 对于已置入电极病例的再次讨论，基于颅内电生理的提示，结合无创性检查结果，讨论和制订手术计划，确立切除方案。

（4）其他方面

1）新技术的应用讨论：术前评估是充满活力和快速发展的领域，新的技术和方法为癫痫的定位提供了新的视角。在术前评估讨论中，提倡应用新技术，并与经典技术方法进行比较，以进一步提高术前评估能力。

2）术后回访汇报：在术前评估讨论中，建议预留时间对于前期经过评估和接受了手术治疗的病例，有专人汇报术后治疗效果，并回顾术前评估的结论。通过对成功和失败病例的再讨论，以进一步提高术前评估能力。

（任连坤）

三、癫痫的手术治疗

（一）癫痫手术适应证的选择

一般认为，有 20%~30% 的癫痫患者经过系统正规的药物治疗后，发作仍不能得到有效控制，对于此部分患者，应该通过术前评估，筛选可能的手术适应证。

目前一般认为，选择癫痫的手术适应证应该遵循以下原则：

1. 药物难治性癫痫 传统认为，在系统正规地应用两种以上抗癫痫药物的情况下，达到正常有效血药浓度，每月依然有 2~4 次以上发作，影响日常生活、工作和学习的癫痫属于药物难治性癫痫。然而，不同的学者对此定义的看法并不一致，如抗癫痫药物的应用时间和每月频率。某些癫痫发作如反复的癫痫持续状态即使并不频繁，也可能严重影响患者的生活质量，某些低龄儿童的癫痫，反复的发作可能造成严重的认知倒退，因此，药物的治疗时间可在 2 年以内。

2. 对于脑内存在的结构异常的患者应该早期手术 某些脑内存在结构异常的症状性癫痫，手术切除治愈癫痫的可能性较大，手术宜早期进行，如发育性肿瘤[胚胎发育不良性神经上皮肿瘤（dysembryoplastic neuroepithelial tumor，DNET）、节细胞胶质瘤（gangioglioma，GG）]、低级别星形细胞瘤、脑内海绵状血管畸形（cavernous malformation，CM）等。对于某些结构性病变的手术时机目前尚无定论，如局灶性皮质发育不良（focal cortical dysplasia，FCD），多数药物治疗效果不佳，但某些患者服药后也可能较长时间不发作，手术治疗对 FCD 总体疗效良好，但由于 FCD I 型累及范围广，手术后无发作率依然不够理想；又如 Sturge-Weber 综合征，某些患者的影像学异常与临床症状严重程度并不一致，影像学上已有明显的广泛半球性异常，而临床发作很少，半球性手术虽能治愈癫痫，但可能造成偏瘫加重，因此在早期手术与继续选择药物治疗上也存在争议。因此，对于结构性病变是否早期手术，应该比较药物治疗与手术治疗能够控制发作的可能性及手术本身的安全性。

3. 手术后不应该引起严重的功能障碍 虽然癫痫患者发生猝死的可能性远大于正常人，但多数癫痫患者发作仅影响生活质量，并不威胁生命，因此手术在解决原有功能障碍的同时应该尽量避免产生新的严重功能障碍，如不可逆的偏瘫、失语、严重的认知和记忆下降。严格的术前评估必不可少，应通过 fMRI、MEG、Wada 试验、经颅磁刺激、皮质电刺激等多种检查手段尽量在术前判断致痫灶与功能区的位置关系，术中还可利用唤醒麻醉、SSEP、MEP 等手段确认功能区的位置，避免损伤。应该指出，由于低龄儿童具有良好的神经系统可塑性，即使出现功能障碍，术后也容易恢复，对功能保留的要求可适当降低。

4. 应该除外癫痫外科的手术禁忌 某些可能自然缓解的良性癫痫综合征如小儿良性癫痫伴有中央中颞区棘波（benign childhood epilepsy with centrotemporal spikes，BECT）、青少年肌阵挛癫痫（juvenile myoclonic epilepsy，JME）应该避免外科手术。神经系统变性、代谢疾病或其他神经内科疾病导致的癫痫也属于癫痫外科手术禁忌，如线粒体脑肌病、自身免疫性脑炎，应该采用针对病因的治疗，而非手术。对于与基因改变有关的癫痫，多数情况下属于手术禁忌，然而也有例外，如 *DEPDC5* 基因可能与 FCD 的发生有关，手术效果良好；*TSC* 基因可能与结节性硬化（tuberous sclerosis complex，TSC）引起的癫痫有关，而很多结节性硬化手术治疗效果良好。癫痫患者有时可能合并某些共病如精神类疾病，对于严重精神异常的癫痫患者多不主张手术治疗。以往认为 IQ<70 也是癫痫外科的手术禁忌，然而，近年来发现，某些低龄儿童即使存在严重的认知下降，手术后随着神经系统功能的恢复，认知水平可能逐渐改善，因此 IQ 不再成为癫痫手术的绝对禁忌。

必须指出，随着新的检查技术和治疗手段的不断涌现，癫痫手术治疗的适应证也在不断变化，例如目前迷走神经电刺激（vagus nerve stimulation，VNS）和脑深部电刺激（deep brain stimulation，DBS）的良好预后极大地拓展了癫痫手术的适应证，改变了以往药物治疗或切除性手术二选一的治疗格局。

（二）癫痫手术的分类

癫痫手术的目的是减轻或缓解患者的癫痫发作，提高患者的生活质量。依据手术是否能够治愈癫痫，可以分为根治性手术和姑息性手术。

1. 根治性手术 一般采用致痫灶切除、离断或毁损的方式，目的是完全缓解癫痫患者的发作。依据手术范围的不同，常见以下手术方式：

（1）前颞叶切除术：由于颞叶癫痫是癫痫外科最常见的局灶性癫痫，因此该手术也是癫痫外科最常见的手术方式，包括标准的前颞叶切除术和选择性颞叶内侧结构切除术。

（2）新皮质病灶切除术：依据病灶累及脑叶的不同，又包括额叶、颞叶、顶叶、枕叶、岛叶癫痫病灶的切除，额叶的范围最大，其切除又经常包括中央区、额叶背外侧、额叶内侧和眶额回的切除。新皮质癫痫常见的病例包括发育性疾病如 FCD、肿瘤、创伤和脑卒中引起的局部胶质瘢痕、海绵状血管畸形、动静脉畸形等。

（3）脑叶切除、多脑叶切除和大脑半球切除术：当致痫灶的范围较广泛，累及单个脑叶、多个脑叶，甚至是一侧大脑半球广泛起源的致痫灶时，需要采用这一术式。由于切除的范围较广泛，必须考虑手术可能导致的功能障碍。近年来，很多学者采用离断手术代替传统的切除术，在保证手术疗效的同时减少了出血及术后的脑组织移位，降低了术后并发症的风险。

（4）立体定向毁损手术：通过立体定向手术或立体脑电电极等对致痫灶进行毁损，达到治愈癫痫的目的。该术式的应用前提是对致痫灶能够精确定位，由于不同的毁损手段能够毁损的范围不同，也限制了这一术式的应用范围。依据毁损手段的不同又包括伽马刀、射频热凝毁损、激光毁损术、超声波毁损术等手段。

2. 姑息性手术 有时癫痫灶的范围无法确定、多灶性癫痫、或癫痫灶与重要功能区重叠，无法通过切除性手术达到治愈的目的时，此时通过姑息性手术减轻患者的癫痫发作，改善患者的生活质量。常见的姑息性手术又分为以阻止癫痫放电传导为目的的手术和神经调控手术。

（1）多处软膜下横切术（multiple subpial transection，MST）或皮质热灼术：无论是软膜下横切抑或热灼，其原理都是在软膜下横切离断大脑皮质的水平纤维而保留垂直柱，从而在不影响功能的情况下阻断癫痫放电的传导。近年来，随着致痫灶和术中功能区定位精确度的提高，这一术式已较少单独采用，而多与切除性手术联合应用。

（2）神经调控手术：慢性小脑电刺激术曾经用于治疗癫痫，因疗效欠佳近年来已经基本淘汰。目前常用神经调控手术包括 VNS、DBS 和反应性神经电刺激术（responsive neurostimulation，RNS），其中 VNS 在全世界范围内已应用超过 20 年，比较成熟；DBS 手术包括诸多靶点，其中以丘脑前核（anterior nucleus of the thalamus，ANT）最为常用。

（三）前颞叶切除术

1. 历史回顾 颞叶癫痫是最常见的难治性癫痫。引起颞叶癫痫的最常见病因为海马硬化，约占所有颞叶癫痫患者80%，其他常见病因包括低级别肿瘤、皮质发育异常、颅脑外伤和围产期脑损伤等。

1928 年，Penfield 实施了首例颞叶切除术，该患者属于外伤后癫痫，致痫灶位于颞叶，术后发作减少，但是该手术同现代所指的前颞叶切除术仍存在一定差距。二十世纪三十年代，Penfield 与 Jasper 在蒙特利尔神经病学研究所共同发明并发展脑电技术，得益于脑电图的帮助，学术界对颞叶癫痫的认知不断加深。Penfield 借助术中脑电图判断颞叶皮质的切除范围；Penfield 与 Baldwin 共同发现切除颞叶内侧结构后（杏仁核和海马前部），患者的发作改善情况更加满意。同期，Gibbs 提出了"精神运动性发作"这一概念，并对该综合征的先兆、发作形式以及脑电特点进行了总结，并指出该种发作起源于颞叶。Gibbs 观察到的"精神运动发作"正是现在的颞叶癫痫症状学表现。在此之后，Margerison 和 Corsellis 等发现了颞叶癫痫海马硬化特征性病理改变。Morris 发现了颞叶癫痫杏仁核和海马前部的异常病理，提出了"标准前颞叶切除"的概念。Falconer对颞叶癫痫手术经验进行总结,其提出的前颞叶整块切除的方式成为如今标准前颞叶切除术的雏形。1955年,Falconer发表一项30例前颞叶切除手术治疗颞叶癫痫的研究,至此前颞叶切除术治疗颞叶癫痫理论体系已基本形成。Falconer的研究中同时对颞叶内侧结构硬化的原因进行了补充,认为其病理还可能与儿童时期的高热惊厥、外伤、长期的发作等有关。

70年代中期前颞叶切除术在世界范围内快速普及,北美与欧洲癫痫中心成为主要阵地。

2001年Wiebe等发表一项关于前颞叶切除手术的前瞻性随机对照研究,从循证医学角度为前颞叶切除术治疗颞叶癫痫提供了重要的证据。对于颞叶内侧型癫痫,目前学界认为可以进行前颞叶切除术或者选择性海马杏仁核切除。一般认为选择性海马杏仁核切除具有保护认知功能的优势,而前颞叶切除可能对保证癫痫术后疗效有利,选择何种方式依据不同病例以及各癫痫中心的经验,目前我国常使用前颞叶切除术。选择性海马杏仁核切除包括多种入路及手术方式,包括经侧裂、经颞叶皮质或经颞底入路,目前亦有关于使用立体定向热凝毁损或激光毁损颞叶内侧结构治疗颞叶内侧型癫痫的研究报道。目前,在癫痫外科学术领域,最早于法国出现的立体定向脑电图(stereo-electroencephalography,SEEG)理论体系在世界范围内快速流行。SEEG的相关研究,极大加深了对癫痫症状学和癫痫网络的理解。大量颞叶癫痫SEEG研究使得以往颞叶癫痫单纯内、外侧型的分类已被逐渐淘汰。新的分类包括内侧型、外侧型、内外侧型、颞极型以及颞叶附加症型。新的分型更加贴近于癫痫内外科临床实际情况。

2. 手术适应证

(1)经正规抗癫痫药物治疗,癫痫发作控制仍不满意的颞叶癫痫患者即可进入术前评估。

(2)对于具有典型病史、发作症状学、头皮脑电图特点,以及明确影像学改变(MRI、PET)的颞叶内侧型癫痫可以直接进行手术(图11-1)。

(3)经一系列无创术前检查评估后仍有疑点的病例(MRI阴性的颞叶癫痫,双侧颞叶癫痫,发作症状学表现为非典型症状、优势侧颞叶前部病灶合并可疑海马硬化等情况),应进行侵入性术前评估,若致痫灶定位于一侧颞叶前部及颞叶内侧结构则可进行前颞叶切除术。

3. 手术方式简介

(1)麻醉和体位:手术在全身麻醉下进行,体位一般采取平卧位向一侧转头,可使用头架、头托等固定头部,便于术中调整头部的角度,更好地暴露术野。

(2)手术步骤:多采用翼点入路,皮肤切口呈"?"形。即从耳屏前1cm,颧骨上2cm左右开始,弧形向上、向后到耳郭上,沿颞上线至前额发际边缘。切皮前利多卡因沿切口进行局部浸润麻醉。分层切皮,其间保护颞浅动脉主干,颞部皮瓣分离至颞肌深筋膜浅层下,皮瓣翻向下,以保护面神经额颞支,离颞上线1cm切开颞肌并翻向下,前缘暴露额骨颧突。选择骨瓣时需要综合考虑较好暴露颞叶中、前部及侧裂区域,骨孔数目视术中情况而定,铣刀铣开骨瓣,之后咬除或磨钻磨除残余蝶骨嵴,骨蜡封闭骨缘。骨缘钻孔,悬吊硬膜。以蝶骨嵴为中心行弧形+放射状剪开硬膜,充分显露术野并进行硬膜悬吊。进行脑叶表面皮质脑电图监测,待颞叶皮质整块切除完成后再监测颞叶内侧结构,如海马、杏仁核等,确定切除范围(是否进行术中皮质脑电检测目前学界存在争议)。

前颞叶切除范围和手术侧别有关。通常情况下,优势侧半球允许切除颞极后4.5～5.5cm,非优势侧半球允许切除颞极后5.5～6.5cm的范围,但一般不超过同侧的Labbe静脉。前颞皮质切除时,首先镜下分离侧裂,明确大脑中动脉供应颞极、颞叶分支的血管走行,选择性电凝并切断相应动脉,依据选定后界开始切除。沿颞中回前部斜向内侧寻找侧脑室颞角,直至清亮液体流出(脑脊液),扩大切口可见紫红色脉络丛和内侧发白的海马组织。棉片填塞颞角,以免流失过多的脑脊液并充当位置标记物。继续进行皮质整块切除,至中颅窝底时电凝局部静脉穿支和软脑膜上小血管,以此向前切除颞叶组织。清除已离断颞叶组织后,清楚暴露颞叶内侧结构。颞角内上部为杏仁核,颞角后内侧为海马组织。分别切除杏仁核(其间注意杏仁核顶端与苍白球位置关系),海马头及之后的海马体,海马旁回和海马钩等颞叶内侧结构。其间可见小脑幕缘,注意保护内侧软脑膜完整(术中辨认下脉络点及脉络裂有利于确认颞叶内侧结构的内侧切除边界,勿损伤环池内的结构)。

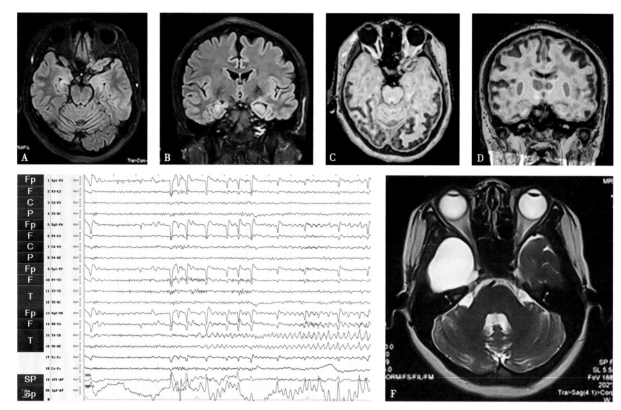

图 11-1 典型颞叶内侧位癫痫头皮脑电、影像学检查

患者女，29岁，确诊为局灶性癫痫10年。发作症状学表现为先兆（腹气上升感，有时有幻嗅或似曾相识感、陌生感）→愣神、咂嘴，有时右手摸索，发作持续40余秒，口服LEV 500mg、每天两次，OXC 600mg、每天两次，既往无特殊，自诉记忆力减退。A. 术前轴位Flair像可见右侧海马体积缩小、高信号；B. 术前冠状位Flair像可见右侧海马体积缩小、高信号；C. 术前轴位MRI-PET融合，可见右侧颞叶内侧、新皮质低代谢；D. 术前冠状位MRI-PET融合，可见右颞叶内侧低代谢；E. 术前头皮脑电（蝶骨电极、左右双导），可见右侧前颞区发作期多棘波改变并快速压低；F. 行右侧前颞叶切除术，术后MRI（轴位T$_2$像）提示右侧颞叶新皮质及内侧结构切除满意

切除完毕后再次监测术野区癫痫放电情况（是否进行术中皮质脑电检测目前学界存在争议）。术野严密止血，防止残留血液经颞角进入脑室内。术腔注入生理盐水。严密缝合硬膜，必要时可用筋膜及其他人工材料修补硬膜缺口。硬膜外止血彻底后，复位并固定骨瓣，分层缝合肌肉、皮下、头皮等组织。视术中情况决定硬膜外是否留置引流管（图11-2）。

4. 手术疗效 目前两项前瞻性随机对照研究提供了关于颞叶癫痫手术的一级临床证据。2001年加拿大的Wiebe教授对比了颞叶癫痫患者分别接受前颞叶切除术和口服ASMs的疗效，研究结果表明，在术后1年手术组患者癫痫完全缓解为58%，而药物组仅为8%。2012年美国Engel教授研究了确诊颞叶癫痫2年早期手术与服用ASMs的区别，手术组患者早期癫痫完全缓解率为73%，而药物组仅为0%。回顾相关临床研究，在长期预后方面，前颞叶切除术后5年内患者的发作缓解率为66%～70%，术后大于5年期的发作完全缓解率为41%～79%。相关荟萃分析结果表明，前颞叶切除术后癫痫完全缓解率为71%。在神经功能预后方面，前颞叶切除术后仅0.4%～4%的患者在术后出现部分性偏盲、失语、运动/感觉障碍或脑神经麻痹的并发症。在认知功能预后方面，言语记忆功能损伤是最常见的认知功能并发症，可发生在19%～50%的优势半球颞叶癫痫患者中。在神经心理预后方面，目前规模最大的前瞻性队列研究发现，颞叶癫痫患者术前焦虑及抑郁比例分别达到22.1%和24.7%，术后分别下降至11.4%和12.3%。在生活质量预后方面，一项随机对照研究提示，与ASMs组相比，前颞叶切除手术组术后3个月即出现生活质量改善（QOLIE-89），并可持续维持稳定。

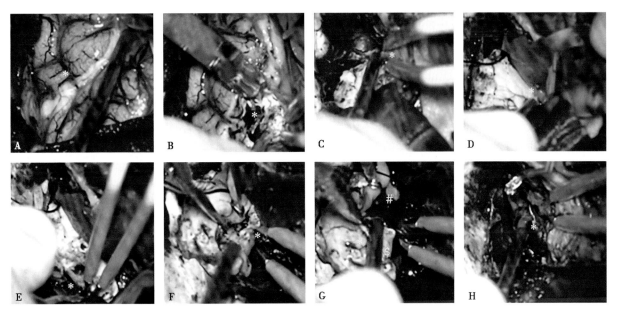

图 11-2　前颞叶切除示意图

A. 确定颞叶切除后界(*)；B. 颞叶皮质整块切除，期间离断颞干(*)；C. 暴露颞叶内侧结构，处理杏仁核(*)；D. 寻找下脉络点(*)，进而确定海马头、海马体界限，以及内侧切除边界；E. 切除海马体，提示海马体切除后界(*)；F. 于下脉络点(*)离断海马供血血管；G. 从软脑膜内侧分离钩(#)，海马旁回($)，海马(*)；H. 颞叶内侧结构切除后暴露内侧环池，及大脑后动脉(*)

（四）新皮质癫痫的切除性手术

1. 历史回顾　Horsely 在 1886 年最早开始癫痫(病)灶切除术。在这之后，Krause 和 Foerster 也实施了癫痫(病)灶切除术，当时没有神经影像学和脑电图辅助定位，仅通过症状学来判定致痫(病)灶位置，切除的范围包括大体所见病变及部分皮质。进入 20 世纪，脑电图、CT 及 MRI 的出现使致痫灶相关的电生理及影像学特点得以呈现，从而推动了致痫灶的定位技术的发展。在癫痫术前评估体系中，基于定位理念的不同，存在着"北美学派"及"法国学派"之争。"北美学派"对致痫灶的定义为：中止癫痫发作所必须切除(离断)的最小皮质，而与致痫灶密切相关的脑区为：激惹区，发作起始区，症状产生区，致痫病灶和功能缺失区。"法国学派"对致痫灶的定位是基于解剖 - 电 - 临床关系，该学派认为痫性放电根据时间 - 空间顺序进行传导从而激活相应的脑区，在临床上表现为由一系列按时间顺序依次演变的症状。法国学派对致痫灶的定义为：癫痫发作时，痫性放电起始和最初受累的结构。我国癫痫外科早期师承于"北美学派"，最近 10 多年来，不少的癫痫中心开始接受"法国学派"的理念并进行相应的转型。

2. 手术适应证　对于新皮质癫痫，如果诊断为药物难治性部分性癫痫，即可进入术前评估阶段。如果通过现有的评估手段，能够确定致痫灶的位置及范围，而切除性手术又不至于引起重要的不可逆的功能缺失，即可实施致痫灶切除术。

从病理的角度来看，新皮质癫痫手术的适应证包括：以 GG、DNET 为主的发育性肿瘤，以 FCD 为主的皮质发育畸形、CM、皮质软化瘢痕灶、TSC 和 Sturge-Weber 综合征等。

3. 手术方式简介　新皮质癫痫切除性手术的原则是：完全切除病灶和致痫灶，而又不能产生新的神经功能的损害。术前定位致痫灶和功能区的方法已经在前面的章节进行了详细描述，本章节就不做赘述。而术中如何辨认致痫灶和功能区所在的解剖位置，则需要一定的经验及其他的辅助手段，如：神经导航，术中超声，脑表面三维重建，皮质诱发电位监测，术中唤醒皮质刺激及皮质脑电监测。

在手术技巧方面，其基本原则是：尽量做到在目标切除区域内操作，避免伤及邻近皮质，注意保护血管和白质。对于营养和引流切除范围脑组织的动脉和静脉，可以电凝后剪断。而对于营养和引流切除范围外脑组织的"过路"血管，一定要注意保护，以免造成梗死与严重脑水肿。切除深部不宜过深而离断白质,以免损伤邻近的正常传导束,导致相应脑组织的功能受损。

　　对于不同病理类型的致痫病灶,其切除方案存在一定的差别。对于发育性肿瘤,现在的主流观点认为,因其周边常合并 FCD,建议在术中 ECoG 引导下切除。Ⅰ型 FCD 由于累及范围广,因此建议进行大范围切除。而Ⅱ型 FCD 其分布范围往往比较局限,可以综合影像学及电生理监测结果实施裁剪式脑沟或脑回切除。对于ⅡB 型 FCD,白质内的信号异常部分是否切除与术后疗效关系不大。因此,在切除过程中没有必要深入至白质中而破坏传导束。而需要特别注意的是,Ⅱ型 FCD,不仅仅是 MRI 信号异常的皮质具有致痫性,与之延续的 MRI 信号正常的皮质也有可能具有致痫性(图 11-3)。由于 CM 病灶自身不具有致痫性,它是通过不断的出血导致周围皮质变性而具有致痫性。因此,对于 CM 所致的癫痫,建议切除 CM 病灶的同时将周围黄染的皮质一并切除。对于外伤后、卒中后及感染后遗留的脑软化瘢痕,个体化差异较大,可出现在任何位置,癫痫表现多样,具体手术策略需根据不同患者具体

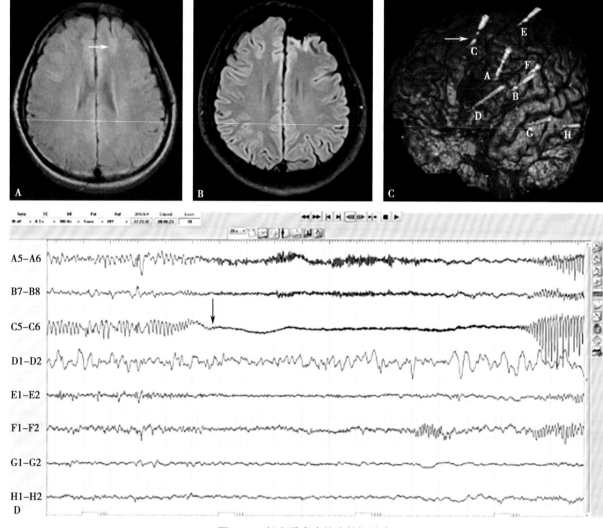

图 11-3　新皮质癫痫的病灶切除术

该病例为 24 岁男性,主诉为"发作性意识不清伴喊叫及躯体扭动 21 年"。患者的发作形式为发作性心悸、恐惧感,继而意识朦胧(自诉意识不完全丧失),喊叫,继而双上肢紧握周围物体,身体剧烈扭动,双下肢蹬踏样动作,持续 10 余秒钟好转。发作后意识迅速清醒。发作频率可达 10 余次 /d,无明显夜间发作倾向性。患者在 9 年前行术前评估,其头皮脑电为:间期为左额、前颞、中颞阵发性尖波、慢波;发作期为广泛性波幅压低。A. 头颅 MRI 示左额 FCDⅡB 的可能性大。术后病理回报为 FCDⅡB;B. 复查头颅 MRI 示异常信号部分切除完全。但患者半年后癫痫复发,其症状与频率与之前类似;C. 再次行术前评估后进行立体脑电电极植入;D. 立体脑电结果提示癫痫起始于异常信号所在脑沟的残留部分。再次手术将该残留脑沟予以切除,病理回报为 FCDⅡA。术后 2 年未见癫痫发作

评估。综上所述，新皮质癫痫手术没有固定的范式，应该综合患者的临床特点而设计个体化的手术切除方案以达到最佳的术后癫痫控制疗效及最小的术后并发症。

4. 手术疗效　癫痫手术的疗效取决于两点：首先是术前评估环节中确定致痫灶的位置及范围是否准确，其次是手术切除过程中是否达到了致痫灶完全切除。对于新皮质癫痫，MRI 上缺乏与致痫灶相关的阳性发现往往意味着定位困难，因此，MRI 阴性的新皮质癫痫的术后疗效要差于 MRI 阳性的病例。具体到病理类型，发育性肿瘤、CM 因为常为 MRI 可见，所以术后疗效较佳。北京天坛医院报道 55 例 GG 癫痫患者，手术后平均随访 3.27 年，癫痫无发作率为 87.27%。上海华山医院报道 181 例合并癫痫的 CM 患者，其术后 5 年癫痫无发作率为 80.1%。TSC 尽管为 MRI 阳性，但是由于为多发结节，定位存在一定困难，其术后疗效较发育性肿瘤及 CM 差。一项纳入 13 项研究包含 229 例患者的荟萃分析表明，TSC 术后的癫痫无发作率为 59%。Ⅰ型 FCD 由于多为 MRI 阴性，且分布弥散，即使行大范围的切除，其术后无发作率也仅为 21%。大多数ⅡB 型 FCD 为 MRI 可见，而ⅡA 型 FCD 的 MRI 阳性率要低于ⅡB 型 FCD。来自意大利米兰的一项研究表明，ⅡA 和ⅡB 型 FCD 的术后癫痫无发作率分别为 88% 和 74%。

（五）多脑叶切除术与大脑半球切除术

1. 历史回顾　多脑叶切除术（multilobar resection）即外科切除或离断范围累及一侧大脑半球的两个及两个以上脑叶，包括额颞、额顶、顶枕、颞枕切除、颞顶枕切除或离断术（后四分之一切除 / 离断术）以及保留感觉运动区的大脑半球次全切除术等，多脑叶切除术在儿童癫痫外科手术中较成人多见。对于累及一侧大脑半球的弥漫性病变，大脑半球切除术（cerebral hemispherectomy）可以显著降低癫痫发作的频率甚至治愈癫痫。随着影像学以及显微外科技术的快速发展，大脑半球切除手术也进一步改良，1926 年 Dandy 对 1 例弥漫累及右侧半球的胶质瘤患者进行了历史上第一例解剖性大脑半球切除术（anatomical hemispherectomy），1945 年 Krynauw 应用这一术式治疗婴儿痉挛性偏瘫伴难治性癫痫并取得惊人效果，其切除范围包括了一侧半球除深部基底节以外的所有大脑结构（图 11-4A），随后解剖性大脑半球术进一步改良，包括将硬脑膜缝合于大脑镰、小脑幕和颅底、肌肉填塞室间孔等措施以缩小硬膜下腔，中国陈炳桓、杨炯达等提出将肌瓣堵塞室间孔基础上用丝线固定在大脑镰和小脑幕以防止肌瓣脱落；1974 年加拿大蒙特利尔神经病学研究所 Rasmussen 提出仅切除患侧中央区和颞叶，并离断患侧脑组织联系对侧半球（胼胝体）及下行的（放射冠）白质纤维，实现生理上切除，即功能性大脑半球切除术（functional hemispherectomy）（图 11-4B）；20 世纪 90 年代，手术方式进一步改良，多种大脑半球切除术（cerebral hemispherectomy）用于临床，包括环岛周大脑半球离断术及经纵裂入路大脑半球离断术等（图 11-4C），离断技术以最少部分地切除并最大限度地离断联系纤维，显著减少了术后健侧脑组织移位、硬膜下腔含铁血黄素沉积及脑积水等并发症的发生。

2. 手术适应证

（1）多脑叶切除术适应证：致痫灶累及 2 个或 2 个以上脑叶，常见的病理类型包括了皮质发育畸形（malformation of cortical development，MCD）、创伤后或梗死后软化灶、肿瘤、Sturge-Weber 综合征及其他血管性病变等，其中 MCD 是最常见的病理类型。欧洲多中心癫痫术后病理统计分析显示 MCD 是儿童癫痫外科术后最常见病理，且多脑叶 MCD 继发癫痫患者起病年龄最早，偏侧巨脑回畸形继发癫痫平均起病年龄为（0.1±0.7）岁，多脑叶 FCDⅡA 型平均起病年龄为（2.3±4.3）岁，多小脑回畸形为（3.3±5.5）岁，研究结果也支持多脑叶切除在儿童癫痫患者最常见。广泛累及颞 - 顶 - 枕皮质的难治性癫痫是后四分之一离断手术的最佳适应证（图 11-5）。进展性病变如 Rasmussen 脑炎是多脑叶切除的禁忌证，保留中央区的大脑半球次全切除术术前评估必须排除中央区的致痫性。

（2）大脑半球切除 / 离断术适应证：①致痫灶累及一侧半球（图 11-6），如 MCD（偏侧巨脑回最常见）、Sturge-Weber 综合征、Rusmussen 脑炎、先天性或获得性一侧半球损伤（外伤后脑软化等）、偏身惊厥 - 偏侧半球萎缩 - 癫痫综合征（hemiconvulsion-hemiatrophy-epilepsy syndrome，HHE）；②术前肢体远端精细运动能力下降，如对指运动，MRI 显示对侧大脑脚代偿性增粗；③术前必须详细评估并排除对侧半球的致痫可能；④儿童早期手术可能预后更好，其大脑可塑性高有助于术后运动、语言等功能的恢复和发育。

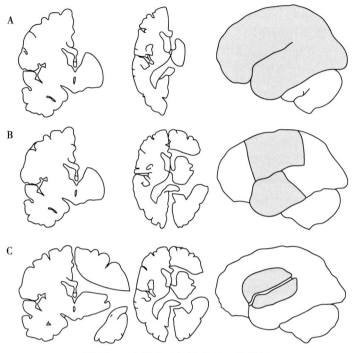

图 11-4 大脑半球切除术的三种类型

A. 解剖性大脑半球切除术；B. 功能性大脑半球切除术；C. 环岛周大脑半球离断术。阴影部分是切除的皮质范围

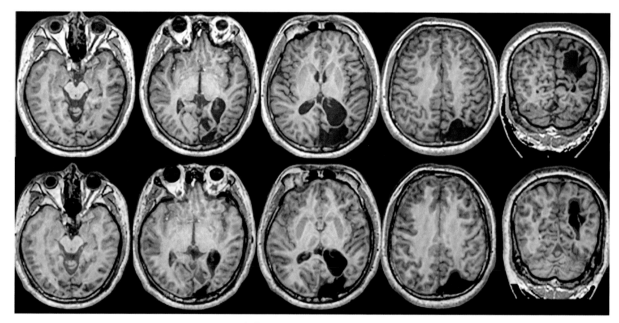

图 11-5 致痫灶累及颞 - 顶 - 枕皮质影像学变化

MRI 提示左侧顶枕区软化灶，PET/MRI 融合提示左颞及软化灶周围广泛低代谢

3. 手术方式简介

（1）解剖性大脑半球切除术：首先于大脑中动脉 M2 段、大脑前动脉 A2 段以及大脑后动脉 P2 段处电凝切断，经纵裂切开胼胝体达侧脑室，于尾状核头的前方离断额叶纤维；于侧脑室房部离断胼胝体球部和禽距，自侧脑室尾状核体部外上沿基底节外侧、岛叶皮质深部切开白质，随后向下离断颞干暴露颞角并离断颞叶底部，最后切除杏仁核、海马结构，全切除大脑半球。

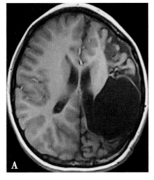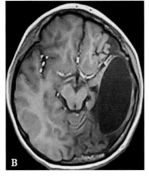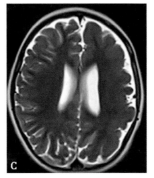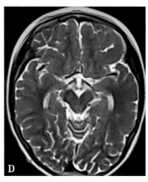

图 11-6　致痫灶累及一侧半球影像学变化

两例接受大脑半球离断手术患者术前 MRI 影像：图 A～B 为出生后维生素 K 缺乏引起颅内出血导致的软化灶；图 C～D 为偏侧巨脑回影像。两例患者均出现病灶侧大脑脚萎缩及对侧代偿性增大

（2）功能性大脑半球切除术：首先切除颞叶，随后将中央及顶盖区的皮质切开，深至岛叶，延伸向上到额叶和顶叶，将额叶后部、中央区、顶叶前部脑组织整块切除，随后于侧脑室额角、房部分别离断额叶、枕叶残余纤维。

（3）大脑半球离断术（环岛周入路）：暴露外侧裂全长，切除额顶盖，切开上环岛沟、放射冠后进入侧脑室，于侧脑室顶向前和后切开胼胝体全长。经侧脑室额角向蝶骨嵴方向完全离断额叶，在胼胝体压部经脉络裂切断穹窿、离断海马，并离断压部下方的胼胝体球部和禽距，离断枕叶纤维。切除部分颞盖，切开下环岛沟、颞干进入颞角，切除颞叶钩回、杏仁核、海马，离断颞叶。经屏状核、外囊潜行离断岛叶深部白质，整个半球完全离断。

（4）后四分之一离断术：剪开硬膜暴露颞叶、脑岛盖部、中央区皮质。术中体感诱发电位确定中央沟，于颞上回中后部切除颞盖，自下环岛沟离断颞干达侧脑室，向前切除杏仁核海马，自颞上回皮质切开处后缘、中央后沟下端开始，沿中央后沟斜向上方走行至纵裂大脑镰，向下直达胼胝体并进入侧脑室，于脑室内将所有进入胼胝体后部的纤维完全离断，全部离断顶 - 枕联合纤维（图 11-7）。

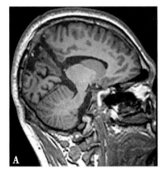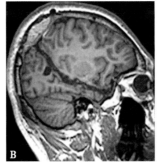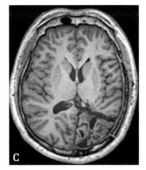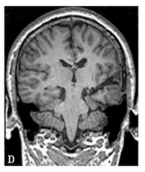

图 11-7　后四分之一离断术后 MRI 影像

后四分之一离断术后显示顶枕叶纤维（A、B、C）和颞干（D）离断术后改变，左侧颞叶内侧结构完整切除（D）

4. 手术疗效　美国克利夫兰医学中心随访分析了 63 例经多脑叶切除术治疗的难治性癫痫患者术后疗效，术后 6 个月、1 年、5 年和 10 年癫痫完全缓解率分别为 71%、64%、52% 和 41%。瑞典一项前瞻性研究统计了 57 例患者，多脑叶切除术后随访 2 年，24.5% 的患者术后癫痫完全缓解，22.6% 术后癫痫发作频率减少 75% 以上，有 3 例患者（5.7%）出现较严重并发症，包括大脑中动脉梗塞、硬膜外脓肿和偏瘫，无死亡病例。后四分之一离断术后患者癫痫完全缓解率多在 70% 以上。Chugani 等报道的 23 例患者接受大脑半球次全切除术，术后平均随访 65 个月，74% 的患者癫痫完全缓解，术后 1 例出现脑积水并进行脑室 - 腹腔分流手术，术后对侧肢体运动较术前无明显差异。大脑半球切除术后癫痫预后更

为理想，一项纳入 1 528 例大脑切除术患者的荟萃分析显示，术后癫痫完全缓解率为 73%，其中获得性病变继发癫痫患者（癫痫完全缓解率：78%）较先天发育性病理继发癫痫（癫痫完全缓解率：66%）患者预后理想。

（六）胼胝体切开术

1. 历史回顾　癫痫发作的放电通过联合纤维传导至对侧大脑半球，因此切断主要的联合束可以减轻或消除癫痫的全面性发作或将发作局限于一侧脑内，这是胼胝体切开术抑制全身性癫痫发作扩散的主要理论基础。Dandy 于 1936 年对松果体肿瘤行部分胼胝体切开，被认为是世界上第 1 例胼胝体切开手术，同时报道患者术后无明显的神经系统异常。1940 年 Van Wagenen 和 Herren 报道的 10 例胼胝体肿瘤患者起初主要表现为癫痫全面性发作，随着肿瘤长大，破坏更多的胼胝体纤维组织，癫痫发作次数逐渐减少，同时症状局限于一侧。他们根据临床观察和癫痫放电的扩散被局限于一侧大脑皮质时患者癫痫发作不伴有意识丧失这一现象，通过胼胝体切开把癫痫的发作限制于一侧半球，从而使胼胝体切开术应用于临床。20 世纪 60 年代初期 Bogen 和 Vogel 报道了关于胼胝体切开后患者的手术结果及神经心理学研究，学者们渐渐开始对胼胝体切开术产生兴趣。国内 1983 年谭启富、陈久荣首先开展了这一手术，引起了国内同道的兴趣，手术例数逐年增加。

2. 手术适应证　当癫痫发作频繁、经系统内科药物治疗效果欠佳、术前评估认为致痫灶不明确或广泛时可以考虑行胼胝体切开术（图 11-8）。所以胼胝体切开术有着广泛的适应证，尤其对于全面性发作，如失张力、强直、全面强直-阵挛发作，尤其伴有"跌倒发作"者；同时也适用于部分性发作但很快继发全面性发作但不能明确致痫灶或致痫灶较广泛者，如 TSC 或 Sturge-Weber 综合征。此外对于伴有难治性癫痫发作的婴儿偏瘫或 Rasmussen 脑炎，可以在大脑半球切除术和胼胝体切开术中选择。术前发作间期脑电图有弥漫性多灶性棘波或棘慢波，及引起双侧同步发作的局灶性棘波；发作期脑电图有单侧起源，快速引发弥漫性发作和双侧广泛的弥漫性放电，或广泛压低，或广泛低波幅快节律起始者较适合行胼胝体切开术。

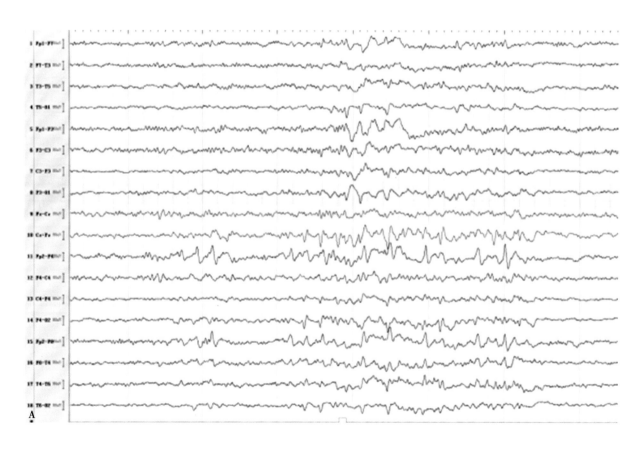

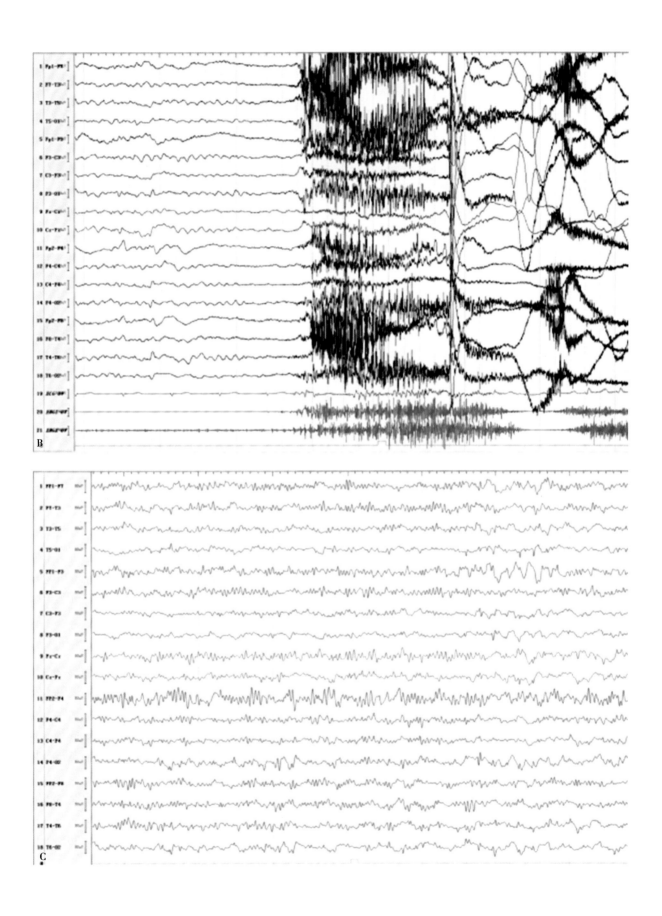

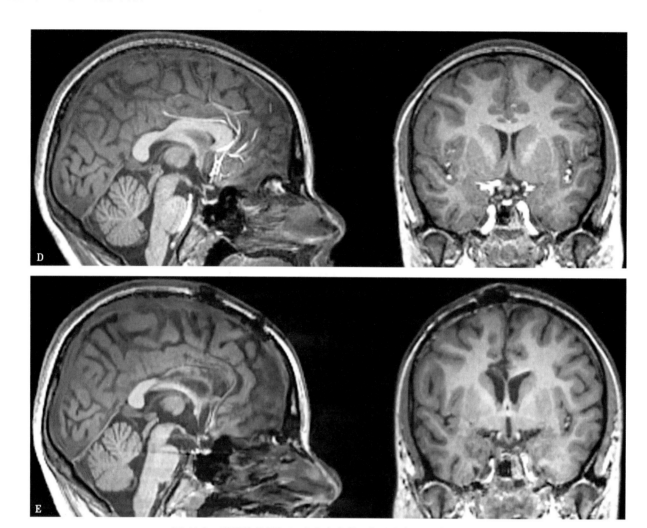

图 11-8　胼胝体前部切开术患者术前、术后脑电及影像学变化

患者女性，10 岁，癫痫病史 9 年。发作类型包括强直、失张力（表现为跌倒）、部分性发作继发全身强直阵挛，平均 1～2
个月发作 1 次或每天发作 2～3 次。术前 MRI 及 PET/CT 均未见明显异常。手术采用胼胝体前部切开术，术后随访 1 年
无发作，Engel Ⅰ级。A. 术前发作间期脑电：大量广泛性中幅棘波、棘慢波簇发及阵发，右侧额极著；B. 术前发作期脑
电：广泛性电压减低，继而广泛性低幅快波，伴有中量肌电伪迹，继而广泛性高幅尖波、棘波、棘慢波，伴有大量肌电伪
迹，右额节律演变显著，持续时间 1～2min；C. 术后 6 个月复查脑电图，右侧额顶可见棘波发放，左侧放电基本消失；D、
E. 术前与术后 MRI 显示胼胝体切开的范围

　　综上所述，胼胝体切开术的适应证如下：①难治性癫痫，病程长，经内科系统药物治疗效果欠佳
者；②全面性癫痫发作，尤其是失张力、强直和全面强直阵挛发作；③多灶性癫痫或者不能切除的癫痫
灶所引起的癫痫。

　　适合进行胼胝体切开术治疗的病种或综合征如下：① Lennox-Gastaut 综合征；② Rasmussen 脑炎；
③ TSC、Sturge-Weber 综合征等；④较广泛的脑皮质发育不良；⑤单侧半球巨脑回畸形；⑥伴有难治性
癫痫发作的婴儿偏瘫。

　　胼胝体切开术的禁忌证如下：①有严重的智力低下者，一般认为 IQ<75 者不适合本手术治疗；②有
进行性的广泛脑实质退行性变者；③有其重要脏器严重疾病或凝血功能障碍者。

　　3. 手术方式　　胼胝体切开术分为胼胝体前部切开术、胼胝体后部切开术、选择性胼胝体切开术和
胼胝体全切术。

　　手术应在全身麻醉下进行，为操作方便和视野良好，多数医师选用患者处于仰卧位，如行胼胝体后
部切开或全长切开可采用半坐位或侧卧位。头架固定，胼胝体前部切开术头皮切口采用冠状缝前横切

口或右额马蹄形切口,高速环钻或颅骨钻孔铣刀切下圆形或方形骨瓣,骨瓣的前 2/3 位于冠状缝前,后 1/3 位于冠状缝后。硬脑膜弧形或"十"字切开,中线尽可能接近矢状窦,硬脑膜翻向中线侧,切开硬膜时注意避免损伤较大的桥静脉。如脑组织较饱满可经右额皮质穿刺脑室放出脑脊液,使脑松弛,或提前应用甘露醇。显微镜下向外牵拉右侧额叶,进入大脑纵裂,分离粘连及蛛网膜,打开胼胝体池,寻找并确认胼胝体周围动脉,其下方呈白色光泽的为胼胝体,将动脉牵开,双极电凝胼胝体表面的血管,然后用直剥离子切开胼胝体纤维,直到看到青蓝色半透明室管膜为止,其膝部及嘴部纤维最后可用细吸引器切割,避免打开脑室。切开胼胝体的前 2/3 或全长的 80%,一般切开长度为 5~8cm。然后严密缝合硬脑膜,颅骨复位固定,逐层缝合头皮。胼胝体后部切开采取顶部横切口或马蹄形切口,环钻或铣刀开颅,注意避免损伤中央静脉,将右顶叶向外牵开,切开胼胝体后部及压部和其下方的联合纤维,之后严密缝合硬脑膜,颅骨复位固定,逐层缝合头皮。胼胝体全长切开术由于术后并发症较多,故较少应用。适合进行一期手术完成胼胝体全长切开术的指征有:有严重智力低下和神经功能低下,术后出现严重的大脑失连接的可能性很小者;广泛多灶病变且其边界超出额叶界线者。选择性胼胝体切开术在临床工作中也较少应用。

4. 手术疗效 胼胝体切开术的手术疗效各家报道不一。Spencer 对胼胝体切开术后的疗效进行文献综述,对失张力、强直性、强直阵挛发作者,胼胝体全切开术后 80%~90% 的患者可以得到完全控制或显著缓解,而在部分胼胝体切开者的有效控制率约 50%。他还总结了文献中 330 例患者的疗效,胼胝体前部切开术和全部切开术的成功率在失张力发作分别是 71% 和 74%,在强直阵挛发作则为 56% 和 75%,在强直性发作分别是 47% 和 74%,在失神发作是 33% 和 64%。其他文献也表明,胼胝体切开术对于失张力发作、强直发作、强直 - 阵挛发作有较好效果。David Graham 于 2017 年经过严格筛选,对 12 篇报道儿童患者胼胝体切开术疗效的文章进行系统评价,共纳入 377 例患者,其中 310 例有跌倒发作(82.2%),最常见的是 Lennox-Gastaut 综合征($n = 133$; 35.3%),其次是 West 综合征($n = 26$; 6.9%)。结果表明,胼胝体切开术对跌倒发作比其他全面发作的治疗效果更好。胼胝体全程切开术减少发作的可能性更大,但是胼胝体前部切开术导致失连接综合征的概率更小。尽管缺乏一致性的效果分级标准,所有的研究展示了相似的结论,即胼胝体切开术是儿童难治性全面性癫痫的一种安全有效的治疗方式。

(七) MST 与皮质热灼术

癫痫外科手术的原则是在尽可能保证患者正常神经功能不受损的情况下完整切除致痫灶,从而最大程度改善患者的预后,减少术后并发症。但是如果致痫灶涉及功能区,那就不可避免存在功能保留与癫痫控制的矛盾,选择何种外科手术方式一直以来都是癫痫外科非常棘手的问题。考虑到对癫痫患者神经功能的保护,目前国内外对于功能区癫痫的外科治疗,主要有多处软膜下横切术与皮质热灼术两种术式。

1. MST 生理学研究证明垂直柱状结构是大脑皮质神经元的主要功能单位,其皮质主要的功能是靠垂直纤维(轴突)传导来完成的,而水平纤维(树突)则传递细胞间的信息联系。癫痫放电的扩散和同步化依赖沿水平方向走行的皮质纤维间的互相联系。如果能阻断皮质间神经元的横向纤维联系,则可避免产生神经元的大范围同步化放电发放,同时不影响皮质主要功能。MST 原理是通过切断皮质间的横向纤维联系,达到抑制癫痫放电的形成和扩散,同时保留了纵向纤维,从而避免术后偏瘫、失语等严重并发症。

(1)历史回顾:Frank Morrell 于 1967 年提出了 MST 手术技术,发现青霉素损伤猴的运动区皮质产生的局限性癫痫可通过在癫痫灶上间隔 5mm、垂直脑回长轴、并在软膜下横切的方法使癫痫发作得到控制。手术后从临床发作和脑电图表现观察,猴子未出现癫痫发作,也未出现持久的动作功能缺陷。而后 Morrell 和 Whisler 将 MST 这一手术技术应用到临床,对 100 多例患者进行了 MST 治疗,疗效满意。但直到 1989 年,这种手术方式被广泛接受,而后得到了不断的改进。

(2)手术适应证:①经详细术前评估考虑致痫灶位于功能区的药物难治性癫痫,无法行皮质切除术;

②行皮质切除术后周边仍有少量痫样放电的周围皮质可应用多处软膜下横切术,以减少皮质切除范围,保护其功能;③致痫灶广泛,不适合切除性手术的药物难治性癫痫。

(3)手术禁忌证:①严重的器质性病变不能耐受全麻或开颅手术的患者;②有出血倾向或有血液系统疾病的患者;③智力严重低下,无自主生活能力的患者。

(4)手术方式简介:MST手术应尽可能多地切断皮质内联系,而不造成神经功能的缺失。

1)MST手术器械准备:用于横切的手术器械并不是非常复杂,实际上可以用手术室中任何一种金属材料进行制作,例如不锈钢的缝合针、皮下注射器针头及探针等。理想中的横切器应该用铂金做成,前端是一定长度的铂金丝,末端形成一个小球,近端做一个90°的弯曲,头端至转弯处的长度恰好大于横切皮质的厚度(3~5mm),在第一个弯曲的近端再做第二个弯曲,长度大约是一个脑回的宽度(约1mm)。当然横切器械可以使用多种材质,多种外形,制作原则为方便手术操作,同时尽量减少损伤。多数术者均使用自制的横切器械,根据个人手术习惯及手术体会进行制备。

2)具体手术方法:横切时不必沿着精确的解剖边界进行。要仔细检查脑回和血管的解剖,尤其是血管横越脑回或向脑沟深部走行时,更要引起注意。横切多从术野的下部区域开始,因为蛛网膜下腔出血向下流入这些区域后,会使该区域变得模糊不清,影响横切。注意确保横切是沿着每个脑回的长轴、并垂直于脑回进行的。在脑回弯曲处或有微小脑回的区域,不一定能横切。

确定横切开始点后在脑回边缘无血管区的软脑膜上造一个小孔,将横切器械沿小孔插入到脑组织内,逐步向前穿过脑回的灰质,一旦到达对侧脑沟,将横切器械的头端伸到软膜下,沿着相同的路径回拉(注意不要损伤软膜,因为皮质的大部分血供位于软膜上)。在软膜的小孔处放置明胶海绵,在横切口上放置棉片,间隔5mm且与上次横切方向平行开始下一次横切。如果某一处被回流静脉覆盖,不可能总是间隔5mm横切,这时,该区域的解剖决定了横切的间隔。横切后再行皮质脑电图描记,通常可见背景波降低,癫痫活动消失或减少。如果术后的区域仍有棘波出现,常提示该区域横切不完全。有些患者可能在脑沟的深部横切不完全,如果这样的话,可对脑沟横切,但注意不要损伤脑沟的软膜和血管。保持横切钩的垂直方向很重要,因轻微的偏斜会导致切割较大范围的皮质下结构。所有皮质内和软膜下出血可用明胶海绵轻压止血。

手术中注意要点:①横纤维切断道与脑回保持垂直位,间距5mm,深度不超过4mm;②保护皮质血管,软脑膜上的任何小血管均需避免损伤;③预防软脑膜-脑瘢痕形成。

(5)手术疗效:不同研究对于影响预后的因素报道不同。Spencer等的荟萃分析认为,起病年龄较小、病程小于10年以及病因特殊(如肿瘤、先天原因及围产期创伤等)这三个因素往往预示较好预后。Orbach等发现,磁共振检查阴性表现往往有较差预后。

关于癫痫发作的改善程度,较难评价。Schramm和Polkey报道获得Engel I级缓解的患者分别为5%和15%。而Spencer等的荟萃分析认为70%的患者术后全面性发作减少75%以上,但15%~20%的患者部分性发作可能增加。整体而言MST较切除性手术疗效差,但是优于胼胝体切开术及迷走神经电刺激。

2. 皮质热灼术 热损伤治疗癫痫可追溯到20世纪30年代,Walter曾用立体定向射频技术损伤浅表皮质内的横行纤维,Devaux应用YAG、CO_2激光等技术切割浅表皮质内的水平纤维间联系,在治疗癫痫方面取得了比较肯定的疗效。基于上述研究,同时考虑到MST手术操作相对繁琐,手术创伤相对较大,致痫灶位于脑沟、脑裂深部时难以处理等,栾国明等自1996年开始采用皮质热灼术治疗功能区难治性癫痫。

皮质热灼术手术适应证与MST基本一致,主要用于功能区癫痫。MST通过一种特制的横切器械,切断了浅表皮质(深度为3~5mm)内水平方向走行的纤维间联系;而热灼是通过热损伤来破坏该结构。

皮质热灼术具体手术方式为将双极电凝镊尖略张开,斜行45°于脑表面,垂直于脑回的长轴,每间隔3~5mm热灼一道,输出功率一般控制在4~8单位,热灼时间控制在1~2秒。若致痫灶在额叶内侧面、外侧裂等深部结构内,可轻轻地分离开该处结构,略微倾斜镊尖即可完成操作。电凝热灼时必须保持脑表面及双极电凝镊尖的干净,避免两者粘连。

相对于 MST,皮质热灼术操作简单,但热损伤的面积较大。在术后疗效方面,皮质热灼术短期疗效肯定,长期疗效还有待长期术后随访及大宗病例研究进行证实。

(八)立体脑电引导下的射频热凝毁损术

1. 历史回顾 选择性毁损皮质病灶或癫痫网络关键点,以使癫痫得以控制,这种假设与构想可以追溯到几十年前。随着立体定向技术的发展,人们尝试各种途径来达到这一目的,包括放射性同位素的植入、冷却及热凝术,而最初的靶点则主要是边缘系统的海马、杏仁核等。由于各家结果报道不一,使得该种治疗构想因其疗效的不确定性而被搁置了将近十余年的时间,直到磁共振技术的发展使得定位更加精准,使立体定向毁损病灶再次受到学者们的关注。其中,以射频热凝毁损(radiofrequency thermocoagulation,RF-TC)报道最多且效果较受肯定。自 2004 年开始,SEEG 技术被应用于病灶毁损中,使毁损前进行神经电生理学分析得以实现,同时多根电极在可疑致痫灶区域的置入,为增加毁损的范围及强度提供了可能。

2. 手术适应证 目前认为 SEEG 引导下热凝毁损治疗癫痫比较理想的类型包括下丘脑错构瘤、FCD 以及灰质异位(图 11-9)。同样,对于不适合行切除性手术的患者,也可考虑行热凝毁损。此外,亦有学者主张 SEEG 后明确可疑致痫灶的患者,可考虑在切除性手术前行尝试性热凝,若有发作频率减少亦可帮助明确致痫灶范围。

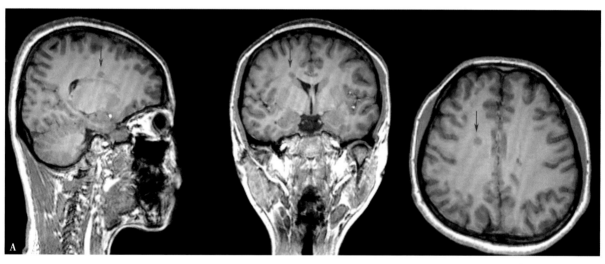

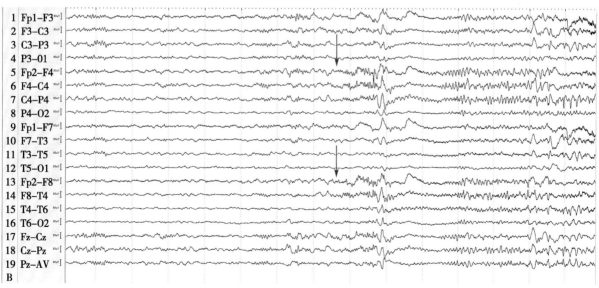

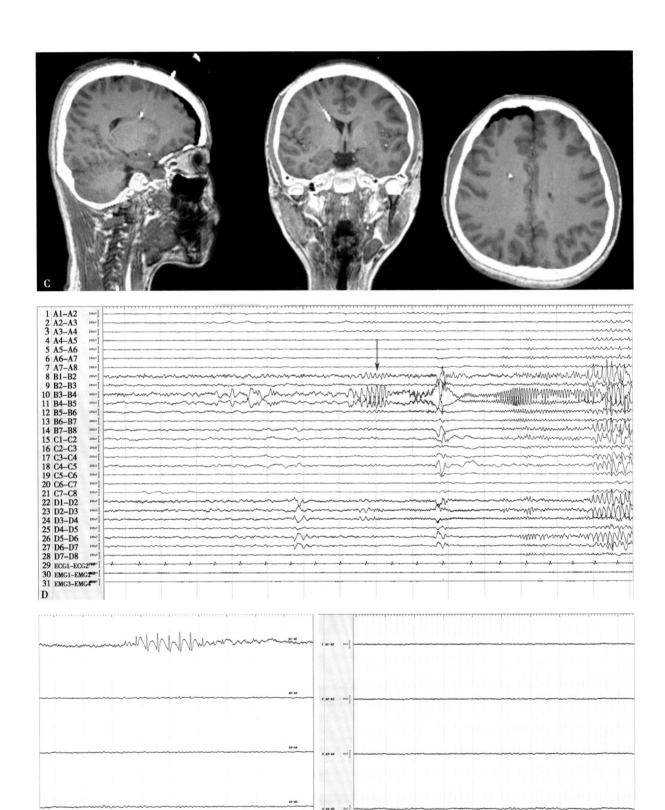

图 11-9　SEEG 引导下热凝毁损示意图

患者女，30 岁，癫痫病史 4 年。A. MRI T₁ 矢冠轴位均可见双侧脑室旁灰质异位；B. 术前发作期脑电图，可见发作期右侧前头部低波幅快活动起始；C. 右侧的异位灰质内植入 SEEG 电极，CT-MRI 融合显示电极位置；D. SEEG 植入术后发作期脑电，可见 B3-4、B4-5 为发作起始；E. 毁损术前及毁损术后 SEEG 电极记录的脑电图。目前随访 2 年，患者无发作

3. 手术方式简介　目前一些颅内电极可以在记录脑电的同时行热凝操作，因此立体脑电引导下的射频热凝技术必须以 SEEG 为前提，这就需要在热凝之前对可疑致痫灶进行工作假设及电极置入网络的设计。SEEG 操作在此不做赘述。

热凝主要基于一根电极的相邻两个触点间形成的环路，对于热凝触点的选择，主要基于以下三点：①存在发作期异常放电的部位；②异常病灶的部位；③电刺激时能够诱发出惯常发作的部位。而对于邻近血管结构的触点（距离血管 <2mm）不建议操作，此外，处于重要功能区的触点尚需谨慎对待。热凝毁损技术相对简单，患者不需要接受麻醉，这也为操作过程中观察患者不良反应提供了可能。一般在安静的病房内，患者于清醒状态下接受热凝，毁损时间一般在 60 秒以内，持续射频输出功率在 3～3.5w，有效毁损范围在 5～8mm。这种参数下脑组织的温度可达到 78～82℃，使脑组织中的蛋白凝固，同时造成细胞溶质、线粒体内相关酶以及核酸的不可逆损伤，继而使毁损组织内的神经细胞凋亡。每例毁损靶点根据 SEEG 脑电分析，毁损后继续行视频脑电监测，若可疑致痫灶仍有异常放电或患者仍存在发作，则考虑行 2 次热凝毁损。术后至少 2 周，待热凝毁损继发的水肿消退，建议患者复查 MRI 确认影像上病灶毁损情况。

4. 手术疗效　法国里昂学者 Catenoix 等曾于 2008 年报道了 41 例 SEEG 引导下热凝毁损的患者，并认为皮质发育畸形的患者可以获得最好的疗效。但这组患者中仅有 1 例症状完全缓解，有 19 例发作缓解 50% 以上，因此作者认为对于无法行切除性手术的癫痫患者，毁损术可以作为一种姑息性手段，但整体预后尚待考量。2016 年该团队再次回顾分析了 162 例接受热凝毁损的患者，随访时间长达 10 年。对这组患者回顾发现，术后 2 个月有 25% 的患者发作消失，而到了 1 年后，这个数字降到了 7%。设定发作减少 50% 以上为治疗理想，则术后 2 个月治疗理想的患者占 67%，术后一年为 48%，且理想的患者中，58% 的患者长期随访有效。对于毁损后接受手术的患者，术后 2 个月有效预测（Engel Ⅰ～Ⅱ级缓解）的阳性预测值为 93%，提示毁损可以作为判定手术预后的有效依据。

目前，多个研究证实立体定向脑电引导下热凝毁损治疗灰质异位相关癫痫的有效性。有文献报道该术式的预后与结节是否完整毁损无关联，认为结节中部分结构不存在致痫性，或者对部分结节的毁损就可以切断整个致痫网络。然而 Polster 曾报道 2 例热凝治疗脑室旁灰质异位的病例，其中 1 例在癫痫控制 2 年后复发，经过二次评估对异位结节合并周围皮质进行毁损，术后 18 个月无发作。

另外，Cossu 等的研究认为，灰质异位患者最能从该种治疗手段中获益，其术后完全缓解率可达66.7%，而该研究中的 11 例 FCD 患者中，无症状完全消失者，仅 1 例明显改善，余下 10 例均预后不理想。Cossu 的这项研究还发现，术前磁共振阳性患者及术前磁共振虽然缺乏阳性病灶但是有海马硬化的患者，术后往往能取得较为满意的效果。Kahane 等学者对病变部位、间期放电范围、发作起始区等相关因素进行分析，同样发现只有术前磁共振阳性为唯一预后相关因素。

有日本学者回顾分析 100 例下丘脑错构瘤共计 140 次毁损，术后痴笑发作消失的占 86%，其他症状消失的占 78.9%，并且发现毁损后无法缓解痴笑以外的发作形式，即使再次毁损仍无法得到改善。

副反应及并发症方面，有文献报道近 10% 的患者在毁损过程中会被诱发出惯常发作，约 2.2% 的患者可能造成永久性的神经功能损伤。另有大宗长期随访报道热凝毁损的短期并发症发生率为 2.4%，长期并发症发生率为 1.1%。对于下丘脑错构瘤的患者，毁损可能带来诸如体温升高、电解质紊乱、视神经受损、多尿以及短期记忆力损害等并发症，需格外警惕。

（九）癫痫的再手术治疗

外科切除致痫灶是治疗难治性癫痫的有效手段，然而外科治疗有时未能完全控制癫痫的发作，从而导致手术失败。目前研究主要集中于癫痫术前评估、手术效果和随访结果等，而有关解析手术失败原因和再次手术的文献相对较少。

1. 手术失败　Penfield 和 Jasper 在 1954 年首次提出"癫痫手术失败"（failed epilepsy surgery）和"再次手术"（reoperation）的概念。一般来说，手术失败的定义需要根据不同手术方式而决定。

（1）诊断性手术，如颅内电极埋置术，其治疗失败应定义为未能正确定位致痫灶位置；

（2）切除性手术，如致痫灶切除术，其治疗失败应定义为未能终止癫痫惯常发作；

（3）姑息性手术，如神经调控和胼胝体切开术等，其治疗失败应定义为未能改善癫痫发作。但是，评价手术失败对于个体患者间是不同的，需要实施个体化评价，并且还要考虑"逐渐停止现象"（running down phenomena）。Rasmussen 和 Morrell 认为这种现象是当切除致痫灶主要部分后，残留致痫灶的痫样放电不同步且阈值升高而导致发作逐渐减少。

导致癫痫外科手术失败的原因很多。对于诊断性手术，引起定位致痫灶失败的原因主要有两个：一是电极埋置方案未能覆盖致痫灶，这要求临床医师对术前评估需高度重视；二是颅内电极大脑采样范围相对局限，必要时可根据实际情况联合使用深部电极和硬膜下电极能更好地解决此问题。对于治疗性手术，手术失败的原因包括术前定位致痫灶不准确、双重病理（dual pathology）、不完全切除致痫灶、手术创伤、手术后瘢痕形成或者术后致痫灶的延伸变化等。

各癫痫中心有关手术失败率的报道不一。颞叶癫痫切除性手术失败率为 20%～30%，而颞叶外手术失败率为 40%～50%，立体定向热凝消融术失败率约 50%。如果手术失败，神经调控技术如 VNS、DBS、RNS 和再次手术也是有价值的，并且有可能达到发作消失的目的，而发作消失有利于提高患者的认知功能和生活质量以及减少致残率和死亡率。但由于再次手术带来的经济负担和并发症增加的风险，同时，新型抗癫痫药和神经调控技术的出现能有效地改善癫痫发作，调查发现仅为 33%～63% 的患者选择进行再次手术治疗。

2. 再次手术　现有文献对预后的影响因素进行了深入研究，包括病程、病理类型、热性惊厥史等，但是如何确定患者是否存在再次手术适应证依然存在争论。耶鲁大学医学院 Schwartz 等认为再次手术的适应证为：①准确定位残余致痫灶；②首次术前评估不充分；③病情较前进展；④再次手术目的为姑息性治疗。Jehi 认为进行再次术前评估和手术治疗的合适时机是，患者术后 6 个月内出现两次以上非诱发性发作、术后 1 年内癫痫发作每月多于 4 次或依然存在同侧痫样放电，这就意味着癫痫复发概率大于 95%。

有关再次手术成功率的报道，各癫痫中心的结果不一样。Krucoff 总结了过去 30 年约 782 例接受再次手术的病例的情况，发现术后癫痫发作消失比例为 47%，术前评估定位一致或存在颅内病变往往提示预后较好。在一项长期随访（中位数 10.3 年）的研究中发现，再次手术长期随访发作消失比例较高，达 69.7%，并且认知功能并未持续恶化，对此，作者认为术后发作消失比例较高的原因是，纳入较多颅内肿瘤继发癫痫的病例，而肿瘤切除能带来更好的预后。因此，在再次手术前考虑病理类型后再进行手术决定是有必要的。相反，Schwartz 报道再次手术成功率较低，约 19%，可能原因是其纳入的患者大部分是与首次手术术前评估定位致痫灶具有一致性，同时完整切除致痫灶后仍有发作，这提示病灶范围比较弥散，再次手术效果欠佳。

不同癫痫中心报道的再次手术并发症发生情况有一定差异，而且并发症类型多样，导致这种情况的原因与再次手术切除范围大小密切相关。再次手术进行扩大切除时累及到功能区容易出现神经缺损情况，如视野缺损、运动减弱、失语等并发症，同时也增加了骨片感染和脑脊液漏的风险。另外，有研究报道，再次手术后患者无并发症出现，但也有报道术后并发症增多，癫痫发作却无减少。这些差异较大的结果提示再次手术不能单纯地追求扩大切除，而是需临床医生重新对患者进行术前评估，力求更准确定位和合理切除致痫灶。

再次手术的技术困难主要来自两个方面。一是再次植入颅内电极：再次手术的患者经常需要再次植入颅内电极，可能面临局部组织粘连、颅内解剖位移和出血风险相对较高的风险，此时结合影像后处理技术和立体定向导航技术有利于手术医生准确制订电极植入方案，近年来国内开展较多的 SEEG 技术有助于克服因局部组织粘连引起的电极埋藏困难（图 11-10）。二是再次进行颅内手术时解剖标志点不明显或者是再次进行 VNS 手术时损伤迷走神经等，可通过影像重建等手段协助术中脑回结构的辨认。

3. 结论　外科切除致痫灶是治疗难治性癫痫的有效手段，但是一部分患者经手术治疗后，癫痫发作仍未缓解，而需再次手术治疗，以控制癫痫发作。手术失败的定义因不同的手术目的和手术方式而

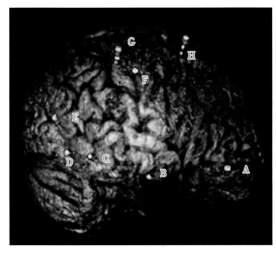

颅内电极	皮层进针点	靶点
A	眶额回	直回
B	颞上回前缘残端	前岛长回下部
C	颞下回	海马旁回末端
D	枕前沟	舌回（偏前）
E	角回	舌回（中间）
F	缘上回	PCC
G	顶内沟	楔前叶
H	FEF	SMA

图 11-10 再次手术 SEEG 埋藏方案及示意图

患者 4 年前行右前颞叶切除术，术后发作未缓解。左图为接受再次手术时 SEEG 电极置入后皮质三维重建的图像，显示电极位置，可见右侧前颞叶已经切除；右表为颅内电极埋藏方案

定，临床医生应重视术前评估和制订合理的手术方案，并将手术方式、预期效果、可能出现的并发症和生活质量改善情况与患者及家属重点交待并达成共识。导致癫痫手术失败的原因很多，临床医生需进一步深入理解癫痫发病机制，从手术失败的病例分析失败的可能原因，重视患者术前评估资料，确定是否存在手术适应证，以期达到最好的手术效果。再次手术能给患者带来癫痫发作消失的希望，同时也需要充分考虑手术并发症发生率增加的风险。总而言之，部分手术失败的病例经严格术前评估有再次手术治疗的机会。

（十）小儿癫痫的手术治疗

癫痫均为中枢神经系统的常见疾病，患病率约为 5‰～8‰。儿童由于尚处于神经系统的发育阶段，反复的癫痫发作还可以导致严重的神经系统发育及认知停滞、倒退，甚至死亡。国际抗癫痫联盟下属的癫痫外科组委会于 1998 年成立了小儿癫痫外科分会，着手制订小儿癫痫患者手术治疗的适应证，并探讨和推广正规的术前评估方法。小儿癫痫外科与成人之间存在很大差别。

1. 小儿与成人癫痫诊断及治疗的区别

（1）诊断及寻找致痫灶困难：小儿癫痫普遍起病早，小儿自身表达能力差，无法描述发作时的感受，并且症状学和脑电多缺乏特异性。很多低龄儿童的发作常表现为痉挛、强直等非局灶性癫痫的特点，发作间期及发作期脑电表现形式多样，常表现为广泛放电，难以判断起源。因此，低龄儿童癫痫的术前评估中，结构影像学的异常最具有价值，症状学和电生理学则价值较低。很多低龄儿童的局灶性癫痫临床上也可以癫痫性脑病为主要表现，因此切勿因诊断癫痫性脑病而放弃术前评估。

（2）手术目的不同：成人癫痫手术治疗的主要目的是使患者发作消失，从而可重新融入社会；而小儿癫痫手术的主要目的除了缓解发作以外，还应力争使患者神经系统及认知等发育过程重新走上正轨。

（3）小儿脑发育的可塑性强：虽然小儿癫痫手术风险高，并且灾难性癫痫的比例较成人要高，很多小儿需要行大脑半球切除术这种创伤较大的手术，但是小儿术后的神经功能恢复能力很强，术后语言功能和运动能力多数都会有不同程度的恢复。

2. 小儿癫痫手术的适应证

（1）药物难治性癫痫：某些病因导致的小儿癫痫经验上属于药物难治性癫痫。随着癫痫发作，患儿的认知、运动发育会出现迟滞甚至倒退，消极的服用药物治疗反而可能贻误手术时机，此时不必完全按照药物难治性癫痫的定义对患儿做充分的药物治疗，手术应更加积极。

（2）有结构性改变的小儿患者应该尽早积极考虑手术：有结构性改变的小儿癫痫的常见病因包括FCD、发育性肿瘤、TSC、Sturge-Weber 综合征、偏侧巨脑回、Rasmussen 脑炎等；这与成人和青少年存在明显不同,后者最常见的病因是颞叶内侧结构硬化。

(3)隐源性全面性发作:此类发作因脑电图上放电弥漫,难以对致痫灶进行准确定位,切除性手术难以进行。但经过严谨的评估,此类癫痫发作可考虑行神经调控手术。由于某些神经调控手术可能改善小儿的认知和行为,因此对于小儿药物难治性癫痫,神经调控手术应该更加积极。

3. 小儿癫痫手术常用的术式简介 根据术前评估,对于明确致痫灶且致痫灶相对局限者,可行根治性手术,包括病灶切除术、前颞叶切除术、脑叶及多脑叶切除术和大脑半球切除术等。对于致痫灶定位困难者,特别是考虑隐源性全面性发作癫痫患者,可行胼胝体切开术及神经调控术。各种术式的具体操作方式与成人基本相同,神经调控术的相关内容见后,此节不再详述。

(1)病灶切除术:为广泛应用于小儿癫痫外科的常见术式,可用于大多数局灶性病灶,如 FCD、发育性肿瘤等有明确病灶者。近年来随着影像后处理的进步,结合 SEEG 技术,可发现很多 MRI 阴性患者的致痫灶从而行病灶切除术,或者行皮质裁剪式切除术。尤其对于肿瘤患者,明确诊断者术后癫痫发作缓解率可达90%,极大地改善患者的智力水平和生长发育。

(2)前颞叶切除术:不同于成人,小儿患者出现海马硬化者甚少,多数海马硬化出现在大龄小儿。由于小儿癫痫症状学及脑电的不典型性,要同时警惕 FCDⅢ、双重病理、颞叶癫痫附加症等影像中不易发现的疾病。同时,颞叶癫痫切除范围不一定严格按照标准前颞叶进行切除,可根据术前评估确定的致痫灶范围适当调整切除范围。

(3)脑叶及多脑叶切除术:小儿 MCD 患者的比例要明显高于成人,故在小儿常有致痫灶累及一个脑叶或者多个脑叶的情况发生,这时要行充分的术前评估。对于致痫灶明确者,可行脑叶及多脑叶切除术,其中,后四分之一离断是此术式的一个特殊形式,适用于后头部起源癫痫的手术治疗。文献报道,术后的癫痫缓解率为50%~92%。即使在术后10年,也仍有一部分患者完全不发作。

(4)大脑半球切除术:多适用于脑电提示癫痫广泛起源于单侧大脑半球,与影像学检查、临床症状相一致,对侧大脑半球影像学表现相对正常,并且功能完整者。由于小儿疾病谱较成人不同,此术式应用对象多数为小儿癫痫患者。常见的发育性疾病如弥漫性皮质发育不良,偏侧巨脑回畸形;进展性疾病如 Rasmussen 脑炎、Sturge-Weber 综合征;获得性疾病如梗死、出血等所致半球广泛萎缩、软化等。大脑半球切除术术后癫痫完全缓解可达50%~80%,癫痫发作明显缓解(Engel Ⅱ、Engel Ⅲ)可达90%以上。由于小儿的神经功能可塑性强,术后的神经功能常会较术前有所改善。

(5)胼胝体切开术:多适用于全身癫痫发作,尤其是失张力性、强直和强直阵挛性癫痫发作,且致痫灶为多灶或者无法明确致痫灶者。对于全身强直阵挛性癫痫和失张力发作性癫痫,行全长胼胝体切开术术后,癫痫发作控制率可高达80%。并发症主要是离断胼胝体后出现的失联合症状。胼胝体前段包括膝部和嘴部的失联合表现为左侧观念意动性失用和左侧失写症,压部的失联合可以表现为左侧视野同向偏盲或左半侧同向假性偏盲。

总之,对于诊断小儿癫痫,需要结合症状、脑电及影像学全面评估,由于小儿神经系统可塑性强,因此,符合手术适应证的患者应该积极手术。对于有明确病灶的难治性癫痫,手术带来的益处十分明显,很多患者可达到癫痫治愈的效果。对于无法行切除性手术的癫痫患者,可以通过姑息性手术及神经调控手术达到减少癫痫发作,极少患者可达到不发作。

(十一)围手术期的药物治疗

癫痫患者在术前评估的过程中是否需要进行药物的调整?围手术期如何用药?手术后是否需要继续长期服药?如何减停药物?一旦癫痫复发,如何治疗?这是癫痫外科医生必须面对和解决的问题。2010年中国抗癫痫协会发表了"癫痫手术前后抗癫痫药物应用共识",对上述问题进行了探讨,具有很好的临床实用价值。

1. 手术前评估期间抗癫痫药物的应用和调整

(1)抗癫痫药物调整的目的及注意事项:通过减量或停用抗癫痫药物获得发作期的临床和脑电图资料是临床上经常采用的定位诊断方法。目的是在视频脑电图监测时易于记录到典型的发作表现,为癫痫源定位及术后抗癫痫药物的选择提供依据。以往的研究及临床经验已经证实,癫痫患者在长期应用抗癫痫药物后,突然撤药可导致发作间期癫痫样放电频率增加、范围扩大,局部起源的发作快速泛化为全面性发作,或激活潜在的其他起源部位,产生新的发作表现。这些情况会影响癫痫源定位的准确性,应引起重视和尽量避免。有凝血功能障碍或肝肾功能异常的患者,最好在手术前2周调整对凝血功能有影响的药物,并给予对症治疗,以降低手术中出血的风险。

（2）调整抗癫痫药物的方法

1）如在现有抗癫痫药物治疗下发作频繁者,容易监测到自然发作,可保持原来的用药状态,不减量使用或停用抗癫痫药物。

2）对于发作无规律或发作不频繁的患者,在视频脑电图监测1天取得基本数据后,为能监测到多次发作,可在充分告知并取得患者及家属知情同意的情况下,逐渐减少或停用抗癫痫药物,以便于记录到发作。具体建议如下:①单药治疗者,可以将现在所服用的药物剂量减少1/3,如果3天仍未记录到发作,再继续减量1/3,监测1～3天,如还不能记录到发作,则全部停药继续监测;②多药治疗者,首先考虑停用被评估为无效的、不良反应大的或半衰期较短的药物,观察1～3天,若未能记录到发作,在考虑患者发作周期的情况下,提示该药对抑制发作的作用较弱,术后不考虑再使用;然后撤下相对有效的药物,如能记录到发作,术后可考虑继续应用该药,本方法的优点是能通过逐个停药评价每种药物的相对疗效,为术后用药提供参考;缺点是可能需要较长的时间;③多药治疗者也可参照上述单药治疗患者的减药方案,每次将目前使用的抗癫痫药物剂量减少1/3,观察1～3天,记录发作,此方法的优点是对诱发发作简捷有效;缺点是难以评价现用各种抗癫痫药物的相对疗效;④骤然停用苯巴比妥及苯二氮䓬类药物,加重发作的可能性相对较大;减量过快,也可出现不典型的发作或新的发作类型,甚至出现癫痫持续状态,所以此类药物不宜减量过快;⑤减量或停用抗癫痫药物后出现癫痫持续状态者,参照《临床诊疗指南:癫痫病分册》中关于癫痫持续状态的治疗方法进行处理。

（3）术前评估完成后如不能立即手术,应按本次评估确定的个体化用药方案重新开始抗癫痫药物治疗。

2. 手术当日及术后4周内抗癫痫药物的应用

（1）手术开始前一般不用抗癫痫药物,并尽可能避免使用苯巴比妥及苯二氮䓬类等可能影响术中脑电监测的药物,手术中应避免使用对脑电图影响较大的麻醉剂。

（2）手术后当日需要使用抗癫痫药物,优先选择注射用抗癫痫药物,可以进食后即恢复口服抗癫痫药物。

（3）手术后1周内,由于同时应用多种其他药物,如脱水药、激素、抗生素、神经营养药物等,药物间的相互作用比较复杂,制订用药方案时尽可能选择相互作用少的药物,特别要注意抗癫痫药物的不良反应,必要时监测血药浓度。部分患者术后当日可能出现发作频率增加和/或发作形式改变,此时一般暂不改变抗癫痫药物治疗方案,但应分析原因,予以相应处理。

（4）手术后抗癫痫药物的选择,应遵循《临床诊疗指南:癫痫病分册》的基本原则,尽可能单药治疗。可根据癫痫发作类型选择药物,如部分性发作可首先选择卡马西平或奥卡西平等。根据患者术后的具体情况和可能测定的药物血药浓度水平适当调整抗癫痫药物的剂量。

（5）如手术后2～4周内仍有与术前同样形式的发作或出现新的发作类型,可根据发作类型、药物血药浓度、脑电图情况等因素调整治疗方案。

3. 手术后抗癫痫药物的减药和停药

（1）原则上手术后至少2年无发作(包括无先兆发作)时可以考虑在医生指导下缓慢减停抗癫痫药物。建议停药前复查清醒与睡眠脑电图,以评估停药后复发的风险。当脑电图仍有明确的痫样放电时,停药应慎重。单药治疗者减药过程应持续6个月或更长时间;多药治疗者每次只能减停1种药物,每种药物的减药过程至少持续6个月。

（2）手术后抗癫痫药物的疗程还应该考虑到下列可能增加停药后癫痫复发风险的因素,根据情况适当延长抗癫痫药物的治疗时间或长期服药：①姑息性手术（胼胝体切开术、多处软脑膜下横行纤维切断术、低功率电凝热灼术、病灶或癫痫灶不能完全切除者）；②癫痫病程长；③脑内有弥漫性病变；④影像学无明确病灶的部分性癫痫；⑤颞叶以外的部分性癫痫；⑥多灶起源的部分性癫痫；⑦小儿年龄相关性癫痫性脑病（如 West 综合征、Lennox-Gastaut 综合征等）；⑧脑电图有广泛性放电；⑨术后出现与手术切除部位无关的新的发作类型。

（3）在减停抗癫痫药物过程中或停药后短期内出现癫痫复发，应恢复药物治疗。在停药 1 年后出现首次复发时可以观察，如果是有明确诱因的发作，应注意避免诱发因素，可以暂不应用抗癫痫药物。如果出现每年 2 次以上的发作，需根据《临床诊疗指南：癫痫病分册》重新开始抗癫痫药物治疗。

（张建国　张　凯）

四、迷走神经电刺激

迷走神经电刺激（vagus nerve stimulation，VNS）是通过刺激一侧颈部迷走神经而治疗难治性癫痫的一种手段。1937 年 Schweitzer 等发现刺激猫的迷走神经可抑制其运动活动，经过对狗、猴等的一系列动物实验后，对 4 例难治性癫痫患者进行了治疗，1995 年刘玉玺等首次将该项技术引入国内，对 7 例患者进行了治疗观察。1996 年 5 月在法国里昂召开了首届国际 VNS 研讨会，1997 年 7 月 VNS 作为治疗癫痫的辅助手段通过了美国 FDA 认证。目前全球已有 10 万多例患者应用了 VNS。我国亦有近 300 多例患者接受了 VNS 治疗。2013 年美国神经病学学会（AAN）发表了有关 VNS 治疗癫痫的指南，2015 年中国医师协会神经内科分会癫痫专业委员会编写了"迷走神经电刺激治疗癫痫的中国专家共识"。现参考国内外文献，结合作者临床应用该技术的体会，将 VNS 的手术、适应证、疗效及理论研究等一系列问题作一概括，以便同行参考。

（一）VNS 的抗癫痫机制

迷走神经是一个混合神经，约 80% 为感觉纤维，将头、颈和胸腹脏器的感受传至大脑。右侧迷走神经向腹后方移行，传导来自肝脏和十二指肠的神经分支的冲动。相反左侧迷走神经向前移行，仅支配胃底部。右侧迷走神经司窦房结功能，与心房的关系更为密切，而左侧迷走神经司房室结功能，主要与心室有关，而且心室的迷走神经支配没有心房那样密集，所以左侧迷走神经刺激一般不会对心脏产生影响。

虽然 VNS 治疗癫痫的确切机制还不完全清楚，但有两种假设较为合理：①直接联系理论：VNS 经其传入的电刺激信号通过蓝斑、孤束核及其他相关结构，如丘脑杏仁核、海马、丘脑、岛叶皮质等，使癫痫发作的阈值升高；②递质学说：VNS 是通过增加抑制性神经递质和减少兴奋性神经递质而发挥抗癫痫作用的。这两种假设都有一些实验依据作支撑，但尚无明确的指标能够证实其理论。到目前为止，尚未见有文献报道接受 VNS 治疗的患者，其脑内的 GABA 比未接受 VNS 治疗的水平高；另外，电刺激脑内的运动皮质与三叉神经亦能取得抗癫痫效果。这些实验均说明 VNS 治疗癫痫的机制仍有待进一步探讨。

（二）VNS 的装置与手术

1. 装置　VNS 装置由一个脉冲发生器和植入电极组成。电极末端分为 3 个螺旋形的线圈绕在颈动脉鞘内迷走神经上。刺激装置安在左侧锁骨下区。术后 2～4 周，VNS 装置可以通过电脑和遥控器激活。另外，患者自感有发作先兆或有频繁癫痫发作时，可以由患者或家属启用外部磁铁（外部磁铁是一种体外操作装置，通常磁场强度高于脉冲发生器强度），从而抑制癫痫发作、降低发作的严重性或缩短发作持续时间。

2. 手术　全麻下，选择左侧迷走神经手术。沿左胸锁乳突肌前缘下 2/3 向下切开 8～10cm 切口，暴露颈动脉鞘，分离左侧迷走神经，将导线的双极电极固定于迷走神经干上。左锁骨中线下 10cm 胸壁处横切 10cm，切去皮下组织，掏一个袋以植入脉冲发生器。将导线另一端从颈部切口沿皮下穿到胸部切口与脉冲发生器相连。

（三）适应证与排除标准

1. 适应证　目前对 VNS 的手术指征尚无统一的认识，综合多数的文献资料及报道结果总结如下：①难治性癫痫的部分或者全面性发作的患者；②按照国际标准联合用药治疗 1～2 年仍不能控制发作；③无迷走神经切除史；④外科治疗失败者；⑤不适合手术切除颅内病灶的难治性癫痫患者。

2. 排除标准　①存在进行性神经系统疾病、精神疾病、心律不齐、消化性溃疡、妊娠、哮喘、慢性肺疾病、糖尿病以及全身状况不佳者；②如果患者有通过病灶切除术或颞叶内侧切除术等治愈性切除手术控制发作的潜在可能性，那么不建议其首选 VNS。

（四）VNS 的疗效标准、疗效、不良反应与并发症

1. 疗效标准　VNS 应用于临床 20 多年来，已有数个临床疗效判定标准，有些标准过于繁琐，McHugh 的评级较易记忆。Ⅰ级为癫痫发作减少 80%～100%，Ⅱ级为癫痫发作减少 50%～79%，Ⅲ级为癫痫发作减少 <50%，Ⅰ～Ⅲ级又细分为 A、B 两种情况：A 为发作时和发作后的症状严重程度有所改善，B 为发作时和发作后的症状严重程度没有改善；Ⅳ级为只有用磁体装置时才有所减轻；Ⅴ级为没有任何改善。

2. VNS 的疗效　VNS 的疗效存在很大的个体差异。Amar 等于 2008 年总结了 3 822 例 2 年随访的研究结果：发作终止达到Ⅰ级标准者为 8.3%，达Ⅱ级标准者为 53.9%，Ⅲ级及以下标准者为 37.8%，其中有 9% 无效（Ⅳ～Ⅴ级）。根据 2014 年美国神经科学会的循证 C 级推荐：若用 VNS 长期治疗有效者，当电池无电时可选择更换刺激器继续行 VNS 治疗。VNS 产生的治疗效果可能维持较长的时间，可弥补药物治疗存在蜜月期效应的缺陷。最佳的 VNS 治疗时机目前尚不清楚。

3. VNS 的不良反应与并发症　VNS 治疗的并发症多是由电流刺激引起的一过性反应，常见的如声嘶、吞咽困难、咳嗽等，通常能耐受，并随着时间的推移而减轻。然而也有一些比较罕见的并发症应该得到关注。据报道 VNS 会导致呼吸性窦性心律不齐，该并发症使脑组织的氧输送量下降，这对于已经有脑损害的癫痫患者有严重的影响。Hsieh 等研究发现 VNS 治疗期间会出现严重的睡眠呼吸紊乱，这对阻塞性呼吸困难的患者危害很大。高频率 VNS 刺激还会导致呼吸暂停和表浅呼吸的增加。技术性的并发症多由电极折断、移位以及脉冲发生器功能障碍等引起，年龄较小的患者，青春期身体生长发育导致的电极断裂是主要的并发症。VNS 移植手术产生的并发症是很少的，最常见的是术后伤口感染，较表浅的感染可以通过使用抗生素控制，但是较重的感染最终要移除迷走神经刺激器。

（五）VNS 临床应用情况

1. VNS 由于其安全性高，故而能在临床上应用于各种类型的癫痫发作与综合征。Zamponi 等用 VNS 治疗 8 例 Dravet 综合征患者，1 年后有 4 人达到Ⅱ级水平；Kostov 等对 30 例 Lennox-Gastaut 综合征患者用 VNS 治疗，长期随访发现其癫痫发作的频率减少了 60.6%，效果最好的是失张力发作，其发作频率平均减少 80.6%。另外，由于青少年失神发作，青少年肌阵挛发作等特发性癫痫的药物治疗效果较好，故较少应用 VNS，相关研究证据尚少。除了治疗癫痫以外，VNS 还有调节神经功能的作用。1999 年基于 AAN 的评估报告，美国 FDA 批准了将 VNS 用于 18 岁以上癫痫患者慢性或反复发作性抑郁症的辅助治疗（C 级推荐）。

2. 笔者的研究结果　为了使读者能直接地了解该项技术的临床应用情况，现将笔者 1995 年首次在我国对 7 例难治性癫痫患者进行迷走神经电刺激治疗的结果及随访情况简介如下：

（1）临床研究：7 例患者的临床资料见表 11-9，所有患者均为难治性癫痫。VNS 治疗前 3 个月内，患者平均每月发作 6 次以上。在用药情况下，头皮电极脑电图记录有棘波、尖波或尖慢复合波，暴发或阵发出现。CT 或 MRI 检查 7 例中 3 例未见异常，2 例脑萎缩，另 2 例为局限性脑软化灶。6 例 IQ≥80，但有 2 例为反应迟钝，1 例中学生因成绩不佳而退学，另 1 例明显脑发育不全，生活不能自理。

全部患者无头颈部手术史。全部患者除服用抗癫痫西药外，均曾试用中药，仍不能有效控制发作。VNS 治疗前 3 个月，4 例患者停服中药，另 1 例因中药内混有高剂量苯巴比妥而未停药。

术前要求患者及其家人配合完成如下事项：①逐渐停用中药或含中药片中有西药的药物；②调整西药用量并进行血药浓度监测；③有效血药浓度达稳态后发给患者家人日历式的发作记录卡，详细记

录术前 3 个月的发作次数及发作程度；④术后次日开始 VNS 治疗，发作情况仍被记录，每 3 个月来院复诊，检查血药浓度及脑电图，记录不良反应；⑤术后效果评价，主要与术前 3 个月比较发作次数和发作强度，原为混合性发作则比较不同发作类型的疗效；⑥术后第 3 个月时若未出现效果则调整刺激参数，最终的刺激参数为电流 1.5～3.0mA，刺激持续时间为 30 秒，间歇 5 分钟。

表 11-9　7 例癫痫患者 VNS 治疗前 3 个月的临床资料

编号	性别	年龄/岁	病程/年	病因	发作类型	每月平均发作次数	抗癫痫药物与剂量/（mg/d）	血浆药物浓度/（mg/d）
1	男	35	17	脑外伤	复杂部分	6	卡马西平 1 000	9.1
2	男	5	5	不明	复杂部分	10	卡马西平 900	8.2
							苯巴比妥*	38.0
3	女	13	13	脑膜炎	继发强直-阵挛发作	6	卡马西平 700	6.3
							丙戊酸钠 400	37.0
4	女	12	12	不明	阵挛或强直-阵挛	2	卡马西平 600	6.3
							苯巴比妥 105	23.0
5	男	18	18	脑炎	失张力 继发强直-阵挛	40	卡马西平 700	6.3
6	男	7	7	脑外伤	复杂部分 继发强直-阵挛	9	卡马西平 800	9.4
7	男	11	11	脑炎	复杂部分 继发强直-阵挛	40 9	卡马西平 500 苯巴比妥 90	6.2 21.0

*中药内混有苯巴比妥，确切剂量不详

7 例患者 1 年后随访，1 例（例 4）发作完全终止，余 6 例与治疗前比较，4 例患者每月平均发作次数减少 50% 以上。例 5 患者虽其跌倒发作无明显改变，但 1 年中未再出现强直-阵挛发作。例 7 有严重的智力低下，治疗前后发作无改善。例 1 为复杂部分性发作，原发作持续时间为 10～15 分钟，且伴有明显的行为异常或尿失禁，VNS 治疗半年后，发作持续时间缩短到 3～5 分钟，1 年中仅有 1 次尿失禁。例 2 原发作有明显的自动症，持续时间 2～4 分钟，治疗后仅有意识改变，类似失神状发作，持续不足 1 分钟。例 3 为继发强直-阵挛发作，VNS 治疗后发作次数减少，发作强度减轻，发作后意识恢复较快，不伴有头痛等症状。所有患者在 VNS 治疗的前 3 个月内效果不明显，例 3 发作曾一度较前增多，调整刺激量后发作次数逐渐减少。

所有患者均未见明显的不良反应，首次刺激时患者曾有一过性恶心、咳嗽、声嘶、局部刺激感，以后只有在脉冲刺激时，患者感到局部震动感，声音略有改变外，无其他不适。例 1 在术后曾有一侧声带不全麻痹，1 个月后自愈。心电图未见异常。血药浓度未见改变。

（2）脑电图：所有患者术前 3 个月至少有 2 次脑电图或 1～2 小时的脑电监护，检查时患者清醒闭目，按国际 10/20 系统法放置头皮电极，采用单、双极描记，描记时间至少 30 分钟。颞叶癫痫患者加蝶骨电极。待 VNS 开始工作后 7 天、半年、1 年时，分别进行 3～4 次脑电图描记。结果发现 7 例患者治疗前常规脑电图有慢、尖波或（尖）慢复合波或 δ 波阵发出现。治疗后发现：VNS 术后 1 年，7 例患者仍有尖、棘慢异常放电，5 例患者的脑电图有所改善，2 例无变化。7 例中 1 例在描记时曾出现了临床发作，发作时可见异常放电伴肌电伪迹。2 例作如下脑电监测：①停止刺激，记录 30 分钟；②刺激持续时间、间歇时间不变，变更 3 次刺激强度；③刺激强度不变，增加刺激的持续时间或缩短间歇时间。上述每变更一个参数，均监测半小时脑电图。结果显示，无论是增加刺激强度、延长刺激持续时间，抑或是缩短间歇时间，均未见到脑电图有明显变化。

（3）停止 VNS 后的随访：停止 VNS 2 年内，我们继续观察了 7 例癫痫患者的临床症状与 EEG。7 例患者在接受 VNS 治疗后 5 年，由于刺激器的电源耗竭，刺激器停止工作，所有患者均终止了 VNS 治疗。

患者均拒绝更换刺激器，例 4 虽发作控制良好，但因经济条件不好而放弃继续治疗。为减少体内异物，7 例患者均免费经胸部原切口取出刺激器，电极因与迷走神经相连，估计有粘连而未行清除。

停止 VNS 治疗 2 年，7 例患者中 2 例无效（均为智力低下者）、结束治疗亦未见进一步恶化。3 例在治疗期间发作次数减少，发作强度减轻，治疗结束后有 2 例发作略加重。显效的 2 例，其中 1 例在治疗期间第二年发作明显减少，停止治疗后其癫痫发作增多。另 1 例在治疗期间发作终止，但停止 VNS 后复发，虽然增加了原抗癫痫药量，亦不能完全终止发作。

7 例患者 VNS 治疗前后的脑电波改变与临床情况大致相符，当癫痫发作被控制时，EEG 好转，棘（尖）慢复合波减少或消失。2 例无效者，数年来未见脑电波有明显改变。例 7 在接受 VNS 治疗时虽为儿童，但在 17 岁末次检查时，仍无 α 节律，以复合慢波伴棘慢综合为背景脑电波。

Edward 等观察到 VNS 对患者在全麻、清醒和睡眠过程中及发作间期的脑电波均无明显影响，但可阻断发作期不断发展的异常放电。笔者资料的 EEG 结果符合 Edward 的观点。① VNS 治疗有效的患者其发作性异常放电在治疗期间均有不同程度的改善；②治疗结束后绝大多数患者的 EEG 仍异常，仍有不同程度棘（尖）波。例 4 癫痫停止发作期间，EEG 亦未能正常。例 7 由儿童发展为成人，但由于严重的缺氧脑病，其智力、癫痫发作和 EEG 情况均无明显改变。由此可见，致痫病因在决定患者预后方面起着关键作用。

（六）VNS 的刺激参数

1996 年首届国际 VNS 研讨会上，多数学者认为高频率刺激参数组较低频组效果好。随着时间推移和研究深入，大量数据表明：VNS 刺激参数尚无明确统一的标准，其参数需按个体化原则进行调节。推荐的起始刺激参数为：电流强度 0.25mA，频率 30Hz，刺激时间 30 秒，间歇时间 5 分钟，脉宽 500μs。刺激的电流强度从 0.25mA 逐渐递增至 1.0～1.5mA 为有效刺激强度。国外研究提示：刺激电流的增加和发作减少之间没有明确的联系，很多患者在电流低于 1.0mA 即可获得良好的疗效，只有少数患者可在电流增大后出现效果改善。同时随着电流的增加，并发症发生率随之增加。2014 年美国神经科学会的循证级别推荐：患者应当被告知先兆发作时磁激活刺激可能与癫痫终止发作相关（C 级），也与 VNS 治疗总体反应性相关（C 级）。

（七）对 VNS 的评价

VNS 作为一种治疗癫痫的辅助手段，是相对安全且有一定效果的。但是，在决定是否要应用 VNS 评估时，如下几点值得充分重视：①刺激 - 反应是人体的一种生理属性，这种反应是机体在漫长岁月的进化过程中为适应内外环境而逐渐演变和积累并有特定的记忆功能；这种反应广泛且能根据机体的需要而进行自我调节。这种调节功能在刺激后，通过两个途径实现：一是神经反射，二是化学递质释放。无论是哪种调节功能都是有限度的，它不可能像药物那样出现剂量 - 效应的正比关系，这也就是为什么 VNS 治疗有效率高，但完全控制率低的真正原因。因为机体的自我调节力量是有限度的，而且机体内部还有一种自我保护性调节功能，那就是兴奋性和抑制性递质的平衡关系。当用 VNS 治疗癫痫时，假如是脑内 GABA 释放，其释放的量是有限度的，它绝不会随着刺激的强度增高而成正比例地释放。当抑制性递质达到一定比例时，兴奋递质就会释放。只有这样，大脑的功能才会得到平衡与正常，也正是鉴于这一事实，VNS 才会出现双向调节功能，既能治疗"兴奋性"的癫痫，又能治疗"抑制性"的抑郁症。②在患者接受 VNS 之前，医生必须进行认真全面的评估。要结合我们的国情与患者的经济状况。目前 VNS 一套装置加手术费用需 15 万人民币，而且每 5 年必须更换刺激器，这会给患者及其家属带来一定的经济与心理负担。刘玉玺等报道，7 例接受 VNS 治疗的患者，第 5 年时没有一人同意更换其刺激器。即使完全控制了发作的患者，亦因经济困难而不同意更换刺激器。另外，评估时必须注意患者的发作类型，如 1 例成人额叶失神样发作，尽管每月发作 10 余次，但每次仅持续数秒，对生活质量影响不大，这样的患者应慎重应用 VNS；相反，如果是一个以失张力发作为主的 Lennox-Gastaut 综合征的儿童，则应积极倡导 VNS 治疗，因为 VNS 对失张力发作的控制率高，能预防跌倒，可避免头颅损伤而缓解整体病情。③在进行 VNS 之前，必须与患者和其家人做好沟通，充分说明 VNS 的完全控制率低，

VNS 好比针灸治疗一样，能有效，但和药物与开颅手术不一样，不能"根治"。近年来，国内荣培晶、王玉平等用电针刺激耳郭部迷走神经分布的皮肤区域也取得了与颈部 VNS 相似的效果，值得深入研究与推广，若能经得起循证医学的检验将可取代颈部 VNS。

（刘玉玺）

五、脑深部电刺激

癫痫是一种严重威胁人类健康的神经系统疾病。大多数癫痫患者可以用抗癫痫药物来控制，且效果良好。但有 20%～30% 的癫痫患者药物治疗效果不佳或不能耐受药物的不良反应而成为药物难治性癫痫。在难治性癫痫患者中，10%～50% 的患者可以通过外科切除性手术来治疗，治愈率约为 40%～90%。但仍有不少患者因术前评估无法定位或致痫灶位于重要功能区等原因不宜接受外科切除性手术。因此，难治性癫痫亟待新的有效的治疗方法。脑深部电刺激（deep brain stimulation，DBS）在癫痫治疗上有明确的疗效和相对的安全性。尽管它的作用是姑息性的，完全治愈的病例少见，但 DBS 具有对神经组织微创的优势，也有可能对多灶性癫痫产生良好的影响。

（一）DBS 治疗癫痫的靶点

虽然目前只有丘脑前核 DBS（ANT-DBS）在欧洲几个国家得到批准，但脑内很多核团都有用来作为治疗癫痫的刺激靶点，包括应用最多的丘脑前核、应用最早的小脑皮质，其他还有脑干的蓝斑核、丘脑中央中核、丘脑底核、胼胝体、尾状核和海马等。

1. 小脑皮质 1941 年，Moruzzi 演示了小脑皮质刺激可减弱在猫的大脑皮质上用士的宁诱导的运动抽搐。1955 年，Cooke 和 Snider 发现 60Hz 刺激小脑皮质可以调节电刺激猫大脑皮质所致的癫痫发作。1973 年 Cooper 报道 7 例小脑电刺激治疗难治性癫痫患者，其中 3 例患有"精神运动发作"，3 例患有"癫痫大发作"，2 例患有小发作，还有一种是左侧脸部、手臂和腿部的局灶性小发作，其中 6 例在 8 个月的时间内得到改善，其中 4 例"几乎完全控制了癫痫发作"。Krauss 和 Fisher 总结 11 项无对照的研究，显示了小脑皮质刺激的益处。但 Wright 和 Van Buren 等分别进行的两项双盲对照研究，结果均为阴性。Wright 研究了 12 例患者治疗持续 6 个月，Van Buren 研究 5 例患者，其结果与对照组相比，没有表现出有差异的疗效。神经外科医生 Ross Davis 报道了 19 例小脑皮质刺激患者，在平均 17 年的随访中，53% 的患者达到无癫痫发作，32% 的患者癫痫发作减少，全身性强直阵挛发作似乎表现出最好的反应。长期的随访说明，小脑皮质刺激对部分癫痫患者是有效的。

目前对于小脑皮质电刺激缺乏大型的随机双盲对照研究，因而没有非常权威的文献可资参考。

2. 丘脑前核（anterior nucleus of thalamus，ANT）

（1）丘脑的解剖和纤维联络：ANT 电刺激是目前 DBS 治疗癫痫研究最多，应用最广的一个靶点。ANT 位于背丘脑的前端，与背丘脑的其余部分通过 Y 形内髓板分隔。ANT 由前腹侧、前背侧和前内侧亚核团组成。作为 Papez 边缘环路的一部分，ANT 可以直接通过穹窿接收到来自海马的传入或间接通过乳头体丘脑束接受乳头体（MB）的传入。另外也有来自前扣带皮质、后扣带皮质、压后皮质（retrosplenial cortex）和顶下小叶的纤维与之联系，因此，ANT 和额叶及颞叶皮质之间存在着广泛的神经投射，对相关的神经生理功能产生影响。因此，在丘脑皮质兴奋性和边缘叶癫痫网络的调控上，ANT 是被关注较多的一个靶点，推测它的功能包括将内脏和情感信息传递到前额区，参与对警觉的调节，以及在学习、情景记忆和空间导航等方面起着"扩展海马系统"作用，而海马作为颞叶癫痫的起源灶，被认为是最常见的癫痫起源灶之一。ANT 中的前腹侧亚核内的大多数神经元与海马的 theta 频率同步，这与空间认知有关。

（2）ANT 和癫痫的动物实验：在 20 世纪下半叶的几项动物研究中，人们认识到 ANT 在癫痫中的作用。在恒河猴的局灶性皮质癫痫模型中，ANT 的同侧病变导致癫痫发作的频率和持续时间显著降低。此外，通过双侧注射一种氨基丁酸（GABA）的拮抗剂毒蝇蕈醇到豚鼠的丘脑前核，能够抑制戊四唑（pentetrazol，PTZ）诱发癫痫所引起的高电压同步脑电图活动和行为成分，且呈剂量依赖的方式。因此，

ANT 在 PTZ 大鼠癫痫模型中的功能被认为是皮质下结构和大脑皮质之间的中继核。早期的发现也支持这一点，乳头丘脑束的病变明显减弱了脑电图活动和 PTZ 的致痫作用。而且，无论是穹窿、MB、乳头丘脑束或 ANT 的慢性刺激或一次性的电击，都能诱发皮质脑电图的放电，包括癫痫发作样的活动。后者牵涉到发作传播所涉及的 Papez 环路。在大鼠中，双侧 ANT 的 100Hz（300～500μA）双侧高频刺激使 PTZ 引起阵挛运动性发作所需的剂量加倍，但并没有改变低剂量 PTZ 诱导皮质暴发的表达。对 ANT 的高频刺激会导致脑电图的去同步化，使大脑皮质更不易受到癫痫发作的影响。尽管这些发现支持了在 PTZ 癫痫模型中 ANT 介导皮质 - 皮质下的交互作用，但仍未完全解释电刺激的特定突触或膜机制。

（3）耐药性癫痫的 ANT 刺激：1987 年，Cooper 和 Upton 描述了 6 例药物难治性复杂部分性癫痫患者的双侧 ANT 刺激案例，其中 4 例患者的癫痫发作有了显著改善，他们认为"刺激 ANT 会抑制大脑边缘系统异常的神经元放电"。继 Cooper 和 Upton 之后，2007 年 Osorio 等报道 4 例 ANT 电刺激，平均有效率为 75.6%（53%～92%），2007 年 Lim 等也报道了 4 例，平均有效率为 49%（35%～76%）。

在 ANT-DBS 历史上特别值得提及的是，2010 年 Fisher 和 Salanova 报道了 110 例用随机双盲对照的方法行丘脑前核刺激（stimulation of the anterior nuclei of thalamus for epilepsy，SANTE）的结果，在双侧 ANT 植入 1 个月后，患者被随机分配到刺激组（n＝54，145Hz，5V，90μs，1 分钟开 /5 分钟关）或无刺激组（n＝55，V＝0）。在 3 个月双盲对照期后，所有患者都接受刺激。第 13 个月，所有患者都进入了长期的后续刺激，刺激参数和 ASMs 可以根据情况个性化调整。5 年后，他们又报道了该方法长期的有效性和安全性。Salanova 指出在双盲对照期结束时，与无刺激组相比，刺激组的发作频率相对减少了约 29%（P＝0.002 3）。第二次结果测量：50% 的应答率，利物浦癫痫发作严重程度评定（liverpool seizure severity scale，LSSS），以及癫痫的生活质量量表（quality of life in epilepsy-31，QoLIE-31）在 3 个月双盲对照期结束后并没有明显差别。然而与基线相比，在非双盲期结束时，所有的量表测量结果都有显著的改善。在第 13 个月和第 25 个月，癫痫发作频率分别下降 41% 和 56%，相应 50% 的应答率分别为 43%、54%，在 37 个月时发作频率下降 67%。在刺激组，自我报告的癫痫发作严重程度降低了 40%，对照组为 20%（P＝0.047）。在 13～25 个月，LSSS 和 QoLIE-31 都有明显的改善。5 年的长期随访表明，癫痫发作平均下降率逐渐上升到 69%，11 个参与者报告有至少 6 个月无癫痫发作。50% 的应答率在 5 年内提高到 68%。然而，在 5 年随访期间，有些患者反应率较低。此外，DBS 的效果也可能受到其他抗癫痫药物、刺激参数的调整和 / 或刺激的渐进改善的影响。

尽管在 SANTE 试验中，ANT-DBS 治疗药物难治性癫痫的有效性和安全性得到令人信服的证实，但对治疗反应的可变性仍存在疑问。此外，也并不是每例患者对 ANT-DBS 的反应都令人满意。Krisna 等报道，在 SANTE 试验的双盲对照观察期的开关周期刺激时，1 例患者遭受了 210 次短暂的局灶性发作，而另 1 例患者的发作增加了 200%。

根据患者癫痫起源灶位置，研究者认为 ANT-DBS 对于枕叶起源和部分额叶起源的癫痫患者无明显的疗效，而颞叶起源的癫痫患者可以从 ANT-DBS 中获得较大收益。尽管这种方法治疗癫痫的机制尚不明确，但上述研究提示丘脑前核是目前最适合用于治疗癫痫的靶点之一。

（4）手术入路和靶点坐标：ANT-DBS 的手术入路一般有两种，一种是经脑室入路，二是脑室外入路。Fisher 采用的入路是经脑室入路，所采用的刺激电极是 3387，而其他作者有的采用经脑室入路，也有些采用经脑室外入路。Kai Lehtimaki 统计分析了 17 个中心 73 例患者 ANT-DBS，共计 146 个针道，脑室外电极占 53%，而脑室内入路占 47%。所用 Medtronic 3389 电极占 71%，而 Medtronic 3387 电极占 29%。73 例的靶点坐标是左侧 X＝6.1±1.6，Y＝2.7±1.9，Z＝11.1±1.8，右侧 X＝6.2±1.8，Y＝3.1±1.8，Z＝11.6±2.0。梅奥诊所 Jamie 所采用的坐标是中线旁开 6mm，AC/PC 上 12mm，PC 前 8mm，他们所采用的入路是经脑实质入路，0 触点在前核中尽可能高并靠内侧，因为经脑室外路径是由下后侧到前上，而脑室内入路是从上至下，两者的 0 点位置是有差别的。北京 301 医院徐欣报道的 3 例患者坐标分别为 X＝±4.50、Y＝0、Z＝12；X＝±5、Y＝1、Z＝9；X＝±5、Y＝0、Z＝10，采用的电极是 Medtronic 3387。

刺激模式常用的有两种,第一种是连续刺激,第二种是开1分钟,关5分钟的循环。刺激参数一般是电压2.8~5.0V,频率130~145Hz、脉宽60~90μs。

虽然目前立体定向框架的精度很高,但术后复查仍有8.2%的电极不在ANT里面。最近Möttönen采用3T MRI短tau反转恢复和1.5T T_1 加权梯度回旋成像(magnetization-prepared rapid gradient-echo, MPRAGE)图像,可以对ANT进行可视化勾画。成像序列能够清晰地观察到ANT的解剖边界(乳头体丘脑束和外髓板)。近年来,ANT- DBS患者的队列研究表明,当活性电极位于ANT的前部时,临床效果会更好。此外,在对刺激器(IPG)进行重新编控以激活大多数颅内接触点后,5例原来无反应的患者有4例观察到了反应。因此,术前明确ANT的可视化可能会降低反应的可变性,从而进一步提高治疗效果。

穿过脑室壁的入路,由于电极要通过侧脑室的脑室壁更容易导致电极的错位。但这种错位可通过术中电阻测定来排除。因此,多数神经外科医生提倡这种经脑室壁的方法,因为这种方法容易到达ANT,且与硬件相关的事件发生率更少。

ANT-DBS治疗效果的差异变化较大,这种可变性可能部分解释为癫痫发作的定位不同,当患者的癫痫起源位于一侧或两侧颞叶,其反应性比颞叶外或多灶起源者更有效果。另一种解释可能是刺激电极的解剖位置对临床结果的影响,因为这可以通过对不同的亚核团的优先刺激产生不同的激活模式。微电极(MER)在靶向放置和改善临床效果中的作用尚不清楚,也没有常规应用。

3. 海马　大多数接受DBS治疗的大脑区域与癫痫发作的部位无关。海马的刺激为这一规律提供了一个例外,海马体通常是癫痫发作的起源部位。在人类癫痫治疗方面的直接海马刺激由Velasco兄弟首创,在2000年,Velasco和他的同事发表了一项对16例复杂部分性发作和继发全面强直阵挛发作的癫痫患者的研究,海马刺激以高频率、低振幅持续,频率130Hz,波宽450ms,振幅为200~400mA。7例患者在6天的刺激后癫痫发作消失。

Velasco等对9例患者进行了长期随访,18个月至7年的随访结果显示,在海马刺激下,MRI报告海马形态正常的癫痫发作减少幅度大于95%,而有中线颞叶硬化的患者减少50%~70%。Boon和同事评估了10例长期海马刺激的患者:1例患者无癫痫发作,1例减少90%,5例至少减少50%,2例减少30%~49%,1例无效。另有研究对8例颞叶癫痫患者行单侧海马DBS植入,电刺激后2例患者无癫痫发作,4例患者(包括2例海马硬化患者)发作频率较前减少50%~90%,2例患者癫痫发作频率较前无明显减少。

由Tellez-Zenteno等进行的一项涉及4例患者的小型随机交叉对照试验,采用190Hz刺激左侧海马,持续了1个月后停用1个月,或者采用相反的顺序。海马刺激使癫痫发作频率平均下降15%,但统计学上并无显著差异。目前尚没有大型的、随机的海马体刺激试验可供参考。

目前大部分的实验研究发现海马DBS植入达到完全控制癫痫发作的比例并不高。一项针对191例植入海马DBS的难治性癫痫患者(50%为颞叶内侧来源)的随机双盲研究发现,植入后13%的患者无癫痫发作,20.3%的患者在随访期内有过至少6个月的无癫痫发作期。因此海马DBS可以适用于由于各种原因不能进行切除性手术的颞叶内侧癫痫患者,使其减少癫痫发作频率。

对于可以进行手术治疗的颞叶内侧癫痫患者来说,切除性手术依然是这类患者的首选治疗方式。

4. 黑质和丘脑底核　黑质在癫痫的调控过程中有重要的作用,多项动物实验表明电刺激黑质后可以产生抗惊厥作用。高频电刺激黑质后对癫痫,特别是阵挛性癫痫有抑制作用。但是也有研究发现,起源于大脑前部的癫痫对黑质DBS有比较好的反应,但对于起源于大脑后部的强直性发作,用黑质DBS刺激后发作频率较对照组没有明显的改善。除了以黑质作为DBS靶点外,目前也有研究以丘脑底核(subthalamic nucleus, STN)为DBS靶点,STN是治疗某些运动障碍疾病的靶点,高频电刺激可以减少STN向黑质的信号传输,从而抑制黑质功能。尽管STN-DBS对控制癫痫有效,但越来越多的证据表明,高频电刺激是使STN兴奋而非抑制,其抑制黑质的作用可能是通过激活苍白球外侧达到的。1998年,Vercueil, Benabid等证明对于遗传性失神发作的癫痫大鼠,高频刺激STN抑制了失神发作。Benabid 的报道中以双侧 STN-DBS 治疗 5 例癫痫患者，刺激模式是连续刺激，刺激参数是 130Hz，90μs，电压 1.5～5.2V，每例患者的癫痫发作频率下降分别为 81%、42%、68%、67% 和 0%。Neme 等用这种方法治疗 4 例部分性癫痫患者，其中 2 例患者发作次数分别减少 42% 及 75%，其他 2 例未见改变。Handforth 等报道 2 例局灶性癫痫，在 STN 电刺激后癫痫发作减少了 33% 及 50%。Vesper 报道在接受 STN 刺激的进展性肌阵挛性癫痫患者中有 50% 得到改善。Wille 等报道了 5 例接受双侧 STN-DBS 的肌阵挛性癫痫患者，随访发现发作频率均有下降，幅度在 30%～100%，生活质量明显提高。

以上这些研究均表明，对于难治性癫痫患者，特别是肌阵挛性癫痫患者，STN-DBS 是一种值得关注的治疗方式。

5. 丘脑正中核 丘脑中央中核（nucleus centromedianus thalami，CM）是所谓的非特异性丘脑激活系统的一部分，它与广泛的皮质区域相互作用，在维持觉醒和皮质兴奋性上起到关键作用。CM 也与基底神经节和脑干有相互作用。这一神经通路在癫痫的形成和传播过程中同样起到重要作用。Velasc 等对 18 例癫痫患者使用 CM-DBS 治疗，随访发现，13 例 Lennox-Gastaut 综合征患者中有 2 例无癫痫发作，8 例发作频率下降 50%～80%，3 例发作频率较植入前无明显变化；然而在另外 5 例部分性发作患者中，仅有 2 例发作频率减少 80% 以上，3 例改善不明显。提示 CM-DBS 对全面性发作有明显抑制作用，而对部分性发作的抑制作用欠佳。还有研究将 CM-DBS 应用于 6 例原发性全面性发作患者和 5 例额叶癫痫患者，植入 3 个月后，6 例全面性发作患者的癫痫发作频率较前减少 50% 以上，其中 2 例在植入后即无癫痫发作；而 5 例额叶癫痫患者症状改变不尽相同，3 例患者发作频率减少了 50%～90%，2 例患者发作频率较前无明显变化。上述相关研究提示，CM-DBS 对癫痫大发作，例如 Lennox-Gastaut 综合征和强直-阵挛发作等，有良好的控制效果，而对其他癫痫发作类型的效果有待进一步验证。

6. 尾状核 动物实验的悠久历史表明，尾状核 DBS 在控制癫痫发作中可能有用。已证明尾状核对癫痫的传播有抑制作用。La Grutta 和 Sabatino 将双极刺激电极放置在猫的两侧尾状核上，然后在海马注射青霉素，在刺激作用下，海马的棘波下降了 55%。尾状核电刺激的临床应用首先由 Sramka 进行，他报道 6 例接受单侧或双侧尾状核电刺激的癫痫患者，在 4～6 天的治疗期间，有 2 例没有癫痫发作，4 例改善。Sramka 和 Chkhenkelis 的进一步研究中，用低频率（4～8Hz）刺激尾状核头部减少了颞叶内侧新皮质癫痫发作的频率，通常为基线水平的 10%～30%。

Chkhenkeli 等对 38 例癫痫患者的尾状核头行低频电刺激后发现，35 例患者的癫痫发作频率明显减少。导致这一结果的原因可能是低频电刺激导致皮质超极化，从而减少痫性放电。但具体的抑制机制仍需进一步的研究。

7. 后下丘脑 下丘脑后部的乳头体位于 Papez 的经典环路中，它将海马的输出连接到乳头体和前部丘脑，至扣带回，然后再返回到内嗅皮质和海马。阻断乳头体丘脑束可以防止 PTZ 诱发豚鼠的癫痫发作。深部电极插入乳头核用高频电刺激，同样地增加了大鼠的 PTZ 癫痫发作阈值。以乳头状核为介导的组胺系统的激活被假设参与了乳头体 DBS 的作用机制。

以这些实验数据为背景，布鲁塞尔研究人员 van Rijckevorsel 等将 DBS 电极植入了 3 例难治性癫痫患者。他们在乳头状体中观察到发作性的癫痫样放电，这虽然可能对控制癫痫发作有益，但由于潜在的出血风险，没有继续进行刺激和进一步的移植。

8. 胼胝体 在圣保罗，Marino Junior 和 Gronich 将 DBS 电极植入 10 例致残性癫痫患者胼胝体中，初步评价表明，这种植入比胼胝体切除术更易耐受，并可能对控制癫痫发作有好处。

9. 脑干 脑干是 Moruzzi 和 Magoun 所描述的网状激活系统的来源，而网状激活系统的激活将会导致脑电图（EEG）的去同步化，并使癫痫的发作（其中包括高度同步的节律）更加困难。只有两项研究评估了脑干刺激对癫痫患者的影响。在这些研究中共 3 例患者刺激了蓝斑核，脑干刺激的好处是减少癫痫发作和延长先兆期，但疗效温和，只持续数天。

（二）响应性刺激（reactive stimulation）

在大多数 DBS 治疗癫痫和其他疾病的研究中，刺激由预定的方案激活。有两种刺激模式，一是持续的刺激，常用于运动障碍疾病的治疗；另一种是间歇性刺激，这在癫痫治疗的研究中更为常见。理论上，间歇性刺激对电极附近的组织有更少的刺激作用，当然电池的寿命也更长。

预定刺激有时被称为"开环"刺激，因为这种刺激是单向的，没有反馈控制。DBS 的第二类刺激模式是响应性神经刺激，有时被称为"闭环"刺激。

1. 癫痫的响应性刺激　"闭环"可植入设备正在成为具有前景的治疗癫痫新工具。与开环系统相比，响应性设备的反馈控制为治疗增加了一个新的维度："何时"提供治疗。与开环装置不同，这个反馈系统也提供了从组织记录和监测治疗效果的机会。闭环装置的原型，心脏去纤颤器，已经取得了巨大的成功。心脏去纤颤器的电子系统不仅简单易懂，易于植入传感器，而且是有效的。现在可以很容易地监测心室纤颤的存在，这导致了植入式心脏装置的产业，在临床和经济上都是成功的。

2. 闭环的设备　闭环装置是控制理论的基本原则，是数学与工程相结合的一种技术。开环设备在系统上执行操作以产生一定的输出，它的一个缺点是往往对系统中的噪声敏感，当输出不再合适时，控制器就无法感知。闭环装置的原理是一个反馈回路，它使用传感器来监测系统的输出，并能相应地调整控制信号。当传感器信号反馈给输入时，这时叫"闭合回路"。

癫痫本质上是不受控制的神经元的病理性点燃，破坏了正常的功能，因此与心室纤维性颤动有相似之处。然而，开发一种控制癫痫的闭环装置要比心脏去纤颤器复杂得多。在不同的患者中，癫痫的突出特征是存在异质性，其机制在电路层面上也不像心律失常容易辨认。

生产闭环癫痫控制装置的第一步是识别一个适当的反馈信号。潜在反馈的一种形式是"后放电（AD）"，这种异常活动通常出现在癫痫灶附近的皮质中。如果不加以干预，这些后放电要么停止，要么扩散成亚临床发作，部分还会引发临床癫痫发作。在闭环装置中，当监测到有后放电时，刺激器可发送一个额外的刺激以试图中止它的扩散。

3. 响应性神经刺激治疗癫痫　迄今为止，对闭环控制的最大努力是关于反应式神经刺激术（response nerve stimulation，RNS）的研究，该研究来自于 NeuroPace，Inc（Mountain View，CA）。它的神经刺激器包含电池和微处理器，通过一个可编程的遥控器控制，它有能力感知 4 个触点的皮质脑电图信号（ECoG），对信号进行模拟 - 数字转换，从这些数据中提取三种定量特征，检测癫痫发作记录在记忆器中，并触发可编程的电刺激以应答检测到的事件。当微处理器监测到癫痫活动的情况下，处理器使用自定义算法来确定何时刺激，并能够产生各种各样的刺激，以"拔掉电源"的方式制止癫痫发作。这种包含监测和治疗的解决方案不仅仅在医院适用，在现实生活中也有实用价值，而且有真正的潜力来改善患者的生活质量，并且该装置有良好的安全纪录。

4. 未来的闭环设备考虑　利用现有的技术，一个可植入的闭环装置可以进行大量的机载信息记录和处理，并可以通过遥测技术上传数据。RNS 具有这些功能，但是在处理速度和存储容量方面有很大的改进空间，而这两点自从 RNS 创建以来已经大大提升了。因为最近硬件的进步，机载数据存储正在迅速降低成本，并变得越来越紧凑，在未来的设备中可能会有更多的算法可供选择，从而提高了闭环控制的临床结果。

5. 癫痫检测和预测　自动检测癫痫的方法允许 RNS 设备在癫痫起始后进行刺激管理。为了提高灵敏度和特异性，需要进一步细化癫痫检测技术。在传统脑电图发作模式出现之前，颅内脑电图上可能会出现癫痫发作的征兆，如脑电图电位的高频振荡可能预示着癫痫的发作。对早期征象进行研究并试图寻找可供预测的生物标志物称为癫痫预测。迄今为止，这些方法的结果喜忧参半，但研究人员乐观地认为，自动化分析能够在某些患者发病前预测癫痫发作。

（三）作用机制

尽管 DBS 控制癫痫在临床上的应用增长迅速，但对中枢神经系统电刺激作用的确切机制仍然知之甚少。

对 DBS 机制的初步假设是基于毁损过程与高频率刺激在治疗效果上的相似性。因此，高频刺激通过抑制刺激电极附近的神经元，在功能上被认为是可逆性的损伤。然而，进一步的研究揭示了电场对不同的神经元结构有不同的影响。高频率的丘脑 DBS 能产生两种结果：激活区（轴突，在电极的 2mm 以内）和抑制区（阈下，超过电极 2mm 外），在刺激频率下激活产生轴突输出。因此，DBS 可以通过阻断病理活动和替换神经传出来掩盖或劫持神经环路的电活动，来自脑电图和 fMRI 的数据进一步证明了 ANT-DBS 诱导了网络调制而不是简单地诱导一个局部功能性损伤。正如 ANT-DBS 导致 ANT 神经通路相对应的皮质，包括了 Papez 环路的激活模式。此外，有一种假设认为皮质激活区域的差异分布是因为 ANT 内刺激电极的相对解剖位置不同所引起。值得注意的是，皮质激活模式强烈依赖于刺激的强度并且容易受到相当大的内部和个体间差异的影响。

ANT-DBS 可以远程调节神经网络兴奋性的其他机制包括海马局部分子的改变。在海人酸（kainic acid，KA）诱导的大鼠癫痫模型中，单侧 ANT-DBS 刺激促进了同侧海马体 CA3 区域谷氨酸和天门冬氨酸的含量下降，而 GABA 的浓度却上升。这种现象也出现在恒河猴 KA 颞叶癫痫模型的海马体中，表明 ANT-DBS 远程抑制了 KA 诱发的兴奋性超激活。其次，慢性期 ANT-DBS 可能对海马神经元产生保护作用，增强神经元纤维的再生能力。在颞叶内侧癫痫患者中发现海马体神经元细胞凋亡与癫痫发作频率相关，反之亦然，即神经元细胞的数量与癫痫发作频率呈负相关。尽管有争议，减少神经元细胞凋亡可能会降低癫痫发作的频率。在 KA 诱导的大鼠癫痫模型的慢性阶段，ANT-DBS 已经显示 Ki-67 和 DCX 的表达增加，从而证明可以增加神经元的再生。长期神经再生模型可以进一步解释，在 SANTE 试验的长期随访中，ANT-DBS 效果提高的原因。有实验表明，STN 刺激增加了苍白球内侧核中谷氨酸含量，对 STN 的谷氨酸输出有刺激作用，对多巴胺的影响尚不清楚。在 PTZ 诱发癫痫发作的大鼠模型中，虽然刺激 ANT 能减轻癫痫发作，但微透析显示 ANT 中有广泛升高的去甲肾上腺素和相对局部升高的血清素水平，在 ANT 刺激中没有谷氨酸和 GABA 的显著改变。迄今为止，有关刺激引起神经递质变化的证据未能解释它的作用机制。

Durand 及 Schiff 等通过对电刺激所涉及的海马切片的研究，阐明了其机制。直流或交流电场作用于海马切片可使神经元超同步化，似乎能够阻断切片中的癫痫样活动。刺激产生的是直流电负转移，伴随着明显的钾离子从细胞内转移到细胞外。细胞外钾水平的升高会产生一个去极化阻滞，由于钠通道失活，导致神经元无法点燃。目前尚不清楚在这种情况下，轴突是否仍能点燃。

最后，ANT-DBS 可能通过逆转海马体的促炎症状进一步诱发神经保护作用。在 KA 诱导的大鼠癫痫模型中，ANT-DBS 诱导了促炎细胞因子的正常化基因表达，如 IL-1β 和 IL-6，从而防止海马 CA1 的后续神经元损伤。癫痫易感性和癫痫发作所涉及的炎症介质已得到广泛认可。

ANT-DBS 产生治疗效果的另一种潜在机制可能是影响葡萄糖的代谢方式。在颞叶和额叶癫痫患者中，FDG-PET 可以见到同侧的丘脑和海马发作间期的葡萄糖低代谢，其严重程度与长期的癫痫发作有关。有趣的是，一种慢性抑制脑能量代谢的小鼠模型显示，该小鼠癫痫样的活动可以由脑室内注射非分解性葡萄糖模拟物引起。引人注目的是，通过 FDG-PET 测量，老鼠双侧 ANT 刺激促进了前丘脑区、丘脑和海马体的能量代谢。局部 ANT 刺激诱导葡萄糖代谢增加，因此可能会逆转预处理的丘脑低代谢，减轻其恶化程度。此外，ANT-DBS 抑制了扣带皮质和额叶皮质的能量代谢。在运动皮质中，ANT-DBS 诱导的低代谢反应是最显著的。因此通过抑制葡萄糖代谢可以提高癫痫发作的阈值，从而直接促进 ANT-DBS 的抗癫痫作用。相比之下，双侧的 ANT 化学毁损并没有显示出双侧前丘脑区的葡萄糖摄取增加，也没有在远隔的大脑区域诱导神经能量代谢的变化。

深部脑刺激的机制，在作用理论上一般分为三大类：神经阻滞；突触阻断增加抑制、减少兴奋或两者都有；神经网络的中断；或者是这些机制的组合。在单个纤维的水平上，可以从有关电流的方向（纵向与横向）、细胞膜的阻力、胞外组织和细胞内组织、髓鞘的存在和 Ranvier 节、动作电位和活性膜特性等方面推断出刺激的影响。在神经网络的水平上，影响是不可预测的。很少有脑神经核是圆形和各向同性的，所以真实的刺激可能会扩散到目标细胞核之外，对其他核和附近的过路纤维有未知的影响。在刺激的直接区域中，神经元可能被去极化到不活动的点，但兴奋效应可能在一定距离上占优势。

众所周知的是刺激的效果取决于刺激参数，比如在一定频率或强度的刺激可能是抑制的，在其他的参数，则是兴奋性的。通过刺激，复杂的神经功能可以被破坏，但不能被复制。

最可能也是最复杂的机制包括由 DBS 引起的神经网络属性的变化。神经元系统的震荡是许多疾病的病理生理学的一部分，包括震颤，帕金森病和癫痫。从理论上讲，DBS 可能干扰有障碍大脑的病理性大脑节律。

（四）并发症和耐受性

DBS 的并发症可分为组织反应、出血、异常感觉、记忆障碍、感染或对癫痫发作的不良影响。Brown 和同事检查了猴子对慢性小脑刺激的组织反应。在小脑进行 2 个月的刺激后，对猴脑进行光镜和电子显微镜分析，发现电极周围产生了脑膜增厚和浦肯野（Purkinje）细胞丢失，刺激强度比常规临床使用的要高 5 倍，并没有导致任何组织的形态学变化。一名接受丘脑刺激的癫痫患者在植入后 8 个月出现"突然不明原因的癫痫死亡"。尸检发现除了沿电极路径上脑组织存在轻度炎症，镜检和免疫组化检查均无明显变化。

出血也许是 DBS 最令人担心的并发症。它通常发生在电极植入时或其后，需要注意的是，并不是所有的植入性出血都是有症状的；有些出血只能通过影像学检查才能发现。关于癫痫植入电极出血风险的信息很少，而关于 DBS 治疗运动障碍的并发症的信息要多得多，因为患者的数量要大得多。Beric 等报道了 86 例（帕金森病、震颤和肌张力障碍）患者植入 149 根电极后的并发症，2 例患者（2.3%）有临床意义上的出血，第 3 例患者在植入后 2 个月发现慢性硬膜下血肿。其他并发症包括 2 例患者出现癫痫发作（1 例出血），4 例存在意识混乱，2 例有行为改变，以及其他偶发的并发症。总的来说，86 例患者中有 26 例经历了一些不良事件，6 例患者出现了持久的后遗症。Sansur 和 Coauthors 特别报道了立体定向电极放置后症状性出血的发生率：1991—2005 年，这两名神经外科医生在 259 例患者中放置了 567 个电极，用于 DBS、射频损伤或记录癫痫灶。症状性出血的总体风险是 1.2%，而 0.7% 的患者有长期的症状。预后不良的因素包括高龄、男性、高血压和患有帕金森病。这表明，在患有癫痫病的年轻患者中，症状性出血的发生率可能会降低。

在 Fisher 报道的 110 例 ANT-DBS 治疗癫痫的病例中，植入后不良事件（adverse event, AE）通常是植入设备相关的（22.7%），包括感觉异常（18.2%）、植入部位疼痛（23.6%）、植入部位感染（12.7%）及电极放置位置不当（8.2%）。手术相关的脑内血肿发生在 4.5% 的患者中，均无症状。研究中共有 5 人死亡，其中一人因自杀身亡，3 人是突然不明原因的癫痫死亡，1 人溺亡。作者认为这些都与设备无关。

Hamani 和 Lozano 回顾了 DBS 与硬件相关的并发症，922 例患者发现不良事件，最常见的是感染（6.1%），其次是电极的错位或迁移（5.1%），电极折断占 5%，皮肤侵蚀电极外露率为 1.3%。

DBS 能对认知和情绪的变化产生影响。在海马中插入硬膜下条状电极或深部电极，刺激参数为 2Hz, 3V 和 2.5ms 的脉冲持续时间，记忆性能可测量到有明显的下降。Fisher 所进行的随机对照试验，刺激组的抑郁发生率是 14.8%，记忆障碍是 13%；而非刺激组分别是 1.8% 和 1.8%。在长期随访中，有 32.7% 的患者出现抑郁症相关的症状，27.2% 的患者出现记忆障碍。

（五）展望

尽管 DBS 存在脑出血、电极移位、颅内感染、皮肤破溃、皮下积血等并发症，但风险性及不良反应仍小于外科切除性手术，因此，大家公认治疗耐药性癫痫的 DBS 是一种安全且耐受良好的治疗方法，且对于部分性发作或部分继发全面性发作的患者是一种有效的治疗方式，特别是术前评估无法定位或致痫灶位于重要功能区的难治性癫痫患者。双侧丘脑前核是目前 DBS 最常用的靶点，其他的刺激靶点的应用取决于患者的癫痫起源灶位置。对于不同类型和不同起源灶的癫痫患者，靶点如何选择、刺激参数如何达到最优设定及刺激模式如何选择等，仍需进一步探究。对 DBS 操作流程的优化，包括成像技术、外科操作过程和适应刺激参数的算法，可以帮助减少治疗反应的差异性。在理解正常的生理神经网络的基础上，更多的研究将着眼于癫痫的病理网络，以便更深入地了解与定位相关的癫痫的作用机制。

（杨治权）

六、生酮饮食

生酮饮食（ketogenic diet，KD）是一种高脂肪、低碳水化合物和适量蛋白质的特殊饮食配方，是一种通过产生酮体模拟身体对饥饿的反应来治疗癫痫等疾病的非药物疗法。它始于 20 世纪 20 年代，但随后由于抗癫痫治疗的研究重点转向了药物研发而逐渐被遗忘。在过去的二十年中，尽管不断有新的抗癫痫发作药物（antiseizure medications，ASMs）上市，人们发现仍有大约三分之一的癫痫患者无法通过药物治疗控制发作。因此，生酮饮食再次引起了广泛的关注和研究，并重新应用于抗癫痫治疗中。生酮饮食的疗效在回顾性分析和前瞻性研究中已得到了证实，但许多神经科医师并不熟悉这种治疗方法，本节将系统地为大家介绍生酮饮食在抗癫痫治疗中的应用。

（一）KD 抗癫痫的机制

KD 起效的潜在机制尚不清楚，可能是多种机制共同作用的结果，这些机制涉及酮体及其分解代谢过程中的中间产物。目前对癫痫动物模型的研究表明其作用机制比已经报道的更为复杂，涉及线粒体功能改变、对神经元功能和神经递质释放的影响及多不饱和脂肪酸的抗癫痫作用等。酮体及其中间产物可能增加膜电位超极化和 γ- 氨基丁酸合成，并减少谷氨酸、去甲肾上腺素或腺苷的释放。另外，KD 可通过抑制哺乳动物西罗莫司的靶点 mTOR 信号传导途径对癫痫起抑制作用。因此，KD 在儿童难治性癫痫治疗上的应用可能在短期内不会被某种 ASMs 所取代。

（二）KD 的适应证和禁忌证

多数癫痫患者经正规的 ASMs 治疗可获得良好预后，但有 20%～30% 的患者经过 2 种或 2 种以上规范的药物治疗，且血药浓度合格或达到最大耐受剂量，仍反复发作难以控制，称为"药物难治性癫痫"。生酮饮食近年来已被作为难治性癫痫的一种既定的有效的非药物治疗选择。我国最近的大样本多中心前瞻性研究结果表明，KD 治疗 3 个月后，37.5% 的患者发作减少 50% 以上，其中又有 21.7% 的患儿无发作。曾有观点认为 KD 治疗是所有的 ASMs（至少 3 种）均无效才可以考虑，但国际生酮饮食研究组最新建议，在两种 ASMs 使用失败后即可早期启动生酮饮食治疗。

1. KD 的适应证

（1）代谢疾病相关的癫痫：KD 可作为葡萄糖载体蛋白 1 缺陷症和丙酮酸脱氢酶缺陷症的一线治疗方法，在这两种疾病中，KD 可提供酮体作为脑组织替代能量而避开代谢缺陷。

（2）难治性癫痫综合征：优先考虑 KD 的癫痫综合征有肌阵挛 - 失张力癫痫（Doose 综合征）、结节性硬化症并难治性癫痫、Dravet 综合征、婴儿痉挛症、Lennox-Gastaut 综合征、热性感染相关性癫痫综合征等。

（3）其他癫痫：获得性癫痫性失语（Landau-Kleffner 综合征）、Lafora 病、难治性癫痫持续状态。

（4）部分线粒体病合并癫痫：呼吸链复合体 I 或 II 缺陷、呼吸链复合体 I/IV 混合缺陷、呼吸链复合体 IV 缺陷。

（5）其他疾病：Rett 综合征、V 型糖原病、亚急性硬化性全脑炎、果糖 -1,6- 二磷酸酶激酶缺乏症。

（6）可能有效的疾病：肥胖、糖尿病、肿瘤、脑炎、脑脊髓损伤、行为问题、神经变性病、各种急慢性炎症性疾病等。

2. KD 的禁忌证

（1）绝对禁忌证：卟啉病、丙酮酸羧化酶缺乏症、脂肪酸线粒体转运障碍的疾病、β 氧化作用缺陷症和某些特殊的线粒体病。

（2）相对禁忌证：身体体质差；营养不良；可行手术切除的病灶；家属及照顾者不配合或依从性差。

（三）KD 实施方案

1. 治疗前的评估　KD 治疗之前需要对患儿进行全面性的治疗前评估（表 11-10），内容包括对发作类型、营养状态、禁忌证识别、实验室检查（必要时行特殊检查）及并发症风险的评估。除此之外，对于患者或其家属的期望值、配合度及心理障碍等方面均应做一个良好的沟通，以期达到 KD 治疗的最佳效果并且避免严重不良反应的出现。

表 11-10　KD 疗法启动前的评估内容

商议	营养评估	供给	实验室评估	辅助检查（可选）
讨论关于癫痫发作、药物治疗和认知功能等方面的相关期望值； 辨别患者可能影响 KD 治疗的潜在心理障碍； 了解 ASMs 和其他常用药物的含糖量； 建议患者及其照顾者学习 KD 的相关知识	身高、体重的基线数据及理想的身高、体重；合适的体质指数； 饮食史：3 天的饮食记录，了解患者食物偏好、过敏、厌恶和不耐受情况； 确定饮食配方的形态方式：经口腔或肠道，或者混合或部分肠道外	决定 KD 方案及产品的选择； 计算热卡、液体量和 KD 比例； 根据膳食参考摄入量补充适合的营养素	血常规和全血细胞计数； 血清电解质和微量元素水平； 肝肾功能、基础血糖及血脂水平； 尿常规； 尿钙和 Cr 及其比值[*]； ASMs 血药浓度[*]； 血清氨基酸、酰基肉碱谱检测及尿有机酸分析[△]	肾脏超声和肾脏专科咨询（特别是有肾结石家族史时）； 脑电图； 颅脑磁共振成像； 脑脊液相关检查（病因不明时）； 心电图（有心脏病家族史时）

*：如有必要时；△：如需排除某些遗传代谢病时

2. KD 的启动　KD 必须在有经验的医师和 / 或营养师的指导下进行。传统观念认为，在启动 KD 前应充分禁食，时间从 12～48 小时不等，但一般不超过 72 小时。因禁食可能引起低血糖、酸中毒、恶心、呕吐、脱水、厌食、嗜睡，甚至诱发癫痫等情况，故禁食应在医院密切监护下进行，一般要求在启动期住院观察 1～2 周；禁食的优点包括可短期内达酮症状态，有利于发现潜在的代谢紊乱，且住院可为家长提供学习 KD 相关知识和监测不良反应的机会等。但考虑禁食的不良反应，目前国内外普遍接受非禁食启动 KD。在有选择的情况下，如对更少限制的改良 Atkins 饮食和低血糖指数治疗（LGIT），KD 也可考虑在门诊启动。启动饮食的比例为脂肪和（碳水化合物 + 蛋白质）=（2～4）∶1，从普通饮食到 KD 的过渡期为 1～2 周。饮食的比例可以根据病情需要调整。常用的 KD 方案如下：

（1）经典的 KD 方案：最早使用也是最经典的一种方案，主要由长链甘油三酯（long chain triglyceride，LCT）和少量的蛋白质、碳水化合物组成，其脂肪与蛋白质和碳水化合物之和的比例为 3∶1 或者 4∶1。

（2）中链甘油三酯（medium chain triglyceride，MCT）饮食：该方案 30%～60% 的脂肪被 MCT 替代，由于提供相同能量其所产生的酮体更多，所以其脂肪与蛋白质和碳水化合物之和的比例为 1.5∶1，碳水化合物比例的增加也使饮食适口性得以提升。

（3）改良的阿特金斯饮食（modified Atkins diet，MAD）：在婴幼儿中，摄入不足导致的饥饿常常是致命性的，于是 Atkins 发明了 MAD。其不限制蛋白质和能量摄入，碳水化合物推荐摄入量为 10～20g/d，其脂肪与蛋白质和碳水化合物之和的比例为（1～2）∶1。

（4）其他方案：限制糖摄入的低糖指数饮食（low glycemic index diet，LGID）等。

3. KD 治疗中其他营养素的补充　KD 治疗过程中，有必要常规补充生长发育所需的维生素和含有维生素 D 的钙制剂。没有任何根据支持在 KD 过程中经验性使用抗酸剂和泻药。仅在肉碱水平低下或有明显肉碱缺乏表现时才予以补充左旋肉碱，初始剂量为 50～100mg/（kg·d），逐渐加量，最大量不超过 2g/d。口服枸橼酸盐可预防肾结石。所有补充的营养物质不能含有碳水化合物。

4. 药物治疗和 KD　经验表明，如果 KD 治疗有效，往往在前几个月就可以减少 ASMs 的用量。目前关于 KD 与 ASMs 相互作用的了解尚浅，暂未见到 KD 与 ASMs 之间有明显相互作用的报道。在启动 KD 的时候，一般要求继续维持原有 ASMs 的剂量。如果 KD 有效，最好数周后再开始逐渐减量 ASMs，但一次只能尝试减少 1 种 ASMs。如减量药物为苯巴比妥和苯二氮䓬类时减量应缓慢，因为其停用容易引起发作反跳。

5. KD 的维持和随访　KD 治疗的第 1 年，应至少每 3 个月至神经专科门诊复诊，这对患者取得 KD 治疗的成功是十分重要的。对于婴儿和营养缺乏的高危患儿，更需要增加门诊复诊频率。所有的患者应由有经验的医师或营养师进行相关营养评估和实验室评估等，并讨论有关 KD 方案和 ASMs 减量、停止的决定。

6. KD 的停止　一般来说，启动 KD 治疗癫痫 3～6 个月后失败，应考虑停止 KD；如果完全控制发作，可根据临床情况考虑在 2 年后停止 KD。但是对于患有 GLUT-l 缺乏症和丙酮酸脱氢酶缺乏症（PDHD）等疾病的患儿，有必要维持 KD 更长时间，可以根据难治性癫痫患者对治疗的个体化反应精确调整疗程。对于完全控制癫痫发作的患儿，停止 KD 之前应该进行脑电图检查和临床资料的评估，告知家长停止 KD 后的复发风险（其总体为 20%）。脑电图有癫痫样放电、异常 MRI 以及结节性硬化症的患者复发风险更高。在饮食过渡期间，除非出现必须终止 KD 的情况，通常建议用 2～3 个月的时间逐步停止 KD。

（四）KD 的不良反应

国内外文献报道，KD 总体上是安全、有效的。但 KD 改变了机体正常的代谢过程，仍可能对机体产生不良影响。不良反应分为早期和远期。早期不良反应可以通过替换食物后缓解，而远期不良反应是由于长期单一饮食治疗造成的。

常见的早期不良反应为：腹泻、恶心、呕吐、便秘等胃肠道功能紊乱症状和高尿酸血症、低钙血症、低镁血症、氨基酸水平下降和酸中毒等代谢紊乱等。有随机对照实验显示，经典 KD 和 MCT 饮食在不良反应方面无显著差异，但在这两种饮食中便秘均是最常见的问题，在治疗各期其出现率高达 45%。在使用 KD 治疗时经验性给予非吸收性的泻药可以缓解便秘。也有文献报道两种饮食方案均可能引起高胆固醇血症，但由于缺乏对预后指标的监测，长期的高胆固醇血症是否会增加心血管疾病风险目前还不明确。经典 KD 治疗可能引起高甘油三酯血症，故高甘油三酯血症家族史阳性的患儿推荐使用 MCT 方案。远期不良反应包括：骨密度减低、泌尿系结石形成、缺铁性贫血、继发性肉碱缺乏、凝血功能障碍等。

因此，在 KD 启动前应对患儿进行血生化等指标检测，并在治疗过程中定期检测。生长发育的问题是家长及学者关注的核心。近期研究发现，KD 不会对患儿生长发育产生不良影响，但目前尚无定论。总体而言，KD 出现严重不良影响的风险较低。但是医师及营养师需要认识到潜在的风险，以便能够适当地告知家属和监测患者，从而避免这些并发症的出现。

（五）现况与展望

生酮饮食治疗难治性癫痫有确切疗效，但因其特殊的食物配方，使患者及其照顾者难以坚持饮食治疗。因此，应加强医患之间的沟通，帮助家属及患者解决治疗中遇到的困难和问题，从而提高治疗的依从性。

生酮饮食疗法在我国的应用仍属于起步阶段，大多数神经科医生、患者及其家属对该治疗认识不足。目前尚缺乏有关 KD 治疗的指南。我们需要更全面、深入的研究来改进 KD 治疗的方案、明确 KD 治疗癫痫的机制，评价其在癫痫及癫痫综合征中的作用以及了解其在癫痫以外领域的应用。

（彭　镜　刘方云）

第五节　癫痫持续状态的治疗

癫痫持续状态（status epilepticus，SE）是临床常见的危重症。持续癫痫发作不仅造成脑组织能量耗竭、细胞代谢紊乱和神经损伤，还会诱发感染、全身电解质失衡和呼吸循环衰竭等，其病死率和致残率均很高。惊厥性癫痫持续状态造成的致死率约 20%，范围在 1.9%～40%，根据患者年龄、病因学、SE 持续时间长短不同差异较大。四川大学华西医院曾报道癫痫持续状态的病死率为 15.8%，其中中枢神经系统感染、代谢中毒性原因、脑外伤以及抗癫痫药物的不规范使用是我国诱发癫痫持续状态的主要原因。癫痫持续状态的治疗重在早期院前干预，及早识别难治性癫痫持续状态并治疗，并且住院重症患者中非惊厥性癫痫持续状态的诊治也日益受到重视。

癫痫持续状态在概念上被认为是"由于癫痫中止机制失败造成的癫痫的持续性发作"，国际抗癫痫联盟（ILAE）曾分别于 1964、1981 和 2001 年多次修改它的定义。传统上癫痫持续状态的操作性定义是：癫痫发作持续时间超过 30 分钟，或 2 次发作间隔内意识不清楚。对于全面性惊厥发作，近年来普遍接受的观点是：对于成人或 5 岁以上的儿童中，如果发作持续超过 5 分钟或两次发作间意识不完全恢复即可认为是癫痫持续状态。2015 年，ILAE 制定了新的癫痫持续状态的操作性定义，体现了发作类型分类对诊断的重要性，该方案提出了 T_1 时间和 T_2 时间的概念，T_1 时间指癫痫发作持续时间超过该界限后发作自行终止的可能性较小，而 T_2 时间指癫痫发作持续时间超过该界限后会造成不可逆的神经功能损伤（表 1-1），对于不同发作类型 T_1 时间和 T_2 时间各不相同。

2015 版 ILAE 癫痫持续状态分类中还考虑了症状学、病因学、脑电图表现和年龄四个要素。按照症状学，癫痫持续状态可分为有明显运动症状的（惊厥性，CSE）和无明显运动症状的（非惊厥性，NCSE）；按照病因学可分为，急性脑损伤（如卒中，中毒，脑炎），陈旧性脑损伤（外伤后，脑炎后或者卒中后等），进展性疾病（如恶性脑肿瘤）或不明原因。病因学是决定癫痫持续状态预后的关键因素；癫痫持续状态发生时脑电图改变并不具有特征性，常常表现为非癫痫样的节律性活动，脑电图监测对识别 NCSE 至关重要。患者年龄应区分为新生儿、婴幼儿、儿童，青少年，成人和老年人。本文分别介绍惊厥性和非惊厥性癫痫持续状态的治疗。

一、惊厥性癫痫持续状态的治疗

惊厥性癫痫持续状态（convulsive status epilepticus，CSE）是所有发作类型中最为危重的情况。持续的惊厥发作带来电解质紊乱、心肌损害、横纹肌溶解、肾衰竭、肺水肿、颅内压增高等严重后果。随着发作持续时间延长，苯二氮䓬类药物的敏感性会下降，CSE 被控制的概率也不断降低。因此 CSE 治疗重在早期迅速控制发作和脑电图痫性放电，避免发展为顽固性 CSE。生命支持必须贯穿整个治疗过程，需监测生命体征、控制脑水肿、进行连续脑电图监测和保护重要器官功能。

（一）CSE 早期和稳固期治疗

在 CSE 的早期，应该尽可能静脉使用苯二氮䓬类制剂，这类药物能作用于 GABAA 受体并促进氯离子通道开放，抑制兴奋性神经元活动。1998 年美国一项对 384 例 CSE 患者的多中心随机对照研究显示：劳拉西泮（0.1mg/kg 静脉注射）、或地西泮（0.15mg/kg 静脉注射）后续苯妥英钠（18mg/kg 静脉注射）、或苯巴比妥（15mg/kg 静脉注射），这四种初始药物治疗方案控制率分别为 64.9%、55.8%、58.2% 和 43.6%（Ⅱ级证据），显示了苯二氮䓬类药物的优势。此后，2001 年美国一项纳入 205 例 CSE 患者的多中心随机对照研究发现：院外给予劳拉西泮（2mg 静脉注射）和地西泮（5mg 静脉注射）控制率分别为 59.1% 和 42.6%，显示劳拉西泮的作用更好。2010 年欧洲指南推荐 CSE 的初始治疗药物是劳拉西泮，或者地西泮续用苯妥英钠。

院外早期使用非静脉途径的药物也逐渐受到重视。2012 年，美国一项基于 893 例 CSE 患者的院前随机对照研究发现：咪达唑仑（10mg 肌内注射）与劳拉西泮（4mg 静脉注射）的控制率分别为 73.4% 和 63.4%，前者作用并不弱于后者。2015 年，一项基于 120 例儿童患者的多中心随机研究显示，院外静脉注射劳拉西泮（4mg，患儿体重 >40kg；2mg，患儿体重 13～40kg）与肌内注射咪达唑仑（10mg，患儿体重 >40kg；5mg，患儿体重 13～40kg）的控制率类似，分别为 71.7% 和 68.3%。这两项研究支持早期肌内注射咪达唑仑是有效的（Ⅱ级证据）。

CSE 按照发作持续时间分为四个阶段：早期（5～10 分钟，Ⅰ期），稳固期（10～30 分钟，Ⅱ期），难治性 CSE 期（>30 分钟，Ⅲ期）和超难治性癫痫持续状态（>24 小时，Ⅳ期）。最近北美推荐的 CSE 用药指南均是基于 CSE 分期。在耶鲁大学 Hirch 教授的推荐方案中（图 11-11），初始药物为静脉注射劳拉西泮，如无静脉通道则选择地西泮直肠给药，咪达唑仑鼻腔给药、肌内注射或者颊部黏膜给药。如苯二氮草类药物初始治疗不能奏效,CSE 进入稳固期后,则静脉给予丙戊酸、或磷苯妥英、或左乙拉西坦或拉科酰胺,同时给予咪达唑仑静脉注射。如 CSE 在 30 分钟后仍不能终止,再考虑使用静脉注射戊巴比妥,丙泊酚或者继续使用咪达唑仑。

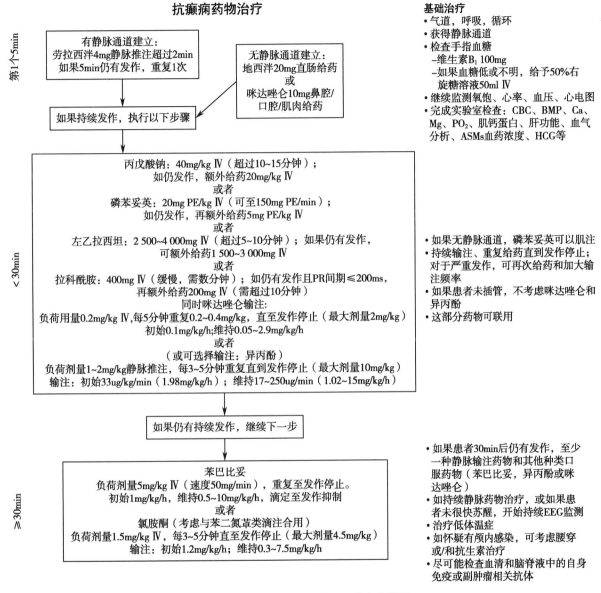

抗癫痫药物治疗

基础治疗
- 气道,呼吸,循环
- 获得静脉通道
- 检查手指血糖
  - 维生素B_1 100mg
  - 如果血糖低或不明,给予50%右旋糖溶液50ml IV
- 继续监测氧饱、心率、血压、心电图
- 完成实验室检查:CBC、BMP、Ca、Mg、PO_2、肌钙蛋白、肝功能、血气分析、ASMs血药浓度、HCG等

第1个5min

有静脉通道建立:
劳拉西泮4mg静脉推注超过2min
如果5min仍有发作,重复1次

无静脉通道建立:
地西泮20mg直肠给药
或
咪达唑仑10mg鼻腔/口腔/肌肉给药

如果持续发作,执行以下步骤

<30min

丙戊酸钠:40mg/kg IV(超过10~15分钟);
如仍发作,额外给药20mg/kg IV
或者
磷苯妥英:20mg PE/kg IV(可至150mg PE/min);
如仍发作,再额外给药5mg PE/kg IV
或者
左乙拉西坦:2 500~4 000mg IV(超过5~10分钟);如果仍有发作,
可额外给药1 500~3 000mg IV
或者
拉科酰胺:400mg IV(缓慢,需数分钟);如仍有发作且PR间期≤200ms,
再额外给药200mg IV(需超过10分钟)
同时咪达唑仑输注:
负荷用量0.2mg/kg IV,每5分钟重复0.2~0.4mg/kg,直至发作停止(最大剂量2mg/kg)
初始0.1mg/kg/h;维持0.05~2.9mg/kg/h
或者
(或可选择输注:异丙酚)
负荷剂量1~2mg/kg静脉推注,每3~5分钟重复直到发作停止(最大剂量10mg/kg)
输注:初始33ug/kg/min(1.98mg/kg/h);维持17~250ug/min(1.02~15mg/kg/h)

- 如果无静脉通道,磷苯妥英可以肌注
- 持续输注、重复给药直到发作停止;对于严重发作,可再次给药和加大输注频率
- 如果患者未插管,不考虑咪达唑仑和异丙酚
- 这部分药物可联用

如果仍有持续发作,继续下一步

≥30min

苯巴比妥
负荷剂量5mg/kg IV(速度50mg/min),重复至发作停止。
初始1mg/kg/h,维持0.5~10mg/kg/h,滴定至发作抑制
或者
氯胺酮(考虑与苯二氮草类滴注合用)
负荷剂量1.5mg/kg IV,每3~5分钟直至发作停止(最大剂量4.5mg/kg)
输注:初始1.2mg/kg/h;维持0.3~7.5mg/kg/h

- 如果患者30min后仍有发作,至少一种静脉输注药物和其他种类口服药物(苯巴比妥,异丙酚或咪达唑仑)
- 如持续静脉药物治疗,或如果患者未很快苏醒,开始持续EEG监测
- 治疗低体温症
- 如怀疑有颅内感染,可考虑腰穿或和抗生素治疗
- 尽可能检查血清和脑脊液中的自身免疫或副肿瘤相关抗体

图 11-11　CSE 用药推荐流程治疗决策图
出自耶鲁大学纽黑文医院(此图使用已获得 Lawrence Hirsh 教授允许)。其中,劳拉西泮、磷苯妥英未在我国上市

　　国内 CSE 的大样本多中心的随机研究还很少,而且劳拉西泮等静脉制剂并未在我国上市,因此难以直接照搬国外指南。2014 年,中华医学会神经病学分会神经重症协作组制定了 CSE 治疗的中国专家共识,其中推荐在 CSE 的 1 期或者 2 期用地西泮 10mg(2~5mg/min)静脉推注后续苯妥英钠 18mg/kg 静脉推注,或选择地西泮 10mg(2~5mg/min)静脉推注后续苯妥英钠 4mg/h 静脉推注维持,或丙戊酸 15~45mg/kg 静脉推注后续 1~2mg/(kg·h)静脉推注,或用静脉苯巴比妥 15~20mg/kg(50~100mg/min)静脉注射,或左乙拉西坦 1 000~3 000mg 静脉注射。如无静脉通道则使用咪达唑仑 10mg 肌内注射。CSE 终止后还需要继续使用口服和肌内注射抗癫痫药物序贯治疗。

　　值得注意的是,CSE 控制后还会出现轻微的局灶性或者多灶性癫痫发作,或者出现 NCSE,这均和不良预后有关。2013 年我国一项前瞻性队列研究显示,CSE 初始治疗后,如持续脑电图监测到发作间

期癫痫放电、周期性放电或 NCSE，预示患者预后不良的风险增高。连续脑电图监测能帮助识别和控制发作，对评估预后也有意义。

（二）难治性癫痫持续状态的治疗

如经足量苯二氮䓬类药物和后续 ASMs 如苯巴比妥、苯妥英钠或丙戊酸钠等药物治疗后发作仍不能控制，CSE 超过 30 分钟，则进入难治性癫痫持续状态（refractory status epilepticus，RSE），而超难治性癫痫持续状态（super refractory status epilepticus，SRSE）是指静脉麻醉药物治疗 24 小时后仍不能控制，或发作已控制但在减药过程中复发的癫痫持续发作。大约三分之一的癫痫持续状态发展为 RSE。RSE 和 SRSE 常见但不限于以下情况：

（1）严重脑损伤：如大面积卒中、中枢神经系统感染或快速进展的颅内恶性肿瘤等；

（2）新发难治性癫痫持续状态（new onset refractory status epilepticus，NORSE），既往无癫痫病史且没有明确病因的患者，这部分患者大约占 RSE 的 40%，部分患者的病因与自身免疫或者副肿瘤综合征有关。

RSE 和 SRSE 患者应及早收入神经重症监护病房，监测呼吸循环功能、肝肾功能等，并予营养支持，监测并处理药物不良反应。脑电图上呈暴发抑制模式或者等电位模式通常作为麻醉深度的目标。同时应尽快查找 RSE 的病因，进行针对性病因治疗。RSE 总体预后差，RSE 短期死亡率为 16%～39%，是非难治性癫痫持续状态的 3 倍；SE 和 SRSE 的预后与病因关系密切，其中大多数患者的死亡是潜在病因所致；而且 RSE 持续时间越长，死亡率越高，存活患者也常遗留神经功能障碍。RSE 患者中仅 21% 神经功能恢复至基线水平，而 63% 的非难治性的癫痫持续状态可恢复至基线水平。仍有部分患者经过数周甚至数月病程后恢复良好，尤其对于感染或自身免疫性病因者。近年提出的基于流行病学死亡率的癫痫持续状态评分评分结合了病因、年龄、并发症和脑电图因素，有助于判断癫痫持续状态患者的预后。

2002 年，一项纳入 193 例 RSE 的患者系统回顾分析表明，戊巴比妥[负荷量 13mg/kg 静脉注射，维持量 0.25～5.28mg/(kg·h)]给药 1～6 小时的癫痫复发率（8%）低于咪达唑仑[负荷量 0.2mg/kg 静脉注射，维持量 0.04～0.40mg/(kg·h)]和丙泊酚[静脉注射，负荷量 1mg/kg，维持量 0.94～12.32mg/(kg·h)]的复发率（23%）；在 6 小时后癫痫复发率前者（12%）也低于后者（42%）。2011 年瑞士一项纳入 24 例的 RSE 患者的随机对照研究显示，丙泊酚（负荷量 2mg/kg 静脉注射后维持）和巴比妥类药物（戊巴比妥，负荷量 5mg/kg 静脉注射后维持；或者硫喷妥 2mg/kg 静脉注射后续维持）的疗效类似，但丙泊酚治疗后达到脑电图上暴发抑制模式并持续 36～48 小时的比例更高（分别为 44% 和 22%）。2013 年，一项基于北美和欧洲的多中心的回顾性分析表明：静脉注射氯胺酮治疗 RSE 的最终缓解率为 57%，该组患者总体死亡率为 43%，而 24 小时内接受氯胺酮治疗的患者死亡率为 16%。2014 年，有一项队列研究（Ⅲ级证据）观察不同剂量咪达唑仑静脉注射对 RSE 的作用，研究显示高剂量咪达唑仑[0.4mg/(kg·h)]组中撤药后发作比例（15%）较低剂量咪达唑仑[0.2mg/(kg·h)]组（64%）更低，两组间的并发症类似，高剂量组中低血压更常见但与死亡率并不相关，提示高剂量咪达唑仑静脉治疗对于 RSE 可能是安全有效的。

耶鲁大学的难治性癫痫持续状态（RSE）治疗方案推荐静脉注射戊巴比妥或者氯胺酮（图 11-11）。国内 2014 专家共识中，推荐使用咪达唑仑[负荷量 0.2mg/kg 静脉注射，后续 0.05～0.40mg/(kg·h)维持]，或者丙泊酚[负荷量 2～3mg/kg 静脉注射，追加 1～2mg/kg 直至发作控制，后续持续静脉维持 4～10mg/(kg·h)]。SRSE 除需要使用大剂量抗癫痫药物或麻醉药物外，还可以尝试其他治疗，如皮质激素和免疫治疗、生酮饮食、低温治疗及手术治疗等。

炎症机制可能参与了 SRSE 的形成，另外部分 SRSE 可能由自身免疫性抗体如抗 NMDAR 抗体等引起。免疫调节治疗 SRSE 的效果还缺乏充分的循证医学证据支持。尽管如此，糖皮质激素仍常用于 SRSE 的治疗，它具有改善血脑屏障，减轻脑水肿等作用。其他免疫治疗如丙种球蛋白和血浆置换等用于 SRSE 也有报道。针对怀疑自身免疫性或副肿瘤性病因，或无明确病因的患者，推荐早期应用免疫治疗。

生酮饮食对 RSE 尤其是儿童患者有效。生酮饮食需禁食 24 小时后，予以 4∶1 生酮饮食，同时控制摄入葡萄糖,密切监测血糖、血β-羟丁酸和尿酮体水平。对来自多个中心的10例成人患者的病例分析显示:其中9例患者发作最终得到控制,3例出现轻微并发症,1例患者因饮食以外的原因死亡,生酮饮食对控制SRSE可能是安全有效的。新近一项多中心临床研究结果显示:在完成饮食治疗的14例成年患者中,SRSE缓解率为79%。

低温治疗可能具有保护神经和减轻脑水肿的作用。低温治疗(33℃)与麻醉药物联合治疗能控制临床抽搐发作和脑电图痫性放电。低温治疗的常见并发症包括:深静脉血栓、凝血功能异常和感染。但最近的一项基于270例CSE患者的研究表明,低温治疗(32~34℃持续24小时)未能改善90天后的结局。

神经类固醇类药物四氢孕酮能调节GABAA受体的敏感性,是有前景的控制SRSE的药物。在2例儿童SRSE中应用四氢孕酮能够帮助控制发作并减少麻醉药物剂量。最近的一项多中心研究也发现,四氢孕酮静脉注射治疗SRSE有助麻醉药物的减量。此外,有报道表明,迷走神经刺激和切除性手术对一部分严格选择的SRSE病例是有效的。

(三)局灶性癫痫持续状态的治疗

在ILAE 2015年的癫痫持续状态分类中,局灶性癫痫持续状态(focal status epilepticus,FSE)是指呈局灶性发作的癫痫持续状态。它包括重复的局灶性运动发作(jacksonian)、部分性癫痫持续状态(epilepsia partialis continua,EPC)、扭转性癫痫持续状态(adversive status)、眼肌阵挛性持续状态(oculoclonic status)和发作性麻痹持续状态(ictal paresis status)。局灶性癫痫持续状态多不直接危及生命,但会损伤神经细胞及功能,且部分可能发展为全面性惊厥性癫痫持续状态,预后较差,应尽早给予干预治疗。脑电图监测对诊断具有较大意义,且可帮助致痫灶定位,准确了解发作持续时间、频率等,以帮助评估病情。对于EEG及MRI诊断有疑问的患者,也可考虑发作期^{18}F-FDG PET检查帮助诊断定位。

肿瘤、血管、炎症性、免疫性、遗传性或代谢中毒性等原因等均可导致局灶性运动性癫痫持续状态,也有19%~28%的患者病因不明。某些局灶性运动性癫痫持续状态可见于特定的病因,如Rasmussen脑炎,也可见于非酮症性高血糖症、其他局部损伤(如卒中)或代谢缺陷等。

苯二氮䓬类药物仍是终止FSE的主要药物。可给予地西泮30mg直肠给药,也可用地西泮10mg静脉注射或劳拉西泮4mg静脉注射。此外,咪达唑仑鼻腔给药可能更为方便。如苯二氮䓬类不能奏效,可再次重复剂量并加其他ASMs,如苯妥英钠(15~18mg/kg)、等效剂量的磷苯妥英或丙戊酸钠(25~45mg/kg),避免药物造成的麻醉效应。前瞻性研究显示,对于FSE,静脉左乙拉西坦治疗(1 000~4 000mg/d)可能是安全有效的。此外有系统综述显示拉科酰胺(200~400mg/d)可帮助治疗局灶性癫痫持续状态,39例患者治疗有效率为92%,在治疗过程中,可能存在眩晕、复视、共济失调等不良反应。卡马西平对成人局灶性癫痫治疗效果较为明确,且能帮助控制癫痫持续状态,但尚无研究支持其能终止局灶性癫痫持续状态。

二、非惊厥性癫痫持续状态的治疗

(一)非惊厥性癫痫持续状态的诊断

非惊厥性癫痫持续状态(nonconvulsive status epilepticus,NCSE)约占所有癫痫持续状态的25%。由于常伴有不同程度的意识障碍和缺乏显著的运动症状,NCSE容易被忽视,其定义尚未完全统一。Shorvon提出"NCSE是指脑电图上持续的痫样放电,导致出现临床上的非惊厥性发作",其具体表现为失语、遗忘、意识障碍或行为改变,有时表现为自动征、眼球偏斜、眼球震颤样运动(常为水平性)或面部、腹部及肢体的轻微抽动等。多数专家建议将诊断NCSE的时间下限定在30分钟。NCSE可根据是否伴有昏迷来进一步分类(表11-11)。

2013年Salzburg共识(表11-12)提出了NCSE的诊断标准,包括脑电图表现、临床表现以及对治疗的反应。对抗癫痫药物治疗有反应者更加支持NCSE的诊断,但临床对治疗无反应不意味着能立即除外NCSE的诊断,脑电图对于NCSE的诊断和疗效评估至关重要。

表 11-11　NCSE 的分类

---

1. 伴有昏迷的 NCSE（包括继发于 CSE 的 NCSE）
2. 不伴昏迷的 NCSE
　　2.1　全面性癫痫发作
　　　　2.1.1　典型失神性癫痫持续状态
　　　　2.1.2　不典型失神性癫痫持续状态
　　　　2.1.3　肌阵挛失神性癫痫持续状态
　　2.2　局灶性癫痫发作
　　　　2.2.1　不伴有意识障碍（先兆持续状态）
　　　　2.2.2　失语性癫痫持续状态
　　　　2.2.3　伴有意识障碍的其他癫痫持续状态
　　2.3　无法区分局灶性或全面性癫痫发作
　　　　2.3.1　自主神经性癫痫持续状态

表 11-12　NCSE 诊断标准的 Salzburg 共识

不伴有已知的癫痫脑病：

　癫痫样放电[1]>2.5Hz

　癫痫样放电≤痫样放电≤癫或节律性 δ 节律活动（>0.5Hz）合并以下其中一项：

　　脑电图和临床表现在静脉给予 ASMs 治疗后得到改善

　　脑电图上述异常时伴有轻微的临床发作

　　脑电图典型的时空演变[2]

伴有已知的癫痫脑病：

　与基线相比，脑电图频发的或连续的全面性棘慢波发放数量增多或频率增高，并伴有可观察到的临床症状改变

　脑电图和临床表现在静脉给予 ASMs 治疗后得到改善

---

[1]：癫痫样放电包括棘波，多棘波，尖波，尖慢复合波；[2]：时空演变即具有频率、波幅及分布的演变现象

（二）非惊厥性癫痫持续状态的治疗

　　NCSE 的一般治疗原则与 CSE 治疗类似。首先需要立即评估心肺功能和开通静脉通路，同时注意维持患者呼吸和循环稳定、避免高热以及纠正内环境紊乱。控制发作的同时，还应当进行细致的病因诊断，以帮助判断预后，且针对病因的治疗可能更为有效。

　　对于痫样放电的治疗，NCSE 不同临床类型和不同病因之间有所区别。NCSE 的一般治疗决策如图 11-12。除继发于 CSE 的 NCSE 外，NCSE 与 CSE 相比总体预后较好。2013 年中华医学会神经病学分会的 NCSE 治疗专家共识（以下简称 2013 年国内专家共识）建议采取较 CSE 更为保守的治疗策略（仅对麻醉药物的应用而言）。如果 NCSE 的诊断成立，应尽快给予抗癫痫发作药物，并结合药代动力学特点个体化制订治疗方案，尽量避免药物的不良反应。

　　对于二线治疗失败后的难治性 NCSE，麻醉药物的应用时机及疗程尚无定论。2013 年国内专家共识推荐 NCSE 持续时间大于 60 分布在后开始应用麻醉药物。目前缺乏足够的证据对麻醉药物的选择做出推荐，可选药物及用法用量见图 11-12。麻醉药物治疗后癫痫持续状态复发与预后不良显著相关。在 NCSE 的临床表现不明显且临床缓解常滞后于脑电图的情况下，进行持续脑电监测十分必要。脑电图的最佳治疗目标尚不明确，临床实践和共识推荐增加麻醉药物剂量以达到脑电图的暴发抑制状态[2～10 秒的脑电背景抑制（<5μV）间夹杂散在 1～2 秒的脑电暴发]，并维持 24～48 小时。病因是决定 NCSE 预后最主要的因素，对于起病前健康状况良好、存在可祛除或自限性病因的患者，麻醉药物的使用时间可适当延长。

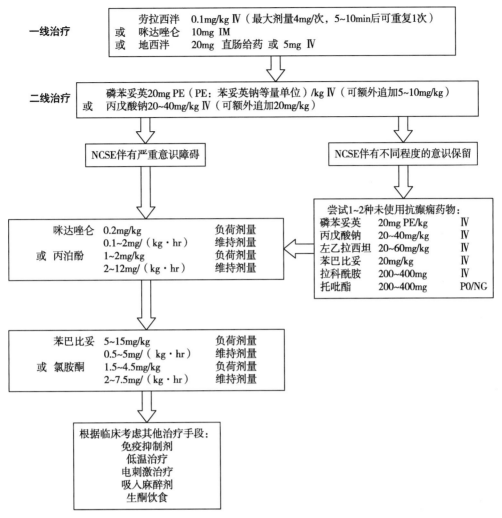

图 11-12　NCSE 的治疗决策图

1. 伴有昏迷的 NCSE 的治疗

（1）继发于 CSE 的 NCSE：NCSE 出现在 14%～34.3% 的 CSE 患者中。这种自 CSE 发展而来，以患者昏迷为表现，不伴有运动症状或伴有眼睑、下颌、面部、躯干四肢持续节律性轻微抽动的癫痫持续状态在过去曾被描述为不同的名词，如"轻微发作的癫痫持续状态""木僵持续状态""非强直痉挛性癫痫持续状态"。继发于 CSE 的 NCSE 常与难治性癫痫持续状态或 CSE 的不恰当治疗相关。这类患者的死亡率较单纯 CSE 的患者更高，且往往对一、二线 ASMs 治疗无反应，需要联合麻醉药物。尽管这种类型的 NCSE 被认为需要积极干预，目前尚无证据显示大剂量的麻醉药物应用能够改善预后，但麻醉药物应用后短期脑电图监测显示癫痫复发提示预后不良。国内报道提示无论成人还是儿童，中枢神经系统感染是继发于 CSE 的 NCSE 最常见的病因。

（2）危重病相关 NCSE：部分昏迷的危重病患者无明显癫痫发作的临床表现，但脑电图监测提示持续痫样放电，常见于缺血缺氧性脑病、重型颅脑损伤等。这时的脑电图异常可能仅仅是严重脑损伤的表现，而非导致患者昏迷的直接病因，故针对脑电图异常的治疗是否有必要存在争议。从控制癫痫继发损害的角度，积极的抗癫痫治疗是合理的，但需对这些治疗进行风险获益评估。

2. 不伴昏迷的 NCSE 的治疗

（1）失神性癫痫持续状态：失神性癫痫持续状态（absence status epilepticus，ASE）主要表现为不同程度的持续意识和行为改变。典型 ASE 表现为广泛性 3Hz 左右棘慢波持续发放，常在特发性全面性癫痫的基础上发生，特别是失神发作或青少年肌阵挛癫痫。非典型 ASE 临床症状与典型 ASE 有时较难鉴别。非典型 ASE 的意识改变程度较典型 ASE 患者更严重，如出现眼睑肌阵挛样抽动或口周自动征则加强了诊断为非典型 ASE 的依据，与典型 ASE 相比，其发作期的脑电图不规律，为 2.5～4.0Hz 的棘慢波发放。

ASE 治疗首先需要明确是否存在抗癫痫药物的不恰当使用，比如对特发性全面性癫痫给予卡马西平治疗，如存在应停用相关药物。静脉注射苯二氮䓬类药物可以使 AES 的脑电图和临床症状迅速改善，但维持时间不长，常需给予 ASMs 长期治疗。对于老年人新出现的晚发性 ASE 需要尽快明确可能的诱发因素，比如代谢紊乱、药物过量或者中毒、药物或者酒精戒断等，消除这些潜在的病因后并不一定需要长期的抗癫痫治疗。

（2）简单部分发作持续状态和复杂部分发作持续状态：简单部分发作持续状态（simple partial status epilepticus，SPSE）症状主要为患者的主观感觉，且通常无特异性，如听觉异常、失语、感觉异常、味觉或嗅觉改变、精神症状、自主神经症状及行为改变等。与复杂部分发作持续状态（complex partial status epilepticus，CPSE）不同的是，SPSE 患者不出现与环境接触能力的改变，意识正常。SPSE 脑电图表现为不同频率的局灶性棘波或棘慢复合波。CPSE 一定会出现意识的改变，意识障碍程度可能会因发作期和发作间期而呈现波动性，通常表现为与环境接触能力的改变。与 SPSE 相比，CPSE 的痫样放电可更加广泛，通常为双侧性。发作间歇期 EEG 的局灶性放电有助于 CPSE 的诊断。

SPSE 和 CPSE 对初始治疗药物的反应取决于患者既往有癫痫病史还是急性起病。既往有癫痫病史的患者预后较好。这类患者中发生的 SPSE 或 CPSE 可能会自行终止，或对苯二氮䓬类药物反应良好，所以并不提倡静脉给予大剂量苯二氮䓬类药物治疗或者深度麻醉等过于激进的治疗。急性起病的 SPSE 或 CPSE 治疗原则参考 GCSE，早期诊断至关重要。针对潜在病因的治疗常常可以使癫痫持续状态得到缓解。病因不明的难治性病例可以试用激素治疗。

（3）睡眠期癫痫性电持续状态：睡眠期癫痫性电持续状态（electrical status epilepticus of sleep，ESES）常见于儿童，表现为慢波睡眠期棘慢波发放。由于与 ESES 有关的多为部分性癫痫综合征，如 Landau-Kleffner 综合征、Lennox-Gastaut 综合征等，苯妥英钠、苯巴比妥、卡马西平作为一线治疗药物可能会诱发 ESES 或者使其恶化，应避免使用。小剂量的苯二氮䓬类（尤其是氯硝西泮）可能使 ESES 以及相关的神经心理问题得以改善。如果无效，可以予以激素治疗。难治性的病例可以考虑外科手术治疗。对于所有出现语言衰退、无法解释的行为异常或者神经心理全面衰退的儿童，进行整晚的睡眠 EEG 监测是非常必要的。

（王　爽）

参 考 文 献

1. Keppel Hesselink JM. Phenytoin repositioned in wound healing: clinical experience spanning 60 years. Drug Discov Today, 2018, 23（2）: 402-408.

2. Keppel Hesselink JM, Kopsky DJ. Phenytoin: 80 years young, from epilepsy to breast cancer, a remarkable molecule with multiple modes of action. J Neurol, 2017, 264（8）: 1617-1621.

3. LaPenna P, Tormoehlen LM. The Pharmacology and Toxicology of Third-Generation Anticonvulsant Drugs. J Med Toxicol, 2017, 13（4）: 329-342.

4. Golyala A, Kwan P. Drug development for refractory epilepsy: The past 25 years and beyond. Seizure, 2017, 44: 147-156.

5. Bialer M, Johannessen SI, Levy RH, et al. Progress report on new antiepileptic drugs: A summary of the Thirteenth Eilat Conference on New Antiepileptic Drugs and Devices（EILAT XIII）. Epilepsia, 2017, 58（2）: 181-221.

6. Nevitt S J, Sudell M, Weston J, et al. Antiepileptic drug monotherapy for epilepsy: a network meta-analysis of individual participant data. Cochrane Database Syst Rev, 2017, 6: D11412.

7. Chung S S, Hogan R E, Blatt I, et al. Long-term safety and sustained efficacy of USL255（topiramate extended-release capsules）in patients with refractory partial-onset seizures. Epilepsy Behav, 2016, 59: 13-20.

8.　Levy RH，Mattson RH，Mwldrum BS，et al.，eds. Antiepileptic Drugs. 5th ed. Philadelphia，PA：Lippincott Williams & Wilkins；2002.

9.　Battino D，Tomson T，Bonizzoni E，et al. Seizure control and treatment changes in pregnancy：observations from the EURAP epilepsy pregnancy registry. Epilepsia，2013，54（9）：1621-1627.

10.　Bialer M，Smith PE. Special issue：Phenobarbital：the Centenary - 10th European Congress on Epileptology，London - October 1，2012. Introduction. Epilepsia，2012，53 Suppl 8：1-2.

11.　Pols H，Zandbergen J，Lousberg H，et al. Low doses of clonazepam in the treatment of panic disorder. Can J Psychiatry，1991，36：302-303.

12.　Schjlienger RG，Shear NH. Antiepileptic drug hypersensitivity syndrome. Epilepsia，1998；39（Suppl. 7）：S3-S7.

13.　Löscher W. Basic pharmacology of valproate：a review after 35 years of clinical use for the treatment of epilepsy. CNS Drugs，2002，16（10）：669-694.

14.　Abou-Khalil BW. Update on Antiepileptic Drugs 2019.Continuum（Minneap Minn），2019，25（2）：508-536.

15.　Klein P，Diaz A，Gasalla T，et al. A review of the pharmacology and clinical efficacy of levetiracetam. Clin Pharmacol，2018，10：1-22.

16.　Campos MS，Ayres LR，Morelo MR，et al. Efficacy and Tolerability of Antiepileptic Drugs in Patients with Focal Epilepsy：Systematic Review and Network Meta-analyses. Pharmacotherapy，2016，36（12）：1255-1271.

17.　Moosa ANV. Antiepileptic Drug Treatment of Epilepsy in Children. Continuum（Minneap Minn），2019，25（2）：381-407.

18.　Reimers A，Ljung H. An evaluation of zonisamide，including its long-term efficacy，for the treatment of focal epilepsy. Expert Opin Pharmacother，2019，20（8）：909-915.

19.　Michele C Jackson，Saba Jafarpour，Jacquelyn Klehm，et al. Effect of vigabatrin on seizure control and safety profile in different subgroups of children with epilepsy. Epilepsia，2017，58（9）：1575-1585.

20.　Asadi-Pooya AA，Rostami C. History of surgery for temporal lobe epilepsy. Epilepsy Behav，2017，70（Pt A）：57-60.

21.　Spencer DD，Gerrard JL，Zaveri HP. The roles of surgery and technology in understanding focal epilepsy and its comorbidities. Lancet Neurol，2018，17（4）：373-382.

22.　Engel J Jr. The current place of epilepsy surgery. Curr Opin Neurol，2018，31（2）：192-197.

23.　Liang S，Zhang J，Yang Z，et al. Long-term outcomes of epilepsy surgery in tuberous sclerosis complex. J Neurol，2017，264（6）：1146-1154.

24.　Santyr BG，Goubran M，Lau JC，et al. Investigation of hippocampal substructures in focal temporal lobe epilepsy with and without hippocampal sclerosis at 7T. J Magn Reson Imaging，2017，45（5）：1359-1370.

25.　Gonzalez-Martinez JA. The Stereo-Electroencephalography：The Epileptogenic Zone. J Clin Neurophysiol，2016，33（6）：522-529.

26.　Grinenko O，Li J，Mosher JC，et al. A fingerprint of the epileptogenic zone in human epilepsies. Brain，2018，141（1）：117-131.

27.　Jin P，Wu D，Li X，et al. Towards precision medicine in epilepsy surgery. Ann Transl Med，2016，4（2）：24.

28.　王玉平. 癫痫中心工作手册. 北京：人民卫生出版社，2017.

29.　Reif PS，Strzelczyk A，Rosenow F. The history of invasive EEG evaluation in epilepsy patients. Seizure，2016，41：191-195.

30.　He K，Jiang S，Song J，et al. Long-Term Outcomes of Surgical Treatment in 181 Patients with Supratentorial Cerebral Cavernous Malformation-Associated Epilepsy. World Neurosurg，2017，108：869-875.

31.　Blumcke I，Spreafico R，Haaker G，et al. Histopathological Findings in Brain Tissue Obtained during Epilepsy Surgery. N Engl J Med，2017，377（17）：1648-1656.

32.　史增敏，张凯，张建国，等. 大脑半球切除术治疗顽固性癫痫的随访研究. 中华神经外科杂志，2016，32（10）：984-988.

33.　Nilsson DT，Malmgren K，Flink R，et al. Outcomes of multilobar resections for epilepsy in Sweden 1990-2013：a national population-based study. Acta Neurochir（Wien），2016，158（6）：1151-1157.

34. Hu WH，Zhang C，Zhang K，et al. Hemispheric surgery for refractory epilepsy：a systematic review and meta-analysis with emphasis on seizure predictors and outcomes. Journal of neurosurgery，2016，124（4）：952-961.

35. Graham D，Tisdall MM，Gill D，et al. Corpus callosotomy outcomes in pediatric patients：A systematic review. Epilepsia，2016，57（7）：1053-1068.

36. Cossu M，Cardinale F，Casaceli G，et al. Stereo-EEG-guided radiofrequency thermocoagulations. Epilepsia，2017，58 Suppl 1：66-72.

37. Kameyama S，Shirozu H，Masuda H，et al. MRI-guided stereotactic radiofrequency thermocoagulation for 100 hypothalamic hamartomas. J Neurosurg，2016，124：1503-1512.

38. Bourdillon P，Isnard J，Catenoix H，et al. Stereo electroencephalography-guided radiofrequency thermocoagulation（SEEG-guided RF-TC）in drug-resistant focal epilepsy：Results from a 10-year experience. Epilepsia，2017，58：85-93.

39. Dimova P，Palma L，Job-Chapron AS，et al. Radiofrequency thermocoagulation of the seizure-onset zone during stereoelectroencephalography. Epilepsia，2017，58（3）：381-392.

40. Cossu M，Mirandola L，Tassi L. RF-ablation in periventricular heterotopia-related epilepsy. Epilepsy Res，2017.

41. Krucoff MO，Chan AY，Harward SC，et al. Rates and predictors of success and failure in repeat epilepsy surgery：A meta-analysis and systematic review. Epilepsia，2017，58（12）：2133-2142.

42. Trottier-Duclos F，Desbeaumes Jodoin V，Fournier-Gosselin MP，et al. A 6-Year Follow-up Study of Vagus Nerve Stimulation Effect on Quality of Life in Treatment-Resistant Depression：A Pilot Study. J ECT. 2018，34（4）：e58-e60.

43. Gigliotti MJ，Mao G，Dupré DA，et al. Vagal Nerve Stimulation：Indications for Revision in Adult Refractory Epilepsy. World Neurosurg，2018.

44. Moro-De Faes G，Serrano-Moyano B，Cantarin-Extremera V，et al. Ten years' experience with vagus nerve stimulation in a paediatric population.. Rev Neurol. 2018，67（10）：382-386.

45. Salanova V，Witt T，Worth R，et al. Long-term efficacy and safety of thalamic stimulation fordrug-resistant partial epilepsy. Neurology，2015，84（10）：1017-1025.

46. Van Gompel JJ1，Klassen BT，Worrell GA，et al，Anterior nuclear deep brain stimulation guided by concordant hippocampal recording. Neurosurg Focus，2015，38（6）：E9.

47. 徐欣，凌至培，毛之奇，等. 双侧丘脑前核电刺激术治疗药物难治性癫痫临床研究. 中国现代神经疾病杂志，2015，9（59）：716-721.

48. 蔡宇翔，杨治权. 深部脑刺激术治疗难治性癫痫的研究进展. 国际神经病学神经外科学杂志，2017，（44）4：451-454.

49. Möttönen T，Katisko J，Haapasalo J，et al. Defining the anterior nucleus of the thalamus（ANT）as a deep brain stimulation target in refractory epilepsy：Delineation using 3 T MRI and intraoperative microelectrode recording. NeuroImage Clinl，2015，7：823-829.

50. Lehtimäki K，Coenen VA，Gonçalves Ferreira A，et al. The Surgical Approach to the Anterior Nucleus of Thalamus in Patients With Refractory Epilepsy：Experience from the International Multicenter Registry（MORE）. Neurosurgery，2019，84（1）：141-150.

51. Kossoff EH，Zupec Kania BA，Auvin S，et al. Optimal clinical management of children receiving dietary therapies for epilepsy：Updated recommendations of the International Ketogenic Diet Study Group. Epilepsia Open，2018，3（2）：175-192.

52. Barzegar M，Afghan M，Tarmahi V，et al. Ketogenic diet：overview，types，and possible anti-seizure mechanisms. Nutritional Neuroscience，2019：1-10.

53. Gaspard N，Hirsch LJ，Sculier C，et al. New-onset refractory status epilepticus（NORSE）and febrile infection&ndash；related epilepsy syndrome（FIRES）：State of the art and perspectives. Epilepsia，2018，59（4）：745-752.

54. Rosenthal ES，Claassen J，Wainwright MS，et al. Brexanolone as Adjunctive Therapy in Super-Refractory Status Epilepticus. Annals of Neurology，2017，82（3）：342-352.

55. Mameniškienė R，Wolf P. Epilepsia partialis continua：A review. Seizure，2017，44：74-80.

56. Strzelczyk A，Zöllner JP，Willems LM，et al. Lacosamide in status epilepticus：Systematic review of current evidence. Epilepsia，2017，58（6）：933-950.

57. Pichler M，Hocker S. Chapter 9 – Management of status epilepticusM.. Handb Clin Neurol，2017，140：131-151.

58. Yuan F，Yang F，Li W，et al. Nonconvulsive status epilepticus after convulsive status epilepticus：Clinical features，outcomes，and prognostic factors. Epilepsy Research，2018，142：53-57.

59. Chen J，Xie L，Hu Y，et al. Nonconvulsive status epilepticus after cessation of convulsive status epilepticus in pediatric intensive care unit patients. Epilepsy & Behavior，2018，82：68-73.

第十二章

症状性癫痫

第一节 外伤后癫痫

外伤后癫痫（post-traumatic epilepsy，PTE），又称颅脑外伤后癫痫、颅脑创伤后癫痫，是颅脑创伤后发生的与之相关的癫痫，是一种颅脑创伤的严重并发症，会加重继发性脑损害，对患者的生存和生活质量有严重影响，所以要加强重视。明确 PTE 的定义，对它的治疗及预后判定至关重要。根据 PTE 的发作时间分为早期发作（≤1 周）、晚期发作（>1 周）。颅脑创伤后早期癫痫样发作是颅脑创伤所引起的急性症状性发作，外伤后晚期癫痫是长期反复癫痫样发作的神经系统疾病。部分学者认为早期癫痫样发作增加了晚期癫痫的发生率，也有研究报道早期癫痫样发作对晚期癫痫无决定性作用。目前认为，早期癫痫样发作是急性损伤的一种附带症状和结果，是晚期癫痫的危险因素，但早期癫痫样发作未必一定发展为晚期癫痫。

【流行病学】

颅脑外伤患者 PTE 的整体发病率为 1.9%～30.0%。根据不同研究结果，颅脑外伤后早期癫痫发作的发病率为 2.6%～16.3%。不同研究之间关于外伤后晚期癫痫的发病率差异较大。外伤后晚期癫痫的发病率与颅脑损伤的类型关系密切。在各种损伤类型中，通常以火器贯通伤后癫痫发病率最高（33%～88%）；其次为开放性颅脑损伤（20%～50%）；闭合性颅脑损伤的癫痫发病率最低，仅 1%～5%。颅脑创伤严重程度与发生 PTE 的风险密切相关。轻型颅脑创伤患者的癫痫发生率是普通人群的 2 倍，而重型颅脑创伤的癫痫发生率则是普通人群的 7 倍，颅骨骨折患者的癫痫发生率是正常人的 2 倍。PTE 发作也具备一定的时间特点。在颅脑创伤发生后 1 年内，PTE 的发生风险最高，1 年以后风险显著下降，但是外伤后 10 年风险再次升高，且持续至伤后 30 年内仍不能排除发作的风险。另外，晚期癫痫的发生率高于早期癫痫发作。不同部位皮质损伤均有可能引起 PTE，但存在一定规律性，约 57% 的患者表现为颞叶癫痫，35% 为额叶癫痫，顶、枕叶癫痫则各占 3%。

【危险因素】

PTE 的相关危险因素主要包括以下几方面：

1. 脑损伤部位 颅脑任何部位损伤均可引起癫痫，而大脑皮质运动区、海马和杏仁核损伤后癫痫的发生率更高；

2. 脑损伤严重程度 是 PTE 最重要的危险因素，程度越重，发病风险越高。在外伤后第一年，严重创伤发生癫痫的风险是轻微创伤的 30 倍；

3. 受外伤年龄 年龄大于 15 岁时风险性最高，65 岁以上晚期癫痫的危险性增高；

4. 早期癫痫样发作对晚期癫痫的影响 早期 PTE 是发展为晚期癫痫的危险因素；

5. 家族史 有癫痫家族史的患者风险更高。

【发病机制】

既往有很多关于外伤后癫痫发病机制的基础研究，但关于外伤后癫痫异质性的关键机制，包括分子、细胞学和网络机制仍然是一个挑战性的问题。一些新型临床图像转换技术可以识别出一些预示外伤后癫痫发生的生物学标记。尽管对于外伤后癫痫的致病机制尚在研究当中，近来一些新发现的治疗策略对于预防一些高危患者发展为外伤性癫痫起到了作用。

脑外伤的后果由三个阶段组成，包括原发性损伤、主要损伤的演变、继发性损伤和再生。原发性损伤发生在脑外伤发生的瞬间，伴随着细胞离子稳态的紊乱，释放兴奋性神经递质，以及兴奋性毒性加重。继发性伤害发生在原发性损伤后的数小时和数天内，是损伤的间接结果，它包括一系列复杂的分子变化和细胞应答过程，其中一些可能与创伤后的癫痫发病相关。

目前，PTE 的确切发病机制仍无定论，主要机制包括：

（1）颅脑损伤机械性机制：与受伤机制、原发伤的严重程度和脑损伤部位等有关；

（2）脂质过氧化反应机制：颅脑创伤后脂质过氧化物、反应性氧自由基、氮氧自由基及铁盐离子等作用；

（3）颅脑损伤的细胞学机制：兴奋性氨基酸在细胞外堆积、细胞内钙超载、细胞外钾离子增多使细胞膜去极化，降低神经细胞的兴奋性阈值；

（4）神经炎性机制：包括 IL-1β 和 HMGB 1 在内的炎症介质直接和间接作用于神经胶质细胞和神经元以刺激神经元兴奋性；

（5）基因调节：γ- 氨基丁酸（GABA）信号传导通路与 PTE 的关系密切，GABA 活性降低和谷氨酸含量增加可能与 micro-RNA 的调节作用有关；

（6）血液循环的改变：急性期脑内少量出血，引发脑内血液循环的紊乱，脑细胞的氧化和葡萄糖供应减少，代谢产物蓄积，可导致早期癫痫样发作；

（7）血脑屏障的破坏：血脑屏障的破坏可以增加血脑屏障渗透性，使炎症细胞和分子进入大脑，与此同时，炎症信号在大脑内部也可以促进血脑屏障的渗透性增加。

【临床表现】

1. 发作类型 外伤后癫痫本身可以表现出多种发作类型，其中局灶性发作与全面性发作的比例大约为 1:3，而早发癫痫组及 10 年后起病组比例大约为 1:1。在第一年发病的患者中，有 77% 出现至少一次全面性癫痫发作，而 10 年后发病组中有 46% 的患者是全面性癫痫发作。总的脑容量损失并不是发作类型的良好预测指标。局灶性进展为双侧强直阵挛性发作组出现癫痫发作一般较早，局灶性起源伴有意识障碍组相对较晚。年龄和受伤前的智力因素与癫痫发作类型无关。

2. 发作频率和持续时间 Salazar 等的研究显示，92% 的患者癫痫发作不止一次，而癫痫的整体平均持续时间为（93±66）个月。第一年癫痫发作频率可以预测未来癫痫的严重性。第一年发作频繁的患者未来癫痫发作较频繁且癫痫持续时间较长。然而，癫痫发作的频率与任何伤口特征或神经系统功能障碍并无显著关系。

研究显示，受伤后 15 年，持续癫痫发作（过去的 2 年里有 1 次以上发作）患者占有过癫痫发作的 53%，占所有头部受伤的 28%。同样，以色列的研究发现，60% 的癫痫患者在外伤后 13 年仍在服用 ASMs。在越南的脑外伤研究中发现，持续发作的受试者中，66% 在服用 ASMs 期间仍有发作。

持续发作在局灶性发作患者中更为常见，包括发作时意识清醒及发作时有意识障碍。这类患者癫痫持续时间更长，发作频率更高。然而持续发作在失语症、器质性精神障碍和脑容量较大缺失的患者中并不常见。

全面性发作在单次发作的病例更常见（占所有癫痫患者的 8%），患者单次发作平均潜伏期较多次发作要长（单次发作平均潜伏期为 47 个月），平均脑容量缺失也较少，少有血肿。但在外伤类型和神经功能缺损这两方面，单次发作组与多次发作组无明显差异。

【诊断与鉴别诊断】

临床医生通过患者颅脑创伤的病史、典型癫痫发作、脑电图检查即能够确诊 PTE。对中度或重度颅脑损伤者应立即行 CT 扫描，以免延误脑内出血、硬膜下血肿和脑积水等严重病情。经过适当处理后，如病情未见改善或持续恶化者应进行 CT 复查。初次 CT 扫描正常,之后发生癫痫者也需进行 CT 复查。轻度颅脑损伤如有癫痫发作或病情出现意外变化时应进行 CT 扫描。儿童和成人创伤性脑损伤并昏迷的患者,由于非惊厥发作、周期性放电和相关的继发性脑损伤发生率较高,应进行持续脑电图监测。

注意询问患者既往有无癫痫病史。详细询问受伤的情况和发作时的具体表现。伤后有早期癫痫样发作史者有利于晚期癫痫的诊断。还应注意因癫痫发作而致头部外伤者,不属于 PTE。对晚期癫痫首次发作者,还应考虑其他原因引起的可能性。明显的全身性惊厥、局灶运动性发作,肌阵挛发作等,很容易被患者本人和目击者发现,但睡眠中发生的癫痫可能不易被察觉,注意避免遗漏。额、颞叶癫痫的许多古怪、复杂的精神和行为异常经常被家人误解,尤其在儿童,也是造成延误诊断的原因。罕见的一过性言语困难,面部感觉异常等都可能被患者或周围人忽视。通过长程视频脑电图监测可提高癫痫波的检出率,对确诊发作类型很有帮助。

和其他类型癫痫的鉴别诊断一样,外伤后癫痫同样应与晕厥、癔症、偏头痛、低血糖、发作性睡病、短暂性脑缺血发作等非癫痫发作相鉴别。

【治疗与预后】

对 PTE 的随机临床研究有限,只有少数预防 PTE 的随机研究已发表。这些研究表明,一些 ASMs 如苯妥英,苯巴比妥,卡马西平和丙戊酸,是预防早期 PTE 的有效方法,但不包括晚期 PTE。荟萃分析显示,用苯妥英或卡马西平进行预防性治疗能有效降低早期 PTE 风险,而非晚期 PTE。这些研究推荐在外伤后第 1 周给予预防性抗癫痫治疗,除非发展为晚期 PTE,否则不继续给予治疗。

对于确诊为 PTE 的患者,包括非惊厥性癫痫,应该采取规范化的 ASMs 治疗。临床常用的药物包括丙戊酸钠、苯巴比妥、拉莫三嗪、左乙拉西坦、奥卡西平、托吡酯、卡马西平、苯妥英钠等。根据癫痫发作的次数和发作类型,选择单一药物治疗,或两至多种药物联合治疗,并定期进行血药浓度监测。同时,应该重视 ASMs 的不良反应。对于部分难治性癫痫(病程 2 年以上、经过两种抗癫痫药物正规治疗无效、每月发作 1 次以上),经多学科专家术前评估确认后,可考虑外科手术治疗。

目前尚无 I 级证据研究比较不同 ASMs 在颅脑外伤后癫痫患者中的疗效。选择一种 ASMs 时需考虑几方面的因素,包括药物的耐受性和相互作用,患者是否存在其他共病等。苯妥英、左乙拉西坦、丙戊酸是用于颅脑外伤后癫痫发作治疗的最常见药物。如合并抑郁可使用拉莫三嗪进行长期治疗。在临床实践中,治疗难治性 PTE 的患者使用多种 ASMs,应用迷走神经电刺激和局限性病变的切除手术。预防性应用 ASMs 的患者和早期 PTE 患者数周内逐渐减少抗癫痫药物滴定,这类特殊人群 ASMs 停药时间和比例不同,目前仍缺少相关的随机研究。

外伤后癫痫具有自然痊愈的趋势,约有 50% 的患者在发病 5~10 年内有望终止发作;有 2/3 的患者在维持适当 ASMs 治疗下,发作能得到较为满意的控制。外伤后癫痫手术治疗效果与致痫灶定位精确程度密切相关,一般以颞叶切除术效果最好,颞叶外病灶切除效果相对差,术后药物抗癫痫治疗通常需维持至少 2 年。迷走神经电刺激对外伤后癫痫治疗有一定效果,但目前相关研究较少,仍有待进一步观察。

第二节　肿瘤与癫痫

肿瘤与癫痫关系密切,与肿瘤相关的癫痫称为肿瘤相关性癫痫(tumor-related epilepsy,TRE),包括原发性或继发性颅内肿瘤引起的癫痫发作以及部分肿瘤患者伴发的副肿瘤性边缘叶性脑炎导致的癫痫发作。本节主要指发生在颅内的原发性及转移性脑肿瘤继发的癫痫发作,是症状性癫痫的常见病因之一。

癫痫是脑肿瘤的常见症状,甚至是某些脑肿瘤患者的首发或唯一症状。新诊断为癫痫的患者中 4%~6% 发现有脑肿瘤,脑肿瘤患者中 30%~50% 以癫痫发作为首发症状。脑肿瘤类型不同导致的癫痫发生率不同;颅内较大肿瘤以及肿瘤和皮质关系较近者更易发生癫痫;额、颞叶肿瘤具有最高的致痫率,枕叶肿瘤致痫率最低;缓慢生长的低级别肿瘤较高级别肿瘤更易出现癫痫。

【发病机制】

目前，与脑肿瘤相关的癫痫发病机制主要有两种学说。一种学说基于脑肿瘤起源：肿瘤本身可能分泌一些致痫物质，使其变为一个致痫的区域；另一种学说是脑肿瘤直接或间接地改变其周围微环境，使其成为致痫灶。这两种过程均可能引起一系列生理病理改变，如神经递质和受体异常，代谢异常和免疫或炎性反应，最终导致癫痫发作。肿瘤使内环境稳态破坏也是肿瘤患者易伴发癫痫的原因之一。然而没有一种理论可以完全解释脑肿瘤引起癫痫发作的潜在机制。

1. 脑肿瘤因素

（1）组织学：低级别脑肿瘤较高级别脑肿瘤更易出现癫痫发作。组织学不同的脑肿瘤所致癫痫的发病机制不同。生长中的脑肿瘤由高分化细胞组成，能够释放引起癫痫的神经递质和其他物质。脑肿瘤同样可使皮质出现结构异常而导致癫痫发作。生长迅速的高级别脑肿瘤的浸润性生长可损伤皮质下的脑电网络；而生长缓慢的脑肿瘤可引起皮质区域不完全传入神经阻滞，引起去神经高敏状态，产生致痫介质。另外，癌周组织胶质细胞增生及炎性改变也可引起癫痫发作。级别相同但组织学不同的脑肿瘤患者癫痫的发病率不同，而且并非具有相似部位和组织学的脑肿瘤患者都有癫痫发作，可能与基因在肿瘤及肿瘤相关性癫痫的发生中起一定作用有关。

（2）部位：肿瘤部位在脑肿瘤所致的癫痫中起重要作用。皮质下靠近中线结构的脑肿瘤较少发生癫痫，邻近灰质的胶质瘤更易发生癫痫，额叶、颞叶、边缘系统的脑肿瘤更易出现癫痫发作。肿瘤部位与组织学密切相关，多数神经胶质瘤发生于颞叶；低级别胶质瘤通常生长在第二功能区，很少生长在语言功能区；少突胶质细胞瘤更可能生长在额叶；星形细胞瘤更常见于颞叶。肿瘤的组织形态在某种程度上与肿瘤发生时脑组织生长结构有关。

（3）其他：血脑屏障破坏、突触传递过程的异常以及与肿瘤相关的基因突变也参与肿瘤相关性癫痫的发生。

2. 脑肿瘤周围因素

（1）形态学改变：脑肿瘤的直接压迫使其周围组织发生形态学改变，如神经元坏死，突触囊泡变化等。肿瘤相关性癫痫与非肿瘤相关性癫痫患者相比较，脑肿瘤周围皮质的面积、分布及突触数目均不同，另外肿瘤生长与肿瘤周围锥体细胞的抑制性突触减少以及兴奋性突触增多有关。

（2）缺血、缺氧、酸中毒及代谢异常：脑肿瘤组织内代谢增高，周围组织易出现灌注不足而缺氧，产生酸性物质，星形胶质细胞调控酸性物质代谢，其细胞膜容易发生钠内流，从而容易引发癫痫发作。

（3）其他：脑肿瘤周围区域离子交换；兴奋性与抑制性氨基酸及神经递质平衡紊乱；谷氨酸能 NMDA 受体及 GABA 相关受体功能与分布异常；局部葡萄糖代谢异常以及免疫和炎性改变也是癫痫的发生机制。

【临床表现】

癫痫为颅内肿瘤常见的临床表现。癫痫频繁发作或首次发作便进入癫痫持续状态的患者应注意考虑脑肿瘤。脑肿瘤性质不同所致癫痫类型不同，如全面性强直 - 阵挛发作多见于星形细胞瘤、少突胶质细胞瘤和脑膜瘤；局灶性发作（有意识障碍）仅见于星形细胞瘤；不伴有意识障碍的局灶性发作多见于星形细胞瘤和少突胶质细胞瘤；少数肿瘤继发癫痫为难治性癫痫，甚至出现难治性癫痫持续状态；失神发作极少继发于脑肿瘤。

1. 脑膜瘤与癫痫　　多数脑膜瘤是良性的，脑膜瘤继发癫痫主要取决于其大小和位置。除头痛和神经系统缺损症状外，癫痫发作是其最常见的临床表现。大脑皮质和矢状窦旁脑膜瘤患者癫痫发生率高，发作类型为全面强直 - 阵挛发作或局灶性发作。距离皮质较近的肿瘤发病率较距离较远的肿瘤明显升高，因此脑膜瘤表现为癫痫较其他脑肿瘤更为常见，术前有癫痫发作的患者术后癫痫发生率高。术中脑组织受到牵拉、动脉损伤或静脉中断以及手术区脑组织缺血和水肿均是导致患者术后抽搐的原因。若术后多年出现癫痫发作，首先需排除肿瘤是否复发。肿瘤切除程度与术后癫痫发作显著相关。肿瘤次全切除后剩余肿瘤可不断刺激皮质或侵犯脑组织，引起癫痫发作。

2. 胶质瘤与癫痫　引发癫痫的肿瘤中以胶质瘤居多，尤其是恶性程度较高的胶质瘤，原因可能是胶质瘤本身发病率高，且其对神经元造成的影响更为直接和严重，易导致其兴奋性改变。其中低级别胶质瘤较高级别胶质瘤更易出现癫痫发作；低级别胶质瘤患者癫痫发生频率与年龄呈正相关，高级别胶质瘤癫痫发生与年龄负相关。

3. 胚胎发育不良性神经上皮肿瘤（DNET）与癫痫　尽管 DNET 的发病率不是很高，但其与神经节神经胶质瘤均是难治性局灶性癫痫最常见的原因。它是一种神经胶质起源的良性肿瘤，80% 的 DNET 位于颞叶，额叶其次，多呈良性过程。癫痫发作往往是其首发甚至唯一的临床表现。DNET 患者中癫痫发病率几乎是 100%。DNET 平均发病年龄为 15 岁，最常见的发作类型是伴有意识障碍的局灶性癫痫，病灶与致痫灶可能不一致。

4. 转移瘤与癫痫　约 20% 的系统性肿瘤患者发现脑转移，35% 的患者有癫痫发作，20% 的患者以癫痫为首发症状。癌症患者中还有其他原因导致癫痫发作，如电解质紊乱，化疗药物影响，副肿瘤综合征等。癫痫作为首发症状在原发性中枢神经系统肿瘤中较转移瘤中更常见。

5. 其他　颅内星形细胞瘤、错构瘤、畸胎瘤等颅内原发性肿瘤均可导致癫痫，据 Penfield 等统计，幕上肿瘤患者 50% 可出现癫痫发作，幕下及鞍区则分别为 25% 和 5.7%。

【脑电图表现】

脑电监测：包括头皮脑电、侵入性颅内脑电图（包括术中皮质脑电监护及立体定向脑电图），其改变基本为 θ 波或 δ 波，痫样放电一般在 δ 波基础上出现。脑电监测不但可以辅助确定放电部位，还可以明确患者癫痫再次发作风险以及是否应使用 ASMs。术中皮质脑电监护是癫痫功能外科术中识别致痫灶的重要方法。近年来，立体定向脑电图已成为致痫灶定位的最新手段，对痫样放电的起始、传导和扩散提供重要信息，在其引导下进行射频热凝毁损术对难治性癫痫更为安全有效。

【辅助检查】

影像学检查：任何发生癫痫发作的患者均需行影像学检查，以明确颅内病灶位置及性质，如头 CT、MRI（包括功能磁共振等）、必要时行单光子发射计算机断层扫描（SPECT）和正电子断层成像技术（PET）等检查。MRI 较 CT 更敏感，高度怀疑继发性癫痫者，尤其具有局灶性神经系统定位体征的癫痫患者应首先进行颅脑 MRI 检查。

【诊断与鉴别诊断】

肿瘤相关性癫痫的诊断与其他病因导致的癫痫类似。首先确定是否为癫痫，明确癫痫发作类型，是否为癫痫综合征，确定癫痫病因等。行相关检查，如颅脑 MRI、视频脑电监测等，以明确有无颅内肿瘤，是否有痫性放电，放电部位是否与颅内肿瘤相一致等。癫痫发作需与假性发作、晕厥、TIA、过度换气综合征等发作性疾病鉴别。

【治疗与预后】

治疗目标：最大程度上消除脑肿瘤及其对神经功能的影响，同时尽可能终止或减少癫痫发作。

（1）手术治疗：肿瘤相关性癫痫通常是药物难治性癫痫，早期手术治疗是实现控制癫痫发作的重要因素，同时切除病灶及致痫灶，癫痫可得到较好控制，提高患者的生活质量。不能手术或病灶不能根除者，可行立体定向放射治疗等。

（2）ASMs 治疗：ASMs 治疗对于控制发作非常必要，选择药物时需考虑 ASMs 之间及其与抗肿瘤药物之间的相互作用。丙戊酸钠被认为是脑肿瘤继发性癫痫发作的一线药物，与化疗药物联用时，需注意有无血小板减少发生；左乙拉西坦和拉莫三嗪与化疗药物间相互作用较少，可分别与丙戊酸钠联合应用；肝药酶诱导性药物（如卡马西平、苯妥英）应避免使用；对于未发生癫痫发作的患者不推荐给予 ASMs 预防性治疗。致痫灶成功切除后可考虑停止 ASMs 使用，撤药时间尚无统一标准。

（3）神经调控治疗：对于不适合手术治疗或手术治疗失败的患者可选择迷走神经电刺激（VNS）、脑深部电刺激（DBS）和反应式神经刺激术（RNS）等神经调控技术辅助治疗。

肿瘤所致癫痫预后与肿瘤性质与治疗方式等均有关，通过手术切除肿瘤达到癫痫无发作的比例在不同研究中结果不同。早期手术(癫痫病史小于 1 年)和肿瘤的全部切除是达到癫痫无发作最重要的影响因素。继发性全面性癫痫发作患者肿瘤全切后疗效较好,而意识清楚的局灶性起源的癫痫患者达到完全不发作的概率较小一些。此外,单独或联合放化疗有益于控制癫痫发作。

第三节　卒中后癫痫

卒中与癫痫都是神经科的常见病、多发病,随着卒中发病率逐年增加,与卒中相关的卒中后癫痫(post-stroke epilepsy, PSE)也越来越引起重视。卒中被认为是成人癫痫的主要病因之一。成人卒中患者中约有 4%～10% 会出现卒中后癫痫。在被新诊断为癫痫的 60 岁以上人群中,卒中是最常见的病因。癫痫的发生和发展会进一步影响卒中患者的预后。

卒中后癫痫是指既往无癫痫病史但在卒中后一定时间内发生的癫痫发作,排除其他脑部结构和代谢性病变,脑电图提示的异常放电部位与影像学证实的病变部位具有一致性。根据卒中后首次癫痫发作的时间点,卒中后癫痫可以分为早发性癫痫(early seizure, ES)和迟发性癫痫(late seizure, LS)。目前对于 ES 和 LS 的时间界定仍存在争议,从卒中发病后 24 小时至 1 个月不等,如 24 小时、48 小时、1 周、2 周、1 个月。其中 2014 年 ILAE 和 2017 年欧洲卒中组织(European Stroke Organisation, ESO)均将时间确界定为 1 周,而国内研究通常采用 2 周的时间标准定义 ES 及 LS。即卒中发生后 2 周内至少 2 次非诱发性癫痫发作称为早发性癫痫,卒中发生 2 周以后至少 2 次非诱发性癫痫发作称为迟发性癫痫。

【流行病学】

目前研究受其收集样本量大小、资料的完整性、纳入及排除标准、研究人群的卒中类型比例、随访时间长短的影响,导致关于卒中后癫痫发病率的报道结果不尽一致。整体来说,卒中后癫痫的发病率为 2%～15%,ES 的发病率约为 3%～6%,尤其在脑出血及蛛网膜下腔出血中发病率高达 10%～16%。而 LS 的发病率约为 2%～16%。2014 年由中华医学会神经病学分会发布的《中国急性缺血性脑卒中诊治指南》指出:缺血性卒中后癫痫的早期发生率为 2%～33%,晚期发生率为 3%～67%。其中目前已有研究证实,早期癫痫发作可能预示着晚期癫痫发作的发生,而晚期癫痫发作较早期癫痫发作更容易复发,进而发展为卒中后癫痫。

【发病机制】

卒中后癫痫的发病机制目前尚未明确,现有研究认为可能的机制主要包括以下三方面。

1. 缺血性卒中所致 ES 的发病机制

(1)缺血性卒中所致的急性脑损伤使神经元细胞膜稳定性下降,局部神经元出现代谢障碍或水电解质紊乱,卒中后神经元缺血缺氧可导致 Na 泵衰竭,Na^+ 离子内流增加,细胞发生去极化,达到一定程度可激活 Ca^{2+} 通道,而短暂快速的 Ca^{2+} 内流可引起神经元异常放电而引发癫痫发作。

(2)缺血性卒中后缺血缺氧导致兴奋性神经递质谷氨酸增加,造成局部代谢障碍,使膜兴奋性增高,脑组织易激惹。另外,卒中后抑制性神经递质 GABA 系统发生变性,其功能也可受累,使其突触后抑制作用减弱,降低了癫痫发作的阈值。

(3)梗死灶周围的缺血半暗带也可因缺血及能量代谢障碍,发生过度兴奋而引起痫样放电。

(4)卒中后机体发生应激反应,使多巴胺转化为肾上腺素的速度加快,打破了原有的递质平衡,出现肾上腺素水平升高及多巴胺水平降低,而调节 Ca^{2+} 水平的中枢性钙调素的合成过程依赖于脑内生物胺的含量。因此,多巴胺含量下降会影响钙调素并进一步影响 Ca^{2+} 水平而出现癫痫发作。

(5)缺血性卒中急性期发生的再灌注损伤以及脑组织水肿也是引发局灶性癫痫发作的原因之一。

2. 出血性卒中所致的 ES 发病机制　出血性卒中由于血肿导致的占位效应、颅内压增高、脑组织水肿、局限或弥漫性脑血管痉挛等引起的脑血流量降低以及脑组织缺血缺氧等均可引发癫痫发作。可能的机制包括:

(1)脑出血急性期血液成分的代谢产物如含铁血黄素等可刺激局部脑组织,使其兴奋性增高,从而引起癫痫发作。

（2）脑出血可激发局限性或弥漫性脑血管痉挛，引起同侧或对侧的脑血流量降低，神经元缺血、缺氧引起癫痫发作。

（3）动静脉畸形和动脉瘤可通过直接刺激邻近脑组织或血管破裂而引起癫痫发作。

3. LS 的发病机制

（1）脑卒中数月后软化坏死的脑组织被清除，同时胶质组织增生，瘢痕形成、局部发生粘连、萎缩、移位、囊腔形成等均可形成致痫灶，对周围脑组织的机械刺激可引起癫痫发作。

（2）脑卒中后神经细胞膜稳定性改变，选择性神经元变性和树突侧支形成可能导致神经细胞兴奋性增高，引起同步放电，进而导致癫痫发作。

（3）神经胶质细胞发生异常增生后其形态和功能均出现异常，称为反应性星形胶质细胞。正常星形胶质细胞能够主动摄取 K^+，并合成抑制性递质 GABA，而反应性星形胶质细胞摄取 K^+ 的能力下降，使神经元容易去极化，过度放电增多，同时合成 GABA 的功能下降，神经元兴奋性升高，降低了癫痫发作的阈值。

【临床表现】

1. 卒中后癫痫的发作时间 卒中后癫痫发作可发生于卒中后的任何时期，但有两个发作高峰，分别在发病 24 小时内和发病后 6～12 个月。

2. 卒中后癫痫与卒中类型 卒中类型是卒中后癫痫重要影响因素之一。出血性卒中较缺血性卒中更容易发生癫痫发作。其中蛛网膜下腔出血是出血性卒中后癫痫的高危因素，前循环梗死后癫痫较其他类型缺血性卒中后癫痫更为常见。不同类型卒中导致发生 ES 及 LS 的比例不同，出血性卒中多引起 ES，而缺血性卒中多引起 LS。

3. 卒中后癫痫与卒中部位 累及颞中回和中央后回的卒中易发生 ES，其中多脑叶受累更为常见。而包括缘上回和颞上回在内的皮质大面积受累更易发生 LS。特别是额、颞、顶叶皮质区受累的患者，其发生 ES 风险显著增高。

4. 卒中后癫痫的发作类型 卒中后癫痫发作类型包括局灶性发作（意识保留或意识受损）、全面性发作、癫痫持续状态等。缺血性脑卒中后癫痫发作以局灶性发作最常见，其中以意识保留最为多见，LS 多见。出血性卒中以全面性发作最为常见，ES 多见。

【脑电图表现】

脑电图（electroencephalogram，EEG）是目前癫痫辅助诊断最重要也是最敏感的手段，包括普通脑电图、动态脑电图、长程及视频脑电图等，有助于早期发现临床症状轻微或非惊厥性发作患者从而实现早期干预。长程及视频脑电图技术的发展显著提高了卒中后癫痫发作患者 EEG 的阳性检出率。

对于非惊厥性发作患者，长程及视频脑电图较常规 EEG 检查更具优势。此类患者的脑电图易出现周期性一侧癫痫样放电（periodic lateralized epileptiform discharge，PLED），并以重复刻板出现尖波或尖慢复合波（波幅 50～150μV，时间间隔 1.0～1.5 秒）为主要特征，应引起临床医生的高度重视，需加以仔细观察及随访。另外，存在特征性 PLED 的卒中后癫痫患者，有较高比例进展为癫痫持续状态。

【辅助检查】

除脑电图外，头颅 CT 和 MRI 也具有重要价值。还有研究表明，CT 灌注成像相对于非增强 CT 扫描可提高预测皮质受累的缺血性卒中患者发生卒中后癫痫的敏感性和特异性。

【诊断与鉴别诊断】

卒中后癫痫的诊断需排除其他脑部结构和代谢性病变，在卒中后一段时间内出现的癫痫发作，脑电图提示的异常放电部位与影像学证实的病变部位具有一致性可诊断为卒中后癫痫。

根据 2014 年国际抗癫痫联盟推荐的癫痫新操作定义中，有远期卒中史（如卒中发生于 2 个月前）的患者出现 1 次癫痫发作即可诊断癫痫。卒中后癫痫需与晕厥，假性癫痫发作，发作性睡病，基底动脉型偏头痛，短暂性脑缺血发作，低血糖等鉴别。

【治疗与预后】

卒中后癫痫的治疗以积极治疗原发病为主，及时合理地控制脑水肿，纠正电解质紊乱及酸碱失衡，保持呼吸道通畅是预防 ES 的重要环节。

1. ASMs 治疗的时机 ES 可随着原发病的好转而控制，有的亦可自行缓解，一般无需长期 ASMs 治疗，少数需短期应用 ASMs。对于 LS 患者，由于其颅内已形成致痫病灶，多数患者可能出现反复发作，因此需要进行长期、规范化使用 ASMs。

美国神经病学学会指南指出，没有足够证据表明需要对卒中患者预防性给予 ASMs。神经科医生需要根据患者的具体情况，采取 EEG 等辅助检测手段，在早期进行有效的监测，力求既不延误用药也不滥用 ASMs。

2. 药物的选择

（1）ASMs：应该根据发作类型和患者个体状态综合考虑。对于需要长期服用 ASMs 的患者，除考虑控制发作外，还需考虑药物的不良反应。

卒中患者往往伴有高血压、糖尿病、冠状动脉粥样硬化性心脏病等疾病，且面临瘫痪肢体康复锻炼、长期服用抗凝或抗血小板聚集药物等问题。传统 ASMs，如苯妥英钠、苯巴比妥、丙戊酸钠、苯二氮䓬类等药物，由于存在潜在的不良反应，例如增加心脑血管疾病风险、影响神经功能修复、降低骨强度、药物相互作用多（与抗凝及水杨酸类药物等存在相互作用）、耐受性较差以及缺乏应用于老年人或卒中患者的 A 级证据等，因此并非治疗卒中后癫痫的最佳选择。

目前临床治疗中倾向于选择新型抗癫痫药物，例如拉莫三嗪、加巴喷丁、托吡酯和左乙拉西坦等。多数患者的癫痫发作能够单药控制，预后良好，仅少数患者控制不佳时需给予联合用药。

（2）其他药物：近年来，研究报道他汀类药物可能是一种具有多效作用的神经保护剂。大量关于他汀类药物与癫痫的临床及基础研究已证实，使用他汀类药物能够使卒中后癫痫的发病率有所下降。

（3）非药物治疗：随着神经调控等技术的不断发展，包括闭环刺激（closed-loop）以及光遗传学（optogenetic technology）技术在内的治疗措施，为卒中后难治性癫痫的治疗提供了新办法、开辟了新思路，有望在癫痫发作的短时间内通过调控神经放电网络而达到对癫痫发作的有效控制。

研究显示，卒中后癫痫可使患者病情加重，其致死率高于无癫痫发作的卒中患者。因此重视卒中的一级及二级预防，才能减少卒中后癫痫的发生。为卒中后癫痫患者制订个体化治疗方案，能够提高患者生存率及生活质量。

（朱雨岚）

第四节 中枢神经系统感染与癫痫发作

从病因角度考虑癫痫有特发性和症状性之分，症状性癫痫可由许多疾病引起，其中中枢神经系统感染是导致癫痫发作的重要原因之一。

中枢神经系统感染包括细菌性、病毒性、真菌性和寄生虫性感染，都可能导致癫痫发作。感染后是否出现癫痫，与病因、病变部位、病变性质、临床表现、体质特点均有关。在各种脑炎和脑膜炎的急性期，皮质静脉或动脉的血栓形成、脑水肿、病原菌的毒素和代谢产物的积聚，均能通过有关机制影响神经细胞膜的稳定性而成为致痫因素。在感染痊愈后，脑膜和皮质间的瘢痕形成是产生癫痫的重要因素。化脓性脑膜炎中以肺炎双球菌性脑膜炎遗留癫痫的可能性最大，各种感染病因合并脑血管病变、硬膜下积液时亦可遗留癫痫发作；而一般非化脓性脑膜炎或基底节、脑干、小脑的炎症并发癫痫发作及后遗癫痫的概率较小。发生在脑膜炎早期、容易控制的癫痫发作与脑膜炎后遗留癫痫的关系不大，而局灶性发作和难以控制的发作通常提示有血管闭塞性脑梗死或软化，提示预后不良；脑实质感染、昏迷严重、频繁抽搐发作、肢体瘫痪、影像学有脑实质破坏者易后遗癫痫发作；慢性颅内感染中结核性脑膜炎是比较常见的癫痫发作的因素；各种寄生虫性颅内感染亦是癫痫的重要病因，如脑囊虫病、脑型血吸虫、脑型肺吸虫病等都可以引起癫痫发作,其中脑囊虫病较多见,是寄生虫病中导致癫痫的常见原因;脑脓肿也常引起癫痫发作,有时癫痫发作可作为其唯一临床表现。

随着计划免疫和预防接种的普及与深入以及抗生素广泛应用,在感染谱中细菌性脑膜炎与结核性脑膜炎的发病率呈逐年下降趋势,非细菌性感染发病率却有所上升,有的甚至呈局部流行趋势,而且不断有新的病原出现。目前最常见的引起感染的病原为各种类型的病毒,可导致脑炎或脑膜脑炎。随着对脑炎病因的研究,特别是自 2007 年抗 N- 甲基 -D- 天冬氨酸受体(NMDAR)脑炎被发现以来,一系列抗神经元细胞表面或者突触蛋白(neuronal cell-surface or synaptic protein SP)的自身抗体被陆续发现,10%～20% 的脑炎为自身免疫性脑炎,本节主要针对病毒性脑炎、自身免疫性脑炎与癫痫的关系作一概述。

一、病毒性脑炎与癫痫

病毒性脑炎(virus encephalitis,VE)系指病毒感染引起的脑实质炎症,是症状性癫痫最常见的病因之一,癫痫发作可以是病毒性脑炎患者最早和唯一的临床表现。脑炎后癫痫若不及时控制,不仅可加重原发病脑炎的不可逆性损伤,还可导致多系统损害。

【流行病学】

国外 Annegers 等曾对 714 例患脑炎和脑膜炎的存活者进行随访,发现 19% 的病毒性脑炎患者在发病 2 周内有过癫痫发作,6.8% 的患者在病毒性脑炎急性期后 20 年内有癫痫发作,其中病毒性脑炎急性期伴癫痫发作的患者 20 年内癫痫的复发率为 22%,急性期不伴癫痫发作的患者 20 年内复发率为 10%。国内学者陈春富等收集了 374 例病毒性脑炎患者,发现 115 例(30.7%)在病毒性脑炎急性期伴发癫痫发作。李国德等收集 229 例病毒性脑炎患者,其中 85 例(37.1%)在脑炎急性期伴发癫痫发作。

【发病机制】

在病毒性脑炎的急性期,皮质静脉或动脉血栓形成、脑水肿、病原体的毒素和代谢产物的积聚,均能通过相关机制影响神经细胞膜的稳定性而成为致痫的原因;脑细胞的坏死、炎症细胞的浸润等病理变化能影响神经细胞的通透性和正常功能产生异常放电,从而引起癫痫发作。在感染急性期过后,病变部位留下永久癫痫灶,癫痫灶可见神经元坏死、缺失、结构紊乱,血管畸形增生,血供障碍,生化代谢障碍,γ- 氨基丁酸合成减少,细胞膜质子泵失调,钾外流,钙内流等表现。持续去极化导致异常放电,引起继发性癫痫。近些年来国外许多学者通过对病毒感染小鼠模型的进一步研究,对不同类型的病毒性脑炎伴发癫痫的发病机制有了更深入的了解,并提出病毒感染和获得性免疫反应在病毒性脑炎伴发癫痫发作中起着重要的作用。

【临床表现】

病毒性脑炎的急性期、恢复期及后遗症期都可出现癫痫发作。病毒性脑炎急性期伴发癫痫的发作形式主要有全面性发作、单纯部分性发作、复杂部分性发作、部分继发全身性发作及癫痫持续状态等,其中以全面性发作最为常见,约占各种发作的一半以上。超过 100 种病毒可以引起病毒性脑炎,不同类型的病毒性脑炎在脑炎的不同时期伴发癫痫发作的特点不相同,在众多病原体导致的病毒性脑炎中单纯疱疹病毒(herpes simplex virus-1,HSV-1)性脑炎癫痫发病率最高且最严重,单纯疱疹病毒性脑炎中 63% 在急性期伴发癫痫发作,这与 HSV-1 易侵犯颞叶内侧结构如海马有关。在以医院为基础的系统研究中发现,29% 的单纯疱疹病毒性脑炎患者有后遗症期癫痫发作,单纯疱疹病毒性脑炎后期无诱因癫痫的发生率较高,可能与 HSV-1 感染导致脑实质坏死及颞叶和前额皮质受累有关。

日本脑炎是最常见的地方性脑炎,癫痫发病率多变(27.8%～46.0%),有研究曾收集 65 例日本脑炎患者,并对其进行了详细的评价,发现 30 例日本脑炎患者于发病急性期出现癫痫发作,其中全面强直 -阵挛发作 17 例,继发全面强直阵挛发作 11 例;30 例患者中,11 例患者表现为一种发作形式,8 例有两种发作形式,11 例有多种发作形式。伴有癫痫发作的患者脑电图在发作间期均提示 δ 波和 θ 节律的慢波,仅有 4 例有痫性放电。日本脑炎后期无诱因癫痫发作较单纯疱疹病毒性脑炎少,可能因其较少累及大脑皮质有关。

黄病毒科如流行性乙型脑炎、圣路易斯脑炎和西尼罗河脑炎也常表现为急性期癫痫发作,其他病毒性脑炎如麻疹病毒、水痘病毒、流感病毒及肠道病毒引起的发作则取决于大脑受累的部位。近几年国内有学者收集病毒性脑炎后遗症期继发性癫痫患者 40 例,其中难治性癫痫 29 例,非难治性癫痫 11 例,32 例患者于脑炎急性期便出现癫痫发作,且有 24 例在急性期出现癫痫持续状态。40 例患者均以部分性发作为主,其中最常见的发作形式为继发性强直阵挛发作,其次为复杂部分性发作和单纯性发作,以颞叶癫痫最为多见。

从影像学上来看,尽管病毒性脑炎在急性期表现为正常,但在后遗症期,其异常逐渐显现,主要以脑萎缩为主,为局限性或弥漫性脑萎缩,一般表现为多个脑叶或相邻脑叶的萎缩。脑电图则以局灶性放电为主。

【诊断与鉴别诊断】

1. 主要诊断标准 ①急性感染导致脑实质受损的临床征象;②脑脊液有/无炎性改变,无细菌包括结核、真菌等感染证据;③脑电图呈弥散(或局灶)性异常;④CT、MRI 检查无明显占位病变征象,单纯疱疹病毒脑炎例外;⑤血清抗体滴度明显增高,恢复期高于急性期 4 倍以上;⑥脑脊液检出病毒抗原或特异性抗体;⑦脑组织活检发现病毒。前四项为临床诊断依据。

2. 鉴别诊断

(1) 化脓性脑膜炎:化脓性脑膜炎通常急性或暴发起病,亦可表现为高热、颅高压、脑膜刺激征、癫痫发作、意识障碍、脑神经受累和局灶性缺损的神经系统症状体征。但化脓性脑膜炎全身感染症状重,脑脊液外观混浊或呈脓性,细胞数明显升高,以中性粒细胞为主,通常(1 000～10 000)×10^6/L,蛋白明显升高,糖、氯化物降低,脑脊液细菌培养或涂片检查可发现致病菌,抗生素治疗有效。

(2) 结核性脑膜炎:通常亚急性起病,脑神经损害常见,病程较长,多有结核接触史,脑脊液检查白细胞不如化脓性脑膜炎升高明显,蛋白多升高,糖、氯化物多降低,抗酸染色,病原学检查有助于进一步鉴别。

(3) 隐球菌性脑膜炎:通常隐袭起病,病程迁延,多有全身性免疫缺陷性疾病、慢性衰竭性疾病。脑神经尤其是视神经受累常见,临床颅压明显升高,脑脊液白细胞通常低于 500×10^6/L,以淋巴细胞为主,蛋白多升高,糖、氯化物多降低,抗酸染色或墨汁染色可阳性,乳胶凝集试验可检测隐球菌抗原。

(4) 线粒体脑病(MELAS 型):本病患者临床出现反复发热、头痛、抽搐、逐渐进展的智能低下至痴呆、视听功能障碍及颈项强直,与单纯疱疹病毒脑炎的表现十分相似。但 MELAS 很少出现意识障碍,脑电图弥散性慢波基础上,尚有普遍或局灶性的暴发放电。MRI 平扫表现为受累部位的层状坏死。乳酸性酸中毒是本病的主要临床表现之一,肌肉活检和基因检测可帮助 MELAS 综合征的诊断。

(5) 急性播散性脑脊髓炎(ADEM):ADEM 好发于儿童和青壮年,常在麻疹、水痘、风疹、腮腺炎和流感病毒等感染或疫苗接种后 1～2 周急性起病,多为散发。病情较严重,有些病例病情凶险。临床表现多样,主要表现脑、脊髓多灶性弥漫性损害症状和体征,脑炎型突出表现为精神症状和意识障碍,可伴脑膜刺激征、锥体束征、癫痫发作和小脑体征等;脊髓型出现截瘫、上升性麻痹和尿便障碍等。脑脊液压力正常或增高,脑脊液单核细胞增多,通常 <10×10^6/L,蛋白轻至中度增高,一般 <1g/L,IgG 可增高。脑电图呈弥漫性慢波增多。头颅 CT 显示中枢神经系统白质内弥散性、多灶性、大片或斑片状低密度区;MRI 可见脑和脊髓白质内散在多发的 T_1 低信号、T_2 高信号病灶,病变大小及数目不同。

(6) 感染中毒性脑病:常发生于急性细菌感染早期或高峰期,又称细菌感染后脑炎,是机体对细菌毒素过敏反应发生的脑水肿,多见于败血症、肺炎、菌痢、百日咳和伤寒等。2～10 岁儿童常见,原发病伴脑症状同时发生,出现高热、头痛、呕吐、烦躁、谵妄、惊厥、昏迷和脑膜刺激征等,偶见轻偏瘫和四肢瘫。脑脊液(CSF)压力增高,细胞数不增多,蛋白轻度增高,糖和氯化物正常。规范化治疗 1～2 个月后症状消失,不遗留后遗症。

(7) Reye 综合征:病因未明,可能是机体对某种病毒毒素过敏反应,主要病变为脑水肿和肝脂肪变性。常在 1～7 天呼吸道感染后,突然出现呕吐、淡漠、谵妄、嗜睡或昏迷、去大脑强直等,无黄疸,早期肝不大。CSF 压力增高,细胞数正常;血氨、转氨酶增高,凝血酶原时间延长。肝超声检查可提示诊断肝脂肪变性,多于发病后 1 周内恢复。

【治疗与预后】

1. 抗病毒治疗　在有效的抗病毒药物出现之前,单纯疱疹病毒性脑炎的死亡率为 70%,而大部分幸存者均存在较严重的神经功能缺损及后遗症。在抗病毒药物阿昔洛韦大规模应用临床以后,其死亡率降低到 20%,其中 50% 的患者无明显的神经功能缺损及后遗症。抗病毒药动学实验证明,HSV-1 和神经兴奋性有直接的联系:HSV-1 含量增高伴神经元兴奋性增高,癫痫的发生率就增高,这也强调了快速抗病毒在 HSV-1 治疗中的重要性。故早期的、有效的抗病毒治疗可以显著减少病毒性脑炎癫痫的发生率(尤其是疱疹病毒感染所致)。

2. 抗炎治疗　病毒性脑炎急性期常合并其他系统的感染,最常见的是肺部感染,有时在临床上初始诊断不明确,常常需要试验性应用抗生素治疗,但许多抗生素如青霉素、喹诺酮类药物、三代或四代头孢菌素或美罗培南都可以引起或者加重癫痫发作,应引起注意。

3. 糖皮质激素的应用　糖皮质激素可以降低毛细血管的通透性,稳定细胞膜和溶酶体膜,减少细胞内水钠潴留,减轻脑水肿,抑制和下调过度的炎症反应,抑制细胞因子的合成及其释放并降低其活性。Kamei 等曾指出糖皮质激素联合抗病毒药物可以显著改善患者预后。但是糖皮质激素可以增加大脑皮质的兴奋性,从而提高癫痫等并发症的发生率,故现在对其是否使用一直存在着争议。病毒性脑炎的临床指南指出:在某些情况下抗病毒药物和糖皮质激素可同时使用,如单纯疱疹脑炎患者使用糖皮质激素,可以增加阿昔洛韦的疗效;水痘带状疱疹病毒脑炎的患者同时使用糖皮质激素和阿昔洛韦,可以降低血管炎的发生率。

4. 抗癫痫药物治疗　脑炎后癫痫的治疗一直是神经科医生棘手的问题,目前仍以药物治疗为主,但总体来说,治疗效果较差,尤其是难治性癫痫,尽管使用的抗癫痫药物明显多于非难治性癫痫,但有 62.06% 的患者仍为难治性癫痫,仅有 1/5 的患者可以达到 6 个月无发作。而急性期有无癫痫持续状态、发作频率、EEG 的多灶和泛化性放电,以及 MRI 显示的弥漫性脑损害可能是影响其预后的重要原因。

(1)病毒性脑炎急性期 ASMs 的使用:关于病毒性脑炎急性期伴发癫痫发作的患者是否需要使用 ASMs 目前意见仍不一致,国内外也缺少相关的治疗指南。有学者认为急性期伴发癫痫者给予降颅压减轻脑水肿等对症处理可以控制癫痫发作,此时没必要使用 ASMs;也有学者认为病毒性脑炎急性期每一次癫痫发作,均可增加患者肺部感染、骨折等并发症的可能性,所以患者若出现癫痫发作积极给予 ASMs 治疗是必要的。虽然患者在急性期何时使用 ASMs 可以显著改善预后还没有明确的结论,但对于频繁发作或是癫痫持续状态者,可以考虑使用 ASMs。

病毒性脑炎临床指南指出,未加以控制的癫痫可以导致代谢活动增加、酸中毒和血管舒张,进一步增加颅压,这一过程不断循环,造成严重的脑水肿和脑疝。在这种情况下,如果小剂量的苯妥英钠和苯二氮䓬类药物不能控制患者癫痫发作,则可以进行气管插管和呼吸机辅助呼吸,在严密的监测下给予大剂量 ASMs 来治疗。

(2)病毒性脑炎后遗症期 ASMs 的使用:病毒性脑炎后遗症期癫痫常为难治性癫痫,在抗癫痫药物的使用上存在较大的难度。国内一些学者指出对病毒性脑炎后遗症期患者,在所有 ASMs 中左乙拉西坦的有效率最高,达 88.9%,且有 44.4% 的患者达到 6 个月无发作,其他 ASMs 的有效率为 50%,而新型抗癫痫药物托吡酯和拉莫三嗪对脑炎后癫痫的治疗未见明显优势。但由于目前研究的时间较短且样本量较少,所以关于左乙拉西坦对病毒性脑炎伴发癫痫的作用机制是否有特殊性还有待进一步研究。关于病毒性脑炎后遗症期抗癫痫药物的使用国内外均缺乏大规模的研究。

(3)关于 ASMs 的使用时间:关于病毒性脑炎伴发癫痫的患者抗癫痫药物的使用疗程,目前尚缺乏相关的研究,还需要我们进一步去探讨。临床上主要根据患者的癫痫发作控制情况及脑电图的变化来调整使用抗癫痫药物。一般对于急性期伴发癫痫发作的患者,经过足够疗程的抗病毒治疗后患者未再出现癫痫发作，且复查脑电图未见明显的癫痫波发放，可以考虑停用抗癫痫药物。

5. 预后　病毒性脑炎中单纯疱疹病毒性脑炎以往病死率高达 60%～80%，虽然应用阿昔洛韦，死亡率仍为 20%～28%，只有 60% 的残存者其生活质量能恢复到病前水平。临床症状较轻的患者可短期内恢复，不留后遗症。预后与抗病毒治疗早晚、患者意识水平及年龄有关，30 岁以下意识障碍轻者预后较好。严重后遗症有 Korsakoff 遗忘症、痴呆、癫痫、失语等。

二、自身免疫性脑炎与癫痫

自身免疫性脑炎（autoimmune encephalitis，AE）泛指一类由自身免疫机制介导的脑炎。AE 合并相关肿瘤者，称为副肿瘤性 AE；而副肿瘤性 AE 中符合边缘性脑炎者，称为副肿瘤性边缘性脑炎。目前 AE 患病比例占脑炎病例的 10%～20%，以抗 N- 甲基 -D- 天冬氨酸受体（N-methyl-D-aspartate receptor，NMDAR）脑炎最常见，约占 AE 患者的 80%，其次为抗富亮氨酸胶质瘤失活 1 蛋白（leucine- rich glioma unactivated 1，LGI1）抗体相关脑炎与抗 γ- 氨基丁酸 B 型受体（GABABR）抗体相关脑炎等。国内于 2010 年报道了首例抗 NMDAR 脑炎病例，其后陆续报道了抗 LGI1、GABABR、α 氨基 -3- 羟基 -5- 甲基 -4- 异噁唑丙酸受体（AMPAR）抗体相关脑炎、抗接触蛋白相关蛋白 2（CASPR2）抗体相关莫旺综合征和抗 IgLON5 抗体相关脑病的个案和病例组。

【发病机制】

AE 的产生与抗神经元抗体有关，目前尚不清楚此类抗体触发的确切机制。一些 AE 病例与免疫应答目标的潜在肿瘤或者前驱病毒（疱疹病毒为主）感染有关，这些肿瘤或者病毒作为模拟神经元结构蛋白的潜在抗原，刺激机体免疫应答，产生相应抗体，穿过血脑屏障，识别脑内蛋白，从而引起脑部功能障碍。部分靶蛋白在细胞内（细胞内抗原），另一部分则在细胞表面（细胞表面受体、离子通道等）。针对细胞内抗原的抗体，是由 T 细胞免疫反应所致，与肿瘤相关，产生的抗体称为细胞内抗体，以抗神经元核抗体 1 型即抗 Hu 抗体（anti-human neuronal nuclear antibody，ANNA1，Hu）、抗谷氨酸脱羧酶抗体 65（glutamic acid decarboxylase 65，GAD65）等为代表，见于经典的副肿瘤性边缘性脑炎，这些抗体仅具有诊断价值，具体致病病因目前仍不清楚。靶蛋白在细胞表面的抗体则通常与 B 细胞应答相关，多为病毒感染后免疫获得，如疱疹病毒性脑炎后获得性抗体，以抗 NMDAR 抗体、抗电压门控钾离子通道（voltage-gated potassium channel，VGKC）抗体为代表，其中抗 VGKC 抗体包括抗 LGI1 抗体与抗 CASPR2 受体两种形式，与潜在的肿瘤相关性较低，此类抗体同时具有 AE 及其病因的诊断价值。两类抗体相关 AE 的临床表现及治疗反应均不尽相同。

【临床分类】

根据不同的抗神经元抗体和相应的临床综合征，AE 可分为 3 种主要类型。

1. 抗 NMDAR 脑炎　抗 NMDAR 脑炎是 AE 的最主要类型，其特征性临床表现符合弥漫性脑炎，与经典的边缘性脑炎有所不同。

2. 边缘性脑炎　以精神行为异常、癫痫发作（起源于颞叶）和近记忆力障碍为主要症状，脑电图与神经影像学符合边缘系统受累，脑脊液检查提示炎性改变。抗 LGI1 抗体、抗 GABABR 抗体与抗 AMPAR 抗体相关的脑炎符合边缘性脑炎。

3. 其他 AE 综合征　包括莫旺综合征（Morvan syndrome）、抗 GABABR 抗体相关脑炎、伴有强直与肌阵挛的进行性脑脊髓炎（progressive encephalomyelitis with rigidity and myoclonus，PERM）、抗二肽基肽酶样蛋白（DPPX）抗体相关脑炎、抗多巴胺 2 型受体（D2R）抗体相关基底节脑炎、抗 IgLON5 抗体相关脑病等，这些 AE 综合征或者同时累及中枢神经系统与周围神经系统，或者表现为特征性的临床综合征。

【临床表现】

1. AE 的共同临床特征

（1）AE 发病前常有病毒感染：感染可能会破坏血脑屏障，使得中枢神经系统（CNS）免疫异常激活，从而产生相应的自身抗体,因此部分表现为"复发性"病毒性脑炎的特点。传统观念认为病毒性脑炎"复发"或病情加重可能与病毒的再次侵袭有关,而目前的研究发现,此类患者脑脊液中无法检测到病毒 DNA。此外,部分"复发"患者即使经过合理规范的抗病毒治疗后仍然无效。目前多个研究发现单纯疱疹病毒性脑炎患者在发病初期,脑脊液中仅可检测到病毒 DNA,而没有抗 NMDAR 等自身抗体,但发病后期可检测到抗 NMDAR 等自身抗体,之后才出现"复发"的症状。也有报道称水痘 - 带状疱疹病毒和 EB 病毒感染后,可继发抗 NMDAR 产生。因此,前驱病毒感染,尤其是 CNS 感染可能是介导癫痫相关自身抗体或免疫反应的触发因素。

(2)AE 是成人新发癫痫特别是颞叶癫痫的常见病因:既往通过对成人发病的癫痫患者(>30 岁)进行研究发现,40% 的常规检查未能够明确其病因,且多数对现有的 ASMs 耐药;近 20 年来,陆续在此类人群中发现相关抗神经元抗体,并进一步证实其与癫痫发作的相关性,早期免疫治疗对该类患者有效。因此,对于成人新发的癫痫,特别是颞叶癫痫患者进行病因评估时,应考虑 AE 可能。

(3)癫痫持续状态(status epilepticus,SE)是 AE 常见的首发症状:以 SE 甚至新发难治性癫痫持续状态(new onset refractory status epilepticus,NORSE)、非惊厥性局灶性 SE 起病是 AE 的另一共同特征。目前国际上将由自身免疫反应介导的 SE 称为自身免疫性癫痫持续状态(autoimmune status epilepticus)。NORSE 是近年来较新的临床术语,是指既往无癫痫病史的健康成年人初次癫痫发作就表现为 SE,尽管给予恰当的治疗,仍持续 24 小时以上的一种 SE,以青年女性居多。一些回顾性研究结果表明,抗体介导的自身免疫性脑组织炎症反应是导致 NORSE 的最常见病因,但仍然有一半患者病因不明。2015 年,Gaspard 等研究发现,在 130 例 NORSE 患者中,67 例(52%)仍然病因不明;已明确的最常见的病因是自身免疫性(19%)和副肿瘤综合征(18%),高滴度的血清及脑脊液抗神经元抗体与新发癫痫发作或 RSE 的临床症状严重程度相关。

(4)AE 癫痫发作形式多样:与一般癫痫患者发作的刻板性不同,AE 多种发作类型并存,发作形式多变。一项研究显示,在 32 例 AE 患者中,84% 有单纯部分性发作,81% 出现复杂部分性发作,53% 出现继发全面性发作,38% 的癫痫发作形式多样并随着病程而不断变化。

(5)AE 常对 ASMs 耐药:AE 对现有 ASMs 存在抵抗,且易发生药物过敏,甚至出现严重皮疹,而免疫调节治疗有效。目前尚不明确在药物难治性癫痫(DRE)患者中,AE 占多大比例,但有研究显示,超过 67% 的经过多种 ASMs 治疗且疗效欠佳的癫痫患者,在经过免疫治疗后取得了较好的疗效。

(6)其他:AE 患者本人或其一级亲属中,常患有自身免疫性疾病(如 1 型糖尿病、自身免疫性甲状腺炎等)或者肿瘤。除癫痫发作外,AE 患者常伴有认知减退、精神障碍、运动障碍、自主神经功能紊乱、视神经 / 脊髓病变、肌无力、脑干 - 小脑变性等综合征,其中每种自身抗体均有其较为突出的临床特征。

2. 神经元表面抗体阳性 AE

(1)抗 NMDAR 阳性 AE:癫痫发作频繁,以 RSE 多见,病程中易出现运动障碍,多表现为眼、口周以及手的不自主运动,自主神经功能紊乱等,合并中枢性低通气、呼吸衰竭,症状较重,需要气管插管、呼吸机辅助呼吸,病程较长。10%~45% 的患者可合并卵巢畸胎瘤,血清雌激素水平显著升高,脑脊液抗体滴度往往高于血清抗体滴度,以青年女性多见。

(2)LGI1 抗体阳性 AE:以各种形式的颞叶癫痫常见,先兆以竖毛发作("起鸡皮疙瘩"感)多见;面 - 臂肌张力障碍发作(faciobrachial dystonic seizure,FBDS)是该病特征性发作症状,表现为单侧手臂及面部乃至下肢的频繁、短暂的肌张力障碍样不自主动作,其发作时间短暂,一般仅数秒,发作频繁者可达每天数十次;可伴有双侧肌张力障碍样发作、感觉异常先兆、愣神、意识改变等。此外,常出现快速进展性痴呆、快速眼动睡眠行为障碍,60% 的患者合并顽固性低钠血症和阵发性心动过缓,且多先于 AE 2 个月出现,严重程度足以让患者使用心脏起搏器治疗;少见合并肿瘤(低于 10%),主要为胸腺瘤。对免疫调节治疗及对症治疗有效,预后较好。

(3)抗 α- 氨基 -3- 羟基 -5- 甲基 -4- 异噁唑丙酸受体(α-amino-3-hydroxy-5 -methyl-4-isoxazole propionate receptor，AMPA）受体阳性 AE：主要表现为边缘叶癫痫，精神症状显著尤其伴有攻击行为（甚至是唯一临床表现），约 70% 的患者可以合并肿瘤，常见肿瘤包括胸腺瘤、肺癌和乳腺癌；MRI 常显示双侧颞叶病变，但部分以孤立性精神障碍为表现的患者 MRI 及脑脊液均可为阴性。此外，抗 AMPA 受体阳性 AE 与其他抗体共同出现的概率较高，如抗 ANA、抗甲状腺激素受体抗体、抗 GAD65 抗体以及其他抗神经元抗体。

（4）抗 γ- 氨基丁酸（γ-aminobutyric acid，GABA）受体抗体阳性 AE：抗 GABA 受体包括 GABAA 和 GABAB 两种形式，此类抗体阳性的 AE 主要表现为边缘叶癫痫，癫痫发作频繁，其中 GABAA 抗体阳性患者以难治性癫痫、难治性癫痫持续状态为主，还可出现意识模糊、斜视性眼肌痉挛、舞蹈症、共济失调等，约 50% 可合并肿瘤，常见为肺癌和神经内分泌肿瘤。

（5）抗 CASPR2（contactin-associated protein-like 2）受体阳性 AE：除癫痫外，主要表现为 Morvan 综合征（表现为抽搐、疼痛、多汗、体重下降、周期性幻觉及严重睡眠缺失）和神经性肌强直，被称为抗 CASPR2 抗体阳性临床三联征。目前临床对这种发作性肌强直与癫痫有时还难以鉴别，此类患者可合并肿瘤，主要为胸腺瘤。

3. 神经细胞内抗体阳性 AE 与细胞膜抗体 AE 相比，此类癫痫患者的临床症状更重，往往需入住重症监护病房，并常伴有其他神经系统症状，如发作性睡病、眼球运动障碍和帕金森综合征，同样存在精神障碍以及认知功能障碍。

（1）抗副肿瘤蛋白 PNMA2（anti-recombinant paraneoplastic antigen MA2 antibody，Ma2）抗体、抗坍塌反应调节蛋白 5（anti-collapsin response mediator protein 5 antibody，CV2/CRMP5）抗体阳性 AE：抗 Ma2、抗 CV2/CRMP5 抗体阳性 AE 患者的临床症状类似，突出表现为边缘系统癫痫症状，可孤立出现，或者合并脑干炎、视神经炎、视网膜炎、肌病、进行性小脑变性和下丘脑功能障碍等。脑电图存在多灶性发作间期放电，影像学上常有海马萎缩，提示神经元损伤严重。患者病程进展快，对免疫调节治疗反应较差，预后不良。约 95% 以上的抗 Ma2 抗体阳性 AE 患者伴有潜在恶性肿瘤，以睾丸精原细胞瘤为主，血清雄激素水平显著升高；约 90% 以上抗 CV2/CRMP5 抗体阳性 AE 患者伴有潜在恶性肿瘤，以小细胞肺癌或胸腺瘤为主；两者对免疫调节治疗反应均较差。

（2）抗 Hu（ANNA1）、抗浦肯野细胞抗体 / 抗 Yo（human purkinje cell auto-antibody，PCA-1/Yo）抗体阳性 AE：抗 Hu（ANNA1）、抗 Yo（PCA-1）抗体阳性 AE 有着类似的临床表现，均以边缘系统癫痫为主，但很少孤立出现，通常合并广泛神经系统损害，如小脑变性、周围神经病、神经根炎、神经肌病、自主神经功能紊乱等，同样 95% 以上合并肿瘤，但以小细胞肺癌为主。

（3）抗 GAD65 抗体阳性、抗两性蛋白（amphiphysin）抗体阳性 AE：约 25% 的抗 GAD65 抗体阳性 AE 患者伴发肿瘤，多为胸腺瘤或小细胞肺癌，抗两性蛋白抗体阳性 AE 同样可伴发上述肿瘤，概率超过 90%，两者均累及神经较为广泛，可以出现脑脊髓炎、僵人综合征、偏侧舞蹈病、脑干脑炎、小脑性共济失调等。此外，抗 GAD65 抗体阳性 AE 可合并 1 型糖尿病，我们曾对糖尿病性癫痫进行研究，发现糖尿病性癫痫同样与此抗体相关。两者常规脑脊液检查一般正常，MRI 常有对称性颞叶内侧损伤。

【诊断与鉴别诊断】

1. 诊断标准

（1）诊断条件：包括临床表现、辅助检查、确诊实验与排除其他病因 4 个方面。①临床表现：急性或者亚急性起病（<3 个月），具备以下 1 个或者多个神经与精神症状或者临床综合征：边缘系统症状：近事记忆减退、癫痫发作、精神行为异常，3 个症状中的 1 个或者多个；脑炎综合征：弥漫性或者多灶性脑损害的临床表现；基底节和 / 或间脑、下丘脑受累的临床表现；精神障碍，且精神心理专科认为不符合非器质疾病。②辅助检查：具有以下 1 个或者多个的辅助检查发现，或者合并相关肿瘤：脑脊液异常：脑脊液白细胞增多（>5×10^6/L）；或者脑脊液细胞学呈淋巴细胞性炎症；或者脑脊液寡克隆区带阳性。神经影像学或者电生理异常：MRI 边缘系统 T_2/FLAIR 异常信号，单侧或者双侧，或者其他区域的 T_2/FLAIR

异常信号（除外非特异性白质改变和卒中）；或者 PET 边缘系统高代谢改变，或者多发的皮质和／或基底节的高代谢；或者脑电图异常：局灶性癫痫或者癫痫样放电（位于颞叶或者颞叶以外），或者弥漫或者多灶分布的慢波节律。与 AE 相关的特定类型的肿瘤：例如边缘性脑炎合并小细胞肺癌，抗 NMDAR 脑炎合并畸胎瘤。③确诊实验：抗神经元表面抗原的自身抗体阳性。抗体检测主要采用间接免疫荧光法（indirect immunofluorescence assay，IIF）。根据抗原底物分为基于细胞底物的实验（cell based assay，CBA）与基于组织底物的实验（tissue based assay，TBA）两种。CBA 采用表达神经元细胞表面抗原的转染细胞，TBA 采用动物的脑组织切片为抗原底物。CBA 具有较高的特异性和敏感度。应尽量对患者的配对的脑脊液与血清标本进行检测，脑脊液与血清的起始稀释滴度分别为 1∶1 与 1∶10。④合理地排除其他病因。

（2）诊断标准：包括可能的 AE 与确诊的 AE。可能的 AE：符合上述诊断条件中的第 1、第 2 与第 4 条。确诊的 AE：符合上述诊断条件中的第 1~4 条。

2. 鉴别诊断

（1）单纯疱疹病毒性脑炎：本病发病无季节性，前驱期可有头痛、头晕、肌痛、恶心、呕吐，以及咽喉痛、全身不适等上呼吸道感染症状。多数患者突然起病，偶有亚急性发病和迁延数月者。早期最常见症状是发热（可达 40℃）和头痛，意识障碍表现为意识模糊、嗜睡、昏睡、谵妄和精神错乱等，随疾病进展可出现昏迷；缓慢进展时先出现精神症状，继而出现严重神经系统体征，有些患者可有口唇疱疹。神经系统损害症状可出现偏瘫、失语、偏身感觉障碍、偏盲、眼球偏斜、眼睑下垂、瞳孔不等、不自主运动和共济失调等，部分患者早期出现去皮质或去大脑强直状态，常有癫痫发作，可为全身性或局灶性，脑膜刺激征和颅内高压症，严重者可发生脑疝。脑电图表现为在弥漫性异常的背景上出现一侧或两侧颞叶或额叶为主的局灶性 θ 波和／或 δ 波；或表现为高度弥漫的高幅 θ 和 δ 波，伴阵发性额叶发放，偶有同步节律或三相波的出现。一周后 CT 多可见局灶性低密度灶，多在颞叶或岛叶，有占位效应如中线移位和线性增强，伴有出血时可见有高密度影；颅脑 MRI 检查显示颞叶、额叶眶面、岛叶及角回等处 T_1 加权像轻度低信号、T_2 加权像高信号；出血时 T_1 及 T_2 均可见高低混合信号、并有脑水肿及占位效应。脑脊液检查压力增高，细胞数增多，达（10~500）×10^6/L，通常 <200×10^6/L，呈淋巴样细胞反应，早期少数病例以中性粒细胞为主，蛋白轻、中度增高，通常 <1g/L，氯化物和糖正常。急性期脑脊液 NMDAR 抗体阴性。ELISA 法检测 HSV 抗原，P/N≥2∶1 为阳性，早期检测脑脊液 HSV 抗原阴性可作为排除本病的依据；用 ELSA、免疫印迹法（western blot）和间接免疫荧光检测 HSV 特异性 IgM、IgG 抗体，病程中 2 次或 2 次以上抗体滴度呈 4 倍以上增高有确诊价值。神经症状出现后 30 天内该抗体可持续存在。聚合酶链反应（PCR）检测脑脊液 HSV 核酸具有诊断价值。脑活检分离出 HSV 是早期诊断的可靠方法。

（2）进行性多灶性白质脑病（PML）：PML 通常发生于肿瘤及慢性免疫缺陷状态的患者，约 85% 的 PML 患者继发于艾滋病（AIDS）、器官移植或因其他原因服用免疫抑制剂的患者。临床突出的首发表现是持续数日或数周的人格改变及智能损害，常见症状为轻瘫或瘫痪、认知障碍、言语障碍、视觉损害、肢体不协调、进展性精神异常、意识模糊及痴呆等，也可出现癫痫发作或头痛及感觉症状。视觉损害通常表现为象限盲、偏盲，病变为视辐射或视皮质，视神经及脊髓病变较少。癫痫发作是皮质病变的典型症状，但非 HIV 感染的 PML 患者中癫痫并不常见。脑脊液检查常规及生化指标一般正常，脑电图可有弥漫性或局灶性慢波。脑 CT 检查可见皮质下白质或脑室旁白质单个或多数的边缘不清的低密度灶，可有融合，无占位效应及强化，MRI 检查在质子密度加权像（PDWI）及 T_2WI 显示高信号，T_1WI 等或低信号病变，病灶边缘锐利，常呈现扇形分布。影像检查显示病变可累及整个大脑半球，占位效应少见，病变常见于脑室旁、额叶皮质下及顶枕叶白质，其次为脑干、小脑、丘脑、基底核，胼胝体、颈髓及胸髓也可见到。脑脊液常规及生化检查正常，脑脊液 JC 病毒（JCV）PCR 阳性者临床有助于 PML 的诊断。PML 的确诊有赖于组织病理学证实。对于不能施行脑组织活检者，确诊 PML 需具备以下三点：①持续存在的典型 PML 临床症状；②脑脊液 JCV DNA 阳性；③典型的 PML 影像学表现。

（3）克雅病（Creutzfeldt-Jakob disease，CJD）：本病多为散发，发病年龄 50～75 岁，最小 14 岁，最年长 86 岁，平均发病年龄为 58 岁。病程短，平均 6 个月，进展快，散发性 CJD（sCJD）的病程较短，90% 死于 1 年内，5% 死于 1～2 年内。表现为快速进展性痴呆伴神经受损症状，早期智能障碍与行为异常突出，可有癫痫发作、皮质盲、肌强直、共济失调、步态不稳与特征性肌阵挛等；肌阵挛是 sCJD 最常见的症状，可因强光、声响或碰触诱发；初期限于某些肌肉，进展后身体各处均可发生。病情迅速进展可数周或数月发展为进行性痴呆、无动性缄默或去皮质强直；脑电图初期为非特异性慢波，极期可出现周期性同步放电；脑脊液检出 14-3-3 脑蛋白，血清 S100 蛋白增高；MRI 检查显示双侧尾状核、壳核 T_2WI 对称性均质高信号，苍白球很少波及，无增强效应，DWI 常见颞枕叶灰质对称或不对称"缎带样"高信号；变异型 CJD（vCJD）患者 MRI（T_2WI 和质子密度像）检查可见丘脑枕核对称性高信号，称为"枕征"。在丘脑背内侧核也常可见到高信号，其影像如同"曲棍球棒"。脑活检发现海绵状态和朊病毒可确诊。

（4）桥本脑病：桥本脑病分为两种亚型：以卒中样发作为主要表现的血管炎型和隐袭起病、逐渐进展的痴呆和精神症状为主要表现的进展型。上述两种形式均可出现癫痫样发作，肌阵挛、震颤及木僵，前者起病较急，后者起病慢。血清甲状腺抗体（抗 TPO 抗体，抗 TG 抗体）阳性。甲状腺激素可正常，或轻度甲状腺功能减退（尚不足以引起脑病）；头颅 MRI 正常或无特异性改变；血清和脑脊液中无特征性神经元抗体；脑电图可有慢波或癫痫波等，激素治疗有效（完全或近乎完全恢复）。

（5）急性播散性脑脊髓炎（ADEM）：由于 ADEM 常伴局限性或全面性癫痫发作，需进行鉴别，ADEM 好发于儿童和青壮年，常在麻疹、水痘、风疹、腮腺炎和流感病毒等感染或疫苗接种后 1～2 周急性起病，多为散发，有些病例病情凶险。临床表现多样，主要表现脑、脊髓多灶性弥漫性损害症状体征，脑炎型突出表现为精神症状和意识障碍，可伴脑膜刺激征、锥体束征、癫痫发作和小脑体征等；脊髓型出现截瘫、上升性麻痹和尿便障碍等。脑脊液压力正常或增高，脑脊液单核细胞增多，通常 $<10\times10^6/L$，蛋白轻至中度增高，一般 $<1g/L$，IgG 可增高，寡克隆带少见。脑电图呈弥漫性慢波增多，多为高波幅 4～6Hz θ 波，亦可见 δ 波，偶见棘波和棘慢复合波。头颅 CT 显示中枢神经系统白质内弥散性、多灶性、大片或斑片状低密度区，急性期呈明显增强效应；MRI 可见脑和脊髓白质内散在多发的 T_1 低信号、T_2 高信号病灶，病变大小及数目不同，在脑室周围多见。尽管 ADEM 典型表现累及白质，但灰质病变不少见，见于基底节、丘脑和脑干等。

（6）狼疮脑病：60% 的患者在确诊系统性红斑狼疮后 1 年内起病，临床和影像学表现为急性脑梗死，抗磷脂抗体阳性是疾病的主要鉴别点，脑活检常为血管炎。

（7）白塞脑病：表现为认知障碍和额叶相关的执行功能受损，白塞病的典型临床表现和脑部 MRI 在基底节、丘脑、上部脑干和额中叶 T_2 高信号可以作为鉴别要点。

（8）其他感染性疾病：例如流行性乙型脑炎等，神经梅毒，HIV 脑病，细菌、真菌和寄生虫所致的中枢神经系统感染，其中流行性乙型脑炎根据流行季节和儿童易患性，高热、昏迷、抽搐及呼吸衰竭等临床特点，结合实验室检查等，确诊有赖于血清学和病原学检查。

（9）代谢性脑病：包括 Wernicke 脑病、肝性脑病和肺性脑病等代谢性脑病；其中 Wernicke 脑病为维生素 B_1 缺乏所致，典型的表现为眼外肌麻痹、精神异常及共济失调等三组症状，头颅 MRI 可见双侧丘脑及脑干对称性病变，急性期的典型改变是第Ⅲ脑室和导水管周围对称性 T_2WI 高信号影。

【治疗与预后】

AE 在治疗上推荐使用 Toledano 和 Pittocl 提出的"3M"原则：最大程度减少发作（maximum reversibility），即发作频率至少减少 50%；最大限度维持这种发作较少的状态（maintenance of reversibility）；最小药物使用剂量（minimal therapeutic dose）。建议免疫疗法联合 ASMs 治疗 AE。

1. 免疫治疗 分为一线免疫治疗、二线免疫治疗和长程免疫治疗。一线免疫治疗包括糖皮质激素、静脉注射免疫球蛋白（IVIg）和血浆置换。二线免疫治疗包括利妥昔单抗与静脉用环磷酰胺，主要用于一线免疫治疗效果不佳的患者。长程免疫治疗药物包括吗替麦考酚酯与硫唑嘌呤等，主要用于复发病例，也可以用于一线免疫治疗效果不佳的患者和肿瘤阴性的抗 NMDAR 脑炎患者。

2. 肿瘤的治疗　抗 NMDAR 脑炎患者一旦发现卵巢畸胎瘤应尽快予以切除。对于未发现肿瘤且年龄≥12 岁的女性抗 NMDAR 脑炎患者，建议病后 4 年内每 6～12 个月进行一次盆腔超声检查。AE 患者如果合并恶性肿瘤，应接受手术、化疗与放疗等综合抗肿瘤治疗；在抗肿瘤治疗期间一般需要维持对 AE 的免疫治疗，以一线免疫治疗为主。

3. 癫痫症状的控制　AE 的癫痫发作一般对于抗癫痫药物反应较差。可选用广谱抗癫痫药物，例如苯二氮䓬类、丙戊酸钠、左乙拉西坦、拉莫三嗪和托吡酯等。终止癫痫持续状态的一线抗癫痫药物治疗包括地西泮静脉推注或者咪达唑仑肌内注射；二线药物包括静脉用丙戊酸钠；三线药物包括丙泊酚与咪达唑仑。丙泊酚可用于终止抗 NMDAR 脑炎患者难治性癫痫持续状态。恢复期 AE 患者一般不需要长期维持抗癫痫药物治疗。需要注意的情况包括：奥卡西平可能诱发或者加重低钠血症；抗 LGI1 抗体相关脑炎患者的特异性不良反应发生率较高，如果使用卡马西平、奥卡西平、拉莫三嗪等药物，需要特别注意不良反应。

4. 预后　疾病目前缺乏特效治疗，主要采用免疫调节疗法，同时监测、诊断和治疗肿瘤。细胞表面抗原抗体相关脑炎一般对免疫治疗反应较好，甚至有自发缓解的可能，肿瘤切除可促进神经功能障碍的恢复和降低复发率。细胞内抗原抗体相关脑炎大多数预后不良，对免疫治疗反应相对较差，神经系统症状缓解困难。抗 Ma2 抗体脑炎和抗 GAD 相关脑炎预后相对较好，经治疗后部分病例神经功能可逆转。研究发现抗 NMDA 受体、抗 AMPA 受体和抗 GABA 受体脑炎患者肿瘤伴发率较高。抗 NMDAR 脑炎患者甚至可在痊愈后数月或数年发现畸胎瘤。因此对于早期未发现肿瘤者，应长期随访，定期检测，以及时诊治。自身免疫性脑炎总体预后良好。80% 左右的抗 NMDAR 脑炎患者功能恢复良好（改良 Rankin 评分 0～2 分），患者早期接受免疫治疗和非重症患者的预后较好。重症抗 NMDAR 脑炎患者的平均重症监护病房治疗周期为 1～2 个月，病死率 2.9%～9.5%，少数患者的完全康复需要 2 年以上。抗 LGI1 抗体相关脑炎患者的病死率为 6%。抗 GABABR 抗体相关脑炎合并小细胞肺癌者预后较差。

第五节　中毒与癫痫

症状性癫痫可由许多疾病引起，中毒也是一个不容忽视的病因。在急诊临床工作中，经常遇到某些毒物中毒后癫痫持续状态，患者频繁抽搐，不能控制，影响预后，遇到此类毒物中毒，要及时给予预防，积极排除毒物，争取在癫痫发作前进行血液灌流，本节对临床经常遇到的一些中毒后癫痫作一概述。

1. 急性甲基苯丙胺中毒　甲基苯丙胺（methamphetamine，MA）为纯白结晶体，晶莹剔透，外观似冰，俗称"冰毒"，属苯丙胺类兴奋剂（amphetamine-type stimulants，ATS），目前世界各国已将其列为毒品。同属苯丙胺类的还包括苯丙胺（amphetamine）和亚甲基二氧基甲基苯丙胺（MDMA，俗称"摇头丸"）等。MA 中毒表现为一系列脑部过度兴奋状态，多表现为谵妄、意识不清、烦躁不安、高热、大汗，男性可表现为频繁射精，可出现肝肾等损害，可引起急性心内膜炎、败血症以及传染艾滋病等。急性 MA 中毒表现为癫痫发作约占 3%～4%，多表现为强直阵挛发作。

MA 中毒后，30 分钟左右出现神经系统兴奋症状，大约 1 小时达到高峰，作用时间 3～4 小时，生物半衰期为 12 小时，口服超过 1.5mg/kg 的剂量即可导致死亡，尿液呈酸性时排泄加快，酸性尿排出原药是碱性尿的 40 倍。MA 中毒经治疗后症状多于 48 小时内缓解，2 小时内缓解者占 90% 以上。

急性 MA 中毒的确诊依赖于病史询问和毒品检测。如患者癫痫发作伴体温增高、颈强直、肌张力增高，首诊时易误诊为颅内感染。对于意识障碍、肢体抽搐伴发热的患者，选择腰穿、头颅 CT/MRI 等检查，此诊断思路是正确的，但同时要排除药物中毒、毒品中毒的可能，特别是近年来新型毒品出现，临床医师要开拓诊断思路，对网吧、迪厅、酒吧等处的青年自由职业患者要考虑到 MA 中毒的可能。尽可能详细询问病史,如怀疑 MA 中毒,立即留取尿液及血样送相关部门检测,以避免误诊、误治。

在治疗方面,MA 中毒并无特异性拮抗剂,通常包括催吐、洗胃、利尿、补液等对症支持治疗,必要时血液灌流清除毒物。而大量补液并进行酸化尿液,可以显著促进 MA 的排泄,加快病情恢复。

2. 乙草胺中毒 乙草胺属于酰胺类除草剂,口服中毒多表现为消化道症状,表现为恶心、呕吐、腹痛、腹泻,严重者可出现肝肾功能损害。神经系统方面可出现头昏、头痛,严重者可致意识障碍,反复癫痫发作。

乙草胺中毒并无特效的解毒药物,迅速有效地清除毒物最为关键,除了洗胃催吐等常规治疗,及早进行血液净化治疗,同时针对中毒机制给予高铁血红蛋白还原剂可能有助改善预后。临床值得注意的是,乙草胺作为一种新型的除草剂,文献归属于"低毒类除草剂"的表述,有可能误导临床医生低估其对人体的毒性而影响临床处置决策。

3. 急性一氧化碳中毒后迟发性脑病继发癫痫 急性一氧化碳中毒后迟发性脑病(delayed encephalopathy after acute carbon monoxide poisoning,DEACMP)是指急性一氧化碳中毒(acute carbon monoxide poisoning,ACMP)患者经抢救意识障碍恢复后,经过 2～60 天正常或基本正常的假愈期后,突然再次出现以痴呆、精神症状和锥体外系症状为主的神经系统疾病,少数伴发大脑皮质局灶性功能障碍如失语、失明或继发癫痫,极少数可出现严重的其他系统并发症,甚至死亡。本病的发病率为 10%～40%,以中老年人多见,具有病程长、恢复慢、疗效差、后遗症多等特点。ACMP 患者发生癫痫的概率为 11.4%,其中 29.9% 发生在 ACMP 期,70.1% 发生在 DEACMP 期,DEACMP 继发癫痫与未继发癫痫患者相比,病情严重程度明显加重,治疗效果差,病死率升高,应高度重视。

DEACMP 未继发癫痫与继发癫痫患者的脑电图均异常,前者脑电图主要表现为大脑各区整体脑电波节律减慢,以额区、额颞区为主;后者脑电图在上述表现的基础上有痫样放电波,即棘波、尖波、棘慢复合波、尖慢复合波、阵发性高幅慢波等,因此于发病 6 个月内定期检查脑电图至关重要,对于 DEACMP 的早期诊断、疗效判断、继发癫痫早期发现、指导治疗及预后判断有很大的参考价值。

对于 DEACMP 继发癫痫患者应早期、足量口服抗癫痫药物,必要时联合用药,以求最小剂量控制癫痫发作。

4. 急性毒鼠强中毒 四亚甲基二砜四胺(tetramine,TET),俗称"毒鼠强",现已禁止生产。

毒鼠强中毒以癫痫为首发或主要表现者较为常见,在临床中由于病史不清常被误诊为原发性癫痫,其作用机制是刺激中枢神经系统使之过度兴奋引起持续性癫痫发作。急性毒鼠强中毒致癫痫持续状态者容易误诊,治疗困难,病死率高。

毒鼠强是一种剧毒神经类灭鼠药,稳定性强,毒物能通过人体口腔和咽部黏膜迅速吸收,在体内代谢缓慢,每天代谢速度低于 1/4 的半数致死量(LD),多以原形从尿中排除,在体内潴留时间较长,中毒后 80 天时尿中仍可检测出毒鼠强。毒鼠强对小鼠的 LD 为 0.2mg/kg,经腹腔注射产生阵发性痉挛的半数有效量(ED50)为 0.05mg/kg,强直性痉挛的 LD 为 0.16mg/kg,其毒性大约是士的宁的 5～10 倍。

毒鼠强的毒性作用主要表现为兴奋中枢神经系统,对周围神经、神经肌肉接头及骨骼肌无作用。毒鼠强具有强烈的致惊厥作用,可能是阻断脑干内氨基丁酸(GABA)受体,GABA 被毒鼠强抑制后,中枢神经呈现过度的兴奋而导致惊厥。

毒鼠强中毒后神经系统表现有头昏、头痛、乏力,24 小时内出现癫痫大发作样全身抽搐,多为强直阵挛发作,伴有意识障碍、恶心及呕吐症状。癫痫持续状态经过积极处理,一般 3～4 天内症状得到控制后意识可恢复。脑电图表现为弥漫性分布的慢波或棘波、棘慢波、多棘慢波阵发、暴发出现。

治疗措施包括清除体内毒物、终止发作、防止复发、处理促发因素及治疗并发症,其中去除毒物及尽快终止发作是关键,其中血液净化疗法是目前最为有效的清除体内毒物的方法。终止癫痫发作方法同癫痫持续状态。

5. 马钱子中毒 马钱子作为中医临床上的常用药物广泛应用于各种疑难杂症的治疗,具有散结消肿、通络止痛的功能,随证配以清热化湿、祛风通络、化痰行瘀、益气填精的药物可用于治疗脑卒中后的偏瘫、脊髓损伤、肌肉萎缩、癌性疼痛、类风湿性关节炎等疾病，为中医临床常用药物。但马钱子毒性较大，中毒与治疗剂量间差距小，易中毒。药理研究发现其主要成分为生物碱，包括士的宁和马钱子碱等。士的宁和马钱子碱既为有效成分，又为有毒成分，其中士的宁是主要毒性物质。

马钱子性癫痫出现的时间与马钱子的剂量有关，服用大剂量马钱子者引起的癫痫发作多为急性发作；马钱子性癫痫发作的临床表现多样化，但主要是全身性强直阵挛发作，但也有初期表现为单纯部分性发作或复杂部分性发作，后期出现继发性全身性强直阵挛发作；马钱子在常规剂量内（0.3～0.6g）发生癫痫的可能性较小，但超出此剂量后出现癫痫发作的可能性就明显增大。

马钱子性癫痫的机制尚不清楚，可能与士的宁或马钱子碱抑制关键脑区的甘氨酸受体有关。甘氨酸是脑内主要的抑制性神经元递质。

6. 慢性酒精中毒　近年来我国酒精依赖及酒精中毒性精神障碍的发生率呈明显上升趋势。据统计，酒精依赖者中癫痫发作的患病率约为 6.6%～10.6%，比一般人群高。一些学者将酒精依赖者中的癫痫发作分为如下四类：单次癫痫发作，既往无类似发作史，无致癫痫发作性疾病，且与戒酒综合征无关，占 21%；戒酒性癫痫发作，占 21%；因其他原因所致的癫痫发作，占 20%；复发性癫痫发作，既往无类似发作史，无致癫痫发作性疾病，且与戒酒综合征无关，占 37%。

慢性酒精中毒伴发癫痫的机制尚不十分清楚。一般认为，酒精的神经毒性作用可直接损害大脑皮质和皮质下区，使脑细胞脱水、变性、坏死、缺失，导致神经细胞萎缩；也可引起硫胺缺乏而使转酮酶、丙酮酸脱氢酶和 α- 酮戊二酸脱氢酶活性下降，使类脂和蛋白质合成障碍，导致三羧酸代谢障碍，从而使细胞内环境紊乱，细胞代谢障碍，使脑细胞坏死萎缩，并可能诱发脑电波异常，这可能是慢性酒精中毒患者诱发癫痫的重要原因。但这种过程通常较缓慢，一般认为与个体差异有关，与饮酒方式、酒的质量等因素也有关。由于慢性酒精中毒者中发生癫痫的原因及类型不同，故治疗原则也要因人而异。与戒酒综合征关系密切的癫痫发作，一般不主张过早使用抗癫痫药。而对反复发作，尤其是既往有类似发作史者，可考虑进行系统抗癫痫治疗，同时给予 B 族维生素及对症治疗。

（张丽芳）

第六节　内科疾病与癫痫发作

神经系统整体调节着其他各系统、各器官的功能，从而保持机体内环境的相对稳定。而机体其他系统的功能异常亦会对神经系统产生明显影响，出现相应的临床表现。

【病因】

癫痫是神经系统常见疾病之一，其病因复杂。从内科疾病的角度而言，心脏骤停、呼吸衰竭、糖尿病、尿毒症、肝性脑病等均可诱导癫痫发作。

一、缺血缺氧性脑病

心肺疾病、失血性休克等造成的心脏骤停是缺血缺氧性脑病（hypoxic ischemic encephalopathy，HIE）的常见病因，而癫痫发作则是缺血缺氧性脑病最为重要的临床表现之一，其反复发作又会加重脑部损伤，严重影响患者的预后。

【临床表现】

1. 急性肌阵挛　急性缺氧后肌阵挛是 HIE 中最常见的癫痫发作类型之一，一般在缺血缺氧性损伤后早期（心肺复苏后 24 小时内）出现，主要表现为肌阵挛持续状态，持续 1～2 天，可为全身性，以面部、肩部、上肢近端肌肉和膈肌多见，声音或触觉刺激等可诱发或加重。

2. 迟发性肌阵挛　此种癫痫发作形式多在患者意识恢复后出现，多由肢体动作或意向动作所诱发，且主要为动作性肌阵挛，并可伴有辨距不良、共济失调及构音障碍等症状，持续数天至数月，称为 Lance-Adams 综合征。

3. 选择性刺激性肌阵挛 选择性刺激敏感的肌阵挛或癫痫发作前脑电图都表现为长时间的(>10min)抑制而没有明确的脑电活动,刺激后表现为全面性棘波暴发。

4. HIE 后癫痫持续状态 定义为持续时间＞5 分钟、自发或刺激引起,反复出现或有节律的局灶性或弥漫性棘波、尖波、棘慢综合波或振幅、频率及分布都有规律发放的癫痫脑电波。

HIE 中除肌阵挛发作外,还可有局灶性发作,但全面性强直 - 阵挛发作少见。

【诊断与鉴别诊断】

典型临床表现为意识障碍、肌张力低下、中枢性呼吸衰竭,不典型病例可辅以影像学和脑电图检查与中枢神经系统损伤、脑膜炎等疾病鉴别。

【治疗与预后】

HIE 中的肌阵挛发作尤其肌阵挛持续状态耐药发生率高,需要多种抗癫痫药物的联合使用,而对 HIE 中其他癫痫发作类型,则经验选用相应抗癫痫药物。

1. 传统抗癫痫药 氯硝西泮广泛用于各种类型的肌阵挛发作;丙戊酸通常用于治疗皮质源性的肌阵挛发作。

2. 新型抗癫痫药物 4- 丙基左乙拉西坦可有效终止 HIE 后的癫痫发作。

3. 其他处理 当肌阵挛癫痫发作频繁时,可以尝试使用如异丙酚等神经肌肉接头阻滞剂协助控制癫痫发作,但其有效性和安全性仍待进一步的评估。生酮饮食可以预防癫痫发作、减少肌阵挛,主要用于儿童的耐药性癫痫。

HIE 后肌阵挛性持续状态患者的预后极差。但是目前已有数例心肺复苏后 24 小时内出现肌阵挛持续状态的患者除了遗留 Lance-Adams 综合征外无明显神经系统后遗症的报道,多见于原发性呼吸暂停尤其是哮喘发作者。

二、代谢性脑病

低血糖症、高血糖症、低钙血症、低钠血症以及尿毒症、肝性脑病和甲状腺毒血症等常见的代谢及内分泌疾病可累及中枢神经系统,出现癫痫发作、癫痫持续状态等,有时癫痫发作是该病早期唯一或突出的临床表现。

(一)糖尿病与癫痫发作

糖尿病患者伴发癫痫的发病率目前尚未明确,约 25% 的非酮症性高血糖患者可能伴有不同类型的癫痫发作,多见于 50 岁以上男性患者,但也有儿童患病的报道。糖尿病引起的癫痫可发生于药物治疗期间、自行停药或间断使用降糖药物后,也可为糖尿病的首发症状。

【发病机制】

糖尿病伴发癫痫发作的病因尚未完全清楚,目前认为可能的发病机制有:

1. 脑微血管病变 糖尿病可引起脑微血管中糖原、糖蛋白的沉积,刺激内皮细胞增生及血管中、外膜增厚,造成血管内狭窄,无氧代谢和酸性产物增加,最终造成大脑皮质神经元的轴索、髓鞘损伤,导致癫痫发作。

2. 神经递质异常 高血糖时体内的三羧酸循环受到抑制,γ- 氨基丁酸代谢增加,癫痫发作阈值降低,从而诱发癫痫发作。

3. 免疫异常 自身免疫性疾病常伴有癫痫发作,例如 1 型糖尿病和癫痫都可能有谷氨酸脱羧酶自身抗体的存在。

4. 代谢因素 部分糖尿病癫痫患者除高血糖外,还合并有低血钠、血液高渗等代谢异常,随着这些代谢异常的纠正,癫痫发作可逐渐缓解。

5. 其他 高血糖可使细胞内外的渗透压差增加,细胞外的高渗状态可导致细胞内脱水而诱发癫痫。

【临床表现】

糖尿病伴癫痫发作类型多样,其中 75%～86% 为局灶性或局灶运动性发作,如强直性、阵挛性、强

直 - 阵挛性发作等,也可表现为局灶性癫痫发作伴有知觉障碍、视觉性、自主神经性和失神发作等。局灶性癫痫持续状态也常有发生,多见于高血糖症的早期。

【诊断与鉴别诊断】

一般来说,根据高血糖的临床表现和癫痫发作的症状,临床诊断并不困难。

1. 患者平均血糖高于 30mmol/L,甚至达 55mmol/L 以上,血钠和血浆渗透压正常或轻度增高。

2. 癫痫发作间期脑电图通常正常,也可有局灶性或弥漫性慢波,发作期出现棘波且多为单侧。

3. 多数患者头部 CT 检查正常,而异常者多有与高血糖有关的脑血管病变及与年龄相关的皮质或皮质下脑萎缩。

4. 血糖降至正常后癫痫发作可逐步缓解,临床上对于 50 岁以上患者,无论有无糖尿病史,首次癫痫发作时都要考虑糖尿病性癫痫的可能,及时检测血糖、尿糖、电解质等,以便早期诊断与治疗。

此病需与糖尿病患者低血糖症引起突发的晕厥、意识不清、肢体抽搐相鉴别,特别是接受口服降糖药或注射胰岛素治疗的患者。但低血糖症引起的意识不清持续时间较长,一般在血糖纠正前意识不能恢复,先出现意识不清,后继可能发生抽搐,在发生昏迷之前常有心悸、出汗、乏力等不适,检查血糖是鉴别低血糖症与癫痫发作最简便的方法。

【治疗与预后】

糖尿病引起的癫痫发作主要针对病因治疗,胰岛素治疗效果好。血糖降低可使多数糖尿病性癫痫发作终止,停用抗癫痫药物后,亦不会复发。苯妥英钠等抗癫痫药物由于可抑制胰岛素分泌,加剧高血糖,临床使用可能加重癫痫发作。卡马西平对部分糖尿病性癫痫治疗有效。局灶性癫痫持续状态可选用地西泮静脉滴注。值得注意的是,低血糖也可诱发癫痫发作,且常源于药源性,因此在治疗糖尿病时,应注意预防低血糖发生。

虽然糖尿病引起的癫痫发作对一线抗癫痫药物治疗效果欠佳,但在纠正高血糖及其他代谢紊乱后,癫痫发作会终止,故糖尿病性癫痫预后良好。

(二)尿毒症与癫痫发作

慢性肾衰竭患者常合并神经、精神症状,往往被笼统地称为尿毒症脑病。与正常人相比,尿毒症患者癫痫发生率较高,1/3 的尿毒症患者可出现癫痫发作,但其具体的病理生理机制尚不明确。尿毒症脑病具有发病隐袭、病情危重、死亡率高的特点,及时诊断和治疗可以改善预后,降低死亡率。

【临床表现】

尿毒症患者癫痫发作可有不同的临床表现形式,可表现为意识受损的肢体抽搐或全身强直 - 阵挛发作,少部分可表现为四肢和 / 或头颈部小抽搐,有短暂意识丧失。

【诊断与鉴别诊断】

1. 符合慢性肾衰竭尿毒症期(计算肌酐清除率＜10ml/min)。

2. 出现癫痫样发作等临床表现。

3. 实验室检查示,肝功能正常、血糖波动在 4.9～13.2μmol/L;电解质正常,头部 CT 检查均为阴性。

4. 脑电图异常示,多见额顶部占优势的高波幅慢波,均可见棘波、棘慢波、尖慢波或各种频率范围的发作性高波幅放电。

一个慢性肾衰患者既往没有药物中毒及精神病病史,在肾功能不全期间出现上述症状时,基本可以诊断为尿毒症性脑病。但应与以下疾病鉴别:高血压脑病;透析治疗所致的失衡综合征;肝性脑病;其他系统性疾病所致神经系统损害。

【治疗与预后】

尿毒症患者若并发癫痫,往往病情比较严重,预后差,易出现意外,致残及死亡率高,因此尿毒症性脑病一经诊断要尽快进行血液透析,防止病情进一步恶化。

1. 单纯血液透析(hemodialysis,HD)易出现透析失衡综合征,其治疗尿毒症脑病风险较大,要视情况应用。

2. 推荐老年患者应定期做血液透析滤过（hemodiafiltration，HDF），以弥补单纯 HD 之不足。

3. 监测患者肾功能及电解质、酸碱的变化。

4. 抗癫痫药物的应用视临床表现而定　如有癫痫发作，脑电图可监测到癫痫波，推荐规律服用抗癫痫药物。在癫痫大发作时，可注射地西泮迅速控制发作，之后规律服用抗癫痫药物如卡马西平、丙戊酸钠等。对反复发作的全面强直 - 阵挛发作可给予丙戊酸钠、氯丙嗪、水合氯醛等控制发作。

另外，治疗时需注意：①预防发生：充分诱导透析避免透析失衡综合征，尽量选用对神经系统影响小的抗生素，并根据年龄、肾功能情况酌情减量使用；②及时去除诱因：尿毒症脑病发生时应及时停用相关抗生素、积极纠正电解质紊乱、规律透析等；③维持患者生命体征平稳：保持呼吸道通畅，避免咬伤、摔伤等。

（三）系统性红斑狼疮与癫痫发作

系统性红斑狼疮（systemic lupus erythematosus，SLE）患者中的 8%～20% 可出现癫痫发作，此外可伴有头痛、周围神经病变、抽搐、精神异常等其他神经系统受累表现，多见于 SLE 病程中晚期。SLE 合并癫痫可单独发生，也可并发于其他神经症状。约 1%～4% 的患者以癫痫为 SLE 的首发症状。

【发病机制】

SLE 引起癫痫发作的病理生理机制尚不完全清楚，大多数学者认为癫痫只是 SLE 全身损害的一种局部表现。SLE 患者体内的多种自身抗体经免疫反应介导形成可溶性的抗原抗体复合物并沉积在脑血管和脑脉络丛上，造成脑血管的炎性反应，脑血管内皮细胞肿胀、变性、坏死，血管内膜增生，弹力纤维破坏，管腔狭窄或闭塞，脑循环障碍，进而形成微梗死或微出血灶，引起一系列的神经症状，如癫痫发作。

【临床表现】

各种类型的癫痫均可出现，可单独发生，也可与其他神经症状同时出现。早期癫痫发作多见于年轻女性 SLE 患者，且以全身强直阵挛发作最为多见。

【诊断与鉴别诊断】

在未出现 SLE 躯体症状前，以癫痫为首发症状的 SLE 很难确诊，但本病为自身免疫性疾病，全身多系统损害，误诊的原因大多数是因为忽视，临床加以重视，可减少误诊。本病多发生于青年女性，因此对 20～30 岁的女性癫痫患者应进行定期随访，并在疑诊 SLE 时作一系列必要的临床和实验室检查，筛选可查血象、血沉、蛋白电泳及 SLE 特异性抗体项目以提高 SLE 的早期诊断率。

系统性红斑狼疮脑病的发病是多种因素综合作用的结果，其表现具有多样性。CT 和脑电图对系统性红斑狼疮导致癫痫发作的诊断及预后估计具有重要意义，但其脑部表现不具有特异性，脑白质营养不良、炎性肉芽肿、皮质下动脉硬化性脑病等可有类似表现，结合临床表现鉴别不难。所以当 SLE 患者出现了中枢神经系统异常表现，结合实验室检查，又排除了血管性疾病、感染性疾病及肿瘤性疾病，应考虑本病。

【治疗与预后】

治疗目前主要是应用糖皮质激素。大剂量的糖皮质激素冲击治疗可使 SLE 及其他神经系统症状得到控制。但长期大量的糖皮质激素应用也可导致神经精神症状，其主要原因：一是激素的直接作用，激素作用于中枢神经系统可出现欣快、紧张、易激惹，这与 SLE 导致的精神症状有所区别；另为长期大量激素的应用导致患者后期出现高血压、糖尿病、动脉硬化，继而出现脑血管事件，是 SLE 患者死亡的第二原因。

抗癫痫药物对 SLE 癫痫治疗效果较好，但约 1.3% 的 SLE 患者癫痫可以反复发作。另外，长期的抗癫痫治疗亦可诱发 SLE 活跃加重病情。

（四）其他

肝性脑病、高血压脑病等亦可引起癫痫发作。

第七节 神经系统遗传变性病与癫痫发作

一、神经系统遗传疾病与癫痫发作

遗传代谢性疾病（inborn errors of metabolism，IEM）以小儿神经系统受累最常见，多数为常染色体隐性遗传，癫痫发作可作为首发症状或主要表现。

【发病机制】

1. 能量代谢障碍　如线粒体病、肌酸代谢病、葡萄糖转运蛋白1（GLUT-1）缺陷综合征、低血糖等。

2. 损害神经元功能　如神经元蜡样脂褐质沉积症、神经节苷脂贮积症。

3. 中毒　尿素循环障碍、氨基酸代谢病（苯丙酮尿症、枫糖尿症）、有机酸代谢病（甲基丙二酸血症、丙酸血症、戊二酸血症）。

4. 影响神经递质合成　非酮症性高甘氨酸血症、琥珀酸半醛脱氢酶缺乏症等。

5. 维生素/辅助因子依赖　吡哆醇依赖症、磷酸吡哆醇氧化酶缺乏、亚叶酸反应性惊厥、生物素酶及全羧化酶缺乏、Menkes病等。

6. 伴脑发育畸形　可见于过氧化物酶体病，如Zellweger综合征，可见特异性皮质发育畸形等。

7. 其他　丝氨酸生物合成缺陷，先天性糖基化病（CDG）。

【临床表现】

遗传代谢性疾病的癫痫发作类型见表12-1。各发作类型的EEG无特殊性，但往往这类癫痫药物治疗效果欠佳，常发展为难治性癫痫。

表 12-1　按癫痫发作类型分类

癫痫类型	代谢遗传病
婴儿痉挛	生物素基酶缺，Menkes病，线粒体脑病、氨基酸病
癫痫伴肌阵挛	非酮高甘氨酸血症，线粒体病，GLUT-1缺陷综合征
进行性肌阵挛	Lafora病，MERRF，MELAS，唾液酸贮积症
GTCS	GLUT-1缺陷，NCL1，NCL2，NCL3
肌阵挛-站立不能	GLUT-1缺陷，NCL2
惊厥性癫痫	NCL3，GLUT-1缺陷综合征
持续性部分性癫痫	Alpers病，其他代谢疾病

GTCS：全面性强直-阵挛性癫痫持续状态；GLUT-1：葡萄糖转运蛋白1；MERRF：肌阵挛癫痫伴破碎红纤维病；MELAS：线粒体脑肌病伴高乳酸血症和卒中样发作；NCL：神经元蜡样脂褐质沉积病

1. 新生儿期起病的代谢性癫痫　吡哆醇依赖症：大部分在新生儿期或婴儿早期起病，病因为 *ALDH7A1* 基因突变，发作类型多样，可为局灶性发作、痉挛发作，后期可出现强直发作，脑电图为暴发抑制，随后演变为高度失律或多灶性异常放电。尿液检测α氨基己二酸半醛水平增高，血浆及脑脊液哌啶酸水平增高。另一种类型为磷酸吡哆醇氧化酶缺陷，这2种类型分别对吡哆醇及磷酸吡哆醛治疗有反应，需终身治疗。

其他新生儿期可出现惊厥的IEM还有非酮症性高甘氨酸血症、过氧化物酶体病、线粒体病等。凡新生儿惊厥者均应试用维生素试验性治疗，对维生素B无效者可试用亚叶酸钙。

2. 婴幼儿期起病的代谢性癫痫　苯丙酮尿症：为苯丙氨酸代谢途径缺陷所致，分为经典型（苯丙氨酸羟化酶缺陷）和非经典型（四氢生物蝶呤代谢障碍，又称BH4型），后者神经系统症状出现早、程度重，发作类型可为局灶性发作及痉挛发作，经典型可采用低苯丙氨酸饮食治疗，非经典型可加用BH4和左旋多巴治疗。

其他疾病如 Menkes 病、GLUT-1 缺陷综合征、高胰岛素血症 - 高氨血症综合征等也可在婴幼儿期起病导致癫痫发作。

3. 儿童期及青春期起病的代谢性癫痫 神经元蜡样脂褐质沉积症：本病属溶酶体病，依据其致病基因可分为 10 种亚型，从儿童期到青春期均可发病，也可早到婴儿期发病，基因检查（*CLN1-CLN9*，*CTSD*）可明确诊断。癫痫发作类型主要为肌阵挛发作，也可有全面强直阵挛发作、局灶性发作及不典型失神发作。脑电图表现为低频光刺激下可产生以棘波形式出现的巨大电位，后紧随慢波，有一定提示作用，部分患者对常规抗癫痫药物治疗有反应。其他溶酶体贮积性疾病，如戈谢病、尼曼 - 皮克病 C 型，其发作形式亦多种多样，可合并肝脾大及脑萎缩。神经节苷脂贮积症可见眼底樱桃红斑。其他如琥珀酸半醛脱氢酶缺乏症、脑叶酸缺乏症等也可常在此年龄段引起癫痫发作。

值得注意的是，有些 IEM 在不同的年龄段均可发病，如吡哆醇依赖症既可见于新生儿期，也可见于婴儿早期；甲基丙二酸血症可在新生儿期发病，也可到青少年期甚至成年期才出现临床表现。

【诊断与鉴别诊断】

出现以下情况应考虑代谢性癫痫：

1. 新生儿期不明原因的反复惊厥 感染等应激后发作加重合并内环境紊乱者；不明原因的癫痫持续状态，早期肌阵挛癫痫，进行性肌阵挛癫痫。

2. 合并其他神经系统损伤 无原因的进行性智力运动发育迟缓或倒退。

3. 与进食相关 如禁食或高蛋白饮食状态下发生惊厥。

4. 顽固性低血糖（糖原累积症、半乳糖血症）或酸中毒（有机酸血症等），高氨血症（尿素循环障碍），血乳酸水平升高（线粒体疾病），易合并意识障碍。

5. 头颅 MRI 异常（线粒体病、戊二酸尿症 I 型等）或 MRS 异常（肌酸峰下降，乳酸峰升高）。

6. 脑电图提示背景活动慢化或脑电图在低频光刺激条件下出现特殊表现者。

临床上对于癫痫患者应该重视伴随症状、体格检查及辅助检查，完善病因检查。仅表现为癫痫发作而不合并发育异常、智力落后及其他神经系统症状或癫痫发作能够很好控制者常不提示有 IEM。

患者意识状态的改变渐进性发展是代谢性癫痫与其他能引起癫痫的神经系统疾病如脑卒中、脑瘤、脑炎等鉴别诊断的关键点。除低血糖脑病外，代谢性脑病不表现局灶性神经系统阳性体征。

【治疗与预后】

IEM 病情轻重不等，预后差别很大，代谢性癫痫的预后与 IEM 的类型以及诊断和治疗是否及时密切相关。部分代谢病，如吡哆醇依赖症、苯丙酮尿症、生物素或多种羧化酶缺乏等通过病因治疗或特效治疗，癫痫发作即可控制，且较少遗留神经系统发育问题，预后较好。大部分 IEM 目前无特效治疗方法，需加用抗癫痫药物，且发作常难以控制，预后不良。即使可治疗的 IEM 早期诊断和早期治疗也至关重要，如吡哆醇依赖症、苯丙酮尿症等错过早期治疗则可造成不可逆的神经系统损伤，治疗效果受到明显影响。

二、神经免疫、变性疾病与癫痫发作

发生在中枢神经系统的多种免疫、变性疾病可引起癫痫发作，如多发性硬化、阿尔茨海默病、帕金森病。

（一）多发性硬化与癫痫发作

多发性硬化（multiple sclerosis，MS）患者癫痫发作的可能性较一般人群要高，其发生率在 0.5%～10.8%。

【临床表现】

几乎所有癫痫的发作类型在 MS 患者癫痫发作中都可以看到。如精神运动性发作（凝视、意识丧失、手不自主性运动），自主神经发作（出汗、瞳孔散大、面色潮红、心悸），全身强直 - 阵挛发作等。

【诊断与鉴别诊断】

根据癫痫病史及临床表现不难诊断。对于部分临床表现不明显的患者，应作进一步检查以协助与脑血管病、肿瘤等其他原因所致中枢神经系统损害进行鉴别。

1. 脑电图 部分患者的脑电图可见癫痫波发放，但 EEG 异常在多发性硬化患者癫痫发作的检出率不高。

2. 神经影像 发生硬化的病灶大多位于脑白质区，尤其是脑室附近，皮质亦可累及。皮质或近皮质病灶更易诱发癫痫发作。MRI 可以直接显示新发病灶，协助判断病灶与癫痫发作之间的对应关系。

【治疗与预后】

多发性硬化患者癫痫发作的药物治疗同癫痫常规药物治疗方案。传统的抗癫痫药（卡马西平、苯巴比妥等）和新一代的抗癫痫药（拉莫三嗪、奥卡西平等）对多发性硬化患者癫痫发作都有效。

对 MS 合并癫痫发作何时开始治疗目前仍有不同的观点。大多数专家建议多发性硬化患者在第一次癫痫发作后就应开始正规抗癫痫治疗。在 MS 发展过程中对甲泼尼龙治疗无效的患者，若出现癫痫持续状态或反复癫痫发作，主张立即进行强有力的抗癫痫治疗。对于有较长 MS 病史但新近才开始有癫痫发作，或 EEG 监测到有明显痫性波发放的患者则推荐更积极的早期抗癫痫治疗。在制订治疗方案时，应该知道，癫痫发作有可能只是 MS 复发的唯一临床表现。

考虑到多发性硬化在空间和时间上的多发以及癫痫发作的良性病程，一般不推荐外科手术治疗控制癫痫。若需外科干预应满足以下条件并慎重考虑：

1. 已证实为药物难治性癫痫；

2. 临床症状、发作期及发作间期脑电图定位致痫灶与影像学上硬化斑块部位符合；

3. 正规抗 MS 药物治疗；

4. 影像学显示有慢性脱髓鞘病变存在于灰质，且病灶至少有 2 年在形态上无变化；

5. 癫痫发作不能控制，严重影响患者生活质量；

6. 硬化斑位于可切除的非功能区部位，且此部位切除后不会对神经功能造成明显损害。

MS 的系统治疗对改善病情，减少并发症非常重要。继发于 MS 的癫痫对药物治疗反应较好，预后多为良性，及时的抗癫痫治疗有积极意义。

（二）阿尔茨海默病与癫痫发作

阿尔茨海默病（Alzheimer's disease，AD）是以进行性认知功能障碍和行为损害为特征的中枢神经系统退行性病变，临床上表现为记忆障碍、失语、失用、视空间能力损害、抽象思维和计算力损害、人格和行为改变等。AD 是老年期最常见的痴呆类型，占老年期痴呆的 50%～70%。AD 患者可出现癫痫发作，且癫痫可直接影响 AD 患者的预后，但易被临床医师所忽视。

AD 患者癫痫发作的风险是同龄健康人的 10 倍。AD 和其他神经退行性疾病占 65 岁以上老人的新诊断癫痫患者的 10%，尤其 AD 与非诱发性癫痫有密切关系。老年患者癫痫首次发作后，复发风险高至 80%，可能与老年大脑潜在的结构和网络损害有关。

【危险因素】

1. 年龄 早发性家族性 AD 比散发性 AD 更易发生癫痫。

2. AD 的严重程度似乎是癫痫发作的另一个独立高危因素。轻度 AD 患者中癫痫的发生率为 1.5%～16%，而在中晚期 AD 患者中，癫痫发生率增至 9%～64%。

3. 其他 AD 患者伴发糖尿病、高血压，抗精神病药物的使用等也是癫痫发作的重要诱发因素。

【病因与发病机制】

1. 遗传因素 在常染色体显性遗传 AD 中，早老素 -1（presenilin-1，*PS1*）、*PS2*、淀粉样前体蛋白（amyloid precursor protein，*APP*）等基因突变与癫痫发作密切相关。大约 50%～80% 的这类 AD 患者伴有癫痫发作。在早发性 AD 患者中，非诱发性癫痫发作的风险将显著增加，提示非诱发性癫痫发作与常染色体遗传的早发性 AD 关系密切。*PS1* 基因突变或缺失将直接导致神经元兴奋性增高，癫痫发作阈值降低。

2. β 淀粉样蛋白沉积 脑内 β 淀粉样蛋白（Aβ）沉积是 AD 常见的病理表现。有研究表明，高浓度的 Aβ 沉积可引起痫样放电。Aβ 还可以改变神经元的膜功能，导致锥体细胞过度兴奋。在动物模型中已证实，电压门控钠通道 Na$_v$1.1 的高表达增加了抑制性突触活动，同时降低了 GABA 能中间神经元的兴奋性，导致其抑制性输出下降，从而提高了神经环路的兴奋性。此外，β- 淀粉样蛋白还可以通过多个信号传导通路，如门冬氨酸受体（NMDA 受体）、α7 烟碱乙酰胆碱受体、即早基因和 Ca^{2+} 结合通路等影响突触传递过程，降低突触连接间神经兴奋性。

3. 炎症因子　慢性炎症是 AD 的重要病理生理改变，其致痫机制目前仍不清楚。最近的基础研究表明炎症因子，尤其是白介素 -1β 可能诱发癫痫发作。淀粉样斑块与局部炎症反应可能是促进 AD 患者癫痫发作的重要因素之一。

4. 载脂蛋白 E4　*ApoE* 基因位于 19 号染色体，有 3 种基因型：E2、E3、E4，正常人以 E3 为主，AD 患者中 E4 的出现频率明显增高，E4 等位基因携带者癫痫发生率明显增高。其致痫机制目前仍不明确，推测可能与其功能异常导致神经元的兴奋性改变相关。有研究认为，载脂蛋白 E4（ApoE4）携带者有更高的癫痫发病率。在难治性颞叶癫痫的患者中也发现载脂蛋白 E4 出现频率明显增高。有证据表明，*ApoE4* 基因携带者在过度换气后可诱发癫痫发作及脑电图上痫性放电。另外一项研究发现，携带 *ApoE4* 等位基因的中 - 重度脑外伤患者癫痫发生风险是携带其他 *ApoE* 基因患者的 2 倍。

【临床表现】

在 AD 患者并发的癫痫中，几乎每种发作类型都可能出现，并且癫痫发作与性别、年龄、病程、AD 类型等因素未体现出明显相关性。

【诊断与鉴别诊断】

1. 符合器质性精神障碍的诊断标准；

2. 全面性认知功能损害；

3. 无突然的卒中样发作，疾病早期无局灶性神经系统损害的体征；

4. 无临床或特殊检查提示认知损害是由其他躯体或脑的疾病所致；

5. 神经病理学检查有助于确诊。

此病需排除脑血管病等其他脑器质性病变所致智能损害、抑郁症等精神障碍所致的假性痴呆、精神发育迟滞，或老年人良性健忘症。

【治疗与预后】

1. 抗癫痫药物的选择　对于 AD 伴癫痫的患者，选药需要考虑老年患者药代动力学的变化、药物不良反应、药物间相互作用、药物疗效，以及药物对认知功能的影响等。其中，随着年龄增长而出现相应药代动力学变化是选用抗癫痫药物的主要影响因素，其中包括药物吸收分布、代谢及排泄等。例如苯妥英在老年患者中极易导致药物毒性反应。老年患者常合并胃动力减弱和胃酸分泌减少，将影响酸、碱性药物的吸收。肝脏疾病将影响 CYP450 酶的氧化反应，丙戊酸、卡马西平均可出现代谢减慢。另外主要通过肾脏代谢的抗癫痫药物如加巴喷丁、左乙拉西坦等，会因为老年患者肾小球滤过率降低导致药物在体内代谢减慢。再则，抗癫痫药物的不良反应是药物选择的另一个重要因素。大部分抗癫痫药物的不良反应发生在肝酶诱导型抗癫痫药物中。除此以外，某些抗癫痫药物对认知功能会产生不良影响。传统抗癫痫药物如苯妥英、丙戊酸相较于新型抗癫痫发作药物（antiseizure medications，ASMs）更易发生认知损害。新型 ASMs 中，托吡酯对记忆、注意力的影响最大。因此，在疗效差异不明显时，新型非酶诱导 ASMs 药物应该作为 AD 患者合并癫痫的药物首选。另外，抗癫痫药物与其他药物之间相互作用和耐受性是 AD 患者抗癫痫药物选用过程中的一个重要考虑因素。晚期 AD 患者常需合并使用抗精神病药和抗抑郁药。这类药物大部分通过 CYP450 代谢。研究表明酶诱导的 ASMs 可以降低血浆中的此类药物的浓度。反之，当停用抗癫痫药物时，可能导致抗精神病药物和抗抑郁药物浓度增加，药物毒性反应明显增强。

2. 治疗痴呆的药物可能加重癫痫　AD 的某些治疗药物可能加重癫痫发作。胆碱受体激动剂在动物实验中已被证实会增加癫痫发作频率。美金刚作为 NMDA 受体拮抗剂，是轻度到中度 AD 的常用治疗药物。一些个案报道指出美金刚可增加癫痫发作，但也有一些动物实验提示美金刚有一定的抗癫痫作用。

尽管 AD 患者出现癫痫的概率相对较低，一旦出现则提示 AD 远期预后较差。AD 患者出现癫痫常常与 β 淀粉样蛋白沉积导致突触的兴奋性改变有关。这类患者的癫痫症状大部容易被药物控制，药物的选择应考虑药物的不良反应和药物之间的相互作用等。目前，AD 患者的癫痫机制研究和治疗经验仍相对缺乏。未来需要更多的临床证据来评估老年痴呆患者的癫痫发生率、癫痫发作特点和治疗效果等。

（三）帕金森病与癫痫发作

帕金森病并发癫痫在临床上较为少见，国内外也鲜有报道，且发病率不详，发病机制复杂。

【发病机制】

帕金森病引起癫痫发作的发病机制主要有以下两种学说：

1. 皮质学说　帕金森病患者缺乏皮质神经细胞同步放电，但在多巴制剂药物干预下，皮质神经细胞同步放电的增加可诱发癫痫发作；

2. 丘脑皮质神经网状振动学说（皮质下学说）　该学说认为帕金森病的癫痫发作与震颤有同一起搏点，即当纹状体多巴胺水平降低时，氨基丁酸（GAGB）能神经元可能作为神经网络的异常起搏点引起癫痫发作和震颤发生。

【临床表现】

帕金森病合并癫痫在临床上十分少见，癫痫发作的类型主要为肌阵挛发作、全身强直阵挛发作和伴有意识受损的局灶性发作，脑电图常检测到与发作类型相匹配的电生理改变。

【诊断与鉴别诊断】

根据帕金森和癫痫发作的典型临床表现不难诊断，但需排除脑炎、脑血管病、中毒、外伤等引发的帕金森综合征，并与癔症性、紧张性、老年性震颤相鉴别。

【治疗与预后】

帕金森病合并癫痫发作的患者应慎重选择 ASMs，确诊为症状性局灶性癫痫，初始一线药物推荐为卡马西平、奥卡西平、拉莫三嗪、左乙拉西坦，而继发全面性发作可首选丙戊酸钠，治疗剂量应严格参照说明书或依据血药浓度调整。依据帕金森病合并癫痫的发作机制，多巴胺水平的降低是发病的主要因素，因此规范进行帕金森治疗是防止癫痫反复的关键。而帕金森病合并癫痫的抗癫痫治疗疗程目前尚无相关文献，一般认为抗癫痫治疗可在抗帕金森治疗起效后逐步减量至最后停用。

丙戊酸钠是一种比较安全的广谱抗癫痫药物，对于局灶性和全面性癫痫发作均有较好的疗效，但丙戊酸钠具有潜在的诱发或加重帕金森综合征的作用，如静坐不能、急性肌张力障碍、迟发性运动障碍等，可能与以下机制相关：① GABA 通路紊乱导致多巴胺（DA）抑制。丙戊酸钠对锥体外系的作用是通过纹状体 - 黑质 GABA 通路在纹状体 - 黑质、DA- 乙酰胆碱（Ach）-GABA、P 物质 -DA 环路来完成的。在此环路中，GABA 既可反馈性抑制 Ach 能神经元，又可调节 DA 能神经元的功能。帕金森病患者常合并 GABA 递质降低，治疗剂量的丙戊酸钠可增加脑内 GABA 浓度，导致多巴胺通路短暂受抑，继而影响黑质多巴胺能神经元功能；②丙戊酸钠可诱发神经细胞氧化应激反应及线粒体功能障碍，可能与其导致的肝功能障碍有关。临床上因丙戊酸引起的肌张力障碍与帕金森病本身症状类似，因此在帕金森患者合并癫痫应用丙戊酸治疗时，应重点观察患者在服用抗癫痫药物后帕金森症状是否加重，并动态监测丙戊酸钠血药浓度。

国外发现帕金森病患者在癫痫发作后可出现运动症状改善，但不能排除由于癫痫发作及帕金森治疗药物共同作用所致。

（冯　莉）

参 考 文 献

1. Xu T，Yu X，Ou S，et al. Risk factors for posttraumatic epilepsy: A systematic review. Epilepsy & Behavior，2017，67：1-6.

2.　Salazar AM，Grafman J. Post-traumatic epilepsy: clinical clues to pathogenesis and paths to prevention. Handb Clin Neurol，2015，128：525-538.

3.　中华医学会神经外科学分会神经创伤专业组，中华医学会创伤学分会颅脑创伤专业组. 颅脑创伤后癫痫防治中国专家共识. 中华神经外科杂志，2017，33（7）：652-654.

4.　Zimmermann LL，Martin RM，Girgis F. Treatment options for posttraumatic epilepsy. Curr Opin Neurol，2017，30（6）：580-586.

5.　Ertürk Çetin Ö，İşler C，Uzan M，et al. Epilepsy-related brain tumors. Seizure，2017，44：93-97.

6.　康佳，赵世刚. 与癫痫诊断及致痫灶定位相关的检查方法. 世界最新医学信息文摘，2016，16（8）：59-61.

7.　严得斌，王小峰，尹剑. 神经调控技术在癫痫治疗方面的研究进展. 国际神经病学神经外科学杂志，2017，44（3）：302-307.

8.　MacKenzie G，O'Toole KK，Moss SJ，et al. Compromised GABAergic inhibition contributes to tumor-associated epilepsy. Epilepsy Research，2016，126：185-196.

9.　Zelano J，Lundberg RG，Baars L，et al. Clinical course of poststroke epilepsy: a retrospective nested case-control study. Brain Behavior，2015，5（9）：e00366.

10.　Koome M，Churilov L，Chen Z，et al. Computed tomography perfusion as a diagnostic tool for seizures after ischemic stroke. Neuroradiology，2016，58（6）：577-584.

11.　Davies G，Irani SR，Coltart C，et al. Anti-N-methyl-D-aspartate receptor antibodies: a potentially treatable cause of encephalitis in the intensive care unit. Crit Care Med，2010，38（2）：679-682.

12.　Guan HZ，Ren HT，Cui LY. Autoimmune Encephalitis: An Expanding Frontier of Neuroimmunology. Chin Med J，2016，129（9）：1122-1127.

13.　Suh-Lailam BB，Haven TR，Copple SS，et al. Anti-NMDA-receptor antibody encephalitis: performance evaluation and laboratory experience with the anti-NMDA-receptor IgG assay. Clin Chim Acta，2013，421：16.

14.　任海涛，崔丽英，关鸿志，等. 不明病因脑炎中抗 - 甲基 -D- 天冬氨酸受体脑炎的筛查诊断. 中华神经科杂志，2014，47（2）：119-122.

15.　Titulaer MJ，McCracken L，Gabilondo I，et al. Treatment and prognostic factors for long-term outcome in patients with anti-NMDA receptor encephalitis: an observational cohort study. Lancet Neurol，2013，12（2）：157-165.

16.　Nosadini M，Mohammad SS，Ramanathan S，et al. Immune therapy in autoimmune encephalitis: a systematic review. Expert Rev Neurother，2015，15：1391-1419.

17.　Dalmau J，Lancaster E，Martinez-Hernandez E，et al. Clinical experience and laboratory investigations in patients with anti-NMDAR encephalitis. Lancet Neurol，2011，10（1）：63-74.

18.　HuangX，Fan C，Wu J，et al. Clinical analysis on anti-N-methyl-D-aspartate receptor encephalitis cases: Chinese experience. Int J Clin Exp Med，2015，8（10）：18927-18935.

19.　袁晶，彭斌，关鸿志，等. 重症抗 - 甲 -D- 天冬氨酸受体脑炎 35 例免疫治疗分析. 中华医学杂志，2016，96（13）：1035-1039.

20.　Arino H，Armangue T，Petit-Pedrol M，et al. Anti-LGI1-associated cognitive impairment: Presentation and long-term outcom. Neurology，2016，87（8）：759-765.

21.　陈小娜，姜毅. 2018 昆士兰临床指南：缺氧缺血性脑病介绍. 中华新生儿科杂志，2019，34（1）：77-78.

22.　刘洪臣. 临床常见脑病的临床及影像学特点分析. 全科口腔医学电子杂志，2018，5（30）：82.

23.　赵爱云，顾纪平，彭智芳，等. 特发性癫痫相关性系统性红斑狼疮的临床分析. 中国实用神经疾病杂志，2018，21（7）：774-778.

24.　王昕，杨健，王立文，等. 以癫痫为主要表现的儿童遗传代谢性疾病. 山东医药，2012，52（8）：35-37.

25.　孙绍伟，魏传梅，宋征，等. 帕金森病首发癫痫患者的合理用药分析. 中国药师，2017，（12）：2196-2198.

第十三章

难治性癫痫

从古希腊"神秘的疾病"迄今，人类医学的进步已经使 70%～80% 的癫痫患者走出了疾病的阴影，但仍有 20%～30% 的患者，目前的治疗对其无效，成为难治性癫痫，饱受疾病的痛苦，增加家庭及社会负担。难治性癫痫向来是癫痫专家学者们关注的热点及难点。一般来讲，广义的难治性癫痫是指使用目前所有的治疗方法"仍不能阻止其继续发作的癫痫"或"与治疗前比较发作次数没有明显减少的癫痫"。狭义的难治性癫痫指药物难治性癫痫。本章中所探讨的为药物难治性癫痫。

第一节 难治性癫痫的定义

规范定义是临床沟通、临床研究和流行病学研究的基石。定义应当具有简洁性、操作性强的特点，同时需满足循证医学的证据。"难治"二字表面上的意义不言而喻，直观且容易理解，但其精确的定义仍没有形成统一的标准。多年来各国学者从不同角度赋予了难治性癫痫不同的名称和内涵，如国内文献中常用"耐药性癫痫""顽固性癫痫""药物难治性癫痫"等，在英文文献常见的有"refractory epilepsy""drug-refractory epilepsy""intractable epilepsy""drug-resistant epilepsy""pharmaco-resistant epilepsy"等，这些称谓从不同侧面反映出了难治性癫痫的不同特征。1986 年，Jualjensen 提出发作持续多年、用多种药物合理治疗、在最大耐受剂量下仍有发作者称为难治性癫痫；1990 年，Bwala 等提出，尽管使用大剂量的抗癫痫发作药物（antiseizure medications，ASMs）2～3 年，仍没有缓解而持续发作的癫痫称为难治性癫痫；1991 年，Livingston 认为使用一线抗癫痫单药或多药治疗 2 年以上仍不能控制发作者称为难治性癫痫。国内吴逊、沈鼎烈教授在 1998 年对难治性癫痫的定义作了下述概括："频繁的癫痫发作，至少每月 4 次，应用适当的 ASMs 正规治疗且药物血药浓度在有效范围内，至少观察 2 年，仍不能控制且影响日常生活，无进行性中枢神经系统疾病或颅内占位性疾病"。Perucca（1998 年），Tanganelli & Regesta（1999 年），Berg 等（2006 年），Kwan & Brodie（2006 年）及 Arzimanoglou & Ryvlin（2008 年）等也讨论了难治性癫痫不同的实践建议。针对这种情况，2010 年国际抗癫痫联盟（ILAE）工作组讨论并制定了难治性癫痫定义的统一方案，即：根据癫痫发作类型，合理选择并正确使用至少 2 种耐受性好的 ASMs 单用或联合使用进行治疗后，患者无发作的持续时间未达到治疗前最长发作间隔时间的 3 倍或者 1 年（取决于两者之间哪个更长）。定义的框架包括两个等级级别：第一级提供一个通用的模板或方案，对每种治疗干预的结果进行分类，明确了"无发作"（seizure-free）、"治疗失败"（treatment failure）及"结果不明确"（undetermined）的具体操作指标。"无发作"指在治疗观察期间内，无发作的持续时间至少是治疗前最长发作间隔时间的 3 倍或者 1 年（取决于两者之间哪个更长）；"治疗失败"指经过合理治疗后未达到以上发作缓解的标准，包括在 1 年内发作类型改变；"结果不明确"指无发作的持续时间达到治疗前最长发作间隔时间的 3 倍但短于 1 年。在第一级治疗效果分类的基础上，结合使用 ASMs 数量这一要素，形成了第二级的核心定义，即恰当的、充分的使用多少种 ASMs 导致"治疗失败"。"恰当"是指所选 ASMs 对该患者的癫痫和癫痫发作类型必须是"恰当"的，最好是先前有高水平的随机对照研究证明该药物的治疗是有效的，国内参考《临床诊疗指南 - 癫痫病分册》(2015 年修订版)的选药原则。"充分"是指足够剂量治疗足够长的时间，考虑到药物剂量间广泛的个体差异，因此很难严格定义每种 ASMs 的"临床有效剂量范围"，对于成年人可以参考世界卫生组织(WHO)定义的每天剂量(DDD)，达到 50% DDD 剂量可视为有效剂量。如果药物是由于出现不良反应而撤回，尽管药物"失败"(即对患者不适合)，但"失败"并不是因为疗效，通常不被认为是"耐药性"本身的一部分，癫痫发作控制的干预结果应该被认为是"未确定的"。

值得强调的是，患者对 ASMs 的药物反应性不是一成不变的，癫痫的病程也会出现波动，故难治性癫痫应视为一个动态过程而不是固定状态。在一个特定的时间点定义的"难治"，并不意味着患者在进一步 ASMs 治疗中不能达到"无发作"。ILAE 指出：由于缺乏关于癫痫长期预后的高质量数据，所提出的定义不应该被认为是定局，而是要代表一个共识意见，需要在严谨的前瞻性研究中进行测试，并在出现新的证据时加以改进。

难治性癫痫的早期识别和合理的应对策略是改善患者预后的关键，其诊断首先要除外非癫痫发作、不正规的药物治疗、服药依从性差和明确诱因(如睡眠剥夺、酗酒等)的癫痫发作，同时需警惕医源性"难治性"癫痫的存在。医源性"难治性"癫痫的主要原因有：①诊断：包括非癫痫发作的误诊、发作分型不确切或分类错误；②药物：包括选药错误、用药量不足、不恰当的联合用药、发生药物间相关作用、未进行用药指导等。

难治性癫痫的诊断基于定义，应包括以下内容：①合理选择并正确使用至少 2 种耐受性好的 ASMs 单用或联合进行治疗；②患者无发作的持续时间未达到治疗前最长发作间隔时间的 3 倍或者 1 年(取决于两者之间哪个更长)。

根据难治性癫痫出现的时间，又将难治性癫痫分三类。①先天性耐药：起病时已存在耐药，对所有 ASMs 均无反应；②后天获得性耐药：病程初期对 ASMs 有良好反应，经过一段时间后逐渐发展成耐药；③再发耐药：采用一种或多种 ASMs 治疗后癫痫发作得以控制，但停药数月或数年后癫痫再发，大部分患者通过服用原用的 ASMs 能够得到有效控制，但部分患者即使单独或联合采用多种 ASMs 均不能控制发作。

第二节　难治性癫痫的发病机制

一、难治性癫痫的病因及预警因素

寻找难治性癫痫的病因至关重要，它可以指导医生对患者进行管理。有学者认为存在下列情况预示癫痫成为难治性可能性大：癫痫首发年龄较小；病程早期癫痫发作频率高；首次使用 ASMs 治疗效果差；多种癫痫发作类型；症状性或隐源性癫痫；热性惊厥史；各种癫痫性脑病；有癫痫持续状态病史；异常神经系统状态以及异常神经影像学表现等。除此以外，脑电图(EEG)弥漫性慢波和局灶性棘慢波被认为是癫痫药物难治的独立预测因子。表 13-1 列出了难治性癫痫的常见病因，有助于指导临床医生早期判断、早期干预。

表 13-1　难治性癫痫的常见病因

病因分类	常见疾病
癫痫综合征	Ohtahara 综合征；早期肌阵挛脑病；婴儿癫痫伴游走性局灶性发作；West 综合征；Dravet 综合征；Lennox-Gastaut 综合征；癫痫伴肌阵挛 - 失张力；癫痫性脑病伴慢波睡眠期持续棘慢波(CSWS)
结构性	畸形：无脑回畸形；神经元异位；多小脑回畸形和脑裂畸形；局灶性皮质发育不良；半脑畸形；全前脑畸形；神经皮肤综合征：结节性硬化综合征；Sturge-Weber 综合征；脱色性色素失禁症；色素失调症；表皮痣综合征；感染 / 炎症：脑膜炎 / 脑炎后癫痫；Rasmussen 脑炎；缺氧缺血性脑病 卒中 肿瘤：胚胎发育不良性神经上皮肿瘤(DNET)；胶质细胞瘤；低级星形细胞瘤；下丘脑错构瘤 颞叶内侧硬化

续表

病因分类	常见疾病
代谢性	可治疗的：吡哆醇依赖性癫痫；生物素酰胺酶缺乏症；GLUT-1 缺陷综合征；肌酸缺乏；丝氨酸生物合成缺陷； 其他：有机酸血症；尿素循环障碍；氨基酸代谢缺陷症；过氧化物酶体紊乱；非酮症高甘氨酸血症；钼辅因子缺乏症；亚硫酸氧化酶缺乏症；线粒体疾病；GABA 神经递质缺陷；先天性糖基化障碍；进行性肌阵挛性癫痫；桥本脑病
遗传性	染色体病：1p36 缺失；4p- 综合征；环状染色体 14 和 20；Inv: dup 15 染色体综合征；唐氏综合征；天使人综合征； 遗传综合征：皮特 - 霍普金斯综合征；Mowat Wilson 综合征；PEHO 综合征 特定基因病：*MeCP2*；*CDKL5*；*FOXG1*；*SLC25A22*；*SPTAN1*；*STXBP1*；*ARX*；*KCNJ11*；*SCN1A*；*SCN1B*；*SCN2A*
其他	发热相关性癫痫：发热感染相关性癫痫综合征（FIRES）；特发性半侧抽搐 - 半侧瘫 - 癫痫 自身免疫性癫痫：抗 NMDA 受体脑炎；VGKC 脑炎；抗 GAD 脑炎 反射性癫痫 结缔组织疾病

二、难治性癫痫的发病机制

难治性癫痫的发病机制一直是癫痫领域研究的难点和热点问题，目前对于难治性癫痫机制的研究主要集中在耐药性和耐药基因的表达、神经网络重组、疾病本质的严重性和免疫机制 4 个方面。探讨难治性癫痫的发病机制有利于开展更有针对性的治疗。

（一）耐药性和耐药基因的表达

在难治性癫痫的众多特征中，最突出的特征是对不同化学结构、不同作用靶点的多种甚至所有抗癫痫药物耐药，这种耐药性是客观存在的，是一种非特异性机制。耐药性产生的机制目前主要有多药转运体学说、药物靶点学说和缺乏靶点学说。

1. 多药转运体学说　血脑屏障（blood-brain barrier，BBB）是脑脊液和血液循环之间的一种屏障结构，对防止毒物等外源性物质进入大脑具有重要的作用，ASMs 必须透过 BBB 才能发挥治疗作用。在 BBB 上有多种多药转运体（multidrug transporter，MDT），其功能是阻止有害毒性分子，同时也阻止 ASMs 进入脑脊液循环。P 糖蛋白（P-glycoprotein，P-gp）、多药耐药蛋白（multidrug resistance associated protein，MRP）、穹窿蛋白（major vault protein，MVP）及乳腺癌耐药蛋白（breast cancer resistant protein，BCRP）等多药物转运体蛋白与 ASMs 的转运密切相关，其在脑组织中过度表达，能够阻止 ASMs 透过 BBB 到达脑组织，使得脑内有效的药物浓度降低，导致癫痫患者耐药，但引起这些多药物转运体上调的具体机制目前还不清楚。MDT 学说是当前被广泛认可的耐药机制学说之一。

2. 药物靶点学说　ASMs 控制癫痫发作必须作用于脑内的分子靶点，这些靶点包括电压门控式离子通道（如钠离子通道、钾离子通道、钙离子通道、氯离子通道）、神经递质受体（如 GABA 受体）以及影响神经递质释放、吸收、转运、代谢的酶。靶点学说就是指 ASMs 作用靶点的分子结构、功能、位置的变化导致 ASMs 敏感性下降，这种变化可以是遗传基因所决定的，也可以是获得性的，目前研究比较多是电压门控式钠离子通道（VGSC），它是 CBZ、PHT、VPA、LTG 等多种一线抗癫痫药在海马区神经元的作用靶点。研究结果表明钠离子通道基因突变不仅在癫痫发病中起重要的作用，同时也是参与形成癫痫耐药的主要机制。而癫痫的反复发作可以直接从转录层面影响 VGSC 的表达，导致难治性癫痫的发生。除此之外，癫痫发作还可诱发离子通道蛋白的转录后修饰，如改变蛋白的转运、靶点、磷酸化、糖基化等，导致对 ASMs 反应性下降。故推测癫痫耐药与患者先天存在或后天获得的 VGSC 的分子结构和功能改变有关。虽然大量证据表明癫痫耐药与 ASMs 靶点变化相关，但同样是作用于 VGSC 的不同 ASMs，药物敏感性变化程度不同，而且一种 ASMs 可有多个作用靶点；一种基因多态性如 *SCN1A* 基因突变并不能解释患者对作用于其他靶点的多种 ASMs 耐药的问题。难治性癫痫患者 GABA 能抑制减弱,具体表现为 GABA 表达下降、GABA 受体下调以及 GABA 受体功能减弱。在对苯巴比妥耐药的大鼠模型中发现海马齿状回神经元丢失,伴随 GABA 受体的变化,导致神经网络性质改变,可能与耐药有关。因此药物靶点学说可能不是唯一的耐药机制。

3. 缺乏靶点学说 缺乏靶点学说认为现有的 ASMs 仅能控制部分患者的癫痫发作,在某些难治性患者往往因缺乏靶点(如缝隙连接、线粒体功能异常)而无法发挥抗痫作用。

(1)缝隙连接(gap junction,GJ):GJ 为细胞膜上的一种特殊结构,离子及小分子物质可经该通道进行细胞间转运传递信息,在神经元电活动的维持、神经元快速同步化、神经元的发育中起重要的作用。癫痫的电生理改变是大脑神经元发生异常过度同步性放电,以往认为主要是基于化学突触的传递异常,后经研究发现电突触也在其中起重要作用,而神经元之间的 GJ 是电突触的结构基础。同时 GJ 亦存在于胶质细胞中,在神经元网络功能方面发挥重要作用。GJ 由连接蛋白(connexin,Cx)组成,在哺乳动物中发现 Cx 约有 20 种,其中 Cx43 在神经系统分布尤为广泛,主要存在于星形胶质细胞;其次是 Cx32,主要存在于脑干的中脑和基底神经节。有学者在难治性颞叶癫痫患者手术切除的海马组织中发现,Cx32 及 Cx43 表达水平显著升高,但哪个是始动因素还无定论。一些体外实验证实,GJ 阻断剂有明显的抗癫痫作用,目前用于研究的 GJ 阻断剂有生胃酮、奎宁、辛醇等,但它们都是广谱 GJ 阻断剂,目标靶位无特异性,用药后可影响到身体的其他脏器。Voss 等发现,只有高剂量生胃酮、奎宁有抑制癫痫发作的作用,低剂量生胃酮、奎宁反而增加癫痫发作。因此,GJ 阻断剂的抗痫作用还需深入研究。

(2)线粒体功能异常:脑神经元是高度依赖线粒体供能的细胞之一。正常生理条件下,线粒体氧化磷酸化是神经元代谢的主要能源。线粒体功能决定着细胞的生存和死亡,同时还对多种神经递质的代谢有重要作用。目前已证实线粒体功能异常能诱导癫痫发作,一些线粒体功能障碍性疾病甚至以癫痫发作为突出表现,且大多对一线 ASMs 耐药。另外,线粒体功能受损后对癫痫再次发作缺乏耐受力,这在难治性癫痫的形成中可能起重要作用。

(二)神经网络重组学说

近年来神经网络重组学说受到了许多学者的重视,该学说认为难治性癫痫的各种病因通过基因、神经递质或微环境的作用引起神经元变性坏死和胶质细胞反应性增生,残留神经元在错误信息的指导下向着非生理方向延伸,与下游突触形成异常连接,形成了病理状态下的以兴奋性为主的神经环路,增加了发作的敏感性,并可避开一些重要的药物作用靶点,导致耐药性癫痫。

1. 神经元凋亡或坏死 癫痫发作诱发脑细胞凋亡,这是癫痫脑内神经元环路重建、致反复惊厥发作及最后形成难治性癫痫的重要基础。细胞凋亡的发生由基因调控,且铁调节蛋白转运体 -1、锌离子等也通过细胞凋亡途径参与耐药性癫痫的发生。B 淋巴细胞瘤 / 白血病 2 蛋白(Bcl-2)位于线粒体外膜上,其基因家族(*Bcl-2*)在凋亡通路中通过阻止前凋亡因子细胞色素 C(Cytochrome C,Cyt C)的释放从而促进细胞存活、抑制细胞凋亡。难治性癫痫患者脑组织中 Bcl-2 的表达水平较正常脑组织中明显增高,这提示 Bcl-2 参与了癫痫尤其是耐药性癫痫发生发展过程中神经细胞的抗损伤过程。

2. 能量代谢障碍 能量代谢障碍导致神经元凋亡和神经网络重组,成为难治性癫痫的重要因素。有学者在海人酸(kainic acid,KA)致痫大鼠动物模型中发现大鼠海马神经元存在严重的能量代谢和线粒体功能障碍,并提出线粒体超微结构完整性的破坏和能量代谢障碍与神经元凋亡密切相关。细胞能量代谢通过单磷酸腺苷(AMP)及腺苷酸活化蛋白激酶(AMPK)通路调节哺乳动物西罗莫司靶蛋白(mTOP)级联反应,参与突触可塑性改变,从而在难治性癫痫的发生发展中发挥重要作用。

3. 突触重塑 对难治性癫痫患者术后脑组织进行研究发现,重塑性改变主要包括神经元丢失、神经胶质增生、轴突芽植、突触重构、神经元网络重建。神经元细胞反复过度兴奋可改变神经系统重塑性,形成异常神经网络,进一步促使癫痫发作形成恶性循环,导致耐药性癫痫。

(1)苔藓纤维出芽(mossy fiber sprouting,MFS):生理情况下,大脑齿状回苔藓纤维(即颗粒细胞的轴突)只会投射到唯一板层,穿过多形层与海马 CA3 区锥体细胞顶树突基部形成突触联系。树突则主要进入分子层,组成精密的特定结构。这种齿状回颗粒细胞具有阻滞痫样放电的功能。癫痫反复发作或者一次癫痫持续状态后,海马苔藓纤维就会在门区发出侧支,经齿状回颗粒细胞层大部分投射到内1/3分子层,与颗粒细胞的树突棘、胞体形成新的非对称性突触联系,小部分与抑制性中间神经元的树突形成突触联系。若出芽过多,齿状回顶的苔藓纤维就会延伸到外2/3分子层,这种现象就叫苔藓纤维出芽。正常大脑齿状回能阻止癫痫放电由内嗅皮质向海马的传导,而 MFS 则促进海马产生回返性兴奋,降低齿状回颗粒细胞同步放电的阈值,从而提高癫痫产生和传播的敏感度,将齿状回由癫痫放电的"过滤器"变成了"发生器"(generator)。因此,有学者提出,阻断 MFS 的产生,有望减少癫痫的再次发作。但 MFS 的产生的确切机制尚不明确。

(2)颗粒细胞移行障碍:已有实验证明难治性癫痫患者脑部分化成熟的颗粒细胞不能移行至颗粒层,而是滞留在齿状回的门区与颗粒层建立突触联系。门区异常颗粒细胞(HEGC)不光能接受穿通通路的刺激,还能发出异常突触参与兴奋性神经环路的形成,是难治性癫痫异常神经网络的组成部分。目前癫痫发作引起颗粒细胞移行障碍的机制仍不明确。最近有研究表明,癫痫长期反复发作可以引起颗粒细胞的前体细胞移入门区并参与 HEGC 形成。Reelin 是主要表达在齿状回颗粒层的一种神经元移行导向因子,可介导颗粒细胞在分化成熟的过程中向颗粒层迁移,并维护颗粒层的完整性。有研究证明 Reelin 位于门区中间神经元的亚群易受癫痫发作影响致其功能障碍,但具体机制不清楚。抑制性神经递质 GABA 能刺激齿状回颗粒细胞分化,防止成神经细胞迁移到其他脑区,但在癫痫发作过程 GABA 的减少可减弱其上述功能,间接促进 HEGC 的形成。这些研究有助于部分解释颗粒细胞移行障碍的机制,但仍需进一步探索。

(3)抑制性神经环路的形成:在海马区,来自嗅脑皮质的刺激在经过穿通通路传入颗粒细胞的同时也传到门区的苔藓细胞和齿状回的篮状细胞。苔藓细胞是谷氨酸能神经元,齿状回的篮状细胞是 GABA 能神经元,这两者都可通过前馈抑制影响颗粒细胞。除了前馈抑制外,篮状细胞还可以通过反馈抑制影响颗粒细胞的兴奋性。外伤诱导的颞叶癫痫大鼠模型显示癫痫发作后海马区篮状细胞减少、颗粒细胞兴奋性异常增高。另有研究证明篮状细胞对颗粒细胞反馈抑制的信号来自苔藓细胞,当苔藓细胞丢失时,篮状细胞也失去了抑制颗粒细胞的功能。与兴奋性神经环路相比,抑制性神经环路还有待完善。抑制性神经环路与难治性癫痫的关系尤其是作用机制尚待更多的实验证据支持。

(4)miRNA 调节基因的表达:miRNA 是一类内源性非编码小分子 RNA,广泛参与基因转录后的调控活动。多数 miRNA 具有高度序列保守性、表达时序性和组织特异性,miRNA 通常靶向多个 mRNA,通过抑制翻译或降解靶标 mRNA 而调节基因的表达。miRNA 参与了细胞增殖、分化、凋亡、组织器官形成等多个生理过程。当 miRNA 呈现异常表达,常常导致疾病的发生、发展。近年来发现 miRNA 与难治性癫痫关系密切,它们可以通过作用于癫痫疾病发生相关途径中的靶蛋白、蛋白含量及信号通路,包括对 RNA 的修饰作用和对蛋白质合成的调控作用,从而改变突触兴奋性,导致难治性癫痫的发生。目前已发现超过 350 种不同的 miRNA 与癫痫的发生发展有明确的相关性。其中,miRNA34a 是一个调节 p53 的保护性 miRNA,在颞叶癫痫发作初期具有特征意义,但在癫痫发作后是否存在特征性意义,目前尚有争议;miRNA134 也属于保护性 miRNA,有研究证实其通过调控树突棘的形态参与癫痫的发生;miRNA132 在水平下降时可减少因癫痫发作造成的神经元损伤及凋亡;miRNA146a 是很明确的炎性相关上调 miRNA,在星形胶质细胞激活区大量表达,癫痫发作可导致其表达升高,提示胶质细胞可能介导了颞叶癫痫后的炎性反应;此外,miRNA21 能够加快癫痫持续状态后的神经元凋亡,同时可能与慢性炎性病理发展相关。虽然目前关于 miRNA 与颞叶癫痫的研究颇多,但迄今为止仍缺乏有确定意义的研究结果,对于 miRNA 介导的信号传播及相关机制仍知之甚少,且现有的研究又多以动物模型研究为主,如何有效利用现有的手段阐明难治性癫痫患者脑组织中 miRNA 的变化及作用机制成为了当前研究的重点。

(三)疾病自身严重性假说

近年来有学者提出了"疾病本质假说",即考虑耐药是与疾病自身严重性相关的固有特性,主张难治性根源在于疾病自身的严重程度。比如头部外伤、脑炎、皮质发育不良、癫痫综合征等本身有轻、中、重之分，这直接决定其难治与否。儿童以 LGS、成人以难治性颞叶癫痫为代表，这都是由疾病本身的病因学、病理学改变所决定的。又如 BECT 是一种特发性部分相关性癫痫，预后良好，而非典型儿童良性部分性癫痫（atypical benign partial epilepsy of childhood）为 BECT 变异型，ASMs 难以控制，预后不如 BECT，常遗留轻至中度智力缺陷。近年来也有大量的实验证明遗传异质性直接决定了癫痫严重性。因此追溯癫痫药物难治性的成因应该考虑多方面因素如病因、发作类型、对生活质量的影响、并发症、神经损伤程度、病理改变、脑电图等综合判断，也许临床发作控制不佳并非由其他特殊的耐药机制所致，而是源于疾病本身的难治性。

（四）免疫机制

随着免疫性神经系统疾病的快速研究进展，癫痫与免疫的关系成为研究的热点，事实证明免疫炎症反应与癫痫的发生、发展密切相关。2010 年 ILAE 在癫痫病因分类中，将免疫因素作为致痫的病因之一。已知细胞免疫、体液免疫、细胞因子和自身抗体均参与癫痫尤其是难治性癫痫的免疫致病过程，但免疫机制引起癫痫发病的关键环节和重要路径尚未阐明。识别癫痫的免疫性病因至关重要，因为不局限于传统的 ASMs 治疗，免疫调节治疗可能改善这类患者的预后。

第三节　难治性癫痫的治疗

难治性癫痫的治疗管理要考虑到多方面的情况，如尽可能控制频繁的癫痫发作、监测药物不良反应、关注认知功能障碍等共病以及心理社会障碍等。患者群体的异质性也使难治性癫痫的治疗成为了一种挑战。目前难治性癫痫治疗除了药物、手术，还包括迷走神经刺激、脑深部电刺激、生酮饮食、心理治疗等，因此需要包括内科、外科、精神科、神经心理科、药剂科、营养科和专科护士等在内医务人员的多学科小组合作，针对难治性癫痫患者制订一套个体化且系统的治疗方案，这对于其预后和转归有着重要的意义。

一、药物治疗

（一）抗癫痫药物治疗

难治性癫痫的患者不管采用何种非药物治疗方式还是不采用其他治疗方式，一段时间内均需继续口服 ASMs，合理地选择及联合应用 ASMs 有非常重要的意义。

1. 合理联合用药　合理联合用药必须熟悉药物的主要作用机制和代谢特征，更要在明确诊断与发作类型的基础上合理联合用药。如苯巴比妥（PB）、苯妥英钠（PTH）、卡马西平（CBZ）和加巴喷丁（GBP）可能加剧失神和肌阵挛（包括癫痫性痉挛）；CBZ 和拉莫三嗪（LTG）可能会加重睡眠期癫痫性电持续状态（ESES）患者的电持续状态。ASMs 联合用药的基本原则：①将不同作用机制的药物配伍；②药物之间药代动力学或药效学方面的相互作用要少；③避免主要的药物不良反应重叠，以免患者出现严重的不耐受现象；④有条件时监测血药浓度，以便了解药物间的相互作用结果和精确地调整剂量。

2. 新型抗癫痫药物　近年来一些新型 ASMs 研究成果显示它们具有各自不同的作用机制，显示有良好的疗效，极大地扩展了癫痫治疗的药物选择范围，给难治性癫痫患者带来了希望。现对以下药物进行简要阐述，其中拉科酰胺和吡仑帕奈已在我国上市。

（1）布瓦西坦（brivaracetam）：是新型高亲和力的突触囊泡蛋白 2A 配体，可抑制神经元电压依赖性钠通道，用于治疗局灶性发作的难治性癫痫。

（2）卡立氨酯（carisbamate）：是一种新型复方 ASMs 制剂，其作用机制是抑制 VGSC 和电压激活性钙通道。实验结果证明，carisbamate 在体外可防止痫样放电的产生和发展，为防止脑损伤后的癫痫样放电提供一种新的治疗途径，但在临床上其抗癫痫作用的有效性及安全性仍需进一步研究。

（3）2- 脱氧 -d- 葡萄糖（2-deoxy-D-glucose，2DG）：是一种非代谢葡萄糖，抑制磷酸葡萄糖异构酶，从而抑制糖酵解发挥抗癫痫作用。目前的研究认为 2DG 抗癫痫作用可能是通过激活 K-ATP 通道，对癫痫的反复发作发挥作用。

（4）拉科酰胺（lacosamide，LCM）：2008 年在英国上市，可口服和静脉给药，是一种新型的 NMDA 受体甘氨酸位点拮抗剂，属于新一类功能性氨基酸，是具有全新双重作用机制的抗惊厥药物。它可以选择性促进钠通道缓慢失活并调节脑衰蛋白介导调控蛋白 -2。一些随机对照试验已显示其疗效和耐受性，长期疗效与唑尼沙胺和普瑞巴林相似。

（5）依佐加滨（ezogabine，EZG）：是首个治疗癫痫的神经元钾通道开放剂，2011 年批准上市。抗癫痫作用的确切机制尚未完全阐明，可能机制是提高电压门控钾离子通道的 M 型钾电流强度，保持钾离子通道"开放"状态，降低神经细胞的兴奋性，最终发挥抗癫痫作用。EZG 还可以通过提高中枢神经系统 GABA 能传递、阻断电压门控钠通道及钙通道开放等多种途径缓冲神经环路兴奋性达到抗癫痫作用。

（6）艾司利卡西平（eslicarbazepine，ESL）：是一种钠通道阻滞剂，可致 VGSC 缓慢失活。2013 年 FDA 批准上市，其作用与卡马西平和奥卡西平相似，用于提高疗效和改善其耐药性。

（7）卢非酰胺（rufinamide）：2008 年获得 FDA 批准上市，用于 Lennox-Gastaut 综合征的辅助治疗。

（8）司替戊醇（stiripentol）：可作为丙戊酸钠和氯巴占用于 Dravet 综合征的添加治疗。

（9）瑞替加滨（retigabine）：可通过作为钾离子通道的开启者和 GABA 的增强剂发挥抗痫作用。

（10）吡仑帕奈（perampanel，PER）：2012 年被批准应用。它是一种具有高度选择性和非竞争性的 AMPA 受体拮抗剂，在体内发挥抗癫痫作用的确切机制尚不明确。研究认为 PER 通过抑制突触后膜 AMPA 受体活性，减少神经元的过度放电而发挥抗癫痫作用，还可抑制 AMPA 受体介导的细胞内钙离子水平升高，使其兴奋性降低，从而抑制癫痫的发生。PER 是 FDA 批准的首个具有该作用机制的 ASMs。

（二）非抗癫痫药物治疗

对单用或联合 ASMs 不满意的难治性癫痫，可尝试选用非 ASMs 进行治疗。

1. 金刚烷胺（amantadine） 其最早是用于抑制流感病毒的抗病毒药，后来偶然发现可治疗震颤麻痹，被用于帕金森病的治疗，作用机制尚不明确。既往认为有癫痫发作是金刚烷胺使用的禁忌证，但目前有研究显示金刚烷胺对儿童难治性全面性癫痫有益，对失神发作和肌阵挛型癫痫有效。

2. 氟桂利嗪 是一种选择性钙拮抗剂，可阻滞过量的钙离子跨膜进入细胞内，防止细胞内钙负荷过量，也可防止缺血缺氧时大量钙进入神经元，改善脑微循环及神经元代谢，同时还有细胞膜稳定作用。目前研究表明氟桂利嗪作为难治性癫痫的添加治疗有效且安全性较好。

3. 免疫治疗 随着对癫痫病因学的认识，部分难治性癫痫存在着免疫性病因，传统 ASMs 治疗自身免疫性癫痫疗效不佳，免疫治疗在自身免疫性癫痫的患者中有效率达 60%～80%。免疫治疗包括糖皮质激素、丙种球蛋白及免疫抑制剂（如环磷酰胺、硫唑嘌呤、利妥昔单抗等）。免疫治疗的相关机制尚未完全清楚，治疗成本高，需要进一步的研究来阐述机制及评估疗效。

（1）类固醇激素：糖皮质激素（如泼尼松、泼尼松龙、甲基泼尼松龙及氢化可的松）和促肾上腺皮质激素（adrenocorticotrophic hormone，ACTH）都被用于治疗多种癫痫综合征。尽管目前除了婴儿痉挛外，尚无足够随机对照试验得出可靠的证据支持类固醇激素适用于治疗癫痫，但在临床实践中，类固醇激素单用或与抗癫痫药物联用常被用来治疗包括 LKS、LGS、Rasmussen 脑炎在内的多种癫痫综合征或自身免疫性癫痫。ACTH 及糖皮质激素常见作用包括抗炎性介质、抑制免疫反应及具有内分泌和神经调质特性，对大脑发育过程中的成神经细胞生长、髓鞘化形成以及代谢起调节作用。其抑制癫痫发作的作用可能是通过作用于神经递质如 GABA 或谷氨酸来实现的，但确切治疗机制仍不明确。尽管对治疗难治性癫痫疗效肯定，但由于存在多种不良反应使其使用受到一定程度限制。

（2）丙种球蛋白：主要通过提高机体的体液免疫功能达到控制癫痫的作用。

（3）免疫抑制剂：常用的免疫抑制剂包括环磷酰胺、硫唑嘌呤、利妥昔单抗等，作为自身免疫性癫痫的二线治疗药物，在激素或丙种球蛋白无效时可尝试使用。

4. 维生素 E 癫痫发作可引起神经元坏死，神经坏死的重要原因是癫痫发作引起了介导钙依赖性神经元坏死的自由基产生。用抗氧化的维生素 E 消除自由基可明显减少癫痫发作引起的脂质过氧化的产生，减少神经元的坏死，支持维生素 E 有利于癫痫控制的假设。维生素 E 并不是对所有的癫痫发作类型都有效，目前主要适应证是儿童难治性癫痫，常用剂量为 600mg/d。

5. 维生素 B$_6$ 维生素 B$_6$ 用于吡哆醇缺乏性癫痫综合征毋庸置疑，甚至其治疗可作为确诊性治疗试验。对所有新生儿惊厥未明确病因时，建议常规应用维生素 B$_6$。一项对 82 例小儿难治性癫痫的随机对照试验研究结果显示：口服维生素 B$_6$ 辅助治疗难治性癫痫有效控制率达 94.74%，同时脑电图也得到了很大改善，且无任何不良反应。

6. 别嘌醇 别嘌醇是黄嘌呤氧化酶的抑制剂，低浓度时作为此酶的底物被代谢为别黄嘌呤，高浓度时对该酶有竞争性抑制作用。20 世纪 80 年代发现其有抗癫痫作用，作为难治性癫痫的添加治疗，取得较好疗效，尤其是继发性全面强直 - 阵挛发作的治疗。

7. 苯二氮䓬类 静脉剂型主要用于癫痫持续状态的抢救治疗。氯硝西泮口服剂型用于难治性癫痫的辅助用药。

8. 大麻二酚 研究表明，大麻二酚（CBD）具有显著的抗惊厥作用，但还需要进一步的前瞻性随机临床试验来证明或否定 CBD 的功效。

9. 美金刚 作为一种兴奋性氨基酸受体拮抗剂常用于阿尔茨海默病的治疗，目前该药对某些基因突变相关的难治性癫痫有显著的治疗效果，该药通过抑制 GluN2A-L812M 突变导致的 NMDA 受体功能过度活化而显著降低 NMDA 受体基因突变的难治性癫痫患儿的发作频率。

二、手术治疗

虽然目前有多种新型抗癫痫药物问世，但截至目前，仍有 20%～30% 的患者是药物难治性癫痫。如果药物难以奏效，则外科手术是首先考虑的治疗方法。随着外科定位诊断水平的不断提高，手术的安全性和有效性也大大改善。但高风险的主观认知、脑部手术的不可逆性以及并发症的存在影响了癫痫外科手术的普及。手术的目的是减少癫痫发作，避免手术后不良反应，并在一定程度上改善生活质量。全面的术前评估和准确定位很重要。根据患者的个体差异，手术的方式也不同。通常对于存在颅内结构性异常患者，如皮质发育不良、Rasmussen 脑炎、结节性硬化等常选择切除手术，对于无结构性异常的难治性癫痫患者，可选择姑息性手术。

（一）切除性手术

切除性手术是指切除致痫灶，是目前开展最多的癫痫外科手术方式，目的在于消除癫痫源从而消除发作。实施切除性手术的前提是致痫灶部位确定且临床、脑电图和影像学检查均一致，致痫灶切除后不致产生严重的神经功能障碍者。致痫灶常位于皮质，但有时也可能位于大脑的深层结构中。准确定位致痫灶是手术成功的关键。一般来说，在保证脑功能区不损伤的前提下，致痫灶切除越彻底，患者的复发可能性就越小。常见的切除性手术有：①颞叶癫痫的切除手术：包括前颞叶切除术和选择性杏仁核 - 海马切除术；②颞叶外癫痫的切除性手术：颞叶外局灶性病变导致的药物难治性癫痫，主要是颞叶外侧、额叶，其次是顶叶和枕叶，常见病因有局灶性皮质发育不良、血管畸形、肿瘤等；③大脑半球切除术：包括解剖性半球切除术、功能性半球切除术、半球离断术及大脑半球去皮质术等。

（二）姑息性手术

姑息性手术是治疗难治性癫痫的一种保守治疗方法，是一种阻断神经纤维联系的离断性手术，即通过阻断癫痫扩散通路达到减轻或缓解癫痫发作的目的。实施姑息性手术的前提是患者患有全面性癫痫发作、致痫区定位困难、多致痫灶或致痫灶位于脑重要功能区等。姑息性手术包括：①胼胝体切开术；②多处软膜下横切术（multiple subpial transection，MST）；③脑皮质电凝烧灼术。

（三）其他手术

包括立体定向放射手术（stereotactic radiosurgery，SRS）和立体定向激光消融手术（stereotactic laser ablation，SLA），主要优点在于无创，无需开颅等手术操作即可完成深部病变及多发病灶的治疗，避免了内固定的脑组织牵引或损伤,具有更高的精确定位。不利的是,SRS 疗效延迟,还有继发于辐射的次要损伤和迟发恶性肿瘤风险。已有一些研究证明了 SLA 在难治性癫痫中的有效性和安全性,但是将来需要进行更多的基础和临床研究。

三、神经刺激治疗

(一)迷走神经电刺激(vagus nerve stimulation,VNS)

VNS 是 1985 年由 Zabara 提出的,1988 年首次应用于人体,美国 FDA 于 1997 年批准 VNS 作为难治性癫痫的辅助治疗。VNS 适用于病灶无法切除、既往有手术治疗失败史的癫痫患者。VNS 的抗癫痫作用机制尚不完全清楚,目前研究证明 VNS 治疗难治性癫痫安全有效,不良反应较少。另外目前经皮迷走神经刺激(tVNS)逐渐兴起,已被证明是安全有效的癫痫治疗方法。通过双盲随机对照试验,Bauer S 发现经皮耳迷走神经刺激(ta-VNS)作为一种非侵入性技术,具有较高的治疗依从性和耐受性,但需要更多的基础和临床研究来为该技术的临床应用提供进一步的支持和指导。

(二)脑深部电刺激(deep brain stimulation,DBS)

欧洲国家、加拿大已经批准 DBS 作为难治性癫痫的辅助治疗,但尚未得到美国 FDA 的批准。最常用的 DBS 靶点有丘脑前核、丘脑底核、丘脑中央内侧核、海马、杏仁核和小脑。常见并发症的发生可能与植入的电极及与刺激本身有关,包括出血、感染、机械并发症、神经精神改变,但死亡和严重并发症很少。至于 DBS 治疗的最佳靶点及具体刺激参数目前还无明确规定,因此 DBS 治疗的长期有效性及不良反应还有待进一步观察。目前,大量的文献报道有关应用 DBS 治疗难治性癫痫,有望催生 DBS 治疗难治性癫痫标准化方案的尽早诞生。

(三)大脑皮质电刺激(electrical cortical stimulation,ECS)

又叫反应性神经刺激术(responsive neurostimulation,RNS),是一种新技术,适用于多种治疗方式失败的难治性局灶性癫痫患者。其方法是将反应性神经刺激器(responsive neurostimulator,RNS)植入头皮下颅骨内,与埋植于癫痫灶附近的电极相连,对大脑目标区域的神经电生理信号进行连续记录,再通过一个体外程控仪自动分析脑皮质的电活动变化。在探测到痫样放电后,RNS 就会立即释放电脉冲刺激抑制癫痫发作。其可精确锁相抑制 γ 带(35~100Hz)癫痫样活动,并将刺激区域与下游目标区分开。该设备的优点是当癫痫样波出现时即刻释放电刺激治疗,达到避免或减轻癫痫发作的目的,而不是通过降低皮质兴奋性来减少发作频率,目前已经获得了 FDA 的批准。然而,该方法受设备大小、标准设置、与磁共振技术不兼容等缺点的限制尚未在临床普及,未来需要更多的技术改进及 RCT 研究来支撑该方法在临床中进一步广泛应用。

四、生酮饮食

生酮饮食(ketogenic diet,KD)是一种高脂肪、低碳水化合物和限制蛋白质配方饮食治疗方法(具体可参看第十一章第四节第六部分)。生酮饮食发挥抗癫痫作用的机制不明确,以前认为它依赖于酮症的状态,但最近发现 KD 似乎可以改善神经元的能量代谢,被认为与线粒体有关,但是确切的作用机制仍不清楚。对于儿童难治性癫痫,KD 几乎适用于所有年龄段的各种发作类型的难治性癫痫患儿。其中,由于葡萄糖不能进入脑内,表现为癫痫发作、发育迟缓和复杂运动障碍的葡萄糖转运体缺乏症(GLUT-1 缺乏症)和因丙酮酸盐不能代谢成乙酰辅酶 A 而导致严重发育障碍和乳酸酸中毒的丙酮酸脱氢酶缺乏症(PDH 缺乏症)成为了 KD 治疗的首选。KD 疗效较好的癫痫综合征有严重婴儿肌阵挛性癫痫、肌阵挛-失张力癫痫、婴儿痉挛症、结节性硬化症、LGS 和以痉挛性发作为主的癫痫。近年来 KD 也尝试用于治疗各种癫痫性脑病,如 ESES、婴儿游走性部分性发作等。因为 KD 是以脂肪取代葡萄糖作为能量来源的疗法,所以凡是有脂肪酸转运和氧化障碍的疾病均为禁忌证。其绝对禁忌证有:肉毒碱缺乏症、肉毒碱棕榈酰基转移酶 I 或 II 缺乏症、肉毒碱转移酶 II 缺乏症、β- 氧化缺乏症、中链酰基脱氢酶缺乏症、长链酰基脱氢酶缺乏症、短链酰基脱氢酶缺乏症、长链 3- 羟基脂酰辅酶缺乏症、中链 3- 羟基脂酰辅酶缺乏症、丙酮酸羧化酶缺乏症、卟啉病等。因此，在临床上使用 KD 前应行遗传代谢病筛查以排除上述疾病。鉴于传统 KD 的诸多弊端，新型的 KD 疗法逐渐被应用于临床治疗，如改良的阿特金斯饮食疗法（MAD）、富含中长链脂肪酸饮食（MCT）、低血糖指数治疗（LGIT）等，这些新型的饮食疗法均不增加远期心血管疾病发生率，且对控制癫痫发作有一定效果。在这些方法中，KD 效果最佳但最不易耐受。KD 在成人难治性癫痫的治疗经验不足，尚需要大样本的研究支持。

五、心理行为治疗

过度精神紧张和焦虑可诱发癫痫发作，癫痫共患精神病障碍、情感障碍也是难治性癫痫的一个病因，故对癫痫患者进行心理行为治疗非常有必要。采用言语支持性心理治疗、行为治疗、家庭治疗或有关的辅助手段来治疗患者存在的认知、情感或行为障碍，减轻或试图消除癫痫共患精神心理障碍或心理问题，有助于进一步达到减少癫痫发作的目的。值得注意的是，心理治疗不能代替药物治疗，有用药指征者，应尽早给予药物治疗。

六、中医药治疗

中医药治疗的原则是发作期以祛邪、开窍醒神为主，恢复期和休止期以祛邪、补虚为主，治疗方法丰富多样，一般内治外治相结合，灵活多变，如中药成方、针灸、按摩、心理调适、饮食调理等，可发挥中医整体辨证论治的优势。目前存在的问题是需要建立客观的中医药疗效的判定标准，争取更多的循证医学证据。

七、新型治疗方法

（一）基因治疗

随着基因组和基因研究的发展，细胞移植和基因治疗逐渐被人们认为是潜在的抗癫痫策略。遗传学认为，无论是原发性癫痫或者某些继发性癫痫都与遗传因素有关，基因治疗是通过一定方法将特定的外源性治疗基因导入患者特定靶细胞，纠正和补偿致病基因产生的缺陷，以达到预防或改变疾病状态的治疗方法。基因治疗大体上可分为体细胞基因治疗和胚系基因治疗，临床上基因治疗通常是指体细胞基因治疗，靶细胞为体细胞而不是胚系细胞。与位置相关的癫痫有特定的基因作用靶点，它们的产生起源于人体中的特定神经细胞，通过局部注射载体基因进行治疗。在啮齿动物模型中，基因治疗已被证明可以抑制局部新皮质性癫痫发作，在动物实验中取得了突破性进展。基因研究的靶点包括甘丙肽（Galanin，GAL）和神经肽 Y（NPY）等。相关研究表明，NPY 在脑内广泛表达，并能减少颞叶癫痫小鼠模型的慢性自发性癫痫发作。重组腺相关病毒（rAAV）载体介导的内源性多肽在髋关节皮质中的过度表达可以在多种动物模型中发挥减轻癫痫发作的长期作用。然而，基因治疗和细胞移植的治疗效果需要在大量的动物和临床试验中得到验证。

（二）干细胞治疗

干细胞治疗主要作用机制是控制 GABA 能中间神经元的生长。这些神经元通过抑制兴奋环路来帮助调节大脑皮质和海马的兴奋性，增加它们的数量可以有效的抑制癫痫的发作。

（三）低温治疗

低温被认为是一种终止癫痫发作的物理疗法，其原理是通过局部冷却来阻止局灶性癫痫的发作。有实验证实低温可显著抑制癫痫样活动，因此其有望作为一种替代或辅助治疗的选择。但对于难治性癫痫的治疗，仍需要进一步研究以更好地评估其安全性和有效性。

（四）聚合体治疗

聚合体治疗是一种将 2～3mm 微球体组成的 ASMs 聚合体晶片通过手术植入到致痫灶附近以行化学替代治疗的方法。其优势在于：①对不能透过血脑屏障或是对其他组织、器官有不良反应的药物依然可用；②若因致痫灶位于主要功能区无法手术，则该疗法具有明显优越性；③不存在用药依从性的问题。研究证实应用聚合体技术植入的 ASMs 其不良反应并没有增加。一项将苯妥英聚合体植入鼠颅内的实验研究证实植入后致痫灶的相关指标显著下降。

（五）局部 ASMs 灌注到癫痫灶预测装置

近年来一种新型的含有 ASMs 触发器的癫痫发作探测器正在进行动物实验研究。希望在不远的将来这种既能探测到癫痫发作、又能及时自动释放 ASMs 的设备能被研究出来以阻止癫痫的发作。

（六）纳米技术疗法

纳米技术为脑内基因治疗和传统药物治疗的传递都提供了一个新的途径。在颗粒上涂一层肽可使其靶向作用于一些特殊类型的细胞或使其被细胞吞饮液化，以提高药物在特定部位的浓度而达到治疗效果，并可将药物对非靶向细胞的作用减到最低。

（林卫红）

参 考 文 献

1. Patrick Kwan，Alexis Arzimanoglou，Anne T. Berg，et al. Definition of drug resistant epilepsy：Consensus proposal by the ad hoc Task Force of the ILAE Commission on Therapeutic Strategies. Epilepsia，2010，51（6）：1069-1077.

2. 中国抗癫痫协会. 临床诊疗指南 - 癫痫病分册（2015 年修订版）. 北京：人民卫生出版社，2015.

3. Linda Dalic，Mark J. Cook Managing drug-resistant epilepsy：challenges and solutions. Neuropsychiatric Disease and Treatment，2016，12：2605-2616.

4. Gonzalez F J L，Osorio X R，Rein A G N，et al. Drug-resistant epilepsy：definition and treatment alternatives. Neurología（English Edition），2015，30（7）：439-446.

5. Nair DR. Management of Drug-Resistant Epilepsy. Continuum（Minneap Minn），2016，22（1）：157-172.

6. Jiyao Sheng，Shui Liu，Hanjiao Qin. Drug-Resistant Epilepsy and Surgery. Current Neuropharmacology，2017，15：1-10.

7. Cukiert A，Lehtimäki K. Deep brain stimulation targeting in refractory epilepsy. Epilepsia，2017，58（Suppl 1）：80-84.

第十四章

癫痫共患病

第一节　癫痫与认知功能障碍

国际抗癫痫联盟（ILAE）在2001年修改的关于癫痫的定义中强调：癫痫是一种脑部疾患，特征是持续存在着产生癫痫反复发作的诱因，并且产生了神经生物、认知、心理和社会后果。根据美国《精神障碍诊断与统计手册》（第5版）（DSM-V）对认知领域的界定，认知包括以下各个方面：①复杂性注意：持续注意、分配性注意、选择性注意、处理速度等；②执行能力：计划、决策、工作记忆、反馈/纠错回应、习惯抑制、精神灵活性等；③学习与记忆：即刻记忆、近记忆（包括自由回忆、线索回忆和再认）；④语言：表达性言语（包括命名、流畅性、语法和句法）和理解性言语；⑤知觉运动：包括视知觉和结构、知觉运动；⑥社会认知：情绪识别、逻辑推理、行为调控等方面的能力。

临床观察发现无论是从何年龄段起病的癫痫患者（patients with epilepsy，PWE），长期的频繁发作和神经元放电会对脑组织结构和功能造成严重损害，且长期服用多种抗癫痫发作药物（antiseizure medications，ASMs）不仅使患者承受着药物不良反应（adverse drug reaction，ADR），也进一步加重PWE原有的认知功能损害。PWE最常见的认知功能障碍包括记忆力减退、注意力不集中、知识加工困难和多种精神卫生问题。因此，认知功能损害作为PWE最常见和严重的共病，在为患者制订治疗目标时需遵循以下原则：在减少和控制癫痫临床发作或临床下放电的基础上，重点关注PWE病程中癫痫反复发作和各种类型的ASMs对患者认知功能的影响，尽量保证各年龄组的PWE维持正常的学习或工作现状，使他们获得平等恋爱、结婚和繁育后代的机会，提高生活质量。

【流行病学】

1. 国际文献　2001年Vasconcellos等通过统计术前评估数据发现发病年龄<2岁和>2岁的患者存在精神发育迟滞的比例分别为22%、3%，而他们每天发作的比例分别为65%、17%。2006年Hermann等通过随访颞叶内侧癫痫患者4年，发现认知功能下降率为25%～55%，明显高于非颞叶癫痫患者的5%。2009年Berg等发现伴脑组织结构异常的癫痫患儿有64.5%智商（IQ）<80，而不伴结构异常对照组IQ<80的比例只有15.2%，且幼年发病和每天发作可将认知损害风险提高22倍。Berg等发现41.7%的6岁前起病的PWE合并有智力发育延迟、学习困难、自闭症或听力障碍，30.3%存在各型精神问题。Witt等2012年报道在247例新诊断尚未接受治疗的PWE中49.4%存在注意力缺陷和执行功能受损，47.8%有记忆力下降。

2. 国内文献　洪震等2002年应用韦氏智能量表中国版（WAIS-RC）对71例成人和95例儿童PWE进行筛查，发现其认知功能损害存在的比率分别为19.7%和25.3%。李志梅等用WAIS-RC对129例TLE患者检测发现其语言、执行和记忆功能均明显低于健康对照组。王湘庆等2008年对175例颅脑外伤后晚发型PWE行认知功能检查，发现他们在言语、执行能力、智商、数字广度和符号能力方面明显弱于正常对照组。

临床下放电、ASMs、颞叶癫痫及颞叶内侧切除术对认知功能也有影响。据2012年Joost报道188例存在持续性临床下放电的 PWE 主要存在语言和精神发育迟滞，其认知损害严重程度与临床下放电次数呈正相关。2015 年李娜等发现，有临床下放电的患者在数字符号、语言流畅性、数字广度和数字连线耗时方面的得分比 VEEG 正常者明显减少。2005 年国外学者发现在 425 例长期服用 ASMs 的患者中 44% 存在学习困难，45% 认为思维变慢，59% 感到困倦和疲劳，63% 认为药物对日常生活有明显影响。2008 年杨梅华等对 189 例颞叶癫痫术后患者进行随访，发现术前 80.4% 的患者存在认知功能减退和记忆力下降，其中 80% 的患者术后认知功能有明显好转。

【病因与发病机制】

1. 病因

（1）中枢神经系统发育异常：先天性脑皮质发育畸形，包括巨脑回、小脑回、脑裂畸形、穿通畸形和灰质异位等均可导致患者在新生儿期、幼年和青少年期出现癫痫发作，这会对患者的智力发育、认知功能和精神行为产生严重的影响，使患者在规范化智力测验中得分明显低于正常水平。

（2）遗传和 / 或代谢异常：结节性硬化、West 综合征、Lennox-Gastaut 综合征、Dravet 综合征等患者在幼年即开始频繁癫痫发作，并表现为药物难治性癫痫，使患者认知功能受到严重的损害。

（3）围产期脑损伤：因脐带绕颈、臀位、滞产、产钳助产及早产、颅内出血等围产期因素造成的脑损伤使患儿在新生儿期出现癫痫，其严重程度和病程持续时间对患者认知功能可产生一定影响。

（4）特发性癫痫综合征：传统认为特发性癫痫综合征如儿童失神癫痫（CAE）、伴中央颞区棘波的儿童良性癫痫（BECT）和青少年肌阵挛癫痫（JME）患者预后良好，对认知功能影响不明显。最新研究发现即使这些患者 IQ 得分在正常范围，仍有记忆、语言和执行功能受损表现。

（5）成长期各种获得性脑损伤：各种类型的脑器质性病变如颞叶海绵状血管瘤、颞叶胶质瘤等引起的继发性癫痫，因脑损伤和癫痫发作双重影响，认知功能损害更为明显。

（6）ASMs 对认知功能的影响：传统 ASMs 主要影响正常受试者和 PWE 的注意力、记忆力和反应速度，其认知功能测评得分在用药期间有一定程度的下降，停药以后所有正常受试者和大部分 PWE 的测评成绩会有所恢复。

2. 发病机制

（1）认知相关重要脑区损伤：与记忆力、理解力、计算力和听、说、读、写能力密切相关的颞、额、顶、枕皮质出现先天或后天性的病变，均可致 PWE 出现不同程度的认知功能受损。丘脑或基底节病变也可对注意力和觉醒功能产生明显影响。

（2）发病年龄的影响：神经元过度放电对发育中的脑组织造成明显的损害，起病年龄越早，对认知功能损害的程度越严重。对于发育成熟及成年脑组织而言，持续不能得到控制的临床发作或临床下放电也可进一步加重对认知功能的损害。

（3）癫痫发作类型的影响：儿童起病的癫痫脑病、颞叶癫痫、局灶性发作继发全身发作、持续性临床下放电等因病情严重，发作控制不理想，需要不断增加 ASMs 的品种和剂量，是比较常见的对认知功能造成严重损害的发作类型。

（4）癫痫发作频率的影响：因海马硬化所致的药物难治性 PWE 是所有患者中发作频率最高的，因频繁出现的失神、咂嘴、吞咽动作、意识恍惚等精神运动症状，可对患者的记忆力造成严重损害，可引起短暂性癫痫性遗忘。

（5）ASMs 不良反应：传统 ASMs 中 PB 和 PHT 因在临床已使用近百年，是报告较多的可致认知功能损害的药物，目前在儿童中已尽量避免使用。新型 ASMs 中 TPM 可使患者出现记忆力下降、注意力不集中和找词困难。现临床常用的 CBZ、VPA、OXC 属于对认知功能中等程度影响的 ASMs，LTG 和 LEV 属于轻度影响认知功能的 ASMs。目前认为服药期间快速加量、药物剂量大、血药浓度高和 / 或多种 ASMs 联用均是 PWE 认知功能损害的危险因素。

【临床表现】

1. 注意力受损 表现为意识清楚时注意力不集中，对周围环境变化漠不关心，对提问反应迟钝，不能准确回答或答非所问,严重者表现为置之不理,无法完成正常的交流和病史询问。

2. 定向力障碍 发作间期 PWE 对时间、人物和地点一般可做出正确的判断,但在发作期尤其是伴意识水平下降的发作期、发作后意识未完全恢复、持续临床下放电、嗜睡和谵妄状态下可出现定向力受损。

3. 记忆力减退 主要表现为近记忆减退及与发作密切相关的癫痫性短暂遗忘;频繁发作或持续性临床下放电可导致患者记忆力进一步减退。

4. 视觉空间障碍 癫痫患者在发作间期一般不会出现视觉空间障碍,但在于枕叶、颞叶或颞叶起源放电的患者发作时可出现视物变形、幻视、环境陌生感等,发作后可在短时间内恢复正常。

5. 言语表达或理解障碍 伴有脑发育畸形、精神发育迟滞或癫痫性脑病的患者可存在明显的构音障碍、不同程度的言语表达和理解障碍等,部分患者存在严重言语表达不流畅,无法重复简单的词句。

6. 执行功能异常 癫痫患者存在着明显的额叶功能异常,在日常学习、工作和生活方面的理解、执行能力、计算力等均较正常人下降,可存在失写、失用和失算。

【辅助检查】

1. 神经心理测验

(1)成人智力量表(WAIS):用于智力测定、认知功能损害的筛选和严重程度的判定,共包括 11 个项目:常识测验、理解能力、计算能力、相似性判断、数字广度、词汇、数字符号、图画填充、木块图案、拼图测验和物体拼凑。

(2)Wechsler 记忆量表:由三项测验组成。定向力:个人信息、时间和地点的定向;注意力:意识状态、数字广度;记忆力:逻辑记忆、视觉再生记忆、图像和人物特征组合,其得分可转化成记忆商(MQ)。内侧颞叶和海马萎缩的 PWE 可出现情景记忆受损。

(3)语言能力测验:临床常用快速词汇测验,受试者需在 60 秒内连续说出 20 个动物、蔬菜或水果的名称,认知功能减退患者表现为词汇量不足或错误过多,失语患者表现为联想和命名障碍。中文版的 Boston 命名测验(Boston naming test)和等级命名测验(graded naming test)也可用来测验语言能力。

(4)物体记忆测验:是检查记忆、实体触觉、视物命名、左右定向和学习能力的综合测验,通常采用 10 种比较常用的日常物品,请患者命名后逐一取走,再请患者说出丢失物品的名称。

(5)执行能力测验:常用的有威斯康辛卡片分类测验(WCST)中的持续反应、连线测验(trail making test)和 Stroop 测验。

2. 日常生活能力(ADL)评估 ADL 是广泛用于临床的对癫痫患者日常生活能力或残疾损害严重程度进行评价的量表,也可以通过知情人问卷调查对患者的日常生活能力进行评价。

3. 精神行为症状评估 当 PWE 出现发作性或持续性的精神行为异常时,可采用神经精神症状问卷进行评估。

4. 实验室检查

(1)神经电生理检查:临床常用脑电图(EEG)、视觉和听觉诱发电位(VEP、BAEP)、运动诱发电位(MEP)、体感诱发电位(SEP)和事件相关电位(ERP)等对 PWE 出现认知功能损害患者进行常规检查。

(2)神经影像学检查:①头颅 CT 平扫:可发现癫痫患者有脑室扩大、脑沟增宽、皮质变薄等脑萎缩改变;合并脑血管病的癫痫患者有脑实质内相应低密度灶或软化灶;②头颅 MRI 检查:可发现癫痫患者额叶、颞叶和海马萎缩,合并严重认知功能损害的患者皮质变薄和萎缩的程度更明显;③脑功能和代谢检查:正电子发射断层扫描(PET)技术可发现癫痫合并认知功能损害的患者颞叶、顶叶、额叶和枕叶的脑血流量、葡萄糖代谢率及氧代谢率均明显下降。

【诊断与鉴别诊断】

DSM-V 推荐使用轻度或重度认知功能障碍来取代以往使用的痴呆,诊断标准如下:

1. 轻度认知障碍

(1)在一个或多个认知领域内(复杂的注意、执行功能、学习和记忆、语言、知觉运动或社会认知)与先前表现的水平相比存在轻度的认知衰退，其证据基于：①个体、知情人或临床医生对其认知功能轻度下降的担心；②认知表现的轻度损害，最好能被标准化的神经心理测评证实，或者当其缺乏时能被另一个量化的临床评估证实。

（2）认知缺陷不干扰日常活动的独立性（即日常生活中复杂的重要活动仍能进行，如支付账单或管理药物，但可能需要更大的努力、代偿性策略或调节）。

（3）认知缺陷不仅仅发生在谵妄时。

（4）认知缺陷不能用其他精神障碍来更好地解释（例如重症抑郁障碍、精神分裂症）。

2. 重度认知障碍

（1）在一个或多个认知领域内（复杂的注意、执行功能、学习和记忆、语言、知觉运动或社会认知），与先前表现的水平相比存在显著的认知衰退，其证据基于：①个体、知情人或临床医生对其认知功能显著下降的担心；②认知功能显著损害，最好能被标准化的神经心理测评证实，或者当其缺乏时能被另一个量化的临床评估证实。

（2）认知缺陷干扰了日常活动的独立性（即最低限度而言，日常生活中复杂的重要活动需要帮助，如支付账单或管理药物）。

（3）认知缺陷不仅仅发生在谵妄时。

（4）认知缺陷不能用其他精神障碍来更好地解释（例如重症抑郁障碍、精神分裂症）。

3. 鉴别诊断

（1）智力发育障碍：在婴幼儿期或学龄期身高、体重等生理发育指标基本正常，但智力和适应功能明显低于同龄正常范围，表现为日常生活不能完全自理，与同伴玩耍和语言沟通困难，无法完成正常幼儿和小学教育，人群患病率为1%，经标准化智力测评可以明确诊断。

（2）自闭谱系障碍：为神经发育异常导致儿童期起病的一组在多种场合下持续性社交缺陷的症状，表现为缺乏情绪和情感反应、交流沟通困难、躯体运动刻板重复、对外界刺激过度反应或反应不足等。自闭谱系患者在青少年期可合并出现癫痫发作。

（3）注意缺陷/多动障碍：为儿童期常见的神经发育异常，患病率为5%。注意障碍或多动-冲动症状多在12岁前、至少在2个或更多的场所出现，明显降低患者社交、学习或职业功能的质量。

（4）抽动障碍：为6~12岁出现的神经发育运动障碍，最常见的为抽动秽语综合征，儿童患病率为3‰~8‰，可伴有智力发育异常，需要与颞叶癫痫自动症进行鉴别。

【治疗与预后】

1. 药物治疗

（1）早期评估：对初诊癫痫的患者在使用ASMs前需对其认知功能进行评估，若为儿童和青少年则尽量使用新型ASMs而非传统的ASMs如PB、PHT、VPA和CBZ等，以免对认知功能产生明显影响。

（2）单药治疗：根据ILAE推荐的单药治疗指南，对于老年或合并多种躯体疾病的癫痫患者最好选用对认知功能影响较小的LEV和LTG等新药。

（3）谨慎选药：PWE在服用ASMs前若已存在因各种器质性脑病所致的认知障碍，除根据发作类型进行选药，也应避免使用影响认知功能的传统ASMs，并针对病因进行治疗，通过尽量减少发作或临床下放电来防止认知功能进一步损害。

2. 认知康复

（1）注意力训练：对注意的各个成分包括稳定性、选择性、转移性以及分配性进行从易到难的分级训练。

（2）记忆训练：通过调动自身因素，以损害较轻或正常的功能代替损伤的功能，改善或补偿记忆障碍，内容包括复述、视意象、语义细加工、首词记忆术等。也可借助他人或物品来辅助记忆，通过提示将记忆障碍带给日常生活的不便减至最低限度。

（3）计算力训练：通过对数字概念、计算负荷、算术法则的逐渐熟悉，完成简单心算，加减乘除、日常购物和理财能力的模拟训练。

（4）思维训练：让患者做一些简单的分析、判断、推理、计算训练，通过看图识字、阅读报纸或杂志、听收音机、看电视等，帮助患者理解其中的内容。

3. 神经调控和手术治疗 对于药物难治性癫痫，特别是青少年患者可选择经颅磁刺激（TMS）、迷走神经电刺激（VNS）减少发作，改善认知功能。如果具备外科手术治疗适应证，应尽早选择病灶切除术，以减少长期临床发作对认知功能的持久损害。

有效治疗和控制各种类型的癫痫发作和临床下放电，可以明显改善 PWE 已受到损害的认知功能。传统或新型 ASMs 对各个年龄组的 PWE 均可产生不同程度的认知功能损害。早期评估、及时诊断、合理用药、尽量避免多种药物的联合用药所致不良反应以及减少临床发作是改善 PWE 认知功能损害、提高生活质量的重要措施。如果成人癫痫患者达到 3 年无临床发作，VEEG 或 AEEG 检查无临床下放电，可以适时减量和逐渐停药，以期达到改善患者认知功能、最终达到 5 年不服药、10 年无发作的临床治愈目标。

第二节 癫痫共患抑郁和焦虑

抑郁障碍是一种显著而持久的以心境低落为主的情绪和情感体验，为常见的情感障碍精神疾病，患病率在普通人群为 5%～8%，在伴有神经系统疾病的患者中为 15%～50%。焦虑障碍是一种以焦虑情绪为主的精神疾病，在没有明确客观对象和具体内容的情况下出现提心吊胆和恐怖不安，可伴心悸、胸闷、坐立不安、手足出汗、肢体颤抖等自主神经和躯体症状，在普通人群的患病率为 10% 左右，而在伴有神经系统疾病的患者中患病率为 15%～40%。1923 年 Kraepelin 等最早对癫痫患者出现多种情绪和情感症状做出描述，发现癫痫患者表现出明显的易激惹、欣快、恐惧、焦虑、反应能力降低、疼痛和失眠等症状。1998 年 Blumer 等认为发作间期癫痫患者烦躁不安的表现符合不典型抑郁症状，同时发现这些患者对低剂量的抗抑郁药有较好的疗效，且临床发现癫痫共患抑郁和焦虑不仅影响到常规剂量抗痫药的疗效，还可加重同等剂量药物下的不良反应，进一步降低患者的生活质量。若在临床中能对癫痫共患抑郁和焦虑及时识别和治疗，有助于减少药物难治性癫痫发作，降低患者的自杀风险，从而降低医疗消耗。

【流行病学】

1. 国际文献 近年来癫痫共患抑郁和焦虑已受到广泛重视。据欧洲抗癫痫联盟 2015 年的流行病学资料示，在欧洲 600 万癫痫患者中有 50% 的患者存在羞耻感。1986 年 Mendez 等报道在 175 例癫痫患者中 54.8% 符合美国第三版（DSM-Ⅲ-R）抑郁障碍诊断标准，其中 22% 为不典型抑郁。1998 年 Ettinger 报道 44 例儿童癫痫患者中 26% 存在抑郁症状。2003 年 Kanner 提出抑郁为癫痫常见共病，但 80% 的患者从未被筛查过，54% 的患者在共患抑郁的 1 年之内未得到治疗。2013 年 Fiest 通过对 1806—2012 年的文献进行荟萃分析发现，在 29 891 例癫痫患者中有 23.1% 曾在过去 1 年内有抑郁（共病风险 OR 为 2.77）。2017 年 Scott 发表最新的癫痫共患抑郁焦虑荟萃分析，按照 DSM-Ⅳ 诊断标准，截至 2016 年 7 月发表的 27 项研究共 3 221 例 16 岁以上癫痫患者中，有 22.9% 符合抑郁障碍，20.2% 符合焦虑障碍，明显高于同龄人分别 8.2% 和 9.4% 的患病率。

2. 国内文献 2007 年庞在英等报道 128 例 12 岁以上癫痫患者抑郁共患率为 25%，焦虑共患率为 31.25%。2014 年梁艳玲等报道 56 例成人 PWE 中 26.8% 共患抑郁，30.4% 共患焦虑。但国内文献一般使用抑郁焦虑自评或他评量表进行检测，而非精神科诊断标准。

PWE 共患抑郁有高自杀风险。Harris 等发现 PWE 自杀风险是普通人群的 5 倍，而颞叶癫痫患者更是高达 25 倍。2014 年国内和军等应用简明国际神经精神测评中的自杀风险模块对癫痫患者进行评估，发现 21.3% 的 PWE 存在自杀风险，而共患抑郁者的自杀风险为 75%。

【病因与发病机制】

1. 病因

（1）脑结构损伤致原发性共病：PWE 在胚胎和围产期出现的脑损伤可导致脑瘫、精神发育迟滞和癫痫发作；神经系统发育异常或遗传代谢性脑病可使 PWE 在幼年和青少年期出现精神行为异常和癫痫发作。

（2）癫痫脑病致继发性共病：新生儿或婴幼儿期起病的 PWE 可因反复抽搐发作出现癫痫脑病，进一步导致精神行为异常及情绪情感障碍。

（3）ASMs 致医源性共病：PWE 因病程迁延需长期服用两种或以上大剂量 ASMs，其中某些药物可对情绪和情感产生不利影响，如卡马西平和奥卡西平可诱发或加重头痛；苯妥英钠可致齿龈增生和面容变丑；托吡酯可致找词困难和行为改变；大剂量丙戊酸钠可致育龄女性月经周期紊乱、闭经及和胚胎发育畸形；而苯巴比妥、托吡酯和左乙拉西坦可致烦躁和脾气变坏等。2008 美国 FDA 共统计了 43 892 例服用 ASMs 的癫痫患者，发现自杀风险升高至 1.8 倍而提出黑框警告：患者自杀意念和行为在服药后第 1 周即可出现，并可持续 24 周以上。随后英国对 66 925 例 PWE 患者进行长期随访，发现未服用 ASMs 的 PWE 年自杀发生率为 38.2/10 万，而服用 ASMs 的 PWE 年自杀发生率为 48.2/10 万（均明显高于正常人群的 15.0/10 万）。2010 年美国文献报道奥卡西平的自杀和暴力死亡的发生率为 34.4/1 000；与托吡酯相比，加巴喷丁、拉莫三嗪及奥卡西平均具有较高的自杀和暴力死亡发生风险（HR 分别为 1.42、1.84 和 2.09）。

（4）患者人格和自身因素：癫痫发作和临床诊治过程会对患者产生一定程度的心理应激，突发的疾病向患者提出了严峻挑战，在患者自身缺乏行之有效的方法应对时，早期会出现哭泣、抱怨、拒绝接受和不知所措；确定诊断后患者需要接受现实，而疾病的耻辱感、对长期服药导致不良反应的担心、对失去上学或工作机会的担心以及关于婚姻或家庭关系的担心等，均可对患者情绪和情感造成负性影响。这些抑郁和焦虑情绪可致悲伤、冲动行为、自杀意念或行为，严重者可出现精神行为异常及癫痫型人格。

（5）社会环境因素：癫痫患者因病情不能得到有效控制产生自卑和羞耻感，更容易受到来自家庭和社会的过度关注或歧视。与同龄儿童或青少年比可能失去进入幼儿园和学校学习的机会，与正常成人比则更容易失去工作、婚姻、家庭和繁衍后代的机会。

2. 发病机制 PWE 共患抑郁焦虑的病理和生理机制与癫痫发作具有共性。

（1）受累的神经递质相同：大脑主要的神经递质如 5- 羟色胺、去甲肾上腺素、多巴胺、γ- 氨基丁酸和谷氨酸均在癫痫和抑郁的病理生理过程中起着重要的作用。其通路或代谢发生变化，可加重神经元放电或导致患者出现情绪低落、疼痛或自杀。目前临床使用的 ASMs 对癫痫和情感障碍均具有较好的疗效。

（2）存在重要脑区解剖结构异常：随着神经影像学的发展，头颅 CT 扫描可发现癫痫患者脑组织发育和结构的异常，如脑穿通畸形、阻塞性脑积水、异常钙化等。MRI 检查可识别药物难治性癫痫患者是否存在颞叶体积变化和海马萎缩；颞叶外侧皮质、杏仁核、内嗅皮质及额叶脑回是否存在皮质发育不良（focal cortical dysplasia，FCD）等。额前叶、基底节至丘脑的传导异常是癫痫共患抑郁的主要解剖通路。

（3）存在神经影像学证实的功能异常：SPECT 和 PET/CT 发现患者的额叶、颞叶持续存在 5-HT1A 受体结合下降，尤其是扣带回、脑干中缝核团和丘脑。

（4）存在下丘脑 - 垂体 - 肾上腺轴功能异常：抑郁障碍与丘脑 - 垂体 - 肾上腺轴功能异常有密切的病理生理关系，而癫痫发作、就诊过程以及无法突然满足的对临床治愈的迫切需求对患者产生明显的心理应激，对丘脑 - 垂体 - 肾上腺轴功能也可造成一定的影响。抑郁被证明是癫痫持续发作的危险因素之一，抑郁和癫痫患者均可合并其他心身疾病：如肥胖、骨质疏松、闭经等。

【临床表现】

1. 癫痫共患抑郁的临床表现

（1）抑郁基本特征为"三低"：①情绪低落，对各种事物失去往日的热情和兴趣，心情不愉快，郁郁寡欢、愁眉苦脸、痛苦悲伤、无缘由感到委屈,独自垂泪;②思维迟钝,言语减少、声音低微、应答缓慢,或简单回答"不知道""没有想",自我评价过低,认为记忆力明显减退,头脑里一片空白;③动作减少,精力不足、疲乏感,不想起床、不愿做家务,厌恶上学和上班,甚至宁愿终日卧床不起。

(2)躯体症状多种多样:①睡眠障碍,是比较多见的早期症状,可分别出现入睡困难、夜间易醒、再入睡不能、多梦及早醒等;②食欲变化,出现食欲减退、腹泻、便秘、体重下降、迅速消瘦,少数患者食欲亢进、体重增加,性欲普遍减退,女性患者可出现闭经;③疼痛症状,可合并头痛、胸背痛、腹痛等各种躯体疼痛,合并肢体发凉、麻木、蚁行感;④可表现晨重夜轻的节律变化,也有随季节变化加重或减轻的可能。

(3)严重抑郁发作时可出现精神症状:①常伴有严重焦虑、惊恐发作,因反复思虑出现强迫性思维和行为;②有自责或自罪妄想,尚可出现贫穷妄想、虚无妄想、疑病妄想等,也可出现被害妄想;③自杀是抑郁患者最严重的合并症,包括自杀意念、自杀未遂和自杀已遂。

(4)围发作期抑郁临床表现:①发作前抑郁,于发作前数日或数小时出现的心烦、躁动不安,患者可以预感发作先兆或临床发作;②发作期抑郁,出现短暂、刻板的烦躁不安,心境变差;③发作后抑郁,发作后数天之内出现的心情不好,脾气变坏,可伴有冲动行为,可持续1天左右自行好转。

2. PWE 共患焦虑的临床表现 根据临床表现,PWE 共患焦虑常见为广泛性焦虑和惊恐障碍,部分患者为物质/药物和躯体疾病所致的焦虑障碍。

(1)广泛性焦虑障碍:人群患病率在1%~4%,终生患病率为9%,女性是男性的2倍。表现为:①情绪症状,在没有明确诱因的情况下出现与现实不符的过分担心、无缘由紧张,害怕自己或家人发生不幸事件,随时处于提心吊胆和紧张不安状态;②自主神经兴奋症状,表现为发作性或持续性头晕、心悸、胸闷、气短、出汗、尿频、手脚发凉、肢体颤抖;③运动性不安,坐立不安,不能在人多处停留,不能乘坐密闭的交通工具,因心烦在室内徘徊或到处走动。

(2)惊恐障碍:成人患病率为2%~3%,男:女=1:2,14岁以前儿童和青少年以及64岁以上老年人患病率低于1%。表现为:①情感症状,从轻度的不安到哆嗦、恐惧、害怕、甚至惊恐发作;②行为表现,为应对和减轻焦虑而采取的回避行为,如对医疗方案不依从或强迫行为等;③认知症状,认为随时将有大难临头,过分担忧、紧张、反复思虑,担心情感、身体或家人受到伤害等。

(3)围发作期焦虑表现:①发作前焦虑,常见局灶性癫痫发作前的焦虑不安和内心恐惧,提示与杏仁核或边缘系统放电有关;②发作期焦虑,表现为阵发性的刻板的惊恐或害怕,持续数秒或数分钟,可能为颞叶癫痫的发作先兆;③发作后焦虑,在癫痫发作后24小时内出现焦虑不安、内心恐惧、或强迫行为,也可出现情绪低落的抑郁表现。

【辅助检查】

1. 共患抑郁的筛查

(1)DSM-V推荐可对门诊或住院患者使用健康问卷9项(PHQ-9)作为快速筛查抑郁症状并对其严重程度进行评估(表14-1)。

表 14-1　PHQ-9 量表评估抑郁的严重程度

根据过去两周的状况,请您回答是否存在下列描述的状况及频率,请看清楚问题后在符合您的选项前的数字上面画√。

项目	没有	有几天	一半以上时间	几乎每天
1. 做事时提不起劲或没有兴趣。	0	1	2	3
2. 感到心情低落、沮丧或绝望。	0	1	2	3
3. 入睡困难、睡不安或睡眠过多。	0	1	2	3
4. 感觉疲倦或没有活力。	0	1	2	3
5. 食欲不振或吃太多。	0	1	2	3
6. 觉得自己很糟或很失败,或让自己或家人失望。	0	1	2	3

续表

项目	没有	有几天	一半以上时间	几乎每天
7. 对事物专注有困难,例如阅读报纸或看电视时。	0	1	2	3
8. 行动或说话缓慢到引起人们的注意,或刚好相反,坐卧不安,烦躁易怒,到处走动。	0	1	2	3
9. 有不如死掉或用某种方式伤害自己的念头。	0	1	2	3

以上9个问题分别设4级评分标准。如果第1、2个问题得分大于1,提示患者存在抑郁症状,继续完成第2~9个问题。后面7个问题总分如果小于7,提示没有或仅有轻度抑郁(得分5~9分);10~14分为中度抑郁;15~19分为中重度抑郁;20~27分为重度抑郁

(2) PWE专用抑郁量表的筛查见表14-2。

表14-2　癫痫抑郁量表(NDDI-E)- 中文版

请根据您过去2周的情况,圈出最适合的答案。

项目	总是或经常	有时候	很少	没有
一切都是纠结(总是做决定困难)	4	3	2	1
做什么都是错的	4	3	2	1
有罪恶感	4	3	2	1
不顺心	4	3	2	1
很难找到快乐	4	3	2	1
我倒不如死了的好(活着没意思)	4	3	2	1

超过12~14分需要进一步评估抑郁情况

2. 共患焦虑的筛查　DSM-V推荐在临床使用GAD-7量表(表14-3)对广泛性焦虑进行筛查。

表14-3　GAD-7量表评估广泛性焦虑

根据过去两周的状况,请您回答是否存在下列描述的状况及频率,请看清楚问题后在符合您的选项前的数字上面画√。

项目	完全不会	好几天	超过一周	几乎每天
1. 感觉紧张,焦虑或急切	0	1	2	3
2. 不能够停止或控制担忧	0	1	2	3
3. 对各种各样的事情担忧过多	0	1	2	3
4. 很难放松下来	0	1	2	3
5. 由于不安而无法静坐	0	1	2	3
6. 变得容易烦恼或急躁	0	1	2	3
7. 感到似乎将有可怕的事情发生而害怕	0	1	2	3

以上7个问题分为4级评分标准。总分0~4分为没有GAD,5~9分为轻度GAD,10~14分为中度GAD,15~21分为重度GAD

【诊断与鉴别诊断】

1. 共患抑郁的诊断　如果PWE临床表现出明显的抑郁症状,首先建议进行精神专科会诊,给予临床诊断和对症治疗。一部分患者可能仅存在着不同程度的抑郁情绪和症状,但未达到抑郁障碍的诊断标准,临床可考虑为躯体疾病合并抑郁情绪。

(1)根据国际疾病分类标准(ICD-10),抑郁发作的一般标准是:

1)持续至少2周。

2)核心症状:心境低落,兴趣与愉快感丧失,精力不足或易疲劳。

3)附加症状:①集中注意和注意的能力降低;②自我评价和自信降低;③自罪观念和无价值感;④认为前途暗淡悲观;⑤自伤或自杀的观念或行为;⑥睡眠障碍;⑦食欲下降。

（2）DSM-V重症抑郁障碍诊断标准：包括破坏性心境失调障碍、重症抑郁障碍、持续性抑郁障碍、经前期烦躁障碍、物质/药物所致的抑郁障碍、由于其他躯体疾病所致的抑郁障碍，以及其他特定和未特定的抑郁障碍。同样强调在2周时间之内出现5个以上的心境或躯体不适症状，其中至少有一项是：①心境抑郁；②丧失兴趣或愉悦感。

2. 共患焦虑的诊断 ICD-10惊恐发作诊断标准：1个月之内至少一次发作；每次发作不超过2小时；发作时明显影响日常活动；两次发作的间歇期除害怕再发作外没有明显症状；并有以下特点：

（1）发作的情景中没有真正的危险。

（2）并不局限在已知或可预料的情景中。

（3）在惊恐发作间歇期几乎无焦虑症状（尽管会担心下次惊恐发作）。

（4）排除由生理疲劳、躯体疾病（如甲状腺功能亢进）或物质滥用所致。

3. 鉴别诊断

（1）精神分裂症谱系疾病：包括精神分裂症、其他精神病性障碍和分裂型人格障碍，其主要的阳性症状有妄想、幻觉、思维和言语紊乱、异常的运动行为和部分阴性症状。具有精神运动发作特征的PWE在发作期后可出现精神行为异常，长期发作或药物难治性PWE可出现癫痫型精神和人格障碍。

（2）双相情感障碍：是介于精神分裂症和抑郁发作之间的一种情感障碍性精神疾病，其中Ⅰ型以躁狂、轻躁狂和抑郁发作为主要临床表现，Ⅱ型一生中至少有躁狂和抑郁发作各一次。在PWE因临床发作出现心境紊乱、睡眠减少和精神病性症状时需要鉴别。

（3）谵妄状态：为一组急性脑病综合征，表现为意识水平和内容障碍，注意力不集中，波动性的情绪和情感障碍，伴有记忆力减退、定向力障碍、睡眠节律紊乱和精神行为异常。病因多为躯体疾病诱发的器质性脑功能障碍，去除病因后患者的精神和行为可恢复正常。

（4）自身免疫性脑炎：是一组由抗神经元自身抗体导致的新型脑炎，靶抗原为神经元表面受体或突触蛋白，如抗NMDA受体脑炎和抗LGI1抗体相关脑炎。主要表现为精神行为异常、认知功能减退、癫痫发作、不自主运动和意识障碍。部分患者可以隐袭起病，仅出现情绪、情感和认知改变，不伴有明显的发热、头痛和脑膜刺激征，需检测脑脊液中受体抗体确定诊断。

（5）非癫痫发作：此为神经内科门急诊常见的症状群，多数均有负性生活事件诱因，表现为突然头晕、胸闷、四肢麻木、手足搐搦、过度换气等，严重者可出现双眼向上注视，呼之不应，肢体僵硬或无节律抖动，症状可持续数十分钟，甚至数小时，具有明显的情绪和情感波动，暗示治疗可使发作停止，VEEG监测发作时无异常放电。但PWE亦可出现VEEG或AEEG阴性的与情绪情感波动相关的非癫痫发作。

【治疗与预后】

1. 药物治疗

（1）指南推荐：2011年国际抗癫痫联盟（ILAE）癫痫神经精神问题委员会发表癫痫共患抑郁治疗共识，提出5-HT再摄取抑制剂（SSRIs）是治疗癫痫共患抑郁的一线选择。因为SSRIs促发癫痫倾向低、不良反应相对较少。指南推荐在癫痫共患抑郁的第一阶段选择SSRIs单药治疗和/或认知行为治疗。中国神经系统疾病伴发抑郁焦虑障碍的诊断治疗专家共识（2011）对癫痫共患抑郁建议首选西酞普兰或文拉法辛和奈法唑酮等多受体作用药物，从低剂量起始，缓慢加量。

（2）抗抑郁药是否影响癫痫发作：目前尚无充分证据证实抗抑郁药会诱发癫痫，但不同抗抑郁药对癫痫发作阈值的影响不同。已知多种抗抑郁药有降低惊厥发作阈值、诱发癫痫可能，尤其在大剂量时。建议避免使用阿莫沙平、氯丙咪嗪、安非他酮和马普替林等药物。

（3）癫痫患者服用抗抑郁药物临床试验：1995年Favale报道17例患者服用盐酸氟西汀14个月，6例发作停止，平均发作减少30%；2000年Kanner报道100例患者服用盐酸舍曲林1年，6例发作增加，其他患者无变化；2003年Kuhn报道75例患者服用氢溴酸西酞普兰或米氮平7个月，发作频率无变化；其后有学者报道服用2~4个月的氢溴酸西酞普兰（20~40mg/d）对癫痫发作无影响；2011年Okazaki报道121例癫痫患者服用各种类型的抗抑郁药物1年，与服用前比较发作频率无明显变化。

（4）PWE 共患抑郁焦虑的选药原则

1）PWE 开始服用抗抑郁和焦虑药物之前，首先应该排除：①患者的精神症状不是 ASMs 不良反应所致：如口服 PB 和苯二氮䓬类药物可出现反应变慢，LEV 可出现烦躁和脾气变坏；②因为 ASMs 如 VPA、CBZ、OXC 和 LTG 等具有抗焦虑、躁狂和不同程度的心境稳定作用，现有的焦虑和烦躁不安症状乃 ASMs 突然减量或停药所致。

2）根据发作类型和共病选药：癫痫共患抑郁可首选 LTG 或普瑞巴林（PRB），兼顾控制癫痫发作和改善抑郁情绪；癫痫共患焦虑首选 DZ 类药物；PWE 合并躁狂症状首选 VPA、CBZ 和 OXC。

3）对癫痫患者比较安全的抗抑郁药：为避免与正在服用的 ASMs 发生药代动力学及药效学相互作用，首选氢溴酸西酞普兰、草酸艾司西酞普兰、盐酸舍曲林和盐酸氟西汀。

4）具体疗程和治疗时间：①癫痫共患抑郁需遵循足剂量和足疗程原则：若患者为首次发作，服药后 6～8 周内临床症状缓解 70% 以上判定为有效，则至少需维持用药 6～9 个月；②癫痫共患焦虑，可根据治疗情况适当添加抗焦虑药物。③治疗期间若患者癫痫发作增多，应及时检测 ASMs 血药浓度并调整药物剂量。

5）服药期间需考虑某些 SSRIs 可引起或加重潜在的躯体症状和其他不良事件：如困倦、反应变慢、口干、恶心、视物模糊、体重增加、心脏传导改变和性功能障碍等，在服药前和服药期间应定期行心电图检查。

2. 心理治疗

（1）支持性心理治疗：有效沟通是支持性心理治疗的基础，可通过详细询问病史和临床症状（包括生理、心理、躯体、睡眠、情绪和认知多个方面），充分了解患者对疾病和治疗的想法，尽可能用患者容易理解的方式对其顾忌进行逐一排除并对病程和预后进行详尽的解释，通过疾病相关教育加强患者和家庭成员对癫痫长期治疗过程的认识和理解，与患者建立良好的治疗关系，获得充分信任，实现近期和远期的治疗目的。

（2）认知行为疗法：通过面对面交谈，认真聆听患者讲述疾病带来的躯体症状和心理不适，鼓励自我认知和觉悟，对患者正确的想法表示认同，对患者消极的念头表示可以理解，做好必要的情绪表达。通过放松训练教会患者在发作先兆、心情紧张和焦虑时的应对策略。为癫痫患者制订今后的生活目标：做最坏的打算，向最好的方向努力。

（3）团体性心理治疗：对有治疗需求的癫痫患者可组织小型团体治疗，如共患抑郁或共患焦虑者可分别成立治疗小组。治疗的近期目标是通过调整情绪，让患者学会如何适应在疾病状态下继续生存，减少和控制癫痫发作，做自己想做和能做的事情；远期目标强调疾病是一个慢性、不可预测的过程，早期治疗是有益的。教会患者表达愤怒的方法，通过空椅法、捶打枕头或棉被、打击沙包或前往宣泄室等来舒缓抑郁、焦虑情绪。支持患者持乐观的态度，对 3 年无临床发作的良性病程产生期望，积极鼓励参加正常的学习和工作、适时谈恋爱和结婚，在无明显临床发作的情况下考取驾照、外出旅游和做妊娠计划等。

3. 手术治疗　2011 年 Hamid 等对 377 例接受颞叶切除术的癫痫患者进行统计及术后 5 年随访，发现轻度抑郁比例由术前的 13.3% 下降至 7.8%，中重度抑郁由术前的 22.7% 下降到 14.8%（$P < 0.002$），且发作控制良好组与控制不佳亚组比差异有统计学意义，提示颞叶癫痫术后无发作或发作减少可使癫痫患者抑郁状态明显改善。

4. 经颅磁刺激治疗（TMS）　英国 Barker 于 1985 年成功研制出第一台经颅磁刺激仪，其产生的无痛、无创的磁信号可无衰减地透过颅骨刺激中枢神经系统。不同的频率用以治疗不同的疾病：高频（>1Hz）主要起兴奋作用，低频（<1Hz）主要起抑制作用。TMS 通过双向调节大脑兴奋与抑制功能之间的平衡对神经和精神疾病进行调控和治疗。现美国 FDA 已批准 TMS 治疗抑郁症，在治疗 2 周后治疗组和对照组在 Hamilton 量表评分方面有显著性差异，治愈率为 20%，有效率 100%。国内已有多家专科或综合医院开展了 TMS 对抑郁症、强迫症、躁狂症、创伤后应激障碍（PTSD）和精神分裂症（阴性症状）

的治疗。若不及时对癫痫共患抑郁或焦虑进行筛查和治疗，90%以上患者的临床症状可持续存在6～24个月，5%～10%的患者可超过2年甚至更久。经抗抑郁药治疗后50%的患者症状可明显减轻，需维持治疗8周以上，最好超过6个月以巩固疗效，66%的患者需要维持治疗2年左右。但是，也有15%～20%的患者对抗抑郁药无明显反应，需转诊精神科，对病情做进一步评估和调整治疗方案。

（郎森阳）

第三节　癫痫与其他精神障碍

一、癫痫与精神分裂样精神病

癫痫性精神病（psychoses of epilepsy）指一组与癫痫发作相关的精神疾病，包括癫痫发作间期精神病、癫痫发作后精神病以及交替性精神病。癫痫性精神病的发病机制被认为与癫痫发作密切相关。癫痫性精神分裂样精神病（schizophrenia-like psychosis of epilepsy）属于癫痫性精神病，在临床上较常见，主要表现类似精神分裂症的临床表现。我国大多数学者认为，癫痫性精神分裂样精神病的精神症状是器质性的，癫痫与分裂样症状的出现是因果关系。精神分裂症（schizophrenia）是以基本个性改变，思维、情感、行为的分裂，精神活动与环境的不协调为主要特征的一类最常见的精神病。

【流行病学】

一般人群中精神分裂症年发病率在0.16‰～0.42‰，国外患病率为1.4‰～4.6‰，国内统计可达6.55‰。癫痫患者共患精神病的风险是非癫痫人群的8倍，约6%的癫痫患者有精神病或精神病史。同样，精神分裂症人群出现癫痫的概率也高于一般人群。癫痫性精神分裂样精神病占癫痫性精神病的16.6%，发病年龄多在青中年人群（25～40岁），男性多于女性（男女之比约为2.7∶1）。临床发现，复杂部分性癫痫发作（如颞叶癫痫或精神运动性癫痫发作）和发作间期精神分裂症样精神病的关系密切。精神分裂患者中出现复杂部分性癫痫发作较其他癫痫发作类型更为常见。有研究表明，难治性局灶性癫痫患者更容易出现精神分裂样症状。

【共病机制】

目前癫痫与精神分裂症共患病的机制还不十分清楚。长期来颞叶内侧病理组织类型被认为决定了癫痫患者是否进一步发展出现精神症状。神经发育机制假说提出，早期大脑病灶可能处于静止状态，但在10～40年后可诱发出现相关精神症状。神经炎性相关分子在颞叶内侧癫痫合并癫痫性精神病患者海马中的表达与单纯精神分裂症患者海马中的表达相似，提示海马中炎性分子可能在共病发生机制中扮演重要角色。最近研究发现神经发育过程中有些基因（如*LGI*家族基因）在复杂部分性癫痫（伴幻听）起病中扮演重要作用，这有利于发现癫痫与精神分裂症共患病基因水平的机制。

【诊断】

1. 癫痫性精神病　按照ILAE 2007年关于癫痫中神经精神疾病的标准，癫痫性精神病隶属于发作间期癫痫相关精神障碍。其主要包括：认知障碍、癫痫性精神病、癫痫性情感-躯体形式障碍。癫痫性精神病主要包括：癫痫发作间期精神病（包括癫痫性精神分裂样精神病）、交替性精神病、癫痫发作后精神病。

（1）癫痫发作间期精神病（interictal psychosis of epilepsy）：主要代表一组偏执性精神病，该病是一种以情感成分为主要组成部分而非情感淡漠为特征的精神疾病。包括命令性幻觉、第三人称听幻觉以及其他精神疾病的一级症状。这些表现通常倾向于某些宗教问题，而人格与情感保留完整。精神病症状通常独立于癫痫发作，即使在癫痫发作减少时仍可出现。这类疾病包括癫痫性精神分裂样精神病（排除了完全符合未分类或青春型的精神分裂症）。

（2）交替性精神病（alternative psychosis）：癫痫患者通常会交替出现癫痫发作伴随正常行为和发作间期伴随异常精神行为。异常精神行为通常伴随一种貌似矛盾的"强制正常化"的脑电图表现。异常行为具有偏执及情绪化等多种表现。该病的诊断依赖所谓"强制正常化"的脑电图。该类疾病需排除持续性发作间期或发作后期(近期有频发癫痫)精神障碍及以精神症状为主要表现的非惊厥癫痫持续状态。

(3) 癫痫发作后精神障碍(postictal psychosis):发作后精神障碍通常出现在癫痫连续发作之后(很少出现在单次癫痫发作之后),常会经过一段24~48小时相对稳定的间歇期(此期间头脑清醒)。发作后的精神障碍可持续几天至几周,但通常在1~2周后会逐渐好转,可伴有意识混乱及遗忘。思想内容通常是偏执的,可存在视幻觉及听幻觉。发作后期的精神障碍通常表现多样,伴随情感特征和强烈的宗教色彩。该类疾病有明确频发癫痫发作病史或仅有一次癫痫发作,异常行为一般出现在距离最近一次癫痫发作7天内。该病需排除发作后意识障碍和伴有精神障碍的非惊厥癫痫持续状态。

此病需注意与以精神行为异常为表现的癫痫发作区别,包括知觉障碍、记忆障碍、思维障碍、情感障碍和自动症等。

2. 癫痫性精神分裂样精神病 癫痫性精神分裂样精神病可分为发作性和非发作性,前者为短暂精神分裂样发作,后者为慢性精神分裂样障碍,后者在临床较为常见。诊断依据包括:①有癫痫发作病史或患有癫痫的证据,且有理由推断精神障碍是癫痫相关的;②满足精神分裂症的诊断(如果不考虑癫痫发作的病史,精神症状只能诊断精神分裂症),精神症状以幻觉、妄想、联想障碍较为突出。

癫痫性精神分裂样精神病与精神分裂症的临床差异:①约有半数的患者存在轻度或短暂的意识障碍;②可有一过性情感淡漠或易激惹等症状,但多数情况下情感反应是协调的;③幻觉形象生动鲜明,多有恐怖、威胁性质,常有幻听、幻视并存现象或伴有冲动攻击行为;④妄想内容以关系、被害、嫉妒为主,常单调、刻板或带有迷信色彩。思维黏滞、病理性赘述也很常见;⑤部分患者有记忆障碍和智能缺陷;⑥接触方面较精神分裂症好,患者对癫痫病史多能叙述,自知力恢复快;⑦多数患者出现精神症状时,癫痫发作已经减少或完全控制;⑧部分患者有癫痫性精神障碍家族史,病前为癫痫性格(自我中心、固执、易激惹);⑨脑电图检查有80%以上的患者为中度或重度异常;⑩抗癫痫药与抗精神病药物联用时疗效好;⑪其精神病程和住院时间均比精神分裂症短,很少出现精神衰退。

【治疗】

癫痫性精神障碍的治疗,应根据不同情况区别对待。对发作前后的精神障碍,治疗应调整抗癫痫药物的种类和剂量,以控制癫痫发作。对发作间歇期的精神障碍则与非癫痫的精神病患者治疗相同,但应注意的是许多抗精神病药物均有增加癫痫抽搐发作的风险,应注意谨慎使用抗精神病药。有智能障碍和性格改变的患者,应加强教育和管理,并采取心理治疗和作业治疗等康复措施。用药需注意以下几点(表14-4):

1. 谨慎使用容易诱发癫痫发作的抗精神病药物 氯氮平与氯丙嗪目前被认为是抗精神病药物中最容易导致癫痫发作的药物。每天服用氯丙嗪超过1g的患者大约9%可能会出现癫痫发作,癫痫发作的概率与氯氮平或氯丙嗪的剂量相关。特别是既往有过癫痫发作的精神病患者使用上述药物后出现癫痫发作的风险更大。此外有研究发现,佐替平和其他吩噻嗪类同样有增加癫痫发作的风险。一般而言,利培酮、奥氮平、舍吲哚诱发癫痫发作的风险较低。对于已经使用氯氮平或氯丙嗪的既往癫痫发作的精神病患者,上述药物剂量需要减少,同时应考虑使用广谱抗癫痫药物(如德巴金、苯妥英等)。在抗癫痫药物血药浓度达到稳态时,才考虑缓慢增加氯氮平或氯丙嗪的剂量,而且不推荐每天剂量超过600mg。

2. 注意药物药代动力学特点及其之间相互诱导抑制作用 抗癫痫药物可以影响精神病药物的代谢及分布,可降低血药浓度及疗效,因此有必要调整抗癫痫药物剂量。同时,精神病药物可能增加抗癫痫药物的血药浓度,加重药物不良反应。因此,在接受精神病药物治疗的患者需要监测抗癫痫药物浓度。目前关于新型精神病药物对于抗癫痫药物影响的研究不充分。总的说来,目前除了阿塞那平(CYP2D6弱抑制剂),其他的精神病药物不影响血清抗癫痫药物的浓度。但是在少许情况下需注意新型精神病药物可能成为抗癫痫药物的抑制剂,特别是在多药联合治疗时(这一观点主要基于竞争性抑制CYP450)。

表 14-4 新型精神病药与抗癫痫药使用注意事项

精神病药	抗癫痫药(诱导/抑制)	结果	注意事项
CYP1A2: ● 氯氮平 ● 奥氮平	强力诱导作用:卡马西平,苯妥英,苯巴比妥	增加诱导剂后 2～4 周,精神病药物水平降低 撤销诱导剂后 2～4 周精神病药物水平升高	1. 矫正剂量(氯氮平增量 1.5～2 倍,奥氮平增量 2～3 倍) 2. 强烈推荐治疗药物监测 3. 卡马西平不推荐(粒细胞减少)
	大剂量时诱导作用弱: 奥卡西平(≥1 200mg/d)或托吡酯(≥400mg/d) 与大剂量的氯氮平/艾司利卡西平/非氨酯/卢非酰胺联用时	增加诱导剂数周后精神病药物水平轻微降低 撤销诱导剂数周后精神病药物水平轻微升高	1. 研究缺乏 2. 强烈推荐治疗药物监测
	丙戊酸:可能为弱的诱导药物或抑制药物	增加丙戊酸后,精神病药物水平轻微降低/升高 撤销诱导剂后精神病药物水平轻微降低/升高	1. 研究缺乏 2. 强烈推荐治疗药物监测
CYP3A4 ● 卡利拉嗪 ● 鲁拉西酮 ● 奎硫平	强力诱导作用:卡马西平,苯妥英,苯巴比妥	增加诱导剂后 2～4 周,精神病药物水平剧烈降低	不推荐使用(需增量 5 倍)
	大剂量时诱导作用弱: 奥卡西平(≥1 200mg/d)或托吡酯(≥400mg/d) 与大剂量的氯氮平/艾司利卡西平/非氨酯/卢非酰胺联用时	增加诱导作用弱的抗癫痫药物后,精神药物数周是否下降或上升不明	不推荐,除非有治疗药物监测
CYP2D6/ CYP3A ● 阿立哌唑 ● 依匹唑哌 ● 伊潘立酮 ● 利培酮	强力诱导作用:卡马西平,苯妥英,苯巴比妥	增加诱导剂后 2～4 周,精神病药物水平降低 撤销诱导剂后 2～4 周精神病药物水平升高	1. 增量抗精神药剂量 2 倍 2. 尽量使用治疗药物监测
	大剂量时诱导作用弱: 奥卡西平(≥1 200mg/d)或托吡酯(≥400mg/d)与大剂量的氯氮平/艾司利卡西平/非氨酯/卢非酰胺联用时	增加诱导剂数周后精神病药物水平轻微降低 撤销诱导剂数周后精神病药物水平轻微升高	1. 研究缺乏 2. 尽量使用治疗药物监测
阿立哌唑	丙戊酸:可能的诱导剂	增加丙戊酸后精神病药物水平轻微降低 撤销丙戊酸后精神病药物水平轻微升高	1. 增量抗精神药剂量 1.25 倍 2. 考虑治疗药物监测
乙醛氧化酶 (CYP3A4) 齐拉西酮	强力诱导作用:卡马西平,苯妥英,苯巴比妥	增加诱导剂后 2～4 周精神病药物水平轻微降低 撤销诱导剂后 2～4 周精神病药物水平轻微升高	1. 无需改变剂量或增量抗精神药剂量 1.33 倍 2. 治疗药物监测有益
UGT1A4 & CYP1A2 ● 阿塞那平	强力诱导作用:卡马西平,苯妥英,苯巴比妥	未知	1. 研究缺乏 2. 强烈推荐治疗药物监测
	大剂量时诱导作用弱: 奥卡西平(≥1 200mg/d)或托吡酯(≥400mg/d) 与大剂量的氯氮平/艾司利卡西平/非氨酯/卢非酰胺合用时	未知	1. 研究缺乏 2. 考虑使用治疗药物监测
	丙戊酸:可能的抑制剂	未知	1. 研究缺乏 2. 考虑使用治疗药物监测

续表

精神病药	抗癫痫药(诱导/抑制)	结果	注意事项
肾脏代谢 ● 氨磺比利	强力诱导作用：卡马西平，苯妥英，苯巴比妥	不相关	1. 无需改变剂量 2. 治疗药物监测有益
肾脏代谢(P-gp或rCYP3A4) ● 帕利哌酮	强力诱导作用：卡马西平，苯妥英，苯巴比妥	增加诱导剂后2~4周精神病药物水平轻微降低 撤销诱导剂后2~4周精神病药物水平轻微升高	1. 增量抗精神药剂量3倍 2. 强烈推荐治疗药物监测
	大剂量时诱导作用弱：奥卡西平(≥1 200mg/d)或托吡酯(≥400mg/d)与大剂量的氯氮平/艾司利卡西平/非氨酯/卢非酰胺联用时	增加诱导剂数周后精神病药水平不明原因降低 撤销诱导剂数周后精神病药水平不明原因升高	1. 研究缺乏 2. 强烈推荐治疗药物监测
	丙戊酸：可能的抑制剂	增加丙戊酸数周后精神病药物水平升高 撤销诱导剂数周后精神病药物水平降低	1. 调整精神病药为原来的一半 2. 考虑使用治疗药物监测

UGT：二磷酸尿苷葡萄糖苷转移酶；CYP：细胞色素酶P450；拉莫三嗪属于轻微UGT诱导药物，不属于CYP450诱导剂或抑制剂。目前其他新型抗癫痫药物对于第二代精神病药物的影响尚不明确

3. 避免同时使用具有相同不良反应的抗精神病药物与抗癫痫药物 如卡马西平与氯丙嗪的配伍导致白细胞减少、粒细胞缺乏。

二、癫痫与孤独症谱系障碍

孤独症谱系障碍(autism spectrum disorder, ASD)是一种通常起病于婴幼儿时期的神经发育障碍，以社交障碍、交流障碍、兴趣行为狭窄、刻板与重复为主要临床表现。该病和癫痫临床表现不同，但是症状和诊断在同一个体中共存较为常见，因此，关注两种疾病的共患非常重要。

【危险因素】

1. 年龄 18岁以下癫痫共患ASD的风险是18岁以上患者的13.2倍。早期的癫痫发作可能使ASD的共患率增高。首次癫痫发作在2岁之前的癫痫患者共患ASD的风险最大，另一项研究发现，80%共患癫痫和ASD的患儿首次癫痫发作在1岁之前。早期发生的癫痫发作可引起突触重塑异常，进而导致大脑发育过程的兴奋/抑制系统失衡，最终出现ASD表现及癫痫。

2. 性别 大部分研究发现，男性癫痫患者共患ASD的风险比女性高，这和一般人群中男性ASD患病率高于女性的报道一致。这些研究报道的男女比例为(1.58∶1)~(2.4∶1)，低于一般人群中报道的4∶1的比例。如果以一般人群ASD男女患病率做参考的话，癫痫患者中女性患ASD的比率相对更高。与此相呼应的是，一些研究也报道了女性ASD患者患癫痫的风险相比男性更高。这种性别差异可能是由于女性孤独症患者更易智力低下，因而共患癫痫风险增加。

3. 癫痫类型 大部分研究发现在ASD共患癫痫的患者中，局灶性癫痫的比率最高。局灶性癫痫共患ASD的风险是全面性癫痫的8.9倍，提示局灶性癫痫可能是癫痫共患ASD的危险因素。某些特定的癫痫综合征(如婴儿痉挛征、Dravet综合征等)相对于全面性癫痫有更高的风险共患ASD。这可能是因为这些癫痫综合征主要好发于1岁之前，而早年的癫痫发作可增高共患ASD的风险。此外继发性癫痫共患ASD的风险也被认为高于原发性癫痫，与此一致的是，症状性ASD共患癫痫的风险也高于特发性ASD，如Pavone等发现症状性ASD共患癫痫的比率是55%，而特发性ASD仅有7.4%共患癫痫。

4. 智力障碍 共患智力障碍的孤独症患者较无智力障碍的孤独症患者有更高的癫痫发生风险，而

且随智力障碍程度加重,癫痫共患率增高;还有系统综述显示在智力障碍儿童中,6%～35%共患癫痫,5%～25%共患孤独症。以上均提示智力障碍与癫痫和孤独症密切相关,是癫痫与孤独症共患的风险因素。

5. 家族史和遗传因素　癫痫患者的兄弟姐妹及后代中患 ASD 的风险增高。而在有多个家庭成员罹患孤独症的非孤独症同胞中,癫痫患病率(2.3%)高出普通人群 1 倍;在伴遗传或神经综合征的孤独症谱系障碍患者中,癫痫共患率明显高于无遗传或神经综合征的孤独症患儿。以上均提示癫痫和孤独症可能存在遗传关联性和共同的病理基础。

6. 围生期不利因素　母亲妊娠年龄较小、患儿出生体重较低和 Apgar 评分低可增高孤独症共患癫痫的风险,这种关联在智力障碍、尤其是女性智力障碍者中更加明显。此外,母体孕期病毒感染可能与两种障碍共患相关。

【共病机制】

磁共振研究证实,癫痫和 ASD 存在大范围神经网络紊乱及皮质下连接改变。既往研究报道了在癫痫和 ASD 患儿中共同存在的 47 种与神经发生和神经迁移相关的异常(包括皮质发育不良、灰质异位等),并且发现大脑结构的异常不一定是 ASD 和癫痫的结果,而是在疾病发生前就出现。比如有儿童癫痫患者在 ASD 发病前就存在异常灰质和白质,只是在 ASD 症状出现时这种异常更明显。此外,异常的大脑生长轨迹在这两种疾病中也很常见,如灰质和白质成熟迟缓。此外,ASD 和癫痫患者脑组织病理学显示其皮质发育畸形(MCD)的发生率升高,这些提示神经元迁移遭阻断可能是一个促进因素。

遗传学研究提示癫痫和孤独症可能存在遗传关联性。如有研究报道 mTOR 通路中的 *DEPDC5*、*NPRL3*、*MTOR* 基因与癫痫和孤独症均相关;癫痫和孤独症患儿同时存在钠离子通道 *SCN1A* 基因变异;*NRXN1* 错义突变与孤独症谱系障碍、癫痫和智力障碍均相关等。这些研究结果提示,一些共同的遗传基础导致的神经发育障碍,可能导致癫痫和孤独症共患。

【流行病学】

既往研究报道癫痫患者中 ASD 的患病率在 4%～37%,显著高于一般人群的 ASD 患病率。一项基于人群的大型临床研究共纳入了 64 188 例癫痫患者,发现 ASD 的患病率是 22.2%[95% 置信区间(*CI*):16.8%～29.3%]。相比成年人,儿童癫痫患者有更高的孤独症患病风险。两项基于社区的大型前瞻性研究报道新诊断的癫痫儿童患者孤独症共患率为 4%～5%;而 Reilly 等报道基于人群的活动性癫痫患儿中孤独症共患率为 21%;另有研究采用了孤独症筛查问卷发现 37% 的癫痫儿童符合孤独症谱系障碍标准。

以上不同研究报道的差异可能由于基线数据和研究方法学的不同所致。基线数据差异来源于性别构成、智力障碍与否及癫痫类型不同,方法学差异包括研究的纳入和排除标准、两者的定义及样本量等,这些因素都会影响研究中癫痫患者共患 ASD 的比率。一项最新的系统评价对近 15 年的研究进行了汇总,发现癫痫患者共患 ASD 的比率为 6.3%,显著高于一般人群中 0.75%～1.1% 的 ASD 患病率,和一些大型流行病学研究报道的 ASD 患者中共患癫痫的发病率相近。按照不同癫痫类型分类,全面性癫痫、婴儿痉挛、局灶性癫痫、Drave 综合征共患 ASD 的比率分别为 4.7%、19.9%、41.9%、47.4%。

【诊断与鉴别诊断】

由于癫痫患者有较高的 ASD 共患病风险,早期筛查和诊断 ASD 可帮助尽早启动 ASD 治疗。然而目前尚无相关指南或共识明确需对哪些特定癫痫患者进行 ASD 筛查,也缺乏有效的筛查诊断工具。目前为止仅有少量研究探讨了这些问题,且两种疾病的共患诊断可能存在不足。早期一项研究采用了一种特定的 ASD 社会交往问卷筛查量表对一家癫痫中心的 97 例患者进行了 ASD 筛查,结果显示 32% 的患者问卷筛查结果阳性,但其中先前已发现并诊断 ASD 的患者不足 1/3。另一项基于 65 例癫痫患者的生长发育评估结果显示,37% 的患者 ASD 筛查结果阳性,且 72% 的患者有各种形式的生长发育障碍。考虑到癫痫患者 ASD 可能漏诊,建议对癫痫患者常规询问孤独症的病史和表现及做必要的评估;当患儿以孤独症表现来就诊时,应常规问及癫痫的病史和表现,注意孤独症刻板重复行为与癫痫症状的鉴别,并尽可能进行脑电图检查,必要时进行视频、睡眠或 24 小时脑电图监测,从而对癫痫及孤独症共患做出正确诊断。

目前用于一般人群 ASD 的诊断工具包括对照护者的半结构化访谈如孤独症诊断访谈量表(修订版)(autism diagnostic interview-revised,ADI-R,1994)和社会与沟通障碍诊断性访谈量表(the diagnostic interview for social and communication disorders,DISCO)以及对自闭症患者基于游戏的半结构化评估如孤独症诊断观察量表(autism diagnostic observation schedule generic,ADOS-G)等。然而这些工具对于癫痫患者共患 ASD 的筛查尚缺乏相关研究支持。此外,对 ASD 评估方法的不同会造成其诊断的差异。一项研究分别使用了不同方法评估了癫痫患者 ASD 的共患率,结果表明,当采用改良婴幼儿孤独症量表(the modified checklist for autism in toddlers,mCHAT)评估时有 54% 的患者结果是阳性,但只有 8% 的人被确诊为 ASD,而采用社会交往问卷(social communication questionnaire,SCQ)检测到的阳性只有 15%,而 57% 的人被正式诊断为 ASD。综上,目前的研究证据不足以确立有效的癫痫共患 ASD 的筛查和诊断工具,尚需要更多研究来确定筛选方法和筛选时间。

【治疗与预后】

当一个患者共患癫痫和孤独症时,针对两种疾病均进行系统治疗非常重要。

在癫痫的治疗上,应按照癫痫类型以及抗癫痫药物行为方面的不良反应来具体选择药物。对于大部分癫痫共患孤独症患者,使用 1~2 种抗癫痫药即可很好地控制癫痫发作,但也有报道癫痫共患孤独症患者难治性癫痫所占比例显著高于一般人群的难治性癫痫比例,抗癫痫药物对这部分患者效果不佳。少部分研究报道了迷走神经电刺激(vagal nerve stimulator,VNS)的治疗效果,发现癫痫共患 ASD 患者对于 VNS 的治疗反应差于无 ASD 共患的癫痫患者,但由于研究证据有限,仍需进一步研究。

对于孤独症,首先可采用教育训练以促进其社会交往、交流能力等的发展,并通过行为治疗改善其情绪行为。若症状严重出现明显的情绪不稳定、发脾气、多动、冲动、攻击、自伤等,在非药物治疗难以快速改善时需采用抗精神病药物进一步治疗。由于抗精神病药物有降低癫痫发作阈值的可能,因此需合理选择抗精神病药物,并在癫痫控制较好后开始使用,低量起始,逐渐加量,注意监测不良反应,定期复查脑电图,防止其诱发或加重癫痫。与此同时,注意抗精神病药物和抗癫痫药物间的相互作用,避免严重不良反应的发生。

第四节 癫痫与偏头痛

癫痫和偏头痛是神经科最常见的两大类疾病,均属阵发性脑功能异常,两者临床表现和发病机制有共同或交叉点,常共存于同一个体中,互相影响。

【流行病学】

普通人群偏头痛患病率约为 12%(女性 15%~17%、男性 6%),而癫痫患者中偏头痛患病率为 8.4%~23%,比普通人群高 2 倍。国内一项针对 1 109 例癫痫患者调查研究的结果显示,其头痛发生率为 60.1%(发作间期偏头痛 11.7%,发作前偏头痛 4.5%,发作后偏头痛为 34.1%,其余 9.8% 为非偏头痛性头痛),均明显高于普通人群头痛患病率。另一项通过对约 2 000 例癫痫患者及其家系中非癫痫患者的资料分析发现,癫痫患者偏头痛的发病率是非癫痫患者的 2.4 倍。在对儿童癫痫患者调查时也发现癫痫患儿共患头痛的发生率也明显增高,且与偏头痛的关系最密切。Yamane 等在 50 例小儿癫痫患者中发现近 50% 的患者有偏头痛发作,偏头痛通常在癫痫确诊后的第 1 年开始发生,且其中两种儿童良性癫痫(伴中央/颞区棘波的儿童良性癫痫和枕叶癫痫)与偏头痛发病密切相关。

【分类】

1. 发作前偏头痛 指癫痫发作之前的头痛。无论是否有先兆,在此期间或短时间内(通常在 1 小时内)会发生癫痫发作。先兆和头痛发生期间无癫痫发作期的脑电图特征。如头痛后无间隔出现癫痫发作则可能是癫痫性头痛,或是其他类型癫痫的表现。如果头痛和癫痫发作之间时间间隔超过 1 小时,一般定义为"间歇期头痛"。

2. 发作期偏头痛或癫痫性偏头痛 指偏头痛是癫痫发作的表现,与脑电图发作一致的癫痫发作,给予静脉抗癫痫药物疼痛可迅速缓解。头痛可以是孤立的症状,也可以出现在其他发作表现之前。如果是孤立发作,则需要脑电图证据才能明确诊断,一般将其归于感觉性癫痫发作。

3. 发作后偏头痛 发作后头痛多在癫痫发作后 3 小时内发生,可能持续 72 小时,性质常表现为偏头痛的特征,程度通常为中度到重度。这是癫痫伴发头痛中最常见的类型。Ekstein 等报道的 3 261 例癫痫患者中,发作后头痛发生率在 12%～52%。国内对 1 109 例癫痫患者的调查中,有 34.1% 发生发作后头痛,部分性癫痫发作的患者则略高(38.4%)。上述研究也观察到全面强直性癫痫发作后头痛往往更为频繁,在患有间歇性头痛的癫痫患者中发作前后头痛更为常见。

4. 发作间歇期头痛 头痛出现在发作间期,与癫痫发作无明显相关,偶尔头痛与癫痫发作时间较接近。

【共病机制】

癫痫伴偏头痛的共同患病率高于一般人群,尽管这两种疾病的发病机制至今尚未完全明确,但大量临床资料和实验研究提示两者可能存在共同的发病机制。

1. 皮质扩散性抑制(cortical spreading depression, CSD)和三叉神经血管系统(trigeminovascular system, TVS)的激活 CSD 是指大脑皮质局部神经元过度去极化、神经元兴奋性过度增高并向周围组织扩展从而导致皮质电活动抑制的一种脑电生理现象。许多学者认为大脑皮质突然兴奋后出现短暂抑制可能是偏头痛发作的先兆或神经功能障碍发生的基础。电生理研究证实 CSD 是以大量皮质神经元快速而完全去极化为特征,伴大量 K^+ 离子外流。除经典电刺激和机械刺激,细胞外 K^+ 离子浓度升高、Na^+/K^+- 三磷酸腺苷酶(Na^+/K^+-ATP 酶)抑制也能够促发 CSD。上述高幅棘波不同于癫痫发作性活动,但它们有促使神经网络产生同步化的潜在特性,可在一定条件下促进癫痫发作和传播,因此被称为同步节律性尖波发放。

利用脑磁图和功能磁共振技术检查伴视觉先兆的偏头痛患者,发现在先兆开始时,大量视皮质神经被激活,但在几分钟内这种激活被抑制,并以 3～6mm/min 的速度扩散到整个视觉皮质。其时程与先兆同步,并在 5 分钟之内出现 300% 的脑血流增加,认为偏头痛先兆与枕叶皮质的 CSD 作用有关。随着 CSD 的扩散至视皮质以外,包括红核、黑质及与痛觉相关的脑区,并到达对侧,或许可解释偏头痛发作时有大血管扩张的原因。在无先兆偏头痛中,CSD 发生源位于大脑的静区,有头痛及血流变化,只是无视觉先兆症状。如刺激累及痛觉的其他结构,则可产生恶心、呕吐及其他偏头痛等典型症状。因此目前认为 CSD 激活了中枢三叉神经血管系统是有先兆或无先兆偏头痛的发病机制之一。在临床研究中使用抗癫痫药物丙戊酸和托吡酯能够抑制部分 CSD 的出现而使偏头痛患者发作减少,症状得到改善。偏头痛过度兴奋也促进 CSD,引起癫痫样的超同步活动。由于触发 CSD 的阈值比触发癫痫发作低,而且 CSD 和癫痫发作相互加重,因此观测到癫痫伴发偏头痛多于偏头痛伴发癫痫。高频的癫痫发作致使出现 CSD 的倾向升高,使得发作后头痛比发作前和发作中头痛更为常见。

2. 遗传学 偏头痛和原发性癫痫均与遗传因素密切相关,目前认为两者可能存在共同遗传学基础,这一观点在近年的研究中已经得到证实。

家族性偏瘫型偏头痛(familial hemiplegic migraine, FHM)为常染色体显性遗传病,目前与 FHM 有关的三个突变基因已被克隆和生理功能实验验证,这三个基因同时也可引起癫痫发作。Polvi 等分析了一个有 60 个成员的家庭,其中 12 例(20%)患有特发性癫痫,这 12 例中有 8 例(67%)患有偏头痛。这 60 个家庭成员中共有 33 例(55%)患偏头痛。通过基因检测发现其 14q12～q23 上有与偏头痛明显相关的证据,同时在该部位还发现了与全面强直阵挛性发作有关联的潜在证据。而且在基因位点 12q24.2～q24.3 上发现了与偏头痛单独发作明显相关的证据以及偏头痛及癫痫的结合表型。该数据表明癫痫及偏头痛有共同敏感染色体位点 14q12～q23 及 12q24.2～q24.3,提示两病存在共同的基因学基础。

3. 离子通道 家族性偏瘫型偏头痛(familial hemiplegic migraine, FHM)是有先兆性偏头痛的一个亚型,目前已经确定了 3 个 FHM 相关基因均与离子通道相关,分别为钙离子通道亚单位 FHM1(*CaCNA1A*)、钠 - 钾 ATP 酶 α-2 亚基 FHM2(*ATP1A2*)和电压门控钠离子通道 α-1 亚基 FHM3(*SCN1A*)。*FHM1* 位于染色体 19p13,该基因编码神经元电压门控钙通道的 α 亚基,与离子孔的形成有关,该基因突变可改变抑制性 G 蛋白的亲和力,从而潜在地导致抑制的减少,使神经元变得过度兴奋。*FHM1* 基因的突变可引起偏瘫型偏头痛、癫痫和偶发性共济失调。*FHM2* 突变致 Na^+/K^+-ATP 酶功能障碍,导致皮质神经细胞兴奋时细胞外 K^+ 和谷氨酸清除能力降低,或因同时存在 Na^+/Ca^{2+} 交换使细胞内 Ca^{2+} 浓度增高,细胞去极化,使 CSD 易于传播。*FHM2* 不仅与 FHM 有关,还与良性家族性婴儿惊厥、部分性癫痫、全面性强直阵挛性癫痫及儿童失神癫痫有关。*FHM3* 位于染色体 2q24,是编码电压门控钠通道的基因。Na^+ 通道功能受损,导致 GABA 能抑制性中间神经元钠离子电流减少导致神经元的过度兴奋。该基因与人类癫痫关系紧密,已证实有 150 多种突变位点与癫痫有关,其临床表型从热性惊厥到婴儿严重肌阵挛均有报道。已知此三种基因不在血管中表达而在大脑神经元上表达,编码膜转运蛋白、离子泵和转运阳离子的膜通道,这些证据表明 FHM 或其他类型的偏头痛并非传统观念上的血管性疾病,而是离子通道病,通过离子通道和相关蛋白调节膜电位水平,从而影响神经元兴奋性。这提示离子通道障碍是两种疾病存在相互关联的病理机制基础之一。

4. 谷氨酸(Glu)及其受体活化 谷氨酸是脑内最重要的兴奋性递质之一,癫痫发病的病理基础主要就是谷氨酸介导的兴奋性神经传导与 GABA 介导的抑制性神经传导之间平衡失调。在伤害性刺激下,神经元和星形胶质细胞释放大量兴奋性氨基酸导致细胞外钾离子浓度升高,邻近神经元和胶质细胞去极化,钙离子大量内流又促进了谷氨酸及其他神经递质的大量释放。谷氨酸相关容量激活通道的开放与 NMDA 受体激活循环往复,最终导致 CSD 的发生、播散,产生兴奋性神经毒性。谷氨酸在细胞外大量堆积所产生的神经兴奋毒性是导致持续 CSD 的一个重要原因。在癫痫和偏头痛患者的脑脊液和血浆中可检测到谷氨酸水平的显著增高,托吡酯可显著降低偏头痛患者的脑兴奋性。

5. 皮质和皮质下结构神经网络功能机制 近年通过单光子发射计算机断层显像技术、功能磁共振成像技术初步证实了原发性或继发性全面强直痉挛发作癫痫患者皮质 - 丘脑 / 脑干网络功能异常。通过磁共振弥散和三维自动加权成像技术发现失神发作癫痫患者的丘脑弥散像功能增强、体积缩小。波谱磁共振的研究发现,偏头痛患者丘脑内一些神经递质代谢异常,提示这可能是偏头痛患者脑内相关网络(皮质 - 丘脑 / 脑干网络)功能异常。丘脑或脑干的病变也可引发癫痫或偏头痛。这些研究和案例说明丘脑皮质和脑干网络功能异常在癫痫和偏头痛的病理生理机制中有重叠和相关。

【诊断与鉴别诊断】

癫痫和偏头痛在临床表现上有许多相似点和区别点:有相似的诱发因素,如疲劳、情绪异常、饮酒、熬夜以及女性生理周期变化等;都是具有多种表现形式的反复发作性自限性疾病,都可能具有先兆期、发作期和发作后期等典型的过程。但癫痫发作形式多样,常伴有知觉障碍、运动感觉异常等症状,持续时间短暂,多在数分钟,而偏头痛发作时间多较长,约数小时至数天。癫痫发作后可以出现发作后头痛,偏头痛先兆期可类似癫痫样发作,两者存在共病关系,可在同一个体上同时或者相继发生。某些抗癫痫药物可同时预防两者发作。

脑电图检查仍是目前诊断及鉴别两者的重要依据,尤其 24 小时视频 EEG 能通过动态的记录,更为准确地提供鉴别诊断的依据。偏头痛、发作后头痛等均可见 EEG 异常,但偏头痛患者发作期 EEG 是非特异性的,多数为正常或界限性异常,少数有轻中度异常,主要为过度同步化的慢波暴发,与癫痫发作时常见典型的节律性重复的痫样放电不同,在频率和振幅上也有所不同。

癫痫和头痛均有各自国际公认的诊断标准,多数情况下诊断并不困难。但当头痛作为癫痫唯一或主要表现形式以及两者存在共病关系时,其诊断较为困难,易引发争议。国际头痛协会在 2013 年发布的头痛国际分类第三版(ICHD-Ⅲ)仅有 1 种涉及癫痫的分类,即偏头痛诱发的痫样发作(migraine-triggered seizure,编码 1.4.1),把偏头痛之后的癫痫发作作为偏头痛的并发症。但国际癫痫联盟提供的癫痫的分类中,没有提出明确的与偏头痛相关的癫痫的定义,偏头痛诱发性癫痫发作的定义和诊断标准尚较混乱。

【治疗】

癫痫和偏头痛的治疗分为两部分，一部分为急性期或发作期的治疗，另外一部分为发作间期的预防治疗。

1. 发作期治疗 癫痫和偏头痛都具有自限性病程。癫痫发作时间短，通常一次癫痫发作不需特殊处理，家属给予适当保护以避免意外伤害即可。只有癫痫持续状态或频繁发作需要紧急给予静脉抗癫痫药物及对症等急救处理。偏头痛一般持续时间较长，长达数小时或数天，部分疼痛剧烈的患者，往往需要给予特异性治疗，包括麦角胺类衍生物、曲坦类药物、降钙素基因相关肽受体拮抗剂及非特异性镇痛药物如非甾体抗炎药、镇静药、阿片类等治疗。

2. 发作间期的预防治疗 癫痫一旦诊断明确即应开始抗癫痫药物治疗，一般根据发作类型及患者的具体情况选择抗癫痫药物。而偏头痛的预防性治疗仅在下列情况才考虑：①患者生活质量、工作或者学业受到严重影响；②发作频率每个月在 2 次以上；③急性期治疗无效或者患者无法耐受；④存在频繁、长时间、令患者极度不适的先兆，或为偏头痛性脑梗死、偏瘫性偏头痛、基底型偏头痛亚型；⑤连续 3 个月每月接受急性期治疗 6 次以上；⑥偏头痛发作持续 72 小时以上；⑦患者意愿。经典的预防性治疗包括 β 受体阻滞剂、钙拮抗剂、抗癫痫药、抗抑郁药等。相当多的研究表明丙戊酸和托吡酯这两种抗癫痫药物可有效减轻偏头痛患者的头痛发作频率、强度和持续时间，丙戊酸和托吡酯对偏头痛的预防治疗作用无显著差异，且托吡酯优于 β 受体阻滞剂和三环类抗抑郁药。目前也有研究提示左乙拉西坦对于难治性偏头痛有一定的效果，尤其在其他预防偏头痛发作的药物无效时，相对低剂量的左乙拉西坦可起到长期预防的作用。

第五节　癫痫与脑卒中

【流行病学】

1982 年初有一项研究首次描述了脑卒中发作前存在癫痫发作，此后流行病学调查发现，癫痫患者脑卒中风险较一般人群明显增高，癫痫患者脑卒中的相对危险性增加 2.89 倍（95%CI：2.45～3.41）和 4.20 倍（95%CI：4.06～4.34）。Chang 等利用我国台湾地区健康保险索赔数据进行的一项基于全部人口为基础的队列研究发现，即使没有脑卒中危险因素（包括高血压、高血脂、糖尿病、冠心病、心房纤颤）的癫痫患者，其发生卒中的风险也是健康对照组的 3 倍。加拿大一项基于国家人口健康调查（N = 49 000）和社区健康调查（N = 130 882）的数据表明癫痫共病较普通人群明显增高，其中脑卒中风险最高，分别为非癫痫患者的 3.9 倍和 4.7 倍。

【共病机制】

癫痫共病卒中的机制至今未完全阐明，两者发生可能是同源关系，如脑动静脉畸形、脑动脉瘤、烟雾病及海绵状血管瘤、线粒体脑肌病等既可引起癫痫又可导致脑卒中，两者有共同的病因病理过程。

1. 癫痫患者脑卒中风险的增加与癫痫发作本身有关 未经治疗的癫痫患者脑卒中的风险高于一般人群，而且在没有血管危险因素的癫痫患者中卒中的风险也增高。另据报道，在从未接受过 ASMs 治疗的患者中，动脉粥样硬化的危险性增加。此外，抽搐还可能通过引起急性高血压和气道损害而加重脑卒中。因此，癫痫发作可能在癫痫后脑卒中的发生中起一定作用，但这一假说仍需进一步研究。

2. 抗癫痫药物的不良反应 长期的 ASMs 治疗将导致脑卒中的风险增加。不同的 ASMs 治疗导致的脑卒中增加程度有差异。服用卡马西平、奥卡西平、丙戊酸、苯妥英钠、苯巴比妥、氯硝西泮和氯巴占的患者脑卒中风险增加，而在接受拉莫三嗪（lamotrigine，LTG）治疗的患者脑卒中风险并未增加。目前，除了 LTG 和 OXC 外，其他新一代 ASMs 对脑卒中风险影响的数据很少。卒中风险增加的程度可能与 ASMs 剂量及暴露时间有关，ASMs 暴露时间越长的患者脑卒中风险更大。

许多接受 ASMs 治疗的癫痫患者存在多种脑卒中危险因素。这是因为 ASMs 治疗导致血脂异常、体重增加、肥胖、胰岛素抵抗、高同型半胱氨酸血症等多种代谢不良反应，增加卒中危险。

3. 癫痫患者不健康的生活方式 癫痫患者倾向于采取不健康的生活方式,如吸烟、运动不足和某些不健康的饮食选择,增加了脑卒中的风险。

【临床表现】

目前文献关于癫痫共患卒中的临床表现少有报道。尽管卒中风险随年龄增长而增加,但在癫痫后的脑卒中患者的研究发现,与年龄相同的对照组相比,年轻患者倾向于面临更高的卒中风险。一项回顾性队列研究报道,与对照组相比,20～39 岁组、40～59 岁组及 60 岁以上组癫痫患者脑卒中风险较对照组分别高 8.88(95%CI: 5.71～13.82)、4.89 倍(95%CI: 3.83～6.26)、2.32 倍(95%CI: 1.99～2.71)。癫痫后卒中患者男性多于女性。一项回顾性队列研究发现,男性患者卒中风险较大(HR = 1.20; 95%CI: 1.01～1.51)。另一项回顾性队列研究发现,男性患者卒中风险[调整后的风险为(aHR) = 3.32; 95%CI: 2.85～3.87]高于女性患者(aHR = 2.35; 95%CI: 1.91～2.89)。少量研究表明,缺血性脑卒中的风险略高于出血性脑卒中的风险。目前未见癫痫共病卒中部位的相关报道。

【诊断】

对癫痫患者的定期随访可加强对卒中的诊断和治疗。对于较不常见的共病特别是脑血管病处于无症状阶段时,临床上容易忽视。因此,为了对癫痫患者共患脑卒中做出及时的诊断,需做到以下几点:①医生应提高对癫痫共患脑卒中的认识,并对患者及家属做好健康教育;②医生对患者的主诉需仔细甄别,除了考虑癫痫及其药物的不良反应外,还要想到患者的主诉可能与脑卒中有关,尤其当患者叙述有突发的持续的局灶性神经系统症状体征时需想到脑卒中的可能;③对于存在脑卒中危险因素,以及长期使用可能导致脑卒中危险的 ASMs 等的癫痫患者,建议每 6～12 个月进行头颈部影像学检查及时发现脑卒中病灶,尤其是无症状性脑卒中病灶,以及血管狭窄情况,及时诊断及治疗,改善预后;④对于已经发生了卒中的癫痫患者,更应密切监测,建议每 3～6 个月复查,及时诊断。

【治疗】

癫痫共患脑卒中的治疗,要综合考虑以下几点:①原有抗癫痫药物对脑卒中恢复、复发的影响;②脑卒中及其危险因素可能对癫痫控制带来的不利影响;③脑卒中及其危险因素的治疗药物与 ASMs 之间的相互作用。

具体来讲,如何选择 ASMs 呢?传统的 ASMs 如 BZD、CBZ、PHT、PB 和 VPA 在脑卒中患者中的推荐度一般较低。首先,脑卒中患者使用这些传统 ASMs 功能恢复出现延迟。此外,它们还可以与水杨酸盐和口服抗凝血剂发生显著的相互作用。尽管存在这些缺点,但静脉滴注的 PHT 和 VPA 仍然是这些患者在急性情况下的一个很好的选择。一些新型的 ASMs,如 GBP、LEV、LTG、OXC 和 TPM,似乎与抗血小板或抗凝血药物没有相互作用,也不影响卒中后的功能预后。GBP 和 LEV 已在脑卒中患者中被证明是安全和有效的。有证据表明,LTG 和 GBP 治疗老年癫痫患者的疗效优于 CBZ。

推荐使用非酶诱导的 ASMs(如 LTG、TPM、LEV)治疗血脂异常的癫痫患者。建议肥胖癫痫患者使用 TPM、ZNS、FBM、LTG 或 LEV。TPM 应该是糖尿病患者或胰岛素抵抗患者首选的 ASMs,而 VPA 和 PHT 由于会影响血糖控制所以需避免在这些患者中使用。LTG 应用于高同型半胱氨酸患者,而 CBZ、OXC、VPA、PHT、PB、LEV、PRM 等则应避免应用在此类患者中。对于高尿酸血症患者应选择 CBZ 和 PHT,在这些患者中应避免 VPA。甲状腺功能减退患者应避免使用 CBZ、PHT、PB、VPA、OXC 治疗。

【预防】

癫痫共患脑卒中的发病率较普通人群高,因此对癫痫患者脑卒中的一级和二级预防更加重要。

1. 监测危险因素 如前所述,服用 ASMs 的癫痫患者脑卒中危险因素增加,因此在癫痫患者中监测脑卒中的危险因素是十分必要的。建议使用无创的超声定期监测癫痫患者的颈动脉内膜中层厚度。当需要评估癫痫患者高同型半胱氨酸血症的遗传因素的时候,甲基四氢叶酸还原酶基因 C677T 和 A1298C 两个位点的多态性都需检测。对于肥胖(体重指数 >25)患者、喜欢高脂、高盐饮食和具有其他危险因素的患者,建议每 3～6 个月查一次血糖、血脂、血压及其他危险因素指标。对于无上述危险因素的患者,可以每 6～12 个月复查上述指标。

2. 他汀与癫痫　他汀在癫痫中的作用值得注意。他汀可降低血脂,稳定动脉粥样硬化易损斑块,甚至逆转斑块进展,他汀也可以扩张血管、抗血栓、抗炎、抗氧化和神经保护,改善脑卒中预后,同时发现他汀可能具有潜在的癫痫预防作用。因此,对于有血脂异常的癫痫患者,他汀或许是一个不错的选择。

3. 维生素与癫痫　服用 ASMs 的癫痫患者存在叶酸和维生素 B_{12} 浓度的降低,此外,在儿童难治性癫痫中发现叶酸和维生素 B_6 和维生素 E 缺乏,从而导致发生高同型半胱氨酸血症及动脉硬化的风险增加。目前认为各种年龄段的癫痫患者常规补充多种维生素(包括叶酸、维生素 B_{12}、维生素 B_6、维生素 C、维生素 E 以及 β- 胡萝卜素)十分重要。然而也有研究者发现在动脉粥样硬化中补充抗氧化剂(维生素 C、维生素 E 以及 β- 胡萝卜素)没有作用,有时候甚至有害,因此,推荐癫痫患者补充低剂量的叶酸和 B 族维生素(B_2、B_{12}、B_6)以治疗或者预防服用 ASMs 导致的缺乏。

4. 改变不健康的生活方式　如前所述,癫痫患者中吸烟、缺乏活动和不健康饮食习惯比例更高,从而导致脑卒中的风险增加。因此应建议癫痫患者改变不健康的生活方式。首先,强烈推荐戒烟。戒烟可以降低脑卒中的风险和死亡率,同时,因尼古丁摄入可能导致癫痫发作,因此戒烟还可以减少癫痫发作。其次,Howard 等已经证明癫痫患者可以参加大多数形式的体育活动而不会诱发癫痫发作;同时,定期锻炼可以预防高血压和代谢综合征、降低脑卒中和卒中复发的风险,改善癫痫发作的控制。第三,建立健康的饮食习惯。健康的饮食有利于降低卒中风险及脑卒中死亡率。此外,以血糖指数 <50 的低碳水化合物摄入及低脂肪摄入为特征的低血糖指数治疗(low glycemic index treatment,LGIT)已被证明对药物难治性癫痫患者的癫痫发作控制有效,并可以降低糖尿病患者餐后血糖和胰岛素水平。因此,建议对患有胰岛素抵抗或糖尿病的癫痫患者进行 LGIT 治疗。

(孙红斌)

第六节　癫痫与哮喘

哮喘的主要症状表现为发作性气道堵塞和可逆性气道高反应性,其发作性的表现类似于癫痫发作,有研究者认为哮喘是一种具有可诱导的或遗传易感的气道高兴奋性的"支气管癫痫"。本文总结了癫痫和哮喘的临床和可能的机制关联如下。

一、癫痫及抗癫痫治疗与哮喘

癫痫可能增加过敏性疾病的风险。有学者曾对 100 例癫痫患者行观察性研究,发现 11% 的患者存在可论证的过敏性疾病,这个比例高于正常人群但显著低于花粉症和哮喘人群。有研究显示,癫痫儿童及其直系亲属过敏性疾病的发生率更高。癫痫是否影响哮喘的发生尚需要更多的研究。我国曾有多篇文章报道以支气管哮喘为表现的"间脑性癫痫",此类患者脑电图表现为癫痫样放电,对解痉药、激素反应欠佳,抗癫痫药疗效良好。因此认为某些难治性哮喘其实是癫痫发作的表现。

有观点认为神经源性炎症可能在哮喘的机制中扮演重要的作用。偏头痛和三叉神经痛也属于发作性炎症性疾病,抗癫痫药可以完全阻止大多数的偏头痛和三叉神经痛的发作,因此有研究者推测某些抗癫痫药可能在哮喘的治疗中发挥着类似的作用。自 1968 年 Sayar 等使用抗癫痫药在支气管哮喘患者身上获得了良好的临床疗效和脑电图改善后,已有多种抗癫痫药的抗哮喘的作用逐渐被发现。值得关注的是,抗癫痫药是仅对伴有脑电图异常的"哮喘性癫痫"患者有效还是对多数哮喘类型有效及其具体作用机制尚待明确。

1. 卡马西平　曾有研究使用卡马西平治疗 33 例中重度哮喘患者,发现其中 25 例获得了稳定缓解,而对照组无显著改善。另一研究使用卡马西平治疗 14 例中重度哮喘患者,其中 10 例获得了稳定缓解,且随访结果证实卡马西平的抗哮喘作用强而稳定。有学者推测这可能是高剂量的卡马西平能抑制 P 物质、辣椒素、乙醛等介导的气道外渗和支气管收缩。

2. 利多卡因　雾化利多卡因治疗能减少轻到中度哮喘患者的发作症状、夜间觉醒及支气管舒张剂的使用，表明利多卡因对轻中度哮喘患者有效且安全。雾化利多卡因在难治性激素依赖性哮喘也表现出良好的效果。梅奥诊所一项开放性实验结果显示，6例儿童重症哮喘患者使用利多卡因雾化治疗平均11.2个月，其中5例在平均3.4个月完全停用了口服皮质激素。在一项使用利多卡因对20例皮质激素依赖型哮喘进行治疗的前瞻性研究中，13例患者最终完全停用口服糖皮质激素，4例患者在保持哮喘症状控制的情况下减少了每天糖皮质激素用量，3例患者无明显反应。利多卡因可能是严重皮质激素依赖型哮喘患者的安全替代治疗方案。

3. 苯妥英钠 一项对190例难治性哮喘患者的研究发现，苯妥英钠单用或者辅助治疗可显著减少哮喘发作频率和严重程度、咳嗽、夜间觉醒次数、旷工频率，增加了主观健康感，同时也减少了甾体类激素依赖患者的激素用量，效果在12个月后持续存在，且60%的患者停药后未再复发。

4. 丙戊酸 丙戊酸具有高效而持续的抗哮喘作用，此外，丙戊酸还能改善过敏性气道疾病的上皮厚度、上皮下胶原沉积和气道的高反应性。有报道称丙戊酸可引起嗜酸性粒细胞胸膜渗漏。

5. 苯二氮䓬类 苯二氮䓬类有直接的舒张支气管的效果，提前吸入地西泮可以减少吸入醋甲胆碱后第一秒最大呼气量和支气管收缩。也有少数病例报道，极高敏感性患者使用地西泮后出现哮喘表现。

二、哮喘及抗哮喘药物与癫痫

关于哮喘和癫痫发生之间的关系，不同的研究者得出了矛盾的结论。多个研究表明哮喘可能与癫痫的发生相关。Lewandoska等研究了54例支气管哮喘儿童的脑电图，发现23例患者脑电图存在异常。哮喘严重程度可能与脑电图异常存在某种统计关联。Cinca等发现在分离哮喘患者过敏原后，其哮喘症状和脑电图异常得到改善，吸入抗原时再次产生了哮喘样表现和癫痫样放电，由此认为过敏性因素对癫痫发生起着决定性作用，但需要进一步的研究。美国一项研究显示，有大于1种过敏性疾病的儿童一生中癫痫的发生率是无过敏性儿童的1.79倍，1年的哮喘发生率与增加的癫痫发生率相关。中国台湾地区的一项大规模纵向研究也发现哮喘发展为癫痫的风险是对照组的1.34倍。这些结果说明至少某个哮喘亚组的病理生理与癫痫发生有关。

然而也有研究者认为癫痫的发生与哮喘并无显著关联，可能与抗哮喘药物或者免疫因素等有关。Schwartz等报道4例有较长的支气管哮喘病史但没有癫痫病史的患者，在氨茶碱治疗哮喘后出现了局灶性癫痫发作，他们认为癫痫发作可能与某种抗哮喘药物特质性反应或者药物过量导致，而与过敏无关。Chuprikov等认为除外脑的自身免疫，过敏与癫痫的病理发生无关。另一回顾性分析显示，哮喘患者特发性癫痫的发生率和特发性癫痫患者的哮喘发生率与普通人群中这两种疾病的发病率类似。

由于各研究之间异质性较大，很多研究通过比较患者和健康对照组的发病率来证实癫痫和哮喘的关系，然而没有充足的临床和实验室研究来证实癫痫患者过敏情况，且有些研究将癫痫相关的偏头痛和过度运动综合征纳入了癫痫的研究范畴。因此，需要更多的严格控制混杂因素的研究来确定哮喘与癫痫的关系。

此外，多种抗哮喘药物能诱发癫痫发作。氨茶碱能导致具有高死亡率的难治性癫痫，减弱苯巴比妥、苯妥英钠、卡马西平、丙戊酸钠的抗痫效果。多种一代组胺H_1拮抗剂如氯苯那敏、赛庚啶、酮替芬、苯海拉明能导致大鼠脑电图癫痫发作和强直性发作，而二代组胺H_1受体拮抗剂依巴斯汀、非索非那定等即使大剂量应用也无惊厥诱导作用。长期使用H_1受体拮抗剂如酮替芬、安他唑啉、阿司咪唑可削弱苯巴比妥、苯妥英钠、丙戊酸等的抗惊厥效果。色氨酸钠是肥大细胞的膜稳定剂，可延长癫痫持续状态出现的潜伏期，减少海马肥大细胞数量及神经元损伤。抗哮喘药物CR2039联合卡马西平、苯妥英钠、丙戊酸使用时，能增强这些抗癫痫药物的抗惊厥效果，但不影响其不良反应和血药浓度，对苯巴比妥的效果也无影响。

三、哮喘和癫痫共同的膜兴奋性机制

在气道/神经元高兴奋性的病理生理机制方面，癫痫和哮喘均涉及离子通道紊乱、兴奋/抑制性神经递质失衡、二价阳离子紊乱、性激素水平改变等。

1. 离子通道紊乱 电压门控钾离子通道的激活有助于减少神经元兴奋性,抑制自发电活动,是抗癫痫治疗的潜在靶标。豚鼠和人气道平滑肌细胞 Kv7 通道能促进支气管舒张。同时使用 Kv7 通道激活剂瑞替加滨和福莫特罗能持续减少醋甲胆碱诱导的支气管收缩,显著改善福莫特罗的脱敏现象。

大量钠离子内流使神经元兴奋性增加,促进肺部乙酰胆碱释放,引起平滑肌收缩。钠通道阻滞剂如卡马西平、利多卡因、苯妥英钠、丙戊酸钠等经典的抗癫痫用药,也表现出良好而持续的抗哮喘效果。

2. 兴奋性和抑制性神经递质失衡 GABA 是哺乳动物中枢神经系统主要的抑制性神经递质,GABA 受体激动剂苯二氮䓬类是临床常用的抗惊厥药。GABA 能信号通路也存在于肺组织,气道上皮是内源性 GABA 的主要来源。GABA 能信号通路作用于气道上皮、平滑肌、T 细胞和巨噬细胞的 GABAA 受体,减少上皮黏液的产生、杯状细胞增生、细胞因子的产生,促进气道平滑肌(airway smooth muscle, ASM)的放松。然而也有研究发现,GABA 能通路能促进豚鼠肺部乙酰胆碱的释放,增加了支气管的高反应性、杯状细胞增生、黏液分泌。GABA 能系统在气道上皮细胞表现出兴奋性而不是抑制性作用的机制尚未阐明,可能与哮喘患者 GABA 受体功能失调有关。

谷氨酸是中枢神经系统的兴奋性氨基酸,能诱发神经元高兴奋性和惊厥的发生,NMDAR 拮抗剂具有抗惊厥效果。NMDAR 在肺部、气道和肺泡巨噬细胞也有表达。谷氨酸和 AMPA/海人酸受体介导气道血流和黏膜下腺体分泌的反射性增加。单盲安慰剂对照研究发现,单钠谷氨酸能以剂量依赖的方式诱发哮喘。

乙酰胆碱的 α4β2 烟碱受体突变与常染色体显性遗传的夜间额叶癫痫有关。迷走神经电刺激是难治性癫痫的治疗手段之一。肺部的乙酰胆碱可由副交感神经和大量的非神经元细胞如气道上皮细胞分泌,乙酰胆碱能通过 M3 受体介导气道平滑肌收缩和黏液分泌,促进炎症和气道重塑,参与哮喘的发生。但也有研究发现,急性过敏性气道炎症的肺部非神经元性的胆碱能系统的合成和释放下调。

镁离子能以电压依赖的方式拮抗 NMDAR 的兴奋性,镁离子缺乏能使动物癫痫模型的癫痫发作阈值下降,补充镁离子似乎能改善癫痫的发作。过量的钙离子促进钙依赖的胶质转运,导致了兴奋性环路的形成和癫痫发作。哮喘患者的血细胞和尿液检测到镁离子缺乏和钙离子过量,提示它们可能参与了气道高反应性的细胞通路。

大约 40% 的女性患者月经前期的哮喘和癫痫发作增加。女性的黄体酮能产生抗惊厥作用,而雌激素主要促惊厥,每月雌孕激素水平的波动是月经性癫痫发生的基础。雌激素在哮喘的病理生理中扮演着重要的作用,长期和高剂量使用,绝经后雌激素治疗增加发生哮喘的风险。

综上所述,哮喘和癫痫均以发作性的临床表现为特征,两者的病理生理机制也有诸多相似之处,部分抗癫痫药在哮喘的治疗中也表现出良好的效果。尽管有多个研究显示癫痫和哮喘可能存在病理相关,然而目前的流行病学数据似乎并未发现两者的发病率存在强烈的关联,可能与研究的偏倚有关。随着人们对癫痫与哮喘的认识加深,这两种疾病的治疗和预防将会取得更大的进步。

第七节 癫痫与消化障碍

癫痫除了典型的运动性发作表现外,在许多情况下还会出现消化系统的异常症状,但是引起消化系统异常的原因多样而复杂,因此往往需要仔细鉴别。当癫痫患者出现消化系统不适时,其诱因除了腹型癫痫与先兆外,还包括多种常见抗癫痫药物的不良反应。在婴幼儿良性惊厥患者中,轻度胃肠炎作为其常见合并症也是癫痫伴消化道症状的原因之一。此外,代谢性疾病、中毒性疾病、感染性疾病、风湿性疾病和抗肿瘤药物等许多因素可同时引起痫样发作与消化系统异常的临床表现。

一、上腹部先兆与腹型癫痫

癫痫患者在发作前可出现特定部位的不适或感觉异常,随后紧接着出现一次大发作,这一症状被称为先兆。上腹部先兆是癫痫中最常见的先兆类型，尤其是在颞叶癫痫患者中。上腹部先兆常常出现在运动性发作之前，患者常述腹痛、胀气、恶心或饥饿感。此外，有部分患者仅表现为腹部症状而无典型的痫样发作表现，这种被称为腹型癫痫。以往报道腹型癫痫更易在未成年人群中出现，其临床表现易与肠易激综合征相混淆，症状多表现为发作性腹痛、腹泻、恶心、呕吐以及腹胀，患者可仅出现上述一种或同时出现两种及以上的症状，但腹型癫痫的患者有时会伴有短暂的意识丧失。腹型癫痫需要通过实验室、影像学及内镜检查排除消化道疾病后才能诊断。抗癫痫药物治疗有效，结合异常的 EEG 表现（即单侧或双侧颞叶发放尖波或棘波）可做出腹型癫痫的诊断。在癫痫的众多发作类型中，腹型癫痫较为罕见，在一项纳入 853 例癫痫患者的研究中，仅 3 例患者的发作形式局限于腹部，奥卡西平对这类疾病有效。腹型癫痫患者在没有其他神经系统表现时，往往易被误诊为消化道疾病，因此在缺乏明确的消化道损害证据时，应考虑此病。

二、抗癫痫药物的消化系统不良反应

目前报道多种抗癫痫药物可引起消化系统不良反应。托吡酯主要用于癫痫的辅助治疗和局灶性发作的治疗，患者服用该药物后较易出现消化系统异常。在一项纳入 107 例患者的回顾性研究中，5 年随访显示 35% 的患者出现消化系统不良反应，其中厌食症占 16.0%，体重减轻占 10.4%，消化道症状占 8.8%。除托吡酯外，一些新型抗癫痫药物也易引起轻度的消化系统症状，如治疗婴儿严重肌阵挛性癫痫的孤儿药司替戊醇以及醋酸艾司利卡西平、拉考酰胺等。

三、轻度胃肠炎伴婴幼儿良性惊厥

轻度胃肠炎伴婴幼儿良性惊厥（benign infantile convulsions with mild gastroenteritis，BICE）也称为轻度胃肠炎合并惊厥（convulsions with mild gastroenteritis），1982 年，日本学者诸冈于首次提出这一概念。BICE 的病因并不完全清楚，目前多认为与病毒感染有关，如轮状病毒、诺如病毒等。我国一项纳入 34 例患者的研究发现，这类患者发病年龄范围大致在 6～29 个月，女性 / 男性比例约为 1.62，胃肠炎和痫样发作之间的平均间隔时间为 2.47 天。仅部分 BICE 患者（4/25）有发作间期脑电图异常。在发作急性期，苯巴比妥可有效地控制癫痫发作。这类患者预后良好，不必长期使用抗癫痫药物。

四、消化系统症状并发癫痫发作的病因

1. 感染性疾病　机体通过不同途径感染细菌、病毒、寄生虫后，随着病原体在患者体内的播散和游走，可同时累及消化系统和神经系统。登革病毒是一种由伊蚊传播的虫媒病毒，多在夏季流行，感染登革病毒可引起登革热，多表现为高热、肌痛、皮疹、出血以及白细胞和淋巴细胞数减少。除上述症状外，登革热也常累及中枢神经系统以及消化系统。一项研究发现，在 42 例脑脊液检查登革病毒阳性的患者中，2 例（4.9%）患者出现癫痫发作，20 例患者出现消化系统症状，其中恶心 11 例（26.8%）、腹痛 7 例（17.1%）、腹泻 2 例（4.9%）。志贺菌是引起人细菌性痢疾最常见的病原菌。在一项纳入 863 例粪便拭子检查志贺菌阳性患者的研究中，对其中年龄小于 15 岁、无意识丧失的 654 例患者进行统计，发现其中 41 例（6.2%）患者出现了痫样发作；而对年龄小于 15 岁、伴有意识障碍的另外 73 例患者分析发现，67 例（91.8%）出现了痫样发作。

2. 中毒性疾病　铅是一种常见的生活工业污染物，铅中毒后可损伤全身多个系统，由于其具有穿透血脑屏障的能力且可经胃肠道途径分泌，可同时引起痫样发作和胃肠道症状。曾有病例报道示 1 例病因不明的 12 岁男童突然发生镰状细胞危象、严重腹痛及痫样发作，最终通过骨膜铅线确诊为铅中毒。铅中毒通过早期及时治疗一般预后良好，对出现原因不明的腹痛伴中枢神经症状的患者应考虑该疾病的诊断。除重金属外，植物中毒也可同时出现腹部症状和痫样发作。相思豆是一种外表美观、易在野外被采食的物种。相思子毒蛋白具有较强毒性，极低的摄取浓度即可出现红细胞凝集和溶血反应，可致核糖体失活、抑制蛋白质合成。相思豆中毒除可致腹痛、腹泻外，在中枢神经系统中通常表现

为脑水肿，但也有文献报道可致痫样发作和中枢神经系统脱髓鞘病变，经激素治疗可缓解。毒芹是一种剧毒植物，具有印防己毒素样作用，误食后几分钟内即可引起中毒表现，出现非特异性的恶心、呕吐、腹泻、心动过速、瞳孔放大、横纹肌溶解、肾衰竭、昏迷、呼吸障碍和心脏节律失常等症状；此外由于其毒素具有 GABA 受体拮抗剂的作用，中毒后易出现痫样发作，且此种兴奋性损伤常可引起致命后果。

3. 代谢性疾病 卟啉病是由于血红素合成过程中 δ 氨基 γ 酮戊酸（aminolevulinic acid，ALA）和卟胆原产生过多并在体内蓄积所引起的代谢性疾病，临床特征为发作性腹部绞痛、顽固性便秘、精神症状，在腹部症状发作时常伴有交感神经系统异常兴奋（全身动脉高血压、心动过速及多汗）。发作时尿中会排泄大量 ALA 及卟胆原，是该病诊断的关键依据。在美国的一项纳入 108 例卟啉病患者的研究中，74% 的患者出现腹痛，7% 的患者出现痫样发作，静脉注射血红素可对该病进行有效治疗和预防。肝病患者由于肝脏功能失代偿，从而引起血氨浓度升高，兴奋性氨基酸代谢异常，可进一步进展为肝性脑病。这类患者可出现腹痛、腹水等症状，或仅表现为痫样发作或脑电异常。在一项纳入 11 例经头皮脑电监测的肝性脑病患者的回顾性研究中，7 例患者出现癫痫持续状态，且全部为非惊厥性，提示对这类患者应加强脑电监测。

4. 风湿免疫性病 风湿免疫性疾病中小血管受损多见，可累及全身各个系统，其中肠系膜动脉以及脑小血管可同时受累，从而引起消化道症状伴痫样发作表现。过敏性紫癜是由药物、病毒感染等原因引起的 IgA、IgG 循环免疫复合物形成并沉积于全身各处小血管而引起血管炎症状，主要表现为紫癜、腹痛、关节痛和肾损害，但也有病例报道该病症可累及中枢神经系统，并出现痫样发作表现。该病为自限性疾病，通常预后良好，但也有文献报道个别病例在皮质类固醇和静脉注射免疫球蛋白治疗过程中并发肠缺血和穿孔而接受手术治疗。

5. 抗肿瘤药物 抗肿瘤药物具有细胞毒性，易引起全身各个系统的严重不良反应，因此在使用部分抗肿瘤药物的患者中可同时出现痫样发作与消化道症状，需加以鉴别。白消安属于双甲基磺酸酯类双功能烷化剂，是一种细胞周期非特异性肿瘤化疗药物，临床上主要用于治疗慢性髓性白血病。白消安除了在接受同种异体的造血祖细胞移植前使用，还可用于骨髓纤维化、真性红细胞增多症。据报道该药物本身以及其配方溶剂二甲乙酰胺（DMA）均有神经毒性以及消化系统毒性。一项纳入 954 例使用白消安且同时接受了抗癫痫药物预防性治疗的患儿的研究发现，共 13 例患者（1.3%）有癫痫发作，其中 3 例有癫痫病史、3 例有可能的脑部致痫灶、1 例热性惊厥、1 例严重渗透压降低，推测另外 5 例无明显诱因的癫痫发作可能与白消安有关。我国一项共纳入 27 例使用白消安患者的临床研究显示，3 例患者出现口腔炎，11 例出现轻度胃肠道反应，7 例出现肝功能异常，没有患者出现痫样发作。苯丁酸氮芥与白消安同属烷化剂，也可引起痫样发作与消化系统损伤。在一项非小细胞肺癌患者的Ⅱ期临床试验中，使用苯丁酸氮芥治疗可引起恶心、呕吐与痫样发作。另一项研究报道了 30 例苯丁酸氮芥诱发痫样发作的病例，其中经苯丁酸氮芥治疗的肾病综合征患儿癫痫发作出现率较高（12/30 例），可能是由于儿童敏感性较高或药代动力学改变所致。

综上所述，癫痫患者出现消化系统异常时需排除抗癫痫药物的不良反应；当其性质为发作性时，鉴别诊断应考虑到腹型癫痫；当一些患者同时出现痫样发作与消化系统症状时，病因学检查显得尤为重要。

第八节 癫痫与睡眠障碍

睡眠及睡眠相关障碍可以影响癫痫放电的发生和分布，癫痫及抗癫痫药物也可以对睡眠结构和效率产生影响。随着睡眠研究手段的进步和临床医生识别和管理阻塞性睡眠呼吸暂停综合征（obstructive sleep apnea syndrome，OSAS）水平的提高，睡眠和癫痫的相互关系研究有了新的进展。

一、睡眠对癫痫的影响

1. 睡眠周期对癫痫的影响 文献回顾结果显示，在清醒期、N1 期、N2 期和 N3 期发现的全面性癫痫放电（epileptiform discharges，ED）较 REM 期睡眠期显著增高；局灶性发作间期放电（interictal discharges，IED）在清醒期、N1 期、N2 期、N3 期的出现频率亦较 REM 期睡眠有所增高。这些数据表明，去同步化的 REM 期睡眠对局灶性癫痫、全面性癫痫、局灶性发作间期痫样放电均具有保护作用，而高度同步化 NREM 期睡眠尤其是 N3 期具有天然诱发惊厥的效果。睡眠的微观结构对 ED 的影响也存在差异，与脑电活动的同步化程度不同有关。静态 REM 期睡眠的 IED 和高频震荡较动态 REM 期睡眠明显增多。失神癫痫、原发性全面性癫痫、青少年肌阵挛癫痫、Lennox-Gastaut 综合征、额颞叶癫痫的循环交替模式（cyclic alternating pattern，CAP）序列的 ED 显著高于非 CAP 序列，A 时相的 ED 显著高于 B 时相。ED 随着夜间睡眠周期的进行而逐渐减少，这种效果在前两个睡眠周期表现得最为明显，且第二个周期的 ED 少于第一个周期。

2. 与睡眠觉醒周期相关的癫痫发作和癫痫类型　不同类型的癫痫发作在睡眠觉醒周期的分布不同。强直性和强直阵挛性发作频发于睡眠期，而其他所有的全面性症状频发于清醒期，阵挛发作的高峰期在 6:00～9:00 和 12:00～15:00，癫痫样痉挛的高峰期在 6:00～9:00 和 15:00～18:00，失神发作高峰期在 9:00～12:00 和 18:00～24:00，失张力发作主要发生在 12:00～18:00，肌阵挛发作主要发生在 6:00～12:00。

许多癫痫和癫痫综合征与睡眠觉醒周期有显著关联。部分性癫痫通常在 NREM 睡眠期尤其是 S2 期睡眠出现，全面性发作频发于清醒期。额叶癫痫常发生于夜间和睡眠（24:00～03:00），颞叶癫痫多见于清醒期（06:00～09:00 和 12:00～15:00），枕叶癫痫发生在日间清醒期（09:00～12:00 和 15:00～18:00），顶叶癫痫常见于白天，失神发作、青少年肌阵挛发作在醒后前 2 小时最为显著。Landau-Kleffner 综合征和慢波睡眠期持续棘慢波均表现为 NREM 睡眠的棘慢波活动。55%～59% 的 BECT 癫痫仅在睡眠期发作，睡眠可以激活癫痫发作和 IED，但不影响睡眠结构。常染色体显性遗传的夜间额叶癫痫表现为夜间丛集性运动性发作，夜间的任意阶段均可发生，以 NREM S2 期最为典型，39% 的患者有 NREM 异态睡眠。WEST 综合征在日间和夜间均可出现痉挛发作，但很少在睡眠时发生，通常在早上刚醒时立即出现，症状早期的高度节律异常主要发生在 NREM 期，而在 REM 期显著减少或消失。睡眠明显加重 Lennox-Gastaut 综合征的强直性发作，NREM 睡眠可显著增加棘慢波放电。

二、癫痫对睡眠的影响

（一）癫痫发作对睡眠的影响

22% 的非难治性癫痫和 45% 的难治性癫痫存在睡眠问题。癫痫患者主观睡眠紊乱的发生率是健康对照组的 2 倍。常见的癫痫相关的睡眠紊乱包括失眠、日间过度嗜睡、睡眠呼吸暂停和快速眼动期行为障碍（RBD）。睡眠结构改变主要表现在 NREM S3、S4 期和 REM 睡眠减少和 NREM S2 期增加，也有研究显示，癫痫控制欠佳患者的 REM 睡眠比例有所上升。睡眠微结构改变包括 N3 期睡眠的 A1 指数下降，A1 百分比增加，A2 和 A3 指数和百分比下降。日间和夜间癫痫发作均能显著减少 REM 睡眠，以夜间癫痫发作更明显，夜间癫痫发作还能显著减少 N2、N4 期睡眠，增加 N1 睡眠和日间嗜睡。颞叶癫痫海马棘波活动与睡眠纺锤波比例呈显著的负相关。

睡眠紊乱使癫痫患者的生活质量下降，儿童癫痫患者的睡眠问题可能导致日间行为和认知功能下降，高密度的棘波使慢波睡眠斜率下降，深睡眠减少，这可能是患者出现认知功能障碍的原因。NREM 睡眠中的高棘慢波指数与陈述性记忆巩固能力较差显著相关。

（二）抗癫痫治疗对睡眠的影响

1. 药物治疗　除了癫痫活动本身影响睡眠外，抗癫痫药物也能导致睡眠紊乱。苯巴比妥减少入睡时间和睡眠觉醒，增加浅睡眠，减少 REM 睡眠。苯妥英钠对癫痫患者睡眠的影响结论不一致：Wolf 等的研究显示，苯妥英钠能减少睡眠潜伏期和浅睡眠、增加深度睡眠、对 REM 睡眠无明显影响；而 Legros 等发现苯妥英钠增加 S1 睡眠，减少慢波睡眠和 REM 睡眠。卡马西平可以改善颞叶癫痫患者的睡眠稳定性、减少睡眠觉醒次数和 S1 睡眠，也有研究显示，卡马西平显著增加慢波睡眠的比例，对其他睡眠参数无明显影响；卡马西平治疗初期可以减少 REM 睡眠，增加 REM 睡眠的片段化，持续治疗后这些影响完全逆转。氯硝西泮缩短癫痫患者的睡眠和 REM 睡眠潜伏期。长期使用丙戊酸钠引起睡眠觉醒次数增加、NREM S1 睡眠显著延长、REM 睡眠减少、慢波睡眠无影响；3 个月内短期应用对睡眠参数无明显影像。左乙拉西坦增加 S2 睡眠和 REM 睡眠潜伏期、缩短 S4 期睡眠时间；而另一研究显示，左乙拉西坦显著改善了睡眠效率，对睡眠参数无明显影响。拉莫三嗪增加了 REM 睡眠，减少了 REM 睡眠的数量和慢波睡眠的比例，对日间嗜睡和认知功能无明显影响。有回顾性分析显示，6.4% 的拉莫三嗪治疗患者出现不能忍受的失眠，需要换药或者减量治疗，且失眠的出现与剂量有关。乙琥胺减少 REM 睡眠数量及其在总睡眠中的百分比，不影响其他睡眠参数。托吡酯 200mg 单药治疗对部分性癫痫的夜间睡眠结构和日间觉醒水平无明显改变。加巴喷丁增加 REM 睡眠的比例和持续时间、改善慢波睡眠、减少唤醒和 S1 睡眠。普瑞巴林显著增加慢波睡眠、减少 NREM S1 睡眠、改善睡眠效率、减少睡眠觉醒次数。此外，普瑞巴林能改善不宁腿综合征。19% 难治性癫痫使用替加宾治疗后出现嗜睡。唑尼沙胺对局灶性癫痫的睡眠主客观参数无明显影响。辅助性吡仑帕奈持续治疗可以减少日间嗜睡。

2. 非药物治疗　非药物治疗癫痫方案也能对癫痫患者的睡眠产生影响。迷走神经电刺激（vagus nerve stimulation，VNS）可引起中枢性或阻塞性睡眠呼吸暂停的发生，此外，VNS 显著减少 REM 睡眠，增加睡眠觉醒次数和 S1 睡眠，改善日间觉醒水平。生酮饮食可以保护慢波睡眠，增加 REM 睡眠，减少 S2 睡眠、总睡眠时间和夜间睡眠时间。癫痫手术后结局良好的患者嗜睡和唤醒指数减少，总睡眠时间增加，部分患者呼吸暂停 - 缺氧指数改善，而手术后结局不好的患者主客观睡眠参数无显著改变。

三、睡眠障碍与癫痫

（一）OSAS 与癫痫

有文献对 480 例成年 OSAS 患者进行回顾性分析，发现高达 4% 的患者经历了 2 次以上的癫痫发作，其中 78.9% 的患者癫痫发作仅发生于夜间。对无癫痫病史的儿童 OSAS 患者进行多导睡眠监测（polysomnography，PSG）筛查显示 16% 合并有癫痫，且夜间癫痫发作与呼吸事件相关。相关证据表明 OSAS 可能通过睡眠片段化、睡眠剥夺、缺氧机制降低癫痫发作的阈值。

癫痫患者 OSAS 的发生率达 33.4%，是健康人群的 2.36 倍。OSAS 可以使癫痫患者的发作程度恶化，有 OSAS 的癫痫患者较无 OSAS 的癫痫患者癫痫发作频率显著升高。已有研究证实癫痫患者与普通人群发生 OSAS 的危险因素类似，包括高龄、男性、肥胖、晚发型癫痫等。此外，难治性癫痫、多种 ASMs 的使用、迷走神经刺激等似乎也是 OSAS 的危险因素。

持续气道正压治疗（continuous positive airway pressure therapy，CPAP）能显著减少癫痫发作的频率、日间疲倦、认知下降以及除 REM 睡眠外各期的棘波率、改善氧饱和度和觉醒次数。前瞻性研究发现，CPAP 使伴有 OSAS 的成人和儿童癫痫发作减少 45% 以上。荟萃分析显示，癫痫患者中使用 CPAP 的癫痫控制率是未使用者的 5.26 倍。CPAP 依从性良好的患者 57% 获得了癫痫控制，而依从性较差者该比例仅为 23%。也有报道 CPAP 能诱发夜间癫痫发作，因此需要更多的多中心前瞻性随机对照试验来证实 CPAP 对于癫痫的治疗效果。

（二）睡眠障碍与癫痫猝死（sudden unexpected death in epilepsy，SUDEP）

癫痫患者猝死风险是普通人群的 20 倍，未控制的癫痫发作是 SUDEP 的重要危险因素。对 67 个研究共 880 例 SUDEP 患者进行的荟萃分析显示，69.3% 的 SUDEP 发生于睡眠期间，夜间癫痫发作者死于特殊体位的风险是日间癫痫发作者的 6.3 倍。夜间癫痫发作时的中枢性低通气造成严重低氧血症和发作后脑电广泛抑制可能是导致 SUDEP 的重要因素。

（三）其他睡眠障碍与癫痫

非呼吸暂停的睡眠障碍是成人发生癫痫的危险因素。一项大型队列研究发现，伴有非呼吸暂停睡眠障碍的患者其癫痫的发生率是对照组的 1.52 倍，大于 65 岁的患者风险最高。非呼吸暂停的睡眠障碍合并有卒中、肿瘤的患者癫痫风险分别是对照组的 8.61 和 7.66 倍。成人癫痫患者失眠发生率为 28.9%～51%，儿童癫痫患者失眠发生率 11%，夜间癫痫发作和癫痫样活动在失眠患者中出现得更为频繁。33% 的夜间额叶癫痫患者的个人史和家族史有 NREM 唤醒异态睡眠，12% 存在 REM 期行为异常。癫痫患者中未诊断或误诊的 REM 期行为异常高达 12.5%，以男性和隐源性癫痫患者更为频繁。癫痫患者中 3.7% 有中枢性呼吸暂停，7.9% 有混合型呼吸暂停，而中枢性呼吸暂停可能与癫痫猝死相关。

综上所述，睡眠周期和睡眠障碍影响癫痫的发生及治疗，而 ED 和抗癫痫治疗能扰乱患者的睡眠和生活质量。因此，对睡眠障碍尤其是高危 OSAS 风险患者，应同时行睡眠监测和 EEG 检查，对癫痫患者应重视询问治疗前后的睡眠状况。正确把握两者的相互关系，对于提高癫痫和睡眠的临床诊疗水平具有重要的意义。

（丁　晶）

参 考 文 献

1. Berg AT, Zelko FA, Levy SR, et al. Age at onset of epilepsy, pharmacoresistance, and cognitive outcomes: a prospective cohort study. Neurology, 2012, 79: 1384-1391.

2. 薛涛, 郭改艳, 王娟娟. 原发性癫痫患者认知功能障碍的临床特征及相关因素分析. 中国实用神经疾病杂志, 2015, 18: 47-48.

3. Eddy CM, Rickards HE, Cavanna AE. The cognitive impact of antiepileptic drugs. Ther Adv Neurol Disord, 2011, 4: 385-407.

4. Costa J, Fareleira F, Ascenção R, et al. Clinical comparability of the new antiepileptic drugs in refractory partial epilepsy: A systematic review and meta-analysis. Epilepsia, 2011, 52: 1280-1291.

5. Baulac M, Boer H, Elger C, et al. Epilepsy priorities in Europe: A report of the ILAE-IBE epilepsy advocacy Europe task force. Epilepsia, 2015, 56: 1687-1695.

6. 和军. 成年癫痫患者的自杀风险及相关危险因素分析. 中国实用神经疾病杂志, 2014, 17: 8-10.

7. Scott AJ, Sharpe L, Hunt C, et al. Anxiety and depressive disorders in people with epilepsy: A meta-analysis. Epilepsia, 2017, 58: 973-982.

8. Mameniskiene R, Karmonaite I, Zagorskis R. The burden of headache in people with epilepsy. Seizure 2016; 41: 120-126.

9. Jette N, Amoozegar F, Patten SB. Depression in epilepsy, migraine, and multiple sclerosis: Epidemiology and how to screen for it. Neurol Clin Pract, 2017, 7(2): 118-127.

10. Wiglusz MS, Landowski J, Michalak L, et al. Validation of the Hospital Anxiety and Depression Scale in patients with epilepsy. Epilepsy Behav, 2016, 58: 97-101.

11. Gill SJ, Lukmanji S, Fiest KM, et al. Depression screening tools in persons with epilepsy: A systematic review of validated tools. Epilepsia, 2017, 58(5): 695-705.

12. Elger CE, Johnston SA, Hoppe C. Diagnosing and treating depression in epilepsy. Seizure, 2017, 44: 184-193.

13. Ribot R, Ouyang B, Kanner AM. The impact of antidepressants on seizure frequency and depressive and anxiety disorders of patients with epilepsy: Is it worth investigating? Epilepsy Behav, 2017, 70(Pt A): 5-9.

14. Kanner, Andres M. Management of psychiatric and neurological comorbidities in epilepsy. Nat Rev Neurol, 2016, 12(2): 106-116.

15. Scott AJ, Sharpe L, Hunt C, et al. Anxiety and depressive disorders in people with epilepsy: A meta-analysis. Epilepsia, 2017, 58(6): 973-982.

16. Tong X, An D, McGonigal A, et al. Validation of the Generalized Anxiety Disorder-7(GAD-7) among Chinese people with epilepsy. Epilepsy Res, 2016. 120: 31-36.

17. Strasser L, Downes M, Kung J, et al. Prevalence and risk factors for autism spectrum disorder in epilepsy: a systematic review and meta-analysis. Developmental Medicine & Child Neurology, 2018, 60(1): 19-29.

18. Kanner AM, Scharfman H, Jette N, et al. Epilepsy as a Network Disorder(1): What can we learn from other network disorders such as autistic spectrum disorder and mood disorders?. Epilepsy & Behavior, 2017, 77: 106.

19. Keezer MR, Sisodiya SM, Sander JW. Comorbidities of epilepsy: current concepts and future perspectives. Lancet Neurol, 2016, 15: 106-115.

20. Miric M, Ristic S, Joksimovic BN, et al. Reversion of methacholine induced bronchoconstriction with inhaled diazepam in patients with asthma. Rev Med Chil., 2016, 144(4): 434-441.

21. Davoren JE, Claffey MM, Snow SL, et al. Discovery of a novel Kv7 channel opener as a treatment for epilepsy. Bioorg Med Chem Lett., 2015, 25(21): 4941-4944.

22. Kistemaker LE, Gosens R. Acetylcholine beyond bronchoconstriction: roles in inflammation and remodeling. Trends Pharmacol Sci., 2015, 36(3): 164-171.

23. Osborn KE, Shytle RD, Frontera AT, et al. Addressing potential role of magnesium dyshomeostasis to improve treatment efficacy for epilepsy: A reexamination of the literature. J Clin Pharmacol., 2016, 56(3): 260-265.

24. Guerreiro CA. Epilepsy: Is there hope?. Indian J Med Res, 2016, 144(5): 657-660.

25. Newey CR, George P, Sarwal A, et al. Electro-Radiological Observations of Grade Ⅲ/Ⅳ Hepatic Encephalopathy Patients with Seizures. Neurocrit Care, 2017.

26. Lerkvaleekul B, Treepongkaruna S, Saisawat P, et al. Henoch-Schönlein purpura from vasculitis to intestinal perforation: A case report and literature review. World J Gastroenterol, 2016, (26): 6089-6094.

27. Frauscher B, von Ellenrieder N, Dubeau F, et al. EEG desynchronization during phasic REM sleep suppresses interictal epileptic activity in humans. Epilepsia, 2016, 57(6): 879-888.

28. Latreille V, Abdennadher M, Dworetzky BA, et al. Nocturnal seizures are associated with more severe hypoxemia and increased risk of postictal generalized EEG suppression. Epilepsia, 2017, 58(9): e127-e31.

第十五章

女性与癫痫

癫痫发病率和患病率在统计学上男性高于女性，但可能由于世俗偏见等原因使得女性的癫痫患病率更难以准确调查。目前尚无确切的资料表明癫痫的发病率和患病率在两性之间存在差异。

癫痫在症状学方面存在性别差异。某些不明原因的全面性癫痫男性更为常见，而青少年肌阵挛癫痫和儿童失神癫痫女性更为常见。另外，精神症状、自主神经症状和视觉症状的癫痫也更常见于女性。造成癫痫某些方面性别差异的原因可能在于女性的内分泌系统有着其自身的特殊性。比如，大约有30%的女性癫痫患者妊娠后癫痫发作更加频繁；大量女性癫痫患者在使用ASMs后出现多囊卵巢、月经失调等内分泌紊乱的表现进而影响生育等。基于此，女性癫痫患者逐渐成为了临床医生关注的焦点。与女性癫痫患者相关的主要临床问题见图15-1。

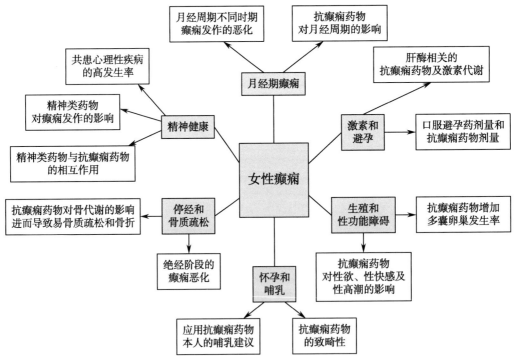

图 15-1　与女性癫痫相关的主要临床问题图解

第一节　癫痫与月经

癫痫发作常因月经而改变。从月经初潮到绝经期，随着女性性周期的变化，癫痫发作类型和程度均可发生变化。这一变化与女性特殊的内分泌激素变化密切相关。月经初潮和绝经期激素的变化较大从而可影响癫痫发作，导致其发作频率和强度随周期的变化而不同。另外，癫痫发作及 ASMs 也可能对女性内分泌激素产生影响，改变月经周期的正常规律。

一、癫痫与月经初潮

女性月经第一次来潮称为月经初潮，年龄多在 13～15 岁，也可能早在 11～12 岁或迟至 17～18 岁。

关于月经初潮对癫痫的影响，文献报道并不完全一致。早期有文献报道，在初潮前即患有癫痫的女性中，29% 有围绕初潮的癫痫发作丛集现象，即在初潮前后有癫痫发作恶化现象；有研究认为初潮月经不规律与癫痫发作更加频繁可能密切相关；也有文献报道癫痫发作可以导致初潮推迟等；不过这些结论在后期的观察研究中均未得到证实。报道比较一致的是在初潮前后的青少年阶段（10～18 岁）首次癫痫发作的概率要高于儿童阶段，但由于这些研究均未进行激素变化关联性研究，不足以说明初潮和癫痫发作的相关性。

临床上不排除一些类型的癫痫发作可能与初潮期体内激素变化有关。失神发作到青春期可以停止发作，全身强直阵挛发作可在青春期加重，青少年肌阵挛以女性多见且常在青春期开始，但这些类型癫痫发展转归的特点也可以在男性中出现，不足以清楚地说明它们与初潮的关系。

二、癫痫对月经周期的影响

（一）癫痫对月经周期的影响

女性癫痫患者大多存在内分泌紊乱，较正常女性更易出现月经周期异常。癫痫可以导致约 23%～44% 的女性月经周期紊乱，且以部分性发作患者更为常见（占 42.5%～44%），其中以颞叶癫痫患者居多。全面性发作患者的月经周期紊乱占 23%～29%。

癫痫对月经的影响与发作类型及发作频度有关。不同类型的癫痫可以导致不同的内分泌紊乱，进而导致不同的月经紊乱。左侧颞叶癫痫与多囊卵巢综合征（polycystic ovary syndrome，PCOS）有关；右侧颞叶癫痫与下丘脑性闭经有关；特发性全面性癫痫发作易导致女性出现无排卵性月经、多囊卵巢、雄激素过多症等。癫痫发作频繁的患者更易发生月经紊乱。

（二）ASMs 对月经周期的影响

传统或新型的 ASMs 均有可能引起月经紊乱，临床上可以观察到不同 ASMs 或多药联合应用后出现月经量改变、月经延迟、不规律等，但其中除丙戊酸钠相关的研究较多外，对其他 ASMs 的系统性研究多较缺乏。目前比较明确的是长期应用丙戊酸钠易致多囊卵巢合并月经紊乱，国内报道长期应用丙戊酸钠的女性癫痫患者多囊卵巢发病率（13%）是普通女性的 2 倍，年轻时开始应用更易导致多囊卵巢。这可能与其所致的肥胖及胰岛素抵抗有关，服用丙戊酸钠的女性患者可通过减肥减少多囊卵巢的发生。

目前癫痫与 ASMs 对月经周期产生影响的确切机制仍不清楚，有研究推测这可能与癫痫发作、发作间歇期的癫痫波及 ASMs 通过对下丘脑 - 腺垂体 - 卵巢轴及体重的影响引起雌、孕激素水平异常有关。也有文献报道 ASMs 所致多囊卵巢及月经紊乱多是可逆的，停用 ASMs 后多可以逐渐恢复正常。

三、月经周期对癫痫的影响

1. 月经周期的分期与癫痫　早在 1881 年 William Gowers 报道了癫痫发作与月经周期（menstrual cycle）的关系。当时发现大多数女性癫痫患者在月经前后或月经期有癫痫发作加重现象，随后百余年这一现象得到了进一步确证。新近研究进一步绘出了女性癫痫患者在月经周期内每天癫痫发作频率：月经周期第 1 天癫痫发作频率最高，下一次月经开始前第 8 天（即黄体中期）癫痫发作频率最低，前者发作可能性是后者的 2 倍（图 15-2）。如图所示癫痫发作更倾向于发生在围月经期。更细致的癫痫发作恶化可以分为三期：①月经 1 期（C1 期，即围月经期，由月经开始的第 25 天到下一月经周期的第 3 天）癫痫发作频率增加；②月经 2 期（C2 期，排卵期，月经开始的第 10～14 天）癫痫发作频率增加；③月经

3 期(C3 期,黄体期,月经开始的第 17 天到下一月经周期的第 3 天)癫痫发作频率增加。

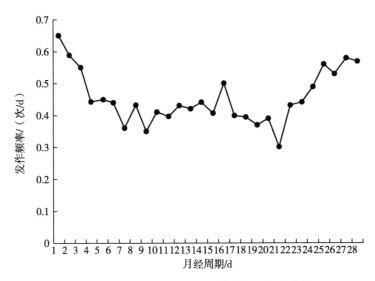

图 15-2　月经周期不同时期的癫痫发作频率变化

　　2. 月经性癫痫的概念　目前尚缺乏统一的定义,通常月经性癫痫(catamenial epilepsy)是指与月经周期相关的周期性癫痫发作的恶化,即癫痫在月经周期的某一时段内发作频率或程度的恶化。约三分之一女性癫痫患者有月经性癫痫。根据其与月经不同时期的关系,Herzog 等将月经性癫痫分为三种类型:围月经期型、围排卵期型和黄体功能不全型。

　　3. 月经性癫痫的机制　女性月经性癫痫与体内性激素水平的变化密切相关。随卵巢性激素水平周期性变化,癫痫发作频率也随之变化。月经周期不同时期的雌激素和孕激素的变化与癫痫发作频率变化的关联性见图 15-3。如图示,月经性癫痫的发作频率可在围绝经期明显增加。

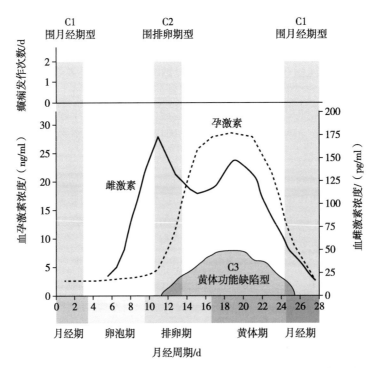

图 15-3　月经周期不同时期的雌激素与孕激素变化及癫痫发作频率变化

　　另外,女性月经性癫痫与 ASMs 的代谢水平及水电解质平衡有关。

4. 月经性癫痫的治疗　目前国际上尚缺乏科学规范的治疗方案,主要的治疗方案有 ASMs 的调整、性激素及乙酰唑胺等。

(1) ASMs 周期性冲击治疗:即经期前或排卵期加大 ASMs 剂量。月经期一些 ASMs 的血药浓度下降,有研究证明经期前或排卵期加大 ASMs 可以明显减少月经性癫痫的发作。

(2) 周期性加用 ASMs 治疗:即在原有治疗基础上于经期前或排卵期临时增加一种 ASMs,如氯硝西泮、拉莫三嗪等。

(3) 周期性孕激素治疗:指于经期前后 3～4 天周期性加用天然黄体酮或合成孕酮(黄体酮 300～600mg/d,分 3 次服用),也有主张月经的整个后半周期应用疗效更加。理论上,孕激素及其代谢产物在抗癫痫机制中发挥着重要的作用。当患者处于黄体功能不全期和无排卵周期时,孕激素相对缺乏,可以通过外源性孕激素的补充起到抗癫痫的作用。虽然孕激素用于临床已有多年,但各家报道结果并不一致。新近的多中心、大样本临床试验结果表明孕激素对 C1 期月经性癫痫疗效明确可靠。其不良反应包括体重增加、便秘、乳房胀痛、不规则阴道出血等,停药或减量后症状可以消失。

(4) 周期性应用乙酰唑胺:乙酰唑胺推荐剂量为 8～30mg/(kg·d),分 1～4 次服用,最高剂量不宜超过 1g/d,或 250～500mg/d,连续 5～7 天,大多无明显不良反应。乙酰唑胺对全面性癫痫和部分性癫痫的疗效没有明显差异,持续和间断用药疗效也没有明显差异,但持续用药可以导致耐药,建议间断用药。常见不良反应有耳鸣、感觉异常、味觉障碍、肾结石、代谢性酸中毒、疲劳、食欲不振及多尿等。

四、绝经对癫痫的影响

女性更年期大多开始于 48～55 岁,分为围绝经期和绝经期阶段。围绝经期表现为月经不规则、多汗、潮红、易激惹和心境改变等焦虑和抑郁样症状,绝经期系停经后 1 年左右。

(一)绝经对癫痫发作的影响

关于绝经对癫痫影响的文献极少。月经性癫痫通常在围绝经期发作频率增加,在绝经后发作频率下降。约 70% 的女性癫痫患者在绝经期间发作形式发生改变或在此期间首次发生癫痫发作。绝经对一般的女性癫痫影响有限,但细分发现约 41% 的癫痫患者发作恶化,27% 发作有改善,33% 发作无变化。

(二)绝经对癫痫患者的骨代谢影响

围绝经期和绝经后具有肝 P450 酶诱导作用的 ASMs 的应用与女性癫痫患者发生骨质疏松和骨折等骨病密切相关。依据是否具有肝酶诱导性,ASMs 分类见表 15-1。

表 15-1　依据是否为肝酶诱导性进行分类的 ASMs

肝酶诱导	非肝酶诱导
卡马西平,奥卡西平,苯巴比妥,甲基苯巴比妥,苯妥英,磷苯妥英钠,托吡酯,扑痫酮	乙琥胺,甲琥胺,氯巴占,氯硝西泮,加巴喷丁,普瑞巴林,氨己烯酸,噻加宾,丙戊酸,丙戊酸钠,舒噻嗪,唑尼沙胺,贝克拉胺,拉莫三嗪,拉科酰胺,左乙拉西坦,卢非酰胺

传统 ASMs 更易诱发女性癫痫患者骨质疏松和骨折,而新型 ASMs 则不易诱发。传统 ASMs 苯妥英的应用与骨特异性碱性磷酸酶的下降及骨流失增加密切相关,易导致骨折,特别易导致股骨颈骨折。托吡酯的应用与甲状旁腺素水平的下降及骨流失增加密切相关,易导致骨折。

(三)绝经对癫痫影响的可能机制

绝经对癫痫影响的可能机制与绝经前后体内性激素变化有关。绝经后体内具有促癫痫发作作用的雌激素水平显著下降,导致癫痫发作频率下降。而在绝经前期阶段体内具有抗癫痫作用的孕激素和促癫痫作用的雌激素水平同时产生非常大的波动,绝经前期阶段体内性激素波动幅度远大于育龄阶段的性激素波动且雌激素和孕激素的比例升高,导致癫痫发作频率增加。随着无排卵循环的增加,孕酮高峰在围绝经期很少出现,雌二醇/孕酮比值的提高可以促进围绝经期癫痫发作频率的增加,到绝经期这种改变更为明显。

五、癫痫对绝经的影响

关于癫痫对绝经影响的文献极少，但较为一致，女性癫痫患者绝经更早，且癫痫发作的频率与绝经年龄呈负相关。发作较少的患者绝经年龄为 50～51 岁，而经常发作的患者绝经年龄为 46～47 岁。另外，ASMs 也可能导致女性癫痫患者更早绝经。导致女性癫痫患者绝经提前可能与癫痫发作或 ASMs 所致下丘脑 - 垂体 - 性腺功能紊乱有关。

第二节　癫痫与内分泌

雌激素和孕激素在脑内均有广泛的分布，并随着女性的发育而不断发生变化。在女性一生及其每个月经周期循环中，女性癫痫患者的癫痫发作可因性激素水平的变化或波动而发生不同的变化，同时女性癫痫患者的癫痫放电及其应用的 ASMs 也可以对激素产生一定的影响。

一、癫痫对女性内分泌的影响

女性癫痫患者的内分泌性疾病是比较常见的，远较普通人群更为常见，这些疾病包括多囊卵巢综合征（PCOS）的表现或分表现，如孤立的多囊卵巢、下丘脑性无月经、绝经提前、雄性激素过多症及高泌乳素血症等。女性患者在内分泌方面的改变与患者的癫痫发作类型及所使用的 ASMs 均有密切关系。

癫痫常见异常放电部位如颞叶的活动对下丘脑 - 垂体轴功能发挥着调节作用，改变性激素的释放，可以导致无排卵性月经、不孕及月经不规则。动物实验表明颞叶癫痫可以改变癫痫动物下丘脑 - 垂体轴的性激素释放和生殖功能。动物实验和癫痫患者研究均表明，与全面性发作的癫痫患者相比，内分泌和性功能异常在部分性发作的癫痫患者尤其是颞叶癫痫患者中更为常见。癫痫发作可以直接影响垂体激素的分泌，如泌乳素水平常在癫痫发作之后增加，测定发作后泌乳素水平在临床上可以用于癫痫与非癫痫疾病的鉴别，前者表现为血中泌乳素水平较基线水平明显增高。皮质醇和生长激素在癫痫发作后也出现类似的变化趋势。有研究表明一次癫痫发作可激活下丘脑 - 垂体轴的激素分泌功能，导致多种激素分泌增加，表现为下丘脑 - 垂体轴的功能增强。而慢性癫痫中，由于长期的反复癫痫发作对颞叶、海马、扣带回、前额叶及杏仁核等边缘系统这一下丘脑关键调节部位的结构和功能损害、甚至对下丘脑 - 垂体轴的损害，导致各种激素分泌下降，且可能主要是不平衡的分泌下降，而引起各种内分泌功能紊乱，导致无排卵性月经、不孕及月经不规则等。

除癫痫发作本身对内分泌的影响外，ASMs 也可影响女性患者的内分泌功能。服用 ASMs 的女性癫痫患者常较未服药者更易出现内分泌功能紊乱，尤其是经肝酶诱导的 ASMs。ASMs 可以通过对颞叶、海马、扣带回、前额叶及杏仁核等边缘系统这一下丘脑关键调节结构下行传导输入的影响引起垂体激素的改变，ASMs 还可以改变性腺激素反馈通路，影响性腺及肾上腺性激素的释放。肝酶诱导性 ASMs，如苯妥英钠、苯巴比妥、扑痫酮、卡马西平、奥卡西平等还可以通过影响血浆蛋白的结合能力改变机体循环中的雌激素和孕酮水平。

另外，癫痫本身和某些 ASMs 通过对下丘脑 - 垂体 - 肾上腺轴功能的影响，有增高女性癫痫患者焦虑和抑郁的风险，这也可能是女性癫痫患者的抑郁发病率高于男性的原因之一。

二、女性内分泌变化对癫痫的影响

卵巢是女性的生殖内分泌腺，主要分泌雌激素和孕激素，这两种激素是女性生殖系统发育、成熟及周期性变化的关键调节物质。临床和基础研究已明确雌、孕激素可以广泛影响神经元的兴奋性，改变癫痫发作的频率和强度，使女性癫痫患者在成长发育的不同时期如月经周期、妊娠期及绝经期的癫痫发作频率和严重程度较以往有所改变。

雌激素包括雌酮、雌二醇、雌三醇。雌二醇又分为 17α- 雌二醇和 17β- 雌二醇。17α- 雌二醇在大脑内合成，在中枢神经系统具有更重要的生物学活性。雌激素的作用可以通过基因效应和膜效应实现。雌激素促癫痫发作的基因效应是通过对相关基因表达进行调控影响多种神经递质和调质的释放、活性以及抑制性神经递质的突触后抑制作用，主要包括对编码谷氨酸脱羧酶（GAD）mRNA 及 GABA 受体 mRNA 的调节，使其编码的 GAD 蛋白表达减少，进而导致 γ- 氨基丁酸（GABA）和 GABA 受体亚基合成率降低，从而引起抑制性神经递质 GABA 水平下降和 GABA 受体数目减少，最终由于脑内 GABA 能的抑制作用减弱，癫痫脑内相关区域的兴奋性增加而促进癫痫发作。雌激素促癫痫作用的膜效应是通过 GABA 受体及 N- 甲基 -D- 天门冬氨酸（NMDA）受体来实现的。雌激素可以与细胞膜上 GABA 受体结合导致 GABA 受体介导的效应减弱，引起神经元兴奋性升高。在女性月经周期的黄体期，雌激素活性增加，占据了 GABA 受体上的 GABA 识别位点，从而降低了 GABA 受体介导的抑制性神经传导功能。雌激素还可增强谷氨酸的转化，减弱 GABA 的抑制作用，从而增加神经元的异常放电。生理剂量下雌激素没有明显的促癫痫发作作用，而在与排卵相关的雌激素高峰时，癫痫女性似乎更易受其促癫痫发作效应的影响。另外，雌激素还可以通过增加孕激素代谢产物的生成来增强孕激素的抗癫痫作用。

孕激素包括孕酮和孕酮的衍生物 5α- 二氢孕酮及 3α- 羟基 -5α- 孕酮。通常所指的孕激素即孕酮，具有抗癫痫作用。孕酮对癫痫抑制作用的机制与雌激素相反。孕酮通过基因调控途径，增强 GABA 的合成、升高 GABA 受体的数目以及减少雌激素受体的数目。当其与 GABA 受体上类固醇位点结合后，可以降低谷氨酸介导的兴奋性效应而抑制癫痫发作。孕激素中发挥抗癫痫作用的主要是 3α- 羟基 -5α- 孕酮，它是 GABA 能传导的正性调节剂。在实验模型中，孕酮和 3α- 羟基 -5α- 孕酮周期性增减可以改变癫痫的易感性。一些月经性癫痫发作加重常发生在雌激素水平较高而孕激素水平相对较低的情况下，尤其是当无排卵月经出现时。随着无排卵循环的增加，孕酮高峰在围绝经期很少出现，雌二醇 / 孕酮比值的提高可以促进围绝经期癫痫发作频率的增加。

第三节　癫痫与性、生殖功能

性及生殖功能是人类正常生活中的重要内容，其影响因素包括社会心理和生理两方面。前者包括社会环境、生存状况、家庭、性道德、发生性行为的时机及心理状态等，后者则涉及大脑皮质、边缘结构等大脑高级结构、下丘脑 - 垂体 - 性腺轴（HPGA）、生殖器官等的功能及性激素水平等。在人类，完整的性反应包括性欲和性唤起两部分。性欲指在给予适宜性刺激时产生的要进行性行为的意愿，性唤起则指对适宜性刺激产生相应反应的能力，包括神经、肌肉和血管的一些刻板性的反应。人类自然的生殖功能以正常的性活动开始，其后包括受精、着床、胚胎发育及分娩等过程。

一、癫痫与性的相互影响

1. 女性癫痫患者性功能障碍的发生率高　大多数有关癫痫对性功能影响的文献集中在男性癫痫患者，有关女性癫痫患者性功能变化的研究较少，而且由于文化背景的不同以及对性功能理解的标准不一，报道差异较大。既往认为女性癫痫患者性生活能力并未受到癫痫的影响，但近年的观察发现癫痫的反复发作影响了女性癫痫患者的性功能，表现为性欲的下降、性高潮满意度下降等。多数文献报道女性癫痫患者的性功能障碍发生率在 30%～50%。新近国外有研究采用了更为全面的性功能障碍分类标准，较为全面地观察研究了女性癫痫患者的性功能障碍，具体表现如表 15-2。结果发现女性癫痫患者性功能障碍的发生率高达 70% 左右。这一数据明显高于男性癫痫患者的性功能障碍发生率，可能与女性较男性更易患抑郁有关，而抑郁是性功能障碍的主要影响因素。我国尚无相应的调查数据。另外，癫痫患者中约有 1% 可以出现性欲增高，女性癫痫患者虽有性欲增高的案例报道，但无确切数据。

表 15-2 女性性功能障碍的表现

1	性欲望的缺失或丧失	6	非器质性性交困难
2	性厌恶和缺乏性享受	7	过度的性欲
3	失败的生殖器反应	8	非器质性疾病引起的其他性功能障碍
4	性高潮障碍	9	非器质性疾病引起的非特异性性功能障碍
5	非器质性阴道痉挛		

2. 导致性功能障碍的相关影响因素 年龄 40 岁以上、未接受较好教育、结婚多年、经济状况差、曾有不孕不育史、月经不规律、癫痫发作频繁、夜晚癫痫发作、ASMs 类型、多种 ASMs 联合应用、应用对肝酶有影响的抗癫痫药物、共患焦虑和抑郁、和配偶的情感问题等均为癫痫导致性功能障碍的因素。其中患者认为主要因素是焦虑和抑郁、和配偶的情感问题及 ASMs。

3. ASMs 对女性癫痫患者性功能的影响 能够诱导 P450 酶的传统 ASMs 易导致性功能障碍，新型抗癫痫药物奥卡西平和拉莫三嗪有一定的促进性功能的作用，但也有少数个案报道奥卡西平和拉莫三嗪的应用与性功能障碍有关。

4. ASMs 所致性功能障碍的治疗 ①通过行为方法增强性表现；②通过等待逐渐对药物耐受；③延迟到性生活后用药；④个体化选择用药或替换为有潜在促性功能的 ASMs，如奥卡西平和拉莫三嗪；⑤辅助性功能用药，如丁螺环酮、育亨宾、新斯的明、赛庚啶、米安色林、金刚烷胺、右旋安非他明（右苯丙胺）。

5. 癫痫相关的 Kluver-Bucy 综合征 Kluver-Bucy 综合征（KBS）是一种较罕见的神经精神障碍综合征。最早由 Kluver 与 Bucy 在 1939 年描述猴子双颞叶切除后出现的精神行为症状，包括：性欲增强、心理性盲目、强迫用嘴接触物体、强烈的触摸看到的东西的冲动、失去正常的愤怒和恐惧反应等。1955 年，Trezian 和 Dalleove 首次报道人类癫痫双侧颞叶切除术出现类似的症状。KBS 绝大多数发生于各种双颞叶病变，如单纯疱疹病毒性脑炎、Pick 病、肾上腺脑白质营养不良、颞叶癫痫等双侧颞叶受累的疾病，尤其与双颞极、颞叶内侧病变关系最为密切。少数可以发生于单侧颞叶病变或额叶病变及部位不明的病变。虽然典型的 KBS 较为罕见，但 KBS 中的某些关键特征可以见于很多神经系统疾病，如额颞叶痴呆患者（约 80%）的强迫用嘴接触物体行为、颞叶癫痫发作后的性冲动、颞叶癫痫术后的过渡性冲动和好色行为、癫痫持续状态后的短暂性过度性冲动等。这些与颞叶病变相关的 KBS 部分关键特征表现可视为不全 KBS。

癫痫相关的 KBS 可以表现为性行为改变、口部探索、情感变化、饮食习惯改变及视觉失认和对视觉刺激过度注意等。口部探索在成人中多表现为用嘴接触所有东西，在儿童则多表现为强烈地用嘴叼起和放下东西的冲动，而后放进嘴里进行咀嚼。性行为改变在成人表现为无原因的性欲增强并企图越轨或裸露身体等，在儿童表现为频繁抚摩外生殖器，在床上摩擦外生殖器和骨盆节律性推挤动作，持续几秒，一天发作数次，后者也被称作生殖器自动症（genital automatisms）。文献显示，60% 的 KBS 发生于颞叶癫痫，20% 发生于额叶癫痫，另外 20% 为不能分类的癫痫。KBS 多为癫痫发作后的短暂行为改变，也可出现于癫痫发作时，多持续 1~2 小时即缓解，极少数可以持续数月至数年之久。目前尚不清楚癫痫人群中的 KBS 发病率，有报道其在药物难治性颞叶癫痫人群中发病率为 3%（以女性为主）及 11%（以男性为主）。这种差异可能与所观察的 KBS 内容不同有关。药物难治性颞叶癫痫患者 KBS 性冲动要高于其他 KBS 表现。印度学者报道 71% 的颞叶癫痫患者有发作间期性行为改变，其中 80% 表现为性欲减退，20% 为性欲倒错。有性欲减退的患者行一侧颞叶切除后可以出现病态的性欲增强。

癫痫发作得到有效控制后 KBS 的性行为异常改变也随之消失。由于 KBS 多发生于药物难治性癫痫，癫痫发作往往得不到有效控制，可以考虑加用卡马西平或醋酸亮丙瑞林，对一些个体可以减轻 KBS 性行为异常，其他药物如地西泮类、氟哌啶醇和胆碱能药物对减轻 KBS 引的行为异常也有一定的效果。

6. 性高潮诱发的癫痫发作　性高潮诱发的癫痫发作是指性生活高潮后发生的癫痫发作。首次报道于 1960 年，后偶见一些个案报道，多为女性，男性偶见。这种诱发性发作常导致患者及配偶异常苦恼，影响性生活及夫妻关系，值得关注。其诱发的发作大多为起源于右半球的复杂部分性发作或复杂部分性发作转化为全面强直阵挛发作，少数也可以直接诱发全面强直阵挛发作，但有学者认为该全面强直阵挛发作前可能有被忽略了的短暂的复杂部分性发作。患者可表现为只有性高潮后的癫痫发作或自发性癫痫发作与性高潮后癫痫共存，或性高潮诱发癫痫发作后数月、数年转换为自发性癫痫发作，即性高潮诱发的癫痫既可以是原发性癫痫也可以是症状性癫痫。

其病理生理学机制一度认为可能是由于性活动引起交感神经兴奋性增强，呼吸加快，过度换气从而导致大量 CO_2 呼出，血 pH 偏碱，大脑皮质兴奋性增加，进而诱发癫痫发作。但随着临床观察发现，性高潮诱发的癫痫发作大多发生于性高潮过度换气后一段时间，甚至发生于高潮后数小时，且这类患者的脑电检测并未检测到过度换气所诱发的异常脑电，提示过度换气所致体内酸碱失衡不是性高潮诱发癫痫发作的主要机制。另外，以女性人群为主提示性激素变化作为核心因素参与到该类型癫痫发作中，同时也说明男女性愉快中枢的不同。性高潮感受中枢为非优势半球颞叶特别是杏仁核，刺激此结构可以诱发性高潮。目前学者基于较充分的依据推论：性高潮引起非优势半球性功能关键结构的兴奋冲动，进而激活了脑内本身易兴奋的相关皮质或网络结构，诱发主要起源于颞叶的复杂部分性癫痫或波及更广泛区域致全面性发作。这一推论与临床发现的性高潮诱发的癫痫发作类型一致。总之，临床观察和实验研究表明性高潮诱发的癫痫发作符合反射性癫痫的病理基础和临床表现。其对癫痫定位有一定的价值，即指向非优势半球。

目前治疗上尚缺乏有效循证学依据。性高潮诱发的全面性发作使用丙戊酸钠多能有效控制，复杂部分性发作选用卡马西平、奥卡西平或拉莫三嗪部分能得到有效控制。

7. 接吻自动症（kissing automatism）　癫痫自动症是指在癫痫发作过程中或发作后患者意识尚处于模糊状态时所出现的一些或多或少的不自主、无意义、无目的的刻板动作，清醒后不能回忆。接吻自动症系癫痫发作过程中或发作后对异性或同性的索吻、强吻及拥抱等刻板样动作，患者并无接吻的快感。约占癫痫患者的 1.2%，其中约 64% 为女性癫痫患者，儿童和青少年阶段发病较多，也可以见于成年各阶段发病。

接吻自动症不同于癫痫相关 KBS 中的口部探索自动症，后者系对所有物体发生唇吻和舌添动作，常发展为异食症，但两者在脑结构基础上有相近或部分重合之处。

表现有接吻自动症的大部分患者在癫痫发作间歇期也可以检测到非优势侧颞叶区域痫性放电，或发作期以非优势侧颞叶为主的双侧颞叶痫性放电。

二、癫痫与生殖功能

癫痫本身或 ASMs 对生殖功能可以造成不利影响，约三分之二的女性癫痫患者有生育异常或不孕。既往未分生育年龄段的统计表明女性癫痫患者的生育能力仅为正常女性的 60%～80%。新近统计表明在 25～34 岁生育高峰年龄段的女性癫痫患者其生育率约为正常女性的 50%～55%，在 25 岁以下年龄段生育率较正常女性略低但无显著差异。

女性癫痫患者生育异常或不孕可能是由于癫痫放电影响垂体、下丘脑的功能所致。癫痫发作可以造成性激素的变化，约 50% 的女性癫痫患者有月经周期紊乱和无排卵周期，多囊卵巢发生率高。

ASMs 也可以通过对下丘脑 - 垂体 - 性腺轴、性激素的影响扰乱女性生殖功能甚至不孕。多种 ASMs 联合治疗更增加了不孕的风险。未应用 ASMs 的女性癫痫患者不孕风险为 7.1%，应用一种 ASMs 风险为 31.8%，应用两种 ASMs 风险为 40.7%，而应用三种或三种以上 ASMs 的风险为 60.3%。苯巴比妥被认为是致女性不孕的最危险药物。

对于尚未成功受孕的患者应避免使用苯巴比妥和丙戊酸钠。对已经使用丙戊酸且癫痫发作控制良好的女性患者诊断为不孕时，除非检查出多囊卵巢，否则不建议停用。

三、癫痫与避孕

女性激素、癫痫及 ASMs 之间存在着复杂的相互作用。大多数激素作为神经甾体发挥着对脑神经元兴奋性的调节作用。ASMs 对内 / 外源性性激素的改变或内 / 外源性性激素对血浆 ASMs 浓度的影响均可能影响癫痫发作。与避孕失败相关的 ASMs 大多数有肝 P450 酶诱导作用，其可促进性激素分解，同时这些 ASMs 还可以促进性激素结合蛋白的合成，致血浆游离激素浓度下降并通过增加肝肠内性激素的硫酸盐化及糖酯化促进其清除。各种 ASMs 与激素性避孕药之间的相互影响见表 15-3。

卡马西平、苯巴比妥和苯妥英均可以通过多种途径显著降低避孕药在血浆中的激素水平，常致避孕失败。丙戊酸钠、加巴喷丁、左乙拉西坦和唑尼沙胺对避孕药的代谢无明显影响，对成功避孕较安全。拉莫三嗪和丙戊酸钠的血浆浓度受避孕药的影响比较显著，服用拉莫三嗪的女性癫痫患者同时服用避孕药可以导致癫痫发作的恶化。

建议服用肝酶诱导的 ASMs 的女性增加避孕药剂量以确保避孕成功。

表 15-3　抗癫痫药物与激素性避孕药之间的相互影响

	避孕药对 ASMs 浓度的影响	ASMs 对雌二醇的影响	ASMs 对孕激素的影响
拉莫三嗪	下降 40%～60%	无影响	下降 19%
左乙拉西坦	无影响	无影响	无影响
奥卡西平	无资料	下降 47%	下降 47%
艾司利卡西平	无资料	下降 30%～40%	下降 40%
托吡酯	无资料	下降 18%～30%	无影响
加巴喷丁	无资料	无影响	无影响
普瑞巴林	无资料	无资料	无资料
唑尼沙胺	无影响	无影响	无影响
拉科酰胺	无影响	无影响	无影响
非氨酯	无资料	下降	下降
苯巴比妥	无资料	下降	下降
苯妥英	无资料	下降	下降
瑞替加滨	无影响	无影响	无影响
卢非酰胺	无影响	下降	下降
司替戊醇	无资料	无资料	无资料
丙戊酸钠	下降	无影响	无影响
卡马西平	无资料	下降	下降

第四节　癫痫与妊娠、分娩、哺乳

女性癫痫患者妊娠时，妊娠和癫痫发作可以产生相互影响。癫痫发作及 ASMs 可能会对妊娠及胎儿造成不利的影响，妊娠也可能使癫痫恶化或减轻。

一、癫痫与妊娠

（一）妊娠对癫痫发作的影响

1. 妊娠癫痫　妊娠癫痫是指癫痫发作仅出现于妊娠期或产褥期，妊娠前及分娩后无癫痫发作，且无先兆子痫及其他癫痫因素者。妊娠癫痫一般只发作 1 次，多在妊娠后期出现。该型癫痫因不能预测在妊娠后是否还会出现发作所以其诊断是回顾性的。其发作病理生理机制可能与妊娠期血浆雌激素水平增加、水钠潴留及焦虑紧张等因素导致癫痫发作阈值较低有关，一般无需抗癫痫治疗，分娩后可自然停止，发作频繁者需进行抗癫痫治疗。

妊娠期间第一次出现癫痫发作不能只考虑妊娠癫痫，更多的原因可能是各种病理改变所致继发性癫痫，如脑动静脉畸形、肿瘤、颅内静脉窦血栓形成及原发性癫痫。妊娠只是癫痫发作的促发因素。此类癫痫通常在妊娠结束后仍有发作，脑电图检查往往有局灶性异常发现，影像学有助于寻求病因。该类患者妊娠期间可以进行相应的抗癫痫治疗和适时的病因治疗。

2. 妊娠期癫痫持续状态　根据我国台湾地区的神经重症医学科（ICU）癫痫持续状态临床资料分析发现，妊娠期发生癫痫持续状态的主要原因是自身免疫性脑炎和颅内静脉窦血栓形成，少数为妊娠前即有癫痫但在妊娠时撤药所致。妊娠期癫痫持续状态的死亡率约为 28%，主要为自身免疫性脑炎患者。印度的一项临床数据表明，妊娠期癫痫持续状态的首位原因是子痫，随后为可逆性后部脑病综合征（posterior reversible encephalopathy syndrome，PRES）、颅内静脉窦血栓形成、NMDA 抗体受体脑炎等。

3. 妊娠期维生素 B_6 相关性癫痫　维生素 B_6 相关性癫痫或癫痫发作（VB_6-related epilepsy or seizures，VB_6-RE）是指维生素 B_6 治疗有效的癫痫、癫痫发作和极少数的阵发性事件（paroxysmal events）。VB_6-RE 可分为维生素 B_6 缺乏性惊厥、维生素 B_6 依赖性癫痫（$VitB_6$-dependent seizures）和维生素 B_6 反应性癫痫（$VitB_6$-responsive seizures）。维生素 B_6 依赖性癫痫是指由遗传因素决定的先天性维生素 B_6 代谢缺陷所致，其控制依赖于终身维生素 B_6 补充治疗；维生素 B_6 反应性癫痫是指癫痫发作的控制需即刻饱和的维生素 B_6 补充即可，不需长期维生素 B_6 补充治疗。该型癫痫为婴儿时期发病的罕见类型，但其发病率可能被严重低估。

女性妊娠期间由于代谢的影响致血浆维生素 B_6 降低，可引起幼儿起病的维生素 B_6 反应性癫痫在妊娠期间复发或引发首次的维生素 B_6 反应性癫痫发作，癫痫发作形式可以是痉挛性发作、肌阵挛发作、部分强直发作及继发全面强直阵挛发作等。

怀疑该型癫痫除可以进行相关遗传学检测外还需迅速进行血浆维生素 B_6 检测，可发现其明显低于正常水平。另外其脑电图表现多为广泛性慢波或癫痫波暴发后抑制，甚至可见类周期性特点，类似于其他代谢性脑病表现。

治疗上均需要补充维生素 B_6 方可控制癫痫发作。可以立即口服维生素 B_6 100～200mg/（kg•d）或 20～30mg/（kg•d），分 3 次口服，出现恶心或呕吐时可分更多次服用。如果开始 1 周内疗效不明显，可以将剂量增至 300～400mg/d 或 40～50mg（kg•d）。如妊娠期的癫痫发作系癫痫持续状态也可以立即静脉补充维生素 B_6。血浆维生素 B_6 提升后，可以观察到脑电图迅速恢复正常节律。对于妊娠期维生素 B_6 反应性癫痫可以于整个妊娠过程进行维生素 B_6 补充治疗直至分娩后一段时间。

4. 妊娠对癫痫发作的影响　目前关于妊娠对癫痫发作影响的文献报道差距较大，发作增加者占 8%～75%，减少者占 5%～48%，无变化者占 16%～65%。在妊娠期无发作的癫痫患者中，既往发作类型为特发性全面性癫痫约占 73%，症状性癫痫约占 60%。对于未治疗的女性癫痫患者来说，其妊娠期癫痫复发的风险升高，且全面性发作比部分性发作的患者复发率更高。

妊娠期癫痫发作增加的可能机制如下：

（1）血药浓度下降：妊娠早期的剧烈早孕反应、胃肠蠕动减慢等生理改变导致 ASMs 吸收减少致血药浓度下降；妊娠中后期血流量增加且体重增加使药物总分布体积增大致血药浓度下降；妊娠期肾脏血流量增加 50%～80%，肾脏清除率加快使药物排泄加快致血药浓度下降；妊娠期雌激素较大幅度增加，促进 ASMs 代谢，导致血药浓度下降。鉴于妊娠期新型 ASMs 的应用越来越被接受，在此列举一些主要新型 ASMs 在妊娠期间血药浓度下降情况，见表15-4。

（2）共患精神疾患：妊娠期易产生焦虑抑郁情绪及睡眠不足，均可以加重癫痫发作。

（3）激素水平变化：妊娠期雌激素和孕激素水平均会升高，但两者的升高程度可能不同并在妊娠不同阶段发生波动。有研究显示，孕晚期雌二醇浓度是孕早期的 9 倍，孕酮是孕早期的 4 倍。雌激素可以促进癫痫发作,孕激素则抑制癫痫发作。妊娠期癫痫发作增加可能与雌、孕激素的不平衡有关。

表 15-4　孕期不同新型抗癫痫药物血药浓度的下降情况

抗癫痫药物	血药浓度下降
拉莫三嗪	50%～60%
左乙拉西坦	40%～60%
奥卡西平	30%～40%
艾司利卡西平	无资料
托吡酯	30%～40%
加巴喷丁	无资料
普瑞巴林	无资料
唑尼沙胺	20%～40%
拉科酰胺	无资料

(二)癫痫对妊娠的影响

1. 癫痫的主要妊娠并发症　癫痫患者剖宫产和新生儿低体重的发生率均较正常孕产妇高。一项世界卫生组织的报道显示,世界各地区癫痫妊娠并发症存在较大的差异:在美洲,自然流产约占 39%、剖宫产约占 37%、早产约占 10%;在西太平洋地区,产后出血约占 9%、高血压约占 14%、围产期死亡约占 2%;东南亚地区约有 30% 的癫痫女性采用引产终止妊娠;东地中海地区约有 10% 的癫痫女性有产前出血。在高收入及中高收入国家,产前出血、剖宫产、妊娠期糖尿病、自然流产发生率最高。但也有报道癫痫女性妊娠期糖尿病和早产的风险并未增加。总体来说,近年来癫痫患者妊娠剖宫产比例上升,而死胎、围产期死亡及孕产妇需进入重症监护室的比例呈下降趋势。

2. 癫痫对胎儿宫内生长发育的影响　妊娠期癫痫发作对胎儿先天畸形的发生率无明显影响,但会影响胎儿宫内生长发育的速度。一项对近 16 年文献资料的分析结果表明,癫痫本身是导致胎儿生长受限的主要原因,妊娠期 ASMs 使用似没有对胎儿生长发育产生明显的不良影响或改善作用,癫痫孕妇的胎儿生长受限约为非癫痫孕妇的 1.28 倍。

3. 妊娠期 ASMs 对胎儿出生后认知功能的影响　目前关于宫内暴露于 ASMs 的胎儿出生后认知功能的研究并不全面,较多的是关于常用 ASMs 如丙戊酸、拉莫三嗪、卡马西平等。ASMs 会不同程度地降低胎儿出生后的认知功能,其中丙戊酸影响最大,拉莫三嗪影响较小或几乎无影响。宫内暴露于丙戊酸对智商、语言功能减退影响明显,且与丙戊酸的剂量呈负相关,卡马西平和拉莫三嗪对智商无明显影响,但卡马西平可能降低语言功能。关于其他 ASMs 对胎儿出生后认知影响的报道多为小样本研究,目前尚无定论,但总体影响不甚明显。

妊娠期多种 ASMs 联合治疗较单药治疗更易对胎儿出生后认知功能产生负面影响。研究显示,妊娠期使用 ASMs,胎儿出生后儿童期出现自闭症的风险为 10.5%。使用丙戊酸和卡马西平的风险分别为 7.7% 和 5.9%,联合使用丙戊酸和卡马西平的风险为 46.7%,其他药物未发现与自闭症相关。妊娠期叶酸的应用可以降低孕期 ASMs 所致儿童期认知功能下降及自闭症的风险。

4. ASMs 对胎儿的致畸作用　妊娠期使用 ASMs 的癫痫患者,其胎儿畸形的概率略高于正常人群,约为 4%～6%(正常人群 2%～3%)。常见的先天畸形包括面裂(唇腭裂)、先天性心脏病(室间隔缺损,法洛四联症)、骨骼畸形(脊柱裂)、泌尿生殖缺陷(尿道下裂)等。新型 ASMs 的致畸性小于传统 ASMs。丙戊酸钠的致畸风险最高,其致畸风险与剂量呈正相关,也有报道托吡酯的致畸风险更高。多药联合抗癫痫治疗及联合丙戊酸治疗的致畸风险较高。关于苯二氮䓬类致畸的资料较少,有报道苯二氮䓬类单药抗癫痫治疗的致畸风险高达 10.6%。需要明确的是 ASMs 的致畸作用主要发生在妊娠期的前 3 个月,后期影响甚小。

基于多年来的文献资料总结分析,不同的 ASMs 所致畸形有一定的特异性,不同的抗癫痫药物所致不同的畸形特征及其较正常孕妇的致畸风险比见表 15-5。

表 15-5　抗癫痫药物的常见致畸作用及致畸风险

抗癫痫药物	较正常孕妇的致畸风险	主要的致畸作用
苯妥英	2.38	胎儿乙内酰脲综合征,先天性心脏病,面裂
丙戊酸	5.69	神经管缺陷,颅面、骨骼、心血管、大脑缺陷,语言问题
卡马西平	2.01	神经管缺陷,先天性心脏缺陷,生长发育迟缓,尿道下裂
苯巴比妥	2.84	先天性心脏缺陷,颅面缺陷,肢体畸形,生长发育缺陷
苯二氮䓬类	5.55	口面裂
托吡酯	3.69	肢体畸形,生长发育缺陷,颅面缺陷

目前的证据表明,左乙拉西坦和拉莫三嗪致畸的风险最低。在发达国家及我国,近 20 年来人们对女性妊娠期间选用 ASMs 的习惯已发生很大改变,选用拉莫三嗪或左乙拉西坦单药治疗的比例逐年上升,选用丙戊酸钠或卡马西平的比例逐年下降。

(三)癫痫女性妊娠的一般对策

癫痫发作及 ASMs 可能给孕妇及其胎儿带来诸多不良后果,在决定是否应用及如何应用 ASMs 的问题上,需综合考虑利弊,根据具体情况,做出正确处理,以获得较满意的结果。以下是与癫痫女性妊娠相关的一些对策:

1. 停药妊娠　女性癫痫患者在准备受孕前癫痫已获控制并 2～5 年无发作,或极少发作,动态脑电正常,且磁共振等影像学检查无脑结构性损害者,可以考虑停药后再妊娠。

2. 单药妊娠　在妊娠期间仍需服用 ASMs 控制癫痫发作的,应根据发作类型选用单一 ASMs,并尽可能低剂量控制发作。尽可能避免使用丙戊酸钠、托吡酯,如已使用则尽可能低剂量,丙戊酸钠最好使用缓释剂,并且需行产前诊断检查,如超声、血清及羊水甲胎蛋白检测,基因检测等。妊娠期每 3 个月进行 1 次血药浓度检测,以适时调整药物剂量。

3. 多药妊娠　妊娠期间,应尽可能避免应用多药联合治疗,尤其避免与丙戊酸钠联合应用。

4. 预防用药　为减少妊娠期间应用 ASMs 所致胎儿畸形的可能及减少妊娠其他并发症,在妊娠前 3 个月及妊娠期的头 3 个月服用叶酸,建议剂量为 1～5mg/d。关于叶酸,国际疾病控制与预防中心建议所有的育龄女性,不论是否患有癫痫,都应在妊娠前 3 个月及妊娠头 3 个月服用叶酸 0.4mg/d 以预防神经管缺陷,但对有神经管缺陷家族史的女性来说,推荐剂量为 5mg/d。需要注意的是,越来越多的证据表明大剂量叶酸对妊娠期母亲和胎儿可能是不利的。叶酸与 ASMs 之间存在着相互的影响,叶酸促进了很多 ASMs 如苯妥英、苯巴比妥、卡马西平的分解代谢,使血药浓度下降,进而导致妊娠期间癫痫发作加频。关于叶酸对新型 ASMs 的影响目前尚缺乏研究资料。

5. 药物浓度监测　由于孕期拉莫三嗪血药浓度明显下降,服用拉莫三嗪的女性在妊娠阶段需多次检测血药浓度并作适时的剂量调整。

6. 胎儿检查　妊娠 20～22 周需到专科行详细的胎儿器官发育检查。

二、癫痫与分娩

1. 癫痫孕妇分娩方式的选择应由产科和神经科医生共同研究决定。癫痫及 ASMs 的应用不是早期引产或剖宫产的指征,但如出现临产阶段癫痫频繁发作及胎儿窘迫则需行急诊剖宫产;另外,孕晚期出现癫痫持续状态或分娩时出现全面强直阵挛发作建议剖宫产。

2. 癫痫孕妇在分娩时癫痫发作的概率约为 3.5%,且这时的癫痫发作风险与孕期是否有癫痫发作密切相关。如分娩时癫痫发作,由于发作时间一般较短,通常无需予以药物处理;但如全面性发作超过 5 分钟或癫痫持续状态应立即给予静脉注射 ASMs 控制发作,并继续使用口服 ASMs 以防癫痫再发。

静脉注射 ASMs 建议首选劳拉西泮、次选地西泮,因为劳拉西泮的抗癫痫作用更迅速且不易引起呼吸抑制。

3. 关于癫痫母亲的新生儿凝血障碍问题 20 世纪 70 年代至 80 年代有些关于癫痫母亲应用肝酶诱导性的抗癫痫药物易出现新生儿凝血障碍性疾病的报道,并认为系药物导致维生素 K 缺乏所致。90 年代末,美国神经病学学会(American Academy of Neurology)指南建议服用 ASMs 的孕妇在产前服用维生素 K 以减少新生儿颅内出血等出血性疾病发生的机会。这一建议被世界各地临床专家践行了很长时间。但这些早期的报道均为小样本观察,近年的较大样本研究发现,服用 ASMs 没有增加新生儿颅内出血等出血性疾病发生的风险,但也没有依据表明不建议在分娩前预防性服用维生素 K。基于临床实践,仍建议母体服用了肝酶诱导性抗癫痫药物的新生儿皮下注射维生素 K(1mg/kg)以预防颅内出血等出血性疾病的发生。

4. 分娩后的注意事项 需告知癫痫母亲可能面临的风险:由于哺乳的需要母亲常会睡眠严重不足,可能会导致癫痫发作,需采取一些应对措施。为避免可能的癫痫发作致母亲早产和婴儿受伤,婴儿尿布或衣服的更换需在地板或很低的位置上完成,婴儿洗浴时须有其他成人在场。

三、哺乳与癫痫

母乳喂养对婴儿的好处已是社会共识,母乳中所含的各种营养成分最适合婴儿消化吸收的,且具有最高的生物利用率;吸吮肌肉运动有助于面部正常发育,有助于智能发育等;增强婴儿的免疫力;明显减少婴儿感染性疾病的发生等。虽然多数 ASMs 都会通过乳汁分泌,但服 ASMs 的母亲给婴儿母乳喂养利远大于弊,母乳喂养可以增加母婴的感情,明显减少婴儿感染性疾病的发生,且可以促进脑发育,提高儿童的智商和语言能力。癫痫母亲母乳喂养对婴儿基本无明显不良反应,在极少数情况下可以出现药物所致的变态反应,因此服用 ASMs 的母亲哺乳基本上是安全的。

事实上,母乳中绝大多数 ASMs 的浓度明显低于母体内 ASMs 浓度,蛋白结合率越低、脂溶性越高的 ASMs 越容易分泌到乳汁。新型 ASMs 中左乙拉西坦、拉莫三嗪和托吡酯分泌到乳汁中的含量较高。虽然左乙拉西坦在乳汁中浓度较高,但在新生儿血液中的浓度却较低。传统 ASMs 丙戊酸钠、苯巴比妥、苯妥英和卡马西平分泌到乳汁中的含量较低。具体来说,丙戊酸钠在母乳中的浓度约为母体的 3%、苯二氮䓬类约为 15%、苯妥英钠约为 20%、苯巴比妥约为 40%、卡马西平约为 45%、奥卡西平约为 50%、拉莫三嗪约为 61%、托吡酯约为 86%、乙琥胺高达 90%,因此大多数情况下哺乳期间的 ASMs 应用是安全的,建议在服用 ASMs 的母亲母乳哺乳。

但是,为了减少婴儿体内 ASMs 蓄积,应注意调整哺乳期患者 ASMs 的用量,尤其是使用拉莫三嗪、奥卡西平和托吡酯等在妊娠期间加量的患者应在产后 3 周内将药物剂量调整到孕前水平。如婴儿出现嗜睡、拒食、皮疹等不良反应时应暂停哺乳并监测婴儿血药浓度。

另外,母亲在哺乳期间癫痫未能完全控制时,可能的发作对哺乳和婴儿护理是有危险的,如在哺乳期间发作可能会导致婴儿受伤或窒息,因此哺乳时最好有他人在场。

(王 玉)

参 考 文 献

1. Sidhu HS, Srinivasa R, Sadhotra A. Evaluate the effects of antiepileptic drugs on reproductive endocrine system in newly diagnosed female epileptic patients receiving either Valproate or Lamotrigine monotherapy: A prospective study. Epilepsy Res, 2018, 139: 20-27.

2. Joshi S, Kapur J. Neurosteroid regulation of GABAA receptors: A role in catamenial epilepsy. Brain Res, 2018, 1703: 31-40.

3. Dede HO, Bebek N, Gurses C, et al. Genital automatisms: Reappraisal of a remarkable but ignored symptom of focal seizures. Epilepsy Behav, 2018, 80: 84-89.

4. Soontornpun A, Choovanichvong T, Tongsong T. Pregnancy outcomes among women with epilepsy: A retrospective cohort study. Epilepsy Behav, 2018, 82: 52-56.

5. Kinney MO, Morrow J, Patterson CC, et al. Changing antiepilepsy drug-prescribing trends in women with epilepsy in the UK and Ireland and the impact on major congenital malformations. J Neurol Neurosurg Psychiatry, 2018, 89: 1320-1323.

第十六章

老年与癫痫

第一节 老 年 癫 痫

老年癫痫（epilepsy in the elderly）又称老年晚发性癫痫，通常是指在 60 岁或 65 岁以后出现首次癫痫发作。国内外流行病学资料显示：癫痫在整体人群中的患病率约 2‰～10‰，但明显呈现幼年和老年两个发病高峰。近年来研究显示，癫痫在 >75 岁人群中发病率最高，是老年人神经系统疾病中继脑卒中和神经系统变性病后的第三大常见病。发作严重者可在抽搐同时出现反射性呼吸心搏骤停，导致猝死。如果老年患者在首次发作时即出现癫痫持续状态，则较其他年龄组的患者更难控制，故致残率和死亡率明显增加。有学者预计到 2020 年，新发生的癫痫发作有半数将发生于年龄 ≥60 岁的患者。受老年人合并症多、应用药物种类繁多、药物相互作用和不良反应相对较多以及其肝肾功能下降等情况制约，老年人癫痫的诊断和治疗也变得较为复杂。

一、定义

多数研究将老年人定义为年龄 >65 岁（发达国家），有些研究则定义年龄 >60 岁为老年人（发展中国家）。癫痫发作分为诱发性发作（如由急性脑损伤等引起）和非诱发性因素引起的发作。诱发因素除脑结构代谢损害外，尚包括全身代谢情况、心力衰竭、迷走性晕厥、使用处方/非处方药、中草药或其他添加剂、酒精和药物滥用等情况。

癫痫通常被定义为在间隔 >24 小时的时间至少有 2 次非诱发性癫痫发作。但最近的国际会议对癫痫的诊断仅需要 1 次癫痫样发作、同时存在产生癫痫反复发作的持久性的因素。许多引起老年人首次痫样发作的病因都可能成为引起癫痫反复发作的持久性的诱发因素。因此，如果年龄 >60 岁以上的患者就诊时已发现有脑器质性损害的症状和体征，神经影像学检查有颅内病变的证据，尽管临床仅有 1 次发作，也可诊断为癫痫。

二、发病率及流行病学

多项国内外的研究显示，新发癫痫的发病率在 65～69 岁为 0.9‰，年龄 >80 岁发病率增加到 1.5‰。60 岁患者的癫痫患病率为 1%。在美国护士之家的居住者中，近 10% 的老年人因癫痫或其他疾病接受抗癫痫药物。由于老年人群癫痫诊断困难，尤其是单纯/复杂部分性发作多因临床表现轻微而易被忽视，容易造成漏诊、误诊或延迟诊断，从而影响老年癫痫真实发病率和患病率的统计。因此，老年人非诱发性癫痫的发病率和患病率可能是现有报道的 2～3 倍。

老年人发生癫痫持续状态（status epilepticus, SE）的概率是年轻人的 5～10 倍，老年人 SE 发病率为 0.155‰～0.86‰，年轻人为 0.042‰～0.052‰；老年人 SE 的死亡率为 36%，年轻人为 26%。

三、老年癫痫的病因

目前认为老年患者出现抽搐和癫痫发作最主要的病因是脑血管病,其次是神经系统变性病(痴呆)、脑肿瘤、感染、中毒和代谢异常等。

(一)神经系统疾病

1. 脑血管病 老年人中30%~40%诊断为癫痫的病例之前曾有卒中病史。一项包括1 897例卒中患者的前瞻性研究,168例(8.9%)患者出现癫痫发作,265例出血性卒中患者中的28人(10.6%)出现癫痫发作;1 632例罹患缺血性卒中者,140人(8.6%)在随访的9个月中出现癫痫发作,47/1 897确诊为癫痫(符合两次癫痫发作诊断)。累及大脑皮质的出血和梗死病灶,特别是枕叶的病灶更易导致癫痫反复发作。

2. 神经系统变性病 痴呆可以引起癫痫发作,阿尔茨海默病(Alzheimer disease,AD)比其他类型痴呆更容易引起患者癫痫发作。与年龄匹配的健康人群相比,AD患者发生癫痫的风险增加6~10倍;在AD患者中出现的短暂意识模糊可能是未被识别的复杂部分性发作。22%的AD患者在疾病严重期经历至少1次非诱发性癫痫发作。痴呆或AD出现癫痫发作的机制尚不确定,淀粉样斑块聚集、神经纤维缠结和局部区域神经元变性被认为是引起新发癫痫发作和癫痫的潜在机制。

3. 脑部肿瘤 神经系统原发肿瘤合并癫痫的发生率在10%左右,而转移瘤合并癫痫的发生率为30%,特别是累及大脑半球的肿瘤,包括星形细胞瘤、少突胶质细胞瘤、脑膜瘤、脑转移癌以及原发性神经系统淋巴瘤等,2/3以上的患者均可出现各种类型的癫痫发作。

癫痫在胶质瘤中较常见,皮质或岛叶区域的低级别胶质瘤的癫痫发生率可高达60%~75%。约20%~50%的脑膜瘤患者和20%~35%脑干转移瘤患者可经历癫痫发作。切除肿瘤后,约60%~90%可以获得无癫痫发作。早期手术治疗、完整切除肿瘤、无全面性发作是获得良好癫痫预后的预测因素。

4. 中枢神经系统(central nervous system,CNS)感染 据报道在发达国家CNS感染后出现非诱发性癫痫发作的风险是6.8%,在资源贫乏的国家为8.3%。CNS各种感染,包括细菌(细菌性脑膜炎,结核),病毒(单纯疱疹病毒、人疱疹病毒-6),寄生虫(脑弓形虫、脑囊虫,疟疾),真菌(念珠病、球孢子菌病、曲霉病)和朊蛋白病(Creutzfeldt-Jakob disease,CJD),可以引起癫痫持续状态。由脑炎引起的癫痫持续状态的预后较其他病因引起的预后差。当无明确感染证据时,自身免疫性脑炎是常见的导致癫痫持续状态的病因。

5. 获得性颅脑损伤 颅脑外伤后癫痫占症状性癫痫的10%~20%,所有癫痫的5%,外伤后癫痫患者常对传统抗癫痫药物反应欠佳,常伴情绪、行为和人格改变、认知和运动功能缺损、运动障碍和睡眠问题。

6. 免疫介导累及神经系统的疾病

(1)多发性硬化:为免疫介导的中枢神经系统炎性脱髓鞘病变,主要累及大脑半球白质,大约5%的患者在病程中出现各种类型的癫痫发作。

(2)系统性红斑狼疮:是自身抗体和免疫复合物介导的多系统病变,其中约50%患者累及中枢神经系统,临床表现为精神或行为异常、癫痫发作、短暂性脑缺血发作、出血或缺血性卒中、脑神经麻痹、多发性周围神经病、舞蹈症及横贯性脊髓炎等。

(3)白塞病:为病因不明的全身多系统组织和器官小血管炎和血管闭塞性疾病,由于小血管炎可累及脑和脊髓,有10%~30%的患者出现中枢神经系统受累的临床表现,部分患者合并脑炎和脑膜炎,出现颅内压增高的症状。合并颅内静脉窦血栓形成患者可出现视力减退和视盘水肿。病变活动期表现为精神异常、进行性智能减退、构音障碍、癫痫发作、偏瘫或四肢活动受限,50%~70%的患者脑电图有阵发性电活动和不典型的棘慢复合波。

(4)结节病:是一种累及全身多系统的非干酪性上皮样肉芽肿,本病任何年龄均可发病,以15~40岁青壮年多见,27%累及中枢神经系统,50%出现单侧或双侧面瘫,60%的患者有颅底脑膜受累所致的脑积水和多脑神经损害的体征,约 20% 有癫痫发作。

(二)全身疾病

1. 缺血缺氧性脑病 严重心律失常和呼吸、心搏骤停所致全脑供血障碍的缺血缺氧性脑病,是部分老年人发生抽搐的主要病因;直立性低血压、咳嗽性晕厥、排尿性晕厥致严重脑缺氧可合并抽搐。

2. 其他代谢性脑病 包括亚急性肝性脑病、尿毒症性脑病、胰性脑病、透析脑病等,老年人中还可见低血糖发作、低钠和低氯血症合并抽搐发作,老年酗酒者在酒精戒断时可出现全身性强直 - 阵挛发作。

(1)低血糖发作:为胰岛 β 细胞局限性增生致血液中胰岛素过度分泌时出现的一种特殊的临床状态,患者可突然出现心悸、出冷汗、意识恍惚,严重者在夜间睡眠或凌晨出现发作性意识丧失 / 肢体抽搐,常规 EEG 检查多无癫痫样放电。发作时血糖水平多低于 2.0mmol/L,血胰岛素水平明显增高,胰腺超声波或腹部 CT 检查可发现胰腺占位病变。

(2)胰性脑病:多发生在急性出血坏死性胰腺炎发病后 2～5 天,患者突然出现急性发作的谵妄、幻觉、局灶性癫痫发作、偏瘫或四肢瘫,严重者可在短时间内进入昏迷。头颅 CT 平扫可发现双侧大脑半球或脑干有异常的低密度病灶,病因可能为白质的脱髓鞘改变。

(3)尿毒症性脑病:见于急、慢性肾衰竭患者,早期表现为精神和认知功能障碍、注意力不集中、情感淡漠、反应迟钝、记忆力减退、思维混乱,并可有谵妄和意识混浊。尿毒症晚期,大部分患者均可发生手足搐搦和四肢强直、阵挛抽搐。

(4)透析脑病:最早于 1972 年被提出。透析性脑病年发病率高达 6‰,临床表现为言语障碍、运动障碍和精神障碍,其中 60% 的患者出现全身强直阵挛性发作。目前认为病因系脑内铝浓度增加、激素和微量元素失衡以及各种氨基酸在脑内的转运障碍。

(三)可能引起抽搐的药物

老年人广泛使用的多种药物可能导致抽搐发作。

1. 神经和精神系统常用药物 乙酰胆碱酯酶抑制剂、抗抑郁药物(包括三环类和 5- 羟色胺再摄取抑制剂)、抗精神病药物、左旋多巴、巴氯芬、阿片类镇痛药、拟交感药物等,发生机制与影响中枢神经递质代谢、干扰神经元兴奋和抑制过程有关。

2. 其他常用药物 抗生素(特别是喹诺酮类)、抗组胺药物、西咪替丁、β- 受体阻滞剂、泼尼松、降糖药物、全身和局部麻醉药等,发生机制不十分明确。

(四)其他危险因素

1. 睡眠剥夺 有些老年人在没有得到充分睡眠时,会出现与睡眠剥夺有关的抽搐。

2. 反射性癫痫 可发生在经常参加打扑克或麻将游戏及长时间玩电脑游戏的老年人,包括本人未参与但观看其他人游戏者,均可在游戏现场和参与的过程中发生抽搐。

3. 镇静安眠药物和酒精戒断 经常服用镇静催眠药物(包括苯二氮䓬和苯巴比妥类药物)以及长期饮酒老年人突然停止服药或戒酒时可发生抽搐。

第二节 老年癫痫患者的药物治疗及预后

一、概述

老年癫痫患者选择用药方面目前尚无明确指南,虽然老年人首次发作后的再发风险高达 80%,但关于老年人临床应用抗癫痫药物的数据较少、缺乏随机对照临床研究,相关研究信息尚不足以推荐哪个抗癫痫药物是老年人的最佳选择。

老年患者选用抗癫痫药物复杂性高的原因有 4 个方面:①老年人药代动力学与青年人不同,包括血清蛋白结合率下降、脂溶性药物的容积分布增加、肾脏清除药物能力下降和清除半衰期延长;目前对老年人药物代谢的相关研究尚较少;②在相同浓度下,药物不良反应在老年人与年轻人不同;③老年人常同时服用多种不同的药物,药物间相互作用不容忽视;④控制癫痫与药物不良反应之间的平衡,特别是同时合并其他疾病时。

研究显示,65 岁以上的老年患者有 64% 以上因不良反应而停用抗癫痫药物,而年轻患者仅为 33%。因此,对老年患者用药最重要的是药物耐受性好。目前国内外研究多数认为新型抗癫痫药物不良反应较少,对老年癫痫患者更有优势。现有的数据尚不足以证实老年人能否在连续治疗 2 年且无癫痫发作后安全撤药,多数患者在生存期需服用 ASMs。

二、临床常用抗癫痫药物

(一)传统抗癫痫药物

目前传统抗癫痫药物还是临床广泛使用和首选的药物,具有相对安全、价格低廉、购药方便的特点,其中卡马西平和苯妥英钠是 2006 年 ILAE 治疗指南中 A 级推荐的治疗成年部分性发作的药物。由于苯巴比妥有明显的困倦和影响认知功能的不良反应,不提倡在老年患者中长期使用。美国目前有 24 种抗癫痫药物,所有药物均有一定疗效,但适用人群以及药物不良反应方面的数据尚不充分。通常,大多数医师认为服用抗癫痫药物利大于弊,因此对于老年癫痫患者还是建议给予 ASMs 治疗。然而,多个国际临床指南均没能将 ASMs 进行分级。

1. 卡马西平(CBZ)　主要用于局灶性发作的老年患者,起始剂量为 0.1g/ 次,每天 2 次,口服。主要的不良反应有皮疹、困倦、粒细胞减少、低钠血症、平衡失调和共济失调,需要定期复查血常规和电解质。卡马西平清除率在老年人较年轻人降低 20%~40%,其可诱导 CYP3A4 系统降低其他药物的有效性,老年患者更应注意药物间的相互作用。

卡马西平对认知功能有影响,特别是在大剂量时。目前尚不清楚老年人服用卡马西平后在认知功能受损方面是否更为敏感。卡马西平引起低钠血症的不良反应在老年人更为显著。卡马西平的药代动力学特点是半衰期短,但在老年人半衰期可能会延长,慢释放剂型药物可以克服每天多次给药和快速达峰相关的不良反应。

2. 苯妥英钠　对于老年癫痫患者局灶继发全面发作有一定的预防和控制作用,如果患者没有肝肾功能障碍、未服用其他影响肝酶代谢的药物,可选用苯妥英钠 0.1g/ 次,每天 2~3 次,口服。苯妥英钠是在美国社会家居人群和疗养院居住的老年人中最常用的药物,老年人对苯妥英钠的代谢降低,因此在老年人起始剂量为 3mg/(kg·d),而年轻人为 5mg/(kg·d)。苯妥英钠的治疗范围较窄,约 90% 与血清白蛋白结合,呈非线性药代动力学关系。主要的不良反应有困倦、共济失调、认知功能损害和抑郁,对老年人尤其是已经存在认知损害的老年人不适用。

苯妥英钠为肝酶诱导剂,与多种药物存在相互作用;细胞色素 2C 家族 P450 酶是苯妥英钠的代谢酶,氟西汀和诺氟西汀是该酶强有力的抑制剂,不适用于老年人;而舍曲林和帕罗西汀是老年人安全的选择。香豆素与苯妥英钠有相互作用,需要调整两者的用量。有研究显示苯妥英钠与骨折风险增加相关,但该研究不能确定骨折是由于共济失调或癫痫发作引起的跌倒、还是骨质疏松引起。

3. 丙戊酸钠　可用于老年患者的局灶性和全面性发作,常规剂量:普通片剂 0.2g/ 次,每天 3 次,口服,控释片剂 0.5g/ 次,每天 1~2 次,口服。部分患者在服药后可出现恶心、转氨酶增高和肢体震颤的不良反应,长期服用者需要定期检查肝功能。

老年人丙戊酸钠的蛋白结合率和非结合清除率下降,低剂量即可达到需要的临床效果。VPA 有情绪稳定的作用,适合伴有情绪问题的老年人。

(二)新型抗癫痫药物

1. 加巴喷丁　是目前认为在老年人群中使用比较安全的新型抗癫痫药物,可作为单药治疗的首选,也可作为添加治疗,可与其他多种药物同时服用。起始剂量 0.3g/d,分 3 次口服,可逐渐调整剂量到 0.6~0.9g/d,分 3 次口服。主要的不良反应有困倦、头晕和视物模糊。

加巴喷丁对局灶性癫痫有效,其不经过肝脏代谢,而直接通过肾脏排泄,因此没有药物间相互影响。然而，随着年龄增加肾功能下降，需要根据年龄调整用药。加巴喷丁有一定镇静作用，尤其是在浓度高时，老年人对这一问题可能更为敏感。加巴喷丁半衰期短，需要一天多次给药。因为加巴喷丁可治疗神经痛，对于同时罹患癫痫和疼痛者更有益。

2. 拉莫三嗪　主要通过肝脏代谢，适用于肾损害的老年人，由于服药后 8 周之内发生皮疹的比例较高，需要在数周内缓慢增加剂量。起始剂量 12.5mg/d，1 次口服，每隔 2～3 天缓慢增加剂量，在数周达到 100～200mg/d，分 2 次口服。

拉莫三嗪在肝脏通过葡萄苷酸化通路代谢，受年龄影响较少。与苯妥英钠和卡马西平联用时，拉莫三嗪清除率增加 2～3 倍；与丙戊酸钠联用时，拉莫三嗪清除率降低 2 倍。然而，这些药物的相互作用研究仅包括很少的老年人，因此，老年人合并用药时清除率的改变尚不明确。

3. 左乙拉西坦　作用机制与其他传统和新型抗癫痫药物完全不同，可单药治疗各种发作类型的老年患者，也可作为添加治疗难治性癫痫，研究显示左乙拉西坦在老年人有较好的耐受性。起始剂量 0.5g/d，分 2 次口服，可根据发作控制情况调整剂量到 2.0g/d，分 2 次口服，主要的不良反应有头晕、困倦、情绪低落。

左乙拉西坦为水溶性药物，口服后可快速完全吸收，不经过肝代谢、无肝酶诱导或抑制作用、与其他药物无相互作用。左乙拉西坦很少与蛋白结合（<10%），从而避免了高蛋白结合药物的替代问题、且不需监测其非结合型药物浓度，适用于老年人，特别是伴有其他疾病和需要服用其他药物的患者。老年人（61～88 岁）的清除率下降 38%，半衰期增加至 2.5 小时，其肌酐清除率范围在 30～74ml/min，需要根据肾功能调整剂量。

4. 奥卡西平　可用于老年患者的局灶性和全面性发作，起始剂量 0.3g/d，分 2 次口服，可根据发作情况调整至 0.9g/d，分 3 次口服，主要的不良反应有皮疹和低钠血症，需要定期复查血常规和电解质。奥卡西平首先快速代谢为 10- 去氧奥卡西平（10-OH- 卡马西平或其单羟基衍生物）；单羟基衍生物（MHD）是奥卡西平的活性成分，MHD 进一步由葡萄苷酸化通路代谢和由肾脏排泄。一项关于老年人群的研究显示，奥卡西平在老年人具有高浓度、高曲线下面积和低清除率特性。

5. 托吡酯　对局灶性癫痫有效，约 20% 与血清蛋白结合，同时由肝代谢和经肾脏原形排泄。尚未确定托吡酯的代谢酶，CYP450 可能参与托吡酯的代谢。托吡酯清除率随年龄增加而降低，老年人的预期血药浓度高于年轻人，对老年人需要监测药物浓度。托吡酯影响认知功能，特别是在高浓度时；然而，尚不确定老年人是否对此更敏感。

6. 普瑞巴林　普瑞巴林与加巴喷丁相似，但吸收更快、作用更强，仅需要相当于加巴喷丁五分之一的剂量即可达到相似效果。尽管普瑞巴林可能适用于老年人，但其价格和缺乏实验和临床证据限制了其应用。

三、老年癫痫患者预后

癫痫发作可使老年人死亡率增加 2～3 倍，增加老年人致残率，影响生活质量、增加健康服务需求和经济负担；可以削弱患者的社会交往能力、导致社会孤立；驾驶受限限制了个体生活的独立性。老年癫痫患者伴发重度焦虑和抑郁显著增多，这些因素均可以影响生活质量。有报道显示老年患者的癫痫发作较其他年龄人群更容易控制，但老年人常多合并其他并发症、经常同时服用多种药物，使得治疗具有更多复杂性和挑战性。

骨质疏松和骨折是老年人常见的问题，而癫痫发作使跌倒和骨折的风险增加 2～6 倍；缺乏锻炼、营养不足、活动能力下降和神经系统病变导致平衡能力下降均可能与骨折相关。大量前瞻性研究显示，苯妥英钠和加巴喷丁与骨密度降低有关；非肝酶诱导的 ASMs 加巴喷丁和丙戊酸钠可影响骨密度，而强肝酶诱导剂卡马西平可以影响维生素 D 的代谢。因此，建议对所有老年人均推荐补充维生素 D，无论是否伴有癫痫。

癫痫在老年人群较难识别；治疗较复杂，老年人常有多种合并症和合并用药，选择用药时需要特别慎重,需要关注药物间的相互作用。新型抗癫痫药物如左乙拉西坦、拉莫三嗪、奥卡西平和加巴喷丁,不良反应较小,可能是更好的选择。

(王湘庆)

参 考 文 献

1. Peterson CL,Piccenna L,Williams S,et al. Older people and knowledge of epilepsy: GPs can help. Aust Fam Physician,2017,46(3):132-136.

2. Haasum Y,Johnell K. Use of antiepileptic drugs and risk of falls in old age: A systematic review. Epilepsy Research,2017,138:98-104.

3. Ferlazzo E,Sueri C,Gasparin S,et al. Challenges in the pharmacological management of epilepsy and its causes in the elderly. Pharmacol Res,2016,106:21-26.

第十七章

癫痫患者不明原因的突然死亡

癫痫患者不明原因的突然死亡又称为癫痫猝死（sudden unexpected death in epilepsy，SUDEP），即癫痫患者发生突然的、缺乏合理的解剖学及毒理学证据的死亡，有关其发生的机制尚不明确。近年来癫痫猝死的相关研究引起越来越多的关注。现就癫痫猝死的定义、诊断标准、发病机制、危险因素以及儿童癫痫猝死的特点进行综述。

一、癫痫猝死的定义、诊断标准及分类

Nashef 最早于 1997 年指出，癫痫猝死是癫痫患者在有或无目击者情况下突发的非外伤性或溺水等引起的非预期且无法解释的死亡，可有或无癫痫发作的证据且需除外癫痫持续状态，尸检无可致死的毒理学及解剖学原因。同期 Annegers 制定了癫痫猝死的诊断标准：①癫痫诊断明确且反复发作；②猝死前身体状况无明显异常；③死亡发生突然（数分钟内）；④猝死发生在正常活动或环境中（如在床上、家里或工作单位）；⑤无明确导致死亡的原因。两者在癫痫猝死定义及诊断标准上大同小异，后者突出强调 2 个方面：①除外癫痫发作时因意外所致的死亡，如溺水、车祸及外伤等；②限定了死亡发生的时限。此后有关癫痫猝死的研究多参照此两条诊断标准。

为了统一 SUDEP 诊断标准，促进今后的研究，Nashef 等于 2012 年对 SUDEP 的定义及诊断标准进行了修改，提出以下建议：①癫痫猝死全称中用"无法预料的死亡（unexpected）"一词代替"不能解释的死亡（unexplained）"；②死亡前有无癫痫发作不作为 SUDEP 排除条件；③死亡应发生在突发事件后的 1 小时内；④癫痫持续状态所致死亡不是 SUDEP，其中癫痫持续状态定义为发作时间≥30 分钟或者两次连续发作过程中意识未恢复；⑤尸检应制定统一检查标准并及时更新（如补充完善基因检查等）。

Annegers 等在 1997 年对癫痫猝死进行了分类，将 SUDEP 分为：①肯定的癫痫猝死（必须做尸解）；②很可能的癫痫猝死（没有尸解，也没有明确死因）；③可能的癫痫猝死（不能除外，但缺乏足够证据说明是癫痫猝死）；④非癫痫猝死（有明确死因）。2012 年 Nashef 等对分类进行了补充及修正（表 17-1），

表 17-1　癫痫猝死（SUDEP）诊断的统一标准

癫痫猝死（SUDEP）诊断的统一标准
1. 肯定的癫痫猝死：[a] 癫痫患者突然、意外地在良好环境中发生非创伤性和非溺水死亡，不管有无目击者、无论有无癫痫发作，除外癫痫持续状态，且尸检也无法判定死亡原因
1a. 肯定的癫痫猝死 +：[a] 除满足上述条件，患者死亡前有证实存在除癫痫外的其他疾病，死亡的发生可能是由于这两种情况的综合作用，且活检或检查无法证明此类疾病是直接死因
2. 很可能的癫痫猝死和 / 很可能的癫痫猝死 +：[a] 和确定的 SUDEP 一样但是没有尸检。患者在正常的活动中、正常的身体状况下及良好的环境中出现了意外死亡，且没有已知的器质性死亡原因
3. 可能的癫痫猝死：[a] 存在相互矛盾的死亡原因
4. 接近 SUDEP/ 接近 SUDEP+：癫痫患者在心肺停止复苏后仍能存活超过 1 小时，且检查后未发现任何器质性病因
5. 非癫痫猝死：死亡原因明确
6. 未分类的：现有资料不完整；无法分类的一些情况

[a] 若猝死过程有目击者，建议发病到死亡时间以 1 小时内为界；+ 指已知有长 QT 综合征的癫痫患者或尸检显示有冠状动脉粥样硬化

将 SUDEP 分类为肯定的癫痫猝死和 / 或肯定的癫痫猝死 +；很可能的癫痫猝死和 / 或很可能的癫痫猝死 +；可能的癫痫猝死；接近癫痫猝死和 / 或接近癫痫猝死 +；非癫痫猝死及未分类的猝死。

在癫痫猝死最新分类中强调了如下 3 点：①对有其他基础疾病的癫痫患者发生癫痫猝死病例进行独立分类，分别为肯定的癫痫猝死 +，很可能的癫痫猝死 +，接近的癫痫猝死 +；②对发生心跳呼吸骤停但经心肺复苏存活时间 >1 小时的病例进行补充分类即接近癫痫猝死和 / 或接近癫痫猝死 +；③不再将死因具有争议和患者信息不足的癫痫猝死划归一类，而是分别列为"可能的癫痫猝死（符合诊断条件，死因存在争议者）"和"未分类的癫痫猝死（缺乏足够证据或无法进行分类者）"。

二、流行病学研究

SUDEP 的流行病学研究在方法学上存在异质性，不同研究在规模、人口分析方法、定义以及死因认定方面存在较大的差异，因此其发病率也有很大的不同。另外，确诊 SUDEP 比较困难。在死亡证明书和尸检越来越广泛应用的现在，即使符合诊断标准，SUDEP 一词也鲜少被用来描述死亡原因。因此，在一些流行病学研究中，SUDEP 的发病率可能低于实际水平。

以患者人群为基础的研究揭示了癫痫中 SUDEP 的最低发病率，包括控制非常良好和已经缓解的癫痫患者。Ficker 等于 1935—1994 年对明尼苏达州罗切斯特市 1 535 例癫痫患者进行了一项基于人群的回顾性研究，结果显示 SUDEP 的发生率为 0.35/（1 000·年）。在这项研究中年轻癫痫患者，猝死的发生率比一般人群高 24 倍。SUDEP 的发生率与癫痫缓解率呈负相关。基于包括所有人群的 SUDEP 研究中，SUDEP 的发生率为 0.09/（1 000·年）～2.3/（1 000·年）。英国一项基于社区的前瞻性随访研究中，SUDEP 发生率为 1/（8 000·年），且与癫痫缓解率呈负相关。在一项对 792 例活动性癫痫患者的随访研究中，仅 111 例有癫痫发作，大多数癫痫患者发作缓解，未发生 SUDEP。一项对抗癫痫药物（ASMs）停药的研究证实，SUDEP 在无发作的癫痫患者中发生率很低，在 5 000 多例已缓解 2 年多的癫痫患者中仅有 2 例死于 SUDEP。亦有在社区人群中 SUDEP 发生率为 1/（1 000·年）～2/（1 000·年）的报道，目前认为可能是由于该人群癫痫缓解比例较低所致。

在患有较严重癫痫的人群中，SUDEP 发病率增加。其在慢性难治性癫痫患者中的发生率为 1.1/（1 000·年）～5.9/（1 000·年）。近来，有报道参与新 ASMs 临床试验或接受迷走神经电刺激的癫痫患者，其 SUDEP 发生风险增加，有学者认为这可能是因为这些患者本身就是难治性癫痫患者。有文献报道慢性难治性癫痫患者 SUDEP 发生率为 0.11%～0.59%。

有关儿童 SUDEP 的研究较少，这与儿童 SUDEP 发生率低及尸检率低有关。有报道儿童 SUDEP 发生率为 0.011%～0.043%，低于成年癫痫患者，但仍为非癫痫儿童的 10 倍。Dravet 综合征（又称婴儿严重肌阵挛癫痫）的患儿 SUDEP 发生率更高达 4.9%，明显高于一般癫痫患儿 SUDEP 的发生率。

接受了致痫灶切除手术但术后仍有发作的患者其 SUDEP 发生率最高，为 6.3/（1 000·年）～9.3/（1 000·年）。而手术成功癫痫缓解的患者其 SUDEP 发生率明显降低。一项对 701 例接受外科手术的癫痫患者随访研究发现，199 例患者达到癫痫临床缓解，而这些患者均未发生 SUDEP 或任何其他原因导致的死亡。而另一项针对 802 例癫痫患者的术后随访研究结果显示，有 194 例患者癫痫再发，其中 6 例死于 SUDEP。

三、危险因素

（一）年龄

以往普遍认为 SUDEP 不会发生于儿童，但大量研究发现，SUDEP 在各个年龄段都有发生，从 8 个月到 83 岁均有病例报道。大多数研究中死亡病例的平均年龄在 25～39 岁。不同研究报道的 SUDEP 年龄好发段不同。罗切斯特报道 20～40 岁是 SUDEP 的最高风险年龄，其标准化死亡比（SMR）为 23.7（95%CI：7.7～55.0）。Clark 等对澳大利亚昆士兰 123 例癫痫猝死患者进行尸检分析时发现，18～35 岁患者癫痫猝死的风险较高，30～40 岁患者发生猝死的风险最高。另有两项病例对照研究结果显示

SUDEP 好发年龄段较前述研究更迟,其中瑞典的研究认为平均年龄为 44 岁,而美国明尼苏达州的前瞻性研究则发现 50~59 岁是好发年龄段。儿童中 SUDEP 占全因死亡的 6.0%~25.0%。

(二)性别和种族

种族和性别对罹患 SUDEP 风险的影响尚无定论。Clark 等认为男性癫痫患者发生 SUDEP 的概率比女性高(1.3∶1),在 18 岁以下的癫痫患者中,男性和女性发生猝死的概率相当。美国癫痫中心尸检报道 SUDEP 以男性多见,Ficker 等认为这可能是癫痫人群选择偏差所致。Walczak 等研究结果则表明女性发生率更高。SUDEP 在非洲裔美国人人群发生率较高,也可能是选择性偏差和混杂因素影响的结果。国际抗癫痫联盟(ILAE)联合分析了四个设计相同的关于 SUDEP 的国际大样本研究(包括 289 例癫痫猝死病例以及 958 例癫痫对照患者),结果发现:男性 SUDEP 的发生率是女性的 1.4 倍;16 岁前起病的癫痫患者发生 SUDEP 的风险是 16~60 岁间起病患者的 1.72 倍;病程超过 15 年的患者 SUDEP 的发生风险增加了 1.95 倍;相较无强直阵挛发作的癫痫患者,有每年 1~2 次强直阵挛发作的患者其 SUDEP 发生风险提高了 2.94 倍,每年 3~50 次发作的其风险提高了 9.06 倍,而每年 >50 次发作的其风险提高了 14.51 倍。不使用药物治疗将增加 SUDEP 的发生风险,但多种抗癫痫药物联合应用亦增加 SUDEP 风险。

(三)癫痫发作

研究表明,癫痫起病年龄、发作类型、病程及发作频率与 SUDEP 关系密切。

儿童期早期起病(≤16 岁)的癫痫患者其 SUDEP 发生率是晚发者(>16 岁)的 1.72 倍。0~15 岁发病和 45 岁后发病相比,SUDEP 的相对危险度(RR)为 7.7(95%CI:2.1~28.0),经癫痫发作频率校正后的 RR 仍为 5.0(95%CI:1.3~20.0)。Sillanpaa 等对儿童早期发病癫痫死亡状况进行了一项前瞻性研究,对 245 例 16 岁前起病的癫痫患者随访近 40 年,共有 60 例患者死亡,其中癫痫猝死 23 例(38%),癫痫持续状态 4 例(7%),因癫痫发作意外溺水 6 例(10%),剩余 27 例为非癫痫相关死亡。同时该研究显示,儿童早期发病的癫痫患者癫痫猝死在儿童时期发生率低,到青春期后发生率急剧升高,发生高峰年龄为 20~40 岁。另外,症状性癫痫患儿更易发生癫痫猝死。

在所有 SUDEP 病例的发作类型报道中,原发性或继发性全身强直 - 阵挛性发作占 SUDEP 病例的 90% 以上。发生过 1 次或多次全面强直阵挛发作的癫痫患者发生猝死的风险为不发生强直阵挛癫痫患者的 7.1 倍。另有研究认为颞叶癫痫或起源于颞叶附近的异常放电发生癫痫猝死的可能性大,因为这些区域是心血管功能的调节中枢,发作时会影响循环呼吸功能。一项对罗切斯特人群 1935—1979 年 725 例癫痫患者的回顾性研究中发现 13 例患者发生猝死,其中,继发性癫痫发生 SUDEP 的 SMR 为 3.9(95%CI:1.7~7.7),特发性癫痫 SMR 为 1.2(95%CI:0.3~3.0)。

多数研究报道 SUDEP 病例的平均癫痫患病病程为 15~20 年,极少发生在病程的第 1 年。虽然一项有关原发性癫痫的研究发现癫痫已缓解的患者也可发生 SUDEP,但其与未缓解的患者相比发生 SUDEP 的概率在病程上无统计学差异。挪威的一项关于难治性癫痫的研究发现,SUDEP 患者和无发作但死于其他原因的癫痫患者在病程上亦无统计学差异,但另一个大样本的病例对照研究发现,SUDEP 组与对照组的病程有明显统计学差异,提示病程长可能是 SUDEP 的危险因素。

癫痫发作频率也是 SUDEP 的重要危险因素。有研究表明,过去 1 年中有 3 次以上强直阵挛发作的癫痫患者猝死的风险增加近 8 倍。Hesdorffer 等发现频发的强直阵挛发作是癫痫猝死的重要危险因素,每年发生强直阵挛 1~2 次的患者,其癫痫猝死的风险上升 3 倍,每年发生强直阵挛发作 50 次以上的癫痫患者,其癫痫猝死风险较无强直阵挛发作的癫痫患者增加了 14 倍。SUDEP 易发生于中度或高度发作频率的癫痫患者,在已缓解的癫痫患者中罕有发生。每年至少发作 1 次癫痫的患者其 SUDEP 发生风险是无癫痫发作患者的 23 倍(95%CI:3.2~170.0),而每年发作超过 12 次被认为是 SUDEP 的高危因素。

(四)抗癫痫药物

早期研究报道多种抗癫痫药物联合应用是癫痫猝死发生的危险因素。卡马西平在多项研究中被证实与 SUDEP 的发生有关,原因可能是其抑制自主神经功能或可致心律失常,特别是当其血药浓度达到 40mmol/L 时。拉莫三嗪也被认为与 SUDEP 有关,其机制可能是使 QT 间期延长。然而,这些发现很难完全解释抗癫痫药物与 SUDEP 风险增加之间的关系,因为患者本身可能是由于癫痫难以控制才采用高剂量 ASMs 或多药联合治疗。此后,一些流行病学的研究结果佐证了这一点。Hesdorffer 等发现多种抗癫痫药物联合应用增加癫痫猝死发生风险,但如果除外全面性强直阵挛发作频率等多种混杂因素的影响,单独分析抗癫痫药物应用时,发现联合用药并没有明显增加癫痫猝死风险;且全面强直阵挛发作频率在原始数据分析及校正后分析时均是癫痫猝死的高危因素;另外该研究显示,拉莫三嗪和卡马西平未增加癫痫猝死发生风险。Ryvlin 等在难治性癫痫患者多药联合治疗及安慰剂对照的随机试验中发现,添加有效抗癫痫药物组 SUDEP 发生风险(0.09%)要低于安慰剂组(0.69%),说明抗癫痫药物可减少发作频率、降低 SUDEP 发生风险。越来越多的荟萃分析和随机对照研究结果表明有效剂量的单药治疗和多药治疗均减少了 SUDEP 发生率。这些结果表明,虽然 ASMs 与癫痫人群中的 SUDEP 风险增加似乎无明显关联,但 ASMs 对心脏和自主神经系统的直接或间接作用仍可使一部分患者受到影响。

综上所述,抗癫痫药物种类及数量与癫痫猝死发生风险无直接关联,而频繁强直阵挛发作才是癫痫猝死最重要的危险因素。对于难治性癫痫患者,应积极联合用药控制其发作,预防癫痫猝死发生。

(五)夜间发作与癫痫监护

Lamberts 等发现癫痫猝死病例中 86% 没有目击者,58% 在睡眠中发生,睡眠中癫痫猝死的患者既往夜间发作次数比非睡眠相关者多,且相较于存活病例,发生 SUDEP 的患者多有夜间发作的病史,常缺乏有效监护,无法及时干预,故夜间发作是癫痫猝死的危险因素。儿童癫痫患者,由于年龄小,夜间睡眠时多有家属陪护,能及时发现患儿异常情况,在发作后得到细致的照顾,癫痫猝死发生率很低。

四、发生机制

癫痫猝死发生机制尚不明确。单一机制不能解释所有的癫痫猝死病例,多数研究表明存在以下可能机制。

(一)5-羟色胺与癫痫猝死

越来越多的证据表明 5-羟色胺(5-hydroxytryptamine,5-HT)与 SUDEP 有很大的关系。5-HT 是人体内分布最广泛的神经递质之一,主要位于下丘脑、丘脑内侧和脑干,其次位于大脑嗅皮质、海马、杏仁核和纹状体等部位。其通过保持皮质-海马的突触联系参与了神经元的重塑,与人类多种中枢神经系统疾病有关。呼吸中枢位于低位脑干并受其中缝核 5-HT 能系统的调节,这些神经元与呼吸功能关系密切,可根据血液中 CO_2 浓度及 pH 的变化调整呼吸以使机体内环境保持平衡。当血液中 CO_2 浓度升高、pH 降低时,5-HT 神经元可提高中枢神经系统对二氧化碳分压的敏感性,从而刺激呼吸使机体不至于因缺氧而窒息。Zhan 等通过活体单细胞膜上电记录的方法发现大鼠延髓中缝核的 5-HT 能神经元在海马电刺激癫痫模型中放电明显减少。Fengold 等对癫痫猝死大鼠模型进行研究发现,DBA 大鼠脑中 5-HT 受体较对照组明显减少,认为 5-HT 能神经元缺失是参与癫痫大鼠呼吸抑制进而发生猝死的重要机制之一。有动物实验表明,缺乏 5-HT 2C 和 5-HT 3B 受体的大鼠癫痫模型癫痫猝死的发生率显著升高。Buchanan 等发现缺乏 5-HT 能神经元的大鼠发生呼吸抑制的风险较对照组高,更容易发生猝死,而在加入 5-HT 受体激动剂后,其猝死风险大大降低。同时,选择性 5-羟色胺受体再摄取阻断剂(selective serotonin reuptake inhibitor,SSRI)可改善癫痫发作后的低氧血症,且 Zeng 等发现氟西汀能有效减少 DBA 大鼠的呼吸抑制。另有一项转基因大鼠的实验证实,脑干中缺乏 5-HT 能神经元的大鼠最终会因窒息而导致猝死,而那些存活下来的大鼠则对二氧化碳分压不敏感,造成呼吸困难。在这些癫痫大鼠模型中,5-HT 能系统受到癫痫影响功能被抑制进而呼吸受到抑制甚至窒息是这些大鼠癫痫模型猝死的重要原因。

(二)孤束核(NTS)与癫痫猝死

孤束核在心血管和呼吸调节中发挥着重要作用,它是气压感觉和化学感觉信息处理的第一步,是机体最终得以维持稳态的基础。之前关于 NTS 的大部分研究都聚焦于高压或缺氧等病理生理条件下，其在癫痫中的特性和功能却很少受到关注。去窦弓神经或 NTS 可使交感神经活动增强、动脉压升高、压力感受性反射中断，表明 NTS 在调节血压方面起着重要的作用。而平均动脉压的升高与卒中及靶器官（心脏、肾脏等）损伤有关，有学者推测其可能参与 SUDEP 的发生。电刺激猫的孤束核会干扰惊厥演变和泛化的发展；在海人酸癫痫持续状态模型中发现其 NTS 神经元数量的选择性减少与脑干核团的神经元密度有相关性，推测复发性惊厥可导致 NTS 神经细胞逐渐丧失、NTS 回路生理特性发生改变，最终使 KA 大鼠因整合功能受损而导致 SUDEP 的发生。孤束核神经元回路在癫痫网络中的具体作用及机制仍需要进一步研究。

（三）呼吸功能障碍

癫痫发作中常见低氧血症。Dlouhy 等证实癫痫发作时会造成机体缺氧、低通气；癫痫发作尤其是全面阵挛发作时可导致中枢性的呼吸抑制，致呼吸异常甚至是无效呼吸及心脏停搏。Bateman 等报道 33.2% 的癫痫患者氧分压降到 90% 以下，10.2% 的癫痫患者降至 80% 以下，3.6% 的患者则降至 70% 以下；对 100 例癫痫患者发作时的呼吸指标进行统计时发现，50% 的患者发生中枢性呼吸暂停或呼吸浅慢，9% 的患者发生了混合性或阻塞性呼吸暂停；在对 SUDEP 患者进行回顾性分析时发现，1/3 的患者猝死时有低氧血症的发生，且肺水肿是造成其猝死的重要原因。有文献报道在癫痫发作时大脑释放大量的腺苷和内源性阿片类物质；另有研究发现，在癫痫发作时脑中升高的腺苷水平能抑制癫痫发作，而脑干中腺苷受体的激活也会诱发严重的呼吸抑制。Shen 等认为腺苷与癫痫发作引起的死亡有直接关系，提出可能是癫痫发作后细胞外腺苷增加导致通气不足、呼吸暂停及心律失常所致。在大鼠癫痫发作时给予腺苷受体拮抗剂咖啡因可缓解呼吸抑制情况，显著提高生存时间，预防猝死。越来越多的数据为我们提供了大量证据，即呼吸功能障碍是造成癫痫猝死的重要原因。其机制可能涉及颞叶与脑干呼吸中枢之间传导通路异常；以及与前述调节呼吸及觉醒的 5-HT 能神经元有关，亦可能与腺苷通路相关。它们的缺失或功能障碍可导致癫痫发作后呼吸功能障碍、心律失常及意识丧失，从而导致癫痫猝死。

（四）心脏功能障碍

与许多心源性猝死不同，SUDEP 患者没有可导致死亡的器质性原因。然而，癫痫发作确实会引起多种短暂的心脏效应，包括心率变化、心律失常、心脏自主功能障碍、心脏停搏和其他各种心电图异常，有些可能是致命的。一些影响心脏的遗传疾病也可导致癫痫，这部分癫痫患者易发展成 SUDEP。

1. 癫痫发作可引起各种瞬时心率变化　Opherk 等对 41 例癫痫患者共 102 次癫痫发作的数据进行统计发现，有 99% 的癫痫发作出现了心率增快，其中 100% 的全身性发作和 73% 的非全身性发作出现了窦性心动过速（心率 > 100 次/min）。Leutmezer 等另一项关于 58 例患者 145 次癫痫发作的数据显示，心动过速出现的比例为 86.9%。儿童发作时心动过速出现的概率比成年人低 60%，但呼吸过慢/过快及心动过缓的发生率与成人无异。研究显示，颞叶内侧癫痫明显比非病灶性癫痫或颞叶外侧癫痫更容易出现心动过速。癫痫发作导致心动过缓比较少见，在 Leutmezer 等的研究中，仅 1.4% 的癫痫患者有心动过缓，通常发生于颞叶癫痫患者中，且更容易出现在夜晚。突发心脏停搏（心电图 RR 间隔时间长于 3～5 秒）也较少见。一项对 1 244 例癫痫患者的研究发现，只有 5 例在发作时出现心脏停搏。一项对 6 825 例接受长期视频脑电图监测患者的回顾性研究显示，只有 0.27% 的患者发生了心脏停搏。罕见的心脏停搏可能是部分 SUDEP 的原因。

2. 心律失常是导致 SUDEP 的重要原因　一项对 43 例癫痫患者 105 次发作的研究发现，16.2% 的发作出现了有临床意义的 QTc 间期延长，4.8% 的发作出现了 QTc 间期缩短。QT 间期延长可致室性心动过速，甚至室颤。癫痫发作引起室颤的原因还包括儿茶酚胺升高、ST 段改变及肌钙水平变化等。有研究表明在癫痫发作时 2% 的患者会发生室速，这可能与发作时的异常放电激活了下丘脑交感神经元引起交感兴奋有关。Van Der Lerde 等发现癫痫发作后出现的心脏停搏、房室传导阻滞、房颤、室颤等心律失常较发作时出现的心律失常更易引起猝死。

3. 心率变异性（heart rate variability，HRV）降低也是癫痫猝死的一个重要机制 HRV 是反映自主神经系统活性、定量评估心脏交感神经与迷走神经张力及其平衡性的一个指标，可用来判断心血管疾病病情、预测心律失常和心脏猝死事件。Sivakumar 等对神经科儿童心电图进行分析后发现，HRV 降低能增加癫痫患者猝死的风险，是癫痫猝死的重要机制之一。另有研究表明颞叶癫痫患者 HRV 较正常人明显降低，在夜间降低程度尤其明显，可作为预测癫痫猝死的一项指标，但机制尚不清楚，还需进一步研究。

4. 心脏复极异常是心源性猝死的危险因素，可导致致死性室性心动过速。一些慢性癫痫患者的心脏复极是异常的 QT 间期离散度可反映心脏复极的异质性。心室晚电位是由高分辨心电图检查到的心室延迟去极化，与室性心律失常的风险增加有关。一项研究显示，45 例癫痫患者有 22 例出现心室晚电位，而对照组中 19 例患者中只有 1 例出现。

5. 除心率改变外，癫痫还可诱发其他心电图异常 一项对 41 例患者 102 次发作的研究发现，4 例（10%）患者的 6 次（6%）发作时出现了 ST 段凹陷和 T 波倒置等恶性心电图异常及心房过早去极化、心房二联律、心室过早去极化、室性偶联和一度、二度房室传导阻滞（Mobitz Ⅰ型）等良性异常。

有研究认为，脑部频繁痫样放电导致调节心血管系统自主神经的皮质和皮质下结构受损，从而引起自主神经功能紊乱，心率变异性减低，发生恶性心律失常。自主神经功能紊乱夜间更容易发生，可解释癫痫猝死易夜间出现的现象。已知低氧血症、低通气和／或呼吸暂停以及其他呼吸变化可通过调节自主神经影响心率和心律，由于许多研究缺乏癫痫发作前后的呼吸速率、潮气量、肺泡通气、氧饱和度等呼吸参数，目前尚不清楚上述心率和／或心律失常、心脏停搏等是否为癫痫后呼吸障碍所继发。在一项对 56 例癫痫患者 250 余次发作的研究中，1 例患者围发作期出现氧饱和度低于 50%，随后出现心动过缓、心脏停搏，提示心动过缓和心脏停搏可能继发于低氧血症。长时间的呼吸暂停亦可激活颈动脉化学感受器，经迷走神经介导心动过缓甚至心脏骤停。脑部频繁痫样放电导致调节心血管系统自主神经的皮层和皮层下结构受损在 SUDEP 发生机制中所起的作用及两者间的相互关系仍值需进一步研究。

（五）癫痫发作后脑电的广泛抑制

Ryvlin 等发现癫痫发作后大脑先出现广泛的脑电抑制，继而出现心脏停搏。Lhatoo 等对比了 10 例发生癫痫猝死的患者与 30 例未发生癫痫猝死患者的脑电图，发现癫痫猝死的患者都存在长时间的发作后脑电图广泛抑制（postictal generalized EEG suppression，PGES），且在呼吸改变或致命性心律失常发生之前出现。发作后脑电广泛抑制的时间可超过 50 秒。关于儿童与成人 PGES 的发生率及其与 SUDEP 的关系目前说法不一。Milena Pavlova 等对 26 例儿童癫痫患者 101 次发作及 22 例成年癫痫患者 55 次发作进行对比发现，22 例成年患者中有 13 例（59%）55 次中 13 次（24%）出现了 PGES，而 26 例儿童患者 101 次发作中只有 1 例（4%）6 次（6%）出现了 PGES，其中儿童患者以额叶癫痫为主，成年患者以颞叶癫痫为主，表明成年患者较儿童患者更常出现 PGES。然而 Moseley 等对 37 例癫痫猝死儿童病例进行研究发现，PGES 也会增加儿童癫痫猝死的风险，提出 PGES 可能是预测儿童癫痫猝死危险因素的一个有意义的指标。目前，PGES 导致癫痫猝死的机制尚不清楚，有可能是 PGES 对皮质神经元甚至是皮质下结构、脑干组织（包括脑干网状系统等）的抑制影响脑干的呼吸中枢，引起中枢性呼吸暂停、肺通气不足、血氧饱和度下降及高碳酸血症，继而加重癫痫发作，如此恶性循环致脑干长时间抑制最终可致呼吸停止。另一种可能是 PGES 会加重原本由癫痫导致的肺功能障碍，动物实验及临床研究都证实了癫痫猝死动物或患者的肺重量增加，有肺水肿、肺泡出血发生。不过，Surges 等通过对 19 例癫痫猝死患者脑电图进行病例对照研究发现，PGES 并不能增加癫痫猝死的风险。因此，需要更多的研究来证实 PGES 与癫痫猝死的关系。

（六）遗传易感性

虽然 SUDEP 发病机制尚不完全清楚，但遗传易感性可能在其中扮演重要角色。许多患有 Dravet 综合征的人过早死亡，其中一些为猝死。在大多数 Dravet 综合征患者中能检测到 *SCN1A* 基因编码的电压门控钠通道的突变，且这种"神经元"型的钠通道在心脏组织中也有表达，表明 *SCN1A* 基因突变可能是促进这些患者发生致死性心律失常的原因。另外 Glasscock 等发现钾离子通道功能障碍的老鼠癫痫发作更加剧烈而且更早死亡。高达 13% 的 SUDEP 尸检病例发现了与心血管疾病相关的基因突变。目前在癫痫猝死患者中发现至少 9 种基因突变，包括 *KCNA1*、*SCN1A*、*SCN8A*、*HCN2*、*PRR72*、*KCNQ1*、电压门控钾通道（*KCNH2*）、电压门控钠通道（*SCN5A*）和 *RYR2*。除了近期发现的 *PRR72* 外，其他基因均编码离子通道蛋白，具体相关蛋白及表型见表 17-2。这些基因在中枢神经系统与心脏共同表达，其突变可直接导致癫痫，且更易被痫性放电所致的自主神经功能障碍诱发心肌功能受累、QT 间期延长及呼吸抑制，进而导致癫痫猝死发生。

表 17-2　选择性基因突变增加 SUDEP 危险性

基因	蛋白	相关的人类疾病	疾病的临床表现	小鼠模型表型	是否增加 SUDEP 危险性
SCN1A	Nav1.1	Dravet 综合征	儿童热性惊厥；成人难治性癫痫；精神运动性抑制；共济失调；睡眠障碍；认知障碍；过早死亡	发作间期心率变异性；阿托品敏感的猝发的心动过缓；过早死亡	可能
SCN5A	Nav1.5	Brugada 综合征	在心电图上 V1-V3 ST 段抬高；晕厥；癫痫发作；睡眠紊乱；过早死亡	室性心动过速；心脏畸形	可能
SCN5A	Nav1.5	长 QT 综合征 3 型	延迟复极化；尖端扭转；突然死亡；心悸；晕厥；胃肠道症状	QT 间期延长、室性心动过速和体外的早期后去极化	是
KCNA1	Kv1.1	NA	发作性共济失调伴有持续性肌纤维颤搐；某些患者为部分性癫痫	严重癫痫；房室传导阻滞；心动过缓；过早心室收缩；过早死亡	是
KCNH2	Kv11.1	长 QT 综合征 2 型	延迟复极化；尖端扭转；心悸；晕厥；突然死亡；听觉诱发的长 QT 综合征	*KCNH2-/-* 基因型是胚胎致死的	是
KCNQ1	Kv7.1	长 QT 综合征 3 型	延迟复极化；尖端扭转；心悸；晕厥；突然死亡；听力丧失；游泳诱发的长 QT 综合征	受损神经复极化；癫痫发作；心脏自主神经功能失调	是
HTR2C	5-HT2C	NA	NA	癫痫；呼吸停止；心脏监测未完成	是
RYR2	RyR2	含有儿茶酚胺的多形性心动过速	在运动过程中，由于儿茶碱的释放而引起的心动过速；头晕；晕厥；癫痫发作；过早死亡	运动诱发室性心律失常；广义强直阵挛性发作；心源性猝死	是

NA：不明确

五、预防

（一）控制癫痫发作

由于频繁强直阵挛发作是癫痫猝死最重要的独立危险因素，故积极控制癫痫发作至关重要。大多数癫痫患者都可以通过抗癫痫药物（ASMs）来控制癫痫发作。SUDEP 病例中常报道有 ASMs 未达治疗剂量的情况，因此药物服用的监督和血药浓度的监测可能有助于更好地控制癫痫的发作。多项研究显示 ASMs 的频繁更换可能增加 SUDEP 的风险，所以尽量保证患者首次选药的规范性，在治疗过程中避免药物的频繁更换。Tomson 等的研究结果显示，未经药物治疗的癫痫患者发生 SUDEP 的风险比接受药物治疗的患者高出近 20 倍。应用两种以上的 ASMs 虽然有助于控制癫痫发作，但 ASMs 可影响心脏传导和自主神经功能，所以在未获得更多证据之前，建议临床医生尽可能地避免多药治疗。

（二）手术治疗

对难治性癫痫而言，手术治疗是控制其发作的有效措施。Sperling 等研究发现，手术后无癫痫发作的患者与普通人群之间的死亡率无统计学差异，不过手术后仍有癫痫发作的患者和未手术的难治性癫痫患者的死亡率接近，且 SUDEP 多发生于术后仍有癫痫发作的患者。归根结底，手术治疗是通过控制癫痫的发作来降低 SUDEP 的风险。

（三）睡眠姿势

SUDEP 患者被发现时常常处于俯卧位，推测是同婴儿猝死综合征（sudden infant death syndrome，SIDS）一样，意识障碍使患者或患儿丧失从俯卧位转为仰卧位的能力，加上呼吸功能抑制而导致窒息。睡姿由俯卧位变为仰卧位可以降低 SIDS 的发生率，但是否可减少 SUDEP 的发生率目前尚无定论。尽管缺乏充分的循证医学证据，但还是建议患者避免俯卧位睡姿。

（四）长程管理

大量研究显示癫痫发作后的监管与保护可预防 SUDEP 的发生。对高危患者加强夜间监护、对发作时的患者做出正确的急救措施可以有效预防猝死的发生，如将患者置于安全体位、保持呼吸道通畅及刺激其苏醒。此外，可通过专人看管或安装监控设备来预防夜间猝死。一项有关 SUDEP 的回顾性研究认为，呼吸骤停、心搏骤停多发生在癫痫发作后的 1～3 分钟内，在此期间予以有效的心肺复苏可降低 SUDEP 发生风险。此研究强调了监护人及早发现异常并及时给予干预的重要性。Langan 等通过研究发现，相较于未监护组，被监护组的癫痫患者夜间猝死率降低了 2.5 倍，而多次巡查或安置了监控设备的患者猝死率降低了 10 倍。

（五）其他

癫痫发作可致心脏停搏，患者体内植入心脏起搏器在理论上可以降低 SUDEP 的风险，但实际上是否有效尚无论证。Faingold 等在 DBA SUDEP 模型中予以 5-羟色胺再摄取抑制剂改善呼吸障碍，降低了 SUDEP 的风险。Bateman 等发现给难治性癫痫患者服用 5-羟色胺再摄取抑制剂后可以一定程度改善患者发作时的低氧血症，但其是否能预防 SUDEP 的发生还需要进一步的研究。Annegers 等对 1 819 例接受了迷走神经电刺激治疗的癫痫患者进行观察，发现迷走神经刺激治疗 2 年内 SUDEP 发生率为 5.5%，2 年后为 1.7%。但迷走神经电刺激不能完全消除癫痫发作，而且也可干扰心脏的功能。因此，迷走神经电刺激能否成为预防 SUDEP 的有效措施还有待进一步研究。

（六）饮食

添加不饱和脂肪酸尤其是 Ω-3 多不饱和脂肪酸的摄入可减少惊厥发生，另外还可以减少心律失常及心脏猝死的发生，因此难治性癫痫患者可增加 Ω-3 脂肪酸摄入。

（七）患者及家属教育

目前国际上对于是否告知每一位癫痫患者及其家属癫痫有发生猝死的风险存在争议，部分专家认为告知会导致癫痫患者及其家属焦虑及压力增加，影响患者生活质量、增加癫痫发作次数，进而增加癫痫猝死发生的可能性。但多数专家认为应该对发作控制欠佳的高危患者及家属提供癫痫猝死教育，而对预后相对较好的，如儿童良性癫痫伴中央颞区棘波的患儿，则选择不告知。另应选择合适时机进行教育，对儿童早期起病的癫痫患者，其宣教重点应放在青春期后，而症状性癫痫患儿应在儿童期就进行教育。临床医生应告知患者及家属基本的预防措施，如养成健康良好的生活习惯（避免睡眠不足，避免摄入过量的酒精等）、坚持抗癫痫药物的治疗（避免漏服药物）及了解影响药物浓度的因素等。大多数内科医生会与一部分患者及家属提及癫痫猝死的问题，也有一部分患者及家属会主动提及 SUDEP 并希望了解更多相关的知识。总之，告知患者及家属 SUDEP 的相关信息是利大于弊的，特别是在高危人群中。

六、展望

癫痫患者猝死风险较普通人群高，癫痫猝死已经成为慢性难治性癫痫患者的重大威胁之一。癫痫猝死发生的危险因素较为明确，但发生机制尚不清楚，目前还没有任何一项具体措施可以有效预防其发生。但是通过积极控制癫痫发作，加强高危患者监护，提高临床医生及癫痫患者对癫痫猝死的认识，可以降低其发生风险。

　　在未来的研究中,应建立癫痫猝死研究协作组,运用脑电图及心电图等多种监测设备研究其发生机制,从而在更大程度上减少癫痫猝死的发生。

（宋毅军）

参 考 文 献

1. Nashef L，So EL，Ryvlin P，et al. Unifying the definitions of sudden unexpected death in epilepsy. Epilepsia，2012，53（2）：227-233.

第十八章

癫痫患者的监护、管理和随访

癫痫是神经科常见的慢性疾病,除按时遵医嘱服药外,平时的监护、管理同样很重要。这种监护和管理必须是全方位的,家庭、社会、医院、医师需密切配合,紧密协调,才可能给癫痫患者一个舒适、和谐的生活及治疗环境,增加患者依从性,提高治疗的效果。

第一节　癫痫患者的监护

癫痫患者发病缺乏规律性,需要长期服药,因此需要长期多方面严密的监护,主要包括以下几方面。

一、观察药物副作用

药物治疗是癫痫治疗的首选方法,且治疗时间长,有的患者甚至需要终生服药。几乎所有的 ASMs 都有不良反应,且每个药物的不良反应不同。严重的药物不良反应甚至比癫痫发作对患者的伤害更大,如卡马西平、拉莫三嗪、奥卡西平引起的 Steven Johnsson 综合征(SJS)和中毒性表皮坏死松解症(TEN)可直接导致患者死亡。因此,严密监控各器官系统的功能、把药物不良反应减到最小是改善癫痫治疗效果、增加患者治疗依从性的极为重要的一环。

目前常见的 ASMs 的药物不良反应如下。

1. 丙戊酸　对肝脏功能、体重、女性月经方面有不良影响。可诱发急性胰腺炎;在女性可致多囊卵巢综合征,在男性可致阳痿等性功能障碍;另外,丙戊酸还可引起儿童致死性暴发性肝衰竭。

2. 卡马西平、奥卡西平　有引起白细胞、血小板下降和低钠血症的风险,还可能引发致死性的心律失常。

3. 卡马西平、奥卡西平、拉莫三嗪　有引起皮肤皮疹的可能。

4. 托吡酯　对认知功能有不良影响,可增加肾结石的发病率。

5. 左乙拉西坦　对有精神障碍的患者可引起激惹、冲动,需谨慎使用。

6. 苯妥英钠　可引起牙龈增生。

7. 苯巴比妥　可引起皮疹、认知功能下降。

ASMs 的药物不良反应存在个体差异。比如,有些患者使用丙戊酸可引起血小板和白细胞减少,卡马西平也可引发严重的肝功能障碍。因此,医师应向患者及其家属详细交代可能出现的药物不良反应。只有这样,才能既减轻患者及家属对药物不良反应的恐惧、增加患者对医师及药物的依从性,又能及早发现严重的药物不良反应以便尽早干预以免对患者造成严重的不良后果。一般来说,癫痫患者服药期间应重视患者教育,普及服药带来的风险,密切监视患者的病情,常规每 3 个月到半年复查一次肝功能、肾功能、血常规和尿常规等。嘱患者若有异常或不适,随时找专科医师复诊。医师应该根据患者的情况决定是否减少药物剂量,加用保护性药物或者停药换药。总之,对药物不良反应的处理既是癫痫治疗的重要组成部分,也是医师自我保护的重要举措,必须引起医师的高度重视。

二、监测儿童患者的生长发育状况

儿童期是癫痫发病的一个高峰时期。许多儿童在很小的时候就开始长期服用ASMs，因此该药物对儿童生长发育的影响不容小觑。对儿童癫痫患者生长发育的监测包括身高、体重、骨骼状态（骨质疏松，骨骺提前愈合，骨龄测试）、各器官功能、智力发育、性器官发育（包括第二性征发育）以及心理状况的监护。

三、防止癫痫猝死

有资料显示癫痫患者的猝死率是普通人群的3～5倍，其死亡原因或与夜间、独处时癫痫发作有关，也可能与药物对心脏的不良反应有关，如卡马西平可以引起恶性心律失常而导致患者猝死。因此，患者应尽量避免独处，即使在白天也应该在其身上留有醒目的标志提醒他人其癫痫患者的身份，使得当其癫痫发作时，过往群众能够及时救治或者拨叫120。另外癫痫患者应尽可能避免一些危险工作，如高空作业，水边作业，夜间工作等可能导致癫痫发作后的二次伤害的工作。

四、妊娠期癫痫患者的监护

有资料显示癫痫患者妊娠期服用单药治疗的致畸率在3%左右（正常人群约2%），而多药联合治疗致畸率可高达17%，且ASMs有增加流产、宫内生长迟缓、分娩出血等不良妊娠后果的风险。因此我们建议正在服用多种抗癫痫药物且癫痫控制不佳的育龄期患者暂缓妊娠计划。若有生育需求，尽量选择有效且不良反应小的药物，且尽量采用单药治疗。尽可能不要选用丙戊酸，因为丙戊酸可致胎儿神经管畸形、脊柱裂、泌尿生殖系统畸形和发育迟缓（尤其是剂量大于1 000mg/d时）。即使患者发作类型适合使用丙戊酸，也建议临床医师优先选择其他药物。如果患者只对丙戊酸有效，可尽量使剂量控制于750mg/d以下。一旦正在服药的癫痫患者意外或非意外妊娠，必须对她们进行严密的监护，包括母体器官功能的监护、癫痫发病情况的监护，以及加强与妇产科的合作，实施对胎儿状态的监护，定期孕检，在孕早、中期采取先进的手段检查胎儿是否有畸形，监测胚胎发育，一旦发现胚胎死亡，必须马上清宫术。妊娠末期，应根据选用的ASMs决定母体是否需要补充维生素K以降低产时及产后的出血风险，密切监护胎儿状态，随时准备采取合适的手段终止妊娠，确保孕妇和胎儿的生命安全。生产后，评估婴儿状态，指导母亲合理喂养婴儿。

五、老年癫痫患者的监护

癫痫发病的另外一个高峰期就是老年期。其主要病因包括脑血管病、脑肿瘤、脑外伤和颅内感染等。老年人多数合并其他的慢性疾病，如高血压、心脏病、糖尿病、高血脂、骨质疏松等，大多数患者会同时服用一种或者多种其他药物。另外老年人肾脏功能，肝脏功能代谢能力下降，其他药物与ASMs之间可能会产生相互作用，这些都会导致老年人的用药与青年人的不同，因此在接诊老年癫痫患者时，尽量选择单药治疗，同时与其他科室医师联系，并且仔细阅读相关药物的说明书，尽量避免、减少药物之间的相互作用。对服用ASMs的老年人，应该严格地每3个月进行一次肝功能、肾功能、血常规、尿常规的检查，有不适情况随时就诊。

六、成人骨代谢的监护

对于长期使用抗癫痫药（尤其是丙戊酸钠以及有肝酶诱导剂作用的ASMs）的患者进行骨代谢相关指标监测及药学评估，并对患者进行维生素D、钙剂补充，必要时进行双膦酸盐治疗可预防及降低患者严重骨质疏松及骨折发生风险。女性在绝经后可能出现骨质疏松，对这类人群尤其是长期服用抗癫痫药物的患者应及时补充钙剂，必要时可以注射鲑鱼降钙素，每月1次。对老年癫痫患者尤其是脑卒中后遗症患者更要密切关注，因为这些患者脑卒中后活动不灵活，更容易引起骨质疏松，再加上服用抗癫痫药物,骨质疏松的严重程度增加。对此类患者,更要严密监测骨代谢指标,足量应用抗骨质疏松药物,加强看护,防止跌倒。

第二节　癫痫患者的管理

癫痫是神经系统常见的疾病,ILAE 认为,癫痫是可以治愈的。如果 10 年不发作,且停药 5 年都没有发作,则认为癫痫已缓解。癫痫患者若正规服药且管理得当,可以正常上学、工作、结婚、生育。由于癫痫发作的短暂性,绝大部分患者无需住院治疗,因此家庭管理显得特别重要。家庭管理主要包括以下几个方面:

一、药物管理

坚持按时服药,任何情况下绝对不能随意减药或者停药。癫痫是一种慢性病,不能通过短期治疗痊愈,最少需 2~3 年不间断地服药,一次漏服甚至延时服药都可能导致癫痫再发、成簇发作甚至出现癫痫持续状态,一些本来控制良好的患者也可能因此而变得难以控制,成为难治性癫痫。因此必须严格按照医生的医嘱,不间断的按时服药。同时需要注意许多药物对癫痫患者是不适合的,如果需要使用抗生素,可以使用头孢类,不建议使用青霉素类、喹诺酮类、氨基糖苷类等抗生素。

二、饮食管理

癫痫患者应该绝对禁酒,因为酒精本身可以引起神经元兴奋。同时酒精可以加快 ASMs 的代谢,使药物浓度降低,诱发癫痫发作。

三、行为管理

一般来说,癫痫发作控制较好,或者长期无发作的患者,可以和正常人一样从事各种活动;对发作控制不好和发作频繁的患者,衣食住行就需格外谨慎。一些职业如飞行员、汽车轮船驾驶员、高空及水下作业等对于癫痫患者都是不适合的。癫痫患者不应单独游泳,且应避免在极冷或极热的水中游泳,否则可能诱发癫痫发作。患者应避免在人多的路上骑自行车。总之癫痫患者应避免从事有可能自伤或误伤他人的工作及活动。

癫痫患者应生活规律,注意休息,避免劳累、紧张、情绪激动、过度兴奋、剧烈运动,不去酒吧、歌厅等嘈杂场所。尽量避免感冒发热,一旦有感冒发热的征兆,应该尽快治疗。

四、社会管理

癫痫患者的治疗目标是回归社会,回归家庭。癫痫患者应该与正常人享受一样的待遇。但是由于社会上有歧视癫痫患者的氛围,给癫痫患者造成了巨大的心理压力,如一些单位不愿招收癫痫患者,学校拒绝癫痫患儿上学,以及在婚姻生活中受到的歧视等,对癫痫患者的心理健康造成了严重的负面影响,使得癫痫患者普遍存在病耻感。因此一些癫痫患者同时合并患有抑郁症、焦虑症。有资料显示癫痫患者合并抑郁焦虑症可以增加癫痫发作的次数,给癫痫的控制造成新的困难。因此我们呼吁全社会给予癫痫患者公正的待遇,避免在生活、工作、婚姻生活中歧视他们。同时全社会应当普及癫痫急救常识,给予发作中的癫痫患者正确安全有效的救护,避免二次伤害。

五、自我管理

癫痫患者的自我管理非常重要。由于影响癫痫发作的因素很多,如劳累、剧烈运动、食用酒类等均可能诱发癫痫发作,医师和家人不可能整天在患者身旁,这些禁忌的食物和不健康行为须靠患者自己把控,因此提高患者的自我管理意识和能力尤其重要。这种能力的提高与患者的自身素质有关,也与后天的教育有关。对癫痫患者进行自我管理训练可以显著提高患者的自我管理能力。其方法为：建立详细的健康档案，详细了解患者的个性特征、生活方式、自我管理现状及病情，与患者建立良好的医患关系，向患者说明自我管理的概念、目的、意义及在疾病康复中的作用，提供通过增强自我管理促进疾病康复的实例；根据每例患者的自我管理现状，结合循证护理理论，制订个性化的自我管理教育处方；在社区中应用所学技能进行心理调节及自我保健。嘱患者按处方内容进行自我管理和自我监控，出院时将处方发放给患者，并嘱家属对患者实施的自我管理情况加以督促检查，对患者取得的成绩给予肯定，并采用激励机制，使其不断强化。

第三节　癫痫患者的随访

随访是癫痫治疗中非常重要的组成部分，在其过程中，针对 ASMs 的有效性和不良反应进行观察，对癫痫领域的研究具有极为重要的意义。有研究表明，适当的系统性随访可以明显减轻癫痫患者的焦虑抑郁情绪以及其他诸多的负性情绪，显著提高癫痫患者的生活质量。

以前的随访主要包括电话和门诊随访，耗时耗力、效率相对较低、患者容易失联。随着互联网及智能手机的普及，越来越多的医师患者采用手机软件（App）进行医患沟通，既节约了时间，又节约了患者交通成本。现在许多就医网站均有相应的软件，方便患者和医师的沟通，患者一旦有发作或有严重的药物不良反应可马上联系到自己的就诊医师，得到及时有效的指导和处理。有国内的癫痫专家将癫痫患者加入特定的即时通信的群组中，定期与患者进行沟通，对患者的服药、平时的生活方式加以管理，使患者感觉到医师就在身边，大大减轻了患者的负面情绪。从结果上看，参与即时通信互动的患者无论在癫痫的发作频率还是药物不良反应及抑郁焦虑情绪等诸多方面较未参与即时通信互动的患者均有明显的优势。

（邓学军）

参 考 文 献

1. 鄢欢,张觅,邓昂. 抗癫痫药对成人骨代谢的影响及药学监护. 临床药物治疗杂志,2017,15(3):70-74.

中英文名词对照索引

C

D

E

F

K

L

M

N

O

P

Q

R

S

Z